全国卫生专业技术资格考试（中初级）辅导用书

2018 药学（士）应试指南

2018 YAOXUE（SHI）YINGSHI ZHINAN

主　编　赵春杰

副主编　宫　建　李春莉　王　淼

编　者（以姓氏笔画为序）

王　淼　左代英　石　凯　苏　昕

李春莉　李艳春　邹梅娟　宋　明

赵　旻　赵春杰　赵春超　宫　建

贾　娴　徐静华　高慧媛　黄　哲

董晓丽

中国科学技术出版社

·北京·

图书在版编目（CIP）数据

2018药学（士）应试指南 / 赵春杰主编. —北京：中国科学技术出版社，2017.11

ISBN 978-7-5046-7759-4

Ⅰ.①2… Ⅱ.①赵… Ⅲ.①药物学—资格考试—自学参考资料 Ⅳ.①R9

中国版本图书馆CIP数据核字（2017）第262424号

策划编辑	张　晶	
责任编辑	张　晶	
装帧设计	石　猴	
责任印制	马宇晨	

出　　版	中国科学技术出版社
发　　行	中国科学技术出版社发行部
地　　址	北京市海淀区中关村南大街16号
邮　　编	100081
发行电话	010–62173865
传　　真	010–62173081
网　　址	http://www.cspbooks.com.cn

开　　本	787mm×1092mm　1/16
字　　数	713千字
印　　张	29.5
版　　次	2017年11月第1版
印　　次	2017年11月第1次印刷
印　　刷	三河市春园印刷有限公司
书　　号	ISBN　978-7-5046-7759-4 / R · 2182
定　　价	99.00元

（凡购买本社图书，如有缺页、倒页、脱页者，本社发行部负责调换）

出版说明

　　为科学、客观、公正地评价卫生专业人员的技术水平和能力，目前，全国中初级卫生专业技术资格考试仍实行全国统一组织、统一考试时间、统一考试大纲、统一考试命题、统一合格标准的考试制度。

　　为帮助广大考生在繁忙的工作之余做好考前复习，我们组织了具有丰富卫生专业技术资格考试辅导经验的专家对近年考试的命题规律及考试特点进行了精心分析及研究，并按照相应专业最新考试大纲的要求及科学、严谨的命题要求编写了这套《全国卫生专业技术资格考试（中初级）辅导用书》。本套丛书共 162 个品种，涵盖了临床、护理、口腔、药学、检验等 100 多个专业，分为 7 个系列：《应试指南》系列、《模拟试卷（纸质版）》系列、《模拟试卷（网络版）》系列及针对护理和药学等考生人数较多的《考前冲刺》系列、《同步练习及解析》系列、《单科一次过》系列、《急救书 / 包》系列。

　　《应试指南》系列，共 12 本书，涵盖了临床、护理、药学、检验的近 40 个考试专业。全书根据应试需求，在总结了近年考试规律的基础上结合最新考试大纲的要求编写而成，内容精练，重点突出，对重要的知识点及考点予以提示并加以强调，便于考生在有限的时间内进行有针对性的复习。

　　《模拟试卷(纸质版)》系列，是针对专业人数较多的 39 个专业出版的，共有 33 个品种。这个系列的突出特点是编写贴近真实考试的出题思路及出题方向，试题质量高，题型全面，题量丰富。题后附有答案及解析，可使考生通过做题强化对重要知识点的理解及记忆。

　　《模拟试卷(网络版)》系列，共有 100 个品种，对应 100 个考试专业。其特点是专业齐全，可满足考生数量较少专业考生的需求。同时，针对有些专业采用人机对话考试形式的情况，采用了真实考试的人机对话界面，高度仿真，考生可提前感受与适应考试的真实环境，从而有助于提高考试通过率。

《考前冲刺》系列，在全面分析了历年考题的基础上精选了部分经典试题编写而成，作为考生考前冲刺练习使用。

《同步练习及解析》系列，与《应试指南》系列相对应，精选了部分经典试题，供考生进行针对性的巩固训练，目的是使考生在复习理论知识的同时，通过做同步练习题加深对易考知识点的理解。

《单科一次过》系列，是专为单科知识薄弱的考生及上一年度单科未通过的考生准备的。分为知识点串讲和试题精选两部分。

《急救书／包》系列，是专为参加护理学专业初级资格考试的考生准备的。本系列书紧紧围绕应试需求，准确把握考试精髓，覆盖面广，重点突出。精选试题的考点选择均紧扣最新考试的特点，针对性强；附赠网络学习卡，采用真实考试的人机对话界面，使考生复习更加便捷。

本套考试用书对考点的把握准确，试题的仿真度非常高。在编写过程中，编者进行了大量的研究、总结工作，并广泛查阅资料，感谢在本套丛书编写过程中付出大量心血的专家们！

由于编写及出版的时间紧、任务重，书中的不足之处，请读者批评指正。

中国科学技术出版社

内容提要

　　本书是全国中初级卫生专业技术资格统一考试辅导用书。全书按照药学（士）专业最新考试大纲的要求，在分析历年考题、认真总结考试命题规律后精心编写而成。在编写结构上分为复习指南及应试指南（正文）两个部分，复习指南对各单元的知识点进行了分析，提示考生在复习时需重点掌握的内容。正文部分既考虑到知识点的全面性，又突出重点，对常考或可能考的知识点详细叙述，对需要重点掌握的知识点用波浪线标注，重要的关键词用黑体字的形式加以强调，对复习应考有很大的帮助。本书内容全面，重点突出，准确把握了考试的命题方向，是复习应考的必备辅导书。

目　录

第一部分　基础知识

第二部分　相关专业知识

第三部分　专业知识

第四部分 专业实践能力

第一部分

基础知识

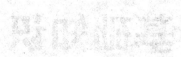

第1章 生理学

第1单元 细胞的基本功能

【复习指南】本部分内容难度不大，但历年常考。其中，细胞膜的物质转运功能应熟练掌握，细胞的生物电现象、肌肉的收缩应掌握，细胞的跨膜信号转导应了解。

一、细胞膜的结构和物质转运功能

1. **膜结构的液态镶嵌模型** 化学分析表明，细胞膜主要由脂质、蛋白质和糖类组成。其中以脂质和蛋白质为主，糖类只占少量。细胞膜的分子结构是指膜中各种化学成分的排列和组合形式。目前公认的是细胞膜的**液态镶嵌模型**，其基本内容是：细胞膜以液态的脂质双分子层为基本骨架，其中镶嵌着不同分子结构和生理功能的蛋白质。

2. **单纯扩散** 细胞的单纯扩散是指物质从细胞膜的高浓度一侧通过脂质分子间隙向低浓度一侧所进行的跨膜扩散。O_2、CO_2 及脂溶性小分子物质可按扩散原理从高浓度侧向低浓度侧扩散，不消耗细胞能量。

3. **膜结构介导的跨膜转运** 不溶于脂质或很难溶于脂质的某些物质，在一定情况下，借助于细胞膜结构中某些特殊蛋白质的帮助，也能顺浓度差和（或）电位差通过细胞膜，这样的转运方式称为易化扩散。根据膜内蛋白质所起作用的不同，易化扩散可分为两种类型：一种是以"载体"为中介的易化扩散，葡萄糖、氨基酸顺浓度差通过细胞膜就属于这种类型。一种是以"通道"为中介的易化扩散，很多离子如 K^+、Na^+、Ca^{2+} 等顺浓度梯度通过细胞膜，就属于这种类型。载体和通道的本质都是膜蛋白。

单纯扩散和易化扩散的共同特点是：物质分子或离子都是顺浓度差或顺电位差移动；物质转移所需能量来自溶液浓度差或电位差所包含的势能，因而转运时不需要细胞另外供能。这样的转运方式称为**被动转运**。

4. **主动转运** 细胞膜将物质分子或离子从浓度低的一侧向浓度高的一侧转运的过程称为**主动转运**。在这一过程中，需要细胞代谢供给能量。所耗能量由具有 ATP 酶活性的膜蛋白分解 ATP 供给。通过细胞膜主动转运的物质有 Na^+、K^+、Ca^{2+}、H^+、I^-、Cl^- 等离子和葡萄糖、氨基酸等分子。

在细胞膜上广泛存在着几种能将离子从低浓度侧转运至高浓度侧的蛋白质，它起着如同水泵泵水的作用，因而称为离子泵。目前研究最充分也最重要的转运钠、钾离子的钠钾泵，也称**钠 - 钾 -ATP 酶**或简称**钠泵**。钠泵每水解 1 分子 ATP 可逆浓度梯度将 3 个 Na^+ 移出胞外，2 个 K^+ 移入胞内。钠泵的活动，使 Na^+、K^+ 在细胞内外保持不均衡分布，即细胞内 K^+ 浓度为细胞外液中的 30 倍左右，而细胞外液中 Na^+ 浓度为胞质中的 10 倍左右。

二、细胞的跨膜信号转导

1. **G 蛋白耦联受体介导的信号转导** 该信号转导系统一般需要细胞膜上三类蛋白质的参与，即 G 蛋白耦联受体、G 蛋白和 G 蛋白效应器。大致包括以几个连续发生的过程：细胞膜上的 G 蛋白耦联受体与外来化学信号分子（第一信使）特异性结合而被激活。被激活的 G 蛋白耦联受体将位于细胞膜内侧面的 G 蛋白激活。G 蛋白通常是由 α、β 和 γ 三个亚单位构成的三聚体蛋白质，因能与鸟苷酸结合，而被称为鸟苷酸结合蛋白，简称为 G 蛋白。已激活的 G 蛋白对细胞膜中的 G 蛋白效应器发挥作用，使后者的功能改变。G 蛋白效应器包括酶和离子通道两类。当作为 G 蛋白效应器的酶活性改变时，导致胞质内第二信使物质的浓度升高或下降，再通过激活蛋白激酶等途径，最终导致细胞功能改变。第二信使物质主要有cAMP（环－磷酸腺苷）、IP_3（三磷酸肌醇）和 DG（二酰甘油）、cGMP（环－磷酸鸟苷）和 Ca^{2+} 等。

2. 离子通道型受体介导的信号转导　离子通道受体分子是一种同时具有受体和离子通道功能的蛋白质分子，又称化学门控性通道，由于它们接受的化学信号多为神经递质，故又称递质门控通道，又由于其激活后可引起离子的跨膜流动，因此也称促离子型受体。这些通道不仅本身有"孔道"，允许离子通过，而且还存在特异性感受结构，能感受细胞周围环境中的化学物质浓度、细胞膜电位的变化或机械的刺激，从而导致其分子中的通道开放或关闭，产生相应离子的跨膜移动，最后产生膜生物电变化等细胞功能改变。此外，离子通道还包括电压门控性通道和机械门控性通道，虽然通常不称之为受体，但事实上，它们是接收电信号和机械信号的"受体"，并通过通道的开闭和离子跨膜流动把信号传递到细胞内部。

3. 酶耦联受体介导的信号转导　酶耦联受体也是一种跨膜蛋白，既有与信号分子结合的位点，本身也有酶活性或激活膜内相连的酶。外来的化学信号首先与受体分子结合，使受体自身具有的酶活性被激活或与其他酶分子结合并使之激活，再通过这些酶引起胞内的一些生化反应从而实现跨膜信号转导。

三、细胞的生物电现象

1. 静息电位的定义和产生机制　静息电位是指细胞安静状态下存在于细胞膜内、外两侧的电位差。细胞处于静息状态时，细胞膜对 K^+ 的通透性较大（K^+ 通道开放），对 Na^+ 的通透性仅为 K^+ 通透性的 1/100～1/50，而对细胞内的有机负离子（主要是带负电荷的蛋白质等有机大分子）几乎没有通透性。细胞的静息电位主要是由于 K^+ 外流建立起的 K^+ 平衡电位。

2. 动作电位的定义、波形和产生机制　当细胞受到有效刺激时，膜电位在静息电位的基础上发生迅速、可逆、可沿膜迅速远距离传播的电位波动，称为动作电位。动作电位的全过程包括锋电位和后电位。锋电位是动作电位的主要部分，锋电位包括上升支和下降支。细胞外 Na^+ 浓度明显高于细胞内，Na^+ 存在内流的趋势；同时，膜静息时外正内负的电位差形成的电场力也是推动 Na^+ 内流的力量。在此基础上，如果细胞受到一个有效刺激，使膜去极化阈电位。此时细胞膜对 Na^+ 的通透性迅速增加，Na^+ 借助很强的电－化学驱动力迅速内流并向 Na^+ 平衡电位发展，膜发生迅速去极化，因此形成了锋电位的上升支。膜上 Na^+ 通道开放后很快失活，细胞膜对 Na^+ 的通透性迅速减小，Na^+ 内流停止；同时细胞膜上的电压门控性 K^+ 通道受去极影响而开放，使细胞膜对 K^+ 通透性增大，K^+ 在电－化学驱动力作用下快速外流，导致膜内电位下降而产生复极，最终恢复到外正内负的静息电位水平附近，构成锋电位的下降支。

四、肌细胞的收缩

1. 神经和骨骼肌接头处兴奋的传递过程　神经－肌接头处兴奋的传递是将运动神经上的动作电位传给骨骼肌细胞，其传递过程是：当运动神经传来的动作电位到达神经末梢时，造成接头前膜去极化、膜上的电压门控性钙通道开放，细胞外 Ca^{2+} 顺电－化学梯度进入轴突末梢内，使末梢内 Ca^{2+} 浓度升高，Ca^{2+} 可启动突触小泡的出胞机制，促使大量突触小泡向接头前膜内侧靠近，以出胞方式将囊泡内储存的递质 ACh "倾囊" 释放入接头间隙，ACh 扩散抵达终板膜，与终板膜上的 N_2 型 ACh 受体阳离子通道结合，通道开放，出现以 Na^+ 内流为主的跨膜离子移动，使终板膜发生去极化。这一去极化的电位变化称为终板电位，属于局部兴奋。由于终板膜上无电压门控钠通道，因而不会产生动作电位。终板电位以电紧张扩布方式使邻近的肌细胞膜去极化达阈电位，导致肌膜上的电压门控钠通道大量开放，最终触发该处膜爆发动作电位，并传播至整个肌细胞膜，即引起骨骼肌细胞的兴奋。这样，运动神经元的兴奋通过传递过程引起了骨骼肌细胞的兴奋。

2. 骨骼肌收缩的机制　骨骼肌由大量成束的肌纤维组成，每条肌纤维就是一个肌细胞。肌肉收缩和舒张的最基本功能单位是肌节。肌节中含有不同的两类纵向排列的丝状物，称之为粗肌丝和细肌丝，两者处于交错和重叠状态。粗肌丝由肌球蛋白组成。细肌丝由肌动蛋白、原肌球蛋白和肌钙蛋白三种蛋白质组成。当肌肉处于静息状态时，细肌丝上的原肌球蛋白遮盖了肌动蛋白上的位点，使粗肌丝无法与细肌丝上的肌纤蛋白结合。骨骼肌机械收缩的始动因素是肌浆中 Ca^{2+} 的增加，由此引发粗、细肌丝之间相互作用，使肌节缩短或产生张力。当兴奋－收缩耦联引起肌质中 Ca^{2+} 浓度显著升高时，细肌丝中的肌钙蛋白与 Ca^{2+} 结合而变构，引起原肌球蛋白变构移位，暴露出肌动蛋白的结合位点，导致粗肌丝与肌动蛋白位点结合而被激活，利用分解 ATP 获得的能量摆动，拖动细肌丝向肌节中央方向滑行，导致肌节缩短。当肌浆中的 Ca^{2+} 被钙泵转运回终池，肌浆内 Ca^{2+} 浓度降低时，Ca^{2+} 与肌钙蛋白分离，肌肉便进入舒张状态，细肌丝恢复到收缩前的位置，肌节回到收缩前的长度。

3. 兴奋收缩耦联基本过程　骨骼肌在收缩以前，都是先发生兴奋，在肌细胞膜上引起一个可传导的动作电位，由它来触发收缩过程。把以细胞膜的电变化为特征的兴奋过程和以肌丝滑行为基础的收缩过程联系起来的中介过程称为兴奋－收缩耦联。它包括三个环节：电兴奋通过横管系统传向肌细胞的深处，三联管处的信息传递；肌浆网对 Ca^{2+} 的释放和回摄；细肌丝向粗肌丝滑行。

第 2 单元　血液

【复习指南】本部分内容难度不大，但历年常考。其中，血细胞的数量、红细胞生成调节、生理性止血应熟练掌握。血细胞的功能应掌握。白细胞和血小板的生成调节应了解。

一、血细胞的组成

1. 红细胞的数量、生理特性、功能和生成调节　红细胞是血液中数量最多的血细胞。成年男性红细胞正常值为（4.0 ～ 5.5）$\times 10^{12}/L$，女性为（3.5 ～ 5.0）$\times 10^{12}/L$。红细胞的生理特性包括可塑变形性、渗透脆性、悬浮稳定性。红细胞的生理功能是运输 O_2 和 CO_2，此外还在酸碱平衡中起一定的缓冲作用。

体液调节是红细胞生成调节的主要方式。红细胞的生成经常受促红细胞生成素的作用。在体内缺 O_2 时，肾可释放促红细胞生成素，它可促进晚期红系祖细胞增殖分化，诱导红系祖细胞向原红细胞分化，还可加速幼红细胞的增殖和血红蛋白的合成，促进网织红细胞成熟并释放入血液循环。

2. 白细胞的数量、生理特性、功能和生成调节

（1）白细胞的数量：正常成年人白细胞总数是（4.0～10.0）×10⁹/L。依据胞质中有无特殊的嗜色颗粒，将白细胞分为粒细胞和无粒细胞两大类。粒细胞又依所含嗜色颗粒特性的不同，分为中性粒细胞、嗜酸性粒细胞和嗜碱性粒细胞。无粒细胞分为单核细胞和淋巴细胞。

（2）白细胞生理特性：除淋巴细胞外，所有的白细胞都能伸出伪足做变形运动。通过这种运动，白细胞可以通过毛细血管的内皮间隙，从血管内渗出，这一过程称为白细胞渗出。白细胞还具有朝向某些化学物质发生运动的特性，称为趋化性。

（3）白细胞的功能：中性粒细胞和单核细胞具有先天性的吞噬能力。嗜酸性粒细胞的主要功能是限制嗜碱性粒细胞和肥大细胞在速发型过敏反应中的作用。嗜碱性粒细胞胞浆内有嗜碱性颗粒，能产生、贮存和释放组胺、过敏性慢反应物质和肝素。淋巴细胞也称免疫细胞，参与机体的特异性免疫反应。T细胞主要与细胞免疫有关，B细胞主要与体液免疫有关。

（4）生成调节：白细胞也起源于骨髓中的造血干细胞，经历定向祖细胞及可识别前体细胞阶段，然后分化为成熟白细胞。

3. 血小板的数量、生理特性、功能和生成调节　健康成年人血小板正常值为（100～300）×10⁹/L。血小板的生理特性包括黏附、聚集、释放、吸附、收缩。其功能是维持血管内皮的完整性、参与生理性止血和血液凝固过程。血小板的生成受多种刺激因子和抑制因子的调节。

二、生理性止血

1. 生理性止血的基本过程　生理性止血主要包括三个过程：①受损小血管收缩，若破损不大即刻使破口封闭。②血小板止血栓的形成。损伤的血管暴露内膜下的胶原组织，激活血小板，使血小板黏附、聚集于血管破损处，形成松软的血小板止血栓填塞伤口。③血液凝固。血液凝固系统启动，在局部迅速出现凝血块，使松软的止血栓变为牢固的止血栓，达到有效止血。

2. 血液凝固的基本步骤　血液离开血管数分钟后，由流动的液体状态变成不能流动的凝胶状态，这一过程称为血液凝固，简称凝血。其实质就是血浆中的可溶性纤维蛋白原转变成不溶性的纤维蛋白的过程。

血浆与组织中直接参与凝血的物质，统称为凝血因子，有12种。除因子Ⅳ（Ca^{2+}）外，其余已知的凝血因子都是蛋白质，其中大部分是以无活性的酶原形式存在的蛋白酶，必须被激活才具有活性。

凝血过程大体上可分为三个过程：①凝血酶原激活复合物的形成。②凝血酶原转变为凝血酶。③纤维蛋白原转变成纤维蛋白，形成凝血块。凝血过程需要Ca^{2+}的参与。

3. 生理性抗凝物质　体内生理性抗凝物质主要由丝氨酸蛋白酶抑制物、肝素、蛋白质C系统和组织因子途径抑制物等。血浆中含多种丝氨酸蛋白酶抑制物，其中最主要的是抗凝血酶Ⅲ。

第3单元　循环

【复习指南】循环历年必考，其中，心脏的泵血功能和心血管活动的调节是考试重点，应熟练掌握。心脏的生物电活动应熟悉。

心肌细胞和神经、骨骼肌细胞一样,在静息和活动时也伴有生物电(又称跨膜电位)变化。研究和了解心肌的生物电现象对进一步理解心肌生理特性具有重大意义。

按照心肌细胞电活动的特点,可以分为**快反应细胞和慢反应细胞**。快反应细胞包括:心室肌、心房肌和浦肯野细胞,前两者属非自律细胞,后者属自律细胞。快反应细胞动作电位的特点是去极化速度快,波幅大,复极过程缓慢并可分几个时相(期)。由于去极化速度快、波幅大,所以兴奋传导快。慢反应细胞包括窦房结和房室结细胞。慢反应细胞的主要特点是去极化速度慢,波幅小,复极缓慢且无明显的时相区分,传导速度慢。

一、心脏的生物电活动

1. 心肌工作细胞的动作电位波形及其形成机制　快反应细胞的动作电位可分为五个时期,简述如下。

0 期:又称除极或去极化过程,心肌细胞受到刺激发生兴奋时出现去极化。在适当的刺激作用下,首先引起 Na^+ 通道的部分开放,少量 Na^+ 内流,而引起膜内电位上升。当膜电位由 $-90mV$ 升至 $-70mV$ 时,则 Na^+ 通道被大量激活而开放,通透性增高,此电位水平即称为**阈电位**。由于膜外 Na^+ 浓度大于膜内和膜内外电位梯度的影响,大量 Na^+ 快速进入膜内,膜内电位迅速由静息状态的 $-90mV$ 上升到 $30mV$ 左右,即膜两侧原有的极化状态被消失并呈极化倒转,形成动作电位的升支,其超过 0 电位的部分称为超射。0 期短暂,仅占 $1 \sim 2$ 毫秒,而上升幅度大,可达 $120mV$。

1 期(快速复极化期):在动作电位去极化完毕后,转入复极化期。在复极化初期,膜电位迅速由 $30mV$ 下降到 $0mV$ 左右,占时约 10 毫秒,1 期在不同的快反应细胞复极化程度不同,在浦肯野细胞很明显。K^+ 的跨膜外流是引起 1 期的主要离子流。

2 期(缓慢复极化期又称平台期):在 2 期内,复极化速度极为缓慢,几乎停滞在同一膜电位水平,因而形成平台,故又称**平台期**,平台期是心肌细胞动作电位的主要特征。2 期形成的原因主要是 Ca^{2+} 的缓慢内流和少量 K^+ 外流所形成。平台期的存在是心肌快反应细胞动作时程明显长于神经细胞、骨骼肌细胞的主要原因。

3 期(快速复极化末期):2 期复极化结束后,复极过程加速,膜内电位下降至静息电位或舒张电位水平,完成复极化过程。3 期的形成主要是由于 Ca^{2+} 通道完全失活,而膜对 K^+ 通透性增高,K^+ 外流随时间而递增导致膜的复极化越来越快,直至复极化完成。

4 期(静息期):是动作电位复极化完毕后的时期。又称之为电舒张期。在非自律细胞如心房肌,心室肌细胞 4 期内膜电位稳定于静息电位,称为**静息期**。在自律细胞 4 期内膜电位不稳定,有自发的缓慢去极化倾向称为**自动去极化**。当 4 期自动去极化达到阈电位水平就可产生一次新的动作电位。

在 4 期内,工作细胞膜电位基本上稳定于静息电位水平。但膜内外离子分布都与静息电位时不同,即由于前一阶段的变化,膜内 Na^+、Ca^{2+} 有所增加,而 K^+ 有所减少。因此只有把动作电位期间进入细胞内的 Na^+、Ca^{2+} 排出去,把外流出去的 K^+ 摄取回来,才能恢复细胞内外正常的离子浓度梯度,保持心肌的正常兴奋能力。这些离子的转运都是逆浓度梯度进行的主动转运过程。Na^+、K^+ 的主动转运主要是通过 Na^+-K^+ 泵的作用而实现的。关于进入细胞内 Ca^{2+} 的转运一般认为与 Na^+ 顺浓度梯度的内流相耦合而进行的。即 Na^+ 的内流促使 Ca^{2+} 外流形成 Na^+-Ca^{2+} 交换。

快反应自律细胞（浦肯野细胞）在 4 期内膜电位不稳定，在浦肯野细胞 4 期出现主要是 Na^+ 随时间推移而渐增的内向流动所引起。

2. 心肌自律细胞的动作电位波形及其形成机制　与快反应细胞跨膜电位相比，慢反应细胞动作电位有以下主要特征。

（1）慢反应细胞的静息电位和阈电位比快反应细胞低。

（2）慢反应细胞动作电位的 0 期去极化速度慢，振幅也低。0 期除极主要与慢钙通道激活，Ca^{2+} 内流有关。

（3）慢反应细胞的动作电位不出现明显的 1 期和平台期。其 3 期复极是由于钙通道逐渐失活，Ca^{2+} 内流逐渐减少，而膜上一种 K^+ 通道被激活，K^+ 外流逐渐增加所致。

慢反应细胞的 4 期缓慢除极主要由 K^+ 外流进行性衰减和以 Na^+ 为主的缓慢内流所致。此外，在除极的后 1/3 还有非特异性缓慢内向电流，认为与 Ca^{2+} 内流有关，使膜电位进一步减小，直至达到阈电位。

二、心脏的泵血功能

1. 心动周期的概念　心脏收缩和舒张一次，构成一个机械活动周期，称为**心动周期**。它由收缩期和舒张期两部分组成，包括心房收缩、心房舒张、心室收缩和心室舒张四个过程。心动周期的长短与心率成反变关系。心动周期是心脏机械活动的基本单元。

2. 心脏的泵血过程　心脏的泵血过程是指心脏通过收缩与舒张活动将血液射入动脉的过程。在泵血过程中，心室肌节律性舒缩引起的室内压力变化是血液循环的动力，心瓣膜规律性的启闭控制血液朝单一方向流动，即沿静脉→心房→心室→动脉方向而不能逆流。现以左半心为例说明心脏在射血过程中心肌舒缩、室内压力、容积、瓣膜启闭等变化。

（1）心室收缩期：包括等容收缩期和射血期。①等容收缩期。心室开始收缩，使心室内压力迅速增高。当心室内压高于心房内压时，心室内血液将房室瓣上推使其关闭。此时心室内压尚未超过主动脉压，半月瓣仍处于关闭状态。在这短暂的时间内，房室瓣与半月瓣均关闭，心室腔内的血液量不变，心室肌长度，即心室的容积也不发生变化，但心室内的压力由于心室肌的收缩而急剧升高，故称为等容收缩期。②射血期，随着心室肌继续收缩，张力升高，心室内压力继续上升，终于超过主动脉压，半月瓣即被打开，血液被迅速射入主动脉内，心室容积迅速缩小。此期心室内压可不断升高，直至达到室内压的最高值，称为快速射血期。在快速射血期之后，心室收缩力和室内压开始减小，射血速度减慢。此时心室内压已略低于主动脉压，但血液具有较大的动能，仍能依其惯性作用继续流向动脉，心室容积继续减小，直至达到收缩期室内压的最低值，称为减慢射血期。缓慢射血象后心室开始舒张。

（2）心室舒张期：包括等容舒张期和充盈期。①等容舒张期。心室一开始舒张，射血即停止，心室内压急速下降，当低于主动脉压时，半月瓣关闭，此时心室内压仍然高于心房内压，房室瓣仍然关闭，心室又成封闭腔。在这段短促时间内，心室内压由于心室肌舒张而急剧下降，但心室容积无改变，故称为等容舒张期。②充盈期。当心室内压继续下降低于心房内压时，房室瓣开放，此时心室继续舒张，使心室内压明显低于心房内压，甚至可造成负压，致使充盈于心房和大静脉的血液被心室"抽吸"而迅速地流入心室，称为快速充盈相。随着心室内血液充盈，与心房和静脉之间的压力差减少，静脉血液经心房回流入心室的速度也减慢，这段时期称缓慢充盈相。可见，在一般情况下，血液从心房流入心室主要靠心室舒张时心室内压下降所形成的"抽吸"作用。在心室舒张的最后 0.1 秒心房收缩，使心室的血液进一步充盈。

3. 心排血量　一次心跳由一侧心室射出的血液量，称为每搏输出量，简称搏出量。每分钟由一侧心室射出的血液量，称为每分心排血量，简称**心排血量**，等于每搏输出量乘以心率。通常左、右心室的排血量大致相等。

三、心血管活动的调节

1. 心脏和血管的神经支配及其作用

（1）心脏主要受交感神经和迷走神经双重支配。前者对心脏有兴奋作用，后者对心脏有抑制作用。

①心交感神经：支配心脏的交感神经节前神经元位于脊髓第 1～5 胸段的侧角内，其轴突在星状神经节或颈交感神经节中与节后神经元发生突触联系，节后纤维支配窦房结、房室交界、房室束、心房肌和心室肌。心交感神经兴奋时，节后纤维末梢释放去甲肾上腺素，和心肌细胞膜上的 β₁ 肾上腺素能受体结合，可使心率加快，使兴奋经房室交界传导的速度加快，心房肌和心室肌的收缩力加强，这些作用分别称为正性变时作用、正性变传导作用和正性变力作用，表现为心率加快，心输出量增加。

②心迷走神经：支配心脏的副交感神经节前神经元位于延髓的迷走神经背核和疑核区域，发出的节前纤维混在迷走神经干中下行，在心内神经节中与节后神经元发生突触联系，节后纤维支配窦房结、心房肌、房室交界、房室束及其分支，还有少数纤维分布到心室肌。心迷走神经兴奋时，其节后纤维末梢释放的乙酰胆碱与心肌细胞膜上的 M 胆碱能受体结合，可使心率减慢，心房肌收缩力减弱，房室传导速度变慢，甚至出现房室传导阻滞。

（2）血管的神经支配：除真毛细血管外，其余的血管壁中都有平滑肌。血管平滑肌的舒缩活动称血管运动，其主要受自主神经的控制。引起血管平滑肌收缩的神经称为缩血管神经；引起血管平滑肌舒张的神经称为舒血管神经，两者统称为血管运动神经。

①缩血管神经：均属交感神经，故又称交感缩血管神经。其节前神经元位于脊髓胸、腰段侧角，其轴突末梢一部分在椎旁交感神经节内换元，节后纤维分别支配躯干和四肢的血管平滑肌，另一部分在椎前神经节内换元，节后纤维分布到各内脏血管平滑肌。缩血管神经兴奋时，节后纤维末梢释放的去甲肾上腺素主要与血管平滑肌上 α 受体结合，使血管收缩。

②舒血管神经：又分为交感舒血管神经和副交感舒血管神经。支配骨骼肌微动脉的交感神经纤维中除有缩血管纤维外，还有舒血管纤维。当机体处于激动状态和准备做剧烈肌肉运动时，交感舒血管神经才兴奋，节后纤维末梢释放乙酰胆碱，与血管平滑肌上的 M 受体结合，使骨骼肌血管舒张。脑、唾液腺、消化道的腺体和外生殖器等器官的血管平滑肌还受副交感舒血管神经支配，兴奋时其纤维末梢释放乙酰胆碱，引起血管舒张。副交感舒血管神经只起调节局部血流量的作用。

2. 压力感受性反射的基本过程和意义　颈动脉窦是颈内动脉靠近颈总动脉分叉处的一个略膨大的部分。在颈动脉窦和主动脉弓血管壁的外膜下有丰富的感觉神经末梢，其末端膨大呈卵圆形。这些感觉神经末梢对动脉压升高所引起的血管壁扩张敏感，分别称为颈动脉窦压力感受器和主动脉弓压力感受器。颈动脉窦压力感受器的传入神经为窦神经，窦神经并入舌咽神经进入延髓。主动脉弓压力感受器的传入神经并入迷走神经进入延髓。

当动脉血压上升时，颈动脉窦和主动脉弓压力感受器受到牵张刺激，发放神经冲动增多，经窦神经（舌咽神经）和主动脉神经（迷走神经）传入延髓，再投射到脑桥和下丘脑等部位的心血管中枢，使心迷走中枢的紧张性加强，由迷走神经传至心脏的冲动增多，同时使心交感中枢和交感缩血管中枢紧张性减弱，由心交感神经传至心脏、交感缩血管神经传至血管平滑肌的冲动减少，从而使心率变慢，心肌收缩力减弱，血管舒张，外周阻力减少，最终动脉血压下降，仍维持在较正常的水平。因此，这一反射又称减压反射。

如果血压低于正常时，压力感受器所感受的牵张刺激减弱，传入心血管中枢的冲动减少，使心迷走中枢紧张性减弱，同时对心交感中枢和交感缩血管中枢的抑制作用减弱，心交感及交感缩血管神经活动加强，结果心排血量增加，外周阻力加大，使血压回升。减压反射是一种负反馈调节过程，其生理意义在于维持动脉血压的相对稳定。

3. 肾上腺素和去甲肾上腺素的来源和作用　血液中的肾上腺素和去甲肾上腺素主要由肾上腺髓质分泌，其中后者分泌的量较少。肾上腺素能神经末梢释放的去甲肾上腺素，大部分被突触前膜重摄取和破坏，只有少部分入血。肾上腺素与心肌的 β_1 受体结合，使心肌收缩力加强，心输出量增加；但对不同部位的血管作用不同，因为不同部位的血管平滑肌中 α 和 β 受体分布的密度不同。在皮肤、肾、胃肠道等器官的血管平滑肌中，α 受体数量上占优势，肾上腺素可使这些器官的血管收缩，阻力增加；在骨骼肌和肝血管上，β 受体占优势，肾上腺素可使其血管舒张，阻力下降。总的来看，肾上腺素对动脉血压的作用不如去甲肾上腺素明显。去甲肾上腺素主要与血管平滑肌上的 α 受体结合，使全身血管（除冠状血管外）均收缩，动脉血压升高。故肾上腺素在临床上常用作强心药，而去甲肾上腺素多用作升压药。

第 4 单元　呼吸

【复习指南】呼吸历年常考。其中肺通气为考试重点，应熟练掌握。肺换气应熟悉。

机体与外界环境之间的气体交换过程称为呼吸。呼吸过程由外呼吸（包括肺通气和肺换气）、气体在血液中运输、内呼吸（血液与组织细胞之间的气体交换）三个环节共同完成。

一、肺通气

1. 呼吸运动的形式和过程　呼吸运动是肋间肌和隔肌等呼吸肌群的收缩和舒张，使胸廓扩大和缩小的运动，包括吸气运动和呼气运动。主要的吸气肌有膈肌和肋间外肌，主要的呼气肌有肋间内肌和腹肌。

（1）形式：根据参与活动的呼吸肌的主次、多少和用力程度可将呼吸运动分成不同的形式。腹式呼吸和胸式呼吸：主要由膈肌收缩和舒张产生的呼吸由于腹壁起伏故称为腹式呼吸。以肋间外肌收缩、舒张为主的呼吸主要表现为胸部的起伏称为胸式呼吸。平静呼吸和用力呼吸：人在安静时平稳均匀的自然呼吸，称为平静呼吸。当机体活动量增大、运动时，或者在某些病理情况时，呼吸运动加深加快，这种呼吸称为用力呼吸或深呼吸。平静呼吸时，吸气是主动的，呼气是被动的。用力呼吸时，吸气和呼气都是主动的。

（2）过程：平静呼吸时，吸气运动由主要吸气肌膈肌和肋间外肌收缩来完成。膈肌受膈神经支配，收缩时，其穹窿形圆顶下降，胸廓上下径增大。肋间外肌受肋间神经支配。肋间外肌收缩时使肋骨上抬并外展，胸骨也向上提。此时胸廓前后、左右径增大。胸廓的上下、前后、左右径增大，引起胸腔和肺容积增大，肺内压低于大气压，外界气体进入肺内，完成吸气。平静呼吸时，呼气运动不是由呼气肌收缩引起的，而是由膈肌和肋间外肌舒张所致。

膈肌和肋间外肌舒张时，肺依靠其自身的回缩力而回位，肺容积缩小，肺内压高于大气压，肺内气体被呼出，完成呼气。

2. 潮气量、肺活量、时间肺活量、肺通气量和肺泡通气量的定义和数值

（1）潮气量：平静呼吸时，每次吸入或呼出的气体量。正常成人为 400～500ml。

（2）肺活量：尽力吸气后，再尽力呼气所能呼出的最大气体量。肺活量＝补吸气量＋潮气量＋补呼气量。正常成年男子约为 3.5L，女子约为 2.5L。

（3）时间肺活量：指尽力最大吸气后，再尽力尽快呼气，计算在第 1、2、3 秒末呼出的气体量分别占肺活量的百分比。正常人在第 1、2、3 秒末应分别呼出其肺活量的 83%、96% 和 99%。临床反应肺通气功能最常用的指标是第 1 秒用力呼气量。

（4）每分通气量：指每分钟吸入或呼出肺的气体总量。每分通气量＝潮气量×呼吸频率。正常成人平均每分钟在 12～18 次，潮气量约 500ml，故每分通气量为 6～9L。

（5）肺泡通气量：是指每分钟吸入肺泡的新鲜空气量。肺泡通气量＝（潮气量－解剖无效腔容量）×呼吸频率。如潮气量为 500ml，解剖无效腔为 150ml，呼吸频率为 12 次／分，则每分肺泡通气量为 4200ml。

二、肺换气

1. 肺换气的基本原理　气体交换的原理是扩散，动力是两处气体间的压力差。气体扩散速率是指单位时间内气体分子扩散的量，受气体的分压差、气体的溶解度和分子量、扩散面积和距离、温度等因素的影响。

2. 肺换气的过程　肺泡气中的 PO_2 大于静脉血的 PO_2，而肺泡气的 PCO_2 则小于静脉血的 PCO_2，因此来自肺动脉的静脉血流经肺毛细血管时，在各自分压差的推动下，O_2 由肺泡扩散入血液，CO_2 则由静脉血扩散入肺泡，完成肺换气过程，使静脉血变成含 O_2 较多、CO_2 较少的动脉血。O_2 和 CO_2 在肺泡处能以单纯扩散的方式迅速地通过呼吸膜。

第 5 单元　消化

【复习指南】本部分内容难度不大，但历年常考。其中，胃内消化为考试重点，应熟练掌握。小肠内消化应了解。

一、胃内消化

1. 胃液的成分和作用　胃液中含多种有机物和无机物。胃液的主要成分有盐酸、胃蛋白酶原、黏液和碳酸氢盐及内因子等。

（1）盐酸的作用：由泌酸腺壁细胞分泌，也称胃酸。其作用如下。①激活胃蛋白酶原，使其转变为有活性的胃蛋白酶，并为胃蛋白酶提供发挥作用所需的酸性环境；②杀灭随食物进入胃内的细菌；③盐酸进入小肠后可引起促胰液素的释放，从而促进胰液、胆汁和小肠液的分泌；④盐酸所造成的酸性环境，有助于小肠对铁和钙的吸收。

（2）胃蛋白酶原：由泌酸腺主细胞分泌。胃蛋白酶原无活性。在盐酸的作用下，转变为具有活性的胃蛋白酶。胃蛋白酶能水解蛋白质，生成䏡和䐩，也产生少量多肽和氨基酸。

（3）黏液和碳酸氢盐：胃内的黏液是由黏膜表面上皮细胞、泌酸腺的黏液颈细胞、贲门腺和幽门腺共同分泌的，其主要成分为糖蛋白。在正常人，黏液覆盖在胃黏膜的表面，形

成厚约500μm的凝胶层，具有润滑作用，可减少粗糙的食物对胃黏膜的机械性损伤。胃内HCO_3^-主要是由胃黏膜的非泌酸细胞分泌，仅有少量的HCO_3^-是从组织间液渗入胃内。由黏液和碳酸氢盐共同构筑的黏液－碳酸氢盐屏障，能有效地阻挡H^+的逆向弥散，且黏液深层的中性pH环境还使胃蛋白酶丧失活性，从而有效地防止盐酸和胃蛋白酶对胃黏膜的侵蚀，对胃黏膜的保护起很重要的作用。

（4）内因子：是由泌酸腺的壁细胞分泌的一种糖蛋白。它可与随食物进入胃内的维生素B_{12}结合，促进回肠上皮细胞对维生素B_{12}的吸收。维生素B_{12}是红细胞促成熟因子，参与红细胞生成过程。

2. 胃的容受性舒张和蠕动　咀嚼和吞咽食物时，食物刺激口腔、咽、食管等处的感受器，通过迷走神经反射性地引起胃底和胃体平滑肌的舒张，称为容受性舒张。其生理意义使胃能更好地容纳和贮存食物。胃的蠕动是一种起始于胃体中部，并有节律地向幽门推进的波形运动。当食物入胃后约5分钟时，从胃中部即开始蠕动，约每分钟3次，每个蠕动波约需1分钟到达幽门。因此，通常是一波未平，一波又起。蠕动开始时不很明显，越接近幽门，收缩越强，传播速度越快。其意义在于使食物和胃液充分混合，可将块状食物进一步磨碎，并推进胃内容物通过幽门排入十二指肠。

二、小肠内消化

1. 胰液的成分和作用　胰液是一种呈碱性的液体，具有很强的消化能力。胰液中含有无机物和有机物。无机物包括水、Na^+、K^+、Ca^{2+}、$C1^-$和碳酸氢盐等。有机物主要是多种消化酶，主要有胰淀粉酶、胰脂肪酶、胰蛋白酶原和糜蛋白酶原等。

（1）碳酸氢盐：其主要作用是中和进入十二指肠的胃酸，使小肠黏膜免受胃酸的侵蚀，并为小肠内多种消化酶的活动提供最适宜的pH环境。

（2）胰淀粉酶：对生的或熟的淀粉都能分解，其分解产物为糊精、麦芽糖及麦芽寡糖。胰淀粉酶作用的最适pH为6.7～7.0。

（3）胰脂肪酶：可将三酰甘油分解为脂肪酸、一酰甘油和甘油。其作用的最适pH为7.5～8.5。胰液中还含有胆固醇酯酶和磷脂酶A_2，它们具有水解胆固醇酯和卵磷脂的作用。

（4）胰蛋白酶原和糜蛋白酶原：此两种酶原均不具活性。当胰液进入十二指肠后，在肠液中的肠致活酶作用下将胰蛋白酶原激活成具有活性的胰蛋白酶。此外，酸和胰蛋白酶也能使胰蛋白酶原活化。胰蛋白酶可将无活性的糜蛋白酶原激活为糜蛋白酶。胰蛋白酶和糜蛋白酶都能将蛋白质分解为脲和胨，当两者共同作用时，可使蛋白质分解为小分子的多肽和氨基酸。

由于胰液中含有分解三种营养物质的消化酶，因而是所有消化液中最重要的一种。食物在小肠内也随之被分解为可被吸收的小分子物质，故消化和吸收的主要部位在小肠。

2. 胆汁的成分和作用　胆汁的成分除水分和钠、钾、钙、碳酸氢盐等无机成分外，还有胆盐、胆色素、胆固醇、卵磷脂、脂肪酸等有机成分。胆汁中没有消化酶。胆盐是胆汁参与消化和吸收的主要成分。胆汁的作用是促进脂肪的消化和吸收。胆汁中的胆盐、胆固醇和卵磷脂等均可作为乳化剂，减少脂肪的表面张力，使脂肪乳化成微滴，分散在肠腔内，从而增加了胰脂肪酶的作用面积，有利于脂肪的分解。胆盐能与不溶解于水的脂肪分解产物（如脂肪酸、甘油一酯和胆固醇等）结合，形成水溶性复合物，以利于脂肪消化产物的吸收。胆汁通过促进脂肪的分解和吸收，对脂溶性维生素（维生素 A、维生素 D、维生素 E、维生素 K）的吸收也有促进作用。

3. **小肠的分节运动和蠕动**　分节运动是一种以环行肌为主的节律性收缩和舒张交替进行的运动，是小肠特有的运动形式。在食糜所在的一段肠管上，环行肌在许多点同时收缩，把食糜分割成许多节段；随后，原来收缩处发生舒张，而原来舒张处反而收缩，使原来的节段分成两半，而相邻的两半则合拢形成一个新的节段；如此反复进行，食糜不断地被分隔，又不断地重新混合。分节运动的意义在于使食糜与消化液充分混合，并增加食糜与肠壁的接触，为消化和吸收创造条件。此外，分节运动还能挤压肠壁，有助于血液和淋巴的回流。

小肠的蠕动可发生在小肠的任何部位，通常重叠在节律性分节运动之上，两者经常并存。小肠蠕动的速度很慢，蠕动波很弱，通常只把食糜推进一段短距离（约数厘米）后即消失。蠕动的意义在于使分节运动作用后的食糜向前推进，到达一个新肠段，再开始分节运动。

第 6 单元　体温及其调节

【复习指南】本部分内容难度不大，历年偶考。其中，以体温的定义、产热和散热的基本过程为考试重点，应熟练掌握。体温调节应熟悉。

一、体温

1. **体温的定义**　生理学上所说的体温一般是指机体深部的平均温度，但在临床实践中通常测定腋窝、口腔或直肠的温度来代表体温。直肠温度最高，不易受外界环境影响，而且较接近体核温度，直肠温度正常值为 36.9 ～ 37.9℃。口腔温度平均比直肠温度低 0.2 ～ 0.3℃，正常值为 36.7 ～ 37.7℃。腋窝温度平均比口腔温度低 0.3 ～ 0.4℃，正常值为 36.0 ～ 37.4℃。

2. **正常生理性变异**　在生理情况下，体温可随昼夜、性别、年龄等情况不同而变化。

（1）体温的昼夜周期性变化：在一天之内，随着机体代谢水平的昼夜变化，体温也有昼夜周期性变动。一般清晨 2 ～ 6 时体温最低，从上午 7 时到 9 时逐渐升高，下午 4 ～ 7 时最高，继而下降。体温的昼夜差别不超过 1℃。

（2）性别的影响：成年女子的体温比男子略高，且妇女的体温在月经周期中呈现规律性波动，即月经期和月经后 8 ～ 9 日期间体温低，排卵日通常又降低一些，排卵后 15 ～ 16 日明显增高，这种变化与性激素的分泌状况有关。

（3）年龄的影响：新生儿尤其是早产儿，因体温调节机构不完善，体温调节能力差，易受环境影响而发生波动，因此应注意加强护理。老年人基础代谢率低，体温偏低。

（4）其他因素的影响：肌肉活动、精神紧张、进食等因素都会影响体温，使体温升高。

3. **产热的基本过程**　安静状态下，内脏器官是主要产热器官，肝代谢最旺盛，按单位体重计算，肝产热量最大。运动或劳动时，骨骼肌是全身最主要产热器官。当机体处于寒冷环境中，通过颤栗产热，其特点是屈肌和伸肌同时发生不随意的节律性收缩，此时基本不对外做功，但尽可能地增加产热量，以补充体热散失，维持体温相对稳定。

4. **散热的基本过程**　机体的主要散热部位是皮肤。主要散热途径是通过皮肤的辐射、传导、对流和蒸发等方式进行。

（1）辐射散热：体热以热射线的形式辐射到外界环境的散热方式称为辐射散热。

（2）传导散热：体热直接传给同它接触的较冷物体的散热方式称为传导散热。由于各种物体导热性能不同，所以导热效率也不尽相同。水的导热率较大，临床上可利用冰囊、冰帽给高热患者降温。

（3）对流散热：体热可以使与皮肤接触的较冷的气体加温并使其流动，而被新的较冷的空气替代，新的较冷空气再被加温，如此流动不止，这种方式称为对流散热。

（4）蒸发散热：皮肤蒸发分为不感蒸发和发汗两种。前者指体液的水分直接透出皮肤和黏膜表面，并且在未聚成明显水滴以前就蒸发掉的一种散热形式，故称不感蒸发。不感蒸发是一种很有效的散热途径，临床上用乙醇擦浴，可增加散热以降低高热患者的体温。汗液是汗腺的分泌物。发汗时在表皮表面上有明显的汗滴称发汗或可感蒸发。当环境温度接近或超过机体皮肤温度时，蒸发便成了重要的散热途径。

二、体温的调节

1. 温度感受器的类型　温度感受器分为外周温度感受器和中枢温度感受器。外周温度感受器分布于全身的皮肤、黏膜和腹腔内脏等处，这些感受器能感受温度的变化，可分为温觉感受器和冷觉感受器两种。中枢温度感受器在脊髓、延髓、脑干网状结构及下丘脑都分布有温度敏感神经元也即中枢温度感受器。中枢温度敏感神经元可分为热敏神经元和冷敏神经元两类。

2. 体温中枢和调定点学说　体温调节的基本中枢位于视前区－下丘脑前部，起着调定点的作用。调定点决定着体温的恒定水平。调定点数值的设定则取决于温度敏感神经元的敏感性。例如，调定点的数值设定为37℃，则当体温超过37℃时热敏神经元放电增多，散热大于产热，使升高的体温降至37℃，然后产热与散热达到平衡。当体温低于37℃时，冷敏神经元放电增多，引起产热大于散热，使降低了的体温回升到37℃，达到产热和散热平衡，从而使体温稳定在37℃水平。

第7单元　尿的生成和排除

【复习指南】本部分内容难度大，但历年必考。其中，以肾小球滤过功能、水利尿为考试重点，应熟练掌握。肾小管和集合管的物质转运功能，尿的排放应熟悉。

尿生成的过程包括：肾小球滤过、肾小管与集合管的重吸收、肾小管与集合管的分泌。血液经过肾小球毛细血管时，血浆中的水和小分子溶质，滤入肾小囊囊腔形成原尿，此过程称为肾小球滤过。原尿是血浆的超滤液，进入肾小管称为小管液。

一、肾小球的滤过功能

1. 肾小球滤过的定义、滤过分数　单位时间内（每分钟）两肾生成的超滤液量称为肾小球滤过率。肾小球滤过率是衡量肾功能的重要指标之一，正常成人安静时约为125ml/min。肾小球滤过率与每分钟的肾血浆流量的比值，称为滤过分数。若每分钟肾血浆流量约为660ml，则滤过分数为：125/660×100%≈19%。表明流经肾的血浆约有19%由肾小球滤出到肾小囊生成了原尿，其余81%左右进入出球小动脉。

2. 肾小球有效滤过压　有效滤过压是肾小球滤过的动力，它取决于滤过的动力与阻力的差值。肾小球滤过的动力是肾小球毛细血管血压和肾小囊胶体渗透压。正常情况下，肾小囊内蛋白质极少，其所形成的胶体渗透压可忽略不计。肾小球滤过的阻力是血浆胶体渗透压和肾小囊内压。因此，肾小球有效滤过压＝肾小球毛细血管压－（血浆胶体渗透压＋肾小囊内压）。

二、肾小管和集合管的物质转运功能

1. Na^+、水在肾小管的重吸收　Na^+、Cl^- 和水的重吸收是肾小管和集合管最主要的活动，并且很多溶质的转运直接或间接与 Na^+ 的重吸收有关。

（1）近端小管：原尿中 65%～70% 的 Na^+、Cl^- 和水在近端小管被重吸收。其中 Na^+ 的重吸收是各种溶质和水重吸收的主要驱动力。在基底侧膜钠泵的作用下，导致细胞内低 Na^+，小管液中的 Na^+ 顺浓度差和电位差易化扩散入细胞内。Na^+ 进入细胞的过程与葡萄糖、氨基酸和 H^+ 的转运耦联在一起。经同向转运，Na^+、葡萄糖及氨基酸一同进入细胞内；经逆向转运，H^+ 被分泌到管腔，这称为 Na^+-H^+ 交换。进入细胞内的 Na^+ 随即被基底侧膜上的钠泵泵入组织间隙。这样，一方面，细胞内的 Na^+ 被泵出，小管液中的 Na^+ 又不断地进入细胞内；另一方面，组织间隙中 Na^+ 的浓度和渗透压不断升高。伴随 Na^+ 的重吸收，细胞内呈正电位，管腔内呈负电位，且经 Na^+-H^+ 交换，促进了 HCO_3^- 的重吸收；加之 HCO_3^- 的重吸收优先于 Cl^-（近端小管前半段 Cl^- 不被重吸收），其结果是小管液中的 Cl^- 浓度比小管细胞内高，Cl^- 顺其电位差和浓度差进入细胞。细胞内的 Cl^- 再由基底侧膜上的 K^+-Cl^- 同向转运体转运至组织间隙，再被重吸收入血。当 Na^+、Cl^-、葡萄糖、氨基酸等被重吸收后，小管液渗透压降低，水在渗透压差的驱动下，不断地进入细胞间隙，然后进入管周毛细血管而被重吸收。因为此段水是随着溶质（Na^+、Cl^-、葡萄糖、氨基酸等）被动重吸收的，并且不受机体是否缺水的影响，故近端小管中物质的重吸收为等渗性重吸收，小管液亦为等渗液。

（2）髓襻：在此处肾小球滤过的 NaCl 约 20% 被重吸收，水约 15% 被重吸收。髓襻各段对 NaCl 的重吸收情况比较复杂。降支细段对 NaCl 不通透，对水通透；而升支细段的通透性正好相反，对水不通透，对 NaCl 通透，故小管液中的 NaCl 顺浓度差被吸收。升支粗段对水不通透，却是髓襻重吸收 NaCl 的主要部位，其主要是通过管腔膜上的同向转运体和基底侧膜上的钠泵协同作用实现的。同向转运体按 Na^+：K^+：$2Cl^-$ 的比例，将 Na^+、K^+ 和 Cl^- 一起转入细胞内。进入细胞的 Na^+ 被钠泵泵入组织间液，Cl^- 顺浓度梯度经基底侧膜上的 Cl^- 通道进入组织间液，而 K^+ 则顺浓度梯度经管腔膜重新回到小管液，继续参与 Na^+：K^+：$2Cl^-$ 的转运过程。

（3）远曲小管和集合管：在此处约有 12% 的 NaCl 及不同量的水被重吸收。远曲小管起始段，Na^+ 经 Na^+-Cl^- 同向转运体顺电-化学梯度进入细胞内。进入细胞的 Na^+ 被钠泵泵入组织间液，Cl^- 经 Cl^- 通道进入组织间液，然后被重吸收回血。

远曲小管后段和集合管对 NaCl 和水的重吸收是依机体水、盐及酸碱平衡状况自行调节的。其中 Na^+ 的重吸收主要受醛固酮的调节，水的重吸收主要受抗利尿激素的调节。抗利尿激素是下丘脑的视上核和室旁核的神经元分泌的一种激素，在细胞体中合成，经下丘脑-垂体束运输到神经垂体储存，在受到特异性刺激后释放出来。在机体缺水或缺盐时，在抗利尿激素或醛固酮的作用下，对水或盐的重吸收增加，这与近端小管对水的重吸收不同。

2. 葡萄糖在肾小管的重吸收　肾小球滤过液中的葡萄糖浓度与血浆中的相同，但在正常情况下，尿中几乎不含葡萄糖，表明葡萄糖全部被重吸收回血。葡萄糖重吸收的部位仅限于

近端小管（主要在近曲小管），其余各段肾小管无重吸收葡萄糖的能力。如果近端小管不能将小管液中的葡萄糖全部重吸收，余下的部分则随尿排出。

葡萄糖的重吸收与小管液中的 Na^+ 同向协同转运，属于继发性主动转运。小管液中的葡萄糖和 Na^+ 与近端小管上皮细胞刷状缘上的同向转运体结合形成复合体后，使 Na^+ 易化扩散入细胞内，葡萄糖亦伴随进入。进入细胞内的 Na^+ 被泵入组织间液，葡萄糖则由基底侧膜上的葡萄糖转运体转运进入组织间隙。

近端小管对葡萄糖的重吸收有一定的限度，当血糖浓度达到 180mg/100ml 时，部分肾小管对葡萄糖的重吸收已达极限，尿中开始出现葡萄糖。我们把尿中开始出现葡萄糖时的最低血糖浓度，称为肾糖阈。每个肾单位的肾糖阈并不完全一样，当血糖浓度超过肾糖阈后，随着血糖浓度的升高，尿中葡萄糖的浓度也随之增高；当血糖浓度升至 300mg/100ml 时，全部肾小管对葡萄糖的吸收均已达到极限，此后，尿糖排出率随血糖浓度的升高而平行增加。将人的两肾全部近端小管在单位时间内能重吸收葡萄糖的最大量，称为葡萄糖吸收极限量。

3. 渗透性利尿　小管液中的溶质所形成的渗透压，是对抗小管内水重吸收的力量。因此，小管液中未被重吸收的溶质越多，渗透压就越高，在小管液中保留的水也越多，排出的终尿也越多。如糖尿病患者或实验中静脉注射高渗葡萄糖，由于血糖浓度增加，超过肾糖阈，部分葡萄糖不能被近端小管重吸收，小管液渗透压升高，妨碍了水和 Na^+ 的重吸收，故尿量增多并出现糖尿。这种由于小管液中溶质浓度增加，渗透压升高，使水的重吸收减少而发生尿量增多的现象，称为渗透性利尿。

4. 水利尿　血浆晶体渗透压是生理情况下调节抗利尿激素合成和释放的重要因素。在下丘脑视上核和室旁核及其周围区域有渗透压感受器，对血浆晶体渗透压的改变非常敏感，可调节抗利尿激素的合成和释放。大量出汗、严重呕吐或腹泻等情况使机体脱水时，血浆晶体渗透压升高，对渗透压感受器刺激增强，引起抗利尿激素释放量增多，促进远曲小管和集合管对水的重吸收，尿量减少，有利于血浆晶体渗透压恢复至正常水平。反之，若在短时间内大量饮清水，血液被稀释，血浆晶体渗透压下降，抗利尿激素合成和释放减少，水的重吸收减少，尿量增多，多余的水被排出体外。这种大量饮清水后，反射性地使抗利尿激素合成和分泌减少而引起尿量增多的现象称为水利尿。

三、尿的排放

排尿反射　肾的尿生成过程是不断进行的，终尿经输尿管贮存于膀胱中，当膀胱贮尿达 400～500ml 时，刺激膀胱壁上牵张感受器，冲动沿着盆神经（副交感神经）的传入纤维，到达骶髓的初级排尿中枢。同时，继续上传到大脑皮质高级中枢，产生尿意。上位高级中枢可对骶髓初级排尿中枢产生抑制或兴奋两种不同作用。产生兴奋作用时，排尿反射方可继续进行。由脊髓骶段发出的冲动，沿着阴部神经和盆神经传出，引起膀胱逼尿肌收缩、尿道括约肌舒张，尿液排出体外。排尿过程中，尿液对尿道的刺激传入初级排尿中枢，进一步加强排尿中枢的活动，这是一种正反馈过程，直到尿液排完为止。

第 8 单元　神经

【复习指南】本部分内容难度较大，历年偶考。其中，神经递质的释放过程、兴奋性突触后电位产生机制为考试重点，应熟练掌握。

经典的突触传递

1. 突触传递的基本过程　突触是指神经元之间或神经元与效应细胞之间相互靠近并进行信息传递的部位。经典突触由突触前膜、突触间隙、突触后膜组成。突触前神经元信息传递到突触后神经元的过程称为突触传递。突触传递通常是一个电－化学－电变化的过程，即突触前神经元兴奋时产生的神经冲动沿轴突迅速传到神经末梢，引起突触前膜去极化，当去极化达一定水平时，突触前膜上的电压门控式钙通道开放，引起细胞外的 Ca^{2+} 顺浓度差进入突触小体，导致轴浆内 Ca^{2+} 浓度瞬时性增高，触发突触囊泡以出胞的方式将其内的神经递质释放入突触间隙，神经递质在突触间隙扩散到达突触后膜，与突触后膜上的受体或化学门控通道特异性结合，引起突触后膜对某些离子的通透性改变，导致某些带电离子跨突触后膜移动，从而引起突触后膜的膜电位发生去极化或超极化，这种电位变化称为突触后电位，突触后电位具有局部电位特征。

2. 兴奋性突触后电位（EPSP）　突触后膜在突触前神经元末梢释放的某种神经递质作用下发生的去极化电位变化称为兴奋性突触后电位（EPSP）。兴奋性突触后电位的形成主要是由于突触前膜在神经冲动到达时释放兴奋性神经递质，作用于突触后膜特异性受体，使突触后膜上的化学门控通道开放，突触后膜对 Na^+ 和 K^+，尤其是对 Na^+ 的通透性增大，Na^+ 内流大于 K^+ 外流，产生净内向电流，导致突触后膜发生去极化。

第9单元　内分泌

【复习指南】本部分内容难度不大，但历年常考。其中，以激素的概念、作用方式、分类为考试重点，应熟练掌握。甲状腺激素、下丘脑和垂体分泌的激素应了解。

内分泌系统是由内分泌腺和散在于器官或组织内的内分泌细胞共同组成的。内分泌系统是体内重要的信息传递系统，与神经系统密切联系，相互配合，共同调节机体的各种功能活动，维持内环境稳态。

一、概述

1. 激素的概念　激素是由内分泌细胞分泌，在细胞和细胞间传递信息的高效能生物活性物质，是体液调节的物质基础。

2. 激素的作用方式　大多数激素经血液运输到远距离的靶组织而发挥作用，此种方式称为远距分泌，是经典的内分泌作用方式，如腺垂体激素和甲状腺激素；有些激素由组织液扩散作用于相邻近细胞，这种方式称为旁分泌，如胃肠激素；还有些内分泌细胞所分泌的激素在局部扩散后又返回作用于该内分泌细胞而发挥自我反馈调节作用，则称为自分泌，如前列腺素等。研究表明，旁分泌和自分泌也是普遍存在的激素传递信息和发挥调节作用的重要方式。此外，下丘脑的神经内分泌细胞能合成和释放神经激素，神经激素沿轴突经轴浆运输至轴突末梢而释放，这种方式称为神经分泌。

3. 激素的分类　激素分类方法有多种，按化学结构，将激素分为三大类：第一类是含氮类激素，包括蛋白质、肽类和胺类激素，如腺垂体激素、下丘脑调节肽和肾上腺素等；第二类是类固醇激素，包括肾上腺皮质激素和性腺激素；第三类固醇激素，如维生素 D_3。

二、甲状腺激素

1. 甲状腺激素产热效应 甲状腺激素可提高除脑、性腺和脾之外全身绝大多数组织的耗氧量，增加产热量，尤以心、肝、骨骼肌和肾等组织最为显著。甲状腺激素的产热效应与其诱导 Na^+-K^+-ATP 酶活性有关。此外，甲状腺激素促进脂肪酸氧化，产生大量热量。

2. 对物质代谢的影响

（1）蛋白质代谢：在生理条件下，甲状腺激素促进蛋白质合成，使肌肉、肝与肾的蛋白质合成明显增加。甲状腺激素分泌不足时，蛋白质合成减少，肌肉无力，但组织间的黏蛋白增多，后者结合大量正离子和水分子，引起黏液性水肿。但甲状腺激素分泌过多时，则加速蛋白质分解，如骨骼肌与骨骼蛋白质分解加速，导致肌肉收缩无力、骨质疏松及血钙与尿钙升高等。

（2）脂肪代谢：甲状腺激素可促进脂肪酸氧化，通过肝加速胆固醇的降解，但又可促进胆固醇的合成，且分解的速度超过合成。所以，甲状腺功能亢进患者血中胆固醇含量低于正常，功能减退时则高于正常。

（3）糖代谢：甲状腺激素使肠黏膜糖吸收率增加，糖原分解加强；增强肾上腺素、胰高血糖素、皮质醇和生长激素的生糖作用，具有升高血糖的趋势。但甲状腺激素可同时加强外周组织对糖的利用，降低血糖。因此，甲状腺功能亢进患者进食后，血糖迅速升高，甚至出现糖尿，但随后又快速降低。

3. 对生长发育的影响 甲状腺激素具有促进组织分化、生长与发育成熟的作用，尤其对婴幼儿的骨和脑的发育最为重要。胚胎期缺碘而导致甲状腺激素合成不足或出生后甲状腺功能减退的婴幼儿，由于脑和骨骼发育障碍，而表现为以智力迟钝和身体矮小为特征的呆小症（克汀病）。甲状腺激素对中枢神经系统发育的影响，在出生后的 3~4 个月内最为重要。但胚胎期胎儿的骨生长并不必需甲状腺激素，所以一个先天性甲状腺发育不全的胎儿，出生时身高尚可正常，但脑的发育已受到不同程度的影响。因此，在缺碘地区预防呆小症的发生，应在妊娠期补碘；治疗呆小症则必须在出生后 3 个月以前补给甲状腺激素，过迟则难以奏效。

4. 下丘脑-腺垂体对甲状腺激素分泌的调节 下丘脑合成的促甲状腺激素释放激素（TRH）经垂体门脉系统运送到腺垂体，促使其合成与释放促甲状腺激素（TSH），TSH 调节甲状腺功能。TSH 与甲状腺腺泡上皮细胞膜相应受体结合后，刺激甲状腺激素（T_4、T_3）合成、释放的几乎所有环节。此外，TSH 还可促进甲状腺细胞增生，腺体肥大。当血液中游离 T_4 和 T_3 浓度改变时，通过负反馈调节作用影响 TSH 的分泌，最终使血中 T_4、T_3 恢复至正常水平。血中的 T_4 和 T_3 也可能通过下丘脑水平对 TRH 的反馈效应而影响腺垂体 TSH 的分泌。

三、下丘脑和脑垂体

1. 主要下丘脑调节肽的种类和主要作用 下丘脑基底部的一些肽能神经元可分泌一些神经肽，这些神经肽经门脉到达腺垂体，调节腺垂体的内分泌功能，故称其为下丘脑调节肽。目前有七种调节肽研究得较为深入。

（1）促甲状腺释放激素（TRH）：它主要促进垂体分泌促甲状腺素（TSH），后者促进甲状腺分泌甲状腺激素，形成下丘脑-腺垂体-甲状腺轴。

（2）促性腺激素释放激素（GnRH）：主要促进腺垂体分泌卵泡刺激素（FSH）和黄体生成素（LH）。FSH 和 LH 再促进女、男性腺生成卵子和精子，以及分泌雌、雄性激素，形成下丘脑 – 腺垂体 – 性腺轴。

（3）生长抑素（GHRIH 或 GIH）：主要抑制腺垂体分泌生长素。它是一种作用很广泛的激素，它还能抑制 FSH、LH、TSH 等的分泌。此外，它对胰岛素、胰高血糖素及胃肠道内分泌激素也有抑制作用。

（4）促肾上腺皮质释放激素（CRH）：它促进腺垂体分泌促肾上腺皮质激素（ACTH），后者再调节肾上腺皮质激素的分泌，形成了下丘脑 – 腺垂体 – 肾上腺皮质轴。

（5）生长素释放激素（GHRH）：它可促进腺垂体分泌生长素。

（6）催乳素释放因子和催乳素释放抑制因子（PRF、PIF）：调节催乳素的分泌。

（7）促黑色素细胞激素释放与抑制因子（MRF、MIF）：调节腺垂体分泌黑素细胞刺激素。

2. **主要腺垂体激素的种类和主要作用**　腺垂体是体内最重要的内分泌腺。已知腺垂体分泌的激素有七种：生长素（GH）、催乳素（PRL）、促黑素（MSH）、促甲状腺激素（TSH）、促肾上腺皮质激素（ACTH）、卵泡刺激素（FSH）和黄体生成素（LH）。GH、PRL 和 MSH 分别直接作用于靶细胞或靶组织发挥调节作用。TSH 作用在甲状腺，ACTH 作用在肾上腺皮质，FSH 和 LH 作用于性腺（睾丸和卵巢）。

第2章 生物化学

第1单元 蛋白质结构和功能

【复习指南】本部分内容难度不大，但历年常考。其中，蛋白质元素组成特点及单位为考试重点，应熟练掌握，蛋白质一、二级结构、变性应掌握，氨基酸的分类、蛋白质的三、四级结构、结构与功能的关系、两性电离等性质应了解。

一、蛋白质的分子组成

1. 蛋白质元素组成特点　对蛋白质的元素分析表明，含碳 50%～55%、氢 6%～8%、氧 19%～24%、氮 13%～19%。大多数蛋白质还含有少量硫，有的还含有少量的磷、碘或金属元素铁、铜、锰和锌等。

一切蛋白质皆含有氮，并且大多数蛋白质含氮量比较接近而恒定，平均为 16%。因此，只要测得生物样品中的含氮量，再乘以 6.25，即可算出样品中蛋白质的含量。

$$蛋白质的含量 = 蛋白质含氮量 \times 100/16 = 蛋白质含氮量 \times 6.25$$

2. 蛋白质基本组成单位——氨基酸的种类及结构特点　氨基酸为蛋白质结构的基本单位。天然存在的氨基酸约 180 种，但组成蛋白质的氨基酸有 20 余种，称为基本氨基酸。其化学结构可用下列通式表示：

$$\begin{array}{c} NH_2 \\ | \\ R - C_a - COOH \\ | \\ H \end{array}$$

各种基本氨基酸在结构上有下列共同**特点**。

（1）组成蛋白质的基本氨基酸为 α- 氨基酸，但脯氨酸例外，为 α- 亚氨基酸。

（2）不同的 α- 氨基酸，其 R 侧链不同。它对蛋白质的空间结构和理化性质有重要的影响。

（3）除 R 侧链为氢原子的甘氨酸外，其他氨基酸的 α- 碳原子都是不对称碳原子（手性碳原子），可形成不同的构型，具有旋光性质。天然蛋白质中基本氨基酸皆为 L- 型，**故称 L- 型 -α- 氨基酸**。

3. 氨基酸的分类　常根据侧链 R 基团的结构和性质分为以下四类。

（1）非极性 R 基氨基酸，共八种。即脂肪族氨基酸丙氨酸、缬氨酸、亮氨酸、异亮氨酸、甲硫氨酸；杂环氨基酸脯氨酸、色氨酸；芳香族氨基酸苯丙氨酸。

（2）极性不带电荷 R 基氨基酸，共七种。即含羟基的氨基酸丝氨酸、苏氨酸、酪氨酸；酰胺类氨基酸天冬酰胺、谷氨酰胺；含巯基的氨基酸半胱氨酸；R 基团为 H 的氨基酸甘氨酸。

（3）带负电荷的 R 基氨基酸，共两种。即谷氨酸、天冬氨酸。

（4）带正电荷的 R 基氨基酸，共三种。即赖氨酸、精氨酸、组氨酸。

二、蛋白质的分子结构

1. 蛋白质的一级结构　蛋白质是由不同氨基酸种类、数量和排列顺序，通过肽键构成的高分子有机含氮化合物。它是蛋白质作用的特异性，空间结构差异性和生物学功能多样性的基础。维持蛋白质一级结构的化学键为**肽键**和少量的**二硫键**。

2. 蛋白质的二级结构　指多肽链的主链骨架中若干肽单位，各自沿一定的轴盘旋或折叠，并以氢键为主要的次级键而形成有规则的构象，包括 α 螺旋、β 折叠、β 折角和无规线团等。维持蛋白质二级结构的主要次级键是氢键。

3. 蛋白质的三级结构　具有二级结构的多肽链，由于其序列上相隔较远的氨基酸残基侧链的相互作用而进行范围更广泛的盘曲与折叠，形成包括主、侧链在内的空间排列，这种在一条多肽链中所有原子或基团在三维空间的整体排布称为三级结构。维持蛋白质三级结构的主要次级键是疏水键、离子键、范德华引力等。

4. 蛋白质的四级结构　由两个或两个以上的亚基之间相互作用，彼此以非共价键相连而形成更复杂的构象，称为蛋白质的四级结构。维持蛋白质四级结构的主要次级键是疏水键。

三、蛋白质结构与功能关系

1. 蛋白质一级结构与功能关系　①一级结构不同、生物学功能各异；②一级结构中"关键"部分相同，其功能也相同；③一级结构"关键"部分变化，其生物活性也改变。例如，镰刀状红细胞贫血患者血红蛋白（HbS）与正常血红蛋白（HbA）在 β 链第 6 位有一个氨基酸之差：HbAβ 链第 **6** 位为**谷氨酸**，而患者 HbSβ 链第 **6** 位换为**缬氨酸**。

2. 蛋白质空间结构与功能关系　若蛋白质分子特定的空间构象受破坏，其生物学功能也丧失，如蛋白质的变性；蛋白质以无活性的形式存在，在一定条件下，才能转变为有特定构象的蛋白质而表现其生物活性，如酶原的激活、蛋白质前体的活化等；蛋白质与某些物质结合可引起蛋白质构象的改变，如蛋白质的变构等。

四、蛋白质的理化性质

1. 蛋白质的变性　①某些物理的和化学的因素使蛋白质分子的空间构象发生改变或破坏，导致其生物活性的丧失和一些理化性质的改变，这种现象称为蛋白质的变性作用。②蛋白质变性作用的本质是破坏了形成与稳定蛋白质分子空间构象的次级键从而导致蛋白质分子**空间构象的改变或破坏**，而不涉及一级结构的改变或肽键的断裂。③蛋白质变性的主要特征是生物活性的丧失，此外，某些理化性质的改变也是变性作用的特征。④可引起蛋白质变性的因素分为**物理因素和化学因素**，物理因素包括高温、紫外线、X 线、超声和剧烈振荡等；化学因素包括强酸、强碱、尿素、去污剂、重金属（Hg^{2+}、Ag^+、Pb^{2+}）、三氯醋酸、浓乙醇等。⑤实践中对蛋白质的变性有不同的要求，如乙醇、紫外线消毒，高温、高压灭菌等则利用了蛋白质变性这一现象；在制备有生物活性的酶、蛋白质、激素或其他生物制品时，要求所需成分不变性，则需尽力避免蛋白质变性现象。

2. 蛋白质的两性电离　蛋白质由氨基酸组成，氨基酸分子含有氨基和羧基，它既可接受质子，又可释放质子，为两性电解质，蛋白质分子中除两末端有自由的 $\alpha-NH_2$ 和 $\alpha-COOH$ 外，许多氨基酸残基的侧链上尚有不少可解离的基团，如 $-NH_2$、$-COOH$、$-OH$ 等，所以蛋白质也是两性物质。蛋白质在溶液中的带电情况主要取决于溶液的 pH。使蛋白质所带正负电荷相等，净电荷为零时溶液的 pH，称为蛋白质的等电点。蛋白质的两性解离与等电点的特性是蛋白质极重要的性质，对蛋白质的分离、纯化和分析等都具有重要的实用价值。

3. 亲水胶体　蛋白质水溶液是一种较稳定的亲水胶体。蛋白质形成亲水胶体有两个基本的稳定因素：① 蛋白质表面具有水化层；② 蛋白质表面带有同种电荷。若破坏了这些因素即可促使蛋白质颗粒相互聚集而沉淀，这就是蛋白质盐析、等电点沉淀和有机溶剂分离沉淀法的基本原理。因此蛋白质的胶体性质也是许多蛋白质分离、纯化方法的基础。临床上给严重肾病患者做透析是利用了蛋白质的胶体性质。

4. 紫外吸收　蛋白质中常含有酪氨酸等芳香族氨基酸，在 280nm 处有特征性的最大吸收峰，可用于蛋白质的定量，此法简便，不损失样品。

5. 电泳　带电质点在电场中向电荷相反的方向移动的性质称为电泳。蛋白质除在等电点外，具有电泳性质。蛋白质在电场中移动的速度和方向取决于蛋白质分子所带的电荷的性质、数量及质点的大小和形状。因此，电泳法是蛋白质分离和分析的手段。常用方法有：① 醋酸纤维薄膜电泳；② 聚丙烯酰胺凝胶电泳；③ 等点聚焦电泳；④ 免疫电泳；⑤ 二维电泳。

第 2 单元　核酸的结构和功能

【复习指南】本部分内容难度不大，历年偶考。其中，核酸的组成成分及基本单位、DNA 与 RNA 组成异同点及 DNA 和 tRNA 的二级结构为考试重点，应掌握 tRNA、mRNA、rRNA 结构特点及功能应了解。

一、核酸的化学组成及一级结构

1. 核酸的组成成分及基本组成单位　核酸是由许多分子的**单核苷酸**聚合而成的多核苷酸，单核苷酸是组成核酸的基本结构单位。单核苷酸的组成见图 2-1。

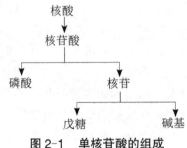

图 2-1　单核苷酸的组成

2. DNA、RNA 组成的异同　DNA 和 RNA 的基本化学组成见表 2-1。

表 2-1　DNA 和 RNA 的基本化学组成

	DNA	RNA
嘌呤碱	腺嘌呤	腺嘌呤
	鸟嘌呤	鸟嘌呤
嘧啶碱	胞嘧啶	胞嘧啶
	胸腺嘧啶	**尿嘧啶**
戊糖	D-2- 脱氧核糖	D- 核糖
酸	磷酸	磷酸

粗黑体字是 DNA 和 RNA 基本化学组成的不同处

二、DNA 的空间结构与功能

1. DNA 的二级结构

（1）DNA 的二级结构的 Watson-Crick 模型：其**要点**如下。

① DNA 分子由两条脱氧核苷酸链组成，两条链都是右手螺旋，这两条链反向平行（即一条为 $5' \rightarrow 3'$，另一条为 $3' \rightarrow 5'$，围绕同一个中心轴构成双螺旋结构）。

② 磷酸基和脱氧核糖在外侧，彼此之间通过磷酸二酯键相连接，形成 DNA 的骨架。碱基连接在糖环的内侧。糖环平面与碱基平面互相垂直。

③ 双螺旋的直径为 2nm。顺轴方向，每隔 0.34nm 有一个核苷酸，两个相邻核苷酸之间的夹角为 36°，每一圈双螺旋有 10 对核苷酸，每圈高度为 3.4nm。

④ 两条链由碱基间的氢键相连，而且碱基间形成氢键有一定规律：腺嘌呤与胸腺嘧啶配对，鸟嘌呤与胞嘧啶配对。A 和 T 间形成两个氢键，G 和 C 间形成三个氢键。这种碱基之间互相配对称为碱基互补。

⑤ 沿螺旋轴观察，配对的碱基并不充满双螺旋的全部空间。由于碱基对的方向性，使得碱基对占据的空间不对称，因此在双螺旋的表面形成大沟和小沟。

（2）DNA 双螺旋结构的稳定因素：①氢键；②碱基堆积力，DNA 分子中碱基的堆积可以使碱基缔合，这种力称为碱基堆积力，是稳定双螺旋结构的主要作用力；③ 离子键。

2. DNA 的高级结构　
DNA 的三级结构：DNA 双螺旋链的扭曲或再次螺旋就形成了 DNA 的三级结构。超螺旋是 DNA 三级结构的一种重要存在形式。超螺旋的形成与分子能量状态有关。

DNA 的超螺旋结构分为正超螺旋和负超螺旋，正超螺旋：盘绕方向与双螺旋方向相同，使得分子内部张力加大，旋得更紧；负超螺旋：盘绕方向与双螺旋方向相反，使得 DNA 二级结构处于松缠状态，减小了分子内部张力。自然界中，存在于生物体内的超螺旋形式均为负超螺旋，负超螺旋有利于 DNA 复制、转录等。

三、RNA 的结构与功能

1. tRNA、mRNA、rRNA 结构特点及功能

（1）转运 RNA（tRNA）：细胞内最小的一类 RNA，约占细胞中 RNA 总量的 15%，在蛋白质生物合成中起携带氨基酸的作用。每一种氨基酸都有与其相对应的一种或几种 tRNA。

（2）信使 RNA（mRNA）：在细胞中含量很少，占 RNA 总量的 3% ～ 5%；mRNA 活跃，更新迅速，半衰期较短；是蛋白质合成的模板。

（3）核糖体 RNA（rRNA）：主要的一类 RNA，占全部 RNA 的 80%，是一类代谢稳定、分子量最大的 RNA，存在于核糖体内。核糖体是细胞内蛋白质生物合成的场所，有两个亚基组成，一个称为大亚基，另一个称为小亚基，两个亚基都含有 rRNA 和蛋白质，但其种类和数量却不相同。

2. tRNA 二级结构　
每一种氨基酸都有 2 ～ 6 种相应的 tRNA，分散于胞液中。其一级结构一般由 70 ～ 90 个核苷酸组成，含有较多稀有碱基，3' 末端为 CCA-OH。其二级结构根据碱基排列模式，呈**三叶草**式，可分为氨基酸臂、二氢尿嘧啶环、反密码环、额外环和 TΨC 环五部分，氨基酸臂富含鸟嘌呤，末端为 -CCA，蛋白质生物合成时用于接活化的

相应氨基酸；二氢尿嘧啶环含有二氢尿嘧啶，故名；反密码环中间为反密码子；额外环是tRNA分类的指标，不同的tRNA，其环大小不一；TΨC环含有T-Ψ-C碱基序列。

第3单元　酶

【复习指南】本部分内容为历年必考。其中，酶促反应的特点为考试重点，应熟练掌握，酶，结合酶的概念和竞争性抑制剂的作用特点及应用应掌握，酶的分子结构、酶原、同工酶的概念、影响酶促反应的因素应了解。

一、酶的分子结构与功能

1. 酶、结合酶的概念　酶是生物体内一类具有催化活性和特定空间构象的生物大分子，包括**蛋白质和核酸**。化学本质是蛋白质的酶按其分子组成可分为单纯酶和结合酶两类。单纯酶：这类酶的组成中除蛋白质外不含有其他成分，如水解酶类（淀粉酶、蛋白酶、脂肪酶、纤维素酶、脲酶等）。**结合酶：**此类酶的结构中除含有蛋白质外，还含有非蛋白质部分，如大多数氧化还原酶类。其中的蛋白质部分称为酶蛋白，非蛋白部分统称为辅助因子。当酶蛋白与辅助因子结合成完整的分子时，称为全酶，即全酶＝酶蛋白＋辅助因子。只有全酶才有催化活性，酶蛋白和辅助因子分开单独存在时均无催化作用。

2. 活性中心、必需基团、酶原、酶原激活、同工酶的概念

（1）酶的活性中心：酶的特殊催化活性只局限在大分子中的一定区域，在此区域内某些特异氨基酸残基比较集中并构成一定的空间构象，可参与底物的结合与催化。这些与酶活性直接相关的区域称为酶的活性部位或活性中心。酶的活性中心一般处于酶分子的表面或裂隙中，构成活性中心的化学基团实际上是氨基酸残基的侧链或肽链的末端氨基和羧基。依靠酶分子形成特定的二级和三级结构使原本在一级上可能互相远离的基团靠近而集中于分子表面的某一空间区域。对于需要辅助因子的结合酶，辅助因子也是活性中心的重要组成部分。

（2）必需基团：酶分子中，对其催化作用必不可少的化学基团称为必需基团。根据必需基团所在的位置，可将其分为两大类。①活性中心内的必需基团：是酶与底物结合并发挥催化作用的直接有效的基团。就功能而言，又可分为底物结合部位和催化部位。②活性中心外的必需基团：在活性中心外的某些化学基团虽然不能与底物直接作用，却与维持整个分子的空间构象有关，这些基团可使活性中心的有关基团保持最佳的空间位置，间接地对酶的催化作用发挥必不可少的作用。酶的活性中心、底物结合部位、催化部位和必需基团，在酶发挥催化功能上都有重要的作用，它们之间的关系如下。

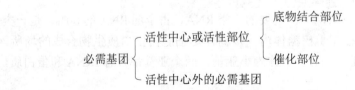

（3）酶原：绝大多数蛋白酶在细胞内合成或初分泌时没有活性，这些无活性的酶的前身称为酶原。

（4）酶原激活：使酶原转变为有活性酶的作用称为酶原激活，酶原激活的作用机制主要是分子内肽链的一处或多处断裂，同时使分子构象发生一定程度的改变，从而形成酶活性中

心所必需的构象。生理意义在于避免细胞产生的蛋白酶对细胞进行自身消化；并使酶在特定的部位和环境中发挥作用，保证体内代谢的正常进行。

（5）同工酶：能催化相同化学反应，但其分子结构、理化性质和免疫性能等方面都存在明显差异的一类酶，属于寡聚酶。同工酶的测定可作为某些疾病的诊断指标。通过比较患者与正常人的同工酶电泳图谱的变化，可以鉴别诊断何种组织发生病变。

二、酶促反应的特点

1. 酶的特异性　**酶的特异性即酶对底物的高度选择性，一种酶只能催化一种或一类反应，作用于一种或一类底物，也称酶作用的专一性。**

2. 高效性　酶的催化效率非常高，酶促反应比相应的非酶促反应要快 $10^6 \sim 10^{12}$ 倍，原因是酶能降低反应活化能。

3. 不稳定性　酶的主要成分多为蛋白质，极易受外界环境因素的影响，如对温度和 pH 敏感，易发生变性而失去催化活性，故酶促反应需要条件温和，通常在常温、常压和接近中性的酸碱条件下进行。

4. 可调节性　酶的催化活性可以受到调节和控制，调控方式包括反馈调节、共价修饰调节、抑制剂和激活剂的调节、激素调节等多种方式。

5. 生物体必需　酶可催化某些特异的化学反应，体内某些物质的合成只能由酶促反应完成。如某些蛋白质、多肽、核酸及其他一些生物活性物质的合成都要通过酶促反应进行。

三、影响酶促反应的因素

1. 酶浓度、底物浓度、温度、pH 的影响

（1）酶浓度的影响：在底物浓度充足、其他条件适宜的情况下，酶促反应速率与酶的浓度成正比。

（2）底物浓度的影响：根据"酶－底物中间复合物"学说，在酶浓度恒定的条件下，底物浓度与反应速率的关系存在三个不同阶段，以 [S] 对 V 作图时，就形成一条双曲线。

第一阶段：底物浓度较低，反应速率与底物浓度成正比，底物浓度越大，反应速度越快，表现为一级反应。

第二阶段：底物浓度增加，酶逐渐被底物饱和，反应速率的提高减慢，介于零级及一级反应之间，不再与底物的浓度成正比，表现为混合级反应。

第三阶段：底物浓度增加到极大值，即远远超过酶浓度，此时酶分子均被底物饱和，转变为酶与底物的中间复合物，此时的反应速度达到最大反应速度（V_{max}），不再进一步提高，表现为零级反应。

Michaelis 和 Menten 推导出酶的催化反应速度与底物浓度关系结果的公式，即米氏方程。

（3）温度的影响：温度对酶促反应速率的影响主要体现在以下两个方面。①影响化学反应速率；②影响酶活性。温度对酶促反应速率的影响是上面两个效应之间的平衡。在温度较低时，反应速率随温度的增高而加快。而当温度超过一定数值后，酶受热变性影响占优势，反应速率反而随温度升高而减慢。

（4）pH 的影响：pH 对酶促反应速率的影响主要体现在以下两个方面。①影响酶和底物的解离。②影响酶分子的构象。酶表现最大活力时的 pH 称为该酶的最适 pH，高于或低于此

pH 时酶的活力均降低。

2. 竞争性抑制剂的作用特点及应用　竞争性抑制是较常见而重要的可逆抑制，它是指抑制剂（I）和底物（S）对游离酶（E）的结合有竞争作用，互相排斥，酶不能同时与抑制剂、底物结合，故不存在 IES 复合体。

竞争性抑制动力学图见图 2-2。

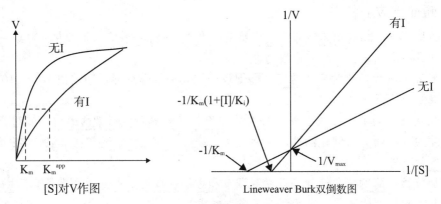

图 2-2　竞争性抑制动力学

竞争性抑制动力学特点：

① 当有 I 存在时，K_m 增大而 V_{max} 不变，K_m/V_{max} 增大。

② K_m^{app} 随 [I] 增加而增大。

③ 抑制程度与 [I] 成正比，与 [S] 成反比，当 [S] 极大时，可解除抑制。

磺胺类药物是典型的竞争性抑制剂。对磺胺敏感的细菌在生长和繁殖时不能直接利用外源的叶酸，只能利用对氨基苯甲酸合成二氢叶酸，二氢叶酸可再还原为四氢叶酸，后者为合成核酸所必需。而磺胺类药物是对氨基苯甲酸的结构类似物，竞争占据细菌内二氢叶酸合成酶，从而抑制细菌二氢叶酸的合成。抗菌增效剂 TMP 可增强磺胺药的药效，原因是 TMP 与二氢叶酸结构相似，可强烈抑制细菌的二氢叶酸还原酶，从而抑制细菌四氢叶酸的合成，它与磺胺类药物合用，可双重阻碍细菌合成四氢叶酸，从而达到抗菌增效的目的。

抗癌药阿糖胞苷、6- 氟尿嘧啶等也是根据竞争性抑制原理设计出来的。

第 4 单元　糖代谢

【复习指南】本部分内容有一定难度，同时也历年必考。其中，无氧氧化的概念、反应条件、部位、关键酶及生理意义、磷酸戊糖途径及糖异生概念、原料、部位和生理意义为考试重点，应熟练掌握，有氧氧化的概念、部位、产物及生理意义、三羧酸循环的关键酶及产物、糖原合成与分解、升高和降低血糖的激素应掌握，糖的无氧氧化、有氧氧化及糖异生的过程、血糖概念及正常值、血糖来源及去路应了解。

一、糖的无氧氧化

1. 无氧氧化的概念、反应条件、部位、关键酶及生理意义

（1）概念：在缺氧情况下，葡萄糖生成乳酸的过程，也称糖酵解。

（2）反应条件：**缺氧**。

（3）部位：糖酵解的全部反应在**胞质**中进行。

（4）关键酶：己糖激酶（葡萄糖激酶）、6-磷酸果糖激酶-1 和丙酮酸激酶。

（5）生理意义：糖酵解的最主要的生理意义在于迅速提供能量，糖酵解时 1 分子葡萄糖净产 2 分子 ATP。在无氧和缺氧条件下，作为糖分解供能的补充途径。在有氧条件下，作为某些组织细胞主要的供能途径：如表皮细胞、红细胞及视网膜等，由于无线粒体，故只能通过无氧酵解供能。

2. 无氧氧化的过程　糖酵解的代谢反应过程可分为两个阶段：第一阶段是由葡萄糖分解成丙酮酸的过程，称为糖酵解途径；第二阶段为丙酮酸转变成乳酸的过程。

（1）糖酵解途径：通过酵解途径，1 分子葡萄糖转变成 2 分子丙酮酸；在缺氧的状态下，丙酮酸还原为乳酸。在有氧的状态下，丙酮酸氧化为乙酰 CoA，进入三羧酸循环而氧化成二氧化碳和水。糖酵解途径包含的反应共有 10 步，总结见表 2-2。

表 2-2　糖酵解途径的主要过程

反应	ATP	酶
（1）葡萄糖磷酸化生成 6-磷酸葡萄糖	-1	己糖激酶或葡萄糖激酶 （不可逆反应）
（2）6-磷酸葡萄糖异构为 6-磷酸果糖		磷酸己糖异构酶
（3）6-磷酸果糖磷酸化生成 1,6-二磷酸果糖	-1	6-磷酸果糖激酶-1 （不可逆反应）
（4）1,6-二磷酸果糖裂解生成磷酸二羟丙酮和 3-磷酸甘油醛		1,6-二磷酸果糖醛缩酶
（5）磷酸二羟丙酮异构为 3-磷酸甘油醛		磷酸丙糖异构酶
（6）3-磷酸甘油醛氧化为 1,3-二磷酸甘油酸		3-磷酸甘油醛脱氢酶
（7）1,3-二磷酸甘油酸的磷酸转移生成 3-磷酸甘油酸	2×1	磷酸甘油酸激酶 （第一个底物水平磷酸化）
（8）3-磷酸甘油酸异构化为 2-磷酸甘油酸		磷酸甘油酸变位酶
（9）2-磷酸甘油酸脱水生成磷酸烯醇式丙酮酸		烯醇化酶
（10）磷酸烯醇式丙酮酸的磷酸转移生成丙酮酸	2×1	丙酮酸激酶 （不可逆反应） （第二个底物水平磷酸化）

（2）丙酮酸转变成乳酸：反应由乳酸脱氢酶催化，还原剂为 NADH。

二、糖的有氧氧化

1. 有氧氧化的概念、部位、产物及生理意义

（1）概念：葡萄糖在有氧条件下彻底氧化成水和二氧化碳的反应过程称为有氧氧化。

（2）部位：细胞质（第一阶段，即糖酵解阶段）和线粒体（第二阶段和第三阶段）。

（3）产物：CO_2 和 H_2O。

（4）生理意义：有氧氧化是糖氧化的主要方式，绝大多数的细胞都通过它获得能量。1

分子葡萄糖完全氧化分解成 CO_2 和 H_2O 时可净生成 32（或 30）分子 ATP。

2. 三羧酸循环的关键酶及产物

（1）关键酶：枸橼酸合酶、异枸橼酸脱氢酶、α- 酮戊二酸脱氢酶复合体。

（2）产物：三羧酸循环的总反应式为：

$$CH_3CO\text{-}SCoA+3NAD++FAD+GDP+Pi+2H_2O\rightarrow2CO_2+3NADH+3H++FADH_2+HSCoA+GTP$$

3. 有氧氧化的过程　糖的有氧氧化大致可分为三个阶段。①第一阶段：1 分子葡萄糖分解成 2 分子丙酮酸，即糖酵解途径，这个阶段的关键酶为 6- 磷酸果糖激酶 -1、丙酮酸激酶、葡萄糖激酶或己糖激酶；②第二阶段：丙酮酸氧化脱羧生成乙酰 CoA，这个阶段的关键酶为丙酮酸脱氢酶复合体；③第三阶段：乙酰 CoA 氧化分解为 CO_2 和 H_2O（三羧酸循环），脱下的氢经呼吸链传递给氧生成水，释放能量（氧化磷酸化），这个阶段的关键酶为枸橼酸合酶、异枸橼酸脱氢酶、α- 酮戊二酸脱氢酶复合体。第一阶段的反应糖酵解途径前面已有介绍，接下来介绍丙酮酸的氧化脱羧和三羧酸循环的反应过程。

（1）丙酮酸的氧化脱羧：糖酵解产物丙酮酸在有氧条件下，由丙酮酸脱氢酶复合体催化生成乙酰 CoA，为不可逆反应。乙酰 CoA 可进入三羧酸循环被彻底氧化分解。该反应既脱氢又脱羧，故称氧化脱羧，它本身并不属于三羧酸循环，而是连接糖酵解与三羧酸循环的桥梁与纽带，是丙酮酸进入三羧酸循环的必经之路。

（2）三羧酸循环：三羧酸循环，简称 TCA 循环，又称 Krebs 循环，反应过程归纳见表 2-3。三羧酸循环是三大营养物质氧化分解和相互联系的枢纽。

表 2-3　三羧酸循环的反应过程

反应	辅酶	ATP	酶
（1）乙酰 -CoA 与草酰乙酸缩合生成枸橼酸			枸橼酸合酶（不可逆反应）
（2）枸橼酸转变为异柠檬酸			顺乌头酸水合酶
（3）异枸橼酸氧化脱羧生成 α- 酮戊二酸	NAD^+	2.5	异枸橼酸脱氢酶（第一次氧化脱羧）产生 1 分子 $NADH+H^+$ 和 1 分子 CO_2（不可逆反应）
（4）α- 酮戊二酸氧化脱羧生成琥珀酰 CoA	NAD^+	2.5	α- 酮戊二酸脱氢酶复合体（第二次氧化脱羧）产生 1 分子 $NADH+H^+$ 和 1 分子 CO_2（不可逆反应）
（5）琥珀酰 CoA 转变为琥珀酸		1	琥珀酰 CoA 合成酶（底物水平磷酸化）产生 1 分子 GTP
（6）琥珀酸脱氢生成延胡索酸	FAD	1.5	琥珀酸脱氢酶 三羧酸循环中唯一嵌入线粒体内膜的酶
（7）延胡索酸加水生成苹果酸			延胡索酸酶 消耗 1 分子 H_2O
（8）苹果酸脱氢生成草酰乙酸	NAD^+	2.5	苹果酸脱氢酶

三、磷酸戊糖途径

磷酸戊糖途径的产物和生理意义

（1）产物：磷酸戊糖途径是葡萄糖分解代谢的另一重要途径。葡萄糖可经此途径代谢生成**磷酸核糖、NADPH 和 CO_2**。

（2）生理意义：其主要意义不是生成 ATP，而在于为机体提供磷酸核糖和 NADPH。

①为核酸的生物合成提供核糖：核糖是核酸和游离核苷酸的组成成分，体内的核糖不依赖于食物摄入，可以从葡萄糖通过磷酸戊糖途径生成。

②提供 NADPH 作为供氢体参与多种代谢反应：NADPH 参与多种代谢反应，发挥不同的功能。a. NADPH+H^+ 是体内许多合成代谢的供氢体，如参与合成脂肪酸、胆固醇等；b. NADPH+H^+ 参与体内羟化反应，作为加单氧酶的辅酶，参与对代谢物的羟化；c. NADPH+H^+ 还用于维持谷胱甘肽的还原状态，维持红细胞膜的完整性，由于 6- 磷酸葡萄糖脱氢酶遗传性缺陷可导致蚕豆病，表现为溶血性贫血。

四、糖原合成与分解

糖原合成的关键酶及供能物质、糖原分解的关键酶及产物

（1）糖原合成的**关键酶及供能物质**：糖原合成中的关键酶为**糖原合酶**，供能物质为 UTP。

（2）糖原分解的**关键酶及产物**：糖原分解途径中的关键酶为**磷酸化酶**，产物为 1- 磷酸葡萄糖和葡萄糖。

五、糖异生

1. 糖异生的概念、原料、部位、生理意义

（1）概念：非糖化合物（乳酸、甘油、生糖氨基酸等）转变为葡萄糖或糖原的过程称为糖异生。

（2）原料：糖异生的主要原料为乳酸、氨基酸及甘油。

（3）部位：机体内进行糖异生补充血糖的主要器官是肝，肾在正常情况下糖异生能力只有肝的 1/10，长期饥饿时肾糖异生的能力大为增强。

（4）生理意义：①维持血糖浓度恒定。在较长时间饥饿的情况下，机体需要靠糖异生作用生成葡萄糖以维持血糖浓度的相对恒定。②补充肝糖原。糖异生是肝补充或恢复糖原储备的重要途径，这在饥饿后进食更为重要。③调节酸碱平衡。肾中生成的 α- 酮戊二酸可转变为草酰乙酸，然后经糖异生途径生成葡萄糖，这一过程可促进肾中的谷氨酰胺脱氨基，生成 NH_3，后者可用于中和 H^+，故有利于维持酸碱平衡。

2. 糖异生关键酶、过程 从丙酮酸生成葡萄糖的具体反应过程称为糖异生途径。糖异生途径与糖酵解途径的多数反应是共有的、可逆的，但酵解途径中由己糖激酶、磷酸果糖激酶 -1 和丙酮酸激酶所催化的反应是不可逆的，在糖异生途径中，这三步反应由另外的反应和酶催化：①丙酮酸在丙酮酸羧化酶的作用下生成草酰乙酸，再经磷酸烯醇式丙酮酸羧激酶催化转变为磷酸烯醇式丙酮酸，共消耗 2 分子 ATP。② 1,6- 二磷酸果糖在果糖二磷酸酶 -1 催化下转变为 6- 磷酸果糖。③ 6- 磷酸葡萄糖在葡萄糖 -6- 磷酸酶水解为葡萄糖。

六、血糖及其调节

1. 血糖概念及正常值 血糖是指血中的葡萄糖，正常空腹血糖浓度为 3.89 ～ 6.11mmol/L。

2. 血糖的来源和去路 血糖浓度的相对恒定是由其来源与去路两方面的动态平衡所决定的。血糖的主要来源有：①消化吸收的葡萄糖；②肝糖原的分解；③由非糖物质转变而来。血糖的主要去路有：①氧化供能；②合成糖原；③转变为其他糖类物质；④转变为脂肪或氨基酸。⑤当血糖浓度超过肾糖阈（8.89 ～ 10.0mmol/L）时由尿排出血糖。

3.升高和降低血糖的激素

（1）胰岛素：体内**唯一**的**降低血糖**的激素，也是唯一同时促进糖原、脂肪、蛋白质合成的激素。胰岛素的分泌受血糖控制，血糖升高会立即引起胰岛素分泌，反之则分泌减少。调节机制：①促进葡萄糖进入细胞内；②加速糖原合成及减少肝糖原分解；③加速丙酮酸氧化为乙酰CoA，加快糖的有氧氧化；④抑制肝内糖异生；⑤减少脂肪动员，促进肝及肌肉组织利用葡萄糖。

（2）胰高血糖素：体内主要升高血糖的激素。血糖降低或血内氨基酸升高刺激胰高血糖素的分泌。它通过加速肝糖原分解、抑制糖酵解、加速糖异生和加速脂肪动员而升高血糖水平。

（3）糖皮质激素：引起血糖升高，肝糖原增加。其作用机制可能有两方面，一方面促进肌肉蛋白质分解，增强氨基酸的糖异生作用；另一方面糖皮质激素可抑制肝外组织摄取和利用葡萄糖。

（4）肾上腺素：强有力的升高血糖的激素，主要在应急状态下发挥调节作用。

第5单元　脂类代谢

【复习指南】本部分内容历年常考。其中，脂肪动员的概念、限速酶、酮体的概念、合成及利用的部位和生理意义、胆固醇代谢及血浆脂蛋白的功能为考试重点，应掌握。脂肪酸合成的原料、关键酶、血浆脂蛋白组成及分类应了解。

一、三酰甘油代谢

1.脂肪动员的概念、限速酶　脂库中贮存的脂肪，经常有一部分经脂肪酶的水解作用而释放出脂肪酸与甘油，这一作用称为脂肪的动员。脂肪动员的限速酶主要为三酰甘油脂肪酶。三酰甘油脂肪酶的活性受多种激素的调节，其中，胰岛素、前列腺素和烟酸为抗脂解激素，可抑制脂肪动员。胰高血糖素、肾上腺素、促肾上腺皮质激素和促甲状腺素为脂解激素，可促进脂肪动员。

2.酮体的概念、合成及利用的部位和生理意义　乙酰乙酸、β-羟丁酸和丙酮，这三种物质统称为**酮体**。肝是生成酮体的器官，但不能利用酮体；**肝外组织**（如肾、心肌、骨骼肌及脑组织等）可以利用酮体，却不能生成酮体。酮体生成的**生理意义**：①酮体是脂肪在肝内正常的代谢中间产物，是肝输出能量的一种形式。②酮体溶于水，分子小，能通过血脑屏障及肌肉毛细血管壁，是肌肉尤其是脑组织的重要能源。③长期饥饿和糖供给不足时，酮体可以代替葡萄糖成为脑组织及肌肉组织的主要能源。

3.脂肪酸合成的原料、关键酶　脂肪酸合成的直接原料是乙酰CoA，凡是在体内可分解生成乙酰CoA的物质，都能用于合成脂肪酸，糖是脂肪酸合成的最主要原料来源。乙酰CoA经枸橼酸-丙酮酸循环从线粒体穿出进入胞液。在乙酰CoA羧化酶的作用下羧化为丙二酸单酰CoA，作为脂肪酸碳链延长的碳源，在脂肪酸合成酶复合体的作用下，经缩合、还原、脱水、再还原的连续反应，每次延长一个二碳单位。乙酰CoA羧化酶是脂肪酸合成酶系中的关键酶，其活性可受变构调节、共价修饰调节及激素的调节。

二、胆固醇代谢

1.胆固醇合成的原料、关键酶　**乙酰辅酶A**是合成胆固醇的直接原料，此外还需ATP供能、$NADPH+H^+$供给还原反应所需的氢。乙酰辅酶A和ATP大多来自线粒体的氧化过程, NADPH+H^+ 则来自糖代谢的磷酸戊糖途径。经计算, 每合成 1 分子胆固醇需 18 分子乙酰 CoA、36 分子 ATP 及 16 分子 NADPH+H^+。体内胆固醇主要由肝合成, **HMG CoA 还原酶**是胆固醇合成的关键酶, 其合成和活性可受多种因素的影响, 例如: ①胆固醇浓度; ②酶的磷酸化和去磷酸化; ③激素; ④低密度脂蛋白受体; ⑤固醇载体蛋白。

HMG CoA 是胆固醇、酮体及脂肪酸代谢的共同中间产物, 在脂类代谢中具有重要意义。

2. 胆固醇的转化　①转变为胆汁酸: 人体内约有 80% 的胆固醇在肝内氧化成胆酸, 胆酸再与牛磺酸或甘氨酸结合生成胆汁酸, 胆汁酸以钠盐或钾盐的形式存在称为胆汁酸盐, 随胆汁经胆道系统进入小肠, 促进脂类的消化吸收。② 转变为维生素 D_3: 胆固醇在肝、小肠黏膜和皮肤等处, 可脱氢生成 7- 脱氢胆固醇。贮存于皮下的 7- 脱氢胆固醇, 经紫外线（如日光）照射进一步转化成维生素 D_3。③ 转变成类固醇激素: 胆固醇在肾上腺皮质细胞内可转变成肾上腺皮质激素; 在卵巢可转变成孕酮及雌性激素; 在睾丸可转变成睾酮等雄性激素。

三、血浆脂蛋白

1. 血浆脂蛋白组成及分类

（1）组成: 血浆脂蛋白均由脂类物质（三酰甘油、磷脂、胆固醇及其酯）和蛋白质组成, 但各类脂蛋白的组成比例及含量大不相同, 见表 2-4。由表 2-4 可知, 四种脂蛋白的组成中, 均含有磷脂, 故磷脂是组成血浆脂蛋白必不可缺的成分。

（2）分类: 根据电泳分离法或超速离心法将血浆脂蛋白分为以下四种类型: 乳糜微粒（CM）、极低密度脂蛋白（VLDL）或称前 β- 脂蛋白、低密度脂蛋白（LDL）或称 β- 脂蛋白、高密度脂蛋白（HDL）或称 α- 脂蛋白, 见表 2-4。

表 2-4　各种血浆脂蛋白的分类、组成和血浆含量

分类		组成				血浆含量（%）
密度法	电泳法	蛋白质	三酰甘油	胆固醇	磷脂	
CM（密度很小）	CM（位于原点）	0.8～2.5	80～95	2～7	6～9	难以检出
VLDL	前 β 脂蛋白	5～10	50～70	10～15	10～15	很少
LDL	β 脂蛋白	25	10	45	20	61～70
HDL	α—脂蛋白	45～50	5	20	36	30～40

2. 血浆脂蛋白的功能　①乳糜微粒为外源性脂肪和胆固醇的主要运输形式。②极低密度脂蛋白为内源性脂肪和胆固醇的主要运输形式。③低密度脂蛋白主要功能是运输胆固醇到外周组织, 是血液中胆固醇的主要载体。在临床上, 血浆中低密度脂蛋白增多会导致胆固醇总量的增多。④高密度脂蛋白的生理功能是将胆固醇从肝外组织转运到肝内代谢、清除, 流行病学调查表明, 血浆高密度脂蛋白浓度与动脉粥样硬化的发生呈负相关。

第 6 单元　氨基酸代谢

【复习指南】本部分内容历年常考。其中, 必需氨基酸和鸟氨酸循环的部位及关键酶、产物、生理意义等相关内容为考试重点, 应掌握。氮平衡、氨的来源和去路及氨的转运均为

了解的内容。

一、蛋白质的营养作用

1. 氮平衡及三种情况　氮平衡是指摄入蛋白质的含氮量与排泄物中含氮量之间的关系，它反映体内蛋白质的合成与分解代谢的总结果。氮平衡有三种关系。①氮总平衡：食入氮量等于排泄氮量，称为氮总平衡。它表示体内蛋白质的合成与分解相当。如营养正常的成人。②氮正平衡：食入氮量大于排泄氮量，称氮正平衡。它表示体内蛋白质合成量大于分解量。如儿童、孕妇及恢复期患者。③氮负平衡：食入氮量小于排泄氮量，称氮负平衡。它表示体内蛋白质合成量小于分解量。如营养不良及消耗性疾病患者等。

2. 必需氨基酸　组成蛋白质的氨基酸有 20 多种，分为必需氨基酸和非必需氨基酸。**必需氨基酸**是指机体需要，但机体不能合成或合成量少，不能满足需要，必须由食物供给的氨基酸。人体必需氨基酸有下列八种：赖氨酸、色氨酸、缬氨酸、苯丙氨酸、苏氨酸、亮氨酸、异亮氨酸、甲硫氨酸。

二、氨的代谢

1. 氨的来源和去路　氨是机体正常代谢的产物，但也是一种有毒物质。

（1）来源：①各器官组织中氨基酸脱氨基作用及胺分解产生的氨（体内氨的主要来源）；②肠道吸收的氨；③肾小管上皮细胞分泌的氨。另外还有外源性的氨（如有时服用的胺类药物）。

（2）去路：①尿素的合成；②谷氨酰胺的生成；③参与合成一些重要的含氮化合物（如嘌呤、嘧啶、非必需氨基酸等）；④以铵盐的形式由尿排出。

2. 氨的转运　氨以丙氨酸和谷氨酰胺两种形式经血液运输到肝合成尿素或运至肾以铵盐形式由尿排出。

3. 鸟氨酸循环的部位及关键酶、产物、生理意义　尿素合成的途径称为鸟氨酸循环、尿素循环。

（1）部位：肝是合成尿素的主要器官。当肝功能严重损伤时，尿素合成受阻，可引发氨中毒。

（2）关键酶：**氨甲酰磷酸合成酶** I 为尿素循环的关键酶。

（3）产物：鸟氨酸循环一次，可消耗 2 分子氨，3 分了 ATP 及 4 个高能磷酸键，生成 1 分子的尿素。

（4）生理意义：尿素是蛋白质分解代谢的最终无毒产物。鸟氨酸循环是体内氨代谢的最重要途径，也是体内对氨解毒的最主要、最有效的方式。

第 7 单元　核苷酸代谢

【复习指南】本部分内容较少，历年偶考。其中，嘌呤碱分解代谢的产物、关键酶为考试重点，应掌握。别嘌呤醇治疗痛风症的机制为了解的内容。

嘌呤核苷酸的分解代谢

1. 嘌呤碱分解代谢的产物、关键酶

（1）产物：人体及灵长类动物体内，嘌呤碱分解代谢的终产物为**尿酸**。

（2）关键酶：嘌呤核苷酸的分解代谢过程为 AMP 生成次黄嘌呤，后者在黄嘌呤氧化酶作用下氧化成黄嘌呤，最后生成尿酸。GMP 生成鸟嘌呤，后者转变成黄嘌呤，最后也生成尿酸。嘌呤脱氧核苷酸经过相同途径进行分解代谢。体内嘌呤核苷酸的分解代谢主要在肝、小肠及肾中进行，**黄嘌呤氧化酶**在这些脏器中活性较强。

2. **别嘌呤醇治疗痛风的机制**　痛风是一种核酸代谢障碍的疾病，由于嘌呤分解代谢过盛，尿酸的生成太多或排泄受阻，以致血液中尿酸浓度增高。痛风多见于成年男子。别嘌醇（7-碳 -8- 氮次黄嘌呤）是一种治疗痛风的药物。其作用机制如下：①别嘌醇具有与次黄嘌呤类似的化学结构，可竞争性抑制黄嘌呤氧化酶，从而抑制黄嘌呤的氧化，减少尿酸生成。同时，别嘌醇在体内经代谢转变可与 PRPP 反应生成别嘌醇核苷酸，消耗 PRPP 使其含量减少。②别嘌醇核苷酸与次黄嘌呤核苷酸结构相似，可反馈抑制嘌呤核苷酸从头合成的酶，减少嘌呤核苷酸的合成。

第3章 病原生物学与免疫学基础

第1单元 总论

【复习指南】本部分内容有一定难度，涉及的内容范围较广，其中细菌的基本形态和结构、细菌的繁殖与代谢、消毒与灭菌、细菌的致病性和机体的抗菌免疫、病毒概述、真菌概述、免疫学基础为考试重点，应熟练掌握。本部分除了其他微生物和寄生虫学概述之外均为历年常考。

一、绪论

1. 病原生物学与病原微生物　病原生物学是研究与疾病有关的微生物（包括病毒、细菌、立克次体、衣原体）和寄生虫（包括原虫、蠕虫、医学节肢动物）的生物学规律、致病机制及其与宿主之间相互作用的科学，是基础医学中极为重要的学科。而能引起人类和动植物致病的微生物统称病原微生物。

2. 医学微生物学概述　病原微生物学也称医学微生物学，指在微生物中少数对人类和动植物具有致病性的微生物成为病原生物，而主要研究病原生物的生物学性状、感染与免疫机制、特异性诊断与防治等的科学称为病原微生物学。

二、细菌的基本形态和结构

细菌是一类具有细胞壁，单细胞、以无性二分裂方式进行繁殖的原核细胞型微生物。

1. 细菌的基本形态　细菌个体微小，通常以微米为测量单位。细菌的形态在一定条件下相对稳定，其基本形态主要有球状、杆状和螺形状三种，分别称为球菌、杆菌和螺形菌。

（1）球菌：单个菌体形态呈球状或近球状，根据其分裂后的排列方式不同，可分为单球菌、双球菌、链球菌、四联球菌、八叠球菌和葡萄球菌等。

（2）杆菌：呈杆状或球杆状，也有的菌体呈稍弯状。多数杆菌的两端钝圆，少数两端平齐呈竹节状排列，有些杆菌两端似梭状，有的杆菌末端膨大成棒状，个别类型的杆菌末端常呈分叉状，杆菌大多分散存在。

（3）螺形菌：菌体呈弯曲状，按其弯曲程度不同分为两大类。①弧菌，菌体只有一个弯曲，呈弧形或逗点状；②螺菌，菌体有多个弯曲，呈螺旋状，螺旋的多少及螺距随菌种不同而异。

2. 细菌的基本结构及特殊结构　细菌细胞的基本结构是维持细菌正常生理功能所必需具有的结构，是各种细菌细胞共同具有的结构，包括细胞壁、细胞膜、细胞质及内容物、核质等。

（1）细胞壁：位于细菌细胞膜的外层，主要功能：①保护细胞；②维持细菌的基本形态；③为细胞的生长、分裂和鞭毛运动所必需；④有一定的通透性和机械阻挡作用。细胞壁的组成随不同细菌而异，分为革兰氏阳性菌（G^+）和革兰氏阴性菌（G^-）两大类，两类细菌的细胞壁都具有肽聚糖组分，但各自又有其特殊组分。革兰阳性菌代表菌为金黄色葡萄球菌，其细胞壁较厚（10～80nm），其化学组成简单，由肽聚糖和磷壁酸组成。其中肽聚糖是由约40层的网状分子交织而成的三维立体网状结构，由聚糖骨架、四肽侧链和五肽交联桥组成；聚糖骨架由N-乙酰胞壁酸（M）和N-乙酰葡糖胺（G）通过β-1,4糖苷键交替间隔排列而成。金黄色葡萄球菌四肽侧链的氨基酸残基依次为L-丙氨酸→D-谷氨酸→L-赖氨酸→D-丙氨酸。四肽侧链连接在 N- 乙酰胞壁酸上。五肽交联桥由 5 个甘氨酸组成，一端连接于四肽侧链的第三位的 L- 赖氨酸，另一端连接于相邻聚糖骨架四肽侧链末端的 D- 丙氨酸上，从而构成机械强度坚韧的三维立体结构。磷壁酸是结合在革兰阳性细菌细胞壁上的一种酸性多糖，根据化学本质可分为核糖醇型和甘油型两类，根据磷壁酸与细胞壁结合的方式不同可分为壁磷壁酸和膜磷壁酸两类。磷壁酸是 G^+ 细胞壁上的特有成分，具有重要的生理功能：①贮藏磷元素；②磷壁酸中的磷酸基团可结合环境中的阳离子，特别是 Mg^{2+}，可以提高细胞膜表面酶的活性；③构成细胞壁的表面抗原成分；④作为噬菌体吸附的特异性受体；⑤调节细胞内自溶素的活力，防止细胞因自溶而死亡；⑥某些细菌（A 族链球菌）表面的壁磷壁酸与细胞壁的其他成分协同，能黏附于人体或动物细胞表面，与细菌的致病性相关等。

革兰阴性菌细胞壁较薄（10 ～ 15nm），化学组分比较复杂，除了含有很薄的肽聚糖层外，还有由脂蛋白、脂质双层和脂多糖组成的外膜。其中肽聚糖含量低、层薄（2 ～ 3nm）、仅有 1 ～ 3 层、结构疏松，与金黄色葡萄球菌相比，其差别在于：①四肽侧链的氨基酸种类不同，第三个氨基酸不是 L- 赖氨酸，而是内消旋二氨基庚二酸（m-DAP），m-DAP 仅在原核细胞型微生物细胞壁中存在；②四肽侧链的交联不需要肽桥，交联度低，只能形成单层平面网格的二维结构，因此对机械强度的抗性较弱。组成外膜的一种组分脂多糖（LPS）是 G^- 细胞壁特有的成分，主要由脂质 A、核心多糖和特异性多糖三部分组成，脂质 A 对机体具有致热作用，又称热原质，是 G^- 内毒素的主要组分；特异性多糖又称为 O- 特异侧链或 O- 抗原，细胞壁外的 O- 抗原决定细菌表面的特异性，可以通过 O- 抗原的差异对一些 G^- 进行血清学鉴定；脂多糖也是某些噬菌体吸附的特异性受体。

青霉素对细菌细胞壁的作用是在肽聚糖合成的最后阶段，四肽侧链之间的交联过程需要转肽酶参加，青霉素正是通过与细菌竞争合成肽聚糖过程中所需的转肽酶，干扰肽交联桥或 DAP 与四肽侧链上 D- 丙氨酸之间的连接，使细菌不能合成完整的细胞壁，而导致细菌死亡。溶菌酶对细菌细胞壁的作用是专一性地水解细菌细胞壁肽聚糖中 N- 乙酰胞壁酸和 N- 乙酰葡萄糖胺之间的 β-1,4 糖苷键，破坏肽聚糖骨架，引起细菌细胞裂解，达到杀菌作用。

（2）细胞质膜：紧贴在细胞壁内侧，其骨架结构成分为磷脂分子，是双分子层结构；功能组分为蛋白质，分为内嵌蛋白和外周蛋白。生理功能：①营养物质及代谢产物的运输；②维持细胞内正常的渗透压；③是细菌的产能基地；④是合成细菌细胞壁及壁外各种附属结构的场所；⑤参与 DNA 的复制和子细胞的分裂；⑥是鞭毛基体的着生部位，并为鞭毛旋转运动提供能量。中介体是一种由细胞质膜内褶而形成的囊状结构，其中充满着层状或管状的囊泡。

（3）细胞质及内含物：是细胞质膜包围的除核区外的全部物质，是细菌的内环境，含有丰富的酶类，是细菌合成和分解代谢的主要场所；细胞质内含有：①核糖体游离于细胞质中的亚微颗粒（10 ～ 20nm），由蛋白质和核糖体核酸（rRNA）组成，细菌核糖体沉降系数是 70S，分别为 50S 和 30S 的大小两个亚基组成，是合成蛋白质的场所。某些抗生素能作用于细菌核糖体，如红霉素和链霉素能分别与核糖体的 50S 和 30S 亚基结合，干扰细菌蛋白质的合成，使细菌死亡。②胞质颗粒是细菌细胞内的一些颗粒状内含物，多为细菌贮存的营养物质，也有的属于细菌的代谢产物。胞质颗粒不是细菌的恒定结构，常随菌种、菌龄及环境不同而增加或减少，可利用其作为细菌鉴定的参考依据。

（4）核质：是原核生物特有的无核膜、核仁结构，无固定形态的原始细胞核。

细菌细胞的特殊结构是某些细菌细胞在一定情况下才具有的结构，包括荚膜、芽胞、鞭毛、菌毛。

①荚膜：某些细菌在生长过程中，向其细胞壁外分泌一层疏松、透明、排列有序且不易被清除的黏液状物质，称为荚膜。荚膜本身不易着色，可采用负染色法，使菌体和周围的背景染色后，就可在显微镜下观察到菌体外围绕一透明发亮的荚膜。荚膜的成分主要由水、多糖或多肽组成。荚膜多糖的分子组成和构型的多样化使其成为细菌血清学分型的基础。细菌荚膜的形成受遗传基因控制和周围环境影响，一般在动物体内和营养丰富的培养基中才能形成。带有荚膜的细菌菌落表面湿润、光滑、黏液状，称为光滑型（S 型），失去荚膜的细菌菌落表面干燥、粗糙，称为粗糙型（R 型），S 型菌落可因失去荚膜而转化为 R 型菌落。荚膜的主要功能包括：a. 保护细菌，对于侵入动物机体的病原菌，荚膜可使其免受吞噬细胞的吞噬和消化作用，免受溶菌酶和补体等杀菌物质的作用；荚膜丰富的含水量可帮助菌体抵抗干燥环境。b. 荚膜能贮藏一定的营养物质，以备营养缺乏时供细菌利用。c. 荚膜有堆积细菌代谢废物的作用。d. 附着作用，荚膜多糖可使细菌之间彼此粘连，也可帮助菌体黏附于组织细胞或无生命物体的表面，参与生物膜的形成，是引起感染的重要因素。如某些链球菌的荚膜可黏附于牙齿，引起龋齿。e. 荚膜具有抗原性，同时和细菌的致病性也有密切的关系。

②芽胞：某些细菌在一定条件下，胞浆脱水浓缩，在菌体内部形成具有多层膜包裹的圆形或卵圆形小体，称为芽胞，是细菌代谢处于相对静止状态、维持生存、具有特殊抗性的休眠结构。芽胞的折光性强、壁厚，通透性差，一般染料很难使之着色，必须采用特殊染色法（加热或延长染色时间等）才能观察到菌体内的芽胞。芽胞的大小、形状及在菌体细胞中的着生位置随菌种而异，是细菌鉴定中重要的形态学指标。芽胞含有多层保护结构，其核心区外由内膜、外膜、芽胞壁、皮质层、芽胞壳和芽胞外衣等。其中核心区是芽胞有生命的部分且含水量很低（10% ～ 25%），是其耐热机制的关键；皮质层非常厚，含有特有成分如吡啶二羧酸钙盐，DPA-Ca 的大量存在导致芽胞对热有较强的抗性；芽胞壳是一种类似角蛋白的疏水性蛋白质，致密而无通透性，能抵抗化学药物的进入，并增强对紫外线照射的抵抗力。芽胞的主要功能包括抗热、抗干燥、抗辐射、耐化学药物的渗透等。由于芽胞对各种有害因素的抵抗力强，不容易被杀死，故微生物实验器具、培养基、注射剂及外科手术器械等必须以杀死芽胞作为判断灭菌指标。

少数芽胞菌在形成芽胞的同时，会在芽胞旁形成一个菱形或双锥形的碱溶性蛋白晶体，称为伴孢晶体，又称为 δ 内毒素。如苏云金芽胞杆菌所形成的伴孢晶体又称 δ 内毒素，该毒素对多种昆虫尤其是鳞翅目的幼虫有毒杀作用，而对人和动物的毒性很低，现已作为生物杀虫剂广泛应用于农业及环保方面。

③鞭毛：某些细菌从细胞内向外伸出一根或数根细长、波状弯曲的丝状物，称为鞭毛，是细菌的运动"器官"。鞭毛的直径为 12 ～ 13nm，长度一般为 5 ～ 20μm，是菌体的 4 ～ 6 倍。可用电子显微镜直接观察，也可经特殊染色法使鞭毛增粗后在光学显微镜下观察，还可以通过观察固体培养基上的菌落形态和半固体培养基中的扩散现象等方法判断鞭毛的有无。根据鞭毛的数量和在细胞表面的着生位置不同，可将鞭毛分为四种类型：单毛菌、双毛菌、丛毛菌、周毛菌等。鞭毛由鞭毛蛋白组成，其具有抗原性，可用于对细菌的分类和鉴定。鞭毛的功能

包括：a. 鞭毛是细菌的运动器官，具有鞭毛的细菌在液体环境中能快速自由游动；b. 某些细菌的鞭毛还与细菌的致病性有关，如霍乱弧菌、空肠弯曲菌等可以借助快速的鞭毛运动穿透小肠黏膜表面覆盖的黏液层，有利于菌体黏附到肠黏膜上皮细胞的表面，产生毒性物质导致病变发生。

④菌毛：某些细菌细胞表面着生的纤细、中空、短直且数量较多的丝状物，称之为菌毛，也称纤毛或伞毛，只有在电子显微镜下才能观察到。菌毛由菌毛蛋白组成，也具有抗原性。根据菌毛的形态和功能可分为普通菌毛和性菌毛两类。普通菌毛主要与细菌的黏附性有关，能与宿主细胞表面的相应受体结合，导致感染的发生；性菌毛被认为与细菌细胞间的接合及 DNA 的转移有关。此外，性菌毛也是一些噬菌体的吸附受体。

三、细菌的繁殖与代谢

1. 细菌的生长繁殖

（1）细菌生长繁殖的条件：细菌的种类繁多，不同细菌生长繁殖所需的条件也不完全相同。影响细菌生长繁殖的主要环境因素包括充足的营养物质、适宜的温度、合适的酸碱度和一定的气体环境等。①营养物质，细菌生长所需的营养物质主要包括碳源（为细菌生长提供碳素来源的营养物质的统称，是含碳元素的各种化合物。碳源主要用于合成细菌的含碳物质及其细胞骨架，并为细菌的生长繁殖提供能量）、氮源（为细菌生长提供氮素来源的营养物质的统称，是含氮元素的各种化合物或简单分子。氮源一般不作为能源，主要为细菌细胞合成生命大分子物质如蛋白质、核酸、酶等提供氮素）、无机盐（为细菌生长提供必需的各种金属元素和一些微量元素，以满足细菌细胞的正常生理活动）、生长因子（生长因子是指某些细菌生长所必需的，且本身不能合成或合成量不足、必须借助外源加入的、微量就可满足细菌生长繁殖的一类有机物质。常见生长因子主要有维生素、氨基酸及各类碱基（嘌呤及嘧啶）等）和水。②温度，大多数细菌属于嗜温菌，嗜温菌还可分为室温菌和体温菌两种，病原菌几乎都是体温菌。③酸碱度，大多数细菌的最适 pH 范围为 6.8 ～ 7.4，在此范围内，细菌的酶活性强，生长繁殖速率快。④气体环境，多数细菌在代谢过程中需要氧气，少数细菌还需一定量的 CO_2。依据细菌生长与氧气的关系，可将其分为五种常见类型：专性需氧菌（具有完善的呼吸链，以游离的分子氧作为最终氢受体才能完成有氧呼吸，仅能在有氧的环境下生长）、微需氧菌［只能在较低的氧分压下（5% ～ 6%）才能正常生长，通过呼吸链并以氧为最终氢受体而产能］、耐氧菌（可以在分子氧存在下进行厌氧生长的厌氧菌，分子氧对其无性。不具有呼吸链，只能以发酵产能。细胞内存在 SOD 和过氧化物酶，但缺乏过氧化氢酶）、兼性厌氧菌（可以在分子氧存在下进行厌氧生长的厌氧菌，分子氧对其无性。不具有呼吸链，只能以发酵产能。细胞内存在 SOD 和过氧化物酶，但缺乏过氧化氢酶）和专性厌氧菌（缺乏完善的呼吸酶系统，利用氧以外的其他物质作为受氢体，只能在无氧环境中生长。分子氧对其有剧毒，即使短期接触空气，也会抑制其生长甚至死亡。通过发酵、无氧呼吸、甲烷发酵或光合磷酸化等方式获得能量。细胞内缺乏 SOD 和细胞色素氧化酶，大多数菌还缺乏过氧化氢酶）。

（2）细菌的繁殖方式和速度：细菌以无性二分裂方式进行繁殖。即细菌生长到一定时期，在细胞中间逐渐形成横膈，由一个母细胞分裂成两个大小基本相等的子细胞。多数细菌繁殖速度较快，一般 20 ～ 30 分钟即可繁殖一代，因此，在固体培养基上培养 10 ～ 12 小时后，就能形成肉眼可见的菌落。少数细菌，如结核分枝杆菌繁殖速度较慢，18～20小时才能繁殖一代，需3～4周才形成肉眼可见的菌落。

（3）细菌的生长曲线：描述细菌群体在整个培养期间细菌群体生长规律的曲线称为生长曲线。生长曲线的制作方法是：将一定量的细菌接种至适宜的定量液体培养基中，在适宜的条件培养，每隔一定时间取样，测算菌数，以培养时间为横坐标，以细菌数的对数为纵坐标作图，可以得到一条曲线即为生长曲线。典型的细菌生长曲线可分为延迟期、对数期、稳定期和衰亡期四个时期。①延迟期，此期细菌特点为细菌细胞不分裂，菌数不增加，生长速度接近于零，但细胞体积增大，是细胞分裂之前的准备时期。影响迟缓期长短的因素主要有菌种、菌龄、接种量及接种前后培养基成分的差异等。缩短迟缓期的措施包括遗传学方法改变菌种的遗传特性、应用对数期的培养物接种、适当扩大接种量或加入酶激活剂如Mg^{2+}等。②对数期，此期细菌生物学性状较为典型，对外界因素的影响敏感，代谢活性最强、酶活性高并且稳定。因此，该期细菌被广泛用做发酵生产"种子"和科研实验材料，如研究细菌的形态、大小、染色性、生化反应、药物敏感试验等选择该期细菌作为样本，能达到良好的实验效果。③稳定期，又称恒定期或最高生长期，此期细菌的生长速率降低直至零，即细菌分裂增加的细胞数等于死亡的细胞数，表现为活菌数最高并能维持一段时间。细胞开始贮存糖原、异染颗粒和脂肪等贮藏物，多数芽胞杆菌在此期形成大量的芽胞，细菌的次级代谢产物如抗生素、外毒素等也开始积累。因此收获细菌的代谢产物、观察芽胞等多选择稳定期。④衰亡期，由于有害代谢产物大量积累，菌体死亡的速率超过繁殖的速率，活菌数呈几何级数下降，细胞形态发生显著改变，出现衰退型或菌体自溶，释放出氨基酸、抗生素、酶和内毒素等。

2. 细菌的新陈代谢

（1）细菌新陈代谢的类型：新陈代谢是细胞内发生的各种化学反应的总称，包括一系列极其复杂的生化反应过程，主要由分解代谢和合成代谢两个过程组成。分解代谢又称生物的异化作用，是指将复杂的有机物分解为简单化合物的过程，同时伴随释放能量，为细菌提供能量和用于合成生物大分子的前体物质；合成代谢也称生物的同化作用，是指细菌利用能量将简单小分子物质合成复杂大分子和细胞结构物质的过程，包括核酸、蛋白质、多糖和脂类的合成。

（2）细菌的分解代谢产物：不同细菌具有的酶不完全相同，对同一营养物质的代谢途径和代谢产物也不相同，因此可以通过检测不同的代谢产物对细菌进行鉴定，称为细菌的生化反应。其中以细菌分解糖和氨基酸的生化反应类型最具有鉴别意义。常用的细菌生化反应有糖发酵试验、吲哚试验、甲基红试验、VP试验也称乙酰甲基甲醇试验及枸橼酸盐利用试验，可用于鉴别大肠埃希菌。

（3）细菌的合成代谢产物：细菌在合成代谢中，除能合成细胞结构物质外，还能合成一些相关的代谢产物，存在于菌体细胞中或分泌到细菌细胞外。其中有些产物与细菌的致病性有关，有些可用于细菌的鉴定分型，还有的在医学及制药工业中有重要的应用价值。较重要的合成代谢产物包括热原质、毒素、细菌素、色素、抗生素、维生素等。

3. 细菌的人工培养

（1）培养基：培养基是通过人工配制的满足细菌及其他微生物生长繁殖和（或）积累代谢产物的营养基质。按照培养基组成可分为天然培养基、合成培养基和半合成培养基。按照培养基的物理状态可分为液体培养基、固体培养基和半固体培养基三类。按照培养基的用途可分为：①基础培养基，只含有基本营养物质，用于满足普通细菌生长繁殖的培养。②营养培养基，在基础培养基中加入一些特殊的营养物质，以满足营养要求比较苛刻的某些异养微生物的生长，或用以富集（数量上占优势）和分离某种微生物。③选择培养基，选择性培养基：是根据某微生物的特殊营养要求或其对某些物理、化学因素的抗性而设计的培养基。利用这种培养基可以将某种或某类微生物从混杂的微生物群体中分离出来，广泛用于菌种的筛选工作。④鉴别培养基，是指在基础培养基中加入某种试剂或化学药品，使培养后会发生某种变化，从而区别不同类型的微生物或对菌株进行分类鉴定。⑤厌氧培养基，是专门用于培养专性厌氧菌的培养基。

（2）细菌的培养方法及生长现象：①利用固体培养基可分为平板培养和斜面培养两类。在固体培养基表面由单个细菌大量繁殖所形成的细菌群体，称为菌落。理论上一个菌落是由一个细菌繁殖而来，故可用于纯种分离。每一种细菌的菌落都有其特点，可以依据菌落特征对细菌进行初步的分类、鉴定，是细菌鉴别的重要依据之一。②液体培养方式有静置培养和震荡培养两种形式。多数需氧菌及兼性厌氧菌呈均匀浑浊生长，如大肠埃希菌；少数链状的细菌呈沉淀生长；结核分枝杆菌、枯草芽胞杆菌等专性需氧菌浮于液体表面呈菌膜生长。液体培养法主要用于收集细菌、获得发酵产物及菌种的鉴定等。③利用半固体培养基对细菌进行穿刺接种培养。半固体培养基常用于观察细菌的运动性、测定某些生化反应及菌种的保藏等。

四、细菌的变异

1. 细菌变异的机制　生物的子代与亲代，以及子代不同个体之间在性状上又存在某些差异，这就是变异性。变异性则使生物表现出新的性状，并产生新的变种，更能适应外界环境的变化。微生物的变异分遗传性变异和非遗传性变异。前者是由微生物细胞内遗传物质的结构发生改变而致，已变异的性状可稳定地遗传给后代，又称基因型变异；后者常由于外界环境的作用而引起，已变异的性状并不遗传至后代，是暂时的，又称表型变异。发生遗传性变异的机制包括基因突变及基因的转移和重组。

（1）突变是指生物体遗传物质的核苷酸序列发生了稳定而可遗传的变化。突变包括基因突变和染色体畸变。基因突变是指一个基因内部由于一对或少数几对碱基的置换、缺失或插入而引起的突变，其涉及的变化范围很小，所以又称点突变。从微生物群体水平总结基因突变的共同特性包括：①自发性和稀少性，微生物各种性状的突变，可以在没有人为的诱变因素的情况下自发地产生，称为自发突变。②不对应性，指突变的性状与引起突变的原因间无直接的对应关系。③可诱发性，通过人为的理化因素的处理，可以提高上述自发突变的概率，称为诱变。凡能显著提高突变率的理化因素称为诱变剂。④独立性，突变的发生一般是独立的，某一基因的突变，既不提高也不降低任何其他基因的突变率。⑤可遗传性；⑥可逆性，野生型菌株经突变成为突变型菌株后，经再一次突变，有时突变株又获得了野生型的表型，这第二次突变称为回复突变。

微生物基因突变可以是自发产生，也可以由人工诱变处理造成。①自发突变机制：主要与低剂量诱变因素的长期综合效应、DNA 碱基结构的变化及 DNA 链的环出效应等有关。②从核苷酸（碱基）水平导致原核生物发生突变的诱变机制：包括碱基对置换、移码突变、插入和缺失突变及紫外线的诱变机制。染色体畸变是指大段染色体的缺失、重复、易位和倒位，即较大范围内遗传物质结构的改变。

（2）自然界的微生物还可通过多种途径进行水平方向的基因转移，并通过基因的重组产生新的基因型个体，以适应随时改变的环境。在原核微生物间，基因的转移和重组的包括以下五种方式：①转化是指受体菌直接从周围环境中吸收供体菌游离的 DNA 片段，从而获得了供体菌部分遗传性状的过程；转化成功与否与供体 DNA 片段大小、性质及受体菌的生理状态有关。转化过程中所用的 DNA 片段分子量在 $10^6 \sim 10^8$ 时转化率高，且只有受体菌处于"感受态"时转化才能成功。所谓感受态是指受体菌能够从周围环境中吸收外源 DNA 分子进行转化的生理状态。②转导是以噬菌体为媒介，将供体菌的遗传物质转移入受体菌，通过交换重组而使受体菌获得供体菌的部分遗传性状的过程；可分为普遍转导和局限转导，通过完全缺陷噬菌体将供体菌任何 DNA 片段转移至受体菌的转导现象，称为普遍转导；通过部分缺陷的温和噬菌体，将供体菌少数特定的基因转移给受体菌，使后者获得前者特定表型的转导现象称局限转导。③溶原性转换是由于温和噬菌体的感染，前噬菌体整合入宿主菌的染色体而使其溶原化的同时，使得宿主菌的表型特征也发生改变的这一过程，也称噬菌体转变。④接合是指供体菌和受体菌通过性菌毛直接接触，遗传物质自供体菌转移入受体菌，使后者获得前者的部分遗传性状的过程；革兰阴性细菌的接合作用与供体菌中所含的接合性质粒（F 质粒）有关。⑤原生质体融合是指将两种细菌经处理失去细胞壁成为原生质体后进行相互融合的过程。在这些方式中，供体菌只有部分 DNA 片段转移入受体菌，然后与受体菌基因组中同源 DNA 区段进行交换、重组，从而使受体菌获得供体菌的部分遗传性状。

2. 细菌变异的实际应用　微生物变异现象可见于微生物的各种性状，表现为形态、结构、菌落、抗原性、毒力、酶活性、耐药性、空斑、宿主范围等的改变。微生物经变异后可产生很多类型的突变株，以下主要介绍与医药学相关的一些类型。

（1）高产突变株：医药工业产品的生产菌种需经不断地自然选育或人工诱变处理，选出高产突变株，以供生产的需要。

（2）抗性突变株：包括抗噬菌体突变株和抗药突变株。通过诱变其宿主菌细胞表面的噬菌体特异吸附位点，导致噬菌体不能感染，从而获得抗噬菌体突变株。抗噬菌体突变株可用以取代对噬菌体敏感的抗生素产生菌种，使抗生素生产得以正常进行。通过诱变所获的抗药突变株，所携带的抗药性可用作遗传学研究的重要选择标记。

（3）条件致死突变株：其表型表达是有条件的，根据细胞存在的环境而定。在许可条件下，突变株表达出野生型的表型，而在限制条件下致死。以温度敏感突变株为例，某些肠道菌对高温（42℃）敏感，不能生长，而在低温（30℃）下却可生长，则 42℃ 与 30℃ 分别为该菌株的限制条件与许可条件。

（4）营养缺陷型突变株：微生物经突变后失去对某种生长因素（维生素、氨基酸或核苷酸）的合成能力，必须依靠外界供应才能生长，这种突变株称为营养缺陷型突变株，其在没有相应生长因素的培养基上不能生长。营养缺陷型菌株是遗传学研究的重要标记，可被用作菌种选育。

（5）毒力突变株：微生物长期培养于加有特殊化学成分的培养基或长期通过不同的动物传代，其毒力能够降低，可应用于弱毒活疫苗的制备，如卡介苗的制备。

五、消毒与灭菌

1. 灭菌、消毒、防腐、抑菌、无菌

（1）灭菌：采用理化因素杀灭物体上所有微生物的方法，包括杀灭细菌的芽胞、病毒和真菌在内的全部病原微生物和非病原微生物。

（2）消毒：采用理化因素杀死物体或环境中病原微生物但不包括芽胞及非病原微生物的方法。消毒的目的是防止或控制病原微生物的感染和传播，用于消毒的化学制剂称为消毒剂。

（3）防腐：防止或抑制微生物生长繁殖的方法。在该状态下，微生物一般不死亡，但不能生长，故可防止食品、生物制品等的腐败。用于防腐的化学制剂称为防腐剂。同一种化学制剂在高浓度时为消毒剂，低浓度时为防腐剂。

（4）抑菌：抑制体内或体外微生物生长繁殖的方法。常用的抑菌剂为各种抗生素，可抑制体内微生物的繁殖，也可用于体外抑菌试验以检测微生物对抗生素的敏感性，去除抑菌剂后，微生物仍能继续生长繁殖。

（5）无菌：即不含活菌的意思，是灭菌的结果。经过灭菌的物品 为"无菌物品"。医用器材，如手术器械、注射用具和一切置入体腔的引流管等，要求绝对无菌。防止微生物进入机体或物体的操作技术称为无菌操作。进行外科手术时需要通过无菌操作防止微生物进入创口，医药学研究中微生物学相关实验需要无菌操作防止污染和感染等。

2. 物理消毒灭菌法　物理消毒灭菌的方法主要包括热力、紫外线、电离辐射、超声、过滤、干燥和低温等。

（1）热力消毒灭菌法可分为湿热灭菌与干热灭菌两大类。干热消毒灭菌法包括焚烧、烧灼法、干烤法、微波消毒灭菌法和红外线灭菌法；而湿热消毒灭菌法包括巴氏消毒法、煮沸法、流通蒸气消毒法、间歇灭菌法和高压蒸气灭菌法。其中巴氏消毒法由巴斯德创立，用以消毒酒类、牛乳等。巴氏消毒法有两种，一种是 $61.1 \sim 62.8℃$ 加热 30 分钟，另一种是 $72℃$ 加热 $15 \sim 30$ 秒。高压蒸气灭菌法通常在 $103.4kPa$（$1.05kg/cm^2$）的压力下，温度达 $121.3℃$，维持 $15 \sim 20$ 分钟，可杀灭包括细菌芽胞在内的所有微生物。

（2）辐射杀菌法包括电离辐射灭菌法和非电离辐射灭菌法两种。紫外线消毒为非电离辐射法，紫外线穿透力弱，只能用于物体表面及空气消毒，如手术室、无菌操作实验室及烧伤病房的空气消毒，以及不耐热物品的表面消毒。杀菌波长的紫外线对人体皮肤和眼睛均有损伤作用，使用时应注意防护。

（3）滤过除菌是通过滤菌器机械除去液体或空气中的微生物的方法，以达到无菌目的。主要用于无菌操作室的空气消毒，以及一些不耐高温灭菌的血清、毒素和抗生素，但不能除去病毒、支原体和 L 型细菌等。

3. 化学消毒灭菌法　化学消毒剂通过使菌体蛋白质变性、干扰细菌酶的活性和损伤细胞膜的结构等机制，达到消毒灭菌的目的。常用消毒剂的种类有酚类、醇类、重金属盐类、酸碱类、染料、烷化剂、氧化剂、表面活性剂等。影响消毒与灭菌效果的因素有：

①消毒剂的性质、浓度与作用时间；②微生物的种类与数量；③温度；④酸碱度；⑤有机物。

六、细菌的致病性和机体的抗菌免疫

1. 细菌的致病性　细菌的致病性主要由其毒力、侵入机体的数量及途径等因素决定。其中毒力为关键因素。

（1）细菌的毒力：是反映细菌致病性的强弱程度，即为致病性强度。毒力常用半数致死量（LD_{50}）或半数感染量（ID_{50}）表示。即在规定时间内，通过指定感染途径，使一定体重和年龄的实验动物半数死亡或感染的最小细菌数或毒素量。细菌的毒力主要指侵袭力和毒素两方面。

①侵袭力：指病原菌突破宿主的防御功能（皮肤和黏膜等生理屏障），进入机体内定植、繁殖和扩散的能力。黏附素：病原菌突破宿主的皮肤黏膜生理屏障后，首先要黏附并定植在宿主黏膜上皮表面，然后侵入体内生长繁殖并进行扩散。具有黏附作用的细菌结构和物质称为黏附素，如菌毛、磷壁酸等。荚膜：细菌表面的荚膜及荚膜类物质能保护细菌，使细菌在机体内能抵抗吞噬细胞的吞噬和体液中的杀菌物质，如补体和抗体的杀菌作用，从而得以大量繁殖及扩散，最终侵入机体致病。因此，具有荚膜的细菌侵袭力强，也是细菌免疫逃逸的主要物质。侵袭性物质：包括侵袭素和侵袭性酶类。侵袭素是由细菌侵袭基因编码产生的蛋白质，能介导细菌侵入到邻近上皮细胞内。而侵袭性酶类是病原菌在代谢过程中合成的具有侵袭性的胞外酶类，能协助病原菌在机体内的定植、繁殖及扩散。

②毒素：是细菌致病性的关键因素。细菌的毒素按其分泌方式、性质及作用不同，可分为外毒素和内毒素。

外毒素：主要是 G^+ 菌在生活过程中合成并分泌到菌体外的有毒蛋白质，少数 G^- 菌也可产生，如霍乱弧菌、产毒型大肠埃希菌均能产生外毒素。外毒素特点包括化学组成为蛋白质、毒性强、对机体组织器官具有选择性作用、免疫原性较强可制成类毒素。

内毒素：主要是 G^- 菌细胞壁外膜层的脂多糖（LPS）成分，其毒性成分主要为脂质 A。在细菌死亡、自溶或经人工裂解后释放出来，是 G^- 菌的主要毒力因子。与外毒素相比，内毒素的特点包括化学组成为脂多糖、抗热性极强、毒性作用较弱、无组织细胞选择性。

细菌外毒素与内毒素的区别见表 3-1。

表 3-1　细菌外毒素与内毒素的比较

毒素特征	外毒素	内毒素
来源	主要是 G^+ 菌，部分 G^- 菌	G^- 菌
存在部位	G^+ 菌分泌到细胞外，少数 G^- 菌崩裂后释放	G^- 菌细胞壁成分，细菌裂解后释放
化学成分	蛋白质	脂多糖
热稳定性	不稳定，$60 \sim 80℃$，30 分钟被破坏	较稳定，$160℃$，$2 \sim 4$ 小时被破坏
毒性作用	强，作用部位有较强选择性，引起特殊临床症状	较弱，毒性效应大体相同，引起发热、白细胞变化、微循环障碍、休克、DIC 等
免疫原性	强，能被甲醛脱毒形成类毒素，类毒素可刺激机体产生抗毒素	弱，不能脱毒成为类毒素，刺激机体产生抗毒素的能力弱

（2）病原菌的侵入数量：病原菌的致病性除与其毒力有关外，还与其侵入机体的数量有关。一方面，致病能力与侵入的数量成正比，即感染的病原菌数量越多，发病概率越高。另一方面，病原菌的毒力越强，引起机体感染、发病所需的细菌量越少；相反则需要的细菌量大。

（3）病原菌的侵入途径：病原菌的侵入途径对其感染与致病性也有一定的影响。因为宿主的不同部位、不同组织器官对病原菌的敏感性不同。

2. 细菌感染的发生、发展和结局

（1）细菌感染的发生：感染的来源分为如下。①外源性感染，是指由来自宿主体外的病原菌所引起的感染。感染源可来自患者、带菌者、患病动物及带菌动物。②内源性感染，主要来自寄居于人体的正常菌群，当机体免疫力低下，或者由于长期大量使用抗生素引起菌群失调等因素影响，由此而造成的感染称为内源性感染。

（2）感染的类型：感染过程有不同的临床表现，可分以下四种类型。①隐性感染，隐性感染又称亚临床感染，是指病原菌侵入机体后不出现或出现不明显的临床症状的感染类型。出现隐性感染主要是由于病原菌的致病能力弱、侵入机体的数量少及机体的抵抗力强等因素造成。②潜伏感染，当机体与致病菌在相互作用过程中暂时处于平衡状态时，表现为潜伏感染。一旦机体免疫力下降，潜伏的病原菌则大量繁殖导致发病。如结核分枝杆菌侵入机体后，就可出现潜伏感染。③显性感染，即感染性疾病。指病原体侵入人体后，由于毒力强、入侵数量多，加之机体的免疫病理反应，导致组织损伤，生理功能发生改变，并出现一系列临床症状和体征。按病情轻重缓急不同，分为急性感染和慢性感染；按病变发生部位分为局部感染和全身感染。④带菌状态，当机体隐性或显性感染后，病原菌并未很快消失，而是在体内继续存留一段时间，与机体免疫力处于对峙状态，称为带菌状态。带菌状态的人称为带菌者。如伤寒、白喉等病后常出现带菌状态。

3. 机体的抗菌免疫　病原菌侵入人体后，首先遇到的是固有免疫功能的抵抗。一般经 7～10 天后，机体产生适应性免疫，然后两者互相协同，共同杀灭病原菌，维持机体的健康和稳定。免疫应答过弱，会引起持续感染，过强的免疫应答，又会导致病理性损伤。

（1）固有免疫：①屏障结构，是机体抗细菌感染的第一道防线，绝大多数病原菌不能突破屏障作用，仅少数病原菌突破屏障侵入组织而导致感染。②对细菌共同成分的识别作用，机体固有免疫系统通过模式识别受体识别病原微生物的病原相关分子模式。识别后可通过激活补体、趋化作用和激活吞噬细胞等机制发挥抗感染作用。③吞噬作用，吞噬细胞通过趋化、黏附、吞入、杀灭和消化等过程，杀伤和降解细菌，其结果会导致完全吞噬、不完全吞噬及组织损伤。④体液因素，机体正常组织和体液中存在多种抗菌物质，与其他杀菌因素发挥作用。主要包括补体、溶菌酶和防御素等。

（2）适应性免疫：①抗体的作用，针对细胞外细菌感染，抗体介导体液免疫，通过抑制细菌黏附、中和毒素、调理作用、ADCC 等效应发挥特异性抗细菌感染作用。②细胞免疫作用，抗细胞内寄生菌感染，主要是以 Th1 细胞为主。

七、病毒概述

病毒是一类个体微小、结构简单、仅含单一核酸、专性细胞内寄生、以复制方式增殖的非细胞型微生物。其主要特征是：①体积非常微小，须用电子显微镜放大几万至几十万倍后方可看见；②无完整的细胞结构，无包膜病毒主要由核心的核酸和蛋白质外壳组成；③只含一种核酸（RNA 或 DNA）作为其遗传物质；④专性细胞内寄生；⑤以复制方式增殖；⑥对抗菌药物不敏感。

1. 病毒的形态与结构　完整的成熟病毒颗粒称为病毒体，是病毒在细胞外的结构形式，具有典型的形态结构，并有感染性。病毒体大小的测量单位为纳米或毫微米。

病毒的化学组成包括如下。

（1）核酸：其化学成分为 DNA 或 RNA，借此分成 DNA 和 RNA 病毒两大类。核酸具有多样性，可为线型或环型，单链或双链，DNA 病毒大多为双链（微小 DNA 病毒除外），RNA 病毒大多是单链（呼肠病毒除外）。其主要功能：①病毒复制，以基因组为模板，经过转录、翻译过程合成病毒的前体形式，如子代核酸、结构蛋白，然后再组装成子代病毒体。②决定病毒的特性，病毒核酸链上的基因密码记录着病毒全部信息，其复制的子代病毒保留亲代病毒的特性。③具有感染性，除去衣壳的病毒核酸进入宿主细胞后能增殖，被称为感染性核酸。感染性核酸不受衣壳蛋白和宿主细胞表面受体限制，易感细胞范围较广。但易被体液中核酸酶破坏，因此感染性比完整病毒体低。

（2）病毒蛋白质：是病毒的主要组成部分，约占病毒体总重量的 70%，由病毒基因组编码，具有病毒的特异性。病毒蛋白可分为结构蛋白和非结构蛋白。结构蛋白是组成病毒体的蛋白成分，主要分布于衣壳、包膜和基质中，具有良好的抗原性。包膜蛋白多突出于病毒体外，属于糖蛋白。病毒结构蛋白的功能包括：①保护病毒核酸，衣壳蛋白包绕着核酸，避免了环境中的核酸酶和其他理化因素对核酸的破坏；②参与感染过程，衣壳蛋白和包膜蛋白的突起能特异地吸附至易感细胞表面受体，介导病毒核酸进入宿主细胞，引起感染；③具有抗原性，衣壳蛋白是一种良好抗原，病毒进入机体后，能引起特异性体液免疫和细胞免疫。病毒的非结构蛋白是指由病毒基因组编码，但不参与病毒体构成的病毒蛋白多肽，它不一定存在于病毒体内，也可存在于感染细胞中。包括病毒编码的酶类和特殊功能的蛋白，如蛋白水解酶、DNA 聚合酶、反转录酶、胸腺嘧啶核苷激酶和抑制宿主细胞生物合成的蛋白等，已广泛用作抗病毒药物作用靶点而备受重视。

（3）脂类和糖：病毒体的脂质主要存在于包膜中，有些病毒含少量糖类，以糖蛋白形式存在，也是包膜的表面成分之一。

病毒体基本结构包括核心和衣壳，两者构成核衣壳。有些病毒的核衣壳外有包膜和包膜子粒或刺突。

①核心：位于病毒体的中心，主要为单链或双链 DNA 或 RNA，构成病毒基因组，为病毒的复制、遗传和变异提供遗传信息。

②衣壳：是包围在核心外面的蛋白质外壳，是病毒体的主要抗原成分。衣壳由一定数量的壳粒组成，根据壳粒数目和排列方式的不同，可将病毒分为螺旋对称型、20 面体对称型和复合对称型三种对称类型。只含核衣壳的病毒称为裸露病毒。

③包膜：是某些病毒在成熟的过程中穿过宿主细胞，以出芽方式向宿主细胞外释放时获得的，含有宿主细胞膜或核膜成分，称为包膜病毒，包膜表面常有不同形状的突起，称为包膜子粒或刺突。

2. 病毒的繁殖方式　病毒缺乏增殖所需的酶系统，只能在易感的活细胞内增殖。病毒以其基因组为模板，在 DNA 聚合酶或 RNA 聚合酶及其他必要因素作用下，经过复杂的生化合成过程，复制出病毒的基因组，病毒基因组则经过转录、翻译过程，合成大量的病毒结构蛋白，再经过组装，最终释放出子代病毒。这种以病毒核酸分子为模板进行复制的方式称为自我复制。从病毒进入宿主细胞开始，经过基因组复制，到最后释放出子代病毒，称为一个复制周期。人和动物病毒的复制周期依次包括吸附、穿入、脱壳、生物合成及组装、成熟和释放等步骤。

（1）吸附：通过宿主细胞表面受体与病毒包膜或衣壳表面的配体特异性结合完成特异不可逆的吸附。

（2）穿入：病毒吸附在宿主细胞膜后，主要是通过吞饮或融合等方式穿入细胞膜。

（3）脱壳：进入细胞内的核衣壳脱去衣壳蛋白，裸露病毒基因组的过程。

（4）生物合成：病毒利用宿主细胞提供的低分子物质合成病毒核酸和结构蛋白的过程。

（5）组装、成熟和释放：合成的病毒核酸与蛋白质在细胞核内或在细胞质内经过核酸浓聚、壳粒集聚及装灌核酸等步骤组装成子代病毒，并以一定的方式从细胞内释放的过程。

3. 病毒的感染与免疫

（1）病毒的感染：是从病毒侵入宿主开始，其致病作用则主要是通过侵入易感细胞、损伤或改变细胞的功能而引发。病毒感染的传播方式有水平传播和垂直传播两种，水平传播是通过呼吸道、消化道、泌尿生殖道等部位，在不同个体间传播，是大多数病毒的传播方式；而垂直传播是通过胎盘或产道将病毒由亲代传播给子代的方式。病毒对宿主细胞的致病作用主要包括杀细胞效应、稳定状态感染、包涵体形成、细胞凋亡、基因整合与细胞转化。根据有无临床症状，病毒感染分为显性感染和隐性感染；根据病毒在机体内感染的过程、滞留的时间，分为急性感染和持续性感染。持续性感染又分为潜伏感染、慢性感染、慢发病毒感染和急性病毒感染的迟发并发症。

（2）抗病毒免疫：病毒感染机体后，机体通过固有免疫和适应性免疫共同发挥抗病毒作用。①固有免疫是针对病毒感染的第一道防线。干扰素、细胞因子、单核吞噬细胞系统和NK 细胞等，均针对病毒的进入迅速发生反应，并且激活适应性免疫防御系统。通常非特异性防御可控制病毒感染，防止临床症状出现，干扰素和 NK 细胞起主要作用。②适应性免疫是病毒感染过程中，病毒的各种蛋白及少数 DNA 聚合酶，可经抗原的加工与提呈活化 T 细胞及 B 细胞，诱生体液免疫及细胞免疫。其中体液免疫的效应物抗体可清除细胞外的病毒，并可有效抑制病毒通过病毒血症向靶组织扩散。抗体亦可通过调理作用增强吞噬细胞吞噬杀灭病毒的能力。中和抗体能与细胞外游离的病毒结合从而消除病毒的感染能力，其作用机制主要是直接封闭与细胞受体结合的病毒抗原表位，或改变病毒表面构型，阻止病毒吸附、侵入易感细胞。中和抗体与病毒形成的免疫复合物，可被巨噬细胞吞噬清除。有包膜的病毒与中和抗体结合后，可通过激活补体导致病毒裂解。而细胞免疫主要针对感染细胞内病毒的清除。CTL 可通过其抗原受体识别病毒感染的靶细胞，通过细胞裂解和细胞凋亡机制，直接杀伤靶细胞。在多数病毒感染中，因 CTL 可杀伤靶细胞达到清除或释放在细胞内复制的病毒体，从而在抗体的作用下清除病毒，因此被认为是终止病毒感染的主要机制。活化的 Th1 细胞可释放 IFNγ，TNF 等多种细胞因子，通过激活巨噬细胞和 NK 细胞诱发炎症反应、促进 CTL的增殖和分化等，在抗病毒感染中起重要作用。

八、真菌概述

真菌是一类细胞核高度分化，有核膜和核仁，胞质内有完整细胞器，细胞壁由几丁质或纤维素构成，不含叶绿素，不分根、茎、叶，能进行无性或有性繁殖的真核细胞型微生物。

1. 真菌的生物学特征及致病性

（1）真菌的形态与结构：真菌分单细胞真菌和多细胞真菌两类。①单细胞真菌分酵母菌和类酵母菌两类。形态多呈圆形或椭圆形，通常无性繁殖以出芽方式。②多细胞真菌由菌丝和孢子两部分组成，菌丝由繁殖孢子中长出芽管，再延长呈丝状并交织成团，为丝状真菌，俗称真菌。菌丝形态各异，可作为鉴别真菌的依据。菌丝按功能不同可分为营养菌丝、气生菌丝和生殖菌丝三部分。菌丝按结构又可分为无隔多核单细胞菌丝与有隔多细胞菌丝两类。孢子是真菌的繁殖结构，可分有性孢子和无性孢子两种。有性孢子包括接合孢子、卵孢子、子囊孢子及担（子）孢子。非致病性真菌绝大多数产生有性孢子。无性孢子包括分生孢子、芽生孢子、关节孢子、厚膜孢子和孢子囊孢子。病原性真菌大多形成无性孢子。菌丝和孢子的形态特点具有鉴别意义。

（2）真菌的培养与菌落特征：真菌的生长条件归结为"四低一高"，即营养要求低（主要为异养型）、pH 低（在偏酸性 4.0～6.0）、温度低（最适温度为 22～28℃）、生长速度慢及湿度高。常用沙保弱培养基为鉴定真菌的培养基。真菌有三种菌落类型。①酵母型菌落，大多数单细胞真菌在培养基上生长出类似细菌的圆形菌落，柔软而致密，光滑湿润，直径为2～3mm，边缘整齐。②类酵母型菌落，部分单细胞真菌在培养基表面形成的菌落类似酵母型菌落，在深部因出芽繁殖后形成芽管，芽管延长但不与母细胞脱离，形成假菌丝。假菌丝向下生长，伸入培养基中，形成的分枝看似丝状菌落，故名为类酵母型菌落。③丝状菌落，多细胞真菌的菌落形式，由菌丝体组成。不同多细胞真菌可在培养基上形成形态、颜色与结构大小不同的丝状菌落，菌丝一部分向空中生长形成孢子，使菌落呈絮状、绒毛状或粉末状。丝状菌落的形态和颜色可作为鉴别真菌的参考依据。

（3）真菌的致病机制主要包括：病原性真菌和机会致病性真菌所致真菌性感染、真菌所致超敏反应、真菌毒素中毒及致肿瘤作用等。①常见的病原性真菌主要包括皮肤癣菌和角层癣菌等浅部感染性真菌。皮肤癣菌是寄生于皮肤角蛋白组织的浅部真菌，主要包括毛癣菌属、表皮癣菌属和小孢子癣菌属三个属，引起感染部位多种癣病，以手足癣最为常见。毛癣菌属一般可引起皮肤、毛发和指（趾）甲感染；表皮癣菌属是人类体癣、股癣、足癣和甲癣的主要病原菌，不侵犯毛发；小孢子癣菌属主要侵犯毛发与皮肤，引起头癣与体癣。②白假丝酵母菌是单细胞真菌，圆形或卵圆形，G^+ 菌，以出芽方式繁殖，形成芽生孢子。孢子伸长，可形成芽管，芽管不脱离菌体，称为假菌丝。白假丝酵母菌在沙保弱培养基形成酵母样菌落，在玉米粉培养基上形成厚膜孢子。假菌丝（芽管形成试验）和厚膜孢子有诊断意义。白假丝酵母菌属条件致病性真菌，菌群失调或机体免疫力下降时，可引起白假丝酵母菌病。感染可发生在皮肤黏膜（如阴道炎、鹅口疮等），内脏（如肺炎、支气管炎、膀胱炎及肾盂肾炎等）和中枢神经系统（包括脑膜炎、脑脓肿等）。新生隐球菌为圆形酵母型真菌，外周有肥厚荚膜。属正常菌群，免疫力降低时引起内源性感染。主要传染源是鸽子，在鸽粪中大量存在。经呼吸道吸入后可侵犯皮肤、黏膜、淋巴结、骨、内脏等，引起慢性炎症和脓肿，尤其易侵犯中枢神经系统，导致亚急性或慢性脑膜炎。患者标本负染色后镜检如见到带有宽厚荚膜的单细胞真菌芽生孢子即可诊断。③曲霉属于条件致病菌，以烟曲霉最为常见。曲霉可产生丰富的分生孢子，易被烟雾化存在于空气中，人因吸入曲霉孢子而感染，引起曲霉病；在特应性个体可对该孢子产生严重的超敏反应；在免疫功能低下者，尤其是患有白血病、骨髓移植及应用皮质类固醇的患者，孢子可经出芽形成菌丝，后者侵入肺和其他组织，引起肺曲霉病及全身性曲霉病。④有些曲霉能产生毒素，可引起动物和人急、慢性中毒，损伤肝、肾、神经等组织。黄曲霉毒素与恶性肿瘤，尤其是肝癌的发生密切相关。

（4）机体对真菌感染的免疫包括固有性免疫和适应性免疫：前者包括屏障作用及正常菌群的拮抗作用和免疫细胞的吞噬作用；后者包括体液免疫和细胞免疫，以细胞免疫为主，同时可诱发迟发型超敏反应。对真菌感染目前尚无特异性预防方法。对浅部真菌感染的治疗多用硝酸咪康唑、复方硫酸铜溶液及克霉唑等。对深部真菌感染可选用两性霉素 B、制霉菌素、氟胞嘧啶及酮康唑等作用较强的口服广谱抗真菌药。曲霉病无有效的预防措施，唑类抗真菌药、多烯类药物两性霉素 B 等对曲霉有抗菌活性。

2. 真菌与药学之间关系（药学领域的作用）　真菌种类繁多，与医药生产关系密切，迄今药用真菌已达 120 余种，一些真菌类中药能够进行人工培养大量生产。有的真菌可直接入药，还可利用一些真菌生产药物和保健类制剂，具有显著的社会效益和经济效益。

（1）真菌与药物生产：①抗生素，是生物（包括微生物、植物和动物）在其生命活动过程中产生的（或以化学、生物、生物化学方法衍生的），能在低微浓度下选择性地抑制或影响它种生物功能的有机物质。真菌可以生产抗生素，如青霉素、头孢菌素、先锋霉素等。②免疫抑制药，主要用于抑制机体的免疫反应。真菌可以产生的免疫抑制药包括环孢素及 FK-506 等。③药用真菌，有些真菌可以直接食用或药用，如灵芝、茯苓和各种蘑菇类。

（2）真菌与药品质控：在药物的生产和保藏过程中，很容易受到真菌的污染。药品被真菌污染后，不仅使药物变质，影响药品的质量甚至失去疗效，还会引起患者的不良反应。真菌可以通过以下环节污染药物：①空气；②生产用水；③药物原材料；④生产设备和人员。

（3）真菌毒素：有些真菌在农作物、食物上生长繁殖及代谢过程可以产生真菌毒素，人、畜食入后可导致急性或慢性中毒，称为真菌中毒症。根据不同真菌毒素作用的靶器官不同，可分为肝毒性、肾毒性、神经毒性、超敏性皮炎毒性及血液系统病变等。真菌性中毒多受环境因素的影响，发病有地区性和季节性，但无传染性，不引起流行。近年来不断发现有些真菌的毒素与肿瘤的发生有关，已证明黄曲霉菌产生的黄曲霉毒素有致癌作用，还有一些曲霉菌也可产生类似黄曲霉毒素的致癌物质，可诱发实验动物恶性肿瘤。

九、其他微生物

此类微生物个体很小，能通过细菌滤器，也称滤过性细菌。除支原体外，立克次体、衣原体和螺旋体生物特性相近，包括：①有细胞壁，大小介于细菌和病毒之间，形态多样，革兰阴性；②严格细胞内寄生，以二分裂方式繁殖；③含有 DNA 和 RNA 两种核酸；④对多种抗生素敏感。

1. 支原体　是一类缺乏细胞壁、呈多形性、能通过细菌滤器，在无生命培养基中生长繁殖的最小原核细胞型微生物。在自然界中分布广泛，多数不致病。对人致病的主要有肺炎支原体、溶脲脲原体和生殖支原体。

2. 衣原体　是一类严格真核细胞内寄生、有独特发育周期、能通过细菌滤器的原核细胞型微生物。根据抗原组成和 DNA 同源性等，将衣原体分为一属四种：即沙眼衣原体、鹦鹉热衣原体、肺炎衣原体和兽类衣原体。前三种对人致病，引起沙眼、泌尿生殖系统感染、包涵体结膜炎、呼吸系统感染等疾病，其中沙眼衣原体除引起沙眼外，还是性传播疾病的重要病原体之一。

3. 螺旋体　是一类细长、柔软、螺旋状、运动活泼的原核细胞型微生物。对人和动物致病的螺旋体有三个属，即钩端螺旋体属、密螺旋体属（梅毒螺旋体属其中一亚种）和疏螺旋体属。由螺旋体所致的疾病主要有性传播疾病和自然疫源性疾病。

4. 立克次体　是一类严格细胞内寄生的原核细胞型微生物，生物学性状与细菌类似。立克次体种类多，对人致病的立克次体可分为五个属，包括立克次体属、柯克斯体属、东方体属、埃立克体属和巴通体属。

十、寄生虫学概述

1. 寄生虫与宿主　寄生虫与宿主的关系包括寄生虫对宿主的损害及宿主对寄生虫的抵抗两个方面。

寄生虫与宿主相互作用会出现何种结果与宿主的遗传因素、营养状态、免疫功能、寄生虫种类、数量等因素有关。寄生虫进入宿主，机体会出现防御性生理反应，产生免疫应答而对寄生虫进行抵抗。宿主与寄生虫相互作用有三种结果：①宿主将寄生虫全部清除，并具有抵抗再感染的能力，在寄生虫感染中此现象极为罕见；②宿主能清除部分寄生虫，并对再感染产生部分抵御能力，大多数寄生虫与宿主的关系属于此类型；③宿主不能有效控制寄生虫，寄生虫在宿主体内发育甚至大量繁殖，引起寄生虫病，严重者可以致死。许多机会致病原虫感染属于此类。

2. 寄生虫对宿主的作用　寄生虫在宿主的细胞、组织或腔道内寄生，引起一系列的损伤，他们对宿主的作用是多方面的。主要表现在三个方面：①掠夺营养，寄生虫在宿主体内生长、发育及繁殖所需的营养物质均来自于宿主，寄生的虫荷越多，对宿主营养的掠夺越严重。②机械性损伤，寄生虫在宿主体内移行和定居，均可造成宿主组织损伤或破坏；有些兼性或偶然寄生虫侵入人体或造成异位寄生，虫体在人体内的移行或定居引起宿主的组织损伤一般较专性寄生虫更为严重。③毒性与免疫损伤，寄生虫的排泄、分泌物，虫体、虫卵死亡的崩解物，蠕虫的蜕皮液等可能引起组织损伤或免疫病理反应。这是寄生虫危害宿主的方式中最重要的一个类型。

十一、免疫学基础

1. 免疫的概念及功能　免疫是指机体对"自己"与"异己"识别、应答过程中所产生的生物学效应的总和，是维持内环境稳定的一种生理功能。免疫系统具有免疫防御、免疫自稳和免疫监视三大功能。固有免疫是机体抵御病原微生物的第一道防线，并启动和参与适应性免疫应答；适应性免疫具有特异性、记忆性和耐受性等特性。

2. 抗原、抗体的概念、种类

（1）抗原：是指能与 T、B 淋巴细胞抗原受体特异性结合，刺激机体免疫系统产生适应性免疫应答，并能与相应免疫应答产物（抗体或致敏淋巴细胞）在体内、外发生特异性反应的物质。完全抗原具有免疫原性和免疫反应性；半抗原仅具有免疫反应性。半抗原与载体结合或交联可获得免疫原性，成为完全抗原。影响抗原免疫原性的因素包括：①抗原的理化性质，包括抗原的分子量与分子结构、抗原的化学组成成分、抗原表位的易接近性及抗原的物理性状。②抗原与宿主的相互作用，包括抗原的异物性及与宿主的亲缘关系。③免疫方式，包括抗原进入宿主的途径、剂量及佐剂的使用等。决定抗原特异性的分子结构基础是表位，是指抗原分子中与特异性淋巴细胞受体及抗体特异性结合的基本单位。抗原表位的性质、数目、位置、空间构象及旋光异构等因素均可影响抗原特异性。根据表位的结构特点可将其分为线性表位和构象性表位；根据抗原特异性淋巴细胞所识别表位的不同，抗原表位分为 T 细胞表位和 B 细胞表位，一般 T 细胞识别线性表位，B 细胞识别构象表位。根据不同的分类原则将抗原分为不同种类：①根据抗原诱生抗体对 T 细胞的依赖性将抗原分为 TD-Ag 和 TI-Ag。②根据抗原与机体的亲缘关系将抗原分为异种抗原、同种异型抗原、自身抗原、异嗜性抗原。③根据抗原获取方式将抗原又可分为天然抗原和人工抗原。抗原在医药学实践中被广泛应用于疾病的诊断、治疗、预防及发病机制的研究中。

（2）抗体（antibody，Ab）：是由 B 淋巴细胞接受抗原刺激后增殖分化为浆细胞所产生的一类可与相应抗原特异性结合的球蛋白，又称免疫球蛋白（Ig）。体内的 Ig 以两种形式存在：分泌型 Ig（sIg）主要存在于血液及组织液中，发挥各种免疫效应，为体液免疫的重要效应分子；膜型 Ig（mIg），即 B 细胞表面的抗原受体（BCR）。

抗体由两条完全相同的重链和两条完全相同的轻链以二硫键连接而成，分为可变区 [分别占重链的 1/4（或 1/5）、轻链的 1/2]、恒定区 [分别占重链的 3/4（或 4/5）、轻链的 1/2] 和铰链区。每条多肽链分别由 2～5 个结构域组成。重链和轻链可变区各含三个高变区（互补决定区），分别称为 CDR1、CDR2、CDR3。铰链区有利于同时结合不同位置的抗原表位，易被木瓜蛋白酶、胃蛋白酶等水解。Ig 被木瓜蛋白酶水解后形成 2 个 Fab 段和 1 个 Fc 段，Ig 的 Fab 段结合抗原，Fc 段介导抗体的生物学功能。

根据 Ig 重链恒定区的氨基酸组成和排列顺序的差异，可分为 μ、δ、γ、α 和 ε 链，相应的 Ig 分为五类，即 IgM、IgD、IgG、IgA 和 IgE。各类抗体的理化性质和生物学功能各具特点。某些抗体还含有 J 链和分泌片。J 链是一富含半胱氨酸的多肽链，J 链的主要功能是连接 Ig 单体形成二聚体或多聚体，两个 IgA 单体由 J 链连接形成二聚体，五个 IgM 单体由二硫键相互连接，并通过二硫键与 J 链连接形成五聚体。IgG、IgD 和 IgE 常为单体，无 J 链。分泌片（SP）又称分泌成分（SC），是分泌型 IgA（sIgA）分子上的辅助成分，为一种含糖的肽链，由黏膜上皮细胞合成和分泌，以非共价形式结合于 IgA 二聚体上，使二聚体 IgA 成为分泌型 IgA，分泌到黏膜腔中。SP 具有保护 sIgA 免受黏膜表面的蛋白水解酶降解的作用，并介导 sIgA 二聚体从黏膜下通过黏膜上皮细胞转运到黏膜表面。

抗体的主要功能包括如下。①特异性识别结合抗原：这种功能是由 Ig V 区，特别是 CDR 区所决定。Ig V 区与抗原（表位）结合所产生的效应为中和毒素、阻断病原入侵；而 Ig 的 V 区与抗原表位结合使 Ig C 区与效应细胞表面相应 Fc 受体结合，从而发挥作用。②激活补体：IgG、IgM 与相应抗原结合后，构型发生变化，暴露 CH2 和 CH3 功能区的补体结合点，激活补体经典途径。③调理作用：抗体的调理作用是指 IgG 抗体的 Fc 段与中性粒细胞、巨噬细胞上的 Fcγ R 结合，从而增强吞噬细胞的吞噬作用。IgA 也具有调理作用。④抗体依赖细胞介导的细胞毒作用：IgG（Fab 段）与肿瘤细胞、病毒感染细胞表面的抗原（表位）结合，通过 Ig Fc 段与具有细胞毒作用的效应细胞（如 NK 细胞）表面相应 IgG Fc 受体（Fcγ R）结合，从而触发效应细胞对靶细胞的杀伤作用，称为抗体依赖细胞介导的细胞毒作用。⑤介导Ⅰ型超敏反应：IgE可通过其Fc段与肥大细胞、嗜碱粒细胞表面相应IgE Fc受体（FcεR）结合，使上述细胞致敏。相同变应原再次进入机体与致敏靶细胞表面特异性IgE结合，即可触发靶细胞脱颗粒，释放组胺等生物活性介质，引起Ⅰ型超敏反应。⑥穿过胎盘和黏膜：在人类，IgG是唯一能通过胎盘的Ig。IgG穿过胎盘的作用是一种重要的自然被动免疫机制，对于新生儿抗感染具有重要意义。黏膜上皮细胞能将黏膜固有层浆细胞合成的sIgA转运至呼吸道、消化道的黏膜腔中，进而参与局部黏膜免疫。

人工制备抗体是大量获得抗体的方法。多克隆抗体、单克隆抗体（单一抗原表位特异性B细胞克隆与骨髓瘤细胞融合、经过筛选和克隆化，进而获得单克隆杂交瘤细胞，其产生的同源抗体称为单克隆抗体）、基因工程抗体是人工制备抗体的主要方法。

3. 免疫应答及特异性免疫应答基本过程和抗体产生的规律　免疫应答是指免疫系统识别和清除抗原的整个过程。在正常情况下对机体是保护性的生理反应，但在异常情况下也可以导致病理损伤，亦可引发免疫相关性疾病。根据免疫应答启动的时相、参与的细胞、识别的特点、激活的方式及效应机制的不同，可分为固有免疫应答和适应性免疫应答。

（1）固有免疫应答或称天然免疫应答：由于固有免疫应答识别病原体所共有的分子模式，又称非特异性免疫应答，由于是在种系进化中最先形成、经遗传先天获得的天然防御机制固有免疫激活迅速、可直接清除病原体，在识别和排除病原微生物的入侵过程中发挥重要的天然防御作用。其主要特征是：①先天固有，稳定遗传；②作用无特异性；③即刻发挥免疫效应；④维持时间短且无免疫记忆和免疫耐受。

（2）适应性免疫应答或称（后天）获得性免疫应答：由于具有高度的特异性，又称特异性免疫应答，是抗原特异性免疫细胞受抗原刺激后活化、增殖、分化，并产生一系列免疫生物学效应的过程。适应性免疫应答根据其参与成分与效应机制不同，可分为T细胞介导的细胞免疫应答和B细胞介导的体液免疫应答。适应性免疫应答的主要特征是：①具有高度特异性；②更有效地识别自我和非我抗原物质；③有免疫记忆作用；④亦可形成免疫耐受。

（3）适应性免疫应答的基本过程：免疫应答通常发生于外周免疫器官如淋巴结和脾脏，其全过程可分为三个阶段：感应阶段、增殖和分化阶段、效应阶段，三个阶段是紧密相关和不可分割的连续过程。①感应阶段是指APC摄取、加工、处理、提呈抗原；T/B细胞的抗原识别受体特异性识别抗原，此阶段也称为抗原识别阶段。②增殖和分化阶段是指T/B细胞特异性识别抗原后，在多种细胞间黏附分子和细胞因子协同作用下，活化、增殖、分化为T效应细胞或浆细胞，并分泌免疫效应分子如各种细胞因子和抗体。在此阶段，部分接受抗原刺激而活化的T、B细胞可中止分化，转变为长寿记忆细胞。记忆细胞再次接触同一抗原后，可迅速增殖分化为效应T细胞和浆细胞，产生免疫效应。③效应阶段是指免疫效应细胞和效应分子共同发挥作用，产生体液免疫和细胞免疫效应的阶段。其结果是清除非己抗原物质或诱导免疫耐受，从而维持机体正常生理状态，病理情况下也可能引发免疫相关性疾病。

适应性免疫应答分为两个方面：①细胞免疫应答是指由胸腺发育成熟的初始T细胞通过其表面TCR特异性识别APC表面的抗原表位-MHC分子复合物，进而活化、增殖与分化后，产生多种效应性T细胞，通过多种机制清除抗原，维持免疫稳态的反应过程。在此过程中，部分T细胞可分化为记忆性T细胞，为再次接触特异性抗原后的快速应答做准备。②体液免疫应答是指成熟 B 细胞在外周淋巴组织中接受抗原刺激后，发生活化、增殖，并最终分化为浆细胞，分泌特异性抗体发挥免疫效应的过程。此过程中主要的免疫效应分子是活化 B 细胞产生的特异性抗体，因其存在于体液中，故名体液免疫应答。病原体初次侵入机体所引发的应答称为初次免疫应答。初次应答主要产生 IgM 类抗体，应答后期可产生少量 IgG，所产生抗体总量及其与抗原的亲和力均较低。相应抗原再次侵入机体，免疫系统可迅速、高效地产生特异性应答。由于记忆性 B 细胞表达高亲和力 BCR，可竞争性结合低剂量抗原而被激活，故仅需很低抗原量即可有效启动再次免疫应答。再次免疫应答过程及所产生的抗体具有应答迅速而持久、其潜伏期明显缩短而迅速到达平台期、应答强度高且持续时间长等特点，再次应答的抗体类别主要是 IgG，且再次免疫应答产生的抗体亲和力明显高于初次应答。

4. 变态反应的概念与分类　变态反应也称超敏反应是指机体再次接触相同抗原时，发生的生理功能紊乱和（或）组织损伤。引起超敏反应的抗原又称变应原。根据超敏反应的发生机制和临床特点分为四型：①Ⅰ型超敏反应又称速发型超敏反应，可发生于局部，也可发生于全身。其特点是：反应发生迅速，消退也迅速，由 IgE 抗体介导，多种血管活性胺类物质参与反应，以生理功能紊乱为主，有明显的个体差异和遗传倾向。②Ⅱ型超敏反应又称细胞毒型，是由 IgG 或 IgM 类抗体与靶细胞表面的抗原结合，在补体、吞噬细胞和 NK 细胞参与下，引起细胞溶解或组织损伤的超敏反应。③Ⅲ型超敏反应又称免疫复合物型，是由可溶性免疫复合物沉积于局部或全身多处毛细血管基底膜，通过激活补体及在血小板、肥大细胞、嗜碱性粒细胞的参与下，引起以充血水肿、局部坏死和中性粒细胞浸润为特征的炎症反应和组织损伤。④Ⅳ型超敏反应又称迟发型超敏反应，是由效应 T 细胞再次接触相同抗原后引起以单核细胞、巨噬细胞和淋巴细胞浸润为主的炎症性病理损伤。其特点是：反应发生迟缓，一般在再次接触抗原后 48 ～ 72 小时出现；抗体和补体不参与反应；由炎症性细胞因子引起的以单个核细胞浸润为主的炎症。Ⅰ、Ⅱ和Ⅲ型均由抗体介导，可经血清被动转移；Ⅳ型由T 细胞介导，可经淋巴细胞被动转移。

5. 疫苗及其他生物制品

（1）人工主动免疫：使用的抗原制剂为疫苗，接种机体后使之产生特异性免疫应答过程，类似感染的发生，从而达到预防感染的目的。接种注射后 2 ～ 3 周机体才能产生特异性免疫能力，但免疫能力较强，维持时间也较久，常用于疾病的预防。

（2）疫苗：是细菌性制剂、病毒型制剂及类毒素等人工主动免疫制剂的统称。现代疫苗已从预防制剂扩展到治疗性疫苗制剂。从类型上可分为传统疫苗和新型疫苗。①传统疫苗：用于预防微生物感染的疫苗，包括灭活疫苗、减毒活疫苗、类毒素。②新型疫苗，包括亚单位疫苗、结合疫苗、合成肽疫苗、重组抗原疫苗、重组载体疫苗、DNA 疫苗、转基因植物疫苗等。

（3）其他生物制品：生物制品指以微生物、细胞、动物或人源组织和体液，应用传统技术活现代生物技术制成的产品，用于人类疾病的预防、治疗和诊断。疫苗属于常用的生物制品，其他还包括抗毒素、正常人丙种球蛋白和胎盘丙种球蛋白及人特异性免疫球蛋白等。

6. 免疫学诊断的基本概念　应用免疫学原理和方法对各种传染病、免疫缺陷病、移植排斥反应、超敏反应和肿瘤等进行诊断，统称为免疫学诊断。常见的免疫学诊断技术和方法如下。

（1）检测抗原或抗体：利用抗原抗体可以在体外特异性结合的性质，即可用已知抗原检测未知抗体，也可用已知抗体检测未知抗原。具体方法包括凝集反应、沉淀反应、补体结合反应及免疫标记技术等。

（2）检测免疫细胞：通过检测淋巴细胞表面标志，观察各种淋巴细胞的数量和功能，可以了解机体的免疫状态。外周血是患者主要的检测标本，实验动物可取胸腺、脾脏、淋巴结等作为标本进行测定。具体方法包括：①检测细胞数量的方法有磁珠分离法、流式细胞术及抗原肽 -MHC Ⅰ 四聚体技术；②检测细胞功能的方法有 T 淋巴细胞转化实验、单向琼脂扩散法和 ELISA 等测定免疫球蛋白以了解 B 细胞分泌功能等。

第 2 单元　各论

【复习指南】微生物各论部分内容难度不大，但历年常考。其中，葡萄球菌属、链球菌属、厌氧性细菌属为考试重点。

一、病原性球菌

球菌种类繁多，广泛分布于自然界，正常人和动物体的皮肤及与外界相通的腔道中亦有球菌存在。球菌大部分是不致病的腐生寄生菌，少数球菌可以引起人类感染，称为病原性球菌。因主要引起化脓性炎症，故又称化脓性球菌。革兰阳性球菌主要有葡萄球菌、链球菌、四联球菌等；而革兰阴性球菌主要有脑膜炎奈瑟菌和淋病奈瑟菌等。

1. 葡萄球菌属　葡萄球菌属细菌是一类革兰阳性球菌，常堆聚成葡萄串状而得名，为最常见的化脓性球菌。广泛分布于空气、水、土壤、人和动物的皮肤及与外界相通的腔道中。常见的葡萄球菌可分为金黄色葡萄球菌、表皮葡萄球菌和腐生葡萄球菌三种。

金黄色葡萄球菌为球形或椭圆形、葡萄串状、无鞭毛、无芽胞、革兰阳性菌。需氧或兼性厌氧，营养要求不高，在普通平板培养基上可形成圆形、隆起、表面光滑、湿润、边缘整齐、不透明的菌落，直径约 2mm。产生脂溶性色素，可使菌落呈金黄色。耐盐性强，在含有 10%NaCl 培养基中能生长，故可用高盐培养基分离菌种。在血琼脂平板上能产生溶血素，在菌落周围形成完全溶血环（β 溶血）。能产生血浆凝固酶，称血浆凝固酶阳性葡萄球菌，也是致病性最强的葡萄球菌，所致疾病分为侵袭性（主要引起化脓性炎症）和毒素性两种（葡萄球菌外毒素可引起食物中毒等）。近年来，耐药性金黄色葡萄球菌不断产生，已成为医院交叉感染的重要病原菌，尤其是耐甲氧西林金黄色葡萄球菌（MRSA）。其余葡萄球菌统称血浆凝固酶阴性葡萄球菌（CNS）。CNS 是皮肤、黏膜的正常菌群，当机体免疫功能低下或菌异处寄生时，可引起多种感染。近年来的临床及实验室工作证明，CNS 是医院感染的重要病原菌，也是创伤、尿道、中枢神经系统感染和败血症的常见病原菌。

2. 链球菌属　链球菌属也是一类常见的化脓性球菌，广泛分布于自然界、人鼻咽部及胃肠道等处，多为人体正常菌群，少数为致病性链球菌。根据溶血现象分类即根据链球菌在血琼脂平板上是否产生溶血分为三类。①甲型溶血性链球菌或草绿色链球菌：菌落周围有 1 ～ 2mm 宽的草绿色溶血环，称为甲型溶血或 α 溶血，此类链球菌大多数为条件致病菌，如肺炎链球菌；②乙型溶血性链球菌或溶血性链球菌：菌落周围有 2 ～ 4mm 宽、界限分明、完全透明的无色溶血环，称乙型溶血或 β 溶血，此类链球菌致病力强，常引起人和动物的多种疾病，如化脓性链球菌；③丙型链球菌或不溶血性链球菌：不产生溶血素，此类链球菌一般不致病。按链球菌细胞壁中多糖抗原的不同，分为 A ～ V 20 群，对人致病的菌株大多属于 A 群。其中化脓性链球菌又称 A 群链球菌，占链球菌感染的 90%，是链球菌中致病性最强的细菌。此菌球形或椭圆形、链状排列、革兰染色阳性，无芽胞，无鞭毛。大多为需氧或兼性厌氧，营养要求较高，在血清肉汤中易形成长链，呈絮状沉淀于管底；在血琼脂平板上可形成表面光滑、透明或半透明的细小菌落；菌落周围可形成较宽的透明溶血环。此菌可引起人类各种化脓性炎症（如痈、丹毒、产褥热、败血症等）。

3. 脑膜炎球菌　即脑膜炎奈瑟菌是流行性脑脊髓膜炎（流脑）的病原菌。人类是其唯一的易感宿主，鼻咽部常可见其寄生，无症状携带者为 1% ～ 40%。儿童注射流脑荚膜多糖疫苗进行特异性预防。药物可用磺胺、青霉素等，但易产生耐药性。此菌形态为革兰阴性双球菌，直径 0.6 ～ 0.8μm，肾形或豆形，两菌接触面平坦或略向内凹陷。无芽胞和鞭毛，大多有荚膜和菌毛。营养要求高，常用经 80℃ 以上加热的血琼脂培养基，色似巧克力，故名巧克力培养基培养。专性需氧，在 37℃、5% CO_2 条件下生长更佳，形成直径 1.0 ～ 1.5mm 无色、圆形、光滑透明、似露滴状的菌落，在血琼脂平板上不溶血。

二、肠道杆菌

肠道杆菌是一大类生物学性状近似的革兰阴性杆菌，常寄居在人和动物肠道内，亦广泛分布于水、土壤或腐败物中，肠杆菌科细菌的种类繁多，多数是肠道的正常菌群，可成为条件致病菌，部分菌属为致病菌。

1. 大肠杆菌　大肠杆菌又称大肠埃希菌，是埃希菌属中最常见的菌种，为人和动物肠道中的正常菌群。宿主免疫力下降或细菌侵入肠外组织或器官时，引起肠道外感染。某些血清型菌株具有较强的致病性，可引起胃肠道感染、腹泻、败血症等。大肠埃希菌在外界环境中常随宿主粪便污染环境或食品、物品等，因此，在环境卫生、食品卫生和药品细菌学中作为检测指标，也是分子生物学和基因工程研究中重要的实验对象和材料。

（1）生物学性状：大肠埃希菌为中等大小的革兰阴性杆菌，无芽胞。多数有周鞭毛，有普通菌毛和性菌毛。典型大肠埃希菌在鉴别培养基上能形成特征性菌落；能发酵葡萄糖、麦芽糖等，大部分菌株能发酵乳糖，产酸产气；其 IMViC 试验（吲哚、甲基红、VP、枸橼酸盐利用试验）结果为"＋＋－－"。

（2）致病性：大肠埃希菌的所致疾病分为：①肠外感染，是指由于寄居部位改变，细菌移位到肠道外组织或器官而引起的感染。多为内源性感染，以化脓性感染和泌尿系统感染最常见。②肠内感染，某些血清型的大肠埃希菌可引起人类胃肠炎，主要临床表现为腹泻。与食入污染的食品或饮水有关，属于外源性感染。

2. 伤寒杆菌　伤寒杆菌即伤寒沙门菌，是一群寄生于人类和动物肠道中的革兰阴性杆菌。大小在（0.6 ～ 1.0）μm×（2 ～ 4）μm，有菌毛，多数有周鞭毛，一般无荚膜，无芽胞。兼性厌氧，营养要求不高，在普通琼脂培养基上形成中等大小、无色半透明的光滑型菌落。沙门菌对理化因素的抵抗力较差，湿热 65℃、15 ～ 30 分钟即被杀死，对一般消毒剂亦敏感。在水中能存活 2 ～ 3 周，粪便中可存活 1 ～ 2 个月。沙门菌感染须经口进入足够量的细菌，并定位于小肠才能引起疾病，有毒株借菌毛黏附在小肠黏膜上皮，细菌可在吞噬细胞内继续生长繁殖。所致疾病为肠热症、胃肠炎（食物中毒）及败血症等。

3. 痢疾杆菌　志贺菌属细菌统称为痢疾杆菌，是引起人类细菌性痢疾的病原菌。形态为（0.5 ～ 0.7）μm×（2 ～ 3）μm 的短小杆菌，有菌毛，无芽胞，无荚膜，无鞭毛。营养要求不高，在普通琼脂平板上生长，形成中等大小、半透明的光滑型菌落。此菌主要通过菌毛的黏附作用和内毒素而致病，有的菌株还可产生外毒素。志贺菌引起细菌性痢疾。传染源是患者和带菌者，无动物宿主。传播途径主要通过粪–口传播。人类对志贺菌易感，200个菌即可致病。

三、分枝杆菌和芽胞杆菌

1. **分枝杆菌**　分枝杆菌属细菌是一类细长略弯曲的杆菌，因有分枝生长的趋势而得名。本属细菌的主要特点是细胞壁含有大量脂质，其与细菌染色性、致病性和免疫性密切相关。本属细菌含有大量分枝菌酸，革兰染色一般不易着色，若经加温或延长染色时间而着色后，能抵抗强盐酸乙醇的脱色，故又称抗酸杆菌。该属菌无鞭毛、无芽胞、不产生内毒素和外毒素，其致病性与菌体成分有关。常见的致病性分枝杆菌主要有结核分枝杆菌和麻风分枝杆菌。

（1）结核分枝杆菌是引起结核病的病原菌。专性需氧。营养要求高，生长缓慢，繁殖一代约需18小时。常采用罗氏培养基分离培养，3～6周可出现乳白色或米黄色颗粒、结节或菜花状的干燥菌落。细胞壁中含有大量脂质，故对某些理化因素有较强抵抗力，如对干燥的抵抗力极强，在干燥痰液内可存活6～8个月；对链霉素、异烟肼、利福平、环丝氨酸、乙胺丁醇、卡那霉素、对氨基水杨酸等敏感，但长期用药容易出现耐药性。卡介苗（BCG）是将有毒的牛型结核分枝杆菌在含甘油、胆汁、马铃薯的培养基中经13年230次传代而获得的减毒活疫苗株，广泛用于结核病的预防接种。用结核菌素进行皮肤试验，通过观察局部是否出现迟发型超敏反应，判断机体有无结核分枝杆菌感染和对该菌的免疫力。

（2）麻风分枝杆菌是引起麻风病的病原菌。麻风分枝杆菌的形态、染色与结核分枝杆菌相似。麻风分枝杆菌是一种典型的细胞内寄生菌，体外人工培养至今仍未成功。在患者的渗出物标本中可见大量麻风分枝杆菌存在于细胞中，且细胞质呈泡沫状，称麻风细胞，可临床区别于结核分枝杆菌。麻风菌侵犯皮肤、黏膜及各脏器，形成肉芽肿病变。麻风病目前尚无特异性预防方法，应早发现、早隔离和早治疗。治疗药物主要有砜类、利福平和氯法齐明联合使用。

2. **厌氧芽胞杆菌**　厌氧芽胞杆菌是一群必须在无氧环境下才能生长繁殖的细菌。广泛分布于自然界、人和动物与外界相通的腔道内。厌氧芽胞梭菌是革兰染色阳性，能形成芽胞的大杆菌。芽胞直径比菌体粗，使菌体膨大呈梭状；能产生多种外毒素和侵袭性酶，致病性强，引起特定的临床症状；如破伤风梭菌、产气荚膜梭菌、肉毒梭菌等，主要引起人类破伤风、气性坏疽和肉毒中毒等疾病。

3. **需氧芽胞杆菌**　需氧芽胞杆菌是一群需氧，能形成芽胞的革兰阳性大杆菌。其中的炭疽杆菌是主要的致病菌，是动物和人炭疽病的病原菌。

（1）生物学性状：革兰阳性粗大杆菌，两端截平，经培养后形成长链，呈竹节样排列。芽胞在有氧条件下形成，呈椭圆形，位于菌体中央。有毒菌株在人和动物体内或含血清的培养基中可形成荚膜。需氧或兼性厌氧。最适温度为30～35℃。

（2）致病性：主要致病物质是荚膜和炭疽毒素。荚膜有抗吞噬作用，有利于细菌在宿主组织内繁殖扩散。炭疽毒素是造成感染者致病和死亡的主要原因。人因接触病畜或受染皮毛而引起皮肤炭疽；因食入未煮熟的病畜肉类、奶或被污染食物引起肠炭疽，或吸入含有大量病菌芽胞的尘埃可发生肺炭疽。特异性预防用炭疽减毒活疫苗接种，免疫力可持续1年。治疗以青霉素为首选。

四、弧菌属与弯曲菌属

1. 霍乱弧菌　霍乱弧菌是引起烈性传染病霍乱的病原体。

（1）生物学性状：大小为（0.5～0.8）μm×（1.5～3）μm，呈弧形或逗点状，革兰染色阴性。有菌毛，无芽胞，某些菌株有荚膜，菌体一端有单鞭毛，运动非常活泼，呈穿梭样或流星状。兼性厌氧。营养要求不高，耐碱不耐酸，在 pH 8.8～9.0 的碱性蛋白胨水或碱性琼脂平板上生长良好。

（2）致病性：霍乱肠毒素是目前已知的致泻毒素中最为强烈的毒素，导致水和电解质的丢失，引发严重的腹泻与呕吐。鞭毛运动有助于细菌穿过肠黏膜，菌毛是细菌定居于小肠所必需的因子。霍乱为我国法定甲类传染病，人类是霍乱弧菌的唯一易感者。主要通过摄入污染水或未经煮熟的食物传播。

2. 弯曲菌　弯曲菌是一类菌体细长呈弧形或 S 形的革兰阴性菌，又称螺形菌。微需氧，菌体一端或两端有鞭毛，运动活泼。常见致病菌包括：①空肠弯曲菌，可产生肠毒素，引起食物中毒、肠炎等。②幽门螺杆菌，多存在于胃部，与胃炎、十二指肠溃疡的发生密切相关，可能与胃癌的发生也相关。

五、肠道病毒

1. 肠道病毒的特点　肠道病毒属于小 RNA 病毒科，是一类生物学性状相似、形态最小的单正链 RNA 病毒。肠道病毒包括脊髓灰质炎病毒、柯萨奇病毒、埃可病毒和新型肠道病毒 68～71 型。肠道病毒共同特征：①病毒体呈球形，直径 20～30nm，衣壳呈 20 面体立体对称，无包膜；②基因组为单正链 RNA，有感染性，具有 mRNA 的功能；③在宿主细胞质内增殖，迅速引起细胞病变；④抵抗力较强，耐酸，耐乙醚，对紫外线、干燥敏感；⑤主要经粪－口途径传播，多为隐性感染。

2. 脊髓灰质炎病毒　脊髓灰质炎病毒是脊髓灰质炎的病原体。病毒侵犯脊髓前角运动神经细胞，导致弛缓性肌肉麻痹，多见于儿童，故脊髓灰质炎亦称小儿麻痹症。脊髓灰质炎病毒具有典型的肠道病毒形态。病毒体呈球形，直径 27nm，衣壳为 20 面体立体对称（由 VP1～VP4 四种多肽组成），核心含有单正链 RNA，无包膜。患者、无症状带毒者或隐性感染者均为传染源。脊髓灰质炎病毒主要存在于粪便和鼻咽分泌物中，通过粪－口途径传播。易感者多为 15 岁以下，尤其是 5 岁以下儿童。病毒可侵入中枢神经系统，在脊髓前角运动神经细胞中增殖，引起细胞病变，轻者表现为暂时性肢体麻痹，重者则留下永久性弛缓性肢体麻痹后遗症，即脊髓灰质炎。由于疫苗的预防，脊髓灰质炎病毒野毒株的感染已显著减少。

六、呼吸道病毒

1. 流行性感冒病毒　流行性感冒病毒简称流感病毒，是引起流行性感冒的病原体，属于正黏病毒科。流行性感冒简称流感，是一种上呼吸道急性传染病，传染性强、传播快、潜伏期短、发病率高。曾多次引起世界性大流行，对人类的生命健康危害极大。

（1）生物学性状：流感病毒形态多为球形，直径为 80～120nm，初次分离的流感病毒呈多形态性，以丝形多见。流感病毒的结构由核心和包膜组成。①核心：由分节段的单负链RNA（-ssRNA）与其结合的核蛋白（NP）和 RNA 多聚酶（包括 PA、PB1 和 PB2 三个亚基）

组成，共同形成核糖核蛋白（RNP），即核衣壳。②包膜：流感病毒的包膜由两层组成，内层为基质蛋白1（M1），具有保护核心和维持病毒形态的作用。外层来源于宿主细胞膜的脂质双层结构，膜表面分布着呈放射状排列的两种刺突，即血凝素（HA）和神经氨酸酶（NA）。甲型流感病毒HA和NA均容易发生变异，以HA尤为突出，所以容易引起大流行。

（2）致病性：传染源主要是患者，其次为隐性感染者。主要传播途径是经飞沫、气溶胶传播，传染性很强。病毒通过其血凝素吸附于呼吸道黏膜上皮细胞，在呼吸道黏膜上皮细胞内增殖造成感染，感染者可出现喷嚏、鼻塞、咽痛、咳嗽等症状。一般3～7天自愈，但婴幼儿、年老体弱者易继发细菌感染，如合并肺炎等，死亡率高。流感病毒传染性强，传播迅速，流行期间应尽量避免人群聚集。目前尚无有效的特效治疗，主要是对症治疗和预防继发性细菌感染，干扰素滴鼻及服用中草药有一定疗效。

2. 风疹病毒　风疹病毒有包膜，直径50～70nm，核酸为单股正链RNA，核衣壳为20面体对称，包膜刺突有血凝性。病毒经呼吸道传播，在局部淋巴结增殖后，经病毒血症播散全身。儿童是主要易感者，表现为发热，麻疹样出疹，但较轻，伴耳后和枕下淋巴结肿大。风疹病毒感染值得关注的问题是，能垂直传播导致胎儿先天性感染。对孕妇进行风疹病毒感染监测十分重要，有计划地接种风疹疫苗对优生优育有重要的意义。

3. 麻疹病毒　麻疹病毒是引起麻疹的病原体，麻疹是儿童时期最为常见的急性呼吸道传染病，可感染任何年龄段的易感人群。形态为球形、丝状等。核酸为单负链RNA，不分节段，核衣壳呈螺旋对称，包膜表面有两种刺突，即血凝素（HA）和血溶素（HL）。人是麻疹病毒唯一的自然宿主，传染源是急性期患者，在出疹前2～4天至出疹后2～5天传染性最强，易感者接触后几乎全部发病。通过飞沫传播，或通过鼻咽腔分泌物污染的玩具或用具使密切接触者受染，患者的前驱症状有高热、畏光、鼻炎、结膜炎、咳嗽等。麻疹病毒抗原性强，只有一个血清型，病愈后可获得牢固免疫力。6个月内的婴儿体内有来自母体的抗体，可免受感染。

七、肝炎病毒

肝炎病毒（hepatitis virus）是指以侵害肝为主，并引起病毒性肝炎的病原体。目前公认的人类肝炎病毒有五种，即甲型肝炎病毒（HAV）、乙型肝炎病毒（HBV）、丙型肝炎病毒（HCV）、丁型肝炎病毒（HDV）和戊型肝炎病毒（HEV），在分类学上各归属于不同的病毒科和属。

1. 甲型肝炎病毒　甲型肝炎病毒是甲型肝炎的病原体，曾列为小RNA病毒科肠道病毒属72型，后归类为小RNA病毒科的嗜肝病毒属。HAV颗粒呈球形，直径27nm，20面体立体对称，无包膜。HAV只有一个血清型。基因组为+ssRNA。主要传染源是患者，尤其是无黄疸型肝炎患者和隐性感染者。甲型肝炎好发于儿童和青壮年，发病较急，临床表现有发热、疲乏、食欲缺乏、肝大、腹痛、肝功能损害或黄疸等。一般不转为慢性和携带者，预后大多良好。HAV感染后机体可产生抗-HAV IgM（急性期和恢复期）和IgG抗体（恢复后期），IgG抗体具有终身免疫力，对HAV的再感染有免疫防御作用。

2. 乙型肝炎病毒　乙型肝炎病毒是乙型肝炎的病原体。乙型肝炎为全球性传染病，我国为高流行区，人群感染率为10%左右，有1.2亿携带者，每年约有35万人死于慢性乙型肝炎相关疾病。乙型肝炎是我国重点防治的严重传染病之一。用免疫电镜可在乙型肝炎患者的血清中见到三种不同形态的病毒颗粒：大球形颗粒、小球形颗粒和管形颗粒；HBV 基因组是由长链 L（负链）和短链 S（正链）组成的不完全双链环状 DNA。表面抗原（HBsAg）大量存在于感染者血液中，是 HBV 感染的主要标志。患者或无症状 HBV 携带者是主要传染源。乙型肝炎的潜伏期较长（30 ～ 160 天），在潜伏期、急性期及慢性期，患者的血清都具有传染性。传播途径包括：经血传播、密切接触传播和母婴传播。HBV 可诱导机体产生抗体，抗 -HBs 可中和血液中的 HBV，阻止病毒与肝细胞结合，是清除细胞外病毒的主要因素。广谱抗病毒药物和具有调节免疫功能的药物同时使用，可达到较好的治疗效果。干扰素、泛昔洛韦、拉米夫定、泛昔洛韦等及清热解毒、活血化瘀的中草药具有一定疗效。

3. 丙型肝炎病毒　丙型肝炎病毒属黄病毒科肝炎病毒属。HCV 感染呈全球性分布，主要经血或血制品传播。HCV 感染的重要特征是感染易于慢性化，急性期后易于发展成慢性肝炎，部分患者可进一步发展为肝硬化或肝癌。病毒颗粒呈球形，直径约 50nm，有包膜和表面突起。基因组为单正链 RNA。HCV 传播途径与 HBV 相似，主要经血传播，因此丙型肝炎过去称为输血后肝炎。严格筛选献血员和加强血制品的管理，加强消毒隔离制度，防止医源性传播。丙型肝炎目前尚无有效的疫苗进行特异性主动免疫，控制输血传播是目前丙型肝炎最主要的预防措施。目前 IFN-α、利巴韦林是可用于临床抗 HCV 治疗。

八、虫媒病毒

虫媒病毒是指一大群通过吸血的节肢动物（蚊、蜱、百蛉等）叮咬人、家畜及野生动物而传播的病毒。我国流行的主要有黄病毒科的流行性乙型脑炎病毒、登革病毒和森林脑炎病毒。

流行性乙型脑炎病毒又称日本脑炎病毒，是流行性乙型脑炎（简称乙脑，国际上称日本脑炎）的病原体。乙脑病毒为球形，直径为 35 ～ 50nm，核酸为单股正链 RNA。衣壳蛋白（C）为 20 面立体对称，含脂质的包膜，包膜表面有糖蛋白（E）刺突，即病毒血凝素。乙脑病毒只有一个血清型，抗原性稳定，疫苗预防效果好。乙脑是一种以蚊为传播媒介的急性传染病，多发生于夏秋季。人受乙脑病毒感染后，大多数为隐性感染及部分顿挫感染，仅少数发生脑炎，临床上表现为高热、意识障碍、抽搐、颅内压升高及脑膜刺激征。重症患者可死于呼吸循环衰竭，部分患者病后遗留失语、强直性痉挛、精神失常等后遗症。

九、疱疹病毒

疱疹病毒科是一群中等大小、有包膜的 DNA 病毒，现已发现 100 种以上。

单纯疱疹病毒（HSV）呈球形，核心为线形双链 DNA，衣壳为 20 面体对称，有包膜，包膜有刺突。传染源是患者和病毒携带者，病毒存在于疱疹液中及唾液、阴道分泌物中，感染人口腔、皮肤黏膜及中枢神经系统。HSV 也可经胎盘垂直传播或分娩时经产道传给新生儿。人感染 HSV 后，80% ～ 90% 为隐性感染，显性感染只占少数。

十、其他病毒

1. 人乳头瘤病毒　人乳头瘤病毒（HPV）呈球形，直径为 52 ～ 55nm，20 面体立体对称，无包膜。病毒基因组为双链环状 DNA。HPV 的传播主要通过直接接触感染者的病损部位或间接接触被病毒污染的物品。生殖器感染主要由性交传播，新生儿可经产道受感染。不同型的 HPV 侵犯的部位和所致疾病也不尽相同，包括尖锐湿疣、跖疣和寻常疣、扁平疣等。宫颈癌的发生与 HPV 密切相关。

2. **微小病毒**　人类微小病毒 B19 属微小病毒科，是红细胞病毒属的一种，为单链 DNA 病毒。病毒主要通过呼吸道和密切接触传播，也可通过血液制品和垂直传播感染。感染后最常见的疾病是儿童传染性红斑，典型表现为面颊部边界清晰的红斑及"掌拍颊"。病毒也可通过胎盘侵袭胎儿，引起流产。

3. **HIV**　HIV 是获得性免疫缺陷综合征（AIDS）即艾滋病的病原体。HIV 有 HIV-1 和 HIV-2 两个型别，现在世界上流行的艾滋病大多由 HIV-1 引起，因含反转录酶，属反转录病毒科。HIV 病毒体呈球形，直径为 $100 \sim 120nm$。最外层为脂蛋白包膜，其中嵌有包膜糖蛋白和跨膜糖蛋白，包膜与核衣壳之间有一层内膜蛋白，衣壳呈 20 面体立体对称，主要由衣壳蛋白组成，核心为子弹头状，含两条完全相同的 RNA 链，其上紧密结合着核衣壳蛋白、反转录酶、整合酶及蛋白酶。传染源是无症状 HIV 携带者和 AIDS 患者。HIV 可存在于血液、精液、阴道分泌物、唾液、乳汁和脑脊液中。AIDS 的传播途径主要有性传播、血液传播和母婴传播。HIV 入侵机体后，选择性地吸附并攻击表达 CD4 分子的免疫细胞，主要是辅助 T 淋巴细胞（$CD4^+$ T 细胞）。HIV 感染主要造成以 $CD4^+$ T 细胞缺损为中心的严重免疫缺陷，引起机会感染和肿瘤的发生。

十一、医学原虫

1. **原虫概述**　医学原虫是寄生在人体管腔、体液、组织或细胞内的致病及非致病性原虫，其中的一些种类以其独特的生物学和传播规律危害人群或家畜，构成广泛的区域性流行。

原虫的结构符合单个动物细胞的基本构造，由胞膜、胞质和胞核组成。①胞膜包裹虫体，也称表膜或质膜。研究表明，原虫的表膜作为与宿主和外环境直接接触的界面，对保持虫体的自身稳定和参与宿主的相互作用起着重要的作用。已有证明某些寄生原虫的表膜带有多种受体、抗原、酶类，甚至毒素；表膜还具有不断更新的特点，一些种类的表膜抗原还可不断变异；在不利条件下，有些种类还可在表膜之外形成坚韧的保护性壁。因此原虫表膜的功能除具有分隔与沟通作用外，还可以其动态结构参与营养、排泄、运动、感觉、侵袭、隐匿等多种生理活动。对原虫表膜的深入研究已成为揭示宿主与寄生虫相互作用机制的重要方面。②胞质主要由基质、细胞器和内含物组成。基质均匀透明，含有肌动蛋白组成的微丝和管蛋白组成的微管，用以支持原虫的形状并与运动有关。许多原虫有内、外质之分，外质较透明，呈凝胶状，具有运动、摄食、营养、排泄、呼吸、感觉及保护等功能；内质呈溶胶状，含各种细胞器和内含物，也是胞核所在之处，为细胞代谢和营养存贮的主要场所。原虫的细胞器按功能分为：膜质细胞器、运动细胞器、营养细胞器。原虫胞质内有时可见多种内含物，包括各种食物泡，营养贮存小体（淀粉泡、拟染色体等），代谢产物（色素等）和共生物（病毒颗粒）等。特殊的内含物也可作为虫种的鉴别标志。③胞核为原虫得以生存、繁衍的主要构造。由核膜、核质、核仁和染色质组成。经染色后的细胞核形态特征是医学原虫病原学诊断的重要依据。

2. **疟原虫主要特征**　疟原虫是人体疟疾的病原体。疟疾是一种严重危害人体健康的寄生虫病，全世界约 1/2 人口受威胁。疟原虫寄生于人及多种哺乳动物，少数寄生于鸟类和爬行类动物。疟原虫有严格的宿主选择性，仅极少数的种类可寄生在亲缘相近的宿主。

（1）疟原虫的结构特征：包括核、胞质和胞膜，环状体以后各期尚有消化分解血红蛋白后的最终产物——疟色素。四种人体疟原虫的基本结构相同，但发育各期的形态又各有不同，可资鉴别。

除了疟原虫本身的形态特征不同之外，被寄生的红细胞在形态上也可发生变化。被寄生红细胞的形态有无变化及变化的特点，对鉴别疟原虫种类很有帮助。疟原虫在红细胞内发育各期的形态一般分为三个主要发育期：①滋养体，为疟原虫在红细胞内摄食和生长、发育的阶段。按发育先后，滋养体有早、晚期之分。早期滋养体胞核小，胞质少，中间有空泡，虫体多呈环状，故又称为环状体。以后虫体长大，胞核亦增大，胞质增多，有时伸出伪足，胞质中开始出现疟色素。间日疟原虫和卵形疟原虫寄生的红细胞可以变大、变形，颜色变浅，常有明显的红色薛氏点；被恶性疟原虫寄生的红细胞有粗大的紫褐色茂氏点；被三日疟原虫寄生的红细胞可有齐氏点。此时称为晚期滋养体，亦称大滋养体。②裂殖体，晚期滋养体发育成熟，核开始分裂后即称为裂殖体。核经反复分裂，最后胞质随之分裂，每一个核都被部分胞质包裹，成为裂殖子。③配子体，疟原虫经过数次裂体增殖后，部分裂殖子侵入红细胞中发育长大，核增大而不再分裂，胞质增多而无伪足，最后发育成为圆形、卵圆形或新月形的个体，称为配子体；配子体有雌、雄（或大小）之分：雌（大）配子体虫体较大，胞质致密，疟色素多而粗大，核致密而偏于虫体一侧或居中；雄（小）配子体虫体较小，胞质稀薄，疟色素少而细小，核质疏松、较大、位于虫体中央。

疟原虫的超微结构：①裂殖子，红细胞内期裂殖子呈卵圆形，有表膜复合膜包绕。大小随虫种略有不同，平均长 $1.5\mu m$，平均直径 $1\mu m$。②子孢子，子孢子形状细长，长约 $11\mu m$，直径为 $1.0\mu m$，常弯曲呈 C 形或 S 形，前端稍细，顶端较平，后端钝圆，体表光滑。

（2）生活史：寄生于人体的四种疟原虫生活史基本相同，需要人和按蚊两个宿主。在人体内先后寄生于肝细胞和红细胞内，进行裂体增殖。在红细胞内，除进行裂体增殖外，部分裂殖子形成配子体，开始有性生殖的初期发育。在蚊体内，完成配子生殖，继而进行孢子增殖。疟原虫在按蚊体内的发育当雌性按蚊刺吸患者或带虫者血液时，在红细胞内发育的各期原虫随血液入蚊胃，仅雌、雄配子体能在蚊胃内继续发育，其余各期原虫均被消化。当受染蚊再吸血时，子孢子即可随唾液进入人体，又开始在人体内的发育。在最适条件下，疟原虫在按蚊体内发育成熟所需时间：间日疟原虫为 9～10 天，恶性疟原虫为 10～12 天，三日疟原虫为 25～28 天，卵形疟原虫约为 16 天。

（3）致病性：疟原虫的主要致病阶段是红细胞内期的裂体增殖期。致病力强弱与侵入的虫种、数量和人体免疫状态有关。①潜伏期：疟原虫侵入人体到出现临床症状的间隔时间，包括红细胞外期原虫发育的时间和红细胞内期原虫经几代裂体增殖达到一定数量所需的时间。②疟疾发作：疟疾的一次典型发作表现为寒战、高热和出汗退热三个连续阶段。③疟疾的再燃和复发：疟疾初发停止后，患者若无再感染，仅由于体内残存的少量红细胞内期疟原虫在一定条件下重新大量繁殖又引起的疟疾发作，称为疟疾的再燃。④贫血：疟疾发作数次后，可出现贫血，尤以恶性疟为甚。妊娠妇女和儿童最常见，流行区的高死亡率与严重贫血有关。⑤脾大：初发患者多在发作 3～4 天后，脾开始肿大，长期不愈或反复感染者，脾大十分明显，可达脐下。⑥凶险型疟疾：凶险型疟疾绝大多数由恶性疟原虫所致，但间日疟原虫引起的脑型疟国内已有报道。

（4）疟疾防治措施：①预防包括个体预防和群体预防。预防措施有蚊媒防制和预防服药。

蚊媒防制包括杀灭蚊和使用蚊帐及驱蚊剂。预防服药是保护易感人群的重要措施之一。常用的预防性抗疟药有氯喹，对抗氯喹的恶性疟，可用哌喹或哌喹加乙胺嘧啶或乙胺嘧啶加伯氨喹啉。不论个体或群体进行预防服药，每种药物疗法不宜超过半年。②疟疾治疗应包括对现症患者的治疗（杀灭红细胞内期疟原虫）和疟疾发作休止期的治疗（杀灭红细胞外期休眠子）。休止期的治疗是指在疟疾传播休止期，对 1～2 年内有疟疾史和带虫者的治疗，以控制间日疟的复发和减少传染源。按抗疟药对疟原虫不同虫期的作用，可将其分为杀灭红细胞外期裂子体及休眠子的抗复发药，如伯氨喹啉；杀灭红细胞内裂体增殖期的抗临床发作药，如氯喹、咯萘啶、青蒿素类和杀灭子孢子抑制蚊体内孢子增殖的药，如乙胺嘧啶。对现症患者，可用氯喹加伯氨喹啉，以治疗疟疾疑似患者或间日疟；抗间日疟复发（休止期治疗）可用伯氨喹啉加乙胺嘧啶、青蒿琥酯加伯氨喹啉效果更佳；恶性疟可单服氯喹，抗氯喹的恶性疟则宜联合用药，如哌喹加磺胺多辛、咯萘啶加磺胺多辛及伯氨喹啉、复方蒿甲醚片等，单用青蒿琥酯、蒿甲醚、双氢青蒿素等也有一定疗效；重症疟疾（如脑型疟）首选青蒿素类药物，如蒿甲醚油剂肌内注射、青蒿琥酯钠静脉注射或静脉注射双氢青蒿素加二盐酸喹啉；此外，青蒿素类药物的栓剂适用于不能口服药物的患者。上述各种抗疟药物必须足量并服完全程才能达根治疟疾的目的。

3. **阿米巴原虫主要特征**　阿米巴原虫属肉足鞭毛门、肉足纲、阿米巴目。由于生活环境不同可分为内阿米巴和自由生活阿米巴，前者寄生于人和动物，主要有四个属，即内阿米巴属、内蜒属、嗜碘阿米巴属和脆双核阿米巴属；后者生活在水和泥土中，偶尔侵入动物机体，主要有五个属，即耐格里属、棘阿米巴属、哈曼属、*Vablkampfia* 属和 *Sappinia* 属。现已知内阿米巴属的溶组织内阿米巴会引发阿米巴痢疾和肝脓肿，耐格里属和棘阿米巴属主要引起脑膜脑炎、角膜炎、口腔感染和皮肤损伤等。临床上，溶组织内阿米巴引发的病例多，感染面广，危害大。

4. **阴道毛滴虫主要特征**　阴道毛滴虫是寄生在人体阴道和泌尿道的鞭毛虫，属厌氧性寄生虫，主要引起滴虫性阴道炎和尿道炎，是以性传播为主的一种传染病。毛滴虫肉眼看不见，呈广梨形或椭圆形，长为 10～30μm，宽 10～20μm，头部有 4 根与虫体等长的鞭毛，在显微镜下可见。毛滴虫对不同的环境适应力很强，能在 25～42℃ 条件下生长繁殖，3～5℃ 的低温可生存 21 天，在 46℃ 时仍能生存 20～60 分钟，脱离人体后在半干燥的条件下也可生存数小时。毛滴虫不但寄生于缺氧的阴道内，并可侵入尿道和尿道旁腺，甚至于上行至输尿管及肾盂。最适宜毛滴虫生长的 pH 是 5.5～6，如 pH 为 5 以下或 7.5 以上则毛滴虫的生长会受到抑制。毛滴虫可引起阴道滴虫病和男性滴虫性非淋菌性尿道炎。

十二、医学蠕虫

蠕虫是多细胞动物，寄生在人体内的蠕虫称作医学蠕虫，主要是吸虫纲、绦虫纲和线虫纲。

1. **线虫概述及似蚓蛔线虫主要特征**　线虫纲属线虫动物门，是动物界中数量最丰者之一，寄生于动植物，或自由生活于土壤、淡水和海水环境中，绝大多数营自生活，营寄生生活中只有极少部分寄生于人体并导致疾病。绝大多数体小呈圆柱形，又称圆虫。

似蚓蛔线虫简称蛔虫，是人体内最常见的寄生虫之一。成虫寄生于小肠，可引起蛔虫病。蛔虫寄生在人体的小肠里。虫卵随便排出，在外界发育为感染性卵，被人吞食后，幼虫在小肠里孵出，经血循环移行至肺，再进入消化道而发育为成虫，其形态为圆柱形，活时肉红色，死后为灰白色。两端尖细，体表光滑而有细纹。

2. **吸虫概述及血吸虫主要特征**　吸虫属扁形动物门的吸虫纲。均为寄生的，少数营外寄生，多数营内寄生生活。在人体中寄生的吸虫均隶属于复殖目，称为复殖吸虫。大多数复殖吸虫成虫外观呈叶状、长舌状。背腹扁平，两侧对称；通常具口吸盘及腹吸盘，内部结构如下有体壁组织、外质膜、远端胞浆区、基质膜、基质膜之下的基层、肌肉层、近端胞浆区也即细胞体区组成。各种虫及不同发育阶段的体被不尽相同，但总的来说其功能是保护虫体、吸收营养及感觉。

日本裂体吸虫（即日本血吸虫）主要见于中国、日本、东印度群岛和菲律宾，除人外，还侵袭其他脊椎动物，如家畜和大鼠等。日本血吸虫寄生于人和哺乳动物的肠系膜静脉血管中，雌雄异体，发育分成虫、虫卵、毛蚴、母胞蚴、子胞蚴、尾蚴及童虫七个阶段。虫卵随血流进入肝，或随粪便排出。虫卵在水中数小时孵化成毛蚴。毛蚴在水中钻入钉螺体内，发育成母胞蚴、子胞蚴，直至尾蚴。尾蚴从螺体逸入水中，遇到人和哺乳动物，即钻入皮肤变为童虫，以后进入静脉或淋巴管，移行至肠系膜静脉中，直至发育为成虫，再产卵。血吸虫尾蚴侵入人体至发育为成虫约 100 天。血吸虫发育的不同阶段，尾蚴、童虫、成虫和虫卵均可对宿主引起不同的损害和复杂的免疫病理反应。由于各期致病因子的不同，宿主受累的组织、器官和机体反应性也有所不同，引起的病变和临床表现亦具有相应的特点和阶段性。主要病症包括：①急性血吸虫病，见于夏秋季，多发生于缺乏免疫力的初次感染者，患者多有明确疫水接触日期，潜伏期 23 ～ 73 天，平均 1 个月左右。发热和血清病样反应是本病突出的临床表现，此外尚有肝脾大、腹部和肺部症状。②慢性血吸虫病，小量反复感染，大多数表现为慢性血吸虫病。无症状类：其健康未受到明显影响；有症状类：最常见症状为慢性腹泻和慢性痢疾。③并发症，消化道出血、肝性脑病等。

3. **绦虫概述及猪肉绦虫主要特征**　绦虫属于扁形动物门的绦虫纲，是一种巨大的肠道寄生虫，普通成虫的体长可以达到 72 英尺（21.9456m），该纲成虫体背腹扁平、左右对称、大多分节，长如带状，无口和消化道，缺体腔，除极少数外，均为雌雄同体。全部营寄生生活，成虫寄生于脊椎动物的消化道中，幼虫主要寄生于无脊椎动物或以脊椎动物为中间宿主。生活史中需 1 ～ 2 个中间宿主，在中间宿主体内发育的时期被称为中绦期，各种绦虫的中绦期幼虫的形态结构和名称不同。

链状带绦虫也称猪肉绦虫、猪带绦虫或有钩绦虫，是中国主要的人体寄生绦虫。无脊椎动物，绦虫纲，带形科。体长较牛肉绦虫短，一般有 2 ～ 3m，宽 7 ～ 8mm，共有节片 800 ～ 900 片，后端的成熟节片长约 10mm。头节圆球形，直径约 1mm，具有 4 个吸盘，并有顶突和 2 圈小钩，故又称"有钩绦虫"。人是唯一的终宿主，寄生于小肠内，引起猪肉绦虫病。中间宿主主要是猪，囊尾蚴多寄生在猪的肌肉、肝、脑等器官内，为白色小点。生有囊尾蚴的猪肉，俗称"豆猪肉"或"米心肉"。人因吃入未煮熟的、并含有囊尾蚴的猪肉而感染。囊尾蚴也会寄生在人的肌肉、脑、眼等处，引起囊虫病。

第4章 天然药物化学

第1单元 总论

【复习指南】本单元为天然药物化学部分最为基础的内容，涉及天然药物化学、提取、分离方法等多个基本概念。"绪论"中以天然药物化学、有效成分、有效部位三个定义为主，对天然药物化学研究内容应予以了解。"提取方法"中的溶剂提取法、水蒸气蒸馏法要求熟练掌握，"升华法"属于了解内容，对个别记忆。在"分离与精制方法"中溶剂萃取法、沉淀法的应用都应掌握，对其原理为了解内容。

一、绪论

1. 天然药物化学的定义　是采用现代技术与方法研究天然药物包括植物、动物、矿物、微生物中化学成分的一门科学。其主要研究内容有：有效成分的**结构特点、理化性质、提取分离方法、结构鉴定等**。

2. 在药学事业中的地位　天然药物化学是进行创新药物研究及发现新药先导化合物的重要手段。

3. 有效成分　指具有生理活性、能够防病治病的**单体成分**。

4. 有效部位　指具有生理活性的**多种成分的混合物**。

二、提取方法

从药材中提取活性成分的方法有溶剂法、水蒸气蒸馏法、升华法。后两种方法应用范围窄，多采用溶剂提取法。

1. 溶剂提取法　提取原理：**"相似相溶"**。依据被提取成分的极性选择合适的溶剂进行提取。

（1）常见溶剂：极性度强弱顺序可表示如下：石油醚（低沸点→高沸点）＜二硫化碳＜苯＜二氯甲烷＜三氯甲烷＜乙醚＜乙酸乙酯＜丙酮＜乙醇＜甲醇＜乙腈＜水＜吡啶＜乙酸。

（2）提取方法：依据是否加热分为冷提法和热提法。冷提法主要为浸渍法、渗漉法；热提法包括煎煮法、回流提取法、连续回流提取法等。

①浸渍法：多在常温下用适当的溶剂浸渍药材以溶出其中成分的方法。适用于**有效成分遇热易破坏**或挥散，以及含多量淀粉、树胶、果胶质、黏液质药材的提取。

②渗漉法：是不断向粉碎的中药材中添加新鲜溶剂，使其渗过药材，流出浸出液。该法效率高于浸渍法，但消耗溶剂量大、费时长、不易操作。

③煎煮法：是在中药材中加入水后加热煮沸将有效成分提取出来的方法。此法简便，但含挥发性成分或有效成分遇热易分解的不宜用此法。

④回流提取法：有机溶剂加热提取中药成分的方法，对热不稳定的成分不易采用此法，且溶剂消耗量大，操作繁杂，最为常用的试剂为70%的乙醇，因具有较好的穿透性能提取成分多样。

⑤连续回流提取法。弥补了回流提取法中溶剂消耗量大，操作繁杂的不足，实验室常用

索氏、沙氏、提取器来完成本法操作，但此法时间较长。

2. 水蒸气蒸馏法　适用于具有挥发性的，能随水蒸气蒸馏而不被破坏且难溶或不溶于水的成分的提取，主要用于**挥发油**，不适合不易挥发的糖苷、大极性的酸或碱性成分，如生物碱等。

3. 升华法　用于中药中一些具有升华性成分的提取。如樟木中的樟脑，茶叶中的咖啡因等。

三、分离与精制方法

1. 结晶及重结晶法　利用温度不同引起溶解度的改变以分离物质。

2. 溶剂萃取法　利用混合物中各成分在两种互不相溶的溶剂中分配比的不同而达到分离。

3. 沉淀法　根据物质溶解度的差异进行分离的方法。

（1）溶剂沉淀法：在溶液中加入另一种溶剂以改变混合溶剂的极性，使一部分物质沉淀析出，从而实现分离。

水／醇法：是在药材浓缩水提取液中加入数倍量高浓度乙醇，以沉淀除去**多糖、蛋白质**等水溶性杂质。

醇／水法：是在药材浓缩乙醇提取液中加入数倍量水稀释，放置以沉淀除去**树脂、叶绿素**等水不溶性杂质。

醇／醚法或醇／丙酮法：在皂苷乙醇浓缩液中加入数倍量乙醚（醇／醚法）或丙酮（醇／丙酮法），可使其沉淀析出，从而得以纯化和精制。

（2）酸碱沉淀法：对酸性、碱性或两性有机化合物来说，常通过加入酸、碱等物质来调节溶液的 pH，改变分子的存在状态（游离型或解离型），从而改变被分离物质的溶解度而实现分离。如提取酚酸、黄酮、蒽醌等成分，可采用碱提取酸沉淀法，用碱液增加酸性成分的溶解度，使其与其他杂质分离，再调节碱液至酸性使组分析出。同理，生物碱的提取可以采用酸提取碱沉淀法。

（3）盐析法：如生物碱等碱性化合物，可与苦味酸盐等生成有机酸盐，或与雷氏盐等无机酸生成无机酸盐。**三颗针中提取小檗碱**就是加入氯化钠促使**盐酸小檗碱析出沉淀的盐析法**。

4. 离子交换树脂法　**生物碱**多用强酸性阳离子交换树脂富集精制，阴离子交换树脂多用于**有机酸、酚酸**的富集精制。

5. 吸附剂法　利用在硅胶、氧化铝或大孔吸附树脂的吸附性能差异进行分离。硅胶、氧化铝为极性吸附剂，大孔吸附树脂为非极性或弱极性吸附剂。

6. 根据分子大小差别进行分离　常用有膜分离法、凝胶过滤法、超速离心法等。分离原理：反相分子筛。

第 2 单元　苷类

【复习指南】本单元为基础内容涉及"苷"的基本定义要求熟练掌握，对"苷"分类依照苷键连接的原子进行分类，其中氧苷（O-苷）的结构特点和典型化合物要求掌握；氮苷（N-苷）、硫苷（S-苷）、碳苷（C-苷）为了解内容。在苷的理化性质中，苷的溶解性质、苷键裂解、苷的检识方法是掌握内容，其余为了解。涉及苷的提取内容均为了解。

一、定义

1. 糖 又称碳水化合物，为多羟基的醛（酮）及其缩聚物。

2. 苷 是糖或糖的衍生物与另一非糖物质通过糖的端基碳原子连接而成的一类化合物，又称配糖体。苷中的非糖部分称为苷元或配基。

二、结构特征、苷的分类及典型化合物代表

1. 结构 糖（或糖衍生物）+非糖部分，两者之间相连的键称为苷键，苷键上的原子为"苷键原子"。

2. 苷的分类 根据苷键原子为"O、S、N、C"，可以分为氧苷、硫苷、氮苷和碳苷。氧苷数量多、最为常见。

（1）氧苷：包括醇苷、酚苷、氰苷、酯苷、吲哚苷等。醇苷，如红景天苷、毛茛苷，强心苷和皂苷等；酚苷，如水杨苷、天麻苷、蒽醌苷、香豆素苷、黄酮苷；氰苷，如苦杏仁苷、垂盆草苷；酯苷，如山慈菇苷A等；吲哚苷，如大青叶、板蓝根中的靛苷。

（2）氮苷：巴豆苷、腺苷和鸟苷。

（3）硫苷：萝卜苷、芥子苷。

（4）碳苷：葛根素、芦荟苷、牡荆素。

三、糖苷的理化性质

1. 一般性质 多为固体，多具有吸湿性，一般稍有苦味。

2. 旋光性 苷类多数呈左旋，水解后的糖多成右旋。

3. 溶解度 亲水性随糖基的增多而增大，在甲醇、乙醇、含水正丁醇中溶解度较大。但C苷无论在水或其他溶剂中的溶解度一般都较小。

4. 苷键的裂解

（1）酸催化水解：常用的催化剂为：稀盐酸、稀硫酸等，按苷键原子不同，酸水解的易难顺序为：N苷＞O苷＞S苷＞C苷。N易接受质子，最易水解，而C苷很难水解。

若苷键原子相同，糖上的取代基对水解速度也有影响，则易难顺序为：**2,6-二去氧糖（苷）＞2-去氧糖＞6-去氧糖＞2-羟基糖＞2-氨基糖**，即2-氨基糖苷难水解。

（2）碱催化水解：多用于酯苷、酚苷的水解。

（3）酶催化水解：反应条件温和、具有专属性。如**纤维素酶**是β-葡萄糖苷水解酶，麦芽糖酶只能水解α—葡萄糖苷，杏仁苷酶只能水解β-葡萄糖苷。

（4）Smith裂解：为氧化开裂苷键法，苷元不稳定或**难水解的C-苷常用此法进行水解**。

5. 显色与鉴别反应

Molish反应：由于糖是苷类化合物的必需组成部分，故所有的苷类化合物都可以发生糖的显色反应。

试剂：**浓硫酸、α-萘酚**。

原理：硫酸兼有水解苷键的作用，生成的单糖在浓硫酸作用下脱水生成醛类化合物，可与许多芳胺、酚类缩合成有色物质。借此反应来检识**糖、苷类化合物**的存在。

四、提取方法

1. 常规法 多用甲醇或含水乙醇来提取。

2. 原生苷的提取　需要抑制或破坏酶的活性，一般常用的方法是：在中药中加入一定量的无机盐（如碳酸钙），采用沸水、甲醇或 70% 以上乙醇提取。

3. 次生苷的提取　利用酶的活性，在有水的条件下，采取 30 ～ 40℃ 发酵的方法。

第 3 单元　香豆素

【复习指南】本单元内容较少，但知识点较多。香豆素定义与基本结构要求熟练掌握，对典型化合物的植物来源、生物活性和用途要求熟练掌握；涉及理化性质这部分，要求对香豆素因内酯结构特征，遇到碱液易发生开环反应的化学性质要掌握；香豆素的显色鉴别反应掌握，提取分离一项为了解内容。

一、结构、典型化合物的生物活性及用途

1. 母核结构　为苯骈 α- 吡喃酮，基本骨架为 C6-C3。

2. 分类　香豆素按其结构可分为简单香豆素类、呋喃香豆素类、吡喃香豆素类和其他香豆素类。

（1）简单香豆素：如 7- 羟基香豆素伞形花内酯，常可视为香豆素类的母体；中药秦皮治细菌性痢疾的有效成分七叶内酯及七叶苷，也为简单香豆素类。

（2）呋喃香豆素：如补骨脂内酯、白芷内酯（异补骨脂素）、紫花前胡内酯等。

（3）吡喃香豆素：如美花椒内酯、邪蒿内酯等。

二、理化性质

1. 性状　游离的香豆素多具有完好的结晶，大多具香味，有的有挥发性，能随水蒸气蒸馏，并能升华。而香豆素与糖成苷则失去香味和挥发性，也不能升华。

2. 溶解性　游离香豆素一般不溶或难溶于冷水，可溶于沸水，易溶于甲醇、乙醇、三氯甲烷、乙醚；香豆素苷能溶于水、甲醇、乙醇，难溶于乙醚、苯等极性小的有机溶剂。

3. 与碱的作用　香豆素及其苷因中具有内酯结构，在稀碱液中可水解开环，生成顺式邻羟基桂皮酸盐而溶于水，酸化又环合成游离香豆素而沉淀析出，但若碱的浓度很高或长时间加热，开环的香豆素就不会再酸化环合，故提取时加以注意。

4. 荧光性质　在紫外光下大多具有荧光，在碱液中荧光增强，7- 羟基香豆素荧光最为明显，如伞形内酯、七叶内酯等。但日光下，大多数香豆素都为白色。

三、显色反应

1. 异羟肟酸铁反应　在碱性条件下，香豆素内酯环开环与盐酸羟胺缩合成异羟肟酸，再于酸性条件下与三价铁离子络合而显红色，可用于鉴别内酯环反应。

2. Gibbs 反应和 Emerson 反应　鉴别酚羟基对位取代情况，酚羟基对位无取代反应阳性，香豆素因内酯环开环，显出酚羟基，如为阳性反应表示 C-6 位无取代，6,7- 二羟基香豆素就呈阴性反应。

四、提取方法

1. 溶剂提取法　香豆素苷元多用小极性溶剂如三氯甲烷、乙酸乙酯等回流提取；香豆素苷类多用含水乙醇或甲醇提取。

2. 水蒸气蒸馏法　小分子的香豆素类因具有挥发性，可采用水蒸气蒸馏法进行提取。

3. 碱溶酸沉法 由于香豆素类可溶于热碱液中，加酸又析出，但必须注意，不可长时间加热，以免破坏内酯环。

第4单元 蒽醌

【复习指南】本部分内容对蒽醌的结构、典型化合物生物活性及用途需熟练掌握，在理化性质部分需要掌握蒽醌的升华性、溶解性、酸碱性的性质，包括在显色反应中与碱液呈色反应用于鉴别羟基蒽醌，对提取部分中借助酸性强如采用 pH 梯度萃取法需要掌握，其他提取法为了解内容。

一、结构、典型化合物的生物活性及用途

蒽醌为醌结构中的一种，与小分子的苯醌和萘醌一同构成醌类化合物。

1. 结构 蒽中间苯环氧化为醌式结构，母核的芳环上常有羟基、羟甲基、甲氧基和羧基取代。以游离形式或与糖成苷形式存在。

2. 分类 按氧化程度可分为羟基蒽醌类、蒽酚或蒽酮类、二蒽酮等。

（1）羟基蒽醌类：是蒽醌类数量最多的一种，**大黄和虎杖中的有效成分大黄素、大黄酸、大黄酚、大黄素甲醚、芦荟大黄素均属于这种类型**，对多种细菌均具有抗菌作用；中药茜草中的有效成分也为蒽醌类。

（2）蒽酚或蒽酮类：蒽酚或蒽酮类为互变异构体。**存在新鲜植物中**，长时间贮存后被氧化成蒽醌类成分。**蒽酮类成分芦荟苷属于碳苷类化合物，是芦荟中致泄的主要有效成分。**

（3）二蒽酮类：两分子蒽酮在 C_{10}-C_{10}' 位或其他位脱氢而形成，**番泻苷 A、B、C、D** 等为大黄及番泻叶中致泄的有效成分。

二、理化性质

1. 性状 蒽醌及苷外观多具橙色、橙红色等颜色。

2. 升华性 游离的醌类多具升华性，成苷后失去此性质。

3. 溶解性 因蒽醌类成苷后，极性增大，易溶于甲醇、乙醇、热水，几乎不溶于苯、乙醚等非极性溶剂。

4. 酸性 **蒽醌的酸性强弱与取代基位置**关系为：含 -COOH ＞含两个以上 β-OH ＞含一个 β-OH ＞含两个 α-OH ＞含一个 α-OH。可以采用 pH 梯度萃取的方式，从有机溶剂中依次用 5% $NaHCO_3$、5% Na_2CO_3、1% NaOH 及 5% NaOH 水溶液进行萃取，达到分离目的。

三、显色反应

1. Feigl 反应 所有醌类衍生物在碱性条件下经加热能迅速与醛类及邻二硝基苯反应，生成紫色化合物。

2. 碱液呈色反应（Bornträger's 反应）羟基蒽醌类及其苷类在碱性溶液（NaOH 或 KOH 溶液）中呈红色或紫红色。

四、提取方法

1. 提取 甲醇、乙醇作为提取溶剂，把不同类型、性质各异的蒽醌类成分提取出来。对于含有酚羟基、羧基显酸性的醌类化合物可用碱提酸沉法。

2.分离　两相溶剂萃取法：**依据酸性不同，pH 梯度萃取法最常用**。

第 5 单元　黄酮

【复习指南】本部分内容十分重要，涉及的考试题点较多。要求熟练掌握的内容包括黄酮的定义、结构分类与典型化合物生物活性及用途；黄酮类的理化性质中的溶解性、酸性；显色反应中的盐酸—镁粉反应，根据黄酮的酸性可用于碱液提取黄酮的方法；其余为了解内容。

一、结构、典型化合物的生物活性及用途

1.**定义**　泛指两个苯环（A、B 环）通过中央三碳链相互连接而成的一系列化合物，多具有 **C6-C3-C6 的基本骨架**，常把 **2- 苯基色原酮作为黄酮基本母核**。

2.结构类型

（1）黄酮类：以 2- 苯基色原酮为基本母核，3 位无氧取代基。如黄芩中抗菌、消炎的有效成分黄芩苷，该成分也是中成药"双黄连注射液"的主要活性成分。

（2）黄酮醇类：母核同黄酮，但 3 位有含氧取代基，如槐米中的槲皮素及其苷芦丁，从银杏叶中分离出的山柰酚、槲皮素等。

（3）二氢黄酮（醇）类：黄酮（醇）类的 2,3 位双键打开即为二氢黄酮（醇）类，**如陈皮中的橙皮苷**。

（4）异黄酮类：其 B 环连接在 C-3 位上，**如大豆异黄酮，葛根中的大豆素、大豆苷及葛根素等**。

（5）查耳酮类：该化合物的两苯环之间的三碳链为开链结构，**如红花中红花黄素**。

（6）花色素类：**又称花青素，是一类水溶性色素，多以苷的形式存在**，如金荞麦中的矢车菊苷。

（7）黄烷醇类：**又称儿茶素类化合物，如中药儿茶的主要成分是儿茶素**。

3.生物活性　多种多样，主要表现如下。

（1）对心血管系统的作用，如槐米中的芦丁、陈皮中的橙皮苷。

（2）抗肝毒作用，如水飞蓟宾、儿茶素等。

（3）抗炎作用，如中药金荞麦中的黄酮、矢车菊苷。

（4）雌性激素样作用，如大豆异黄酮。

（5）抗菌及抗病毒作用，如黄芩苷、黄芩素、木犀草素。

（6）泻下作用，如营实苷。

（7）解痉作用，如大豆苷、葛根苷。

二、理化性质

1.性状　黄酮类化合物多为结晶性固体，少数（如黄酮苷）为无定形粉末。

2.旋光性　游离的苷元中，二氢黄酮、二氢黄酮醇、黄烷及黄烷醇有旋光性。黄酮苷类由于在结构中引入了糖分子，故均有旋光性，多为左旋。

3.颜色　**黄酮类化合物的颜色与分子中是否有交叉共轭体系及助色团（-OH、-OCH$_3$ 等）**的种类、数目、取代位置有关。黄酮、黄酮醇及其苷类多呈黄色，查耳酮多为黄至橙黄色，

而二氢黄酮、二氢黄酮醇、异黄酮类因不具有交叉共轭体系，可为类白色或浅黄色。结构中C-7 位及 C-4′ 位引入 -OH、-OCH₃ 等助色团后，颜色加深。

4. **溶解性**　**二氢黄酮及二氢黄酮醇等**，因系非平面性分子，在水中的溶解度稍大于具有平面结构的黄酮、黄酮醇、查耳酮等。花色素类以具有盐的通性，故亲水性较强。结构中的羟基经糖苷化后水溶度相应加大。

5. **酸性与碱性**

（1）酸性：由于酚羟基数目及位置不同，酸性强弱也不同。其酚羟基酸性强弱顺序依次为：7,4′- 二 OH ＞ 7- 或 4′-OH ＞一般酚 OH ＞ 5-OH ＞ 3 -OH。7,4′- 二 OH 结构可溶于 5% 碳酸氢钠水溶液中，7 位或 4′ 位上有酚羟基者，只溶于 5% 碳酸钠水溶液；具有一般酚羟基者只溶于 1% 氢氧化钠水溶液，而 5-OH 黄酮者可溶于 5% 氢氧化钠中，据此采用 pH 梯度萃取技术实现分离。

（2）碱性：γ - 吡喃酮环上的醚氧原子可与强无机酸成盐，表现有微弱的**碱性**。

三、显色反应

1. **盐酸 - 镁粉（或锌粉）反应**　为黄酮类化合物最常用的鉴别反应。黄酮、黄酮醇、二氢黄酮、二氢黄酮醇类反应阳性；查耳酮、儿茶素类、多数异黄酮不显色。由于花青素及查耳酮等在浓盐酸酸性下也会发生也色变，故需预先做空白对照排除假阳性。

2. **四氢硼钠（钾）反应**　是对**二氢黄酮类化合物专属性**较高的还原剂，与二氢黄酮、二氢黄酮醇类化合物产生红至紫色，而其他黄酮类化合物均不显色。

3. **金属盐类试剂的络合反应**

（1）铝盐：常用试剂为 1% 三氯化铝或硝酸铝溶液。生成的络合物多为黄色并有荧光。

（2）锆盐：用来区别黄酮类化合物分子式中 **3- 或 5-OH** 的存在。试剂：2% 二氯氧锆（ZrOCl₂）溶液，将锆盐试剂滴加到样品溶液中，若黄酮类化合物分子中有游离的 3- 或 5-OH 存在时，均可反应生成黄色的锆络合物。当反应液中接着加入枸橼酸后，5- 羟基黄酮的黄色溶液显著褪色，而 3- 羟基黄酮溶液仍呈鲜黄色。

（3）三氯化铁反应：因分子中含有**酚羟基，可呈蓝色**。

四、提取方法

1. **溶剂提取法**　乙醇和甲醇是最常用的黄酮化合物提取溶剂。热水仅限于提取黄酮苷类。

2. **碱提酸沉法**　由于结构大多具有酚羟基，显弱酸性，易溶于碱水中，则可用碱水提取，再将溶液调成酸性，黄酮苷类即可沉淀析出。如槐米中的芦丁、陈皮中的橙皮苷、黄芩中的黄芩苷均可用此法提取。

3. **分离**　该法适合于酸性强弱不同的黄酮苷元的分离，多采用 pH 梯度萃取法。

4. **聚酰胺**　适合于制备性分离，分离机制一般认为是**"氢键吸附"**，即聚酰胺的吸附作用是通过其酰胺羰基与黄酮类化合物分子上的酚羟基形成氢键缔合而产生的；对各种黄酮类化合物（包括黄酮苷和游离黄酮）有较好的分离效果，且其容量比较大。

第 6 单元　萜类与挥发油

【复习指南】本部分内容分成萜类和挥发油两部分。在萜的一节中，涉及掌握的内容包括萜的定义、分类及主要类别典型化合物植物来源、生物活性和用途；在挥发油一节中，需要掌握挥发油的定义、化学组成及通性；对挥发油的检识和提取方法为了解内容。注意本部分中涉及已经成药的萜类化合物较多，多是考点。

一、萜类

1. 萜的定义　凡是由甲戊二羟酸衍生，**分子式符合（C5H8）**$_n$通式的衍生物称为萜类。

2. 萜的分类　根据分子结构中的异戊二烯单位的数目进行分类，分为单萜、倍半萜、二萜、三萜等。

（1）单萜：由 2 个异戊二烯单元聚合而成的衍生物，**是挥发油的主要组分**。如薄荷油中的薄荷醇，为单环单萜，具有镇痛、止痒、局麻作用；**龙脑**（俗名冰片）为双环单萜具有发汗、止痛、镇痉和防腐作用。

（2）倍半萜：由 3 个异戊二烯单元聚合而成的衍生物。如**青蒿素**，具过氧结构，有抗恶性疟疾的作用，其衍生物青蒿琥珀酸酯、蒿甲醚等均已应用于临床。

（3）二萜：由 4 个异戊二烯单元聚合而成的衍生物。如**穿心莲内酯是双环二萜的类成分**，具有抗菌、抗感染作用；**银杏内酯属于二环二萜**（含氧环不计在萜环）为治疗心血管疾病银杏制剂的有效成分之一；**紫杉醇属于三环二萜类**（含氧取代基中的碳原子不计在萜的组成之内），是目前临床上抗肿瘤效果最好的药物。

（4）三萜：基本骨架由 6 个异戊二烯单位、30 个碳原子组成。成苷后大多可溶于水，振摇后**可产生持久性泡沫，因此称为皂苷**。三萜皂苷常含有羧基，常称为酸性皂苷，按照环**分类主要有四环三萜和五环三萜两大类**。

①四环三萜：母核为环戊烷骈多氢菲，主要有达玛烷型、羊毛脂烷型、环阿尔廷型、楝烷型等类型。如人参皂苷多为达玛烷型，**人参皂苷 Rg₁** 有轻度中枢神经兴奋作用及抗疲劳作用；如中药灵芝中的成分多为羊毛脂烷型；黄芪皂苷多为环阿尔廷型；苦楝中的皂苷多为苦楝烷型。

②五环三萜：包括齐墩果烷型、乌苏烷型、羽扇豆烷型等，中药甘草、柴胡、远志中的三萜皂苷多为齐墩果烷型。齐墩果烷具有清热、消炎、抑菌、强心、利尿的作用，是治疗急性黄疸型肝炎和慢性肝炎的有效药物。**甘草中的甘草酸**，也称甘草甜素，具有促肾上腺皮质激素（ACTH）样活性，甘草次酸具有治疗胃溃疡的作用。

③三萜的理化性质

a. 苷元有较好的结晶，但皂苷因分子量较大，不易结晶，多为白色无定形粉末，具吸湿性。

b. 多数具有苦而辛辣味，其粉末对人体黏膜有强烈的刺激性。

c. 苷元不溶于水，溶于石油醚、苯、乙醚、三氯甲烷等低极性有机溶剂中。连糖后极性较大，易溶于水、含水稀醇、热甲醇和乙醇，难溶于丙酮、乙醚。皂苷在含水丁醇中有较大的溶解度，**可利用此性质从水溶液中用丁醇萃取**，借以与亲水性大的糖，蛋白质等分离。

d. 表面活性作用，皂苷有降低水溶液表面张力的作用，多数皂苷的水溶液经强烈振摇能产生持久性的泡沫，不因加热而消失。用发泡实验可以初步判断皂苷的有无及区别三萜皂苷与甾体皂苷。

e. **溶血性**，皂苷能使血液中的红细胞破裂而产生溶血作用，因此将含皂苷的中药制成静脉注射液时须做溶血试验。皂苷能溶血，是因为多数皂苷能与**红细胞壁上的胆甾醇结合生成**

不溶性的分子复合物。溶血作用的强弱与糖部分有关。

④**显色反应**：醋酐－浓硫酸（Liebermann Burchard）反应，是将样品溶于醋酐中后加入浓硫酸。三萜皂苷只能呈红或紫色，甾体皂苷最后呈蓝绿色，故利用此反应可大致区别甾体皂苷和三萜皂苷。

二、挥发油

1. 定义　又称精油，是存在植物中的一类具有芳香气味、可随水蒸气蒸馏出来又与水不相混溶的挥发性油状成分的总称，为混合物。

2. 化学组成

（1）萜类成分：**主要是单萜和倍半萜类化合物**。其含氧衍生物多具有较强的生物活性，也是挥发油芳香气味的主要组成成分，如樟脑油中的樟脑（50%）。

（2）芳香族类化合物：多为苯丙素类含氧衍生物，如丁香油中抑菌、镇静作用的丁香酚，桂皮油中的桂皮醛等均属此类。

（3）脂肪族成分：多为一些小分子脂肪族化合物，如鱼腥草挥发油中的癸酰乙醛，亦称鱼腥草素，具有抗菌活性。

3. 通性

（1）性状：大多为无色或淡黄色液体，在常温下为透明液体。低温放置，所含主要成分可能析出结晶，习称为"脑"，如薄荷脑（薄荷醇）、樟脑等。挥发油多具有特殊的气味，多为香味，也有少数挥发油具有异味，如鱼腥草挥发油有鱼腥味。

（2）挥发性：具有挥发性，可随水蒸气蒸馏，以此区别脂肪油，还可以用于提取。

（3）溶解性：难溶于水，可溶于高浓度乙醇，易溶于乙醚、二硫化碳、石油醚等亲脂性有机溶剂，在低浓度乙醇中溶解度较小。

（4）物理常数：比重一般为 0.850～1.065，多数挥发油比水轻，习称"轻油"；也有少数挥发油比水重，习称"重油"，如丁香油、桂皮油均为"重油"。挥发油具有较强的折光性。

（5）稳定性：与空气及光线经常接触会逐渐氧化变质。

4. 提取方法

（1）**水蒸气蒸馏法**：利用挥发油的挥发性和与水不相混溶的性质进行提取。这是从中药中提取挥发油最常用的方法。该法操作简单，收率较高，但受热时间长，对不稳定的挥发油的质量可能有一定的影响。

（2）溶剂提取法：挥发油为亲脂性物质，选用低沸点有机溶剂如乙醚、石油醚等进行提取。

（3）压榨法：此法适用于含油量高的新鲜植物药材的提取，如柑、橘、柠檬等果皮的挥发油的提取。

（4）**超临界流体萃取法**：超临界流体的密度接近液体，黏度类似气体，扩散力、渗透性优于液体，有更佳的溶解力。超临界流体萃取法最常用试剂为**二氧化碳**，具有化学惰性、无毒、价廉、易得的优点。较水蒸气蒸馏法可以防止挥发油中易受热分解成分的破坏，提高产品质量和收率。但需要专门仪器，成本高。

5. 分离方法

（1）**冷冻法**：在低温放置，挥发油所含主要成分可能析出结晶。这种析出物习称为"脑"，如薄荷脑（薄荷醇）、樟脑等。

（2）分馏法：单萜、倍半萜等各成分的沸点不同。

（3）化学法：酚性的挥发油可用碱性的试剂如氢氧化钠。

第 7 单元　甾体及其苷类

【复习指南】本部分内容分成强心苷和甾体皂苷两部分。每部分需要掌握各自的定义、典型化合物的生物活性及用途；理化性质。提取分离为了解内容。

一、强心苷

1. 定义　存在于植物中具有强心作用的甾体苷类化合物，苷元具有甾体母核和不饱和内酯环两部分。

2. 代表性化合物及生物活性　**毛花苷 C（西地兰）**、**地高辛**（异羟基洋地黄毒苷）、**毒毛花苷 K** 等以注射液或片剂的形式应用于临床。这些强心药物能增强心肌收缩力，常用以治疗急、慢性充血性心力衰竭与节律障碍等疾病。

强心苷是治疗心力衰竭不可缺少的重要药物，**但在临床应用中发现治疗指数狭窄和不易控制等缺点**，故用药安全性需加以注意。

3. 分类与结构特点　苷元依据不饱和内酯环的特点可分为两类。

（1）甲型强心苷元：C17 位结合五元不饱和内酯环，也称强心甾烯，**如洋地黄毒苷元**。

（2）乙型强心苷元：C17 连有六元不饱和内酯环，也称海葱甾烯或蟾蜍甾烯，如中药蟾酥中的主要强心成分为蟾酥甾类。

4. 糖的类型　除常见的**葡萄糖**外，还有 **2,6 - 二去氧糖**，如 D- 洋地黄毒糖、D- 加拿大麻糖等，以及 **6- 去氧糖**如 L- 黄花夹竹桃糖、D- 洋地黄糖等。

5. 苷元与糖的连接方式

（1）Ⅰ型：苷元 -（2,6- 二去氧糖）x-（D- 葡萄糖）y，如毛花苷 C。

（2）Ⅱ型：苷元 -（6 - 二去氧糖）x-（D- 葡萄糖）y，如真地吉他林。

（3）Ⅲ型：苷元 -（D- 葡萄糖）y，如海葱苷。

6. 理化性质

（1）性状：大多为无色结晶或无定形粉末，具有旋光性，味苦，对黏膜有刺激性。

（2）溶解性：原生苷由于所含糖基数目多且具有葡萄糖，可溶于水、醇等溶剂，次生苷亲水性减弱可溶于乙酸乙酯、三氯甲烷等溶剂。

（3）苷键水解：①酸催化水解法，为温和的酸水解法，常用 0.02 ~ 0.05mol/L 的盐酸或硫酸，Ⅰ型中的 2- 去氧糖或 2- 去氧糖之间的苷键易被酸水解，但葡萄糖与 2- 去氧糖之间的苷键在此条件下不易断裂。②**强烈的酸水解法**，Ⅱ和Ⅲ型强心苷，必须增高酸的浓度（3% ~ 5%），但在此条件下常得到脱水苷元。③酶催化裂解法，利用酶的专属性。

7. 检识反应

（1）甾体母核反应：同三萜皂苷，主要为醋酐 - 浓硫酸反应。

（2）不饱和五元内酯环呈色反应：**亚硝酰铁氰化钠（Legal）反应**（呈深红色并逐渐褪去，表示可能存在甲型强心苷）。

（3）2- 去氧糖的鉴别反应：**三氯化铁 - 冰乙酸（Keller-Kiliani）反应**（如有 2- 去氧糖存在，

冰乙酸层逐渐为蓝色，界面处呈红棕色或其他颜色）。

二、甾体皂苷

1. **定义**　是一类由螺甾烷类化合物与糖结合的寡糖苷，苷元由 27 个碳原子组成，共有 A、B、C、D、E、F 六个环，E 环与 F 环以螺缩酮形式连接，共同组成螺甾烷。代表性化合物如薯蓣皂苷、知母皂苷等。

2. **代表性化合物及生物活性**　以黄山药中皂体皂苷为原料研制的地奥心血康，用于治疗冠心病、心绞痛等病症。甾体皂苷元是合成甾体避孕药及激素类药物的原料。

3. **分类**

（1）**螺甾烷醇类**：螺甾烷结构中 F 环环合，如薯蓣皂苷。

（2）**呋甾烷醇类**：螺甾烷结构中 F 环开环，会失去溶血性，也没有抗菌活性。

4. **理化性质**　同三萜皂苷，也具有辛辣味、吸湿性、表面活性、溶血性、发泡性等。

5. **提取、分离与精制方法**

（1）皂苷的提取通法：以含水醇或醇提取，浓缩－脱脂－**正丁醇萃取法**。收集丁醇溶液，减压蒸干，得粗制的**总皂苷**。

（2）甾体皂苷元的提取：酸水解后再用有机溶剂提取法。

（3）分离与精制：利用与胆甾醇可形成沉淀的性质与其他杂质分开，对其构特要求是 **C3 位有 β-OH**。

6. **呈色反应**　同三萜，也为浓硫酸－醋酐反应，产生黄－红－紫－蓝－绿－污绿等颜色，可与此区分三萜皂苷。

第 8 单元　生物碱

【复习指南】生物碱是自然界中一大类成分，结构复杂，本部分内容要求熟练掌握含义和主要类别典型化合物植物来源、生物活性和用途，熟练掌握生物碱的碱性通性性质、溶解性质及通用的鉴别反应。其余为了解内容，此部分考点多集中于成药生物碱的植物药来源及生物活性。

一、结构、典型化合物的生物活性及用途

1. **定义及结构特征**　生物碱是指来源生物界一类含负氧化态氮原子的有机化合物，多具有较复杂的环状结构，而氮原子往往处于环上（**不包括**低分子胺类、氨基酸、维生素类等），**多与酸成盐**，具有较强的生物活性。常见的与之成盐的有机酸有枸橼酸、酒石酸、苹果酸、草酸、琥珀酸等。

2. **主要分类**

（1）有机胺类：氮原子结合在侧链上，代表性如麻黄碱、秋水仙碱等。**麻黄碱和伪麻黄碱**是属于芳烃仲胺类生物碱，有些性质和生物碱的通性不完全一样，游离时可溶于水，也能与酸生成稳定的盐，有挥发性，**不易与大多数生物碱沉淀试剂反应生成沉淀**。

（2）吡啶类生物碱：①简单吡啶类生物碱，如烟碱，②喹诺里西啶类是由 2 个哌啶共用 1 个氮原子的稠环衍生物，如苦参碱、氧化苦参碱，两者均能抑制肉瘤的生成，其中氧化苦参碱含有配位键，可溶于水。

（3）莨菪烷类（颠茄烷类）：莨菪烷为左旋体，**消旋化后为阿托品**，两者均有解痉镇痛和散瞳、**解有机磷**中毒作用。东莨菪碱与莨菪碱生物活性相似，常作为防晕和镇静药物应用。

（4）异喹啉衍生物：数量较多且结构复杂，**如存在于黄连、黄柏、三颗针中具有抗菌作用的小檗碱**，防己中的粉防己碱、汉防己乙素；阿片中的**吗啡碱、可待因**均属于此类型。其中汉防己乙素、吗啡碱又为带有酚羟基的酚性生物碱，具有酸碱两性。

3. 代表性化合物生物活性及用途　麻黄中的麻黄碱有类似肾上腺样作用，能增加汗腺及唾液腺（涎腺）分泌，缓解平滑肌痉挛。黄连中的小檗碱具有抗菌、抗病毒作用。苦参总生物碱具有消肿利尿抗肿瘤、抗病原体、抗心律失常等作用。洋金花中的东莨菪碱具有镇静、麻醉作用。

二、理化性质

1. 性状　大多数生物碱为结晶，极少数分子量较小的呈液态，**如烟碱、槟榔碱。个别小分子生物碱，如麻黄碱，具挥发性**。少数分子中有较长共轭体系及助色团的生物碱有颜色，如小檗碱等均呈黄色。生物碱多有苦味或辛辣感，如苦参碱，极个别的生物碱有甜味，如甜菜碱。

2. 旋光性　生物碱多具有旋光性，且多呈**左旋**，一般左旋体活性显著强于右旋体。

3. 碱性及其表示方法

（1）碱性的来源：生物碱分子中含有 N 原子，N 原子上有一孤对电子，能接受质子，因而表现出碱性，与酸结合成盐。

（2）碱性的表示方法：用 pKa 表示，pKa 是指碱的共轭酸（即生物碱盐）的解离常数。pKa 越大，表示生物碱的碱性越强。强弱顺序如下。①强碱，pKa > 12，如胍类、季胺碱类；②中强碱，pKa 7 ~ 12，如脂胺类、脂氮杂环类；③弱碱，pKa 2 ~ 7，如芳胺类、六元芳氮杂环类；④近中性碱，pKa < 2，如酰胺类、五元芳氮杂环类生物碱。

4. 溶解性

（1）亲脂性生物碱：游离生物碱易溶于有机溶剂，如三氯甲烷、乙醚、乙酸乙酯等，难溶于水。

（2）水溶性生物碱：水溶性生物碱主要指**季胺碱如小檗碱、含 N → O 配位键的生物碱如氧化苦参碱**、分子量较小而极性又较大的生物碱如麻黄碱等易溶于水。

（3）特殊官能团生物碱：酸碱两性脂溶性生物碱除能溶于酸水外，由于分子中有酸性基团还能溶于碱水，如**含有酚羟基的吗啡**除了溶于酸水外，还可溶于氢氧化钠溶液。

（4）生物碱盐：一般能溶于水。多数生物碱及其盐在极性大的溶剂如甲醇、乙醇、丙酮中都能溶解。季铵型生物碱在水中的溶解度较大，**但与盐酸或氢碘酸成盐后，水溶性明显减小**，如小檗碱盐酸盐，水溶性明显减小（1∶500），可从水中析出。

三、显色反应

（1）生物碱沉淀试剂：生物碱沉淀试剂**最常用碘化铋钾试剂（Dragendorff 试剂）**，产生橘红色沉淀，但麻黄碱则与大多数生物碱沉淀试剂不反应。

（2）沉淀反应的条件：在**酸水溶液中进行**。

四、提取方法

1. 总碱的提取方法与特点

（1）酸水提取法：一般用 1%～5% 的硫酸、盐酸或乙酸为溶剂，使生物碱成盐而溶于水。但水溶液杂质较多，常采用**强酸型阳离子交换树脂柱法**富集纯化。

（2）醇类溶剂提取法：所以常采用甲醇或乙醇为溶剂，以渗透法、浸渍法、回流法、连续回流法提取。

（3）亲脂性有机溶剂提取法：用三氯甲烷等亲脂性有机溶剂提取游离生物碱。

（4）水溶性生物碱的分离：水溶性生物碱主要指**季胺碱**，一般可用：①沉淀法，常用**雷氏铵盐沉淀试剂法**；②溶剂法，利用水溶性生物碱能够溶于极性较大而又能与水分层的有机溶剂（如正丁醇）的性质，进行萃取分离。

2. 分离方法及应用

（1）pH 梯度萃取：原理是利用生物碱的**碱性差异**进行分离，操作方式：①将总碱溶于酸水，**逐步加碱调 pH 使之由低到高**，每调一次 pH 后，即用亲脂性有机溶剂萃取一次。**生物碱按由弱到强顺序**，分别游离转溶于有机溶剂中。②将总碱溶于有机溶剂等，用 pH 由高到低的酸性缓冲液依次萃取，使生物碱按碱度由**强至弱**的顺序萃取出来，然后将各部分缓冲液碱化，转溶于有机溶剂，回收溶剂即得到各部分生物碱。

（2）利用生物碱及其盐的溶解度差异进行分离：苦参碱因其极性小于氧化苦参碱能溶于乙醚，后者难溶于乙醚；草酸麻黄碱溶解度小于草酸伪麻黄碱。

（3）利用生物碱的特殊功能进行分离：**吗啡碱**具有酚羟基**能溶于氢氧化钠溶液**，借此可与可待因分离。

第 9 单元　其他成分

【复习指南】此部分内容由四个小单元组成，重点掌握各类代表性成分的药用植物来源和生理活性。除此之外，在鞣质部分掌握其鞣质的结构分类和除鞣的通用方法。

天然产物中除了香豆素、醌类、黄酮类、萜类、皂苷、生物碱等化学成分外，还广泛存在鞣质、有机酸、多糖、蛋白质等其他类型物质。这些类型物质中，有的成分也是一些中药的重要生物活性成分。

一、鞣质

1. 定义　为一类结构比较复杂的**多元酚类化合物**，能与**蛋白质**结合形成不溶于水的沉淀，故可与生兽皮的蛋白质形成致密、柔韧，不易腐败又难以透水的皮革，所以称为鞣质，又为单宁。

2. 结构与分类　根据鞣质的化学结构及其是否被酸水解的性质，可将鞣质分为两大类。

（1）可水解鞣质：由酚酸与多元醇**通过苷键和酯键**形成的化合物，组成的基本单位是**没食子酸**，可水解鞣质可被酸，碱和酶催化水解。如中药五倍子的主要有效成分**五倍子鞣质**即是可水解鞣质。

（2）缩合鞣质：不能被酸水解，经酸处理后反而缩合成不溶于水的高分子鞣红，其基本组成单元是**黄烷 -3- 醇类**，最常见的是**儿茶素**。

3. 鞣质的生物活性

（1）收敛作用，内服可用于治疗肠胃出血，外用于创伤、灼伤的创面。

（2）抗菌、抗病毒作用。

（3）解毒作用，可用鞣质作解毒剂，减少有毒物质被人体吸收。

（4）降压作用。

（5）驱虫作用、抗变态反应和抗炎作用等。

4. 除鞣质及检识方法

（1）热处理冷藏法：先将药液蒸煮，然后冷冻放置，滤过，即可除去大部分鞣质。

（2）**石灰沉淀法**：在中药的水提取液中加入氢氧化钙，使鞣质沉淀析出去除，此方法也可用两类鞣质的区别，可水解鞣质生成青灰色沉淀，缩合鞣质则生成棕或棕红色沉淀。

（3）**明胶沉淀法**：水提取液中加入适量 4% 明胶溶液，使鞣质沉淀完全，这是用以检识、提取或除去鞣质量的常用方法。

（4）聚酰胺吸附法：鞣质与聚酰胺以氢键结合而牢牢吸附在聚酰胺柱上，80% 乙醇难以洗脱，而其他成分均可被 80% 乙醇洗脱下来，以此达到除去鞣质的目的。

二、有机酸

有机酸是一类含羧基的化合物（不包括氨基酸），很多中药的活性成分为有机酸，其分类如下。

1. 芳香族有机酸　主要是苯丙酸及其衍生物。如绿原酸为 3- 咖啡酸奎宁酸，是**金银花**抗菌有效成分和茵陈利胆有效成分；广防己、青木香、关木通等药材中含有**马兜铃酸**，可导致急性肾衰竭、急性肾小管坏死等严重毒副作用。

2. 脂肪族有机酸　如枸橼酸、苹果酸、酒石酸、琥珀酸等普遍存在于中药中。

三、氨基酸、蛋白质

氨基酸为酸碱两性化合物，一般能溶于水，易溶于酸水和碱水，难溶于亲脂性有机溶剂。氨基酸的检识试剂**有茚三酮试剂。天花粉**中的**天花粉蛋白**有引产作用，用于中期妊娠引产。

四、多糖

糖类成分按其聚合度大小分为单糖、低聚糖（含 2 ～ 10 分子单糖）、多糖（含 10 个以上单糖），在中药制剂工艺中，**通常将多糖视为杂质，采用水/醇法或大孔吸附树脂法进行去除**。但一些中药中的多糖多具有一定的生物活性。如香菇多糖、灵芝多糖、猪苓多糖等均具有抗肿瘤、免疫调节活性；黄芪多糖、人参多糖具有增强免疫功能；银耳多糖有肝保护作用。

第 5 章 药物化学

第 1 单元 绪论

【复习指南】了解药物化学的研究内容，药物化学的任务及药物名称中的通用名和化学名。

一、药物化学的定义及研究内容

1. **定义** 药物化学是关于药物的发现、发展和确证，并在分子水平上研究药物作用方式的一门学科。药物化学是建立在化学学科的基础上，涉及生物学、医学和药学等各个学科的内容。

2. **研究内容** 涉及药物的发现、发展、鉴定及药物在体内的作用、变化等。

二、药物化学的任务

药物化学的研究任务大致为：①为合理利用已知的化学药物提供理论基础。通过研究药物的理化性质，阐明药物的化学稳定性，为药物药型的设计、选择，药物的分析检验、保管和贮存服务。通过药物理化性质的研究及代谢产物的分离鉴定，为进一步认识药物在体内的动力学过程，药物的代谢产物及其可能产生的生物效应提供化学基础。②为生产化学药物提供先进、经济的方法和工艺。③寻找和发现新药，不断探索新药研究和开发的途径和方法。综合运用化学、生物学等学科的理论和知识，研究化学结构与生物活性之间的关系（构－效关系），创制疗效好、毒副作用低的新药。创制和发现新药已成为药物化学的一项重要的任务。

三、药物名称

药物的名称包括药物的通用名、化学名和商品名。

1. **药品的通用名** 药品通用名，也称为国际非专利药品名称，是药学研究人员和医务人员使用的共同名称，一个药物只有一个药品通用名，比商品名使用起来更为方便。

药品通用名是新药开发者在新药申请过程中向世界卫生组织提出的名称，世界卫生组织组织专家委员会进行审定，并定期在 WHO Drug Information 杂志上公布。药品通用名不受专利和行政保护，是所有文献、资料、教材及药品说明书中标明有效成分的名称。药品通用名的确定应遵循 WHO 的原则，且不能和已有的名称相同，也不能和商品名相似。

我国药典委员会编写的《中国药品通用名称（CADN）》是中国药品命名的依据，基本是以世界卫生组织推荐的 INN 为依据，中文名尽量和英文名相对应，可采取音译、意译或音译和意译相结合，以音译为主。INN 中对同一类药物常采用同一词干，CADN 对这种词干规定了相应的中文译文。

药品通用名也是药典中使用的名称。

2. **药物的化学名** 每个化学药物都有特定的化学结构，为了准确的表述药物的化学结构，通常使用其化学命名。

药物的化学名是根据其化学结构式来进行命名的，以一个母体为基本结构，然后将其他取代基的位置和名称标出。化学名称可参考国际纯化学和应用化学会（IUPAC）公布的有机化合物命名原则及中国化学会公布的"有机化学物质系统命名原则（1980 年）"进行命名。由于美国化学文献（CA）的应用范围日益扩大，已被广泛接收，也成为药品化学命名的基本依据之一。化学命名的基本原则是从化学结构选取一特定的部分作为母体，规定母体的位次编排法，将母体以外的其他部分均视为其取代基，对于手性化合物规定其立体构型或几何构型。

例如：血管紧张素转化酶抑制药（抗高血压药物）卡托普利的名称如下。

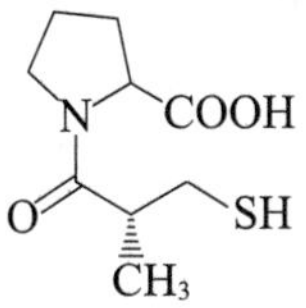

卡托普利

卡托普利（通用名）captopril （英文通用名）。

[1-（2S）-2- 甲基 -3- 巯基 -1- 氧化丙基] -L- 脯氨酸（化学名）。

第 2 单元　麻醉药

【复习指南】

1. 全身麻醉药：了解全身麻醉药的分类，氟烷、γ- 羟基丁酸钠的性质和用途及氯胺酮结构特征、性质、代谢途径和用途。

2. 局部麻醉药：熟练掌握盐酸普鲁卡因、盐酸利多卡因结构特征、性质和用途；了解局部麻醉药的分类、构效关系，盐酸丁卡因的性质和用途。

一、全身麻醉药

1. 全身麻醉药的分类　全身麻醉药根据给药途径可分为吸入麻醉药亦称挥发性麻醉药（如氧化亚氮、麻醉乙醚、氟烷、甲氧氟烷、恩氟烷、异氟烷、七氟烷、地氟烷等）和静脉麻醉药（如硫喷妥钠、海索比妥钠、氯胺酮、羟丁酸钠等）。

2. 氟烷、γ- 羟基丁酸钠的性质和用途

（1）氟烷

[性质] 无色澄明、易流动的易挥发香味的重质液体，无引燃性。性质不稳定，遇光、热可缓慢分解生成氢卤酸。

[用途] 用于全身麻醉及麻醉诱导。

（2）γ- 羟基丁酸钠

[性质] 为白色结晶性粉末；有引湿性。本品水溶液遇三氯化铁试液即显红色；遇硝酸铈铵试液显橙红色。

[用途] 适用于其他全麻的诱导和维持，亦可作为静脉复合麻醉的组成药之一。

3. 氯胺酮的结构特征、性质、代谢途径和用途

[结构特点] 结构中有环己酮、甲氨基、氯苯等结构，常用其盐酸盐，结构中有一个手性碳原子，S- 构型活性更强，常用其消旋体。

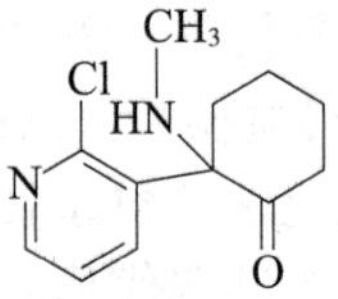

氯胺酮

[性质] 其盐酸盐为白色粉末，溶于水，水溶液呈酸性。

[代谢途径] N-去甲基化，环己酮羰基 α 位氧化引入羟基，最后与葡糖醛酸结合排出体外。

[用途] 具有镇痛作用的静脉全麻药。大药量使用会使人出现幻觉。

二、局部麻醉药

1.局部麻醉药的分类、构效关系

（1）局部麻醉药的分类：局麻药的化学结构类型较多，有对氨基苯甲酸酯类（代表药物：盐酸普鲁卡因）、酰胺类（代表药物：盐酸利多卡因）、氨基酮类（代表药物：达克罗宁）、氨基醚类（代表药物：奎尼卡因）及氨基甲酸酯（代表药物：地哌冬）等类型，难以用一个通式表示其基本结构，结构特异性较低。

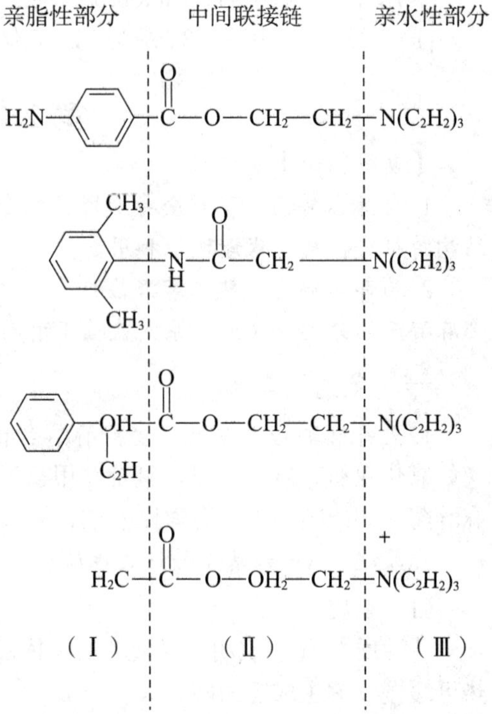

（2）局部麻醉药的构效关系：由临床应用的大部分局部麻醉药的结构可以概括出此类药物的基本骨架由亲脂性部分（Ⅰ）、中间联接链（Ⅱ）和亲水性部分（Ⅲ）三部分构成。

①亲脂性部分（Ⅰ）：可以是芳烃及芳杂环，但以苯环的作用较强，是局部麻醉药物的必需部位。

②中间联接部分（Ⅱ）：由羰基部分与烷基部分共同组成。

③亲水性部分（Ⅲ）：大多为叔胺，易形成可溶性的盐类。

2.盐酸普鲁卡因、盐酸利多卡因结构特征、性质和用途

（1）盐酸普鲁卡因

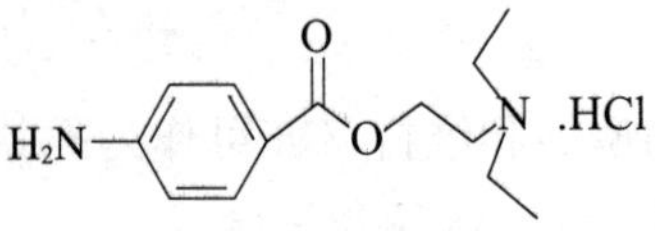

盐酸普鲁卡因

[结构特点] 含芳香伯胺、苯甲酸酯、叔胺结构。

［性质］①苯甲酸酯易水解，温度和 pH 均影响水解速度；②本品结构中含有芳伯胺基团，易发生氧化反应，使颜色加深，故生产中常加入焦亚硫酸钠（保险粉）作为抗氧药；③芳伯胺的氧化受 pH、温度的影响，此外紫外线、空气中的氧、重金属离子等均可加速本品的分解变色；④结构中由于含有芳伯胺基团，可发生**重氮化－耦合反应**，在稀盐酸中与亚硝酸钠反应生产重氮盐，再加入碱性 β－萘酚试液，生成猩红色偶氮化合物沉淀可作为本品的鉴别反应。

［用途］具有良好的局部麻醉作用，毒性低、无成瘾性，用于浸润麻醉、阻滞麻醉、腰麻、硬膜外麻醉和局部封闭疗法。

（2）盐酸利多卡因

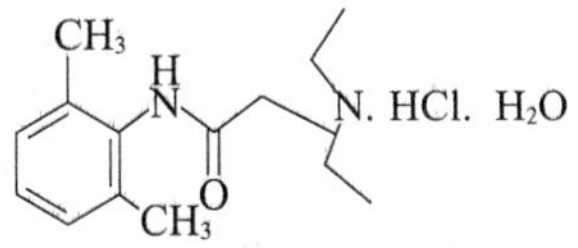

盐酸利多卡因

［结构特点］芳香胺的酰胺化合物。

［性质］性质比盐酸普鲁卡因稳定，在酸性或碱性溶液中均不易被水解。一方面是由于酰胺键比酯键稳定，另一方面是由于利多卡因的酰胺基的邻位有 2 个甲基，空间位阻较大。与三硝基苯酚试液生成白色沉淀，可作为鉴别反应。

［用途］利多卡因的麻醉作用比普鲁卡因强，作用时间长。由于其穿透性好，扩散性强，常用于表面麻醉、浸润麻醉、传导麻醉和硬膜外麻醉。本品还可作为抗心律失常药物，主要用于治疗室性心律失常。为防治急性心肌梗死并发室性心律失常的首选药物。

3. 盐酸丁卡因的性质和用途

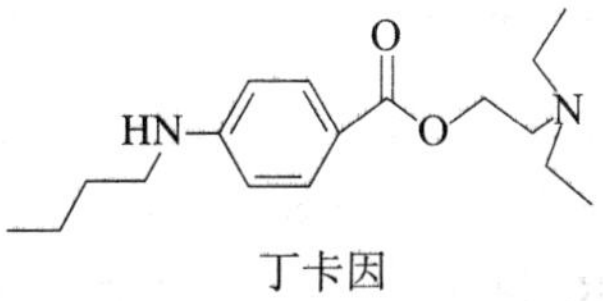

丁卡因

［性质］结构中不含芳香伯胺结构，不发生重氮化－耦合反应（无颜色反应）。

［用途］常用的长效、强效局麻药，临床上用于浸润麻醉和眼角膜的表面麻醉。

第 3 单元　镇静催眠药、抗癫痫药和抗精神失常药

【复习指南】

1. 镇静催眠药：掌握巴比妥类药物的理化通性，苯巴比妥的结构、性质和用途，地西泮的结构特点和用途；了解镇静催眠药的分类，苯二氮䓬结构特征和用途，巴比妥类药物构效关系，苯二氮䓬类药物的理化通性，硫喷妥钠的作用特点。

2. 抗癫痫药：掌握苯妥英钠的结构、稳定性和用途；了解抗癫痫药的分类，卡马西平、丙戊酸钠性质和用途。

3. 抗精神病药：掌握盐酸氯丙嗪和氯氮平的结构、稳定性、代谢途径和用途；了解抗精神失常药的分类，氟哌啶醇的结构类型和用途。

4. 抗抑郁药：了解盐酸阿米替林的稳定性、代谢途径和用途。

一、镇静催眠药

1. 镇静催眠药的分类　按化学结构可分为巴比妥类、苯二氮䓬类、咪唑并吡唑、喹唑酮类、吡咯酮类、氨基甲酸酯等。

2. 巴比妥类药物的理化通性　巴比妥类药物是环丙二酰脲（巴比妥酸）的衍生物，结构为环状酰脲，分子中具有双内酰亚胺结构，比酰胺更易水解。水解反应速度及产物取决于溶液的 pH 及环境温度。巴比妥药物的钠盐水溶液室温放置时，可水解生成酰脲类化合物，若加热可进一步水解并脱羧，生成双取代乙酸钠和氨。故巴比妥类药物一般都作成粉针，临用前配制。

巴比妥不溶于水，具有内酰胺－内酰亚胺互变异构形成烯醇型，因而具有弱酸性，能溶解于氢氧化钠溶液中，生成钠盐，可溶水作注射用药。但巴比妥酸的酸性弱于碳酸，其钠盐不稳定，容易吸收空气中的二氧化碳而析出巴比妥类沉淀。巴比妥在碱性条件下，可与某些重金属离子反应，生成沉淀或有色物质，如与银盐反应生成白色沉淀与铜盐、钴盐反应生成有色产物，分子中因含有酰脲—CONHCONHCO—结构，与铜盐作用能产生类似双缩脲的颜色反应，如与吡啶和硫酸铜溶液作用，显紫色，巴比妥类药物都具有类似的反应，但含硫巴比妥类药物与吡啶和硫酸铜溶液作用时反应液显绿色，可以用来区别含硫和非含硫的巴比妥类药物。这一特性可用于本类药物的鉴别。

3. 巴比妥类药物的构效关系　巴比妥类药物即由取代的丙二酸酯与脲缩合得到的环状酰脲衍生物。

巴比妥类药物结构通式　　巴比妥酸

巴比妥类药物属于结构非特异性药物，其作用强弱、显效快慢、作用时间长短主要取决于药物的理化性质，与药物的酸性解离常数 pKa、脂/水分配系数和代谢失活过程有关。

①当环状酰胺结构 5 位上的 R_1 和 R_2 均为氢时（巴比妥酸），酸性较强，无生理活性；②当 5 位的两个氢同时被取代时，增加了分子的脂溶性，产生生物活性，两个取代基的碳原子总数在 4～8 个为最好。

作用时间与 5 位取代基在体内代谢有关，不同取代基，起效快慢和作用时间不同。①5 位为芳烃或饱和烷烃时，作用时间长（如苯巴比妥，代谢产物为酚类）；②5 位取代基为支链烷烃或不饱和烷烃时，为中、短效型催眠药（戊巴比妥、司可巴比妥）；③2 位碳上的氧原子以硫取代为超短时药物（如硫喷托纳）。

4. 苯巴比妥的结构、性质和用途

［结构特点］含有丙二酰脲结构，5-位有苯取代。

［性质］①本品在空气中稳定；②其烯醇式呈弱酸性，在碱溶液中可得到苯巴比妥钠。苯巴比妥钠为白色结晶性粉末，易溶于水，可做成注射药。苯巴比妥钠的水溶液呈碱性，与酸性药物接触或吸收空气中的二氧化碳，可析出苯巴比妥。在配制注射药和药物配伍使用中要加以注意。④苯巴比妥钠溶液放置易水解，产生苯基丁酰脲沉淀而失去药效。水解的速度与温度和 pH 有关。为避免水解失效，巴比妥钠注射药须制成粉针药，临用时用注射用水溶解。

⑤与铜盐作用能产生类似双缩脲的颜色反应。⑥与硫酸和亚硝酸钠反应，产生橙黄色，此系苯环上的亚硝基化反应。可用此反应区别不带苯基的巴比妥类药物。

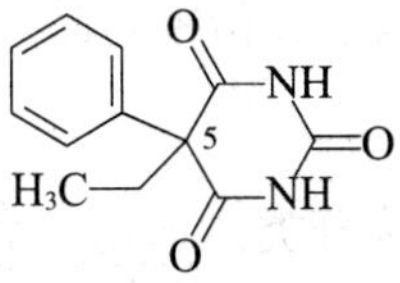

苯巴比妥

[用途]　用于治疗焦虑、失眠（用于睡眠时间短早醒患者）、癫痫及运动障碍。是治疗癫痫大发作及局限性发作的重要药物。

5. 硫喷妥钠的作用特点

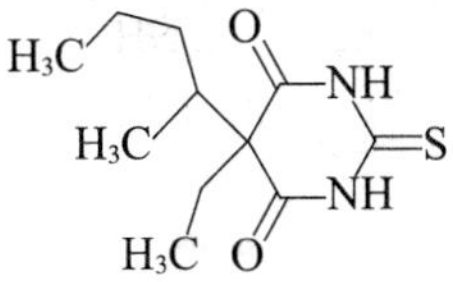

硫喷妥

[作用特点]丙二酰脲结构中2位引入亲脂性大的硫原子形成硫巴比妥类，起效快，易代谢，持续时间短；体内脱硫代谢生成异戊巴比妥。

6. 苯二氮䓬类药物的理化性质

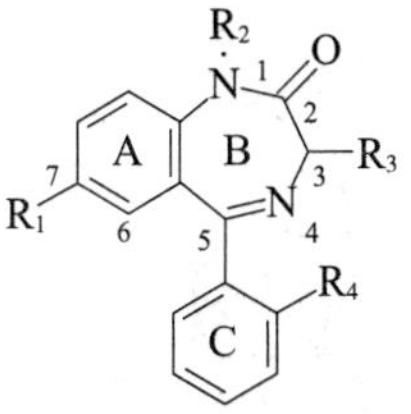

苯二氮䓬

[理化性质]　苯二氮䓬类镇静催眠药结构中具有1,2位的酰胺键和4,5位的亚胺键，遇酸受热易水解开环。可以1,2位开环，也可以4,5位开环。4,5位开环是可逆性反应，在酸性条件下，发生水解开环，当pH到碱性时可以重新环合。

苯二氮䓬的1,2位并入三唑环，不仅增强了代谢稳定性，使药物不易1,2位水解开环，而且增加了药物与受体的亲和力，因此增强了药物的生理活性，其有镇静催眠作用。

7. 地西泮的结构特点和用途

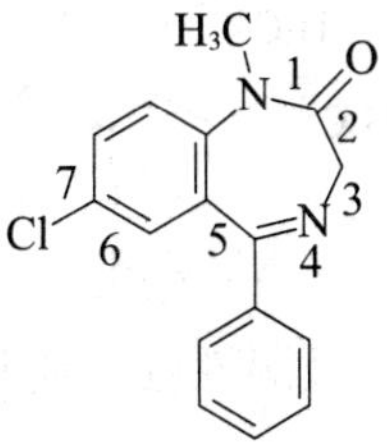

地西泮

[结构特点] 以1,4-苯并二氮杂草为母体结构，体内代谢可脱去甲基，并在羰基α位引入羟基，得到奥沙西泮也有活性，已上市应用。

[用途] 有镇静、抗焦虑作用；属二类精神药品。

二、抗癫痫药

1. 抗癫痫药的分类　常用药物结构分类：巴比妥类、苯二氮草类、乙内酰脲类、二苯并氮杂草类、磺酰胺类、GABA类似物和脂肪酸类。

2. 苯妥英钠结构、稳定性和用途

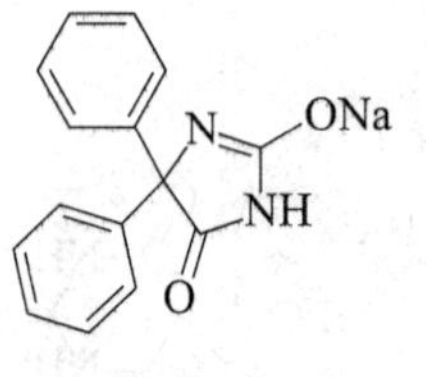

苯妥英钠

[结构特点] 含乙内酰脲结构。

[稳定性] ①易溶于水，有吸湿性；②水溶液呈碱性，露置于空气中吸收二氧化碳析出白色游离的苯妥英，可加入适量碳酸钠保护，忌与酸性药物配伍；③内酰胺结构容易水解开环，所以苯妥英钠及其水溶液都应密闭保存或新鲜配制。

[用途] 治疗癫痫大发作和部分性发作的首选药，但对癫痫小发作无效。此外，苯妥英钠还能治疗心律失常和高血压。

3. 卡马西平的性质和用途

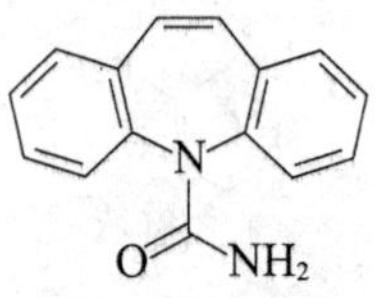

卡马西平

[性质] 本品为白色或类白色结晶性粉末，有引湿性，在潮湿环境中生成二水合物，药效降低。长时间光照会形成二聚体和10,11-环氧化物，颜色发生改变，故需避光保存。

[用途] 为二苯并氮杂草类广谱抗癫痫药，偶见严重的皮肤过敏反应。

4. 丙戊酸钠性质和用途

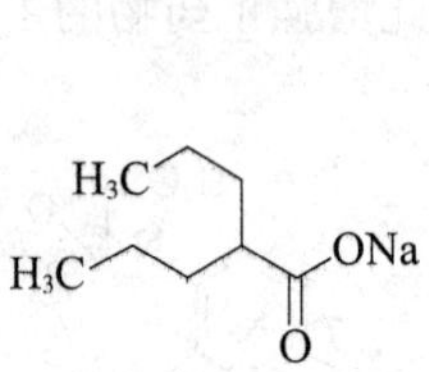

丙戊酸钠

[性质] 白色结晶性粉末或颗粒，吸湿性强。通常加入少量有机酸，使两者形成复合物以改善吸湿性。

[用途] 脂肪酸类广谱抗癫痫药。

三、抗精神病药

1. 抗精神失常药的分类　分为吩噻嗪类、丁酰苯类、二苯二氮䓬类、苯酰胺类等。

2. 盐酸氯丙嗪和氯氮平的结构、稳定性、代谢途径和用途

（1）盐酸氯丙嗪

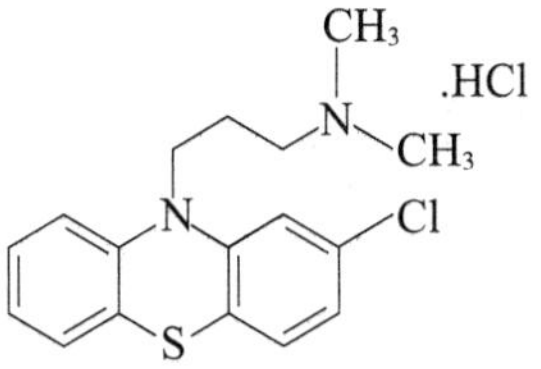

盐酸氯丙嗪

［结构特点］含有吩噻嗪母核，氯原子，叔胺结构。

［稳定性］本品有吸湿性，水溶液显酸性反应，5% 水溶液的 pH 为 4～5。氯丙嗪及其他该类药物具有的吩噻嗪母核，特别容易氧化，在空气中放置，渐变为红棕色。日光及重金属离子对氧化有催化作用。遇氧化药则被破坏。因此注射液中需加入对氢醌、连二亚硫酸钠、亚硫酸氢钠或维生素 C 等抗氧药，以阻止氧化变色。

使用吩噻嗪类药物后，在日光作用下可引起氧化反应，有一些患者在日光强烈照射下会发生严重的光化毒反应。

［代谢］主要发生硫原子氧化、苯环羟基化、侧链 N- 去甲基和侧链的氧化等代谢反应。

［用途］临床用于治疗精神分裂症和躁狂症，亦用于镇吐、强化麻醉及人工冬眠等。

（2）氯氮平

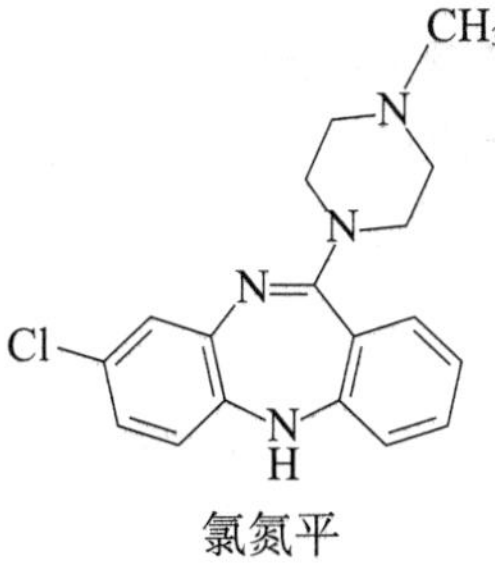

氯氮平

［结构特点］对吩噻嗪类的噻嗪环用生物电子等排体原理进行结构改造，将六元环扩为二氮䓬环得到氯氮平，以苯并二氮杂䓬类为母核。

［代谢］口服经历中等程度的首关代谢，生物利用度约为 50%，代谢物主要为去甲基产物和 N—氧化物。

［用途］可选择性地作用于边缘区域的多巴胺受体。广谱的抗精神病药物，尤其适用于难治的精神分裂症，可降低有反复自杀行为的精神分裂症和情感分裂症患者自杀行为。

3. 氟哌啶醇的结构类型和用途

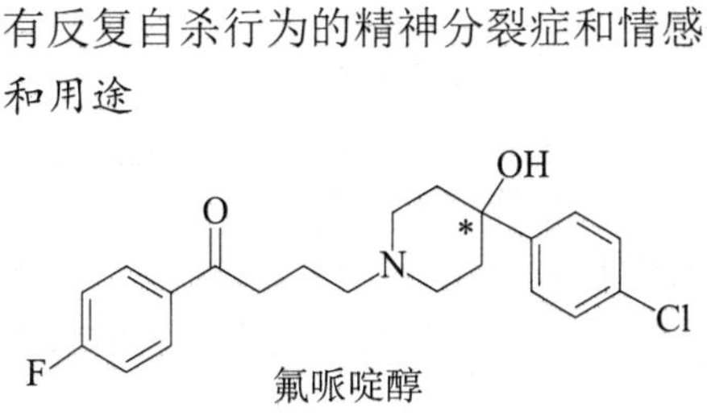

氟哌啶醇

[结构特点] 属于丁酰苯类药物。

[用途] 用于治疗精神分裂症、狂躁症。还可用于治疗急性思觉失调和狂妄症。

四、抗抑郁药

盐酸阿米替林的稳定性、代谢途径和用途

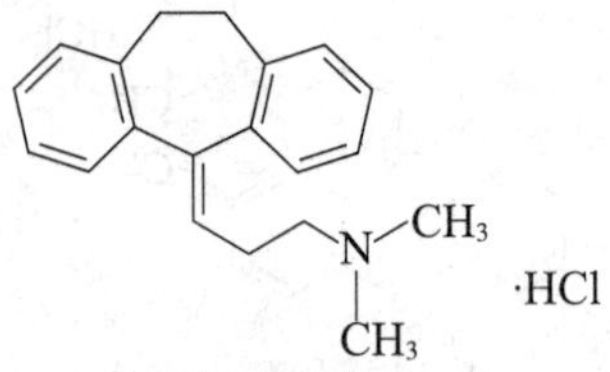

盐酸阿米替林

[稳定性] 对日光较敏感，易被氧化变成黄色，故需避光保存。加氧化药硫酸时，溶液可显红色。其水溶液不稳定，在缓冲溶液中能分解，某些金属离子能催化本品降解。

[代谢] 在肝 N-脱甲基，生成活性代谢产物去甲替林、地昔帕明都具有抗抑郁活性，且毒性降低，已在临床上使用。

[用途] 通过抑制神经突触对去甲肾上腺素和5-羟色胺再摄取而起作用，抗抑郁药物。

第4单元　解热镇痛药、非甾体类抗炎药和抗痛风药

【复习指南】

1. 解热镇痛药：熟练掌握阿司匹林结构、性质和用途，对乙酰氨基酚结构、性质、代谢和用途；了解解热镇痛药物的分类。

2. 非甾体抗炎药：掌握吲哚美辛及双氯酚酸钠的结构特征和用途，布洛芬和萘普生的性质、用途及旋光异构体活性，美洛昔康的作用特点及用途；了解非甾体类抗炎药物的分类。

3. 抗痛风药：了解丙磺舒的结构及用途。

一、解热镇痛药

1. 解热镇痛药物的分类　按照结构分为：水杨酸类（代表性药物：阿司匹林、贝诺酯）；苯胺类（代表药物：对乙酰氨基酚）；吡唑酮类（代表药物：安乃近）等。

2. 阿司匹林结构、性质和用途

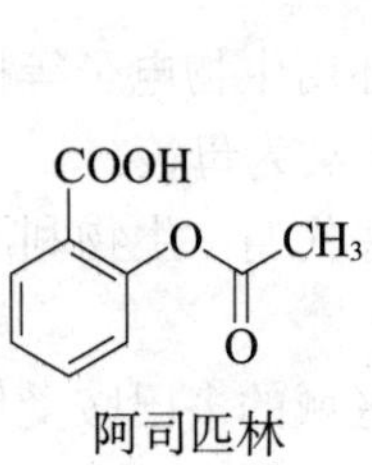

阿司匹林

[结构特点] 以水杨酸为母体，酚羟基成乙酸酯。

[性质] ①结构中有羧基而显弱酸性，易溶于氢氧化钠和碳酸钠溶液。②结构中的酚酯基结构稳定性差，遇湿气即可缓慢水解，需要干燥、密闭保存。③本品水溶液遇三氯化铁试液不显色。④其水解产生水杨酸具有游离酚羟基，遇三氯化铁显蓝紫色（酚羟基的鉴别方法），在空气中放置易被氧化而变色。⑤阿司匹林合成过程中可能引入醋酸苯酯、水杨酸苯酯、乙

酰水杨酸苯酯等杂质，这些杂质不含羧基，不能溶于碳酸钠，可以以此区别阿司匹林，合成中产生的少量乙酰水杨酸酐易引起过敏反应。

[用途] ①本品为环氧合酶（COX）的不可逆抑制药；②临床上小药量使用以预防血栓和心肌梗死。

3. 对乙酰氨基酚结构、性质、代谢和用途

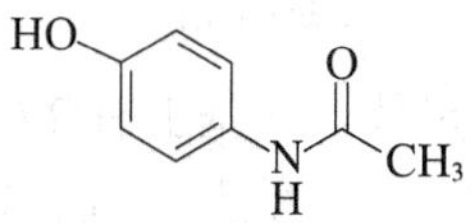

对乙酰氨基酚

[结构特点] 对乙酰氨基酚以苯胺为母体，氨基被乙酰化，且其对位连有羟基。

[性质] ①在潮湿条件下酰胺键会慢慢水解生成对氨基酚；②对氨基酚易进一步氧化成醌亚胺型物质，并且颜色逐渐变成粉红色、棕色、黑色；③含有酚羟基，遇三氯化铁试液显蓝紫色；④药物结构中有酰胺基，在酸性下水解暴露出芳伯胺后，再重氮化并与 β- 萘酚偶合，可生成红色偶氮物。

[代谢] 本品在肝代谢，代谢物 N- 羟基衍生物、N—乙酰亚胺醌为毒性代谢物，其中 N—乙酰亚胺醌在肝中与谷胱甘肽（GSH）结合而失去活性，但当大药量服用对乙酰氨基酚时，导致肝坏死。可服用与谷胱甘肽作用类似的 N- 乙酰半胱氨酸来解毒。

[用途] 有解热镇痛作用，但强度稍弱于阿司匹林，无抗炎作用。

二、非甾体类抗炎药

1. 非甾体类抗炎药物的分类　按照结构类型分为 3, 5- 吡唑烷二酮类（代表药物：保泰松和羟布宗）；芬那酸类（代表性药物：甲芬那酸、氯芬那酸、氟芬那酸等）；芳基烷酸类（代表性药物：吲哚美辛、舒林酸、双氯芬酸钠、萘丁美酮、芬布芬；布洛芬、萘普生、酮洛芬等）；1, 2- 苯并噻嗪类（代表药物：吡罗昔康、美洛昔康）。

2. 吲哚美辛、双氯酚酸钠的结构特征和用途

（1）吲哚美辛

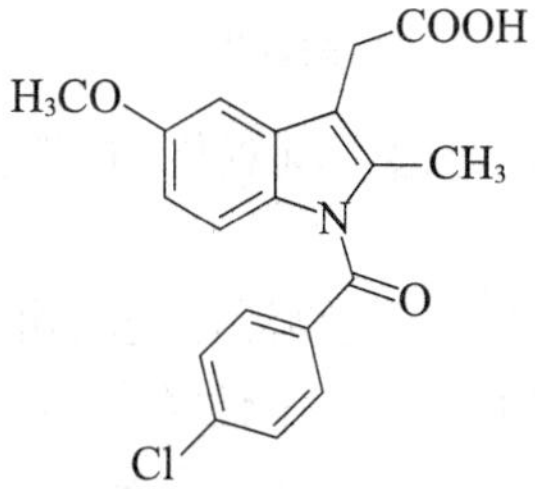

吲哚美辛

[结构特点] 具有吲哚乙酸结构。

[用途] 芳基乙酸类抗炎药，又称消炎痛。对缓解炎症疼痛作用明显，是最强的前列腺合成酶抑制药之一。本品不良反应较大，主要作为对水杨酸类有耐受性、疗效不显著时的替代药物，也可用于急性痛风和炎症发热。

（2）双氯芬酸钠

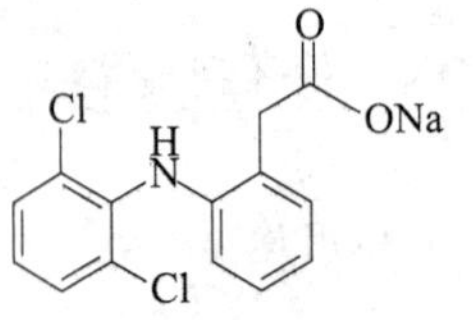

双氯芬酸钠

[结构特点] 以邻氨基苯乙酸为母体，氨基上有 2,6- 二氯代苯基取代。

[用途] 不仅能够抑制环氧合酶，还能抑制脂氧合酶。抗炎、镇痛和解热作用很强。不良反应少，且在非甾体类药物中药量最小。

3. 布洛芬、萘普生的性质、用途及旋光异构体活性

（1）布洛芬

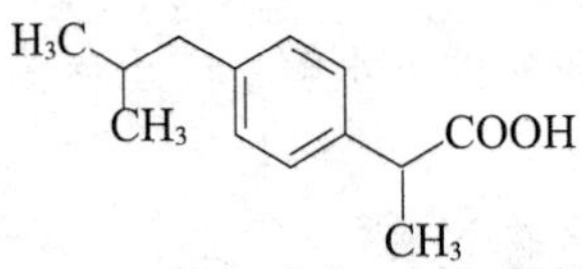

布洛芬

[性质] 结构中含有游离羧基，可溶于氢氧化钠或碳酸钠溶液。

[用途] 本品为芳基丙酸类抗炎药，消炎、镇痛和解热作用均大于阿司匹林，胃肠道不良反应小，对肝、胃及造血系统无明显不良反应。临床上广泛用于类风湿关节炎、风湿性关节炎等。

[旋光异构体活性] 羧基 α 位为手性碳，S-（+）异构体有活性，R-（-）异构体无活性。由于在体内 R-（-）可转化为 S-（+）异构体，因此不必拆分，临床使用外消旋体。

（2）萘普生

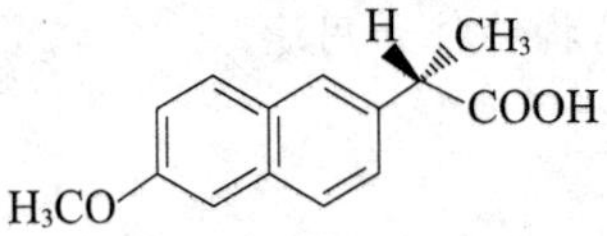

萘普生

[性质] 结构中含有游离羧基，可溶于氢氧化钠或碳酸钠溶液。在日光照射下易变色，需避光保存。

[用途] 本品为芳基丙酸类抗炎药，生物活性是阿司匹林的 12 倍，布洛芬的 3～4 倍，但比吲哚美辛低，仅为其 1/300。适用于风湿性关节炎、类风湿关节炎、风湿性脊椎炎等疾病。

【旋光异构体活性】 药用其 S-（+）异构体。

4. 美洛昔康的作用特点及用途

[作用特点] 本品呈酸性。对与炎症有关的 COX-2 的抑制活性强，因而具有强的抗炎作用和较少的胃肠道、肾不良反应。

[用途] 1, 2- 苯并噻嗪类（昔康类）抗炎药，可有效地治疗类风湿性关节炎和骨关节炎。

三、抗痛风药

丙磺舒的结构及用途

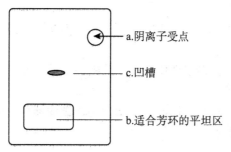

丙磺舒

[结构特点]以苯磺酰胺为母核，含有丙基和羧基。

[用途]①增加尿酸盐的排泄，防止尿酸盐结晶的生成，用于慢性痛风的治疗；②可作为抗生素治疗的增效药。

第 5 单元　镇痛药

【复习指南】熟练掌握盐酸吗啡结构特点、构效关系、性质、代谢和用途；掌握盐酸哌替啶的结构、性质、代谢和用途；了解镇痛药结构特点，盐酸美沙酮性质和用途，磷酸可待因性质和用途。

一、镇痛药概述

镇痛药的结构特点：分子至少需有以下结构部分。

1. 有一个碱性中心，在生理 pH 条件下大部分电离为阳离子，可与受体表面的阴离子受点（a）结合。

2. 具有苯环，与受体的平坦区（b）通过范德华力结合。

3. 活性中心和芳环与受体结合时，烃基部分（相当吗啡结构的 C15-C16）凸出于平面的前方，正好与受体的凹槽（c）相适应。见图 5-1。

　　　a.阴离子受点
　　　c.凹槽
　　　b.适合芳环的平坦区

图 5-1　阿片受体模型

二、天然生物碱类

盐酸吗啡结构特点、构效关系、性质、代谢和用途

盐酸吗啡

[结构特点]　具有部分氢化菲环母核，为五个稠杂环组成的刚性分子，含有两个羟基。具有五个手性碳原子，左旋吗啡有活性，右旋体完全没有镇痛活性。

[性质]　①为两性药物；②化学性质不稳定，其酚羟基具有还原性，因此在光照下即能被空气氧化变质，生成伪吗啡（又称双吗啡）和 N- 氧化吗啡，毒性增大，故应密闭保存；③吗啡在酸性溶液中加热，脱水重排生成阿扑吗啡，为多巴胺激动药，可兴奋中枢的呕吐中心，临床上用作催吐药；④遇甲醛 - 硫酸试液呈紫堇色，遇钼硫酸试液呈紫色、蓝色至绿色，遇三氯化铁试液显蓝色。

[代谢]　少量代谢生成去甲吗啡，毒性较大，大部分与硫酸和葡萄糖醛酸结合后排出体外。

[用途]　为 μ 受体强效激动药，用作镇痛药、麻醉辅助药。有成瘾性、耐受性、依赖性和呼吸抑制等不良反应。

三、合成镇痛药

1. 盐酸哌替啶结构、性质、代谢和用途

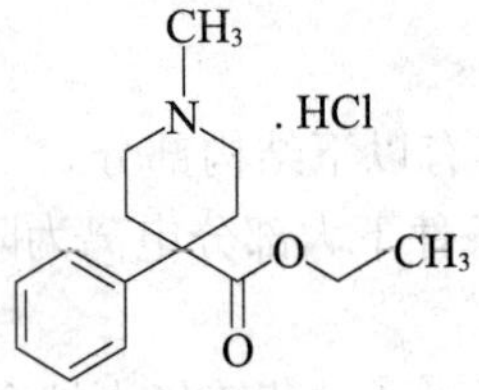

盐酸哌替啶

[结构特点]　4- 苯基哌啶类镇痛药。其结构可以看作仅保留吗啡的 A 环和 D 环。结构中含有酯键，但由于苯基空间位阻的影响，不易水解。

[性质]　用碳酸钠溶液碱化可析出游离的油状液体哌替啶。遇甲醛 - 硫酸试液显橙红色，遇苦味酸乙醇液生成黄色沉淀。

[代谢]　主要为酯水解和去甲基化产物，其中去甲基哌替啶体内消除慢，易蓄积产生中枢毒性，引发癫痫。

[用途]　阿片 μ 受体激动药，属麻醉性镇痛药，镇痛活性为吗啡的 1/10。

2. 盐酸美沙酮性质和用途

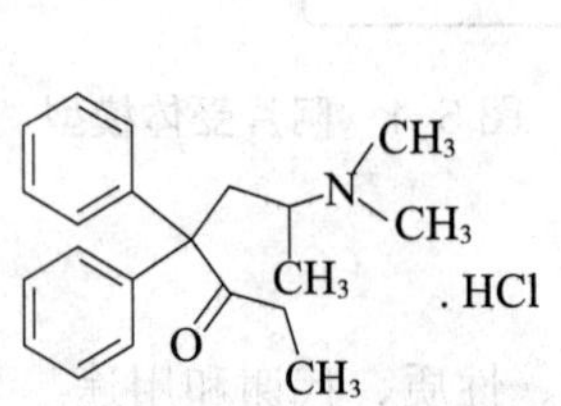

盐酸美沙酮

[性质]　左旋体有效，药用其消旋体。其水溶液遇甲基橙试液生成黄色复盐沉淀。

[用途]　为阿片 μ 受体激动药。镇痛效果强过吗啡和哌替啶。成瘾性较小，临床上也用于戒除吗啡类药物成瘾性的替代疗法，称为美沙酮维持疗法，其代谢产物美沙醇半衰期更长。

四、半合成镇痛药

磷酸可待因性质和用途

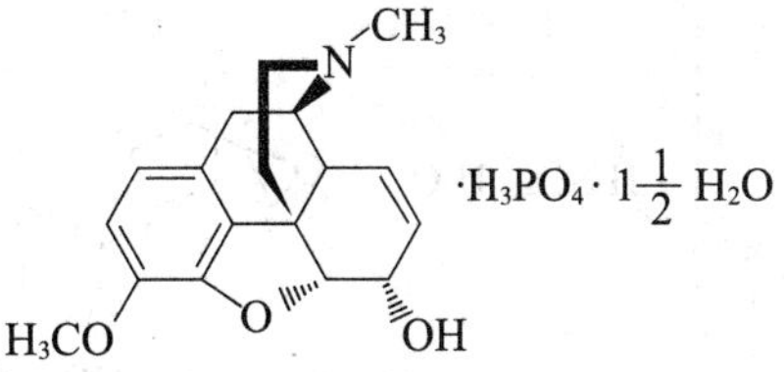

磷酸可待因

[性质] 为吗啡 3 位甲基化产物，无游离酚羟基，不能直接与三氯化铁反应显色。

[用途] 镇痛作用仅为吗啡的 1/10，具有较好的中枢麻醉性镇咳活性。

第 6 单元　拟胆碱药和胆碱受体拮抗药

【复习指南】熟练掌握硫酸阿托品的结构特点、性质、Vitali 反应和用途；掌握硝酸毛果芸香碱、碘解磷定、溴化新斯的明和加兰他敏的作用与用途；了解拟胆碱药的分类，抗胆碱药的分类、颠茄生物碱类构效关系，哌仑西平、泮库溴铵的用途，氯琥珀胆碱的稳定性及用途。

一、拟胆碱药

1. 胆碱受体激动药分类　按照作用机制分为胆碱受体激动药和胆碱酯酶抑制药。

2. 硝酸毛果芸香碱、碘解磷定、溴化新斯的明和加兰他敏的作用与用途

（1）硝酸毛果芸香碱：拟胆碱药，有缩瞳、降低眼内压、兴奋汗腺和唾腺分泌等作用，用于治疗青光眼。

（2）碘解磷定：为胆碱酯酶复活药，用于解救有机磷中毒。

（3）溴化新斯的明：为可逆性胆碱酯酶抑制药，用于治疗重症肌无力及手术后腹气胀、尿潴留等。

（4）加兰他敏：为长效可逆性胆碱酯酶抑制药，用于重症肌无力、进行性肌营养不良、脊髓灰质炎后遗症、儿童脑型麻痹、因神经系统疾病所致感觉或运动障碍、多发性神经炎等。

二、胆碱受体拮抗药

1. 胆碱受体拮抗药的分类，茄科生物碱类构效关系

（1）胆碱受体拮抗药的分类：分为 M 受体拮抗药和 N 受体拮抗药。

（2）茄科生物碱类构效关系：代表性药物有硫酸阿托品、氢溴酸东莨菪碱、氢溴酸山莨菪碱、丁溴东莨菪碱。

共同结构特点均含托品环（又称莨菪醇），羟基成取代的苯乙酸酯，区别在于 6,7 位所连的官能团不同，同时 8 位氮上的取代基也可不同。

与阿托品比较，山莨菪碱在脱品环的 6 位有羟基，极性增大，中枢作用减小；东莨菪碱在 6，7 位有环氧环，亲脂性增大，中枢作用增大。因此，中枢作用强弱的顺序为东莨菪碱＞阿

托品＞山莨菪碱，东莨菪碱中枢作用最强，用作镇静药。

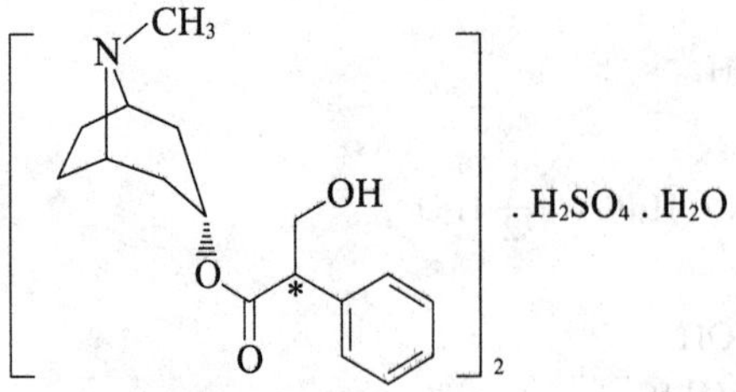

硫酸阿托品

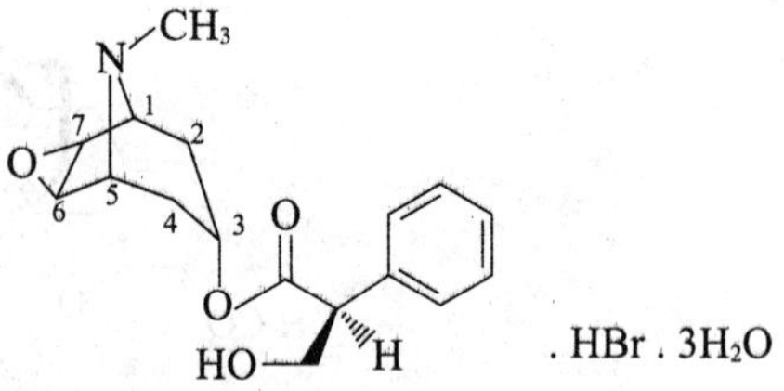

氢溴酸东莨菪碱

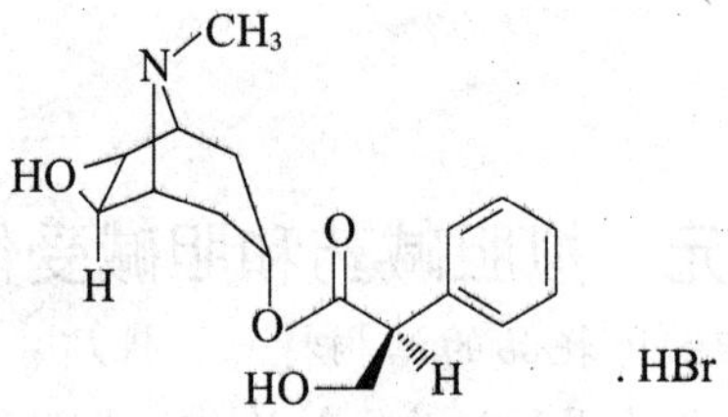

氢溴酸山莨菪碱

2. 硫酸阿托品的结构特点、性质、Vitali 反应和用途

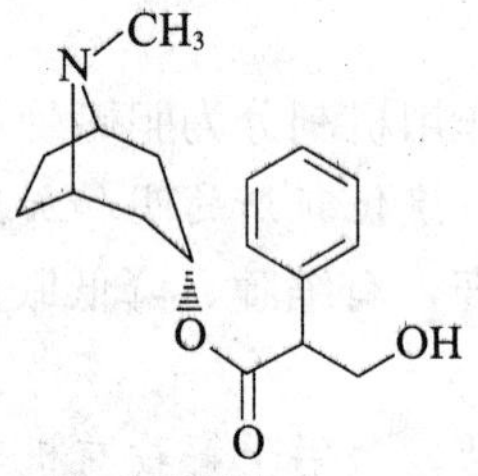

阿托品

[结构特点] 本品为莨菪碱和莨菪酸合成的酯，其中又称莨菪酯。含有 4 个手性中心，其中莨菪醇分子内消旋化，莨菪酸提取时发生外消旋化。天然的阿托品左旋的拮抗性能比右旋体好，但中枢毒副作用也大，因此临床用其消旋体，安全性能好。

[性质] ①无色结晶或白色晶性粉末，碱性条件下酯基易水解生成莨菪醇和消旋的莨菪酸，弱酸性和近中性条件下较稳定；②叔胺具有强碱性，与强酸硫酸成盐后水溶液呈中性；③因结构中含有莨菪酸片段，莨菪酸在浓硝酸的处理下，发生硝化反应生成三硝基衍生物，加氢氧化钾醇溶液和一小粒固体氢氧化钾则生成有颜色的醌类化合物，初显深紫色，后转暗红色，最后颜色消失。该反应成为 **vitali 反应（维他立反应）**；④本品与硫酸和重铬酸钾加热时，水解生成的莨菪酸被氧化成有苦杏仁味的苯甲醛；⑤本品可与多种生物碱显色药和沉淀药反应。

[用途] M 胆碱受体拮抗药，用于抢救感染中毒性休克和心动过缓、有机磷农药中毒、缓解内脏绞痛、麻醉前给药及减少支气管黏液分泌等治疗。

3. 哌仑西平、泮库溴铵的用途

（1）哌仑西平：选择性的 M 胆碱受体拮抗药，主要适用于治疗胃和十二指肠溃疡，能明显缓解患者疼痛，降低抗酸药用量。与西咪替丁合用可增强抑制胃酸分泌的效果。

（2）泮库溴铵：为长效非去极化型肌松药。化学结构上属雄甾烷衍生物，但无雄激素样作用。主要用作外科手术麻醉的辅助用药。

4.氯琥珀胆碱的稳定性及用途

[稳定性] 本品为二元羧酸酯，易水解，可制成粉针或使用丙二醇作溶药延缓水解。

[用途]去极化型肌松药,用于外科小手术和气管插管。不能与碱性药物如硫喷托纳等合用。

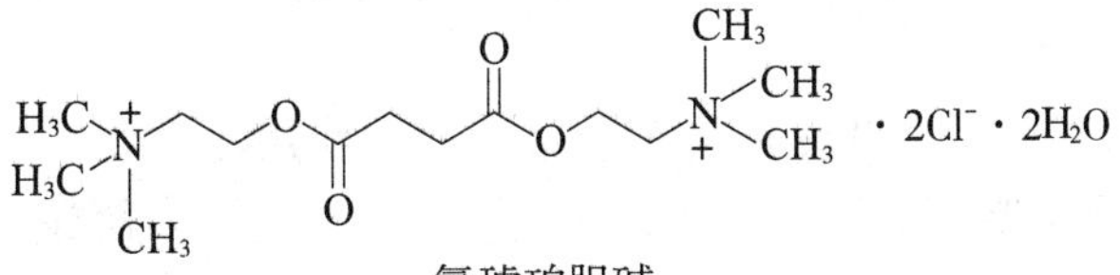

氯琥珀胆碱

第 7 单元　肾上腺素能药物

【复习指南】

1.肾上腺素能受体激动药：熟练掌握肾上腺素的结构、性质及用途，盐酸异丙肾上腺素用途；掌握重酒石酸去甲肾上腺素、盐酸多巴胺、盐酸甲氧明用途；了解肾上腺素能受体激动药结构类型，盐酸麻黄碱性质和用途，盐酸沙美特罗用途。

2.肾上腺素能受体拮抗药：掌握盐酸哌唑嗪、盐酸普萘洛尔和阿替洛尔的性质与用途。

一、肾上腺素能受体激动药

1.肾上腺素能受体激动药结构类型　按照结构类型分为：苯乙胺类（代表药物：肾上腺素、异丙肾上腺素、去甲肾上腺素、多巴胺、甲氧明、沙美特罗等）和苯异丙胺类（代表药物：麻黄碱等）。

2.苯乙胺类肾上腺素能激动药的构效关系

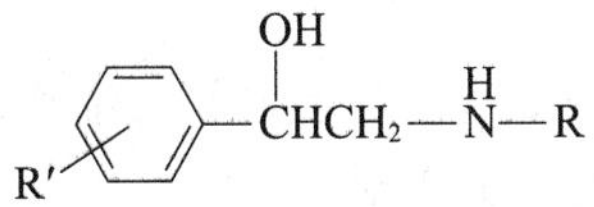

①基本化学结构为 β- 苯乙胺，儿茶酚胺（苯环 3，4 位有两个羟基）结构作用最强，但作用时间短；儿茶酚胺结构上去掉一个或两个酚羟基作用时间延长；②其 R- 构型的左旋体生物活性强于右旋体；③β- 苯乙胺的氨基上的取代基体积大小与对受体作用的选择性有关，从甲基到叔丁基，随着取代基体积的增大，对 α 受体的激动作用逐渐减弱，而对 β 受体的作用逐渐加强。

3.肾上腺素的结构、性质及用途，盐酸异丙肾上腺素用途

（1）肾上腺素

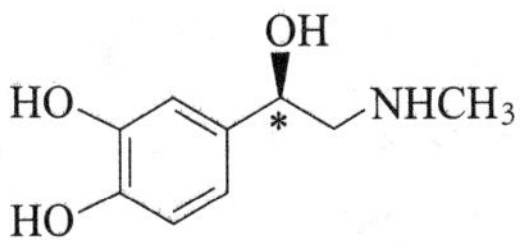

肾上腺素

[性质] ①结构中有一个手性碳原子，为 R 构型，具左旋光性。水溶液在室温放置或加热后，易发生消旋化反应，使活性降低。②稳定性，分子结构中具有儿茶酚结构，性质不稳定，具有还原性，接触空气或受日光照射，极易被氧化变质，生成红色的肾上腺素红，进一步聚合成棕色多聚物。温度越高，氧化速度越快，金属离子催化此反应，故制备注射药时应加抗氧药，避免与空气接触并避光保存。③溶于稀盐酸后，与过氧化氢试液反应被氧化，显血红色。④在 pH3～3.5 时与碘试液反应，再加硫代硫酸钠试液使过量碘的颜色消退，溶液呈红色。⑤与三氯化铁试液反应，即显翠绿色（酚羟基与铁离子络合呈色），再加氨试液后变为紫色，最后变为紫红色。

[用途] 肾上腺素对 α 和 β 受体均有较强的激动作用，主要用于治疗过敏性休克、心脏骤停的急救、支气管哮喘等。肾上腺素口服无效，常用药型为盐酸肾上腺素注射液。

（2）盐酸异丙肾上腺素

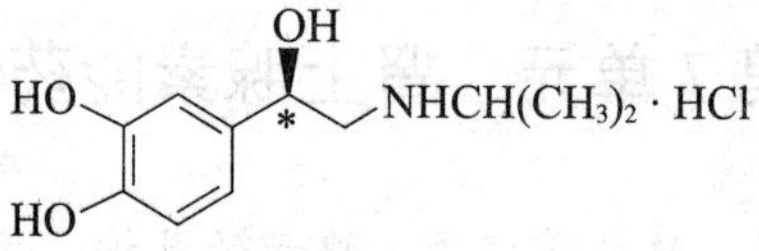

盐酸异丙肾上腺素

[用途] β 受体激动药，用于支气管哮喘及心脏房室传导阻滞。

4. 重酒石酸去甲肾上腺素、盐酸多巴胺、盐酸甲氧明用途

（1）重酒石酸去甲肾上腺素

[用途] α 受体激动药，其收缩血管与升压作用较强，并反射性地引起心率减慢，但兴奋心脏、扩张支气管作用较弱。主要用于抗休克。

（2）盐酸多巴胺

[用途] 多巴胺是去甲肾上腺素生物合成的前体，为中枢性递质之一，具有兴奋 β 受体、α 受体和多巴胺受体的作用，临床用于各种类型的休克。

（3）盐酸甲氧明

[用途] 本品为 α 受体激动药，有明显的血管收缩作用，它能通过提高外周阻力，使收缩压和舒张压均升高，而对心脏无兴奋作用。

5. 盐酸麻黄碱性质和用途，盐酸沙美特罗用途

（1）盐酸麻黄碱

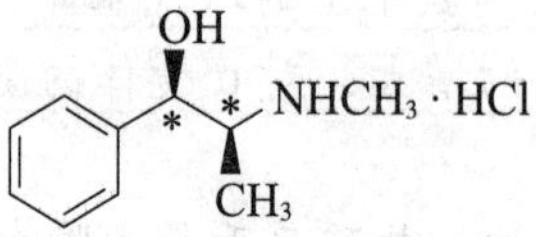

盐酸麻黄碱

[性质] 白色结晶性粉末，水溶液呈左旋性。苯环上不含酚羟基，遇光、空气和热不易被氧化破坏。属于苯异丙胺类，遇碘化汞钾等多种生物碱沉淀药不生成沉淀。结构中有 2 个手性碳原子，药用其活性最强的（1R，2S）-（-）赤藓糖型。

[用途] 结构中含有两个手性中心，盐酸麻黄碱对 α 受体和 β 受体均有激动作用，属混

合作用型药物。有松弛支气管平滑肌，收缩血管及产生中枢兴奋作用，属于国家管制类药品。用于支气管哮喘、过敏反应、鼻黏膜肿胀及低血压等病的治疗。

（2）盐酸沙美特罗

［用途］是一长效 β_2 受体激动药，同时还有抗炎作用及抑制过敏性介质释放的作用，用于哮喘、喘息性支气管炎和可逆性气道阻塞等疾病治疗。

二、肾上腺素能受体拮抗药

盐酸哌唑嗪、盐酸普萘洛尔和阿替洛尔的性质与用途如下。

（1）盐酸哌唑嗪

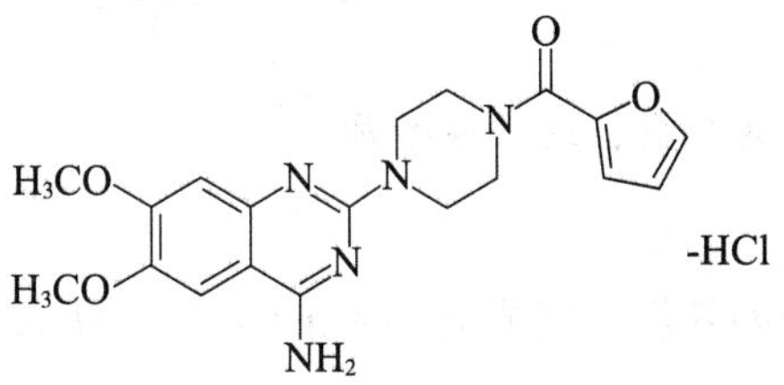

盐酸哌唑嗪

［性质］分子中含有氨基取代的喹唑啉与呋喃甲酰哌嗪基。

［用途］第一个选择性的 α_1 受体阻滞药，临床用于治疗各种病因引起的高血压和充血性心力衰竭。

（2）盐酸普萘洛尔

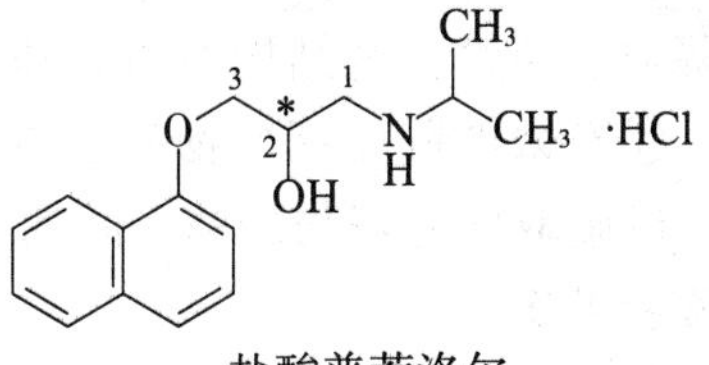

盐酸普萘洛尔

［性质］①水溶液呈酸性，含 1 个手性碳原子，S—构型左旋体活性强，其药用外消旋体。在稀酸中易分解，碱性时较稳定。与硅钨酸试液反应生成淡红色沉淀。

［用途］为非选择性 β 受体阻滞药。临床用于治疗高血压、心绞痛、窦性心动过速、心房扑动及颤动等。

（3）阿替洛尔

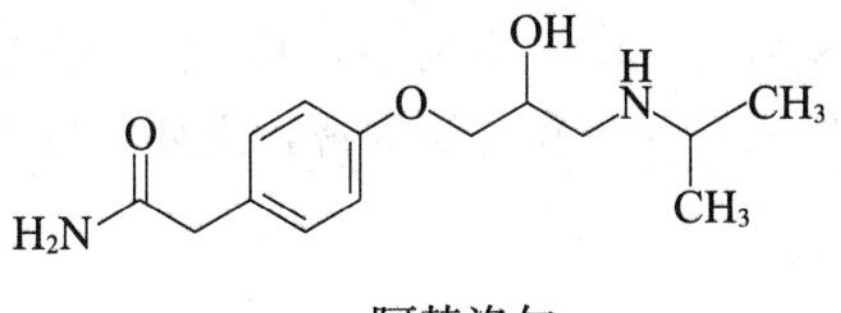

阿替洛尔

［用途］选择性肾上腺素 β_1 受体阻滞药，能有效地治疗心绞痛、高血压和心律失常，作用快速、持久。

第8单元　心血管系统药物

【复习指南】

1.调血脂药：掌握吉非贝齐、洛伐他汀性质和用途；了解调血脂药的分类，苯氧乙酸类药物的构效关系。

2.抗心绞痛药：掌握硝苯地平、尼群地平的结构、性质和用途，盐酸地尔硫䓬、硝酸异山梨酯的性质和用途；了解抗心绞痛药物分类。

3.抗高血压药：掌握卡托普利、甲基多巴的稳定性和用途；了解抗高血压药分类，氯沙坦的作用和用途。

4.抗心律失常药：掌握胺碘酮的性质和用途；了解抗心律失常药物分类，非特异性抗心律失常药物的构效关系。

5.强心药：了解强心药的分类，地高辛性质。

一、调血脂药

1.调血脂药的分类　分为苯氧乙酸酯类、羟甲戊二酰辅酶A（HMG-CoA）还原酶抑制药、烟酸类及其他类。

2.苯氧乙酸类药物的构效关系

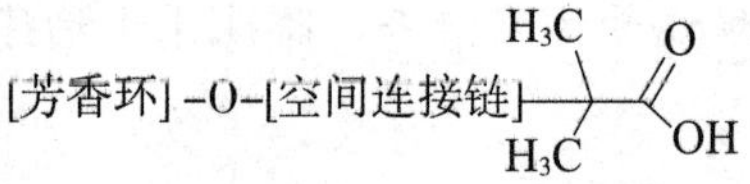

①异丁酸结构是这类药物产生活性的重要基团；②脂肪酸部分的季碳原子并非必需，如果仅有一个烷基取代基也具有降血脂活性；③结构中的芳基部分保证了药物的亲脂性，增加苯基数目，活性有增强的趋势；④有效的降血脂药物分子中，大多在苯环的对位、烷基、芳烷基取代基上都含有氯原子；⑤以硫取代芳基与羧基之间的氧，降血脂活性增强。

3.吉非贝齐、洛伐他汀性质和用途

（1）吉非贝齐

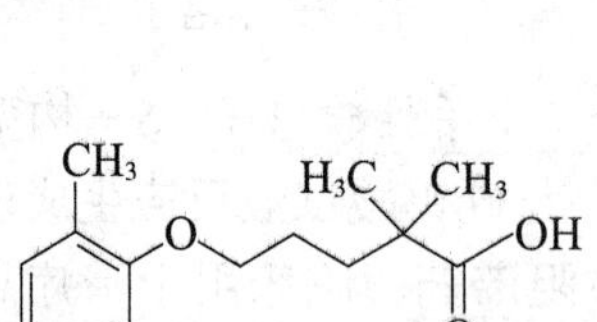

吉非罗齐

［性质］水中不溶，在氢氧化钠溶液中易溶。其乙醇溶液加入碘化钾试液显蓝色。

［用途］本品能显著降低三酰甘油和总胆固醇，主要降低VLDL，而对LDL影响较少，但可提高HDL水平。

（2）洛伐他汀

［性质］①结构中有八个手性中心，具旋光性；②在贮存过程中，其六元内酯环上的羟基会发生氧化反应，生成二酮吡喃衍生物；③洛伐他汀在水溶液中，特别在酸或碱水溶液中，内酯环能迅速水解，产生羟基酸，较为稳定；④洛伐他汀为前药，在体内代谢过程中，内酯环水解生成羟基酸衍生物，发挥抑制HMG-CoA还原酶的活性。

［用途］本品可竞争性抑制 HMG-CoA 还原酶，用于治疗原发性高胆固醇血症。

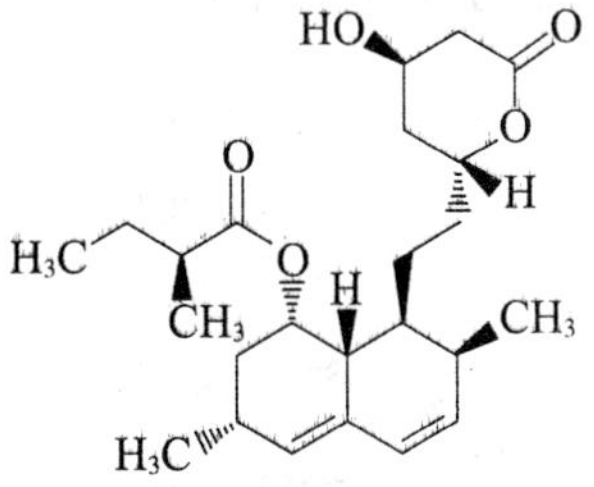

洛伐他汀

二、抗心绞痛药

1. 抗心绞痛药物分类　抗心绞痛药物可分为硝酸酯及亚硝酸酯类、钙通道阻滞药、β 受体拮抗药和其他类。

2. 硝苯地平、尼群地平的结构、性质和用途

（1）硝苯地平

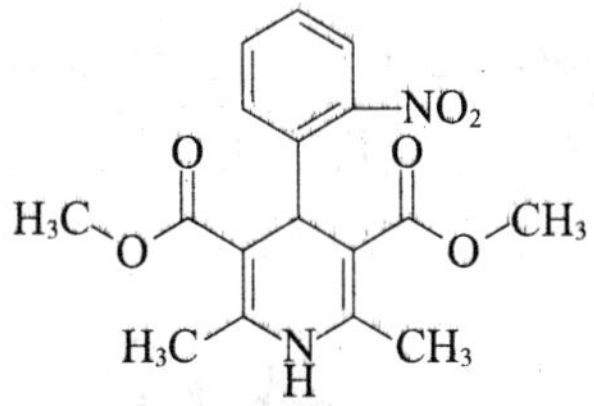

硝苯地平

［结构特点］二氢吡啶环，不含手性中心。

［性质］本品在光照和氧化药存在条件下分别生成两种降解氧化产物，其中光催化氧化反应除了将二氢吡啶芳构化以外，还能将硝基转化成亚硝基（**分子内歧化反应**）。

［用途］本品为 1，4-二氢吡啶类钙离子拮抗药，适用于各种类型的高血压，对顽固性、重度高血压也有较好疗效；对顽固性充血性心力衰竭亦有良好疗效。

（2）尼群地平

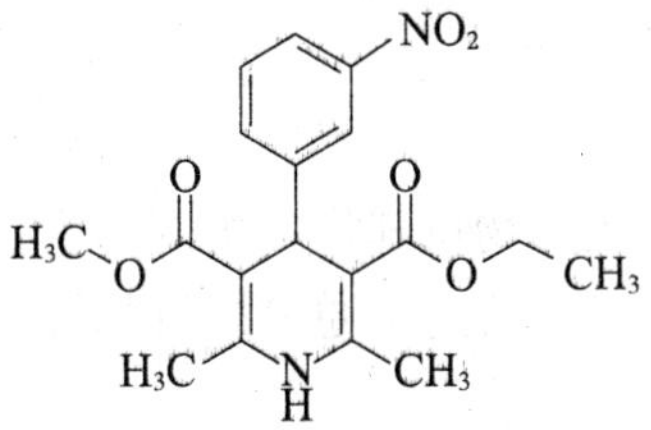

尼群地平

［性质］**遇光发生分子内歧化反应**，生成硝基和亚硝基吡啶衍生物，4 位碳原子具手性，目前临床用外消旋体。

［用途］本品为 1,4-二氢吡啶类钙离子拮抗药，抑制血管平滑肌和心肌的跨膜钙离子内流，但以血管作用为主，故其血管选择性较强。临床用于治疗高血压，降压作用温和而持久；

也可用于充血性心力衰竭。

3. 盐酸地尔硫䓬、硝酸异山梨酯的性质和用途

（1）地尔硫䓬

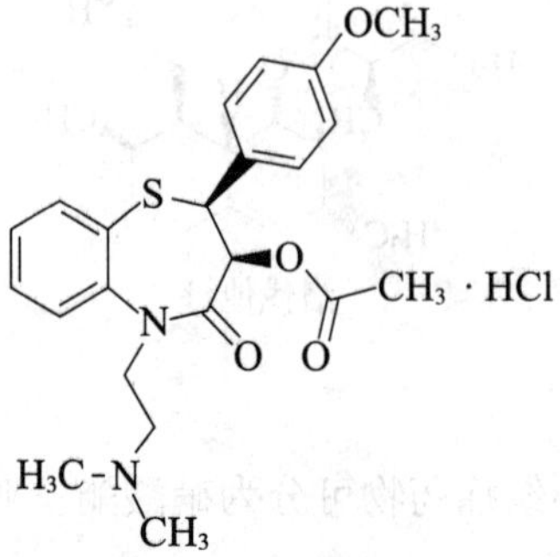

地尔硫䓬

［性质］分子具有苯并硫氮䓬核，结构中有两个手性碳原子，具有四个光学异构体，临床仅用 $2S$，$3S$ 异构体。

［用途］本品为高选择性的钙通道阻滞药。具有扩张血管作用，尤其对大的冠状动脉和侧支循环均的扩张作用较强。临床用于治疗冠状动脉痉挛引起的心绞痛和劳力型心绞痛，高血压。

（2）硝酸异山梨酯

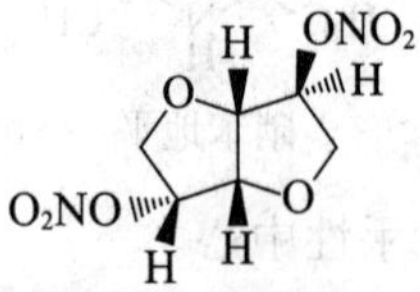

硝酸异山梨酯

［性质］①本品为山梨醇的硝酸酯，在室温下呈干燥状态，较稳定，但遇强热会发生爆炸；②加水和硫酸会水解生成硝酸，缓缓加入硫酸亚铁试液，接界面显棕色；③体内代谢脱硝基生成 2 和 5—单硝基异山梨醇酯，代谢产物仍有活性。5- 单硝酸异山梨酯也被开发成药。

［用途］本品具有冠状动脉扩张作用，为一有效的长效抗心绞痛药。临床用于心绞痛、冠状循环功能不全、心肌梗死等的预防。

三、抗高血压药

1. 抗高血压药分类　抗高血压药物按其作用机制分为抗交感神经药物、血管扩张药物、作用于肾素血管紧张素系统的药物、钙离子通道拮抗药等。利尿药在临床上也多用于高血压的治疗。

2. 卡托普利、甲基多巴的稳定性和用途

（1）卡托普利

［性质］　①由于巯基的存在，卡托普利易被氧化，能够发生二聚反应而形成二硫键；②巯基具有还原性，可以使碘试液褪色，在碘化钾和硫酸中易被氧化，可用于含量测定；③结构中含有酰胺键在强烈条件下可水解。

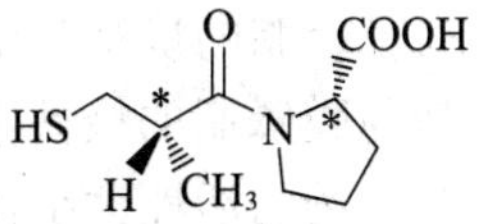

卡托普利

[用途] 为血管紧张素转化酶（ACE）抑制药，治疗高血压，可单独使用或与其他降压药合用；治疗心力衰竭，可单独使用或与强心药、利尿药合用。具有 ACE 抑制药的一般不良反应外，由于结构中含有巯基，还可引起皮疹和味觉障碍。

（2）甲基多巴

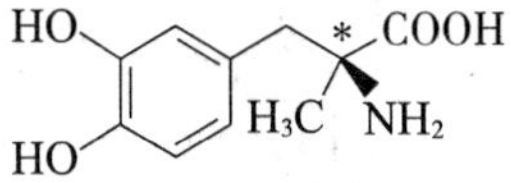

甲基多巴

[性质] 结构中有儿茶酚片段，容易氧化变质，制药中常加入亚硫酸氢钠或维生素 C 等还原药增加稳定性，避光保存。

[用途] 为中枢性降压药，临床使用外消旋体，其中 S（+）体的活性较强，特别对 α_2 受体有高度立体选择性。

3. 氯沙坦钾的作用和用途

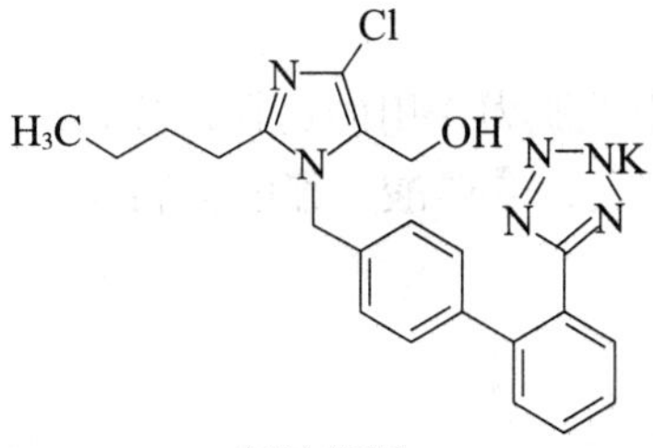

氯沙坦钾

[用途] 本品为第一个上市的血管紧张素Ⅱ受体拮抗药，具有良好的抗高血压、抗心力衰竭和利尿作用。无 ACE 抑制药的干咳不良反应。

四、抗心律失常药

1. 抗心律失常药物分类，非特异性抗心律失常药物的构效关系

（1）分类：依 Vaugha Williams 法，将抗心律失常药分为四类：Ⅰ类为钠通道阻滞药，Ⅰ类还可进一步分为 I_A、I_B、I_C 三类；Ⅱ类为 β 受体阻滞药；Ⅲ类为延长动作电位时程药物；Ⅳ类为钙拮抗药。

按作用方式可分为两种类型，第一种类型药物结构差别较大，称为非特异性作用药物，另一类药物作用于肾上腺素能 β 受体，属于受体阻滞药，是特异性作用的药物。

（2）非特异性抗心律失常药物的构效关系：非特异性抗心律失常药物大多具有三个结构特征，分别与膜的三个部分作用。

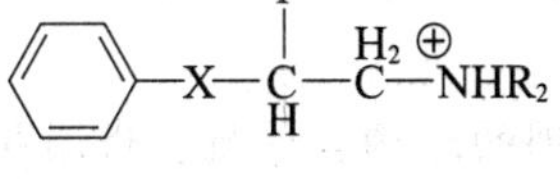

①芳香环或环系统，这一部分插入膜磷脂的烷基链中；②氨基（形成阳离子）与膜多肽的阴离子基结合；③具有极性的取代基与膜磷脂的极性端形成氢键，在式中 X、Y 可形成氢键的极性取代基。非特异性抗心律失常药物的活性大小在同一系列化合物中与脂水分配系数有关，脂溶性越大，活性越强。

2. 胺碘酮的性质和用途

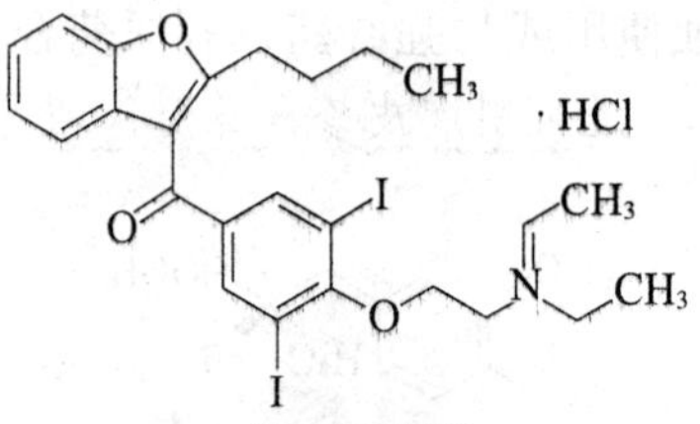

盐酸胺碘酮

[性质] 结构中含有碘。虽然固态的胺碘酮盐酸盐较为稳定，但应避光密闭贮藏。在水溶液则可发生不同程度的降解，而它的有机溶液的稳定性比水溶液好。

[用途] 用于阵发性心房扑动或心房颤动、室上性心动过速及室性心律失常。主要代谢物为 N-去乙基胺碘酮，也具有相似的电生理活性。结构与甲状腺素类似，含有碘原子，可影响甲状腺素的代谢。

五、强心药

1. 强心药的分类　按产生正性肌力作用的途径，分为：①抑制膜结合的 Na^+、K^+-ATP 酶活性的强心苷；②β受体激动药；③磷酸二酯酶抑制药；④加强肌纤维丝对 Ca^+ 的敏感性的钙敏化药。

2. 地高辛性质

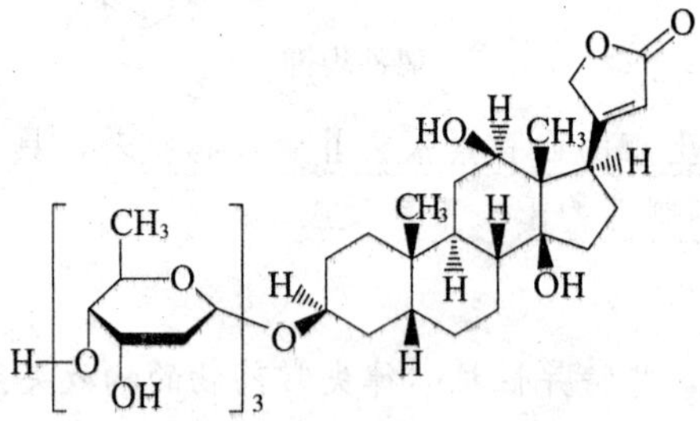

地高辛

[性质] 本品在体内可迅速吸收并分布于组织中，治疗血药浓度为 0.5～1.5ng/ml，而中毒血药浓度为 2ng/ml，治疗窗狭窄，应严格控制药品的使用药量并监测其生物利用度。使用时不宜与酸、碱类药物配伍。

[用途] 植物来源的天然活性产物。用于治疗急性或慢性心力衰竭，尤其对心房颤动及室上性心动过速有利。

第9单元　中枢兴奋药和利尿药

【复习指南】

1. 中枢兴奋药：熟练掌握咖啡因的结构、性质、代谢和用途，以及紫脲酸胺反应和安钠咖组成；掌握尼可刹米的结构、性质和用途；了解中枢兴奋药物的分类，吡拉西坦的性质和用途。

2. 利尿药：熟练掌握氢氯噻嗪的结构、性质和用途；了解利尿药的类型，苯并噻嗪类利尿药的构效关系，呋塞米、甘露醇的性质和用途，螺内酯的代谢和用途。

一、中枢兴奋药

1. 中枢兴奋药物的分类　按照药物的作用部位和效用，可分为以下三类：①主要兴奋大脑皮质的药物即精神兴奋药，如咖啡因、哌醋甲酯等；②主要兴奋延髓呼吸中枢的药物，如尼可刹米、洛贝林等；③促进大脑功能恢复的药物，如茴拉西坦、吡拉西坦等。

按照化学结构及来源可分为：①生物碱类；②酰胺类衍生物；③苯乙胺类；④其他类。

2. 咖啡因的结构、性质、代谢和用途，及紫脲酸胺反应和安钠咖组成

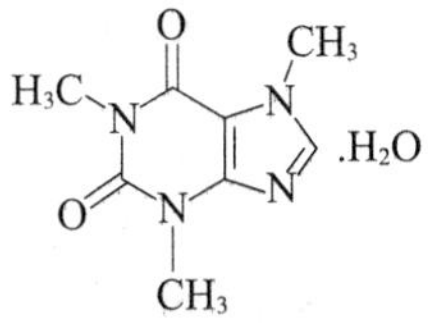

咖啡因

[结构特点]　黄嘌呤生物碱化合物，结构中有三个甲基。

[性质]　①本品结构中含有一个结晶水，易风化，受热易升华；②具有极弱的碱性，不能与酸形成稳定的盐，可用有机酸或其碱金属盐（如苯甲酸钠、水杨酸钠、枸橼酸钠、桂皮酸钠）形成复盐增加溶解度制成注射药；③安钠咖是苯甲酸钠与咖啡因形成的复盐；④结构中有酰脲结构，与碱共热水解为咖啡啶；⑤饱和水溶液与碘试液及稀盐酸反应生成溶于过量氢氧化钠试液的红棕色沉淀；⑥在咖啡因、茶碱等黄嘌呤类生物碱中加入盐酸和氯酸钾后，置于水浴上使共热蒸干，残渣遇氨气，生成紫色的四甲基紫脲酸胺（紫脲酸胺反应），再加入氢氧化钠试液数滴，紫色消失，此反应是黄嘌呤类衍生物的特征反应；⑦本品水溶液遇鞣酸试液生成可溶于过量鞣酸试液的白色沉淀。

[代谢]　主要发生 N- 去甲基化反应及氧化反应，产生副黄嘌呤、可可碱、茶碱及尿酸衍生物。

[用途]　属于生物碱类磷酸二酯酶抑制药，小药量可使睡意消失，疲劳减轻，精神振奋，思维敏捷；较大药量可直接兴奋延脑呼吸中枢和血管运动中枢，使呼吸加快加深，血压升高。主要用于对抗中枢抑制状态，也可配伍治疗某些偏头痛。

3. 尼可刹米的结构、性质和用途

[结构特点]　烟酰胺结构。

[性质]　①无色或淡黄色的澄明油状液体，有引湿性，放置冷处，即成结晶；②若与氢氧化钠共沸，酰胺结构水解产生盐酸钠和二乙胺，并能使湿润的红色石蕊试纸变成蓝色；③与钠石灰共热可水解脱羧生成吡啶。

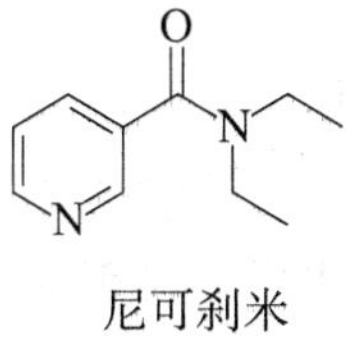

尼可刹米

［用途］酰胺类中枢兴奋药，用于中枢性呼吸及循环衰竭、麻醉药及其他中枢抑制药的中毒。

4. 吡拉西坦的性质和用途

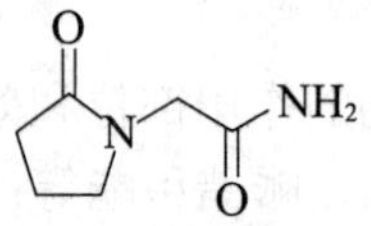

吡拉西坦

［性质］吡拉西坦为 GABA 的类似物，结构中含有五元内酰胺母核。

［用途］适用于急、慢性脑血管病、脑外伤、各种中毒性脑病等多种原因所致的记忆减退及轻、中度脑功能障碍。也可用于儿童智能发育迟缓。

二、利尿药

1. 利尿药的类型　利尿药可分类为：碳酸酐酶抑制药（如乙酰唑胺）、Na^+-K^+-$2Cl^-$ 协转运抑制药（如磺酰胺类药：呋塞米）、Na^+-Cl^- 协转运抑制药（如苯并噻嗪类利尿药：氢氯噻嗪）、阻断肾小管上皮 Na^+ 通道药物（如氨苯蝶啶）、盐皮质激素受体阻滞药（如螺内酯）。

2. 苯并噻嗪类利尿药的构效关系

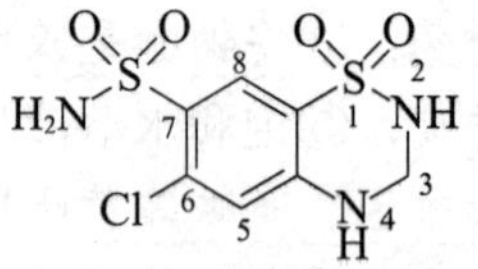

氢氯噻嗪

①苯并噻嗪上的磺酰氨基为利尿作用的必要基团；②7 位的磺酰胺基疗效最佳；③6 位的吸电子基团有利于利尿作用；④3 位引入亲脂性基团可明显增加利尿活性；2 位烷基取代延长其作用时间。

3. 氢氯噻嗪的结构、性质和用途

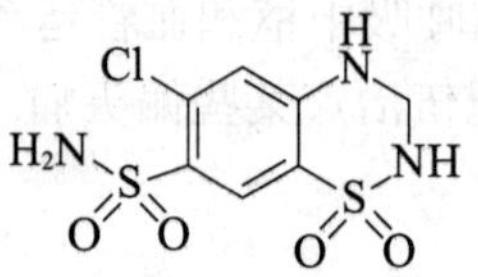

氢氯噻嗪

［结构特点］分子中含有苯并噻嗪母核、两个磺酰胺基。

［性质］固态氢氯噻嗪稳定，因磺酰基的吸电子效应，氢氯噻嗪具有酸性，易溶于无机碱水溶液（如 NaOH 和氨水），本品在碱性条件下易水解失活，故不宜与碱性药物配伍；加热迅速水解，水解产物具有游离的芳伯胺基，可发生重氮化-偶合反应，用于鉴别。

［用途］为 Na^+-Cl^- 协转运抑制药，中效利尿药，为最常用的利尿药物和抗高血压药物。大药量或长期使用时应与氯化钾同服，也可与氨苯蝶啶合用。

4. 呋塞米、甘露醇的性质和用途，螺内酯的代谢和用途

（1）呋塞米

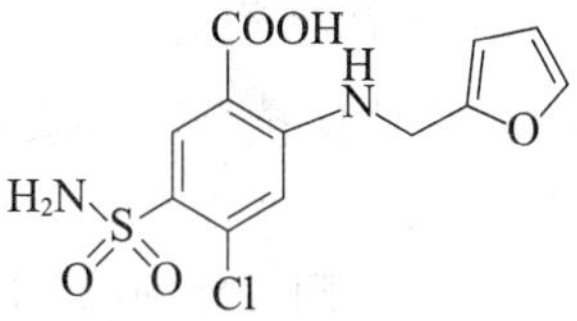

呋塞米

[性质] 含有磺酰胺基，具有酸性，可溶于碱性溶液，其钠盐水溶液与硫酸铜反应生成绿色沉淀。

[用途] $Na^+-K^+-2Cl^-$ 协转运抑制药，强效利尿药，主要用于其他利尿药效果不好而又急需利尿的情况，如急性肾衰竭在早期的无尿期或急性肺水肿。

（2）甘露醇

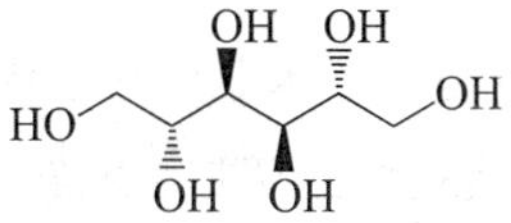

甘露醇

[性质] 甘露醇为多元醇，在无菌溶液中较稳定，不易被空气中的氧所氧化。

[用途] 一种渗透性利尿药，临床上广泛应用于治疗脑水肿，预防急性肾衰竭，治疗青光眼，加速毒物及药物从肾排泄。

（3）螺内酯

[代谢] 口服后，约为 70% 螺内酯立即被吸收，但在肝很容易被代谢，脱去乙酰巯基，生成坎利酮和坎利酮酸。坎利酮为活性代谢物，也是醛固酮受体的拮抗药。

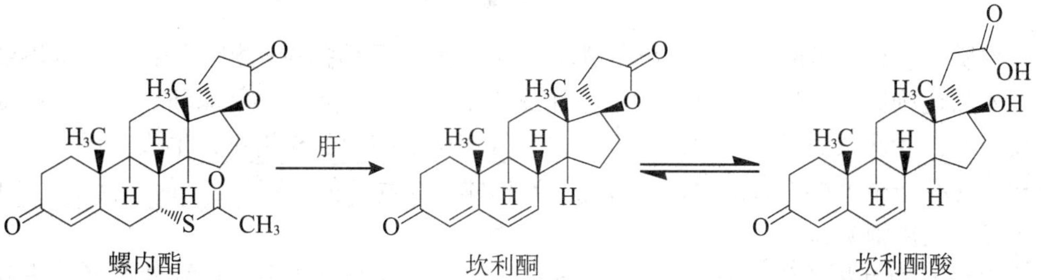

螺内酯　　　　坎利酮　　　　坎利酮酸

[用途] 本品是盐皮质激素（如醛固酮）的完全拮抗药，有抑制排钾和重吸收钠的作用，从而具有利尿作用。利尿作用缓慢持久，降压作用明显，与氢氯噻嗪合用效果好。

第 10 单元　抗过敏药和抗溃疡药

【复习指南】

1. 抗过敏药：掌握盐酸西替利嗪的结构特点、作用和用途；马来酸氯苯那敏、盐酸赛庚啶的性质和用途；了解抗过敏药物的分类，H_1 受体拮抗药的结构类型。

2. 抗溃疡药：熟练掌握奥美拉唑的性质和用途；掌握法莫替丁和米索前列醇的性质和用

途；了解抗溃疡药物的分类。

一、抗过敏药

1. 抗过敏药物的分类，H_1 受体拮抗药的结构类型

（1）抗过敏药物的分类：分为 H_1 受体拮抗药、过敏介质释放抑制药、白三烯拮抗药和缓激肽拮抗药。

（2）H_1 受体拮抗药的结构类型：按化学结构可分为乙二胺类、氨烷基醚类、丙胺类和三环类。

2. 盐酸西替利嗪的结构特点、作用和用途

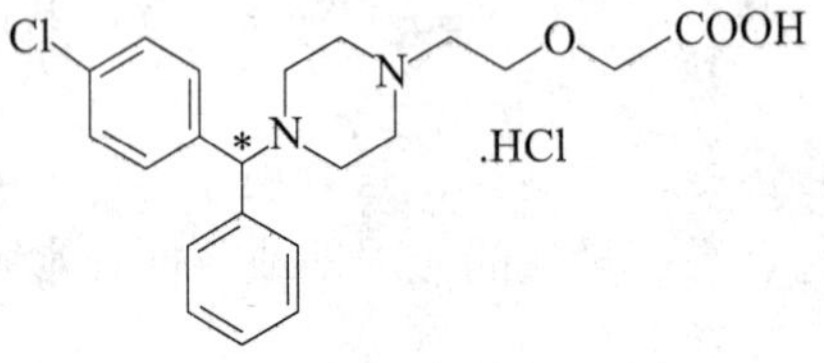

盐酸西替利嗪

[结构特点] 含哌嗪、羧基、醚键、二苯亚甲基结构，有一个手性中心，左旋体活性强。

[用途] 乙二胺类 H_1 受体拮抗药，因结构中有羧基，体内易离子化，因此中枢作用较小，为非镇静 H_1 受体拮抗药，作用强而持久。

3. 马来酸氯苯那敏、盐酸赛庚啶的性质和用途

（1）马来酸氯苯那敏

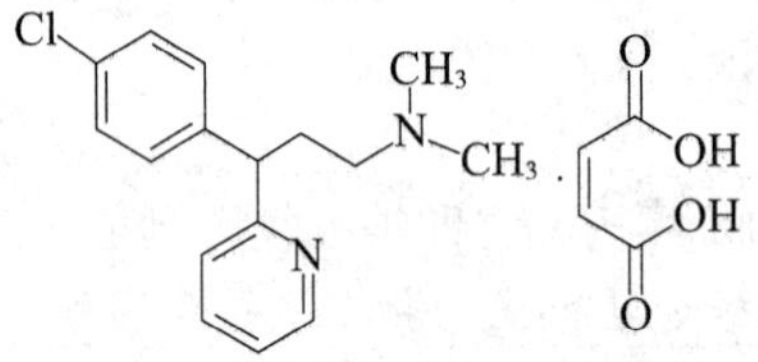

马来酸氯苯那敏

[性质] ①有升华性，具有特殊晶型，可与其他 H_1 受体拮抗药相区别；②其水溶液呈酸性；③本品遇枸橼酸—醋酐试液在水浴上加热产生红紫色（脂肪族、脂环族和芳香族叔胺均有此反应）；④马来酸具有不饱和双键能使酸性高锰酸钾的红色消失，生成二羟基丁二酸；⑤结构中含有一个手性中心，存在一对光学异构体。其右旋体（S 构型）的活性比左旋体（R 构型）高，药用消旋体。

[用途] 为丙胺类组胺 H_1 受体拮抗药，又称扑尔敏。主要用于过敏性鼻炎、皮肤黏膜过敏及缓解流泪、打喷嚏、流涕等感冒症状。

（2）盐酸赛庚啶

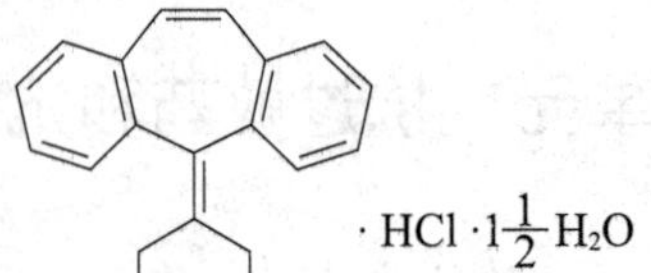

盐酸赛庚啶

[性质] 具有三环结构，结构中含有 1.5 分子的结晶水，溶于氯仿时产生乳化现象，若以干燥品溶解则溶液澄明。

[用途] 为强效的三环类 H_1 受体拮抗药，适应证为用于过敏性疾病，如荨麻疹、丘疹性荨麻疹、湿疹、皮肤瘙痒。有刺激食欲的作用。

二、抗溃疡药

1. 抗溃疡药物的分类 ①抗酸药（如碳酸氢钠）；② H_2 受体阻滞药（如西咪替丁、雷尼替丁、法莫替丁）；③胃壁细胞质子泵抑制药（如奥美拉唑）；④胃黏膜保护药（如米索前列醇、枸橼酸铋钾）；⑤抗幽门螺杆菌药（如甲硝唑、阿莫西林）。

2. 奥美拉唑的性质和用途

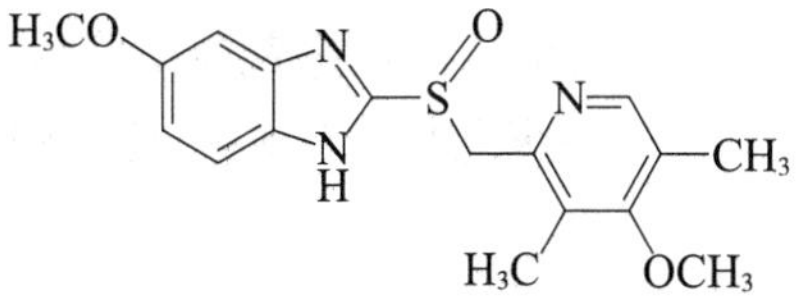

奥美拉唑

[性质] 本品为酸碱两性药物，结构中亚磺酰基有手性，**S** 和 **R** 异构体疗效一致，以消旋体上市，但是两个光学异构体的代谢有所区别。S- 埃托美拉唑称为埃索美拉唑，已经以单一光学异构体上市。

[用途] 本品是**第一个上市的质子泵抑制药**，为前体药物，经体内代谢才产生有活性的产物。它对质子泵的抑制作用是非可逆的，具有强而持久的抑制胃酸分泌作用。

3. 法莫替丁的性质和用途

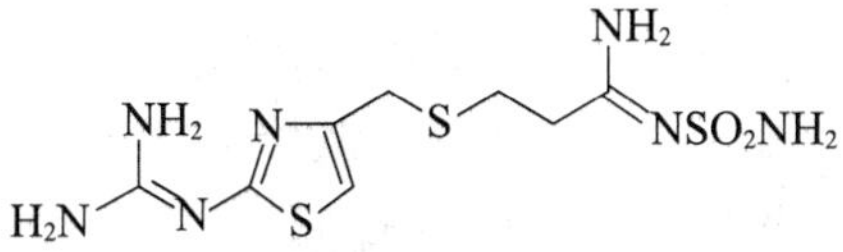

法莫替丁

[性质] 白色结晶性粉末，有两种晶型。

[用途] 为**噻唑类高效 H_2 受体拮抗药**，用于胃及十二指肠溃疡、反流性食管炎、上消化道出血、卓 - 艾综合征。

4. 米索前列醇的性质和用途

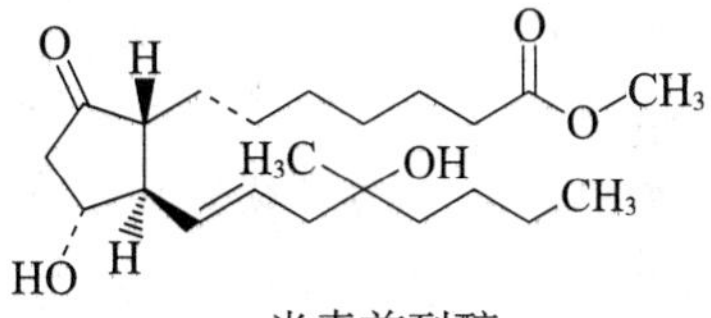

米索前列醇

[性质] 淡黄色黏稠油状物，在室温中很不稳定，对 pH 和温度极为敏感，为消旋体用药，其中 11*R*、16*S* 异构体为药效成分。

[用途] 为前列腺素类胃黏膜保护药，适用于胃及十二指肠溃疡。本品尚用于抗早孕。

第11单元　降血糖药

【复习指南】掌握胰岛素的结构特征和用途，格列本脲、吡格列酮、二甲双胍的性质和用途；了解口服降血糖药分类，增敏药类降糖药的性质和用途。

一、胰岛素

胰岛素的结构特征和用途如下。

【结构特征】人胰岛素的化学结构由51个氨基酸组成。分成两个肽链：A链含21个氨基酸，B链含30个氨基酸。两链的A7和B7、A20和B19以两个半胱氨酸的二硫键连接。

［用途］治疗1型糖尿病的有效药物，调节体内糖代谢。

二、口服降血糖药

1. 口服降血糖药分类　分为：胰岛素分泌促进剂（如磺酰脲类、格列苯脲、格列吡嗪），胰岛素增敏剂（如双胍类的二甲双胍、噻唑烷二酮类的吡格列酮），葡萄糖苷酶抑制药（如阿卡波糖），醛糖还原酶抑制药。

2. 格列本脲的性质和用途

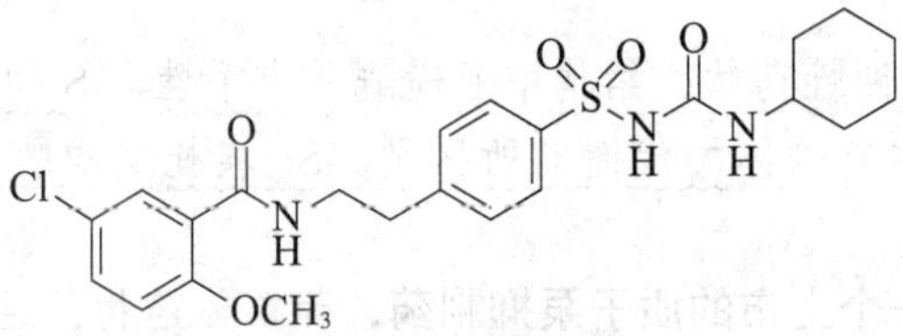

格列本脲

［性质］①均具有**苯磺酰脲**的基本结构；②有弱酸性，可溶于氢氧化钠溶液；③脲基不稳定，酸性条件下易水解而析出磺酰胺沉淀，可用于鉴别该类药物；④磺酰脲类药物蛋白结合力强，与其他弱酸性药物联合使用时导致游离药物浓度升高。

［用途］属于第二代口服磺酰脲类降糖药，其降血糖作用为磺酰脲类中最强。可选择性作用于胰腺B细胞、促进胰岛素的分泌，可增强外源性胰岛素的降血糖作用。

3. 吡格列酮的性质和用途

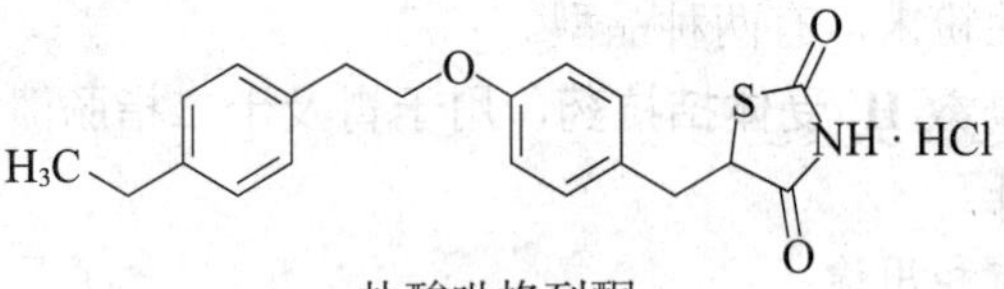

盐酸吡格列酮

［性质］**噻唑烷二酮**类抗糖尿病药物。

［用途］**胰岛素增敏剂**，为2型糖尿病治疗药，不良反应小。可减少外周组织和肝的胰岛素抵抗，增加依赖胰岛素的葡萄糖的处理，并减少肝糖原的输出。吡格列酮可改善胰岛素抵抗患者的胰岛素敏感性，提高胰岛素对细胞的反应性，并改善体内葡萄糖平衡障碍。

4. 二甲双胍的性质和用途

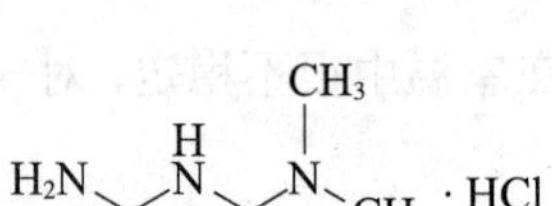

盐酸二甲双胍

[性质] 具有高于一般脂肪胺的**强碱性**，其 pKa 值为 12.4。其盐酸盐的 1% 水溶液的 pH 为 6.68，呈近中性。

[用途] 双胍类胰岛素增敏剂，用于单纯饮食控制不满意的 2 型糖尿病患者，尤其是肥胖和伴高胰岛素血症者。盐酸二甲双胍吸收快，半衰期短（1.5～2.8 小时），很少在肝代谢，几乎全部以原形由尿排出，因此肾功能损害者禁用，老年人慎用。

5. 增敏药类降糖药的性质和用途　胰岛素增敏药按照化学结构可分为两类：双胍类和噻唑烷二酮类。目前噻唑烷二酮类降糖药是胰岛素增敏药的主要类型。

噻唑烷二酮类降糖药的性质和用途

[性质] 该类药物结构上均具有噻唑烷二酮的部分，也可看作是苯丙酸的衍生物。该类药物可使胰岛素对受体靶组织的敏感性增加，减少肝糖原的产生，增强外周组织对葡萄糖的摄取。

[用途] 通过改善胰岛素抵抗对 2 型糖尿病产生治疗作用。

第 12 单元　甾体激素类药物

【复习指南】熟练掌握醋酸地塞米松的结构、性质和用途；掌握肾上腺皮质激素结构特点和分类，醋酸氢化可的松结构、性质、用途，雄激素、雌激素、孕激素的结构特点，炔雌醇、黄体酮、己烯雌酚、米非司酮的性质和用途；了解甾类激素的基本母核和分类，糖皮质激素的构效关系，睾酮、雌二醇和黄体酮的结构改造。

一、甾体激素类药物概述

甾体激素类药物的基本母核和分类

[母核] 甾体激素类药物的基本母核是环戊烷并多氢菲，A、B、C 和 D 环均为全反式稠合。

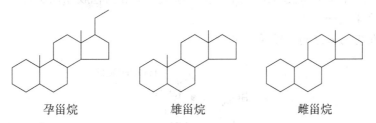

[分类] 按照化学结构类型可分为**雌甾烷类**、**雄甾烷类**和**孕甾烷类**。其特征为 C10、C13 和 C17 上的取代情况不同。仅具 18- 甲基的是雌甾烷，具 18-、19- 甲基的是雄甾烷，具 18-、19- 甲基和 20- 乙基的是孕甾烷。

|孕甾烷|雄甾烷|雌甾烷|

按其药理作用可分为性激素及肾上腺皮质激素。其中雌性激素以雌甾烷为母体；雄性激素和蛋白同化激素一般以雄甾烷为母体、孕激素和肾上腺皮质激素以孕甾烷为母体。

二、肾上腺皮质激素

1. 肾上腺皮质激素结构特点和分类

[分类] 按照作用分为糖皮质激素和盐皮质激素。

[结构特点] 基本结构是含有 Δ^4-3，20- 二酮和 11，17α，21- 三羟基**孕甾烷**，如果结构中不同时含有 17α- 羟基和氧（羟基或氧代），则为盐皮质激素。

由于两者结构差异比较小，因此糖皮质激素通常都具有一些盐皮质激素的不良反应，如产生水钠潴留而引发水肿。

2. 糖皮质激素的构效关系

①将 21 位羟基与醋酸形成酯，成为前药，由于脂溶性提高，从而药效提高且作用时间延长。如氢化可的松，酯化后变成前药醋酸氢化可的松，进入体内代谢为母药氢化可的松发挥药效；②在可的松和氢化可的松的 1,2 位引入双键，分别得到泼尼松和氢化泼尼松，抗炎活性增加 4 倍，不增强水钠潴留不良反应；③6 位引入氟原子，抗炎活性增强，与其阻止 6 位氧化代谢有关；④9 位引入氟原子，抗炎活性增强，但水钠潴留不良反应也增强；⑤9 位引入氟原子的同时，在 C16 位引入羟基并与 C17- 羟基形成缩酮，水钠潴留不良反应抵消，抗炎活性明显增强，如曲安西龙和曲安奈德。⑥16 位引入甲基，抗炎作用增强，水钠潴留不良反应降低，如地塞米松和倍他米松。

3. 醋酸地塞米松的结构、性质和用途

[结构特点] 在氢化可的松基础上，引入 1,2- 双键、9- 氟原子、16- 甲基。

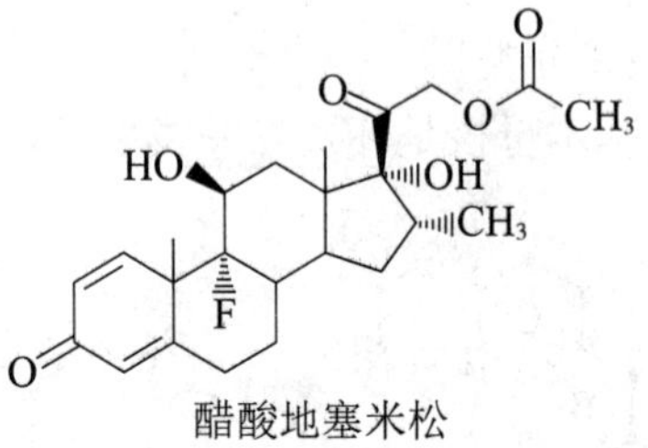

醋酸地塞米松

[性质] ①本品不溶于水；②本品在空气中稳定，但需避光保存；③其结构中含有 17α 位取代 α- 醇酮基，具有还原性，加甲醇溶解后，加热的碱性酒石酸铜试液，生成红色氧化亚铜沉淀；④本品与醇制氢氧化钾试液在水浴上共热、放冷、加硫酸，煮沸，即发生醋酸乙酯香气。

[用途] 用于抗炎和抗过敏，适用于类风湿关节炎和其他胶原性疾病等。**是抗感染作用最强的糖皮质激素之一。**

4. 醋酸氢化可的松结构、性质、用途

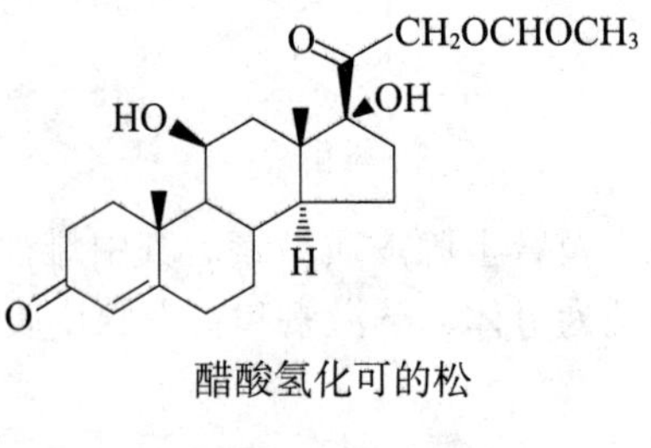

醋酸氢化可的松

[性质] 本品为白色或类白色结晶性粉末，遇光渐变色。本品加乙醇溶解后计入新制备的硫酸苯肼试液，加热显黄色。

[用途] 具有抗感染、抗病毒、抗休克和免疫抑制作用，用于肾上腺皮脂功能不足的补充替代疗法及自身免疫性疾病和过敏性疾病的治疗，主要用于抢救危重重度感染。

三、性激素

1. 雄激素、雌激素、孕激素的结构特点

（1）雄激素结构特点：具有雄甾烷母核，3 位和 17 位带有羟基或酮基。

（2）雌激素结构特点：具有雌甾烷母核，其中 A 环为芳香环，3 位带有酚羟基，17 位带有羟基或羰基，无 C-19 甲基。

（3）孕激素结构特点：母体为孕甾烷，含 4- 烯 -3,20- 二酮。

2. 睾酮、雌二醇和黄体酮的结构改造

（1）睾酮的结构改造：睾酮在消化道易被破坏，因此口服无效，为增加其作用时间，将 17 位的羟基进行酯化，可增加脂溶性，减慢代谢速度，如丙酸睾酮。在 17α 位引入甲基得甲睾酮，因空间位阻使代谢受阻，故可口服。对睾酮的结构稍加变动（如 19 去甲基、A 环取代、A 环骈环等修饰）就可使雄性活性降低及蛋白同化活性增加。

睾酮除去 19- 角甲基可显著增加蛋白同化作用，降低雄性激素作用，如苯丙酸诺龙。对甲睾酮 A 环进行改造，亦能增强蛋白同化作用，明显降低雄性化作用，如羟甲烯龙和司坦唑醇。

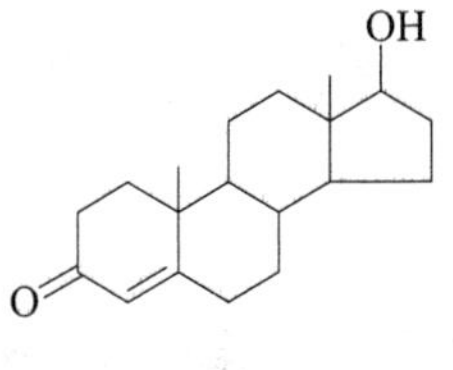

睾酮 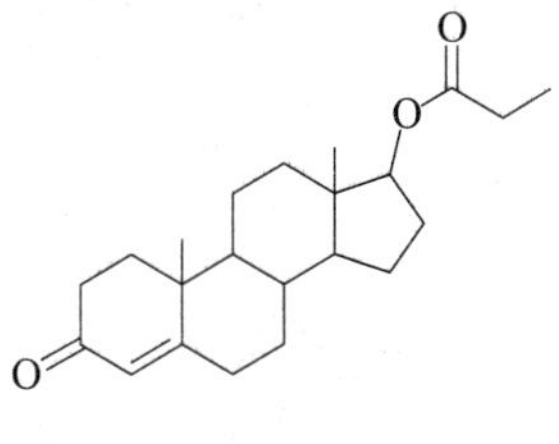　　丙酸睾酮 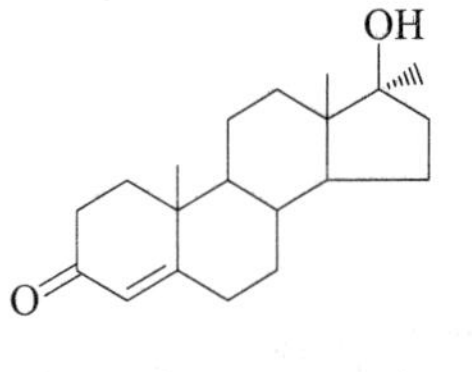　　甲睾酮 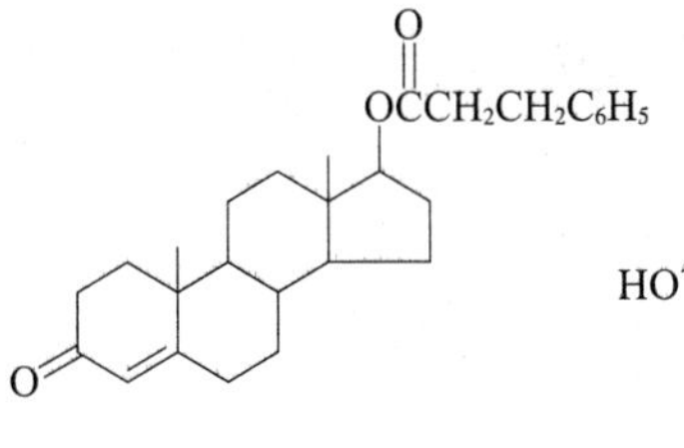　　苯丙酸诺龙 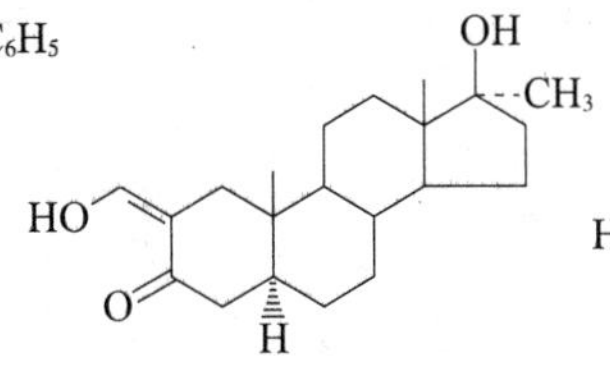　　羟甲烯龙 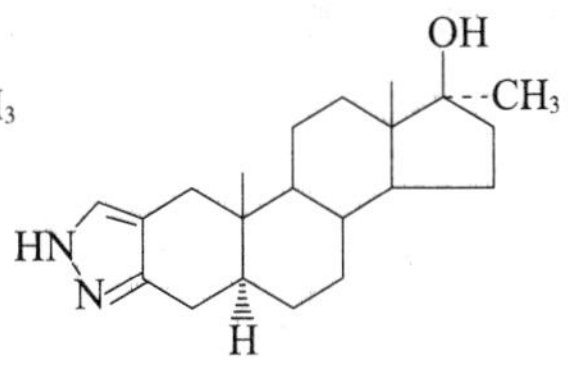　　司坦唑醇

（2）雌二醇的结构改造：内源性雌激素口服几乎无效。以雌二醇为先导物的结构改造主要目的是为了能够口服或能够长效。为了延长半衰期，对雌二醇的两个羟基进行酯化，都可在体内缓慢水解释放出雌二醇而延长疗效。在雌二醇 17α 位引入乙炔基得炔雌醇，因增大了空间位阻，减少了代谢，而成口服有效药物。在 3 位引入环戊基得炔雌醚，为长效口服避孕药。

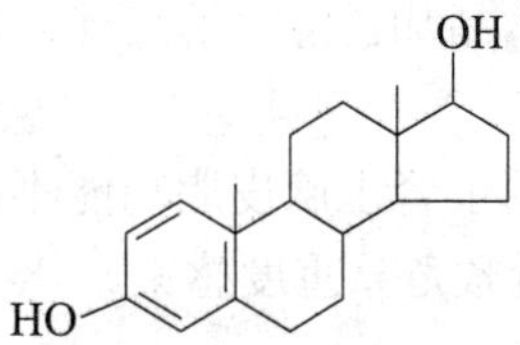

雌二醇 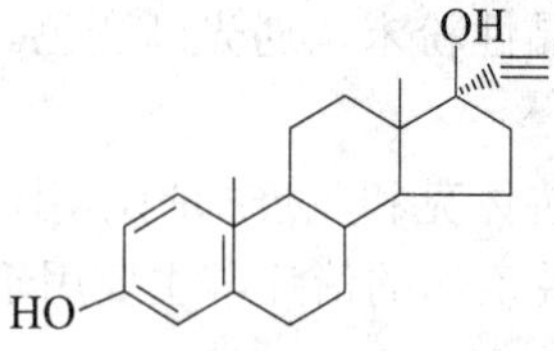　　　　　　　炔雌醇 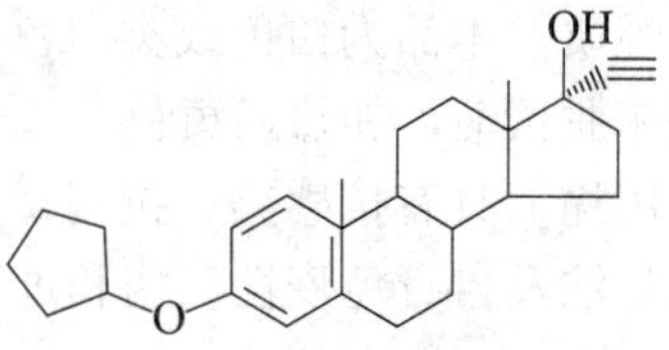　　　　　　　炔雌醚

（3）黄体酮的结构改造：黄体酮口服活性较低。结构修饰主要在 C-6 及 C-17 位上进行，在 6 位引入烷基、卤素、双键可以阻止药物代谢，提高活性，17 位引入乙酰氧基作用增强，有口服活性，如醋酸甲羟孕酮、醋酸甲地孕酮等。

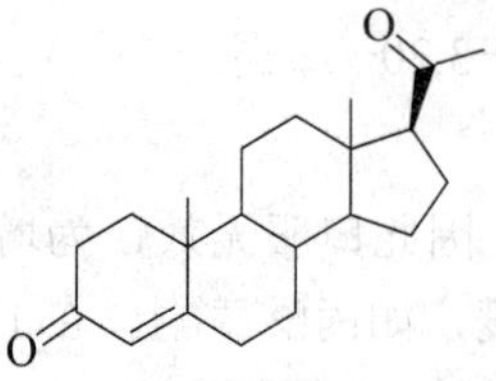

黄体酮 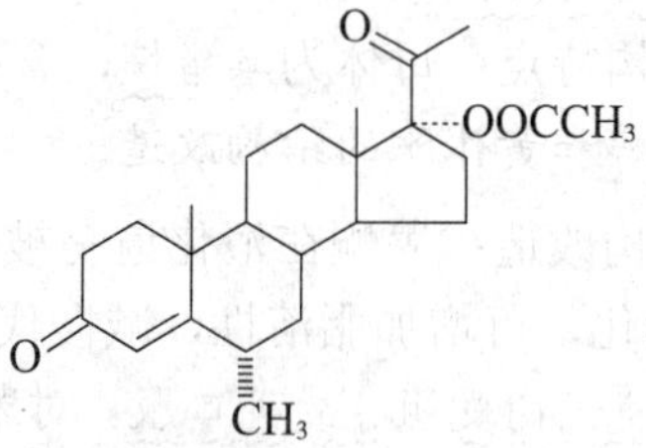　　　　　　　　　醋酸甲羟孕酮

3. 炔雌醇、黄体酮、己烯雌酚、米非司酮的性质和用途

（1）炔雌醇

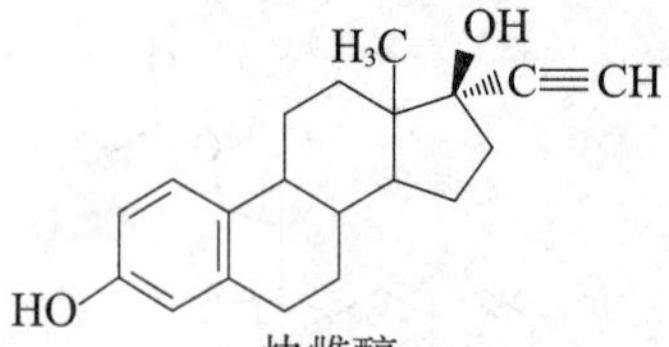

炔雌醇

[性质] 在雌二醇结构基础上，17α- 位引入乙炔基，口服活性增加。其乙醇液遇硝酸银试液产生白色银盐沉淀。

[用途] 口服雌激素类药物，为口服甾体避孕药中最常用的雌激素组分。

（2）黄体酮

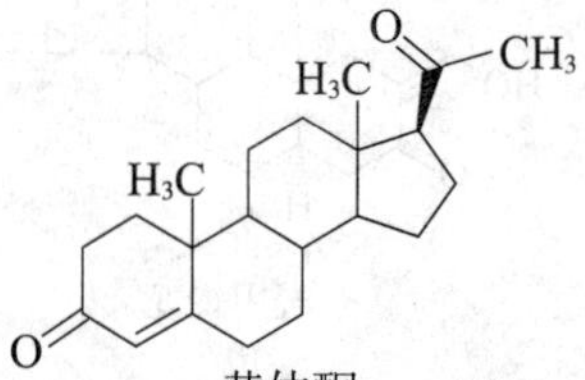

黄体酮

[性质] ①17 位有甲基酮结构，可与高铁离子络合显色，如与亚硝基铁氰化钠反应显蓝紫色；②具有 3 位羰基，可与异烟肼反应生成腙显黄色；③可与羰基试药如盐酸羟胺反应生成二肟。

[用途] 孕激素，口服无效，用于黄体功能不足引起的先兆性流产和习惯性流产、月经不调等。

（3）己烯雌酚

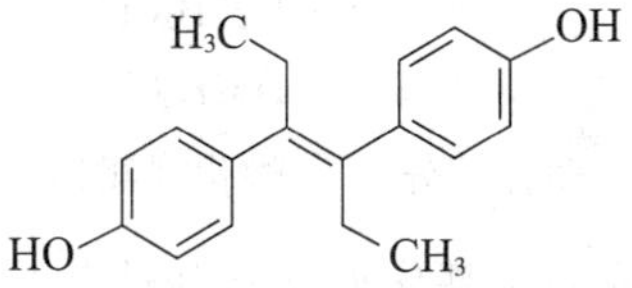

己烯雌酚

［性质］结构有酚羟基，显酸性，可溶于氢氧化钠溶液，遇三氯化铁反应显色。酚羟基易被氧化。反式结构有效，顺式无效。

［用途］本品属非甾体雌激素，可口服，用于补充体内雌激素不足；乳腺癌、绝经后及男性晚期乳腺癌、不能进行手术治疗者；前列腺癌，不能行手术治疗的晚期患者；预防产后泌乳。

（4）米非司酮

［性质］米非司酮的基本母核是 19- 去甲炔诺酮。由于在其 11β- 位接上一个大体积的二甲氨基苯基，增加了与孕激素受体的亲和力及提高了稳定性；在 17α- 引入丙炔基而不是通常的乙炔，除了增加其化学稳定性，也增加其亲和力；Δ^9 的引入减弱了孕激素活性，成为甾体药物新类型。

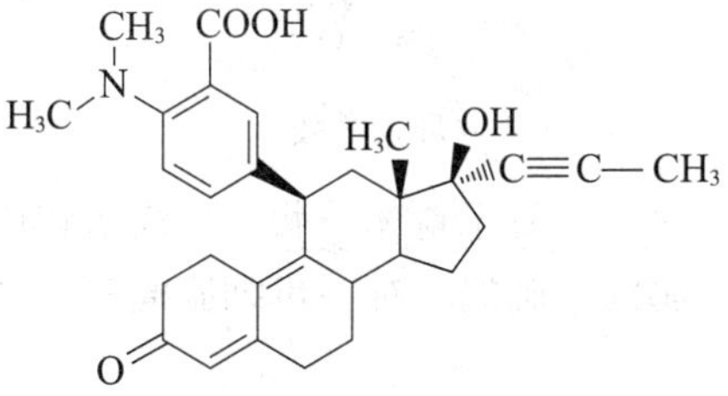

米非司酮

［用途］米非司酮是孕激素受体拮抗药，与米索前列醇合用抗早孕。

第 13 单元　抗恶性肿瘤药物

【复习指南】

1. 烷化药：熟练掌握环磷酰胺的性质、代谢和用途；掌握氮芥类药物的结构特点和作用原理，了解烷化药药物类型，卡莫司汀、塞替派性质和用途。

2. 抗代谢物：掌握抗代谢类药物类型、作用原理，氟尿嘧啶、巯嘌呤的结构、性质和用途；了解卡莫氟、盐酸阿糖胞苷的代谢和用途。

3. 金属铂配合物：了解顺铂的性质和用途。

4. 天然抗肿瘤药：了解博来霉素、多柔比星、硫酸长春新碱和紫杉醇的用途。

一、烷化药

1. 烷化药的药物类型　按化学结构，烷化药分为氮芥类（如美法仑、环磷酰胺）、乙撑亚胺类（如塞替派）、磺酸酯（如白消安）亚硝基脲类（如卡莫司汀）及多元卤醇类等。

2.氮芥类药物的结构特点和作用原理

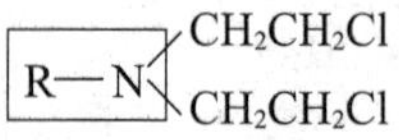

载体部分　　　烷化剂部分

[结构特点]药物结构可以分为烷基化部分和载体部分；β-氯乙胺是烷基化部分，是产生烷基化的主要药效团；载体部分可以改善吸收、分布等药代动力学性质，提高药物的选择性和药效。

【作用原理】这类药物在体内能形成缺电子活泼中间体或其他具有活泼的亲电性基团的化合物，进而与生物大分子（主要是DNA，也可以是RNA或某些重要的酶类）中含有富电子的基团发生共价结合，使其丧失活性或使DNA分子发生断裂。

3.环磷酰胺的性质、代谢和用途

[性质]本品含有一个结晶水时为白色结晶或结晶性粉末，失去结晶水后即液化。水溶液不稳定，遇热更易分解，故应在溶解后短期内使用。

[代谢]本品是前药，在正常组织中环磷酰胺代谢为无毒的化合物，在肿瘤组织中经代谢产生丙烯醛、磷酰氮芥、去甲氮芥，发挥烷化作用。丙烯醛可引起膀胱毒性。

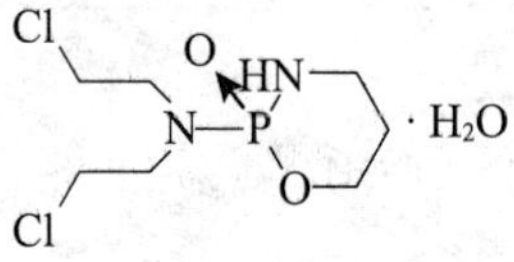

环磷酰胺

[用途]为杂环氮芥类烷化药，属于前体药物。抗瘤谱较广，主要用于恶性淋巴瘤、急性淋巴细胞白血病、多发性骨髓瘤、肺癌、神经母细胞瘤等，对乳腺癌、卵巢癌、鼻咽癌也有效。

4.卡莫司汀、塞替派性质和用途

（1）卡莫司汀

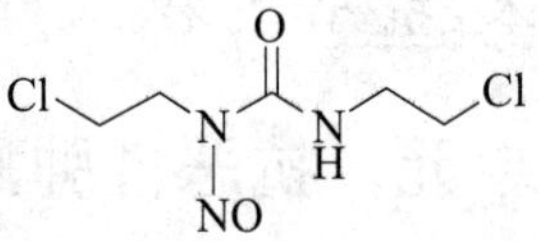

卡莫司汀

[性质]本品不溶于水，且有较高的脂溶性，其注射液为聚乙二醇的灭菌溶液。在酸性较稳定，碱性不稳定，分解时可放出氮气和二氧化碳。

[用途]亚硝基脲类烷化药，脂溶性高，适用于脑瘤及转移性脑瘤，恶性淋巴瘤、多发性骨髓瘤、急性白血病和霍奇金病，与其他抗肿瘤药合用可增强疗效。

（2）塞替派

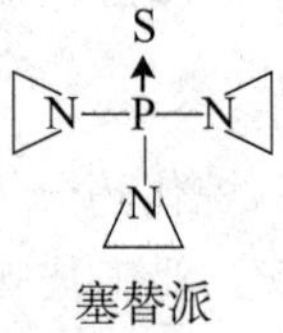

塞替派

［性质］含有硫代磷酰基，脂溶性大，对酸不稳定，不能口服。需静脉注射给药。

［用途］**乙撑亚胺类烷化药**，用于治疗主要用于乳腺癌、卵巢癌、肝癌、膀胱癌等，体内代谢为替派发挥药效，属于前体药物；塞替派可直接注射入膀胱，是治疗膀胱癌的首选药物。

二、抗代谢物

1.抗代谢类药物类型、作用原理

［类型］根据结构，抗代谢抗肿瘤药分为**嘧啶类抗代谢物（氟尿嘧啶，卡莫氟，阿糖胞苷等）、嘌呤类抗代谢物（巯嘌呤）和叶酸类（甲氨蝶呤等）抗代谢物。**

［作用原理］抗代谢物的结构与代谢物很相似，且大多数抗代谢物是将代谢物的结构作细微的改变而得。该类药可与代谢必需的酶竞争性结合以抑制酶的功能，或作为伪代谢物掺入到 DNA 或 RNA 中，形成假的无功能生物大分子导致致死合成，从而抑制肿瘤细胞的生存和复制所必需的代谢途径，导致肿瘤细胞死亡。

2.氟尿嘧啶、巯嘌呤的结构、性质和用途

（1）氟尿嘧啶

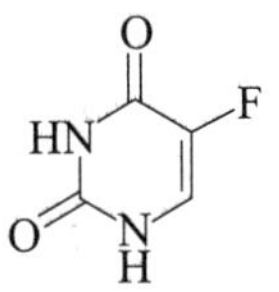

氟尿嘧啶

［结构特点］尿嘧啶母核，5 位含氟原子。

［性质］①在空气和水中稳定，可溶于稀盐酸和氢氧化钠溶液；②在亚硫酸钠水溶液中不稳定，可生成 5,6 位双键的加成物；③结构中含有酰脲结构，故在碱性溶液中可开环分解，生成 2- 氟 -3- 脲丙烯酸和氟丙醛酸，而在酸性溶液中较稳定。

［用途］为**嘧啶类抗代谢物**，抗瘤谱较广，是实体肿瘤的首选治疗药。

（2）巯嘌呤

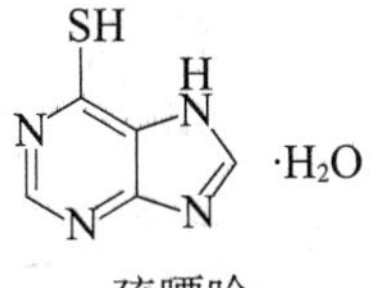

巯嘌呤

［结构特点］为黄嘌呤 6 位羟基用巯基取代的衍生物。

［性质］①黄色结晶性粉末，溶解性差，遇光易变色；②在氨液中遇硝酸银产生白色沉淀。

［用途］属于**嘌呤类抗代谢物**。可用于各种急性白血病，对绒毛膜上皮癌、恶性葡萄胎有效。

3. 卡莫氟、盐酸阿糖胞苷的代谢和用途

（1）卡莫氟

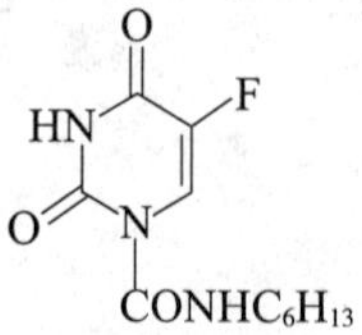

卡莫氟

［代谢］为前体药物，侧链的酰胺键在体内水解，缓缓释放出 5-Fu 而发挥抗肿瘤作用。

［用途］抗瘤谱较广。临床上可用于胃癌、结肠、直肠癌、乳腺癌的治疗，特别是对结肠、直肠癌的疗效较高。

（2）盐酸阿糖胞苷

［代谢］为前体药物，在体内转化为活性的三磷酸阿糖胞苷，发挥抗癌作用。

［用途］胞嘧啶类抗代谢物，主要用于治疗急性粒细胞白血病。与其他抗肿瘤药合用可提高疗效。

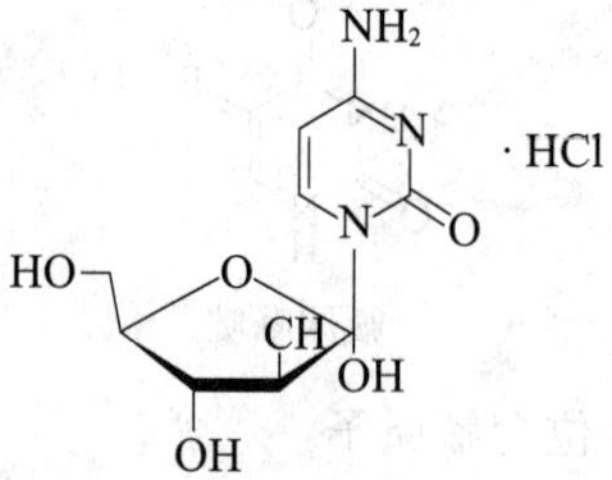

盐酸阿糖胞苷

三、金属铂配合物

顺铂的性质和用途

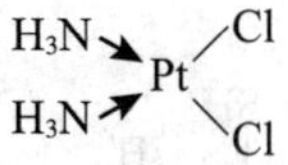

顺铂

［性质］①静脉给药，供药用的是含有甘露醇和氯化钠的冷冻干燥粉；②加热至 170℃ 转化为反式，溶解度降低，270℃ 熔融同时分解成金属铂；③室温条件下，在光和空气中稳定；④水溶液不稳定，逐渐水解和转化为反式，最终生成剧毒的低聚物，但低聚物在 0.9% 氯化钠溶液中不稳定，可转换为顺铂，不会导致临床中毒。

［用途］用于治疗膀胱癌、前列腺癌、肺癌、头颈癌、乳腺癌、恶性淋巴瘤和白血病，是治疗睾丸癌和卵巢癌的一线药物。

四、天然抗肿瘤药

（1）博来霉素

［用途］主要用于头颈部的鳞状上皮癌，皮肤癌的治疗，对肺癌、食管癌、恶性淋巴瘤、

睾丸癌也有效。

（2）多柔比星

［用途］又称阿霉素，直接抑制 DNA 合成的蒽醌类药物，为广谱抗肿瘤药，用于治疗乳腺癌、甲状腺癌、肺癌、卵巢癌、肉瘤等实体瘤。

（3）硫酸长春新碱

［用途］用于急性和慢性白血病、恶性淋巴瘤、小细胞肺癌及乳腺癌的治疗。

（4）紫杉醇

［用途］属有丝分裂抑制药和纺锤体毒素。为广谱抗肿瘤药物，用于治疗卵巢癌、乳腺癌及非小细胞肺癌，为治疗难治性卵巢癌及乳腺癌的有效药物之一。

第 14 单元　抗感染药

【复习指南】

1. β- 内酰胺类：熟练掌握青霉素钠结构、稳定性和用途；掌握 β- 内酰胺类分类及基本结构，半合成青霉素类型、结构特点，苯唑西林钠、阿莫西林性质和用途，头孢哌酮、头孢曲松、亚胺培南、美罗培南的性质和用途；了解合成头孢菌素的构效关系，亚胺培南、氨曲南、克拉维酸和舒巴坦的用途。

2. 氨基糖苷类：了解硫酸链霉素、阿米卡星用途。

3. 四环素类：了解四环素类性质和用途。

4. 大环内酯类：掌握红霉素性质、用途，阿奇霉素、克拉霉素的用途；了解红霉素的结构改造。

5. 其他抗菌药物：掌握氯霉素的性质和用途；了解环孢素、林可霉素、万古霉素的性质和用途。

6. 喹诺酮类抗菌药：熟练掌握诺氟沙星的结构、性质和用途；掌握喹诺酮类抗菌药的作用机制和构效关系，环丙沙星、左氧氟沙星的用途；了解喹诺酮类抗菌药的特点。

7. 磺胺类药物：熟练掌握磺胺嘧啶、磺胺甲噁唑的结构、性质和用途；掌握磺胺类药物基本结构、作用机制和构效关系。了解甲氧苄啶的用途。

8. 抗结核病药：熟练掌握异烟肼结构、性质、代谢和用途；了解抗生素类抗结核病药，盐酸乙胺丁醇、利福平的性质和用途。

9. 抗真菌药：掌握氟康唑、特比萘芬的性质和用途。

10. 抗病毒药：掌握阿昔洛韦的结构、性质和用途；了解盐酸金刚烷胺、利巴韦林的用途，抗艾滋病药分类，齐多夫定、沙奎那韦的用途。

一、β- 内酰胺类

β- 内酰胺类抗生素分子中含有由 4 个原子组成的 β- 内酰胺环的抗生素。β- 内酰胺环为发挥生物活性的必需基团。

1. β- 内酰胺类分类，青霉素类、头孢菌素类基本结构

【分类】①青霉素及半合成青霉素类；②头孢菌素及半合成头孢菌素类；③β- 内酰胺酶抑制药；④非经典的 β- 内酰胺类抗生素。

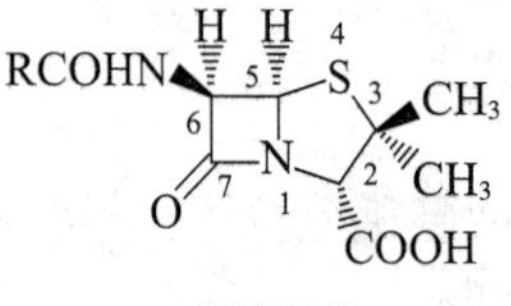

青霉素类 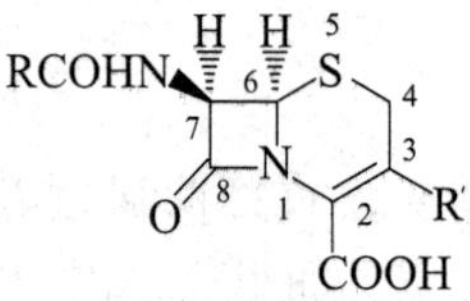　　　　　　　头孢菌素类

[基本结构] 均含有 β- 内酰胺四元环，该四元环性质不稳定，易开环失活。

青霉素及头孢菌素类抗生素的结构特点：青霉素为 β- 内酰胺环与**四氢噻唑**环并合；头孢菌素为 β- 内酰胺环和**氢化噻嗪环**并合。

2. 半合成头孢菌素的构效关系　①7 位侧链引入亲酯性基团，可扩大抗菌谱，增强抗菌活性；②7 位酰胺的 α 位引入亲水性基团—SO_3H、—NH_2、—COOH，可扩大抗菌谱得到广谱头孢菌素；③带有 7-β 为顺式 - 甲氧亚胺基 -2- 氨噻唑的侧链可提高对 β- 内酰胺酶的稳定性；④3 位改造，如乙酰氧甲基被—CH_3、—Cl 等基团取代可增强抗菌活性，并改变药物的药物代谢动力学性质；⑤2 位羧基是抗菌活性基团，不能改变，但可以利用前药原理可制成酯，延长了作用时间；⑥3 位含有带正电荷季铵，正电荷增加了药物对细胞膜的穿透力。并对 β- 内酰胺酶显示低亲和性；⑦7 位引入甲氧基的衍生物为头霉素类，增加了药物对 β- 内酰胺酶的稳定性；⑧5 位 S 用—O—、—CH_2—取代时，分别称为氧头孢菌素和碳头孢烯类。

3. 青霉素钠结构、稳定性和用途

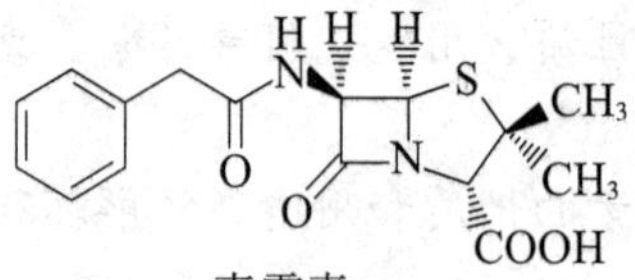

青霉素

[性质] ①该类药物由 β- 内酰胺环并氢化噻唑环组成，两个环的张力都比较大，化学性质不稳定，对酸、碱、某些酶、醇、胺等均不稳定；②在酸性和碱性条件下，β- 内酰胺环开环，生成青霉酸、青霉醛、青霉胺，所以青霉素不能与氨基糖苷类等碱性药物合用；③某些酶（如耐药的 β- 内酰胺酶）也可以使 β- 内酰胺环开环，产生耐药性；④胺和醇类化合物含有亲核基团，也会与 β- 内酰胺环发生反应，生成青霉酰胺和青霉酸酯，开环失效。⑤与丙磺舒合用，降低青霉素的排泄速度。⑥青霉素容易引起过敏，主要是由于生物合成中引入的杂质蛋白，以及生产和储存过程中产生的青霉噻唑高聚物杂质。

[用途] 用于革兰阳性菌感染引起的疾病。由于青霉素钠盐和钾盐水溶液在室温下不稳定，易分解，临床上常用其粉针药。

4. 苯唑西林钠、阿莫西林性质和用途

（1）苯唑西林

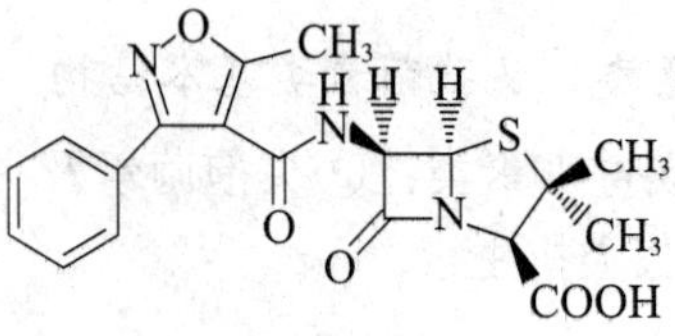

苯唑西林

[性质]　为利用生物电子等排原理以异噁唑取代甲氧西林的苯环，同时在其 C-3 和 C-5 分别以苯基和甲基取代，苯核兼有吸电子和空间位阻的作用。本类化合物不仅能耐酶，还能耐酸，抗菌作用也比较强。

[用途]　第一个发现的**耐酶、耐酸的青霉素**，既可口服，也可注射。主要用于耐青霉素葡萄球菌所致的各种感染，也可用于化脓性链球菌或肺炎球菌与耐青霉素葡萄球菌所致的混合感染。

（2）阿莫西林

[性质]　①发生与氨苄西林类似的降解反应和聚合反应。②水溶液中含有磷酸盐、山梨醇、硫酸锌和二乙醇胺时，可发生分子内成环反应，生成 2,5- 吡嗪二酮。

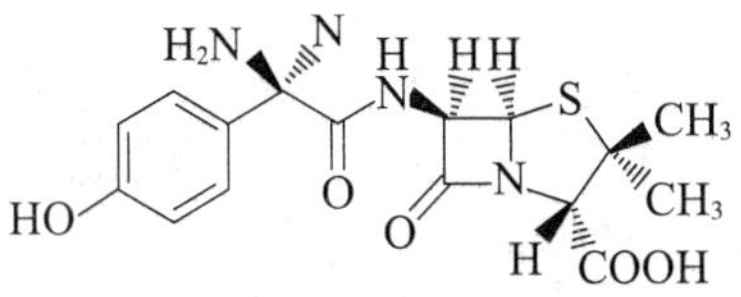

阿莫西林

[用途]　广谱抗生素，用于敏感菌所致泌尿系统、呼吸系统和胆道等的感染，口服吸收优于氨苄西林，而腹泻的不良反应比氨苄西林低。不耐 β- 内酰胺酶。

5. 头孢哌酮、头孢曲松、头孢噻肟钠的性质和用途

（1）头孢哌酮

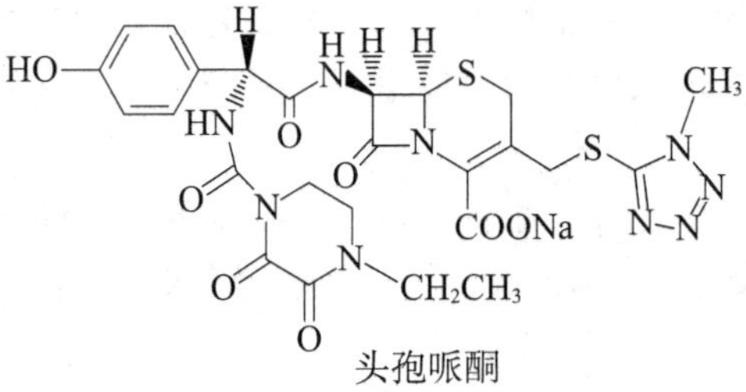

头孢哌酮

[性质]　3 位甲基上引入硫代甲基四氮唑杂环，改善药动学，并提高抗菌活性，血药浓度较高；7 位氨基上引入乙基哌嗪二酮侧链，提高抗菌活性，尤其对铜绿假单胞菌作用强。

[用途]　第三代头孢类药物，用于各种敏感菌所致的呼吸道、泌尿道、腹膜、胸膜、皮肤、软组织、骨、关节、五官等部位的感染；还可用于败血症和脑膜炎的治疗。

（2）头孢曲松

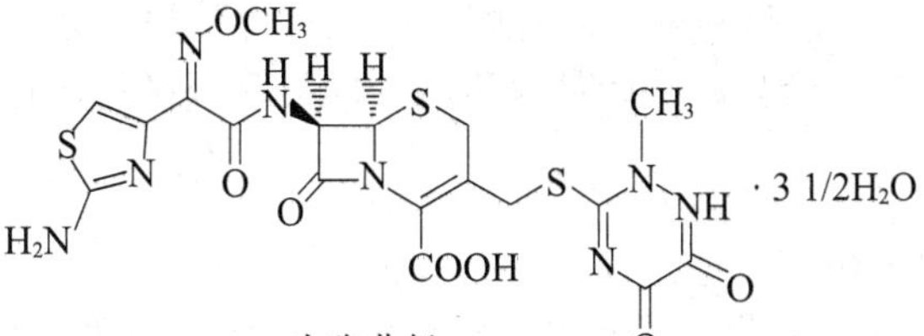

头孢曲松

[性质]　3 位引入 6- 羟基 -1,2,4- 三嗪 -5- 酮杂环，酸性强，产生独特的非线性的药量

依赖性药代动力学性质。

[用途] 为第三代头孢菌素，对肠杆菌科细菌有强大活性。用于敏感菌所致的各种感染。本品单药可治疗单纯性淋病。

（3）头孢噻肟钠

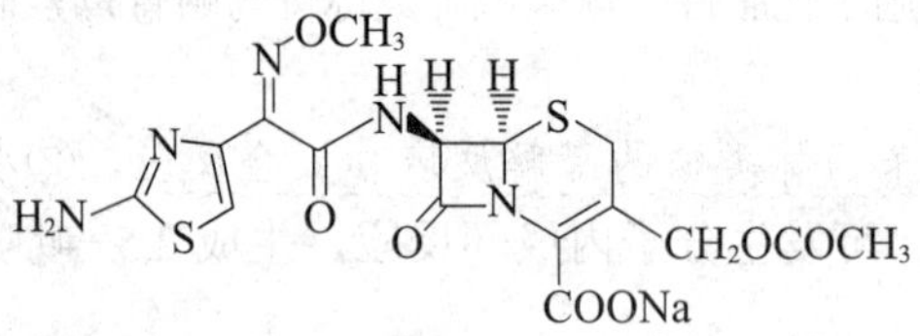

头孢噻肟钠

[性质] ①甲氧肟基的引入使药物对内酰胺酶的稳定性增大；②2-氨基噻唑基增加了药物与细菌青霉素结合蛋白的亲和能力；③甲氧肟基为顺式，是反式活性的 40～100 倍。在光照下，顺式可转化为反式，因此本品需避光保存。

[用途] 半合成肟型头孢菌素，为第三代头孢菌素。本品对革兰阴性菌尤其对肠杆菌作用强大。主要用于敏感菌所致呼吸系统感染，泌尿系统感染，胆道及肠道感染，皮肤及软组织感染，烧伤和骨关节感染等。

6. 亚胺培南、氨曲南、克拉维酸和舒巴坦的用途

（1）亚胺培南

[用途] 碳青霉烯类抗生素，对大多数 β-内酰胺酶稳定，对脆弱杆菌、铜绿假单胞菌有效；单独使用时可被肾肽酶分解失活，与肾肽酶抑制药西司他丁钠合用，可以避免被肾肽酶破坏，又可以阻止亚胺培南进入肾小管上皮组织，减少排泄，降低对肾的毒副作用。

（2）氨曲南

[用途] 第一个全合成单环 β-内酰胺类，对需氧革兰阴性菌（包括铜绿假单胞菌）有很强活性，对 β-内酰胺酶稳定。临床用于呼吸道、泌尿道、软组织等感染，耐受性好，不良反应发生率很低。

（3）克拉维酸

[用途] 氧青霉烷类不可逆 β-内酰胺酶抑制药，属于"自杀性"的酶抑制药。与阿莫西林的复方制药，使阿莫西林药效提高 130 倍，可用于耐阿莫西林的细菌感染性疾病；与头孢菌素类药物合用可增效 2～8 倍。

（4）舒巴坦

[用途] 青霉烷砜类不可逆竞争性 β-内酰胺酶抑制药，对革兰阳性菌及阴性菌的 β-内酰胺酶都有抑制作用，用于治疗对氨苄西林耐药的金黄色葡萄球菌、脆弱拟杆菌、肺炎杆菌、普通变形杆菌引起的感染。当与氨苄西林合用时，能显著提高抗菌作用。

二、四环素类

四环素类性质和用途如下。

[性质] ①以氢化并四苯为基本骨架，结构中含有酸性的酚羟基和烯醇羟基及碱性的二甲氨基，均为两性化合物。②干燥条件下，固体比较稳定，但遇日光可变色，在酸性及碱性条件下均不稳定。③分子结构中含有许多的羟基、烯醇羟基及羧基，近中性条件下，能与多

种金属离子形成不溶性螯合物，如钙、镁、铁和铝离子等。与钙离子形成的黄色络合物，沉积在牙齿使牙齿变黄。因此，孕妇和婴幼儿应禁用或慎用。

[用途] 为广谱抗生素，用于各种革兰阳性和革兰阴性菌引起的感染，对某些立克次体、病毒和原虫也有作用，但细菌对此类抗生素耐药现象严重。

三、氨基糖苷类

硫酸链霉素性质、用途、阿米卡星用途如下。

（1）硫酸链霉素

[性质] 由链霉胍、链霉糖和 N- 甲基葡萄糖三部分组成。分子结构中有三个碱性中心，可以与各种酸成盐，临床上用其硫酸盐。

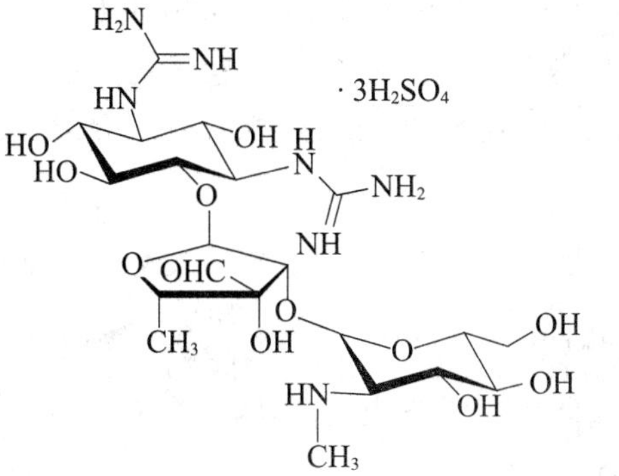

硫酸链霉素

[用途] 是第一个发现的氨基糖苷类抗生素，对结核杆菌的抗菌作用很强，临床上用于治疗各种结核病，特别是对结核性脑膜炎和急性浸润性肺结核有很好的疗效；对尿道感染、肠道感染、败血症等也有效，与青霉素联合应用有协同作用。对肾产生毒性，对第Ⅷ对脑神经有损害作用，引起不可逆耳聋，尤其对儿童毒性更大。

（2）阿米卡星

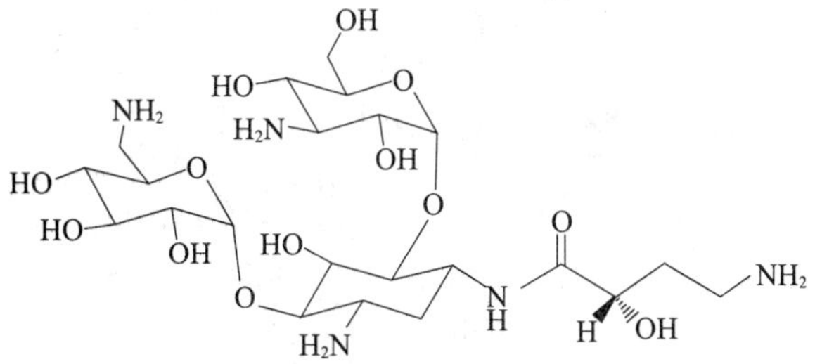

阿米卡星

[用途] 是在卡那霉素分子中的链霉胺部分引入 L-（-）氨基羟丁酰基侧链得到的半合成抗生素，用于对卡那霉素或庆大霉素耐药的革兰阴性菌所致的尿路、下呼吸道、生殖系统等部位感染及败血症等。

四、大环内酯类

1.红霉素性质、用途

[性质] 是由红霉内酯与去氧氨基糖缩合而成的碱性苷。水溶性较小，只能口服，在酸性条件下易发生苷键的水解，遇碱其内酯环易破裂。在酸中易发生分子内脱水环合而失去抗菌活性。

[用途] **大环内酯类抗生物**，对革兰阳性菌有很强的抗菌作用，对革兰阴性菌亦有效。在临床上为耐药金黄色葡萄球菌和溶血性链球菌引起感染的首选药物。

2.红霉素的结构改造

结构改造：①将红霉素5位氨基糖2″羟基与各种酸成酯，可提高稳定性和水溶性，如红霉素碳酸乙酯、红霉素硬脂酸酯、依托红霉素和琥乙红霉素。②对红霉素 C-6 羟基和 C-9 羰基进行修饰，得到一系列半合成红霉素类药物，均增加了红霉素的对酸稳定性和抗菌活性，如罗红霉素是红霉素的 C9- 肟衍生物，克拉霉素是红霉素 6- 羟基甲基化衍生物，阿奇霉素是红霉素肟经重排、扩环、还原、N- 甲基化得到的 15 元含氮化合物。

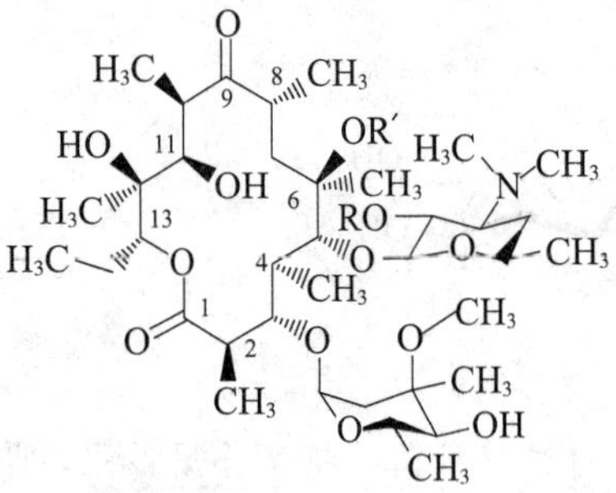

红霉素：R=-H, R′=-H
琥乙红霉素：R=-CO(CH$_2$)$_2$COOCH$_2$CH$_3$, R′=R′-H
克拉霉素：R=-H, R′=-CH$_3$

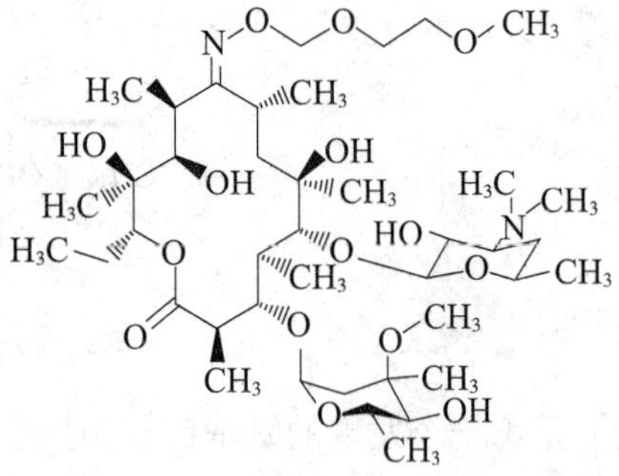

罗红霉素

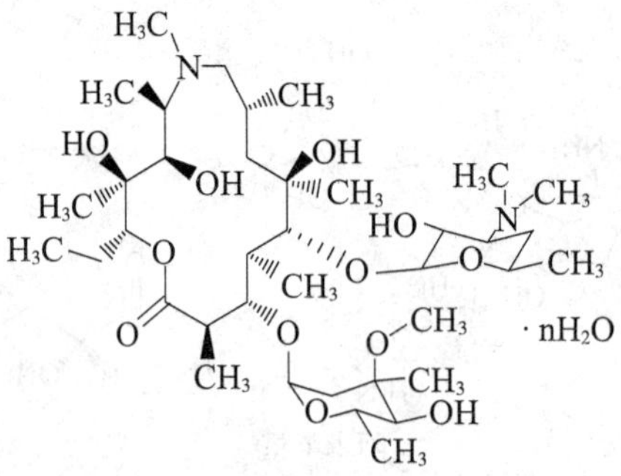

阿奇霉素

3.阿奇霉素、克拉霉素的用途

（1）阿奇霉素

[用途] 将氮原子引入到大环内酯骨架中制得的**第一个环内含氮的十五元环大环内酯抗生素**，由于碱性增大，对许多革兰阴性杆菌有较强活性，在组织中浓度较高，体内半衰期比

较长。临床上用于多种病原性微生物所致的感染。

（2）克拉霉素

［用途］在红霉素 C-6 位羟基进行甲基化，使红霉素 C-9 羰基无法形成半缩酮而增加其在酸中的稳定性，可以口服。对支原体、衣原体、需氧菌、厌氧菌等感染有效。对细胞色素 P450 酶具有抑制作用。

五、其他类抗生素

1. 氯霉素的性质和用途

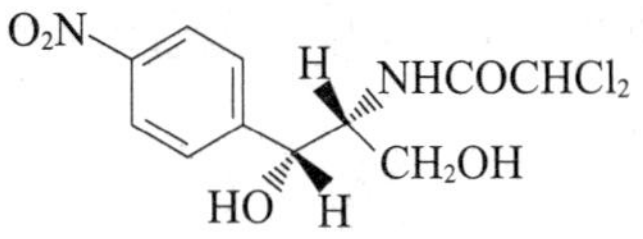

氯霉素

［性质］含有两个手性碳原子，有四个旋光异构体。其中仅 1R，2R（－）或 D（－）苏阿糖型有抗菌活性。本品性质稳定，在中性、弱酸性较稳定，但在强碱性或强酸性溶液中，都可引起水解。

［用途］对革兰阳性菌和阴性菌均有效，对革兰阴性菌的活性优于革兰阳性菌菌，是治疗伤寒的首选药。外用治疗沙眼或化脓菌感染，长期和多次应用可产生可逆性骨髓抑制、再生障碍性贫血及灰婴综合征。

2. 环孢素、林可霉素和万古霉素的用途

（1）环孢素

［用途］适用于预防同种异体骨髓、器官或组织移植所发生的排斥反应；常与肾上腺皮质激素等免疫抑制药联合应用，以提高疗效，还可以用于治疗自身免疫疾病。

（2）林可霉素

［用途］抑制细菌细胞的蛋白质合成。广谱抗生素用于葡萄球菌、链球菌、肺炎球菌、厌氧菌等感染。

（3）万古霉素

［用途］一种糖苷类两性抗生素，对葡萄球菌属包括金黄色葡萄球菌和凝固酶阴性葡萄球菌中甲氧西林敏感及耐药株、各种链球菌、肺炎链球菌及肠球菌属等多数革兰阳性菌均有良好的抗菌作用。

六、喹诺酮类抗菌药

1. 四代喹诺酮类抗菌药的特点

第一代：萘啶酸为第一个上市的喹诺酮类药物。这些药物具有较好抗 G^- 活性，但缺乏抗绿脓杆菌和厌氧菌等 G^+ 作用。吡咯酸也属于第一代。但整体而言，第一代药物的不良反应明显，如胃肠道刺激、光感过敏性皮疹、CNS 毒性。细菌容易产生耐药性。

第二代：在结构中增加了 7- 哌嗪环，抗菌谱有所扩大，因吸收代谢后在尿液和胆汁中浓度很高，故对急慢性肾盂肾炎、膀胱炎和前列腺炎等尿路感染及胆道感染、菌痢和肠炎等疗效更好。代表品种为吡哌酸。

第三代：在结构中增加了 6- 氟原子和 7- 哌嗪环，抗菌谱更为扩大，抗菌作用强，较低浓度即显抗菌活性。可对抗耐药性葡萄球菌等革兰阳性菌，对革兰阴性菌疗效更佳。本类药物分子中均含氟原子，故称氟喹诺酮类。主要品种有诺氟沙星、氧氟沙星、环丙沙星、依诺沙星、洛美沙星、氟罗沙星等。

第四代：第四代喹诺酮类抗生素，如莫西沙星、加替沙星、司帕沙星等：抗革兰阳性菌活性增加，特别是抗厌氧菌活性增加，药代动力学改善，毒副作用降低（光敏反应、中枢兴奋作用等）。

2.喹诺酮类抗菌药的作用机制和构效关系

【作用机制】 喹诺酮类抗菌药物通过抑制细菌 DNA 螺旋酶干扰细菌 DNA 的合成，导致细胞的死亡，而起到抗菌作用。

【构效关系】

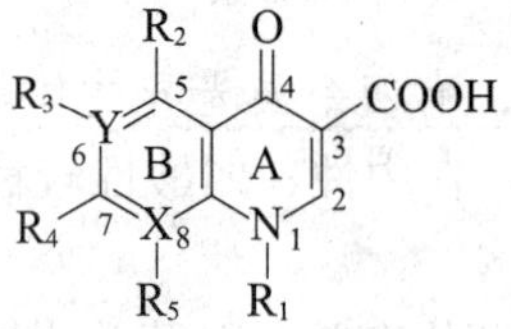

① A 环为抗菌作用必需的基本药效基团，其中 3 位羧基和 4 位羰基与 DNA 回旋酶和拓扑异构酶Ⅳ结合；② B 环可作较大变化，可为苯环、吡啶环、嘧啶环等；③ 1 位 N 上的取代基对抗菌活性贡献很大，可为乙基、氟乙基或环丙基；④ 2 位引入取代基，其活性减弱或消失；⑤ 5 位取代基中以氨基取代时活性最强；⑥ 6 位引入氟原子使药物与细菌 DNA 回旋酶结合力大增，对细胞壁的穿透能力增强；⑦ 7 位以取代或未取代的哌嗪基、吡咯基、吡咯烷基等五元或六元杂环取代为好；⑧ 8 位引入氟原子时，口服吸收良好，体内活性增强，但光毒性增加。8 位为甲氧基、甲基和乙基时，光毒性减少。

3.诺氟沙星的结构、性质和用途

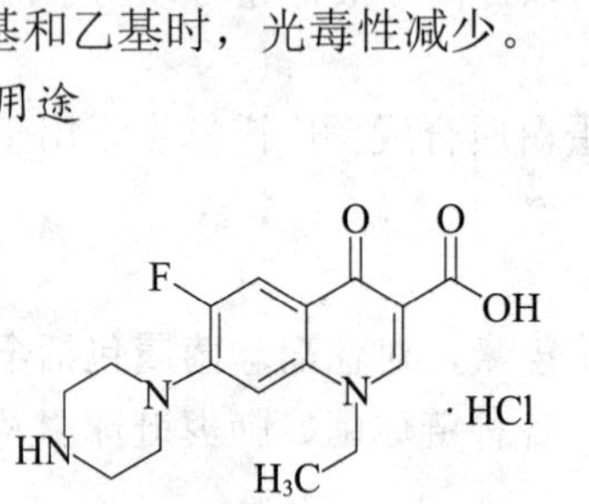

盐酸诺氟沙星

[结构特点] 属于喹啉羧酸类。

[性质] ①室温下相对稳定，光照下可分解，产生光毒性；②在酸性下加热回流可发生 3- 脱羧产物，失去抗菌活性；③3 位的羧基与 4 位的酮羰基与金属离子结合，使抗菌活性降低，且使体内金属离子流失，易引起缺钙、贫血和缺锌等不良反应（此为喹诺酮类药物通性）；④8 位氟原子存在易导致光毒性；⑤对细胞色素 P450 酶具有抑制作用，因此，与某些药物合用时会产生相互作用；⑥有胃肠道反应和心脏毒性。

[用途] 具有良好的组织渗透性，抗菌谱广，对铜绿假单胞菌的作用于优于庆大霉素。用于敏感菌所致泌尿道、肠道、耳道感染，不易产生耐药性。

4. 环丙沙星、左氧氟沙星的用途

（1）环丙沙星

［用途］广谱合成抗菌药，第三代喹诺酮类药物，对革兰阳性和阴性菌都有较强的抑制作用，可用于治疗呼吸系统、泌尿系统、消化系统及皮肤、耳鼻喉感染。

（2）左氧氟沙星

［用途］活性、水溶性优于氧氟沙星；毒副作用为喹诺酮类已上市中的最小者。用于革兰阴性菌所致呼吸系统、泌尿系统、消化系统及生殖系统感染的治疗。

七、磺胺类药物

1. 磺胺类药物基本结构、作用机制和构效关系

［基本结构］对氨基苯磺酰胺。

［作用机制］作用靶点是细菌的二氢叶酸合成酶。磺胺类药物与对氨基苯甲酸（PABA）在分子大小及电荷分布上相似，因此可作为它的代谢拮抗物，使二氢叶酸合成酶不能充分利用对氨基苯甲酸合成二氢叶酸。由于人类可利用食物中的四氢叶酸，故磺胺类药物对人类的影响较小。

［构效关系］

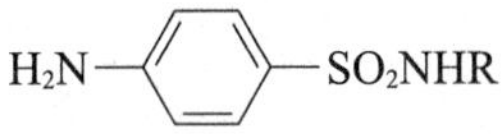

$$H_2N-\!\!\!\bigcirc\!\!\!-SO_2NHR$$

①对氨基苯磺酰胺为必需结构。②芳氨基上的取代基对抑菌活性有较大的影响。多数磺胺的芳氨基无取代基，若有取代基，则必须在体内易被酶分解或还原为游离的氨基才有效。③磺酰氨基上 N- 单取代可使抑菌作用增强，特别是以杂环取代时抑菌作用最优。④苯环若被其他芳环取代或在苯环上引入其他基团，抑菌活性降低或丧失。

2. 磺胺嘧啶、磺胺甲噁唑的结构、性质和用途

（1）磺胺嘧啶

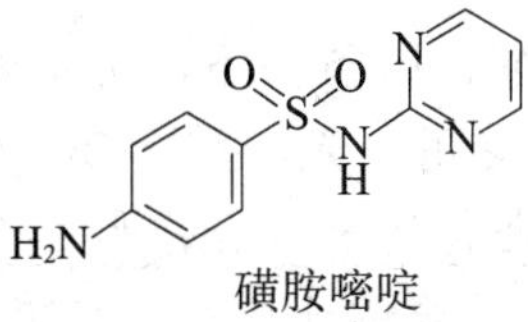

磺胺嘧啶

［结构特点］以对氨基苯磺酰胺为母体，在磺酰胺的氮原子上连有 2- 嘧啶基。

［性质］①易溶于稀盐酸，氢氧化钠试液或氨试液中，其钠盐水溶液能吸收空气中的二氧化碳，析出沉淀；②结构中含有芳伯胺，可发生重氮化 - 偶合反应；③与硝酸银溶液反应生成磺胺嘧啶银沉淀。

［用途］英文缩写为 SD。广谱及较强抗菌活性。临床上用于治疗烧伤和烫伤创面感染、脑膜炎双球菌、肺炎球菌、淋球菌感染，是治疗流行性脑膜炎的首选药。

（2）磺胺甲噁唑

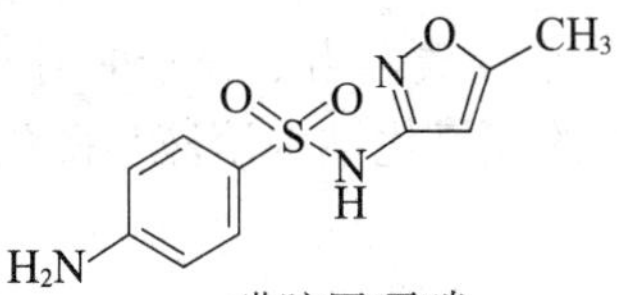

磺胺甲噁唑

［结构特点］以对氨基苯磺酰胺为母体，在磺酰胺的氮原子上连有5-甲基-3-异噁唑基。

［性质］其钠盐水溶液能吸收空气中的二氧化碳，析出沉淀。结构中含有芳伯胺，可发生重氮化—偶合反应。

［用途］英文缩写为SMZ。抗菌谱广，抗菌作用强。主治急性、慢性尿路感染及流行性脑脊髓膜炎的预防。本品多与甲氧苄啶合用（称为复方新诺明），起到对二氢蝶酸合成酶和二氢叶酸还原酶双重阻断效果。

3. 甲氧苄啶的用途

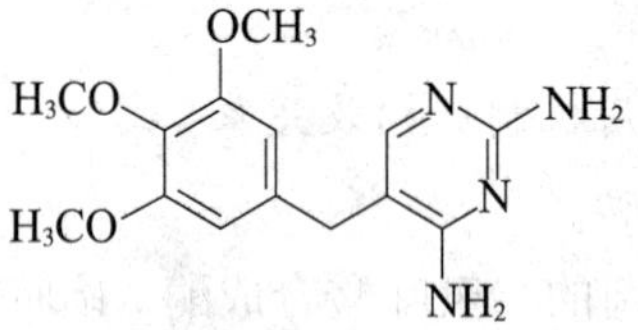

甲氧苄啶

［用途］抗菌增效药，是二氢叶酸还原酶的可逆性抑制药，阻碍二氢叶酸还原为四氢叶酸。磺胺类药物与甲氧苄啶一同使用时可产生协同抗菌作用，活性增强数倍至数十倍，还可增强四环素和庆大霉素的抗菌作用。

八、抗结核病药

1. 抗生素类抗结核病药　代表药物有硫酸链霉素、利福平、利福喷汀、利福布汀。

2. 异烟肼结构、性质、代谢和用途

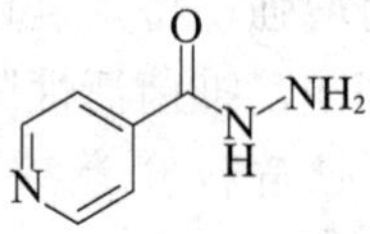

异烟肼

［性质］①含酰肼结构，在酸、碱条件下，可水解生成异烟酸和游离肼。②游离肼的毒性较大，故变质后不可再供使用。光、重金属、温度、pH等因素均可加速水解反应。③异烟肼与铜离子或其他重金属离子络合，形成有色的螯合物，所以配置注射药时应避免与金属容器接触。④肼基有较强的还原性，与硝酸银作用被氧化为异烟酸，析出金属银。

［代谢］在体内经乙酰化代谢，并导致生成活性乙酰基自由基而产生肝毒性；对乙酰化速度较快的患者需要调节使用药量。其他代谢物为异烟酸和肼。

［用途］临床上常用的抗结核药，具有疗效好、用量小、易于口服等优点。常与链霉素、卡那霉素和对氨基水杨酸钠合用，以减少结核分枝杆菌耐药性的产生。

3. 盐酸乙胺丁醇、利福平的性质和用途

（1）盐酸乙胺丁醇

［性质］含有2个构型相同的手性碳，由于分子有对称性，实际仅有3个对映异构体，药用为R，R构型的右旋体。本品的氢氧化钠水溶液与硫酸铜试液反应，生成深蓝色络合物，可用于鉴别。

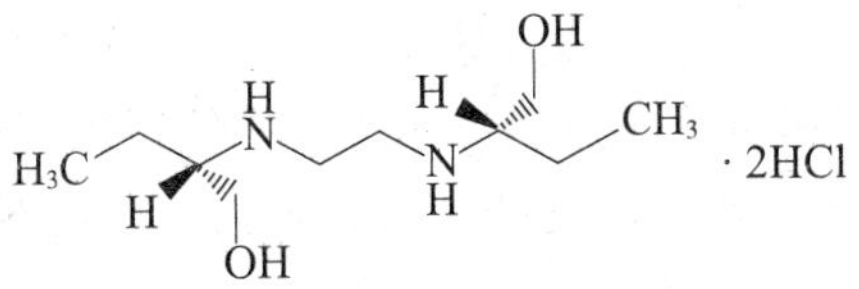

盐酸乙胺丁醇

[用途] 用于治疗对异烟肼、链霉素有耐药性的结核分枝杆菌引起的各型肺结核及肺外结核，可单用，多与异烟肼、链霉素合用。

（2）利福平

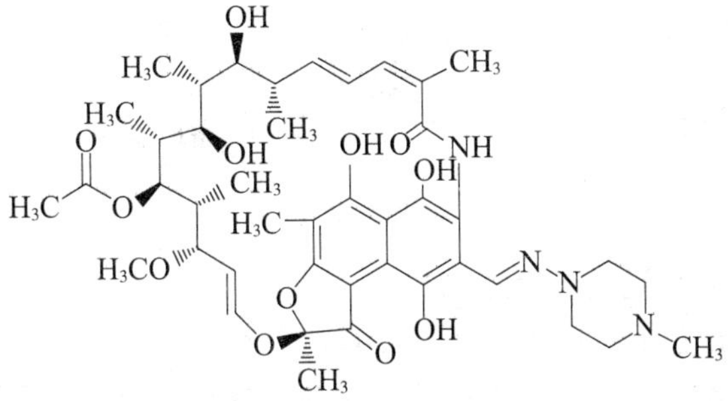

利福平

[性质] 为鲜红色或暗红色结晶性粉末。分子中含有 1,4- 萘二酚结构，碱性条件下易氧化成醌型化合物失效。其醛缩氨基哌嗪在强酸中易在 C=N 处分解，成为缩合前的醛基和氨基哌嗪。

[用途] 通过抑制细菌 DNA 依赖 RNA 聚合酶发挥作用。抗菌活性强，除抗结核分枝杆菌外，对金黄色葡萄球菌、麻风杆菌等也有较强作用。与异烟肼、乙胺丁醇合用有协同作用，延缓耐药性的产生。

九、抗真菌药

氟康唑、特比萘芬的性质和用途

（1）氟康唑

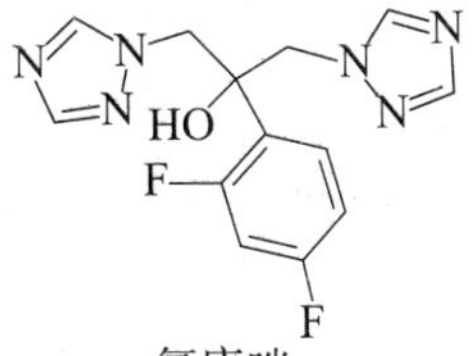

氟康唑

[性质] 具有一定的水溶解度。

[用途] 属于三氮唑类抗真菌药物，口服吸收良好，是治疗深部真菌感染的首选药物，也可用于表皮真菌感染的治疗，有缓解前列腺癌的作用。

（2）特比萘芬

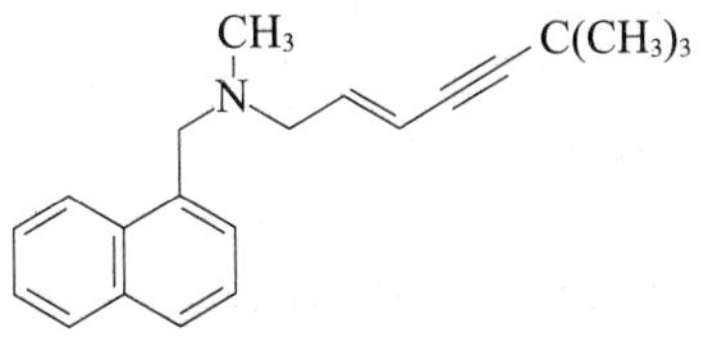

特比萘芬

[性质] 为烯丙胺类抗真菌药物，是一种高亲脂性的游离碱，临床上使用其盐酸盐。可抑制真菌细胞麦角甾醇合成过程中的鲨烯环氧化酶，并使鲨烯在细胞中蓄积而产生杀菌作用。

[用途] 为口服广谱抗真菌药，对皮肤真菌有杀灭作用，对白色念珠菌则起抑制作用。适用于浅表真菌引起的皮肤、指甲感染。

十、抗病毒药物

1. 阿昔洛韦的结构、性质和用途

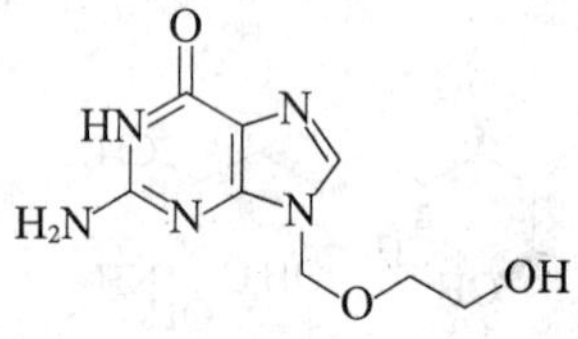

阿昔洛韦

[结构特点] 为**开环脱氧鸟苷衍生物**。

[性质] 1位氮上的氢显弱酸性，可形成钠盐并溶于水。

[用途] 开环核苷类抗病毒药。在抗疱疹病毒的首选用药，也可以用于乙肝的治疗。

2. 盐酸金刚烷胺、利巴韦林的用途

（1）金刚烷胺

[用途] 三环胺类抗病毒药，临床上对预防和治疗各种A型的流感病毒，尤其对亚洲A_2型流感病毒特别有效。也可用于抗帕金森病。

（2）利巴韦林

[用途] 核苷类广谱抗病毒药，用于治疗麻疹、水痘、腮腺炎等，还可以抑制HIV感染者出现艾滋病的前期症状。

3. 抗艾滋病药分类　分为：①反转录酶抑制药（核苷类、非核苷类两类）；②蛋白酶抑制药（如沙奎那韦、茚地那韦）；③整合酶抑制药（如雷特格韦、埃替格韦）。

4. 齐多夫定、沙奎那韦的用途

（1）齐多夫定

[用途] 为核苷类抗反转录酶病毒药物。临床用于治疗艾滋病和与艾滋病有关的疾病。

（2）沙奎那韦

[用途] 为多肽衍生物，为第一个上市的HIV蛋白酶抑制药，具有高效、高选择性等特点，在临床上与核苷类反转录酶抑制药合用治疗晚期HIV感染。

第15单元　维生素

【复习指南】熟练掌握维生素C的结构、性质和用途；掌握维生素A、D_3性质和用途，维生素B_1、维生素B_2、维生素B_6的性质和用途；了解维生素的含义和分类，维生素E、K_1的性质和用途。

一、维生素的含义和分类

[含义] 维生素是维持人体正常代谢功能所必需的一类微量有机物质。现在已知绝大多

数维生素是酶的辅基或辅酶的组成成分。在体内，维生素以辅酶或辅基的形式参与各种酶促反应。

[分类]　维生素的分类多依据溶解性质分为脂溶性和水溶性维生素。

常见脂溶性维生素有：维生素 A 醋酸酯、维生素 D_2、维生素 D_3、维生素 E 和维生素 K_3。

常见水溶性维生素有：维生素 B_1、维生素 B_2、维生素 B_6 和维生素 C。

二、脂溶性维生素

1. 维生素 A、维生素 D_3 性质和用途

（1）维生素 A（又称视黄醇）

[性质]　结构中含有共轭壬四烯侧链，均为全反式时活性高。①对紫外线不稳定，易被空气氧化，先生成环氧化合物，在酸性条件下重排为呋喃型氧化物。应在避光、密闭的铝制容器中贮存。②长期储存可发生异构化，活性下降。③对酸不稳定，遇酸脱水生成脱水维生素 A，活性大大降低。④与三氯化锑反应，变为深蓝色、紫红色，可用于鉴别。

[用途]　主要用于夜盲症、角膜软化及皮肤粗糙、干裂等，日需量极小，过量服用会导致食欲缺乏等不良反应。维生素 A 的其中一个代谢物维生素 A 酸具有抗肿瘤活性。

（2）维生素 D_3（又称胆骨化醇）

[性质]　遇光、空气均易变质；用氯仿溶解后，加醋酐和硫酸振摇，初显黄色，渐变红色，迅即变为紫色，最后成绿色，可用于鉴别本品。

[用途]　维生素 D 类需在肝中经 25- **羟化酶系统催化**代谢为骨化二醇、然后再经肾经 **1- 羟化酶系统催化**代谢为骨化三醇，才具有调整钙、磷代谢的活性。临床用于儿童佝偻病、老年骨质疏松的治疗，过量服用可引起呕吐、口渴等不良反应。

2. 维生素 E、维生素 K_1 的性质和用途

（1）维生素 E（别名 α- 生育酚醋酸酯）

[性质]　①含有酚羟基，常用维生素 E 醋酸酯，为微黄色或黄色透明的黏稠液体，遇光色渐变深，应避光、密封、干燥保存；②本品遇光、空气可部分氧化成 α- 生育醌及 α- 生育酚二聚体；③与强碱性醇溶液共热，可水解为 α- 生育酚，结构中的酚羟基具有还原性，易被氧化，与三价铁离子作用，生成对生育醌和亚铁离子，后者与 2,2'- 联吡啶作用生成血红色络合物，可用于鉴别本品；④本品的乙醇溶液与硝酸共热，生成橙红色的生育红。

[用途]　用于习惯性流产、不孕症、进行性肌营养不良等，亦可用于心血管疾病的辅助治疗，对抗衰老亦有作用。

（2）维生素 K_1（又称叶绿基甲萘醌）

[性质]　黄橙色透明黏稠液体，对空气和潮湿稳定，但在阳光下会被分解。在天然绿色植物中广泛存在，具有甲萘醌结构，有很高的脂溶性。

[用途]　临床用于防治因维生素 K 缺乏所致的出血症，如新生儿出血、长期口服抗生素所致的出血症等。

三、水溶性维生素

1. 维生素 B_1、维生素 B_2、维生素 B_6 的性质和用途

（1）维生素 B_1（又称硫胺素或神经炎素）

[性质]①有引湿性，露置在空气中时可吸收空气中的水分；②干燥固体稳定，碱性溶液中易分解变质，酸性溶液中较稳定；③与空气长时间接触或在铁氰化钾碱性溶液中可氧化生成具有荧光的硫色素，活性消失，遇光和热效价下降，应避光、凉处保存，不宜久贮。

[用途]用于防治维生素 B_1 缺乏所致的脚气病，也可用于神经炎、消化不良等。

（2）维生素 B_2（又称核黄素）

[性质]为橙黄色结晶性粉末，为两性化合物，可溶于酸和碱，固体干燥时稳定，对光极不稳定，其水溶液呈现黄绿色荧光，遇光或在碱性条件下易分解。

[用途]用于治疗维生素 B_2 缺乏引起的唇炎、结膜炎、脂溢性皮炎等。

（3）维生素 B_6（又称盐酸吡多辛）

[性质]白色结晶性粉末，干燥品有升华性，对空气和光稳定，水溶液可被空气氧化变色；在酸溶液中稳定，碱溶液中分解失效。

[用途]有止吐作用，临床主要用于妊娠呕吐、癌症放射治疗引起的呕吐，也可用于脂溢性皮炎等皮肤病的辅助治疗。

2. 维生素 C 的结构、性质和用途

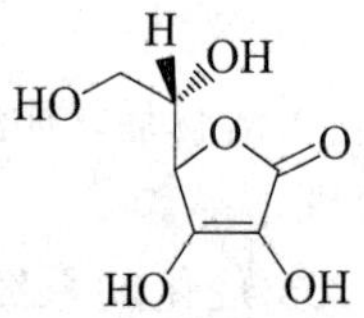

维生素C

[结构特点]母体为 γ-丁内酯，分子中有两个手性碳原子，因而有四个光学异构体，其中以 $L(+)$-抗坏血酸活性最强。

[性质]无臭，味酸，久置色渐变微黄，水溶液显酸性；固体干燥时稳定，在潮湿和光照下，色渐变黄，应避光、密闭保存；水溶液状态时可发生烯醇式和酮式的互变异构，主要以烯醇式存在；3 位羟基可与碳酸氢钠或稀氢氧化钠水溶液反应生成 3-烯醇钠盐，而 2 位羟基酸性比 3 位羟基弱，不能形成钠盐；在强碱性溶液下，内酯水解得到酮酸钠盐；含有连二烯醇结构，有较强还原性；酸性条件下可被碘氧化，可用碘量法测含量；鉴别反应，水溶液中遇硝酸银产生黑色沉淀，遇二氯靛酚颜色由红色变为无色。

[用途]用于坏血病的预防及治疗，预防冠心病、尿的酸化、各种贫血等。

第6章 药物分析

第1单元 药品质量标准

【复习指南】本部分内容难度不大，但历年常考。其中，全面控制药品质量、中国药典分类和常用定性定量分析方法为考试重点，应掌握。

一、概述

1. **药品质量控制目的与质量管理的意义** 药物分析是用分析化学及其他有关化学的理论和方法研究化学结构已经明确的药物及其制剂的组成、真伪鉴别、纯度检查及有效成分含量测定等内容的一门应用学科。

药品质量控制的目的及质量管理的意义：①保证用药的安全和有效；②保证提高药品质量；③增强国际竞争力。

2. **全面控制药品质量** 为了保证用药的安全、合理和有效，在药品的研制、生产、供应及临床使用过程中都应该严格地执行科学管理制度，并采用各种有效的分析方法，对药品进行严格的分析检验，实现药品的全面质量控制。

药品质量的全面控制是一项涉及多部门、多学科的综合性工作，不只是国家食品药品监督管理总局（China Food and Drug Administration，CFDA）单一部门的工作，也不是药物分析一门课程可以独立完成的。为了全面控制药品的质量，药物分析工作者应加强与药品生产单位的紧密联系，积极开展药物及其制剂在生产过程中的质量控制，严格控制中间体的质量，并发现影响药品质量的主要工艺，从而优化生产工艺条件，促进生产和提高质量；也应与供应管理部门密切协作，注意药物在贮藏过程中的质量与稳定性考察，以便采取科学合理的贮藏条件和管理方法，保证药品的质量。值得重视的是，药品质量的优劣和临床用药是否合理会直接影响临床征象和临床疗效。所以，配合医疗需要，开展体内药物分析是十分重要的。研究药物进入体内的变化，如药物在体内的吸收、分布、排泄和代谢转化过程，有利于更好地指导临床用药，减少药物的毒副作用。研究药物分子与受体之间的关系，也可为药物分子结构的改造，合成疗效更好且毒性更低的药物提供信息。

二、药品质量标准

1. **药品质量标准** 药品质量标准是国家对药品质量、规格及检验方法所做的技术规定，药品生产、供应、使用、检验和药政管理部门的监督共同遵循的法定依据。

国内药品标准：《中国药典》（ChP）。

国外药品标准：《美国药典》（USP）、《美国国家处方集》（NF）、《英国药典》（BP）、《日本药典》（JP）、《欧洲药典》（Ph.Eur）、《国际药典》（Ph.Int）。

2. **中国药典** 《中华人民共和国药典》，简称《中国药典》，其英文名称是Pharmacopoeia of The People's Republic of China；英文简称为Chinese Pharmacopoeia；英文缩写为ChP。《中国药典》由国家药典委员会编制。目前已经有1953、1963、1977、1985、1990、1995、2000、2005、2010、2015年版共十版。《中国药典》（**2015年版**）是我国的

现行药典，由一部、二部、三部、四部及其增补本组成。一部收载中药，二部收载化学药品，三部收载生物制品，四部收载通则和药用辅料《中国药典》的内容即国家药品标准，由凡例与正文及其引用的通则共同构成。凡例是对《中国药典》正文、通则及与质量检定有关的共性问题的统一规定。

3. 制定药品质量标准的基本原则与依据　药品质量标准的制定的原则是：坚持质量第一，充分体现"安全有效、技术先进、经济合理、不断完善"的原则。制定出既符合我国国情，又具较高水平的药品质量标准。具体地说，制定药品质量标准应遵循以下原则。

（1）从药物的安全有效性来考虑：要从有效性、安全性、稳定性和均一性四方面来考虑。

（2）从杂质的生理作用和危害性来考虑：药物的安全性，一方面是由药物本身不良反应造成的，另一方面可能是由引入的杂质所造成的。因此，在制定药品质量标准时，除药物安全有效外，首先应考虑杂质的生理作用和危害性。

（3）从生产实际水平考虑：药物中的杂质应越少越好，若要全部除尽，势必增加过多的工艺过程与设备，从而增加成本，而且生产实际水平也不可能达到绝对纯净的要求。故为便于药品的生产制备、贮存及降低成本，在不影响药物疗效和人体健康的前提下，对药品中某些杂质允许在一定限量内存在。

（4）从制剂的特点和临床应用的特点考虑：药品质量标准的制定还应考虑制剂和临床应用的特点，如原料药比制剂的纯度要求严格，注射剂和内服制剂比外用药要求严格等。

（5）从检测技术来考虑：随着科学技术的不断发展，新技术、新仪器在药品生产和分析检验中的不断应用，我国药品检测技术日益提高。

第 2 单元　药品检验的主要任务和方法

【复习指南】本部分一般杂质检查的方法属于考察的重点，历年常考。掌握药品检验的一般程序及常见制剂的检查，了解药物定性方法。

一、药品检验的任务和一般程序

1. 药品检验的任务　①与生产单位紧密配合，控制药品生产过程中的质量；②与管理部门紧密协作，考察药品的稳定性；③与使用单位密切配合，指导合理用药。总之药品检验工作的根本目的就是保证人民用药的安全、有效。

药品分析检验工作者必须具备扎实的药物分析专业理论知识、正确而熟练的实践操作技能、一丝不苟的工作态度、严谨求实又不断进取的科学作风，确保药品检验数据及检验结论准确、公正。

2. 药品检验程序　药品检验工作的基本程序一般为取样、鉴别、检查、含量测定、写出检验报告。

（1）取样：取样是分析药品的第一步，是要从大量的样品中取出少量进行分析，应考虑其科学性、真实性和代表性，取样的基本原则是均匀、合理。

（2）鉴别：依据药物的化学结构和理化性质进行某些化学反应，测定某些理化常数或光谱特征，来判断药物及其制剂的真伪。

（3）检查：药物在不影响疗效及人体健康的原则下，可以允许生产过程和贮藏过程中引入的微量杂质存在。通常按照药品质量标准规定的项目进行"限度检查"，以判断药物的纯度是否符合限量规定要求，所以也可称为纯度检查。

（4）含量测定：含量测定就是测定药物中主要有效成分的含量。一般采用化学分析或理化分析方法来测定，以确定药物的含量是否符合药品准确的规定要求。

鉴别是用来判定药物的真伪，检查和含量测定用来判定药物的优劣。判断一个药物的质量是否符合要求，必须全面考虑。不仅要考虑鉴别、检查和含量测定三者的检验结果，还应重视物质的性状评价。

（5）检验报告：药品的检验及其结果必须有完整的原始记录，记录应真实、完整、简明、具体；应字迹清晰，色调一致，不得涂改，若写错时，在错误的地方划上双线或单线，在旁边改正重写，并签名盖章。检验的记录作为实验的第一手资料，应妥善保存、备查。检验完毕，应对结果进行复核，复核完毕，复核者应签名或盖章。检验报告书的内容有供试品的名称、批号、来源，检验的项目、依据、结果、结论，检验者、符合者及负责人的签名或盖章，此外还应有报告的日期。

二、鉴别方法

1. 化学鉴别法　化学鉴别法包括测定生成物的熔点，在适当条件下产生颜色、荧光或使试剂褪色，发生沉淀反应或产生气体。

（1）呈色反应：指供试品溶液中加入适当的试剂溶液，在一定条件下进行反应，生成易于观测的有色产物。如酚羟基的三氯化铁呈色反应；芳香第一胺的重氮化－偶合反应；托烷生物碱类的 vitali 反应；肾上腺皮质激素类的四氮唑反应；含羰基结构的苯肼反应；氨基酸及氨基糖苷类的茚三酮反应；氨基醇结构的双缩脲反应等。

（2）沉淀反应：指供试品溶液中加入适当的试剂溶液，在一定条件下进行反应，生成不同颜色的沉淀，有的具有特殊的沉淀形状。如丙二酰脲类的硝酸银反应；氯化物的银盐沉淀反应；还原性基团的银镜反应；苯甲酸盐类的三氯化铁反应；与重金属盐的沉淀反应等。

（3）荧光反应：在适当的溶剂中药物本身可在可见光下发射荧光，如硫酸奎宁的稀硫酸溶液的显蓝色荧光；维生素 B_1 的硫色素反应等。

（4）气体生成反应：大多数的胺类药物、酰脲类药物及某些酰胺类药物可经强碱处理后加热产生氨气；化学结构中含硫的药物可经强酸处理后产生硫化氢气体；含碘有机药物经直火加热可生成紫色碘蒸汽等。

（5）使试剂褪色反应：如司可巴比妥钠的碘试液反应；维生素 C 的二氯靛酚反应。

（6）测定生成物的熔点：该方法操作费时，应用较少。

特点：操作简便、快速，实验成本低、应用广。

缺点：专属性比仪器分析法差。

2. 光谱鉴别法　光谱鉴别法利用光谱法鉴定化合物的化学结构及定性鉴别的方法。在有机化合物的结构鉴定中，常用质谱、红外光谱、紫外光谱及磁共振来确定有机化合物结构的方法。

紫外光谱鉴别法（UV）常用的方法有：①测定最大吸收波长，或同时测定最小吸收波长；②规定一定浓度的供试液在最大吸收波长处的吸光度；③规定吸收波长和吸收系数法；④规定吸收波长和吸收度比值法；⑤经化学处理后，测定其反应产物的吸收光谱特性。

红外光谱鉴别法（IR）主要用于组分单一、结构明确的原料药，特别适合于用其他方法不易区分的同类药物，如磺胺类、甾体激素类和半合成抗生素类药品。

《中国药典》用红外分光光度法鉴别药物时采用标准图谱对照法。即按指定条件测定供试品的红外吸收光谱图，测得红外吸收光谱图与《药品红外光谱集》中的相应标准图谱对比，如果峰位、峰形、相对强度都一致时，即为同一药物。如《中国药典》中呋塞米的鉴别："本品的红外光吸收图谱应与对照的图谱（光谱集 184 图）一致。"

3. 色谱鉴别法　色谱鉴别法是利用不同物质在不同色谱条件下，产生各自的特征色谱行为（R_f 值或保留时间）进行的鉴别试验。

薄层色谱法（TLC）系将适宜的固定相涂布于玻璃板、塑料或铝基片上，成一均匀薄层。待点样、展开后，根据比移值（R_f）与适宜的对照物按同法所得的色谱图的比移值作对比，用以进行药品的鉴别、杂质检查或含量测定的方法。常用的方法有杂质对照品法、供试品溶液的自身稀释对照法或两法并用法及对照药物法。

特点：分离效率高、操作简便、应用广。

气相色谱法（GC）是色谱法的一种。色谱法中有两个相，一个相是流动相，另一个相是固定相。如果用液体作流动相，就称液相色谱，用气体作流动相，就称气相色谱。

气相色谱法用来测定药物中挥发性特殊杂质，特别是药物中的残留溶剂的检查，各国药典均规定采用气相色谱法。

高效液相色谱法（HPLC）是用高压输液泵将具有不同极性的单一溶剂或不同比例的混合溶剂、缓冲液等流动相泵入装有固定相的色谱柱，经进样阀注入供试品，由流动相带入色谱柱内，在柱内各成分被分离后，依次进入检测器，色谱信号由记录仪或积分仪记录。检查杂质有四种方法：外标法（杂质对照品法）、加校正因子的主成分自身对照法、不加校正因子的主成分自身对照法、面积归一化法。

特点：分离效能高、专属性强、检测灵敏性好。

纸色谱法（PC）是取一定量供试品溶液和杂质限量对照品溶液，于同一色谱滤纸上点样，展开，检出后，比较杂质斑点的个数、颜色深浅或荧光强度等。通常用于极性较大的药物或放射性药物的检查。该法展开时间长、斑点较为扩散、不能用强酸等腐蚀性显色剂。

三、杂质及其检查方法

1. 药物中的杂质　药物的杂质是指药物中存在的无治疗作用或影响药物的稳定性和疗效，甚至对人体健康有害的物质。或者说任何影响药品纯度的物质均称为杂质。

药物中存在的杂质，主要来源于两个方面，即：①生产过程中引入，在合成药物的生产过程中，原料不纯或未反应完全、反应的中间体与毒副作用产物在精制时未能完全除去而引入杂质；②贮存过程中引入，在温度、湿度、日光、空气等外界条件影响下，或因微生物的作用，引起药物发生水解、氧化、分解、异构化、晶型转变、聚合、潮解和发霉等变化，是药物中产生有关的杂质。

药物中的杂质按来源可分为一般杂质和特殊杂质。一般杂质是指在自然界中分布较广，在多种药物的生产和贮藏过程中容易引入的杂质，如酸、碱、水分、氯化物、硫酸盐、砷盐、重金属等。特殊杂质是指在个别药物的生产和贮藏过程中引入的杂质。

药物中所含杂质按其结构又可分为无机杂质和有机杂质。按其性质还可分为信号杂质和有害杂质，信号杂质本身一般无害，但其含量的多少可反映出药物的纯度水平，有害杂质对人体有害，在质量标准中要加以严格控制。

《中国药典》中规定的各种杂质检查项目，系指该药品在按既定工艺进行生产和正常贮藏过程中可能含有或产生并需要控制的杂质。凡药典未规定检查的杂质，一般不需要检查。对危害人体健康、影响药物稳定性的杂质，必须严格控制其限量。

2.一般杂质检查方法与原理　一般杂质的检查方法分为灵敏度检查法和限量检查法。《中国药典》中规定的杂质检查均为限量检查。

杂质限量：指药物中所含杂质的最大容许量。通常用百分之几或百万分之几（ppm）来表示。

根据定义，药物中杂质的限量可按照下式来计算：

$$杂质限量（\%）=\frac{杂质最大允许量}{供试品量}\times100\%$$

进行杂质的限量检查时，可取一定量的被检杂质标准溶液和一定量供试品溶液，在相同条件下处理，比较反应结果，以确定杂质含量是否超过限量。由于供试品（S）中所含杂质的最大允许量可以通过杂质标准溶液的浓度（C）和体积（V）的乘积获得，所以，杂质限量（L）的计算公式可表示为：

$$杂质限量（\%）=\frac{标准溶液的浓度\times标准溶液的体积}{供试品量}\times100\%$$

$$即：L（\%）=\frac{C\times V}{S}\times100\%$$

例如：地西泮中氯化物的检查。取本品 1.0g，加水 50ml，振摇 10 分钟，滤过，分取滤液 25ml，依法检查，与标准氯化钠溶液（10mgCl⁻/ml）7.0ml 制成的对照液比较，不得更浓，求氯化物的限量。

$$L（\%）=\frac{C\times V}{S}\times100\%=\frac{10\times10^{-6}\times7.0}{1.0\times\dfrac{25}{50}}\times100\%=0.014\%$$

（1）氯化物检查法：原理：药物中微量的氯化物在硝酸酸性条件下与硝酸银反应，生成氯化银的胶体微粒而显白色浑浊，与一定量的标准氯化钠溶液在相同条件下产生的氯化银浑浊程度比较，判断供试品中氯化物的限量是否符合规定。

$$Cl^- + Ag^+ \longrightarrow AgCl\downarrow$$

方法：取供试品，加水溶解使成 25ml（溶液如显碱性，可滴加硝酸使成中性），再加稀硝酸 10ml；溶液如不澄清，应滤过；置 50ml 纳氏比色管中，加水使成约 40ml，摇匀，即得供试溶液。另取该品种项下规定量的标准氯化钠溶液，置 50ml 纳氏比色管中，加稀硝酸 10ml，加水使成 40ml，摇匀，即得对照溶液。于供试溶液与对照溶液中，分别加入硝酸银试液 1.0ml，用水稀释使成 50ml，摇匀，在暗处放置 5 分钟，同置黑色背景上，从比色管上方向下观察，比较。

每 1ml 标准氯化钠溶液相当于 10μg 的 Cl⁻ 在测定条件下，氯化物浓度以 50ml 中含 50～80μg 的 Cl⁻ 所显浑浊梯度明显，便于比较。氯化物检查宜在硝酸酸性溶液中进行，因加入硝酸可避免弱酸银盐如碳酸银、磷酸银及氧化银沉淀的形成而干扰检查，同时还可加速氯化银沉淀的生成并产生较好的乳浊。50ml 供试中含 10ml 稀硝酸为宜。

（2）硫酸盐检查法：原理：药物中微量的硫酸盐在稀盐酸酸性条件下与氯化钡反应，生成硫酸钡微粒显白色浑浊，与一定量标准硫酸钾溶液经同法处理后产生的硫酸钡浑浊程度比较。

$$SO_4^{2-} + Ba^{2+} \longrightarrow BaSO_4$$

方法：取供试品，加水溶解成约 40ml，置 50ml 纳氏比色管咖稀盐酸 2ml，摇匀即得供试溶液；另取标准硫酸钾溶液，置 50ml 纳氏比色管中，加水使成约 40ml，加稀盐酸 2ml，摇匀即得对照溶液；于供试溶液与对照溶液中分别加入 25% 氯化钡溶液 5ml，用水稀释成 50ml，摇匀，放置 10 分钟，比浊。

每 1ml 标准硫酸钾溶液相当于 100μg 的 SO_4^{2-} 本法适宜比浊的浓度范围为每 50ml 溶液中含 0.1～0.5mg 的 SO_4^{2-} 所显浑浊梯度明显，便于比较。盐酸可防止碳酸钡或磷酸钡等沉淀生成，影响比浊。但酸度过大可使硫酸钡溶解，降低检查灵敏度。50ml 供试中含 2ml 稀盐酸为宜。

（3）铁盐检查法：有两种方法：硫氰酸盐法（ChP、USP）、巯基醋酸法（BP）。只介绍硫氰酸盐法。

原理：铁盐在盐酸酸性溶液中与硫氰酸铵生成红色可溶性硫氰酸铁配位离子，再与一定量标准铁溶液用同法处理后所呈颜色进行比色。

$$Fe^{3+} + 6SCN^- \longrightarrow [Fe（SCN）_6]^{3-}$$

方法：取供试品，加水溶解使成 25ml，移置 50ml 纳氏比色管中，加稀盐酸 4ml 与过硫酸铵 50mg，用水稀释使成 35ml 后，加 30% 硫氰酸铵溶液 3ml，再加水适量使成 50ml，摇匀；如显色，立即与标准铁溶液一定量按相同方法制成的对照溶液比较。

每 1ml 标准铁溶液相当于 10μg 的 Fe^{3+}。目视比色时，50ml 溶液中含 10～50μg Fe^{3+} 为宜。在此范围内，溶液的色泽梯度明显，易于区别。本法用硫酸铁铵 $[FeNH_4(SO_4)_2 \cdot 12H_2O]$ 配制标准铁溶液，并加入硫酸防止铁盐水解，使易于保存。加入的过硫酸铵为氧化剂，将 Fe^{2+} 氧化成 Fe^{3+}。

（4）重金属检查法：重金属是指在实验条件下能与硫代乙酰胺或硫化钠作用呈色的金属。如 Ag、Pb、Hg、Cu、Cd、Bi、Sb、Sn、As、Ni、Co、Zn 等。

由于在药品的生产过程中遇到 Pb 的机会较多，而 Pb 在体内又易积蓄中毒，所以，检查重金属时以 Pb 为代表。

《中国药典》（2015 年版）通则 0821 中规定了重金属的三种检查方法：硫代乙酰胺法、炽灼后硫代乙酰胺法、硫化钠法。重点掌握第一法。

原理：硫代乙酰胺在弱酸性（pH 3.5 醋酸盐缓冲液）条件下水解产生 H_2S，与重金属离子（以 Pb^{2+} 为代表）生成黄色到棕黑色的硫化物混悬液，与一定量标准铅溶液经同法处理所呈颜色比较，判断供试品中重金属的限量。

方法：取 25ml 纳氏比色管三支，甲管中加标准铅溶液一定量与醋酸盐缓冲液（pH 3.5）2ml 后，加水或各品种项下规定的溶剂稀释成 25ml，乙管中加入按各品种项下规定的方法制成的供试品溶液 25ml，丙管中加入与乙管相同重量的供试品，加配置供试品溶液的溶剂适量使溶解，再加与甲管相同量的标准铅溶液与醋酸盐缓冲液（pH 3.5）2ml 后，用溶剂稀释成 25ml；再在甲、乙、丙三管中分别加硫代乙酰胺试液各 2ml，摇匀，放置 2 分钟，同置白纸上，自上向下透视，当丙管中显出的颜色不浅于甲管时，乙管中显出的颜色与甲管比较，不得更深。

每 1ml 标准铅溶液相当于 $10\mu g$ 的 Pb^{2+}。适宜目视比色的浓度范围为每 27ml 溶液中含 $10\sim20\mu g$ 的 Pb^{2+}，相当于标准铅溶液 $1\sim2ml$。溶液的 pH 对于金属离子与硫化氢呈色影响较大。当 pH $3.0\sim3.5$ 时，硫化铅沉淀较完全。

（5）砷盐检查法：常用的砷盐检查法有古蔡氏法（ChP、BP、JP），Ag DDC 法（USP、JP、ChP），白田道夫法、次磷酸法（奇列氏法）；重点掌握古蔡氏法。

原理：利用金属锌与酸作用产生新生态的氢，与药物中微量砷盐反应生成具挥发性的砷化氢，遇溴化汞试纸产生黄色至棕色的砷斑，与同条件下一定量标准砷溶液所生成的砷斑比较，判断砷盐的含量。

$$AsO_3^{3-}+3Zn+9H^+ \longrightarrow AsH_3+3Zn^{2+}+3H_2O$$

$$AsH_3+3HgBr_2 \longrightarrow 2HBr+AsH(HgBr)_2$$

$$AsH_3+3HgBr_2 \longrightarrow 3HBr+AsH(HgBr)_3 \text{ 棕色（量大）}$$

方法：检查时，于导气管 C 中装入醋酸铅棉花 60mg（装管高度为 $60\sim80mm$），再于旋塞 D 的顶端平面上放一片溴化汞试纸，盖上旋塞 E 并旋紧。标准砷斑的制备方法为：精密量取标准砷溶液 2ml，置 A 瓶中，加盐酸 5ml 与水 21ml，再加碘化钾试液 5ml 与酸性氯化亚锡试液 5 滴，在室温放置 10 分钟后，加锌粒 2g，立即将装妥的导气管 C 密塞于 A 瓶上，并将 A 瓶置 $25\sim40℃$ 水浴中，反应 45 分钟取出溴化汞试纸，即得。另取规定量的供试品，加水 23ml 溶解后，照标准砷斑制备方法操作，将供试品砷斑与标准砷斑比较，不得更深。

每 1ml 标准砷溶液相当于 $1\mu g$ 的 As。中国药典规定标准砷斑用 2ml 标准砷溶液（相当于 $2\mu gAs$）制备，可得清晰的砷斑，过深或过浅均会影响比色的正确性。

碘化钾和氯化亚锡的作用：五价砷在酸性溶液中也能被金属锌还原为砷化氢，但生成砷化氢的速度较三价砷慢，故在反应液中加入碘化钾及氯化亚锡将五价砷还原为三价砷，碘化钾被氧化生成的碘又可被氯化亚锡还原为碘离子，后者与反应中产生的锌离子能形成稳定的配位离子（ZnI_4），有利于生成砷化氢的反应不断进行。氯化亚锡与碘化钾还可抑制锑化氢的生成，因锑化氢也能与溴化汞试纸作用生成锑斑。在试验条件下，$100\mu g$ 锑存在不致干扰测定。氯化亚锡又可与锌作用，在锌放表面形成锌锡齐，起去极化作用，从而使氢气均匀而连续地发生。

醋酸铅棉花的作用：锌粒及供试品可能还有少量硫化氢，在酸性液中能产生硫化氢气体，与溴化汞作用生成硫化汞的色斑，干扰试验结果，故用醋酸铅棉花吸收硫化氢。

（6）干燥失重检查法：干燥失重是指药品在规定的条件下，经干燥后所减失的量，以百分率表示，干燥失重的量应恒重。干燥失重的内容物主要指水分，也包括其他挥发性物质。

测定方法有三种：

①常压恒温干燥法：适用于受热较稳定的药物检查。将供试品置相同条件下已干燥恒重的扁形称瓶中，于烘箱内在规定温度下干燥至恒重（两次干燥或炽灼后的重量差异在 0.3mg 以下），从减失的重量和取样量计算供试品的干燥失重。干燥温度一般为 105℃。

②减压干燥法与恒温减压干燥法：适用于熔点低或受热易分解的药物。将供试品置干燥器中，利用干燥器内的干燥剂吸收水分至恒重。常用的有硅胶、硫酸和五氧化二磷。

③干燥剂干燥法：适用于受热分解或易升华的药物检查。在减压条件下，可降低干燥温度和缩短干燥时间。减压后的压力在 2.67kPa（20mmHg）以下。

$$干燥失重（\%）= \frac{干燥失重}{供试品重} \times 100\%$$

（7）水分测定法：药物中的水分包括结合水和吸附水。其测定方法包括费休氏法、烘干法、减压干燥法、甲苯法或热重法。

费休氏水分测定法：水分系指用药典附录方法（费休氏水分测定法）测得药品中的残留水和结晶水的总和，不包括其他挥发性物质。原理是利用碘氧化二氧化硫时，需要一定量的水参加反应，为非水溶液中的氧化还原滴定法之一。

（8）炽灼残渣检查法：炽灼残渣系指有机药物或挥发性无机药物，在硫酸存在的条件下，进行炭化和炽灼后，所残留的非挥发性无机杂质的硫酸盐灰分。通常用于有机药物中非挥发性无机杂质的检查与控制。炽灼温度是 700～800℃，故若需将炽灼残渣留作重金属检查时，炽灼温度必须控制在 500～600℃。

（9）易炭化物检查法：药物中存在的遇硫酸易炭化或易氧化而呈色的微量有机杂质称为易炭化物。采用硫酸呈色的方法控制其含量，检查方法一般为目视比色法。

方法：在比色管中将一定量供试品分次缓缓加入 5ml 硫酸中，振摇溶解后，静置 15 分钟，溶液呈现的颜色与规定的对照液比较，不得更深。

（10）残留溶剂测定法：药品中的残留溶剂系指在原料药、辅料或制剂生产的过程中使用的，但在工艺中未能完全除去的有机溶剂。

①有机溶剂的分类

第一类有机溶剂：毒性大，且具有致癌并对环境有害，应尽量避免使用。如苯、四氯化碳、1,2- 二氯乙烷、1,1- 二氯乙烯、1,1,1- 三氯乙烷。

第二类有机溶：对人有一定毒性，应限量使用。如乙腈、氯苯、氯仿、环己烷、1,2- 二氯乙烯、二氯甲烷、1,2- 二甲氧基乙烷、N,N- 二甲基乙酰胺、N,N- 二甲基甲酰胺、1, 4- 二氧六环、2- 乙氧基乙醇、乙二醇、甲酰胺、正己烷、甲醇、2- 甲氧基乙醇、甲基丁基酮、甲基环己烷、N- 甲基吡咯烷酮、硝基甲烷、吡啶、四氢噻吩、四氢化萘、四氢呋喃、甲苯。

第三类有机溶剂：对人的健康危险性较小，推荐使用。如醋酸、丙酮、甲氧基苯、正丁醇、仲丁醇、醋酸丁酯、叔丁基甲基醚、异丙基苯、二甲亚砜、乙醇、醋酸乙酯、乙醚、甲酸乙酯、甲酸、正庚烷、醋酸异丁酯、醋酸异丙酯、醋酸甲酯、3- 甲基 -1- 丁醇、丁酮、甲基异丁基酮、异丁醇、正戊烷、正戊醇、正丙醇、异丙醇、醋酸丙酯。

第四类有机溶剂：尚无足够毒理学资料。如 1,1- 二乙氧基丙烷、1,1- 二甲氧基甲烷、

2,2- 二甲氧基丙烷、异辛烷、异丙醚、甲基异丙基酮、甲基四氢呋喃、石油醚、三氯醋酸、三氟醋酸。

②检测方法：《中国药典》（2015 年版）第四部通则收载的残留溶剂测定法有三种。

第一法：毛细管柱顶空进样等温法　此法适用于需要检查的有机溶剂的数量不多，且极性差异较小时残留溶剂的检查。

色谱条件：柱温一般为 40 ～ 100℃；常以氮气为载气，流速为每分钟 1.0 ～ 2.0ml；以水为溶剂时顶空瓶平衡温度为 70 ～ 85℃，顶空瓶平衡时间为 30 ～ 60 分钟；进样口温度为 200℃；如采用火焰离子化检测器（FID），温度为 250℃。

测定法：取对照品溶液和供试品溶液，分别连续进样不少于 2 次，测定待测峰的峰面积。

第二法：毛细管柱顶空进样系统程序升温法　此法适用于需要检查的有机溶剂数量较多，且极性差异较大时残留溶剂的检查。

色谱条件：柱温一般先在 40℃维持 8 分钟，再以 8℃ /min 的升温速率升至 120℃，维持 10 分钟；以氮气为载气，流速为每分钟 2.0ml；以水为溶剂时顶空瓶平衡温度为 70 ～ 85℃，顶空瓶平衡时间为 30 ～ 60 分钟；进样口温度为 200℃；如采用 FID 检测器，温度为 250℃。

测定法：取对照品溶液和供试品溶液，分别连续进样不少于 2 次，测定待测峰的峰面积。

第三法：溶液直接进样法　此法可采用填充柱，亦可采用适宜极性的毛细管柱。

测定法：取对照品溶液和供试品溶液，分别连续进样 2 ～ 3 次，测定待测峰的峰面积。

（11）溶液颜色检查法：药物的"溶液颜色检查法"系将药物用水或适宜的其他溶剂制成一定浓度的溶液，并将该溶液的颜色与规定的标准比色液比较，或在规定的波长处测定其吸光度。

测定方法：目视比色法；吸光度比较法；色差计法。

（12）溶液澄清度检查法：原理：当药物溶液中存在分散的细微颗粒时，直线光通过溶液时细微颗粒可引起光的散射，测量光的散射就可以体现溶液的浊度。

《中国药典》（2015 年版）澄清度检查法包括目视法和浊度仪法。溶液澄清度检查是检查药品溶液中是否有不溶性杂质，是控制注射用原料药纯度的重要指标。

四、药物制剂通则检查

1. 片剂与胶囊剂　片剂系指原料药物或与适宜的辅料混匀压制而成的圆形或异形的片状固体制剂。片剂以口服普通片为主。胶囊剂系指将药物或加有辅料充填于空心硬质胶囊或弹性软质囊材中而制成的制剂。一般供口服，也有用于其他部位的，如直肠、阴道、植入等。

（1）片剂与胶囊剂的质量要求：除性状分析、鉴别、含量测定外，药典中还进行了剂型检查。

除另有规定外，应进行重量差异、崩解时限检查。当原料药物与辅料难混合均匀，应检查含量均匀度替代重量差异。当活性药物难溶于水，应检查溶出度替代崩解时限。

①重量差异与含量均匀度：重量差异系指按规定的称量方法称量片剂时，片重与平均片重之间的差异。含量均匀度系指单剂量的固体、半固体和非均匀液体制剂，其含量符合标示量的程度。《中国药典》（2015 年版）规定，除另有规定外，片剂的每一单剂标示量小于 25mg 或主药含量小于每一单剂重量的 25% 者应检查含量均匀度。对于普通片剂，还是通过简便快速的重量差异检查来控制药物含量的均匀程度。

重量差异检查法：取供试品 20 片，精密称定总重量，求得平均片重后，再分别精密称定每片的重量，每片重量与平均片重相比较（凡无含量测定的片剂，每片重量应与标示片重比较），超出重量差异限度的不得多于 2 片，并不得有 1 片超出限度的 1 倍。

取供试品 20 粒，分别精密称定重量，倾出内容物（不得损失囊壳），硬胶囊剂囊壳用小刷或其他适宜的用具拭净（软胶囊剂囊壳用乙醚等溶剂洗净，置通风干燥处使溶剂挥散尽），再分别精密称定囊壳重量，求出每粒胶囊内容物的装量与 20 粒的平均装量。每粒装量与平均装量相比较，超出装量差异限度的不得多于 2 粒，并不得有一粒超出限度 1 倍。

结果判断见表 6-1。

表 6-1　重量差异限度

平均重量	片剂重量差异限度	胶囊剂装量差异限度
0.30g 以下	±7.5%	±10%
0.30g 及 0.30g 以上	±5%	±7.5%

②崩解时限与溶出度：崩解时限系指口服固体制剂在规定时间内，于规定条件下全部崩解溶散或成碎粒，除不溶性包衣材料（或破碎的胶囊壳）外，全部通过筛网。溶出度系指活性药物成分从片剂（或胶囊剂等普通制剂）中在规定条件下溶出的速率和程度。在缓释制剂、控释制剂及肠溶制剂等中也称为释放度。凡规定检查溶出度或释放度的制剂不再进行崩解时限的检查。

《中国药典》（2015 年版）采用升降式崩解仪检查。

除另有规定外，取供试品 6 片进行检查，各片均应在 15 分钟内全部崩解。如有 1 片不能完全崩解，应另取 6 片进行复试，均应符合规定。不同片剂崩解时限的检查方法及规定并不完全相同。泡腾片的崩解时限检查法与其他片剂相比差异较大。另外，阴道片照融变时限检查法（通则 0922）检查，应符合规定；咀嚼片不进行崩解时限检查。

结果判定：除不溶性包衣材料（或破碎的胶囊壳）外，全部通过筛网。如有少量不能通过筛网，应已软化或轻质上漂且无硬芯。不同片剂的崩解时限见表 6-2。

表 6-2　不同片剂的崩解时限检查

片剂	崩解介质	介质温度	规定
普通片	水	37±1℃	15 分钟内应全部崩解
薄膜衣片	水	37±1℃	30 分钟内应全部崩解
糖衣片	水	37±1℃	1 小时内应全部崩解
肠溶衣片	①盐酸溶液（9 → 1000） ②磷酸盐缓冲液（pH 6.8）	37±1℃	①2 小时内不得有裂缝、崩解或软化 ②1 小时内应全部崩解
结肠定位肠溶片	①盐酸溶液（9 → 1000）及 pH 6.8 以下的磷酸盐缓冲液 ② pH 7.5 ～ 8.0 磷酸盐缓冲液	37±1℃	①不得有裂缝、崩解或软化 ②1 小时内应全部崩解
含片	水	37±1℃	应在 10 分钟内全部崩解或溶化
舌下片	水	37±1℃	应在 5 分钟内全部崩解并溶化
可溶片	水	20±5℃	应在 3 分钟内全部崩解并溶化
泡腾片	取供试品 1 片，置 250ml 烧杯中（内有 200ml 温度为 20±5℃的水）中，即有许多气泡放出，当片剂或碎片周围的气体停止逸出时，片剂应溶解或分散在水中，无聚集的颗粒剩留。除另有规定外，同法检查 6 片，各片均应在 5 分钟内崩解。如有 1 片不能完全崩解，应另取 6 片复试，均应符合规定		

《中国药典》（2015 年版）溶出度测定共收载五法：篮法，浆法，小杯法，浆碟法，转筒法。

（2）常见赋形剂的干扰与排除：常见的赋形剂有淀粉、糊精、蔗糖、乳糖、硬脂酸镁和硫酸钙等。

①糖类：干扰氧化还原反应。淀粉、糊精、蔗糖等水解后生成葡萄糖，具有还原性，可被强氧化剂氧化成葡萄糖酸而干扰反应。

排除：提取分离法 有机溶剂提取主药后测定；改变氧化还原试验条件，如 $FeSO_4$ 的含量测定，原料：$KMnO_4$ 滴定法 片剂：铈量法 $[Ce(SO_4)_2]$。

②硬脂酸镁：干扰非水滴定法和配合滴定法。使用非水溶液滴定法测定时，硬质酸根离子消耗的高氯酸滴定剂使含量测定的结果偏高。若主药的含量显著高于硬脂酸镁的含量，则硬脂酸根离子对片剂含量测定的干扰可忽略；使用配合滴定法测定含有硬脂酸镁润滑剂的含金属药物片剂含量时，pH 约为 10 时，Mg^{2+} 与 EDTA 可形成稳定的配合物，若金属离子与 EDTA 形成的配合物的稳定性大于 Mg-EDTA，则忽略不计，否则结果偏高。

排除：提取分离法。①脂溶性药物，用适当有机溶剂提取；②水溶性药物酸化或碱化后，再用有机溶剂提取；③加入无水草酸、酒石酸的醋酐溶液等掩蔽剂。

2. 注射剂和滴眼剂　注射剂系指原料药物或与适宜的辅料制成的供注入人体内的无菌制剂。注射剂分为注射液、注射用无菌粉末及注射用浓溶液。滴眼剂系指药物制成供滴眼用的澄明溶液或混悬液。

（1）注射剂与滴眼剂的质量要求：除性状分析、鉴别检查外，药典中还进行了剂型检查及安全性检查。

①装量：每支（瓶）注射液的装量均不得少于其标示装量。

②渗透压摩尔浓度：溶剂通过半透膜由低浓度溶液向高浓度溶液扩散的现象称为渗透。阻止渗透所需要的压力称为渗透压。通常以渗透压摩尔浓度表示，以每 1kg 溶质中毫渗透压摩尔为单位。

$$毫渗透压摩尔浓度（mOsm/kg）= \frac{每千克溶剂中溶解的溶质的克数}{分子量} \times n \times 100\%$$

③可见异物：必须完全澄明，不得有任何肉眼能见的不溶性微粒异物。检查法包括灯检法和光散射法。一般采用灯检法。

④不溶性颗粒：检查法包括光阻法和显微计数法。

⑤无菌：一般检查的微生物为需气细菌、厌气细菌及真菌三种，具体检查法为薄膜过滤法和直接接种法。

⑥细菌内毒素或热原：热原系指能引起动物体温异常升高的物质，包括细菌内毒素。细菌内毒素是革兰阴性菌细胞壁的脂多糖与蛋白的复合物，具有热原活性。除另有规定外，静脉用注射剂按各品种项下的规定，照细菌内毒素法或热原检查法检查，应符合规定。

（2）常见溶剂和辅料的干扰

①溶剂水：干扰非水溶液滴定法。

排除：碱化；有机溶剂提取；挥干有机溶剂。

②溶剂油：干扰以水为溶剂的分析方法。

排除：有机溶剂稀释法；柱色谱法；萃取法。

③抗氧剂：干扰氧化还原滴定法。

排除：加掩蔽剂；加酸分解；加弱氧化剂氧化。

3. 栓剂　系指药物与适宜基质制成的具有一定形状的供人体腔道内给药的固体制剂。在常温下为固体，塞入腔道后，在体温下能迅速软化熔融或溶解于分泌液，逐渐释放药物而产生局部或全身作用。由于其崩解状态与其他制剂相差较大，为使之与生物有效性相适应、选择更接近于给药方式的检测手段，切实加强药品内在质量的控制，使之更接近于国际水平，药典规定应做融变时限检查。

融变时限检查法系用于检查栓剂、阴道片等固体制剂在规定的条件下的融化、软化或溶解情况。

4. 软膏剂、眼膏剂　软膏剂系指药物与油脂性或水溶性基质混合制成的均匀半固体外用制剂。乳剂型基质制备的软膏剂称为乳膏剂，含有大量粉末（25% 以上）的软膏剂。软膏剂在医疗上主要用于皮肤、黏膜表面，起局部保护与治疗作用。眼膏剂系是指药物与适宜基质制成的供眼用的无菌软膏剂。

质量要求如下。

①应均匀、细腻、易于涂布，无刺激性。

②无微生物污染，成品不得检出金黄色葡萄球菌和铜绿假单胞菌。用于眼部手术或创伤的眼膏剂不得加入抑菌剂或抗氧剂。

③眼膏剂所用原料药要求纯度高，且不得染菌。

5. 颗粒剂　系指将药物与适宜的辅料制成具有一定粒度的干燥颗粒状制剂；粉末状或细粒状称细粒剂。颗粒剂系口服剂型，既可吞服，又可分散于水中服用。根据颗粒剂在水中的分散情况，可将其分为可溶性颗粒剂、混悬性颗粒剂及泡腾性颗粒剂。

颗粒剂的质量检查，除主要含量外，《中国药典》2015 年版还规定了粒度、干燥失重、溶化性及重量差异等检查项目。

①外观：颗粒应干燥、均匀、色泽一致，无吸潮、软化、结块、潮解等现象。

②粒度：除另有规定外，一般取单剂量包装颗粒剂 5 包或多剂量包装颗粒剂 1 包，称重，置药筛内轻轻筛动 3 分钟，不能通过 1 号筛和能通过 5 号筛的颗粒和粉末总和不得过 15%。

③干燥失重：取供试品照药典方法测定，除另有规定外，不得超过 2.0%。

④溶化性：取供试颗粒 10g，加热水 200ml，搅拌 5 分钟，可溶性颗粒应全部溶化或可允许有轻微浑浊，但不得有焦屑等异物。混悬型颗粒剂应混悬均匀，泡腾性颗粒剂遇水时应立即产生二氧化碳气体，并呈泡腾状。

⑤装量差异：单剂量包装的颗粒剂，其装量差异限度应符合表的规定。检查方法参考药典有关规定。

⑥卫生学检查：符合要求。

6. 滴耳剂、滴鼻剂、洗剂、搽剂、凝胶剂　滴耳剂系指供滴入耳腔内的外用液体制剂。

滴鼻剂系指专供滴入鼻腔内使用的液体制剂。以水、丙二醇、液状石蜡、植物油为溶剂，多制成溶液剂，但也有制成混悬剂、乳剂使用的。

洗剂系指专供涂抹、敷于皮肤的外用液体制剂，可分为溶液型、混悬型、乳剂型，其中混悬剂为多，有消毒、消炎、止痒、收敛、保护等局部作用。

搽剂系指药物用乙醇、油或适当的溶剂制成的溶液、乳状液或悬浮液，供无破损皮肤揉擦用的液体制剂。

凝胶剂系指药物与能形成凝胶的辅料制成均一、混悬或乳状型的乳胶稠厚液体或半固体制剂。外用凝胶剂是指药物与适宜的辅料制成的均一或混悬的半固体制剂。

以上制剂需要进行装量和微生物限度检查。

微生物限度检查意义：由于滴耳剂、滴鼻剂、搽剂、凝胶剂的处方组成一般较为复杂，有些成分还具有一定的营养。对于创面应用的外用制剂一般不含防腐剂，故在包装开启使用后染菌机会较高，容易滋生细菌。若用药导致细菌在机体创面生长，极易引发严重感染，因此对此类外用制剂的无菌要求应严格控制。因此新版药典基于微生物对患者健康潜在的危害而按药品的给药途径的不同分别制定微生物限度标准。

五、含量测定方法

1. 滴定分析法也称容量分析法，系指将已知浓度的滴定液搜集整理由滴定管滴加到待测药物的溶液中，直到所加滴定液与被测药物按化学计量反应完全为止，根据滴定液的浓度与消耗滴定液的体积计算被测药物的含量。

容量分析法的特点与适用范围：①操作简便、快速；②仪器简单、价廉；③测定结果准确度高；④方法专属性差。原料药的含量测定首选容量分析法。

2. 分光光度法　系指基于物质分子对紫外光区和可见光区的单色光辐射的吸收特性建立的光谱分析方法。本法是在 190 ~ 800nm 波长范围内测定物质的吸光度，用于药物的鉴别、杂质检查和定量测定的方法。

分光光度法特点与适用范围：①简便易行；②灵敏度高；③准确度较高；④专属性较差。多用于药物制剂的含量测定。

3. 色谱分析法　系指根据混合物中被分离物质的色谱行为差异（如在吸附剂上的吸附能力的不同或在两相中的分配系数的不同），将各组分从混合物中分离后再（在线或离线）选择性对被测组分进行分析的方法。

（1）高效液相色谱法

①特点与适用范围：①高灵敏度；②高专属性；③高效能与高速度。本法是药物制剂尤其是复方制剂含量测定的首选方法。

②对仪器的一般要求

a. 色谱柱：所用的仪器为高效液相色谱仪。色谱柱的填料和流动相的组分应按各品种项下的规定。常用的色谱柱填料有硅胶和化学键合硅胶。后者以十八烷基硅烷键合硅胶最为常用，辛基键合硅胶次之，氰基或氨基键合硅胶也有使用；离子交换填料，用于离子交换色谱；凝胶或玻璃微球等，用于分子排阻色谱等。注样量一般为数微升，除另有规定外，柱温为室温，检测器为紫外吸收检测器。

b. 检测器：在用紫外吸收检测器时，所用流动相应符合紫外分光光度法项下的对溶剂的要求。

c. 流动相：正文中各品种项下规定的条件除固定相种类、流动相组分、检测器类型不得任意改变外，其余如色谱柱内径、长度、固定相牌号、载体粒度、流动相流速、混合流动相各组分的比例、柱温、进样量、检测器的灵敏度等，均可适当改变，以适应具体品种并达到系统适用性试验的要求。一般色谱图约于 20 分钟内记录完毕。

③系统适应性试验

a. 色谱柱的理论塔板数（n）：用于评价色谱柱的分离效能。由于不同物质在同一色谱柱上的色谱行为不同，采用理论塔板数作为衡量柱效能的指标时，应指明测定物质，一般为待测物质或内标物质的理论板数。

$$n=16\left(\frac{tR}{W}\right)^2$$

$$n=5.54\left(\frac{tR}{W1/2}\right)^2$$

b. 分离度（R）：用于评价待测物质与被分离物质之间的分离程度，是衡量色谱系统分离效能的关键指标。

$$R=\frac{2\times(tR2-tR1)}{W1+W2}$$

$$R=\frac{2\times(tR2-tR1)}{1.70\times(W1,\frac{h}{2}+W2,\frac{h}{2})}$$

c. 灵敏度：用于评价色谱系统检测微量物质的能力，通常以信噪比表示。通过测定一系列不同度的供试品或对照品溶液测定信噪比。定量测定时，信噪比应不小于 10；定性测定时，信噪比应不小于 3。系统适应性试验中可以设置灵敏度试验溶液评价色谱系统的检测能力。

d. 拖尾因子：用于评价色谱峰的对称性。

$$T=\frac{W0.05h}{2d1}$$

e. 重复性：用于评价色谱系统连续进样的响应值的重复效能。

（2）气相色谱法

气相色谱法：以气体为流动相的色谱法称为气相色谱法。不适用于难挥发和热稳定性差的物质分析。

原理：各组分在固定相与载气（流动相）间分配系数不等，按大小依次被载气带出色谱柱，小先流出。

特点与高效液相色谱法相似，主要应用于具有挥发性或其衍生物具有挥发性的药物及其相关物质的分析。

对仪器的一般要求：

①载气源：可使用氦、氮和氢作载气。根据供试品的性质和检测器种类选择载气，除另有规定外，常用载气为氮气。

②进样部分：进样物相可以是溶液或顶空气体，进样方式分为手动进样和自动进样。

③色谱柱：固定相与柱管组成。填充柱、毛细管柱；分配柱、吸附柱；毛细管色谱柱：

开管型、填充型。

④柱温箱：由于柱温箱温度的波动会影响色谱分析结果的重现性，因此柱温箱控制精度应在 ±1℃，且温度波动小于每小时 0.1℃。温度控制系统分为恒温和程序升温两种。

⑤检测器：a. 浓度型检测器，热导检测器和电子捕获检测器；b. 质量型检测器，氢焰离子化检测器。

⑥数据处理系统：可分为记录仪、积分仪及计算机工作站。

（3）系统适应性试验：①色谱柱的理论塔板数；②分离度；③灵敏度；④拖尾因子；⑤重复性。

4. 含量测定有关计算

（1）容量分析法的有关计算

滴定度：系指 1ml 规定浓度的滴定液所相当的被测药物的质量。《中国药典》（2015 年版）用毫克（mg）表示。

滴定度（T）的计算：在容量分析中，被测药物（B）与滴定液（A）之间都按一定的摩尔比进行反应，反应可表示为：

$$a\text{A} + b\text{B} \rightarrow c\text{C} + d\text{D}$$

滴定度（T）可按下式计算：　　　$T = M \times \dfrac{b}{a} \times B$（mg/ml）

式中，M：滴定液的摩尔浓度；b：被测药物的摩尔数；a：滴定液的摩尔数；B：被测药物的毫摩尔质量（分子量）。

含量的计算：应用容量分析法测定药物的含量时，滴定方式有两种，直接滴定法和间接滴定法。测定结果的计算方法如下。

（2）直接滴定法：本法是用滴定液直接滴定被测药物，被测药物的百分含量计算式为：

$$\text{含量} \% = \frac{V \times T}{W} \times 100\%$$

式中，W：供试品的取量；V：消耗滴定液的体积，T：滴定度。

（3）间接滴定法：包括生成物滴定法和剩余量滴定法。

$$\text{含量} \% = \frac{(V_B^0 - V_B^S) \times F_B \times T_A}{W} \times 100\%$$

式中，V_B^0：空白试验所消耗滴定液 B 的体积；V_B^S：滴定样品测定时消耗的滴定液 B 的体积；F_B：滴定液 B 的浓度校正因数；T_A：滴定液 A 的滴定度；W：供试品的称取量。

（4）分光光度法的有关计算

朗伯-比尔定律：它是分光光度法进行药物定量测定的依据，表明物质分子对特定波长光的吸收程度与被测物质溶液浓度及液层厚度的关系，其数学表达式为：

$$A = -\lg \frac{I}{I_0} = -\lg T = ECL$$

式中，A 为吸光度；T 为透光率；E 为吸收系数；C 为被测物质溶液的浓度；L 为液层厚度。

由上式可见：吸光度 A 与被测物质浓度 C、液层厚度 L 之间是正比关系，此定律适用于单色光且为稀溶液。

紫外可见分光光度法常用的定量方法有：

对照品比较法：在规定的波长处，分别测定未知浓度（C_X）供试品溶液和已知浓度（C_R）对照品溶液的吸光度 A_X 和 A_R，供试品溶液中被测组分的浓度 C_X 为：

$$C_X = \frac{A_X}{A_R} \times C_R$$

原料药百分含量的计算公式如下：

$$含量 \% = \frac{C_X \times D}{W} \times 100\%$$

式中，D：供试品溶液的稀释体积；W：供试品的称取量。

吸收系数法：

$$C_X = \frac{A_X}{E_{1cm}^{1\%} \times 100}$$

式中，C_X：供试品溶液的浓度（g/ml）；A_X：供试品溶液的吸光度；$E_{1cm}^{1\%}$：供试品中被测成分的百分吸收系数；100 为浓度换算因数；是将 g/100ml 换算成 g/ml。

注意：测定时，要求供试品溶液的吸收度 A 应在 0.3～0.7。

（5）色谱分析法的有关计算

①内标法

$$校正因子（f）= \frac{A_s/C_s}{A_R/C_R}$$

A_s 为内标物质的峰面积（或峰高）；A_R 为药物对照品的峰面积（或峰高）；C_s 为内标物质的浓度；C_R 为药物对照品的浓度

$$含量（C_X）= f \times \frac{A_X}{AS/CS}$$

A_X 为供试品中被测药物的峰面积（或峰高）；C_X 为供试品的浓度；f 为校正因子；AS 和 CS 分别为内标物质的峰面积（或峰高）和浓度

采用内标法。可避免因供试品前处理及进样体积误差对结果的影响。

②外标法

$$含量（C_x）= C_R \times \frac{AX}{AR}$$

外标法简便，但要求进样量准确及操作条件稳定。

六、复方制剂分析

复方制剂分析的特点与要求　复方制剂是含有两种及两种以上的有效成分的药物制剂。

（1）复方制剂分析方法的特点：分析方法比单方更为复杂，附加成分或辅料会干扰测定，各有效成分之间相互干扰。目前复方制剂分析中应用最广泛的方法是色谱法，如高效液相色谱法，同时具有分离和测定能力，为其质量控制提供了灵敏、准确、简便、快速的分析方法。

（2）复方制剂分析方法

①不经分离直接分别测定各成分：复方制剂中如果各活性药物成分在测定时不发生干扰，可选用不经分离直接测定法分别测定各成分的含量。

②分离后测定：若各活性药物成分相互间有干扰，则根据各活性药物成分理化性质的差异，需经适当的处理或分离后，再分别按原料药物或单味制剂的分析方法进行鉴别和含量测定。

七、药物分析方法要求

1. **准确度**　指用该方法的测定结果与真实值或参考值接近的程度。准确度一般用回收率（%）来表示。

数据要求：在规定范围内，取同一浓度（相当于100%浓度水平）的供试品，用至少用6个测定结果评价；或设计3种不同浓度，每种浓度分别制备3份供试品溶液进行测定，用9份样品的测定结果进行评价。

2. **精密度**　指在规定的测试条件下，同一个均匀样品，经多次取样测定所得结果之间的接近程度。精密度一般用偏差、标准偏差（SD）或相对标准偏差（RSD）来表示。

数据要求：偏差、标准偏差（SD）或相对标准偏差（RSD）越小，说明测定结果越集中，精密度越好。方法的精密度好是准确度高的前提，但方法的精密度好，准确度不一定高，只有在消除了系统误差的前提下，精密度好，准确度也才高。

精密度一般用偏差、标准偏差或相对标准偏差表示。

$$偏差（deviation，d）：d = 测得值 \ 平均值 = X_i - \overline{X}$$

$$标准偏差（standard\ deviation，SD 或 S）：S = \sqrt{\frac{\sum \left(X_i - \overline{X} \right)^2}{n-1}}$$

相对标准偏差（relative standard deviation，RSD）也称变异系数（coefficient of variation，CV）：$RSD = \dfrac{标准偏差}{平均值} \times 100\% = \dfrac{S}{X} \times 100\%$

精密度又分为重复性、中间精密度和重现性。

（1）重复性：在相同条件下，由同一个分析人员测定所得结果的精密度称为重复性。

（2）中间精密度：在同一个实验室，不同时间由不同分析人员用不同设备测定结果之间的精密度，称为中间精密度。

（3）重现性：在不同实验室由不同分析人员测定结果之间的精密度，称为重现性。

3. **专属性**　指在其他组分（如杂质、降解产物、辅料等）可能存在的情况下，分析方法能准确地测出被测组分的特性。

4. 检测限 指分析方法在规定的实验条件下所能检出被测组分的最低浓度或最低量。

直观法：用已知浓度的被测物，试验出能被可靠地检测出的最低浓度或量。直观法即用目视直接评价结果的分析方法。如用显色鉴别、薄层色谱鉴别来检查杂质。

信噪比法：该法用于能显示基线噪声的分析方法，即把已知低浓度试样测出的信号与空白样品测出的信号进行比较，算出能被可靠地检测出的最低浓度或量，一般以信噪比为3：1或2：1时相应浓度或注入仪器的量确定检测限。如GC、HPLC方法。

5. 定量限 指样品中被测组分能被定量测定的最低浓度或最低量，其测定结果应具有一定的准确度和精密度。

定量限的测定方法与检测限的方法相同，只不过相应的系数不同，定量限一般以信噪比为10：1时相应浓度或注入仪器的量确定定量限。

6. 线性 指在设计范围内，测试结果和样品中被测组分的浓度（或量）直接成正比关系的程度。

数据要求：应列出回归方程、相关系数和线性图（或其他数学模型）。

7. 范围 指在达到一定的精密度，准确度和线性的前提下，分析方法适用的高低限浓度或量的区间。

有关规定：范围应根据分析方法应用的具体情况及线性、准确度和精密度试验的结果来确定。如原料药和制剂的含量测定，范围应为测试浓度的80%～120%；元素含量测定，范围应为含量下限的-20%至上限的+20%；制剂含量均匀度的检查，范围应为测试浓度的70%～130%；溶出度或释放度中溶出量的测定，范围应为限度的±20%。如果含量测定和杂质检查同时进行，用百分归一化法计算，则线性范围应为杂质规定限度的-20%至含量限度的+20%。

8. 耐用性 指在测定条件有小的变动时，测定结果不受其影响的承受程度。

表 6-3 检验项目和验证内容

	鉴别	杂质测定		含量测定及溶出量测定
		定量	限度	
准确度	－	＋	－	＋
精密度	－	＋	－	＋
重复性	－	＋	－	＋
中间精密度	－	＋①	－	＋①
专属性②	＋	＋	＋	＋
检测限	－	－③	＋	－
定量限	－	＋	－	－
线性	－	＋	－	＋
范围	－	＋	－	＋
耐用性	＋	＋	＋	＋

①已有重现性验证，不需验证中间精密度；

②如一种方法不够专属，可用其他分析方法予以补充；

③视具体情况予以验证

第 3 单元　典型药物的分析

【复习指南】本部分内容有难度，历年常考。其中，典型药物的鉴别、含量测定为考试重点，应熟练掌握苯巴比妥、普鲁卡因、阿托品、氢化可的松的鉴别，熟练掌握阿司匹林、普鲁卡因、维生素 C 的含量测定。

一、苯巴比妥

1. 鉴别　**丙二酰脲反应**为巴比妥类药物母核反应，分为银盐反应和铜盐反应。

银盐反应：取供试品约 0.1g，加碳酸钠试液 1ml 与水 10ml，振摇 2 分钟，滤过，滤液中逐滴加入硝酸银试液，生成白色沉淀，振摇，沉淀即溶解；继续滴加过量的硝酸银试液，沉淀不再溶解。

铜盐反应：取供试品 50mg，加吡啶溶液（1 → 10）5ml，溶解后，加铜吡啶试液 1ml，即显紫色或生成紫色沉淀。

2. 有关物质检查　酸度，乙醇溶液的澄清度，中性或碱性物质，有关物质。

3. 含量测定：银量法　滴定过程中，首先形成可溶性的银盐，继续滴定后形成难溶性的二银盐沉淀，使溶液变浑浊，以此指示终点。但实际操作时，近终点反应较慢，难以准确判断混浊的出现，用电位法指示终点可以消除这一缺点。本法受温度影响较大，改用甲醇作溶剂后获得明显改进。

《中国药典》（2015 年版）苯巴比妥含量测定：取本品约 0.2g，精密称定，加甲醇 40ml 使溶解，再加新制的 3% 无水碳酸钠溶液 15ml，照电位滴定法，用硝酸银滴定液（0.1mol/L）滴定。每 1ml 硝酸银滴定液（0.1mol/L）相当于 23.22mg 的 $C_{12}H_{12}N_2O_3$。

二、阿司匹林

1. 鉴别：三氯化铁反应　本品水解后生成的水杨酸，与三氯化铁试液反应，即生成紫堇色配位化合物。反应宜在中性或弱酸性（pH 4 ～ 6）和稀溶液下进行。

2. 游离水杨酸检查　阿司匹林在生产过程中因乙酰化反应不完全，或在精制过程及贮藏期间的水解而产生水杨酸。游离水杨酸对人体有毒性。

《中国药典》（2015 年版）采用 1% 冰醋酸甲醇制备供试品溶液（10mg / ml），以防阿司匹林水解，采用 HPLC 方法检查游离水杨酸。

3. 含量测定：酸碱滴定法

原理：结构中有羧基，显酸性，利用中和反应测定含量。

方法：取本品 0.4g，精密称定，加中性乙醇（对酚酞指示剂溶液显中性）20ml 溶解后，加酚酞指示液 3 滴，用氢氧化钠滴定液（0.1mol/L）滴定。1ml 的氢氧化钠滴定液（0.1mol/L）相当于 18.02mg 的 $C_9H_8O_4$。

阿司匹林在水中微溶，易溶于乙醇，故使用乙醇为溶剂。因本品是弱酸，用强碱滴定时，化学计量点偏碱性，故指示剂选用在碱性区变色的酚酞。本法专属性差较差。易受阿司匹林的水解及其产物、有机酸类稳定剂的干扰，故本法不适合阿司匹林制剂的含量测定。

三、普鲁卡因

1. 鉴别：重氮化 - 偶合反应　分子结构中具有芳伯氨基或潜在芳伯氨基的药物，均可发生重氮化 - 偶合反应（也称芳香第一胺类反应），生成的重氮盐可与碱性 β - 萘酚偶合生成有色的偶氮染料。

普鲁卡因可直接与亚硝酸钠进行重氮化反应。

鉴别方法：取供试品约 50mg，加稀盐酸 1ml，必要时缓缓煮沸使溶解，放冷，加 0.1mol/L 亚硝酸钠溶液数滴，滴加碱性 β- 萘酚试液数滴，视供试品不同，生成由橙黄到猩红色沉淀。

2. 对氨基苯甲酸的检查 对氨基苯甲酸酯类局麻药结构中有酯键，可发生水解反应，生成对氨基苯甲酸。盐酸普鲁卡因及其注射液及注射液盐酸普鲁卡因对氨基苯甲酸的检查均采用 HPLC 法。

《中国药典》（2015 年版）规定，本品注射液应检查水解产物对氨基苯甲酸，其限度不得超过 1.2%。

检查方法：精密量取本品适量，用水定量稀释制成每 1ml 中约含盐酸普鲁卡因 0.2mg 的溶液，作为供试品溶液；精密量取 1ml，置 100ml 量瓶中，用水稀释至刻度，摇匀，作为对照溶液；取对氨基苯甲酸对照品适量，精密称定，加水溶解并定量稀释制成每 1ml 中约含 2.4μg 的溶液，作为对照品溶液；取供试品溶液 1ml 与对照品溶液 9ml 混合均匀，作为系统适用性溶液。照高效液相色谱法（通则 0512）试验，用十八烷基硅烷键合硅胶为填充剂；以含 0.1% 庚烷磺酸钠的 0.05mol/L 磷酸二氢钾溶液（用磷酸调节 pH 至 3.0）- 甲醇（68：32）为流动相；检测波长为 279nm。取系统适用性溶液 10μl，注入液相色谱仪，理论板数按对氨基苯甲酸峰计算不低于 2000，普鲁卡因峰和对氨基苯甲酸峰的分离度应大于 2.0。精密量取对照品溶液、对照溶液与供试品溶液各 10μl，分别注入液相色谱仪，记录色谱图至主成分峰保留时间的 4 倍。供试品溶液色谱图中如有与对氨基苯甲酸峰保留时间一致的色谱峰，按外标法以峰面积计算，不得过盐酸普鲁卡因标示量的 1.2%，其他杂质峰面积的和不得大于对照溶液的主峰面积（1.0%）。

3. 含量测定：亚硝酸钠滴定法 原理：芳伯氨基或水解生成芳伯氨基的药物在酸性溶液中与亚硝酸钠定量反应，可用亚硝酸钠滴定法测定含量。

$$Ar\text{-}NHCOR + H_2O \xrightarrow[\triangle]{H^+} Ar\text{-}NH_2 + RCOOH$$

$$Ar\text{-}NH_2 + NaNO_2 + 2HCl \xrightarrow{H^+} Ar\text{-}N_2^+Cl^- + NaCl + 2H_2O$$

测定的主要条件：重氮化反应属于分子反应，亚硝酸钠滴定液及生成物重氮盐均不稳定，反应速度受多种因素影响。

（1）加入适量溴化钾加快反应速度：重氮化反应在不同种类酸中的反应速度为氢溴酸＞盐酸＞硝酸＞硫酸。

$$HNO_2 + HBr \xrightarrow[\triangle]{K_1} NOBr + H_2O$$

$$HNO_2 + HCl \xrightarrow[\triangle]{K_2} NOCl + H_2O$$

平衡常数 K_1 比 K_2 约大 300 倍，因此在体系中加入溴化钾和盐酸起到氢溴酸加速作用。重氮化反应机制：

$$NaNO_2+HCl \longrightarrow HNO_2+NaCl$$

$$HNO_2+HCl \longrightarrow NOCl+H_2O$$

$$Ar\text{-}NH_2 \xrightarrow[\text{（慢）}]{NOCl,\text{-}HCl} \underset{\text{（快）}}{\overset{H}{Ar\text{-}N\text{-}NO}} \longrightarrow \underset{\text{（快）}}{Ar\text{-}N\text{=}N\text{-}OH} \longrightarrow \underset{\text{重氮盐}}{[Ar\text{-}N_2]^+Cl^-}$$

整个反应取决于第一步，而第一步反应的快慢与芳伯胺基游离程度密切相关。所以为了加快反应速度，加入溴化钾，使体系中的溴化钾与盐酸起到氢溴酸的加速作用。

（2）加过量盐酸加速反应：加过量盐酸有利于：①重氮化反应速度加快；②重氮盐在酸性溶液中稳定；③并防止生成偶氮氨基化合物而影响测定结果；但酸度过大将阻碍芳伯胺基游离，并可使亚硝酸分解。所以加入盐酸的量一般为芳胺：盐酸 =1：（2.5 ～ 6mol）。

（3）反应温度：温度高，重氮化反应速度快，但重氮盐分解速度加快，且滴定液亚硝酸钠逸失速度加快，因此重氮化反应滴定温度在 10 ～ 30℃为宜。

（4）滴定速度：重氮化反应为分子反应，反应速度相对较慢，故滴定不易过快；为避免滴定过程中亚硝酸挥发和分解，将滴定管尖端插入液面下 2/3 处，在不断搅拌下快速加入大部分标准溶液（为 80% ～ 90%），提出液面后缓缓（1 ～ 5 分钟 / 滴）滴定至终点。

指示终点的方法：有永停滴定法、电位法、外指示剂法和内指示剂法等，《中国药典》（2015 年版）采用永停滴定法。

永停滴定法：两个铂电极间外加约 50mV 电压，并且在回路中串联一个灵敏的检流计。终点前，回路中无电流，电流计指针摆动、回零；终点时，溶液中存在微过量的亚硝酸钠，发生氧化还原反应，电流计指针不回零。

四、异烟肼

1. 鉴别：与硝酸银的反应

（1）原理：异烟肼的酰肼基具有还原性，加氨制硝酸银，产生气泡与黑色混浊，管壁生成银镜。

$$NH_2\text{—}NH_2+4AgNO_3 \longrightarrow 4Ag\downarrow+N_2\uparrow+4HNO_3$$

（2）方法：取本品约 10mg，置试管中，加水 2ml 溶解后，加氨制硝酸银试液 1ml，即发生气泡与黑色浑浊，并在试管壁上生成银镜。

2. **游离肼的检查**　异烟肼是一种不稳定的药物，其中的游离肼是由制备时原料引入，或在贮存过程中降解而产生。《中国药典》对异烟肼原料和注射用异烟肼中游离肼的检查均采用薄层色谱法。

《中国药典》法：取本品，加丙酮－水（1∶1）溶解并稀释制成每 1ml 中约含 100mg 的溶液，作为供试品溶液；另取硫酸肼对照品，加丙酮－水（1∶1）溶解并稀释制成每 1ml 中约含 0.08mg（相当于游离肼 20μg）的溶液，作为对照品溶液；取异烟肼与琉酸肼各适量，加丙酮 水（1∶1）溶解并稀释制成每 1ml 中分别含异烟肼 100mg 及硫酸肼 0.08mg 的混合溶液，作为系统适用性溶液。照薄层色谱法试验，吸取上述三种溶液各 5μl，分别点于同一硅胶 G 薄层板上，以异丙醇－丙酮（3∶2）为展开剂，展开，晾干，喷以乙醇制对二甲氨基苯甲醛试液，15 分钟后检视。系统适用性溶液所显游离肼与异烟肼的斑点应完全分离，游离肼的 R_f 值为 0.75（斑点呈鲜黄色），异烟肼的 R_f 值约为 0.56。在供试品溶液主斑点前方与对照品溶液主斑点相应的位置上，不得显黄色斑点。本法检出肼的灵敏度为 0.1μg，控制的限量为 0.02%。

3. **含量测定：HPLC 法**　色谱条件与系统适用性试验用十八烷基硅烷键合硅胶为填充剂；以 0.02mol/L 的磷酸氢二钠溶液（用磷酸调 pH 至 6.0）甲醇（85∶15）为流动相；检测波长为 262nm。理论板数按异烟肼峰计算不低于 4000。

测定法：取本品，精密称定，加水溶解并定量稀释制成每 1ml 中含约 0.1mg 的溶液，精密量取 10μl 注入液相色谱仪，记录色谱图；另取异烟肼对照品，同法测定。按外标法以峰面积计算，即得。

《中国药典》：异烟肼及其制剂均采用本法测定含量。

五、地西泮

1. **鉴别：与浓酸的呈色反应、氯化物的鉴别反应**　地西泮溶于硫酸后，在紫外灯（365nm）下，显黄绿色；在稀硫酸下，显黄色。

地西泮为有机氯合物，用氧瓶燃烧法破坏，生成氯化氢，以 5% 氢氧化钠溶液吸收，加稀硝酸酸化，并缓缓煮沸 2 分钟，显氯化物反应。

2. **有关物质的检查**《中国药典》采用高效液相色谱法进行有关物质检查。

3. **含量测定：非水溶液滴定法**　本类药物多为弱碱性，标准酸滴定时没有明显的突跃，终点无法观测。而在非水酸性溶剂中，药物的碱度能被溶剂均化到溶剂阴离子的水平，相对碱强度显著增强，从而使滴定顺利进行。

当药物的 pKb 为 8～10 时，一般选择冰醋酸作为溶剂；pKb 为 10～12 时，宜选择冰醋酸与醋酐的混合泳液作为溶剂；pKb＞12 时，选择醋酐。药典多采用高氯酸非水溶液滴定法。

测定方法：取本品约 0.2g，精密称定，加冰醋酸与醋酐各 10ml 使溶解，加结晶紫指示剂 1 滴，用高氯酸滴定液（0.1mol/L）滴定至溶液显绿色。1ml 的高氯酸滴定液（0.1mol/L）相当于 28.47mg 的 $C_{16}H_{13}ClN_2O$。

六、阿托品

1. **鉴别：托烷生物碱的反应**　Vitaili 反应是托烷生物碱的特征反应。

原理：阿托品结构中的酯键水解后生成莨菪碱，经发烟硝酸加热处理转变为三硝基衍生物再与氢氧化钾的醇溶液和固定氢氧化钾作用脱羧，转变成具有共轭结构的阴离子而显阴离子而显深紫色。

《中国药典》（2015 年版）鉴别方法：取本品约 10mg，加发烟硝酸 5 滴，置水浴上蒸干，得黄色残渣，放冷，加乙醇 2 ～ 3 滴湿润，加固体氢氧化钾 1 小粒，即显深紫色。

2. 有关物质的检查　硫酸阿托品为消旋体，无旋光性，而莨菪碱为左旋体，可利用旋光度测定法对莨菪碱杂质的进行检查。《中国药典》（2015 年版）采用 HPLC 法检查硫酸阿托品中有关物质。

3. 含量测定：非水溶液滴定法　非水溶液滴定法是在非水溶剂中进行的酸碱滴定测定法。

$$(BH^+)_2 \cdot SO_4^{2-} + HClO_4 \rightarrow (BH^+) \cdot ClO_4^- + (BH^+) \cdot HSO_4^-$$

硫酸阿托品与高氯酸反应的化学计量摩尔比为 1 ∶ 1。

测定方法：取本品约 0.5g，精密称定，加冰醋酸与醋酐各 10ml 使溶解后，加结晶紫指示液 1 ～ 2 滴，用高氯酸滴定液（0.1mol/L）滴定至溶液显纯蓝色，并将滴定的结果用空白试验校正。1ml 高氯酸滴定液（0.1mol/L）相当于 67.68mg 的 $(C_{17}H_{23}NO_3)_2 \cdot H_2SO_4$。

七、维生素 C

1. 鉴别：与硝酸银的反应　维生素 C 分子中的烯二醇基，具有很强的还原性，能被硝酸银氧化成去氢抗坏血酸，并产生黑色金属银沉淀。

方法：取本品 0.2g，加水 10ml 溶解，取该溶液 5ml，加硝酸银试液 0.5ml，即生成金属银的黑色沉淀。

2. 金属杂质的检查　维生素 C 中可能存在一定限量的铁和铜离子，影响维生素 C 的稳定性，采用原子吸收分光光度法进行检查。

3. 含量测定：碘量法

（1）原理：维生素 C 分子在醋酸条件下，可被碘定量氧化，根据消耗碘滴定液体积，就可计算维生素 C 含量。

（2）操作：取本品约 0.2g，精密称定，加新沸过的冷水 100ml 与稀醋酸 10ml 使溶解，加入淀粉指示液 1 ml，立即用碘滴定液（0.05mol/L）滴定，至溶液显蓝色并在 30 秒内不褪。1ml 碘滴定液（0.05mol/L）相当于 8.806mg 的 $C_6H_8O_6$。

（3）注意事项

①反应是在酸性下进行的。在酸性条件下，可以使维生素 C 受空气中氧的氧化速度减慢。但样品溶于稀醋酸后仍需立即进行滴定。

②用新沸放冷的水作溶剂。为了减少水中溶解氧的影响。

③为消除制剂中辅料对测定的干扰，《中国药典》要求滴定前要进行必要处理。如片剂溶解后应滤过，取续滤液测定；注射液测定前加丙酮2ml，以消除注射剂中抗氧化剂亚硫酸氢钠对测定的影响。

八、青霉素

1. 鉴别：HPLC法　由于《中国药典》（2015年版）中本类药物绝大多数都采用HPLC法测定含量，因此，在相应药物的鉴别项下规定：在含量测定项下记录的色谱图中，供试品溶液主峰的保留时间应与对照品溶液主峰的保留时间一致。

2. 青霉素聚合物检查　聚合物的检查采用凝胶色谱法（又称分子排阻色谱法）。是根据待测组分的分子大小进行分离的一种液相色谱技术。分离原理为凝胶色谱柱的分子筛机制，让药物分子自由地进入凝胶颗粒内部，而高分子杂质被排阻，不能进入颗粒内部。由于凝胶颗粒内部有较大的比表面积和较小的空间，因而药物分子在凝胶内部较凝胶颗粒外部更易吸附。色谱过程中凝胶对药物的吸附作用大于对聚合物的吸附作用，据此可使高分子杂质与药物分离。

3. 含量测定：HPLC法　除少数几个样品采用抗生素微生物检定法测定外，大多数采用HPLC法。均采用反相高效液相色谱法测定，按外标法以峰面积计算含量。

九、氢化可的松

1. 鉴别：硫酸苯肼、斐林试剂　原理：药物结构中含有C_3-酮基和C_{20}-酮基，可以和羰基试剂硫酸苯肼、异烟肼等反应，形成黄色腙而用于鉴别；皮质激素结构中C_{17}位上的α-醇酮基具有还原性，能与斐林试剂反应显色。

（1）**酮基的呈色反应**：取本品0.1mg，加甲醇1ml溶解后，加临用新制的硫酸苯肼试液8ml，在70℃加热15分钟，即显黄色。

（2）**C_{17}-α醇酮基的呈色反应**：取本品约10mg，加甲醇1ml，微热溶解后，加斐林试液1ml，混匀，置水浴加热，即生成砖红色沉淀。

2. 含量测定：高效液相色谱法　高效液相色谱法专属性强，目前已广泛应用于甾体激素类药物原料和制剂的含量测定。多采用反向高效液相色谱法测定，流动相大多采用甲醇-水系统，方法一般为外标法。并要求被测物与色谱行为相似的"其他甾体"有关物质的分离度符合规定。

十、地高辛

1. 鉴别：Keller-Kiliani反应　地高辛中含游离或可水解的2-去氧糖；Keller-Kiliani反应试剂是三氯化铁、冰乙酸、浓硫酸；显色：醋酸层呈蓝色或蓝绿色。

方法：取样品1mg，用冰乙酸5ml溶解，加20%的三氯化铁水溶液1滴，混匀后倾斜试管，沿管壁缓慢加入浓硫酸5ml，观察界面和乙酸层的颜色变化。

2. 有关物质检查　采用HPLC法，洋地黄毒苷为对照品，按外标法以峰面积计算，含洋地黄毒苷不得过标示量的2.0%；如有其他杂质峰（相对主峰保留时间0.25之前的峰除外），单个杂质峰面积不得大于对照溶液主峰面积（2.0%），各杂质峰面积的和不得大于对照溶液主峰面积的2倍（4.0%）。

3. 含量测定：HPLC法　反向HPLC法，流动相采用乙腈-水，按外标法以峰面积计算。

第7章 医疗机构从业人员行为规范与医学伦理学

第1单元 医疗机构从业人员基本行为规范

【复习指南】本部分内容主要根据是卫计委、国家食品药品监督管理总局和国家中医药管理局组织制定的《医疗机构从业人员行为规范》，难度不大，但很重要，应重点掌握。其中，医疗机构从业人员基本行为规范是重点。

为了进一步规范医疗机构从业人员行为，2012年6月26日，卫计委、国家食品药品监督管理总局和国家中医药管理局组织制定了《医疗机构从业人员行为规范》。医疗机构从业人员行为规范的主要内容包括适用范围，基本行为规范和每类人员的分类行为规范，实施与监督。该规范适用于医疗机构内所有从业人员，包括管理人员、医师、护士、药学技术人员、医技人员及其他人员。

医疗机构从业人员要遵守其中所规定的基本规范，同时也必须遵守与职业相对应的分类行为规范。对于违反本规范的人员，视情节轻重给予处罚，其中包括批评教育、通报批评、取消当年评优评职资格；卫生行政部门依法给予警告、暂停执业或吊销执业证书；纪检监察部门按照党纪政纪案件的调查处理程序办理；缓聘、解职等聘、解聘；涉嫌犯罪的，移送司法机关依法处理。《医疗机构从业人员行为规范》的执行和实施情况，应列入医疗机构校验管理和医务人员年度考核；定期考核和医德考评；医疗机构等级评审；医务人员职称晋升、评先评优的重要依据。

一、医疗机构从业人员基本行为规范

1. 以人为本，践行宗旨 坚持救死扶伤、防病治病的宗旨，发扬大医精诚理念和人道主义精神，以患者为中心，全心全意为人民健康服务。"救死扶伤，防病治病"是医疗机构从业人员的执业道德手段，是实现以人为本，为人民健康服务的途径和方式；"大医精诚理念和人道主义精神"是医疗机构从业人员的典型形象和最基本的职业道德要求；"以患者为中心，全心全意为人民服务"是医疗机构从业人员的执业价值目标，要求以患者的根本利益为出发点，一切为了患者，医术精湛，品德高尚。

2. 遵纪守法，依法执业 自觉遵守国家法律法规，遵守医疗卫生行业规章和纪律，严格执行所在医疗机构各项制度规定。这些相关法律、法规和制度规范了医疗行业工作秩序，约束了医疗机构工作人员行为。

3. 尊重患者，关爱生命 遵守医学伦理道德，尊重患者的知情同意权和隐私权，为患者保守医疗秘密，不得随意泄露其身体部位、生理特征、心理状态及生活经历等。维护患者合法权益。尊重患者被救治的权利，不因种族、宗教、地域、贫富、地位、残疾、疾病等歧视患者。尊重生命是医学职业最重要的思想基础和最突出的人文特征。"人命贵千金"，"天地之间人为贵"，医疗机构从业人员应将挽救生命作为首要任务，敬畏生命，关爱生命。

4. 优质服务，医患和谐 言语文明，举止端庄，认真践行医疗服务承诺，加强与患者的交流与沟通，积极带头控烟，自觉维护行业形象。医疗机构从业人员应以精湛医术为患者提供优质服务，保障患者健康，挽救患者生命。同时，从语言、态度、行为等方面提高沟通技巧，

促进医患之间的和谐。

5. **廉洁自律，恪守医德** 弘扬高尚医德，严格自律，不索取和非法收受患者财物，不利用执业之便谋取不正当利益；不收受医疗器械、药品、试剂等生产、经营企业或人员以各种名义、形式给予的回扣、提成，不参加其安排、组织或支付费用的营业性娱乐活动；不骗取、套取基本医疗保障资金或为他人骗取、套取提供便利；不违规参与医疗广告宣传和药品医疗器械促销，不倒卖号源。

6. **严谨求实，精益求精** 热爱学习，钻研业务，努力提高专业素养，诚实守信，抵制学术不端行为。随着社会的发展和生活质量的提高，人民群众对于医疗技术和医疗服务提出了更高的要求。尤其是纳米技术、基因工程技术等高科技的兴起，医疗机构从业人员应严谨执业，技术精湛，实事求是，克服功利浮躁心态。

7. **爱岗敬业，团结协作** 忠诚职业，尽职尽责，正确处理同行同事间关系，互相尊重，互相配合，和谐共事。现代医学是多学科综合研发与应用的整体，需要广大医疗机构从业人员团结协作，同心协力，携手向前攻克一个又一个医学难题，促进人民群众的幸福安康。

8. **乐于奉献，热心公益** 积极参加上级安排的指令性医疗任务和社会公益性的扶贫、义诊、助残、支农、援外等活动，主动开展公众健康教育。医疗从业人员在做好常规医疗工作的同时，应承担起相应的社会责任，灵活应对自然灾害和突发公共事件，参与医疗救援与医药科普宣传，保护人民群众的健康和生命。

二、药学技术人员行为规范

药学技术人员主要指依法经过资格认定，在医疗机构从事药学工作的药师及技术人员。二级医院药学专业技术人员数量不得少于医院专业技术人员总数的**8%**，三级医院药学部的药学人员中具有高等医药院校临床药学专业或者药学专业全日制本科毕业以上学历的人员，应当不低于药学专业技术人员总数的**30%**。二级医院临床药师的人数不少于**3名**，三级医院临床药师人数不少于**5名**。医疗机构药学技术人员的**基本职责**包括**调配处方、提供药物信息、科学管理药品、提供临床药学服务**。

药学技术人员**行为规范**主要包括如下。

1. 严格执行药品管理法律法规，科学指导合理用药，保障用药安全、有效。

2. 认真履行处方调剂职责，坚持查对制度，遵守收方、检查处方、调配处方、包装、贴标签、复查处方的调剂流程，按照操作规程调剂处方药品，不对处方所列药品擅自更改或代用。在调配处方时，不得调配超过有效期、变质、发霉、虫蛀的药品。

3. 严格履行处方合法性和用药适宜性审核职责。对用药不适宜的处方，及时告知处方医师确认或者重新开具；对严重不合理用药或者用药错误的，拒绝调剂。

4. 协同医师做好药物使用遴选和患者用药适应证、使用禁忌、不良反应、注意事项和使用方法的解释说明，详尽解答用药疑问。

5. 严格执行药品采购、验收、保管、供应等各项制度规定，购进药品时应当索取、留存供货单位的合法票据，并建立购进记录，做到票、账、货相符。医疗机构购进药品，必须建立并执行进货检查验收制度，验明药品合格证明和其他标识。不私自销售、使用非正常途径采购的药品，不违规为商业目的统方。其中购进同一通用名称药品的品种，注射剂型和口服剂型各不得超过2种。

6. 加强药品不良反应监测，自觉执行药品不良反应报告制度。从事药品不良反应报告和监测的工作人员应是药学技术人员，应当具有医学、药学、流行病学或者统计学等相关专业知识。药学技术人员发现或者获知新的即药品说明书中未载明的不良反应及严重的药品不良反应应当在 **15 日** 报告。

第 2 单元 医学伦理道德

【复习指南】本部分的内容应熟悉掌握，考试经常出现，其中的重点是医患关系和医学伦理道德的评价和监督。

一、医患关系

（一）医患关系的概念、内容、性质、特点和模式

1. **概念** 医患关系是指医方与患方在医疗实践活动中基于患者健康利益所构成的一种医学人际关系。医患关系有**狭义与广义**之分，狭义的医患关系是指医生或医务人员与患者之间的相互关系。广义的医患关系即包括医生与患者之间的相互关系，又包含"医方"与"患方"群体之间的相互关系。此处的"医方"包括医务人员，即医师、护士、医技人员、行政人员和后勤保障人员，也包括医疗机构、医疗卫生行政管理部门等。"患方"不仅包括患者本人，还包括患者的家属、监护人、代理人及其他与患者有直接关系的个人或组织，同时也可以延伸为体检者、产检者、进行预防疫苗接种的儿童、婚前检查等人员。

2. **内容** 包括**技术关系和非技术关系**。技术关系是医务人员与患者之间建立起来的技术行为关系，主要围绕着诊断、治疗、护理及预防、保健、康复等方面来展开。在这种关系中，通常医方凭借自己所掌握的专业技术知识为患者提供诊疗方案，但患者有接受与否的权利。技术关系是维系医患之间关系的中介与纽带，是非技术关系的前提和基础。从技术上减少医疗事故和纠纷是缓解医患关系的首要因素。非技术关系是指在实施医疗技术过程中，医患双方形成的非技术性的道德关系、经济关系、价值关系、法律关系及文化关系。医疗过程中的患者主要从服务态度、医疗作风等非技术性方面进行评价。

3. **性质** 主要表现为医患之间的**信托关系与契约关系**。信托关系是患者基于对医师的信任，选择将健康和生命托付给医师，而医师在同样信任与尊重患者的基础上，用自己的专业知识和技术为患者选择治疗方案，保障患者的健康和生命。与信托关系的伦理性质不同，契约关系通常表现为机制化与制度化，医患双方通过医疗合同而达成某种协议，明确规定双方各自的权利和义务，为解决双方纠纷，促进医患和谐提供了保障。其中医生有诊治权和特殊干预权，患者有基本医疗权，知情同意和选择权，隐私权及休息与免除社会责任权。患者的隐私权总的来说包括两大内容，分别是为自己保密和向自己保密。医生具有维护患者的权利的义务、尊重患者人格尊严和人身安全的义务、诊治的义务和解释病情和医务保密义务。患者具有提供病情与有关信息的义务，与医生配合、维护医务人员权利的义务，保持和恢复健康的义务及按时、按数支付医疗费用的义务。

4. **特点** 医患关系的特点主要表现为医患双方**目的的共同性**，即治病救人，保障人民群众的健康生命。**利益的共同性**，在诊治过程中，医生实现了自身的物质价值和精神价值，而患者恢复了健康，挽回了生命，是双方共赢。**信息的不对称性**，由于医学的专业性和技术性，医疗信息主要为医生所掌握，虽然近年来互联网的发展提升了人们医学知识的获取量，但医

生还处在信息优势地位。

5. 模式　目前医患关系的模式分为三种：①主动－被动型，医生是绝对权威。患者没有积极主动性，在今天越来越多地受到批评，但于休克、昏迷、精神疾病等患者是适用的。②指导－合作型，患者有一定的主动性，患者向药师主动询问，药师进行有针对性的解答、指导。③共同参与型，医患双方共同参与，合力制定实施医疗方案，这种医患关系模式将会成为医患关系主流。

（二）我国医患关系历史演进

1. 我国古代医患关系　我国古代医患关系建立在农业经济基础之上，以血亲为纽带，突出伦理的重要地位。东汉**张仲景**在其巨著《伤寒杂病论》中提出要对患者认真负责，做到"上以疗君亲之疾，下以救贫贱之厄，中以保身长全，以养其生。"隋唐**孙思邈**在《备急千金要方》中提出"人命至重，有贵千金，一方济之，德逾于此"。明代名医龚廷贤在《万病回春》中首次对医患关系做了系统论述，总结出"医家十要"。明代医生**陈实功**主张医疗不分贫富贵贱，要一视同仁，即使患者为娼妓也要视为良家妇女，不可不尊重。古代医患关系的特点表现为：①直接性，医生与患者直接接触，不借助于仪器或中间人，许多都是在自己家里完成。②稳定性，医生与患者关系相对稳定，医生单独承担起诊治患者的全部责任。③全面性，古代医患关系的直接性和稳定性决定了其具有全面性，医生不仅要治病救人，而且要全方位地了解患者，关心患者，古代医患关系是亲密无间的。

2. 社会主义时期医患关系　社会主义医患关系是建立在生产资料公有制基础之上的，以社会主义人道主义为原则，与古代侧重于伦理特点不同，社会主义医患关系是受社会主义法律保障的。国家相继出台了《医疗机构管理条例》《中华人民共和国执业医师法》《医疗事故处理条例》等法律法规，使得医患关系有了法制化保障。

（三）医患关系冲突的原因及对策

1. 原因　随着医疗事业的发展，我国医患关系逐步走向和谐，但随着医疗改革事业深入，医患关系冲突也不断发生。其原因是多方面的，社会方面的因素包括政府投入的不足及医疗资源分配的不合理。医方的原因主要表现为医院的管理目标、手段、制度方面的缺陷，医疗事故和医疗纠纷，医生的服务态度差，不能及时满足患者的合理要求。患方的原因则表现为，患者及家属对医疗服务的技术水平期望过高，出现医疗纠纷维权不当。

2. 对策　解决的对策包括：建立健全相关法律制度，加大执法力度；提高医疗服务水平，完善医疗保障体系建设，突出医疗卫生服务的公益性，减少医疗事故和医疗纠纷，切实保障人民健康和生命；提升医疗人员道德素养，按照尊重科学、相互协作及平等的医患关系道德调节原则与患者良好沟通，共同促进医患关系和谐。

二、医疗行为中的伦理道德

（一）临床诊治行为中的基本道德原则

1. 整体性原则　医疗人员在诊治患者的过程中，既要治愈疾病，同时又要关注患者的心理健康、家庭状况及所处社会环境。

2. 及时性原则　发现和治疗疾病要注重时效性，尽早、尽快对各类疾病做出分析判断和救治，这样才能保证事半功倍的疗效。

3. 最优化原则　医务人员需要从医疗安全、医疗效果、诊疗效果及患者所承受的痛苦等方面考虑，从中选择最优化的治疗方案。

4. 准确原则　要求医务人员在树立科学的诊断治疗目的的基础之上，积极地从询问病史、借助现代医学检查设备，对患者的病情做出严肃认真的判断，减少医疗事故的发生，切实保障患者的健康和生命。

5. 知情同意原则　知情同意原则是医学伦理学中的非常重要的原则，是医学道德完全自主性的重要体现，它是指医务人员选择和确定的诊疗方案要经患者知情同意，以书面协议为根据，当患者的判断出现错误时，医务人员有提醒解释的义务。

6. 协同一致的原则　在治疗过程中，不同专业或不同科室的医务人员要加强合作，互相配合，最终实现治愈患者的一致目标。

（二）临床诊断行为中的基本道德要求

在临床诊断过程中，医生通过询问病史、体格检查及辅助检查了解患者的病情，为临床治疗提供科学的依据和资料。在询问病史的过程中，要求医疗人员举止端庄，态度热情；全神贯注、语言得当；耐心倾听，正确引导；保护隐私，避免误解。在体格检查过程中，要求医疗人员全面系统、认真细致；关心体贴、减少痛苦；尊重患者、心正无私。辅助检查主要通过化学试剂、仪器设备等对疾病进行检查和辅助诊断，它对疾病的诊断起着关键性的作用。在这一过程中，要求医疗人员从诊治需要出发、目的合理；知情同意、尽职尽责；综合分析、切忌片面；密切联系、加强协作。

（三）临床治疗行为中的基本道德要求

临床治疗行为中的道德要求主要关注两个方面，即药物治疗和手术治疗。

1. 药物治疗　临床用药的道德要求包括对症下药，安全有效，医药人员在正确诊断病情的基础上选择合适药物，保障患者用药安全，防止药物滥用。合理用药，细致观察。选择正确的用法、用量和给药途径，争取用最小的剂量达到最好的治疗效果，有效、及时、简便和经济地用药。节约资源，减少负担。在我国医疗服务资源还很稀缺的情况下，临床药师要对有限的医药资源统筹管理、合理分配，尽量多用基本药物目录中的药品，减少患者负担。遵照制度，接受监督。临床药师要遵守《中华人民共和国执业医师法》《处方管理办法》《麻醉药品与精神药品管理条例》和《医疗用毒性药品管理办法》等法规制度，接受来自同仁、护士和患者的监督。

2. 手术治疗　与一般诊治不同，手术技术要求较高，对患者会带来损伤性，结果也相应具有风险性，这些都会给医生和患者带压力，因此需要更多的伦理规约。这些伦理要求可以从**手术前、手术中和手术后**三个阶段来考察。①手术前的伦理要求：确定手术治疗的充分性和必要性，医务人员要确认自身的技术及手术硬件设施是否构成手术的充分条件，保障手术成功进行。还要考虑手术对于患者病情恢复是否是必要的，对于可用其他非手术方法能治愈的疾病，应避免选择具有创伤性和风险性的手术。患者知情同意并且签订知情同意书，医生在术前实事求是地向患者及家属说明手术性质及过程，获得对方同意后要求其签署同意书，形成书面契约。帮助患者做好术前准备，医务人员需要在术前帮助患者做好身体和心理上的准备，使他们克服恐惧心理，保证手术顺利进行。②手术中的伦理要求：严密观察，处理得当。

医生要对患者的麻醉情况及术中变化进行严密观察，出现状况，要及时冷静处置。严肃认真，一丝不苟。手术中的所有医务人员要各尽职责，高度集中注意力，认真操作，保证手术安全和质量。关心体贴患者，手术中要注意语言沟通的方式和说话语气，安慰患者，克服其紧张情绪。紧密配合，全力协作。整个手术需要全部医务人员密切合作，发挥集体智慧，共同应对难题和风险。③手术后的伦理要求：严密观察患者的病情，努力解除患者身体和心理不适。正确对待差错事故。医疗人员应正确评价手术质量，客观对待出现的差错和医疗事故，勇于承担责任，合理解决。

（四）急救工作中的道德要求

争分夺秒，全力以赴。急诊患者病情危重复杂，医务人员应该有强烈的紧迫感，行动迅速，抓住时机，保障患者生命。集思广益，互相配合。急诊科是集各专科为一体的科室，需要所有医务人员共同商讨，互相合作来完成急救。苦练功底，技术过硬。医务人员平时应注重急诊救助技能的训练，扎实功底，使患者在紧急情况下得到最好救助。人性服务，注重公益。急救过程中，要与患者及家属进行良好沟通，防止急躁，不能因抢救费用等外在原因贻误时机，提升医疗服务的社会公益性。

（五）影像工作中的道德要求

仔细操作，避免错误。影像医务人员应认真细心，避免错查、漏查，给临床医师提供客观准确的检查结果。维护设备，减轻危害。必须按照仪器操作规程和注意事项来维护设备，减轻设备对患者的伤害。尊重人格，保护隐私。医疗人员注重维护医患之间的和谐，尊重患者人格尊严，不随意讨论患者缺陷，保护患者隐私。

（六）康复治疗工作中的道德要求

理解尊重，关怀帮助。维护患者利益，尊重自主性。严肃工作态度，加强联系协作。同时关注患者的身体和心理健康。

（七）心理治疗中的道德要求

保密。医德保密是最古老、也是最有生命力的医德范畴，它是指医务人员保守患者的秘密和隐私，医务人员不坚持医德保密会造成患者的被歧视，对医务人员的不信任。尊重，医疗人员要尊重患者人格和选择权，尊重其宗教信仰和不同的文化背景。注重文明礼貌，注重精神看护。正确对待异性患者。提高专业技能，诊断准确，慎重出具诊断证书。

三、医学伦理道德的评价和监督

（一）社会主义医学道德概述

1. 医学道德　道德属于上层建筑的范畴，是一种特殊的社会意识形态，它是以善恶为评价方式，主要依靠社会舆论、传统习俗和内心信念来发挥作用的行为规范的总和。医学道德是一种特殊的职业道德，简称"医德"，是医务人员在医疗卫生服务的职业活动中应具有的品德，是一般社会道德在医学实践活动中的特殊表现和基本要求。

2. 医学道德的基本原则　医学道德的基本原则在医学道德规范体系中居于**核心**地位，是调整医学人员与患者之间、医学人员与社会之间及医学人员同仁之间相互关系所坚持的根本指导原则，它贯穿于医学道德发展始终，是衡量医学人员道德水平的最高标准。不同的经济基础决定了不同的道德原则，社会主义道德建立在公有制基础上，强调国家利益和整体利益。

由此社会主义的医德基本原则可以概括为：防病治病，救死扶伤，实行社会主义人道主义，全心全意为人民身心健康服务。防病治病是医学服务必须承担的完整的医德责任；救死扶伤是临床医疗服务的首要道德职责；社会主义人道主义是医学道德继承性和时代性的有机统一，是医疗人员必须遵守的最基本要求；全心全意为人民身心服务是社会主义道德建设的核心，是医学道德的根本宗旨，是医学实践活动所达到的最高境界。

3. 医学道德的基本规范　医学道德原则是通过具体的行为规范来体现和贯彻的，基本规范用来协调医疗实践活动中人们之间的相互关系，也是评价和判断医疗人员行为准则的标准。社会主义医德规范主要包括：①政治坚定，敬业爱岗；②仁爱救人，文明服务；③严谨治学，理明术精；④一视同仁，清廉正直；⑤谦虚谨慎，团结协作；⑥淡泊名利，遵纪守法；⑦坚持公益，方便群众；⑧宣传医学知识，承担保健职责。

（二）医学道德评价

1. 医学道德评价的含义及意义　评价是指人们对人、事、物的价值所做出的具体判断，评价的标准依具体的内容而不同，道德的评价标准是善恶，所以道德评价是人们对生活中的各种现象所做的一种善恶与否的道德判断。医学道德评价是医学人员在其所从事的医疗实践活动中，依据一定的道德标准和原则对医学实践行为和活动的道德价值所做出的道德与不道德及道德水平高低的判断。医学道德评价能提高医学人员的道德素质和服务质量，有利于营造良好的医疗环境，促进医学科学的发展。

2. 医学道德评价的标准　医学道德的评价标准是道德评价标准在医疗实践活动中的具体应用，可以从三个角度来概括：①从患者角度来看，提升医疗服务质量，有利于防病、治病，解除或缓解患者病痛，维护患者的健康和生命。②从医学科学发展角度来看，医疗人员要通过艰苦钻研攻克一个又一个医学难题，促进医疗科学自身发展。③从社会公益角度看，医学实践活动要有益于保护环境，促进社会公益事业发展，有利于人类健康长寿及优生。

3. 医学道德评价的依据　①动机与效果相统一。动机与效果相统一是医学道德评价的主要依据。要全面考察，从效果检验动机，从动机去评价效果，防止将两者割裂开来。②目的与手段相统一。目的决定手段，手段必须服从于目的。要遵循以下原则：有效原则，医疗实践活动中手段的选择要有助于实现医疗目的，取得预期效果。最优原则，为确保最佳疗效选择最优的治疗手段。社会效益原则，医疗实践中所采用的手段不仅有利于治愈患者，而且也助于增进社会整体效益。一致性原则，手段必须符合目的的需要。③个人与集体相统一。在将集体利益放在首位的前提下，强调满足个人的正当利益。

4. 医学道德评价的方式　医学道德评价的方式与一般道德评价方式相同，即社会舆论、传统习俗和内心信念三种。社会舆论作为一种精神性力量，通过社会各界和患者家属来赞扬、批评各种医疗行为，形成善恶评价。传统习俗是现实生活中，人们经常用"合俗"，"不合俗"来评价各种行为，医疗人员在医疗实践中要遵守进步的、稳定的、合乎风俗的医疗道德、信念和行为。内心信念是通过医疗人员的职业良心发挥作用的，它可以促进人们站在道德法庭上去反省自己的行为，是医德评价的主观形式。

（三）医学道德监督

1. 医学道德监督的含义　医德监督就是通过各种他律的方式和途径，去检查、评价医疗人员的行为是否符合医德原则和规范，帮助其树立良好的医德风尚活动。

2. 医学道德监督的手段　医疗规范是医学道德监督的依据，可以将医德监督的手段分为以下几种：①舆论监督，这是社会各界、患者及同行对医疗行为的赞扬或批评，它是既是一种监督，又是一种评价。②社会群众监督，主要依靠社会力量，通过设置举报电话、院长信箱、新闻监督员、医德医风办公室等方式来进行。③法律监督，通过《医务人员医德规范及实施办法》《医师法》《医疗事故处理条例》等法规来实施监督。④自我监督，发挥医疗人员的主观能动性，通过"慎独""自律"来加强自身修养，达到自我约束和监督。

第二部分

相关专业知识

第8章　药剂学

第1单元　绪论

【复习指南】本部分内容难度不大，但历年常考。其中，药物剂型的分类为考试重点，应熟练掌握，剂型、药物传递系统、辅料及药典等概念应熟悉。

一、概述

1. 药剂学的概念与任务

（1）药剂学：是研究药物剂型的基本理论、处方设计、制备工艺、质量控制与合理应用的综合性技术科学。

（2）药剂学的任务：药剂学的基本任务是将药物制成适于临床应用的剂型，并能批量生产安全、有效、稳定的制剂。药剂学的具体任务：①药剂学基本理论的研究；②新剂型的研究与开发；③新技术的研究与开发；④新辅料的研究与开发；⑤中药新剂型的研究与开发；⑥生物技术药物制剂的研究与开发；⑦制剂新机械和新设备的研究与开发。

2. 剂型、制剂、制剂学等名词的含义

（1）剂型：是适合于疾病的诊断、治疗或预防的需要而制备的不同给药形式，如散剂、颗粒剂、片剂等。

（2）制剂：各剂型中的具体药品称为药物制剂，简称制剂，如阿司匹林片、胰岛素注射液、红霉素软膏等。

（3）制剂学：研究制剂的理论和制备工艺的科学称为制剂学。

二、药物剂型与传递系统

1. 药物剂型的重要性

（1）剂型可改变药物的作用性质：如硫酸镁口服剂型用作泻药，而5%注射液静脉滴注，能抑制大脑中枢神经，有镇静、镇痉作用。

（2）剂型能改变药物的作用速度：如注射剂作用速度快，而缓控释制剂药效慢。

（3）改变剂型可降低或消除药物的毒副作用：如氨茶碱治疗哮喘病可引起心跳加快，若改成栓剂则可消除这种毒副作用。

（4）剂型可产生靶向作用：如静脉注射的脂质体可使药物在肝、脾等器官浓集性分布。

（5）剂型可影响疗效：如片剂制备工艺不同会对药效产生显著影响。

2. 药物剂型的分类

（1）按给药途径分为经胃肠道给药剂型，如散剂、片剂、颗粒剂、胶囊剂、溶液剂、乳剂、混悬剂等；非经胃肠道给药剂型，如注射剂、气雾剂、外用溶液剂、洗剂、贴剂、滴眼剂、滴鼻剂、栓剂等。该分类方法将给药途径相同的剂型作为一类，与临床使用密切相关。

（2）按分散系统分为溶液型、胶体溶液型、乳剂型、混悬型、气体分散型、微粒分散型、固体分散型等。这种分类方法，便于应用物理化学的原理来阐明各类制剂特征，但不能反映用药部位与用药方法对剂型的要求，甚至一种剂型可以分到几个分散体系中。

（3）按制备方法分为浸出制剂、无菌制剂等。该分类法不能包含全部剂型，故不常用。

（4）按**形态**分为液体剂型，如溶液剂、注射剂等；气体剂型，如气雾剂、喷雾剂等；固体剂型，如散剂、丸剂、片剂、膜剂等；半固体剂型，如软膏剂、栓剂、糊剂等。形态相同的剂型，其制备工艺也比较相近。

3. 药物的传递系统（DDS） 研究的目的是以适宜的剂型和给药方式，用最小的剂量达到最好的治疗效果。药物的治疗作用与血药浓度有关，血药浓度过高可产生中毒，过低则无治疗效果，缓、控释制剂可使血药浓度保持平缓，维持在有效治疗浓度范围内，是DDS的初期发展阶段。以脂质体、微囊、微球、微乳、纳米囊、纳米球等作为药物载体进行靶向性修饰是目前制剂研究DDS的热点之一。

三、辅料在药剂中的应用

1. 药剂中使用辅料的目的 ①有利于制剂形态的形成；②使制备过程顺利进行；③提高药物的稳定性；④调节有效成分的作用或改善生理要求。

2. 液体和固体制剂中常用的辅料

（1）液体制剂中：表面活性剂类（吐温、司盘、十二烷基硫酸钠、泊洛沙姆、磷脂、聚氧乙烯蓖麻油）；注射用可降解辅料如聚乳酸（PLA）、聚乳酸聚乙醇酸共聚物（PLGA）。

（2）固体药物制剂中：超级崩解剂如羧甲基淀粉钠（CMS-Na）、交联聚维酮（PPVP）、交联羧甲基纤维素钠（CC-Na）、L-HPC等；粉末直接压片用辅料如微晶纤维素、可压性淀粉；羧甲基淀粉钠、PVP等崩解剂，透皮吸收剂：月桂氮䓬酮（Azone）。

四、药典与药品标准简介

1. 药典

（1）概念：药典是一个国家记载药品**标准**、**规格**的法典。特点是：由权威医药专家组成的国家药典委员会编辑、出版，由国家政府颁布、执行，具有法律约束力，所收载的品种是那些疗效确切、不良反应小、质量稳定的常用药品及其制剂，明确规定其质量标准，并在一定程度上反映出国家药品生产和医药科技方面的水平。

（2）《中国药典》：《中华人民共和国药典》简称《中国药典》，现行版为2015年版，分为四部，一部收载药材和饮片、植物油脂和提取物、成方制剂和单味制剂等；二部收载化学药品、抗生素、生化药品及放射性药品等；三部收载生物制品；四部收载通则，包括：制剂通则、检验方法、指导原则、标准物质和试液试药相关通则、药用辅料等。

（3）外国药典：《美国药典》简称**U.S.P**，《英国药典》简称**B.P**，《日本药局方》简称**J.P**，《国际药典》简称Ph.Int，是由世界卫生组织（WHO）编纂的，它对各国无法律约束力，仅作为各国编纂药典时的参考标准。

2. 药品标准 国家食品药品监督管理总局颁布的《**中华人民共和国药典**》《**药品标准**》和《**药品注册标准**》三类标准均为国家药品标准。国家药品标准由国家药典委员会负责制订和修订。在国家药品标准中，不仅有药品的质量规格（包括检验的项目和限度要求），还规定了检验的方法。检验时应按照规定的项目和方法进行检验，符合标准的药品才是合格的药品。国家药品标准具有法律的效力。我国《药品管理法》指出，"药品必须符合国家药品标准"。生产、销售、使用不符合国家药品标准的药品是违法的行为。

3. 处方药与非处方药 《中华人民共和国药品管理法》规定了"国家对药品实行处方药

与非处方药的分类管理制度"，这也是国际上通用的药品管理模式。

（1）处方药：必须凭执业医师或执业助理医师的处方才可调配、购买，并在医生指导下使用的药品。处方药可以在国务院卫生行政部门和药品监督管理部门共同指定的医学、药学专业刊物上介绍，但不得在大众传播媒介发布广告宣传。

（2）非处方药：不需凭执业医师或执业助理医师的处方，消费者可以自行判断购买和使用的药品。经专家遴选，由国家食品药品监督管理总局批准并公布。在非处方药的包装上，必须印有国家指定的非处方药专有标识。目前，OTC 已成为全球通用的非处方药的简称。

4. GMP 是 Good Manufacturing Practice 的缩写，中译文是**《药品生产质量管理规范》**。GMP 是药品生产过程中，用科学、合理、规范化的条件和方法来保证生产优良药品的一整套系统的、科学的管理规范，是药品生产和管理的基本准则。

第 2 单元　液体制剂

【复习指南】本部分内容有一定难度，历年必考，应作为重点复习。其中，药物溶液的形成理论、混悬剂、乳剂是考试的重点，应熟练掌握。其他液体剂型应熟悉。

一、药物溶液的形成理论

1. 药物溶剂的种类

（1）种类：水是最常用的极性溶剂，其理化性质稳定，有很好的生理相容性，根据制剂的需要制成注射用水、纯化水与制药用水使用。

（2）非水溶剂：药物在水中溶解度过小时可选用适当的非水溶剂或使用混合溶剂，可以增大药物的溶解度，以制成溶液。包括：①醇与多元醇类，乙醇、甘油、聚乙二醇等；②醚类，二乙二醇二甲基醚等；③酰胺类：二甲基甲酰胺、二甲基乙酰胺等；④酯类，三醋酸甘油酯、乳酸乙酯等；⑤植物油类，花生油、玉米油、红花油等；⑥亚砜类，二甲基甲砜，能与水和乙醇混溶。

2. 药物溶剂的性质

（1）介电常数：是表示在溶液中将相反电荷分开的能力，它反映溶剂分子的极性大小。介电常数大的溶剂的极性大，介电常数小的极性小。

（2）溶解度参数：是表示同种分子间的内聚力，也是表示分子极性大小的一种量度。溶解度参数越大，极性越大。

3. 药物的溶解度

（1）概念：溶解度系指在一定温度下，在一定量溶剂中达饱和时溶解的最大药量，是反映药物溶解性的重要指标。其常用一定温度下 100g 溶剂中溶解溶质的最大克数来表示。

（2）影响药物溶解度的因素：①药物的分子结构，即"相似相溶"；②溶剂化作用与水合作用；③多晶型，一般无定型的溶解度和溶解速度比结晶型的大；④粒子大小；⑤温度；⑥ pH 与同离子效应。

（3）增加药物溶解度的方法：①制成盐类。有机弱酸弱碱药物制成可溶性盐可增加其溶解度。将含碱性基团的药物如生物碱，加酸制成盐类，可增加在水中溶解度；将酸性药物加碱制成盐增加水中溶解度。②用混合溶媒。混合溶剂是指能与水任意比例混合、与水分子能以成氢键结合、能增加难溶性药物溶解度的那些溶剂。在混合溶剂中各溶剂在某一比例时，药物的溶解度比在各单纯溶剂中溶解度出现极大值，这种现象称为**潜溶**，这种溶剂称为潜溶剂。常与水组成潜溶剂的有乙醇、丙二醇、甘油、聚乙二醇等。③加入助溶剂。**助溶**系指难溶性药物与加入的第三种物质在溶剂中形成可溶性络合物、复盐或缔合物等，以增加药物在溶剂（主要是水）中的溶解度，这第三种物质称为助溶剂。碘化钾为助溶剂，增加碘溶解度的机制是 KI 与碘形成分子间的络合物 KI_3。④加入增溶剂。**增溶**是指某些难溶性药物在表面活性剂的作用下，在溶剂中溶解度增大并形成澄清溶液的过程。具有增溶能力的表面活性剂称增溶剂，被增溶的物质称为增溶质。影响增溶的因素有：a. 增溶剂的种类。分子量不同而影响增溶效果，如对于强极性或非极性药物同系物的碳链越长，非离子型增溶剂的 HLB 值越大，其增溶效果也越好，但对于极性低的药物，结果恰好相反；b. 药物的性质。增溶剂的种类和浓度一定时，同系物药物的分子量越大，增溶量越小；c. 加入顺序。如先将药物与增溶剂混合，然后再加水稀释则能很好地溶解；d. 增溶剂的用量。温度一定时，加入足够量的增溶剂，可得到澄清溶液，稀释后仍然保持澄清。若配比不当则得不到澄清溶液，或在稀释时变为混浊。

4. 药物的溶出速度

（1）概念：药物的溶出速度是指单位时间药物溶解进入溶液主体的量。溶出过程包括两个连续的阶段，首先是溶质分子从固体表面溶解，形成饱和层，然后在扩散作用下经过扩散层，再在对流作用下进入溶液主体内。固体药物的溶出速度主要受扩散控制。

（2）影响药物溶出速度的因素和增加溶出速度的方法：①固体的表面积。同一重量的固体药物，其粒径越小，表面积越大；对同样大小的固体药物，孔隙率越高，表面积越大；对于颗粒状或粉末状的药物，如在溶出介质中结块，可加入润湿剂以改善固体粒子的分散度，增加溶出界面，这些都有利于提高溶出速度。②温度。温度升高，药物溶解度增大、扩散增强、黏度降低，溶出速度加快。③溶出介质的体积。溶出介质的体积小，溶液中药物浓度高，溶出速度慢；反之则溶出速度快。④扩散系数。药物在溶出介质中的扩散系数越大，溶出速度越快。在温度一定的条件下，扩散系数大小受溶出介质的黏度和药物分子大小的影响。⑤扩散层的厚度。扩散层的厚度越大，溶出速度越慢。扩散层的厚度与搅拌程度有关，搅拌速度快，扩散层薄，溶出速度快。

5. 药物溶液的性质与测定方法

（1）渗透压：半透膜一侧的溶剂透过半透膜进入溶液侧，最后达到渗透平衡时两侧所产生的压力差即为溶液的渗透压，此时两侧的浓度相等。渗透压对注射液、滴眼液、输液等剂型具有重要的意义。用冰点降低法可间接求得渗透压。

（2）pH：①生物体内的不同部位具有不同 pH。血清和泪液的 pH 约为 7.4，胰液的 pH 为 $7.5 \sim 8.0$，胃液的 pH 为 $0.9 \sim 1.2$，胆汁的 pH 为 $5.4 \sim 6.9$，血浆的 pH 为 7.4；一般血液的 pH 低于 7.0 或超过 7.8 会引起酸中毒或碱中毒，应避免将过高 pH 的液体输入体内。②药物溶液的 pH。药物溶液的 pH 偏离有关体液正常 pH 太远时，容易对组织产生刺激，注射液的 pH 应在 $4 \sim 9$ 范围内，否则将引起疼痛和组织坏死；滴眼液的 pH 应为 $6 \sim 8$。pH 一般采用 pH 计，用玻璃电极为指示电极，以甘汞电极为参比电极组成电池进行测定。

（3）解离常数 pKa：pKa 值是表示药物酸碱性的重要指标，它实际上是指碱的共轭酸的pKa 值，因为共轭酸的酸性弱，其共轭碱的碱性强，所以 pKa 值越大，碱性越强。pKa 值的测定常采用电导法、电位法、分光光度法、溶解法等。

（4）表面张力：药物溶液的表面张力，直接影响药物溶液的表面吸附及黏膜上的吸附，因此对于黏膜给药的药物溶液需要测定表面张力。表面张力的测定方法有最大气泡法、吊片法和滴重法等。

（5）黏度：药物溶液的黏度与注射液、滴眼液、高分子溶液等制剂的制备及临床应用密切相关，涉及药物溶液的流动性及在给药部位的滞留时间；在乳剂、糊剂、混悬液、凝胶剂、软膏剂等处方设计、质量评价与工艺过程中，亦涉及药物制剂的流动性与稳定性。

二、表面活性剂

1. 表面活性剂的概念与特点

（1）概念：具有很强表面活性、能使液体的**表面张力显著下降**的物质称为表面活性剂。

（2）结构特征：表面活性剂分子一般由非极性烃链和一个以上的极性基团组成，烃链长度一般在八个碳原子以上，极性基团可以是解离的离子，也可以是不解离的亲水基团。

2. 表面活性剂的分类

（1）阴离子表面活性剂：起表面活性作用的部分是阴离子。①高级脂肪酸盐。系肥皂类，包括碱金属皂（一价皂）、碱土金属皂（二价皂）和有机胺皂（三乙醇胺皂）等。②硫酸化物。主要是硫酸化油和高级脂肪醇硫酸酯类，如硫酸化蓖麻油（土耳其红油）和十二烷基硫酸钠（月桂醇硫酸钠，SDS）。③磺酸化物。系指脂肪族磺酸化物和烷基芳基磺酸化物等，常用的品种有二辛基琥珀酸磺酸钠、十二烷基苯磺酸钠等。

（2）阳离子表面活性剂：这类表面活性剂起作用的部分是阳离子，亦称阳性皂。其分子结构的主要部分是一个五价的氮原子，所以也称为季铵化物。常用品种有苯扎氯铵和苯扎溴铵等。

（3）两性离子表面活性剂：这类表面活性剂的分子结构中同时具有正、负电荷基团，在不同 pH 介质中可表现出阳离子或阴离子表面活性剂的性质。①卵磷脂：是天然的两性离子表面活性剂，即豆磷脂或蛋磷脂。**卵磷脂**是制备注射用乳剂及脂质微粒制剂的主要辅料。②氨基酸型和甜菜碱型：为合成化合物，由胺盐构成者即为氨基酸型；由季铵盐构成者即为甜菜碱型。

（4）非离子表面活性剂：这类表面活性剂在水中不解离，分子中构成亲水基团的是甘油、聚乙二醇和山梨醇等多元醇，构成亲油基团的是长链脂肪酸或长链脂肪醇及烷基或芳基等，它们以酯键或醚键与亲水基团连接。①脂肪酸甘油酯。主要有脂肪酸单甘油酯和脂肪酸二甘油酯，如单硬脂酸甘油酯等。其表面活性较弱，HLB 值为 3～4，主要用做 W/O 型辅助乳化剂。②蔗糖脂肪酸酯。简称蔗糖酯，主要用做水包油型乳化剂、分散剂。③**脂肪酸山梨坦**。即失水山梨醇脂肪酸酯，*商品名司盘（Spans）*，是常用的 W/O 型乳化剂。④**聚山梨酯**。即聚氧乙烯失水山梨醇脂肪酸酯，*商品名吐温（Tweens）*，是常用的增溶剂、乳化剂、分散剂和润湿剂。⑤聚氧乙烯型。a. 聚氧乙烯脂肪酸酯：商品有卖泽（Myrij），为水包油型乳化剂，常用有聚氧乙烯 40 硬脂酸酯等。b. 聚氧乙烯脂肪醇醚：商品有苄泽（Brij）、西土马哥（Cetomacrogol）、平平加 O（Perogolo），常用做增溶剂及 O/W 型乳化剂。⑥聚氧乙烯 - 聚氧丙烯共聚物。又称**泊洛沙姆（Poloxamer）**，商品名普朗尼克（Pluronic）。*Poloxamer188 作为一种水包油型乳化剂，是目前用于静脉乳剂的极少数合成乳化剂之一。*

3. 表面活性剂的基本性质和应用

（1）形成胶束：当表面活性剂的正吸附到达饱和后继续加入表面活性剂，其分子则转入溶液中，因其亲油基团的存在，水分子与表面活性剂分子相互间的排斥力远大于吸引力，导致表面活性剂分子自身依赖范德华力相互聚集，形成亲油基团向内、亲水基团向外、在水中稳定分散、大小在胶体粒子范围的胶束。表面活性剂分子缔合形成胶束的最低浓度即为**临界胶束浓度（CMC）**。

（2）亲水亲油平衡值：表面活性剂分子中亲水和亲油基团对油或水的综合亲和力称为**亲水亲油平衡值（HLB）**。亲水性表面活性剂有较高的 HLB 值，亲油性表面活性剂有较低的 HLB 值。a. 表面活性剂的 HLB 值与其应用性质有密切关系，HLB 值在 3～6 的表面活性剂适合用做 W/O 型乳化剂，HLB 值在 8～18 的表面活性剂适合用做 O/W 型乳化剂。作为增溶剂的 HLB 值在 13～18，作为润湿剂的 HLB 值在 7～9 等。b. 非离子表面活性剂的 HLB 值具有加和性，混合表面活性剂的 HLB 值计算如下：$HLB = HLB_a W_a + HLB_b W_b / W_a + W_b$。

（3）胶束增溶：表面活性剂在水溶液中达到 CMC 后，一些水不溶性或微溶性物质在胶束溶液中的溶解度可显著增加，形成透明胶体溶液，这种作用称为增溶。起增溶作用的表面活性剂称为增溶剂，被增溶的物质称为增溶质。①**Krafft 点**：是离子型表面活性剂的特征值，离子型表面活性剂在溶液中随温度升高溶解度增加，超过某一温度时溶解度急剧增大，这一温度称为 Krafft 点，Krafft 点越高，临界胶束浓度越小。Krafft 点也是表面活性剂应用温度的下限。②**昙点**：对于聚氧乙烯型非离子表面活性剂，温度升高可导致聚氧乙烯链与水之间的氢键断裂，当温度上升到一定程度，聚氧乙烯链可发生强烈脱水和收缩，使增溶空间减小，增溶能力下降，表面活性剂溶解度急剧下降并析出，溶液出现浑浊，这一现象称为起昙或起浊，此温度称为浊点或昙点。

（4）表面活性剂的其他应用：表面活性剂除用于增溶外，还常用做乳化、润湿剂和助悬剂、起泡剂和消泡剂、去污剂、消毒剂或杀菌剂等。

4. 表面活性剂的生物学性质

（1）表面活性剂对药物吸收的影响：如果药物系被增溶在胶束内，药物从胶束中扩散的速度和程度及胶束与胃肠生物膜融合的难易程度具有重要影响。表面活性剂溶解生物膜脂质增加上皮细胞的通透性，从而改善吸收。但长期的类脂质的损失可能造成肠黏膜的损害。

（2）表面活性剂与蛋白质的相互作用：蛋白质分子结构中的氨基酸的羧基在碱性条件下发生解离而带有负电荷，在酸性条件下结构中的氨基或胺基发生解离而带有正电荷。因此在两种不同带电情况下，分别与阳离子表面活性剂或阴离子表面活性剂发生电性结合。此外，表面活性剂还可能破坏蛋白质二维结构中的盐键、氢键和疏水键，从而使蛋白质各残基之间的交联作用减弱，螺旋结构变得无序或受到破坏，最终使蛋白质发生变性。

（3）表面活性剂的毒性：阳离子表面活性剂的毒性最大，其次是阴离子表面活性剂，非离子表面活性剂毒性最小。两性离子表面活性剂的毒性小于阳离子表面活性剂。非离子表面活性剂口服一般认为无毒性。表面活性剂用于静脉给药的毒性大于口服。其中，仍以非离子表面活性剂毒性较低，供静脉注射的 Poloxamer188 毒性很低。阴离子及阳离子表面活性剂不仅毒性较大，而且还有较强的溶血作用。非离子表面活性剂的溶血作用较轻微，在亲水基为聚氧乙烯基非离子表面活性剂中，以吐温类的溶血作用最小。

（4）表面活性剂的刺激性：各类表面活性剂都可以用于外用制剂，但长期应用或高浓度使用可能出现皮肤或黏膜损害。

三、液体制剂的简介

1. 液体制剂的特点

（1）概念：液体制剂系指药物分散在适宜的分散介质中制成的液态制剂，可供内服或外用。液体制剂中药物以分子状态分散，处于稳定状态，如溶液剂、高分子溶液剂；药物以微粒状态分散在介质中，则形成非均匀分散的液体制剂，这种液体制剂处于物理不稳定的状态，如溶胶剂、混悬剂、乳剂。

（2）特点：液体药剂的优点如下。①药物以分子或微粒状态分散在介质中，分散度大，吸收快，能较迅速地发挥药效；②给药途径多，可以内服，也可以外用；③易于分剂量，服用方便，特别适用于婴幼儿和老年患者；④能减少某些药物的刺激性；⑤某些固体药物制成液体制剂后，有利于提高药物的生物利用度。但液体制剂还存在以下不足。①药物分散度大，受分散介质的影响，易引起药物的化学降解，使药效降低甚至失效；②液体制剂体积较大，携带、运输、贮存都不方便；③水性液体制剂容易霉变，需加入防腐剂；④非均匀性液体制剂，药物的分散度大，分散粒子具有很大的比表面积，易产生一系列的物理稳定性问题。

2. 液体制剂的分类与质量要求

（1）分类：①按分散系统，液体制剂分为均相液体制剂和非均相液体制剂两大类。药物以分子状态均匀分散的澄明溶液称为**均相液体制剂**，是热力学稳定体系，如低分子溶液剂和高分子溶液剂。分散相与液体分散介质之间具有相界面液体制剂称为**非均相液体制剂**，是不稳定的多相分散体系，如溶胶剂、乳剂、混悬剂等。②按给药途径，液体制剂分为内服液体制剂（如合剂、糖浆剂、乳剂、混悬液、滴剂等）和外用液体制剂（如皮肤用液体制剂、五官科用液体制剂和直肠、阴道、尿道用液体制剂等）。

（2）质量要求：均匀相液体制剂应是澄明溶液；非均匀相液体制剂的药物粒子应分散均匀，液体制剂浓度应准确；口服的液体制剂应外观良好，口感适宜；外用的液体制剂应无刺激性；应有一定的防腐能力，保存和使用过程不应发生霉变；包装容器应适宜，方便患者携带和使用。

3. 液体制剂的溶剂和附加剂

（1）常用溶剂：溶剂按介电常数大小分为极性溶剂、半极性溶剂和非极性溶剂。①**极性溶剂**：常用的有水、甘油、二甲基亚砜（DMSO）等。②**半极性溶剂**：乙醇、丙二醇和聚乙二醇（PEG）。③**非极性溶剂**：常用的有脂肪油、液状石蜡、醋酸乙酯等。

（2）常用附加剂：①增溶剂，增溶是指某些难溶性药物在表面活性剂的作用下，在溶剂中增加溶解度并形成溶液的过程。具有增溶能力的表面活性剂称**增溶剂**，常用的增溶剂为聚山梨酯类（吐温类）和聚氧乙烯脂肪酸酯类（司盘类）等。②助溶剂，系指难溶性药物与加入的第三种物质在溶剂中形成可溶性分子间的络合物、复盐或缔合物等，以增加药物在溶剂（主要是水）中的溶解度，这第三种物质称为**助溶剂**。助溶剂多为低分子化合物，与药物形成络合物，如碘化钾为助溶剂，增加碘溶解度的机制是 KI 与碘形成分子间的络合物 KI_3。③潜溶剂，为了提高难溶性药物的溶解度，常常使用两种或多种混合溶剂。在混合溶剂中各溶剂达到某一比例时，药物的溶解度出现极大值，这种现象称潜溶，这种溶剂称**潜溶剂**。与水形成潜溶剂的有乙醇、丙二醇、甘油、聚乙二醇等。④防腐剂，常用**防腐剂**有：a. 对羟基苯甲酸酯类（尼泊金类）；b. 苯甲酸及其盐，苯甲酸未解离的分子抑菌作用强，所以在酸性溶液中抑菌效果较好，最适 pH 是 4.0；c. 山梨酸；d. 苯扎溴铵（新洁尔灭）、醋酸氯己定，为阳离子表面活性剂；⑤矫味剂，如甜味剂、芳香剂、胶浆剂、泡腾剂等。⑥着色剂。常用的有天然色素和合成色素。⑦其他附加剂，在液体制剂中为了增加稳定性，有时需要加入抗氧剂、pH 调节剂、金属离子络合剂等。

四、低分子溶液剂与高分子溶液剂

1. 低分子溶液剂　低分子溶液剂系指小分子药物分散在溶剂中制成的均匀分散的液体制剂。包括溶液剂、芳香水剂、糖浆剂、酊剂、醑剂、甘油剂、涂剂等。

（1）溶液剂：系指药物溶解于溶剂中所形成的澄明液体制剂。根据需要可加入助溶剂、抗氧剂、矫味剂、着色剂等附加剂。溶液剂的制备有两种方法，即溶解法和稀释法。应注意的问题有：①有些药物虽然易溶，但溶解缓慢，药物在溶解过程中应采用粉碎、搅拌、加热等措施；②易氧化的药物溶解时，宜将溶剂加热放冷后再溶解药物，同时应加适量抗氧剂，以减少药物氧化损失；③对易挥发性药物应在最后加入，以免因制备过程而损失；④处方中如有溶解度较小的药物，应先将其溶解后加入其他药物；⑤难溶性药物可加入适宜的助溶剂或增溶剂使其溶解。

（2）芳香水剂：系指芳香挥发性药物的饱和或近饱和的水溶液。用乙醇和水混合溶剂制成的含大量挥发油的溶液，称为浓芳香水剂。芳香挥发性药物多数为挥发油。芳香水剂的制备方法有：①以挥发油和化学药物作原料时多用溶解法和稀释法；②以药材作原料时多用水蒸气蒸馏法提取挥发油。

（3）糖浆剂：系指含有药物的浓蔗糖水溶液，供口服用。纯蔗糖的近饱和水溶液称为单糖浆或糖浆，浓度为 85%（g/ml）或 64.7%（g/g）。其质量要求：糖浆剂含糖量应不低于45%（g/ml）；应澄清，在贮存期间不得有酸败、异臭、产生气体或其他变质现象。含药材提取物的糖浆剂，允许有少量轻摇即散的沉淀。糖浆剂的制备方法有溶解法（包括热溶法、冷溶法）和混合法。①热溶法，是将蔗糖溶于沸蒸馏水中，继续加热使其全溶，降温后加入其他药物，搅拌溶解、过滤，再通过滤器加蒸馏水至全量，分装，即得。优点是溶解速度快、易过滤、可杀死微生物；但颜色容易变深，适合于对热稳定的药物和有色糖浆的制备。②冷溶法，是将蔗糖溶于冷蒸馏水或含药的溶液中制备糖浆剂的方法。本法制备的糖浆剂颜色较浅，但制备所需时间较长并容易污染微生物，适用于对热不稳定或挥发性药物。③混合法，系将含药溶液与单糖浆均匀混合制备糖浆剂的方法。该法适合于制备含药糖浆剂。

（4）醑剂：系指挥发性药物的浓乙醇溶液。可供内服或外用。凡用于制备芳香水剂的药物一般都可制成醑剂。醑剂中的药物浓度一般为 5% ～ 10%，乙醇浓度一般为 60% ～ 90%。醑剂中的挥发油容易氧化、挥发，长期贮存会变色等。醑剂应贮存于密闭容器中，但不宜长期储存。醑剂可用溶解法和蒸馏法制备。

（5）酊剂：系指药物用规定浓度乙醇浸出或溶解而制成的澄清液体制剂，亦可用流浸膏稀释制成。可供内服或外用。酊剂的制备方法有溶解法或稀释法、浸渍法和渗漉法三种。

（6）甘油剂：系指药物溶于甘油中制成的专供外用的溶液剂。用于口腔、耳鼻喉科疾病。甘油吸湿性较大，应密闭保存。甘油剂的制备可用溶解法，如碘甘油；化学反应法，如硼酸甘油。

2. 高分子溶液剂的概念、构造与性质

（1）概念：高分子溶液剂系指高分子化合物溶解于溶剂中制成的均匀分散的液体制剂，属于热力学稳定系统。

（2）性质：①荷电性。②渗透压。③黏度与分子量有关。④聚结特性，高分子化合物含有大量亲水基，能与水形成牢固的水化膜，阻止高分子化合物分子之间的相互凝聚，使高分子溶液处于稳定状态。但高分子的水化膜和荷电发生变化时易出现聚结沉淀。a. 向溶液中加入大量的电解质，由于电解质的强烈水化作用，破坏高分子的水化膜，使高分子凝结而沉淀，将这一过程称为盐析；b. 向溶液中加入脱水剂，如乙醇、丙酮等也能破坏水化膜而发生聚结；c. 其他原因，如盐类、pH、絮凝剂、射线等的影响，使高分子化合物凝结沉淀，称为絮凝现象。⑤胶凝性。

3. 高分子溶液剂的制备　制备高分子溶液时首先要经过溶胀过程。溶胀是指水分子渗入到高分子化合物分子间的空隙中，与高分子中的亲水基团发生水化作用而使体积膨胀，结果使高分子空隙间充满了水分子，这一过程称有限溶胀。由于高分子空隙间存在水分子降低了高分子分子间的作用力（范德华力），溶胀过程继续进行，最后高分子化合物完全分散在水中形成高分子溶液，这一过程称为无限溶胀。无限溶胀常需搅拌或加热等过程才能完成。形成高分子溶液的这一过程称为胶溶。

五、溶胶剂

1. 溶胶剂的概念、构造与性质

（1）概念：溶胶剂系指固体药物微细粒子分散在水中形成的非均匀状态的液体分散体系，又称疏水胶体溶液。溶胶剂中分散的微细粒子为 1 ~ 100nm，胶粒是多分子聚集体，有极大的分散度，属热力学不稳定系统。

（2）双电层构造：溶胶剂中固体微粒由于本身的解离或吸附溶液中某种离子而带有电荷，带电的微粒表面必然吸引带相反电荷的离子，称为反离子。吸附的带电离子和反离子构成了吸附层。少部分反离子扩散到溶液中，形成扩散层。吸附层和扩散层分别是带相反电荷的带电层称为双电层，也称扩散双电层。双电层之间的电位差称为 ζ 电位。ζ 电位越高斥力越大，溶胶也就越稳定。

（3）性质：①光学性质（产生丁铎尔效应）。②电学性质（产生界面动电现象）。③动力学性质（产生布朗运动）。溶胶粒子的扩散速度、沉降速度及分散介质的黏度等都与溶胶的动力学性质有关。④稳定性（属热力学不稳定系统，表现为聚结不稳定性和动力不稳定性）。

2. 溶胶剂的制备

（1）分散法：①机械分散法，常采用胶体磨进行制备；②胶溶法；③超声分散法。

（2）凝聚法：包括物理凝聚法和化学凝聚法。

六、混悬剂

1. 混悬剂的概念与制备条件

（1）概念：混悬剂系指难溶性固体药物以微粒状态分散于分散介质中形成的非均匀的液体制剂。混悬剂中药物微粒一般为 0.5 ~ 10μm。混悬剂属于热力学不稳定的粗分散体系，所用分散介质大多数为水，也可用植物油。

（2）制备条件：①凡难溶性药物需制成液体制剂供临床应用；②药物的剂量超过了溶解度而不能以溶液剂形式应用；③两种溶液混合时药物的溶解度降低而析出固体药物；④为了使药物产生缓释作用；⑤为安全起见，毒剧药或剂量小的药物不应制成混悬剂使用。

2. 混悬剂的物理稳定性　混悬剂中药物微粒分散度大，使混悬微粒具有较高的表面自由能而处于不稳定状态。

（1）混悬粒子的沉降速度：混悬剂中的微粒受重力作用产生沉降时，其沉降速度服从 **Stoke 定律**，即微粒沉降速度与微粒半径平方、微粒与分散介质的密度差成正比，与分散介质的黏度成反比。增加混悬剂的动力稳定性的主要方法是：①减小微粒半径；②增加分散介质的黏度，以减小固体微粒与分散介质间的密度差，如加入高分子助悬剂。

（2）微粒的荷电与水化：混悬剂中微粒具有双电层结构，即有 ζ 电势。微粒表面荷电使微粒间产生排斥作用，加之有水化膜的存在，阻止了微粒间的相互聚结，使混悬剂稳定。

（3）絮凝与反絮凝：①加入适当的电解质，使 ζ 电位降低，以减小微粒间电荷的排斥力；ζ 电势降低一定程度后，混悬剂中的微粒形成疏松的絮状聚集体的过程称为**絮凝**，加入的电解质称为**絮凝剂**。常用的絮凝剂有枸橼酸盐、酒石酸盐、磷酸盐及氯化物等。与非絮凝状态比较，絮凝状态具以下特点：沉降速度快，有明显的沉降面，沉降体积大，经振摇后能迅速恢复均匀的混悬状态。②向絮凝状态的混悬剂中加入电解质，使絮凝状态变为非絮凝状态这一过程称为反絮凝。加入的电解质称为反絮凝剂。反絮凝剂所用的电解质与絮凝剂相同。

（4）结晶增长与转型：混悬剂在放置过程中，微粒的大小与数量在不断变化，即小的微粒数目不断减少，大的微粒不断增大，使微粒的沉降速度加快，结果必然影响混悬剂的稳定性。这时必须加入抑制剂以阻止结晶的溶解和生长，以保持混悬剂的物理稳定性。

（5）分散相的浓度和温度：在同一分散介质中分散相的浓度增加，混悬剂的稳定性降低。温度变化不仅改变药物的溶解度和溶解速度，还能改变微粒的沉降速度、絮凝速度、沉降容积，从而改变混悬剂的稳定性。

3. 混悬剂的稳定剂

（1）助悬剂：系指能增加分散介质的黏度以降低微粒的沉降速度的附加剂。常用的助悬剂有：①**低分子助悬剂**，如甘油、糖浆剂等；②**天然的高分子助悬剂**，如阿拉伯胶、西黄蓍胶、桃胶等；③**合成或半合成高分子助悬剂**，如甲基纤维素、羧甲基纤维素钠、羟丙基纤维素、卡波普、聚维酮、葡聚糖等；④硅皂土；⑤触变胶。

（2）**润湿剂**：系指能增加疏水性药物微粒被水湿润的附加剂。最常用的润湿剂是 HLB 值为 7～11 的表面活性剂，如聚山梨酯类、聚氧乙烯蓖麻油类、泊洛沙姆等。

（3）**絮凝剂与反絮凝剂**：向混悬液中加入适量电解质，使 ζ 电位降低，产生絮凝，此类电解质称**絮凝剂**。常用的有：醋酸盐、磷酸盐、枸橼酸盐、酒石酸盐。同一种电解质可以是絮凝剂（低浓度），也可以是反絮凝剂（高浓度）。

4. 混悬剂的制备与质量评价

制备：①分散法，是将粗颗粒的药物粉碎成符合混悬剂微粒要求的分散程度、再分散于分散介质中制备混悬剂的方法。常采用加液研磨法，对于质重、硬度大的药物可采用"水飞法"。采用分散法制备混悬剂时：a. 亲水性药物，如氧化锌、炉甘石等，先干研至一定程度，再加液研磨至适宜的分散度，最后加至全量；b. 疏水性药物不易被水润湿，必须先加一定量的润湿剂与药物研匀后再加液体研磨混匀；c.小量制备可用乳钵，大量生产可用乳匀机、胶体磨等机械。②凝聚法，物理凝聚法是将分子或离子分散状态分散的药物溶液加入于另一分散介质中凝聚成混悬液的方法。化学凝聚法是用化学反应法使两种药物生成难溶性的药物微粒，再混悬于分散介质中制备混悬剂的方法。

七、乳剂

1. 乳剂的概念与特点

（1）概念：系指互不相溶的两种液体混合，其中一相液体以液滴状态分散于另一相液体中形成的非均匀相液体分散体系。形成液滴的液体称为分散相、内相或非连续相，另一液体则称为分散介质、外相或连续相。乳剂中的液滴具有很大的分散度，其总表面积大，表面自由能很高，属热力学不稳定体系。

（2）特点：①乳剂中液滴的分散度很大，药物吸收和药效的发挥很快，生物利用度高；②油性药物制成乳剂能保证剂量准确，而且使用方便；③水包油型乳剂可掩盖药物的不良臭味，并可加入矫味剂；④外用乳剂能改善对皮肤、黏膜的渗透性，减少刺激性；⑤静脉注射乳剂注射后分布较快、药效高、有靶向性；⑥肠外营养乳剂，是营养输液的重要组成部分。

2. 常用的乳化剂

（1）表面活性剂类：这类乳化剂分子中有较强的亲水基和亲油基，乳化能力强，性质比较稳定，容易在乳滴周围形成单分子乳化膜。常用的有：a. 阴离子型乳化剂，如硬脂酸钠、硬脂酸钾、油酸钠、硬脂酸钙、十二烷基硫酸钠、十六烷基硫酸化蓖麻油等；b. 非离子型乳化剂，如单甘油脂肪酸酯、三甘油脂肪酸酯、聚甘油硬脂酸酯、蔗糖单月桂酸酯、脂肪酸山梨坦、聚山梨酯、卖泽、苄泽、泊洛沙姆等。

（2）天然乳化剂：这类乳化剂由于亲水性较强，能形成 O/W 型乳剂，多数有较大的黏度，能增加乳剂的稳定性。常用的有阿拉伯胶、西黄蓍胶、明胶、杏树胶、卵黄等。

（3）固体微粒乳化剂：一些溶解度小、颗粒细微的固体粉末，乳化时可被吸附于油水界面而形成乳剂。O/W 型乳化剂有氢氧化镁、氢氧化铝、二氧化硅、皂土等。W/O 型乳化剂有氢氧化钙、氢氧化锌等。

（4）辅助乳化剂：是指与乳化剂合并使用能增加乳剂稳定性的乳化剂。常用的有增加水相黏度的，如甲基纤维素、西黄蓍胶、阿拉伯胶等；增加油相黏度的，如鲸蜡醇、蜂蜡、单硬脂酸甘油酯、硬脂酸、硬脂醇等。

3. 乳剂的稳定性 乳剂属热力学不稳定的非均匀相分散体系，乳剂常发生下列变化。

（1）分层：系指乳剂放置后出现分散相粒子上浮或下沉的现象，又称乳析。分层的主要原因是由于分散相和分散介质之间的密度差造成的。减小分散相和分散介质之间的密度差，增加分散介质的黏度，都可以减小乳剂分层的速度。

（2）絮凝：乳剂中分散相的乳滴发生可逆的聚集现象称为絮凝。乳剂中的电解质和离子型乳化剂的存在是产生絮凝的主要原因，并与乳剂的黏度、相容积比、流变性有密切关系。

（3）转相：由于某些条件的变化而改变乳剂类型的称为转相，如由 O/W 型转变为 W/O

型或由 W/O 型转变为 O/W 型。转相主要是由于乳化剂的性质改变而引起的。

（4）**合并与破裂**：乳剂中的乳滴周围有乳化膜存在，乳化膜破裂导致乳滴变大，称为合并。合并进一步发展使乳剂分为油、水两相称为破裂。

（5）**酸败**：乳剂受外界因素及微生物的影响，使油相或乳化剂等发生变化而引起变质的现象称为酸败。所以乳剂中通常须加入抗氧剂和防腐剂，防止氧化或酸败。

4. 乳剂的制备

（1）油中乳化剂法又称干胶法：本法的特点是先将乳化剂（胶）分散于油相中研匀后加水相制备成初乳，然后稀释至全量。在初乳中油、水、胶的比例是：植物油为 4：2：1，挥发油为 2：2：1，液状石蜡为 3：2：1。

（2）水中乳化剂法又称湿胶法：本法先将乳化剂分散于水中研匀，再将油加入，用力搅拌使成初乳，加水将初乳稀释至全量，混匀，即得。初乳中油水胶的比例与上法相同。

（3）新生皂法：将油水两相混合时，两相界面上生成的新生皂类产生乳化的方法。植物油中含有硬脂酸、油酸等有机酸，加入氢氧化钠、氢氧化钙、三乙醇胺等，在高温下（70℃以上）生成的新生皂为乳化剂，经搅拌即形成乳剂。生成的一价皂则为 O/W 型乳化剂，生成的二价皂则为 W/O 型乳化剂。

（4）两相交替加入法。

（5）机械法。

5. 乳剂的质量评价

（1）乳剂粒径大小的测定：乳剂粒径大小是衡量乳剂质量的重要指标。

（2）分层现象的观察：乳剂经长时间放置，粒径变大，进而产生分层现象。这一过程的快慢是衡量乳剂稳定性的重要指标。此法可用于比较各种乳剂间的分层情况，以估计其稳定性。

（3）乳滴合并速度的测定。

（4）稳定常数的测定：本法是研究乳剂稳定性的定量方法。

八、不同给药途径用液体制剂

1. 搽剂　系指专供揉搽皮肤表面用的液体制剂。

2. 涂膜剂　系指将高分子成膜材料及药物溶解在挥发性有机溶剂中制成的可涂布成膜的外用液体制剂。

3. 洗剂　系指专供涂抹、敷于皮肤的外用液体制剂。

4. 滴鼻剂　系指专供滴入鼻腔内使用的液体制剂。

5. 滴耳剂　系指供滴入耳腔内的外用液体制剂。

6. 含漱剂　系指用于咽喉、口腔清洗的液体制剂。

7. 滴牙剂　系指用于局部牙孔的液体制剂。

8. 合剂　系指以水为溶剂含有一种或一种以上药物成分的内服液体制剂。

第 3 单元　灭菌制剂与无菌制剂

【复习指南】本部分内容有一定难度，历年必考，应作为重点复习。其中，灭菌技术、注射剂部分是考试的重点，应熟练掌握。其他无菌制剂应熟悉。

一、灭菌与无菌制剂常用的技术

1.灭菌制剂与无菌制剂的定义与分类

（1）灭菌：系指用物理或化学等方法杀灭或除去所有致病和非致病微生物繁殖体和芽胞的手段。

（2）灭菌法：系指杀灭或除去所有致病和非致病微生物繁殖体和芽胞的方法或技术。

（3）灭菌制剂：系指采用某一物理、化学方法杀灭或除去所有活的微生物繁殖体和芽胞的一类药物制剂。

（4）无菌：系指在任一指定物体、介质或环境中，不得存在任何活的微生物。

（5）无菌操作法：系指在整个操作过程中利用或控制一定条件，使产品避免被微生物污染的一种操作方法或技术。

（6）无菌制剂：系指采用某一无菌操作方法或技术制备的不含任何活的微生物繁殖体和芽胞的一类药物制剂。

2. 物理灭菌技术　利用蛋白质与核酸具有遇热、射线不稳定的特性，采用加热、射线和过滤方法，杀灭或除去微生物的技术称为物理灭菌法。

（1）干热灭菌法：系指在干燥环境中进行灭菌的技术，其中包括火焰灭菌法和干热空气灭菌法。①火焰灭菌法，系指用火焰直接灼烧灭菌的方法，适用于耐火焰材质（如金属、玻璃及瓷器等）的物品与用具的灭菌，不适合药品的灭菌。②干热空气灭菌法，系指用高温干热空气灭菌的方法，适用于耐高温的玻璃和金属制品及不允许湿气穿透的油脂类（如油性软膏基质、注射用油等）和耐高温的粉末化学药品的灭菌，不适于橡胶、塑料及大部分药品的灭菌。

（2）湿热灭菌法：系指用饱和蒸气、沸水或流通蒸气进行灭菌的方法。该法的灭菌效率比干热灭菌法高，是药物制剂生产过程中最常用的方法。分为热压灭菌法、流通蒸气灭菌法、煮沸灭菌法和低温间歇灭菌法。①热压灭菌法：系指用高压饱和水蒸气加热杀灭微生物的方法。该法具有很强的灭菌效果，灭菌可靠，能杀灭所有细菌繁殖体和芽胞，适用于耐高温和耐高压蒸气的所有药物制剂，玻璃容器、金属容器、瓷器、橡胶塞、滤膜过滤器等。②流通蒸气灭菌法：系指在常压下，采用100℃流通蒸气加热杀灭微生物的方法。灭菌时间通常为30～60分钟。该法适用于消毒及不耐高热制剂的灭菌。但不能保证杀灭所有的芽胞，是非可靠的灭菌法。③煮沸灭菌法：系指将待灭菌物置沸水中加热灭菌的方法。煮沸时间通常为30～60分钟。该法灭菌效果较差，常用于注射器、注射针等器皿的消毒。④低温间歇灭菌法：系指将待灭菌物置60～80℃的水或流通蒸气中加热60分钟，杀灭微生物繁殖体后，在室温条件下放置24小时，让待灭菌物中的芽胞发育成繁殖体，再次加热灭菌、放置，反复多次，直至杀灭所有芽胞。该法适合于不耐高温、热敏感物料和制剂的灭菌。

（3）过滤灭菌法：系指采用过滤法除去微生物的方法。该法适合于对热不稳定的药物溶液、气体、水等物品的灭菌。常用的除菌过滤器有：微孔滤膜滤器（0.22μm）和G6号垂熔玻璃滤器。

（4）射线灭菌法：①辐射灭菌法，特点是不升高灭菌产品的温度，穿透性强，适合于不耐热药物的灭菌。②微波灭菌法，适用于水性注射液的灭菌。③紫外线灭菌法，适合于照射物表面灭菌、无菌室空气及蒸馏水的灭菌；不适合于药液的灭菌及固体物料深部的灭菌。

3. **化学灭菌法技术** 分为气体灭菌剂和液体灭菌剂。①气体灭菌法，系指采用气态杀菌剂（如环氧乙烷、甲醛等）进行灭菌的方法，适合环境消毒及不耐加热灭菌的医用器具、设备和设施等的消毒，亦用于粉末注射剂，不适合对产品质量有损害的场合。②药液灭菌法。系指采用杀菌剂溶液进行灭菌的方法。适用于其他灭菌法的辅助措施，适合于皮肤、无菌器具和设备的消毒，如 75% 乙醇、1% 聚维酮碘溶液、0.1% ~ 0.2% 苯扎溴铵（新洁尔灭）溶液、酚或煤酚皂溶液等。

4. **无菌操作法** 无菌操作室、层流洁净工作台和无菌操作柜是无菌操作的主要场所，无菌操作法适合一些不耐热药物的注射剂、眼用制剂、皮试液、海绵剂和创伤制剂的制备。按无菌操作法制备的产品，一般不再灭菌，但某些特殊（耐热）品种亦可进行再灭菌（如青霉素 G 等）。最终采用灭菌的产品，其生产过程一般采用避菌操作（尽量避免微生物污染），如大部分注射剂的制备等。

二、注射剂（小容量注射剂）

1. 注射剂的分类和给药途径

（1）定义：系指药物制成的供注入体内的灭菌溶液、乳浊液或混悬液，及供临用前配成溶液或混悬液的无菌粉末或浓缩液。

（2）分类：①溶液型，包括水溶液和油溶液，如安乃近注射液、二巯丙醇注射液等。②混悬型，水难溶性或要求延效给药的药物，如醋酸可的松注射液、鱼精蛋白胰岛素注射液等。③乳剂型，油类或油溶性药物，如静脉营养脂肪乳注射液等。④注射用无菌粉末，亦称粉针，是指采用无菌操作法或冻干技术制成的注射用无菌粉末或块状制剂，如青霉素、蛋白酶类粉针剂等。

（3）给药途径：①皮内注射，注射于表皮与真皮之间，一次剂量在 0.2ml 以下，常用于过敏性试验或疾病诊断。②皮下注射，注射于真皮与肌肉之间的松软组织内，一般用量为 1 ~ 2ml。③肌内注射，注射于肌肉组织中，一次剂量为 1 ~ 5ml。注射油溶液、混悬液及乳浊液具有一定的延效作用，且乳浊液有一定的淋巴靶向性。④静脉注射，注入静脉内，一次剂量自几毫升至几千毫升。⑤脊椎腔注射：注入脊椎四周蛛网膜下腔内，一次剂量一般不得超过 10ml。⑥动脉内注射。

2. 注射剂的特点和一般质量要求

（1）特点：①药效迅速、作用可靠；②可用于不宜口服给药的患者；③可用于不宜口服的药物；④发挥局部定位作用；⑤注射给药不方便且注射时疼痛；⑥制造过程复杂，生产费用较大，价格较高。

（2）质量要求：①无菌；②无热原（注射剂的重要质量指标，特别是供静脉及脊椎注射的制剂）；③澄明度；④安全性；⑤渗透压（要求与血浆的渗透压相等或接近）；⑥pH（要求与血液相等或接近，一般控制在 4.0 ~ 9.0 的内）；⑦稳定性；⑧降压物质符合规定。

3. 注射剂的处方组成

（1）注射用原料：注射剂必须采用注射用原料，且必须符合药典或国家药品质量标准。

（2）注射用溶剂：①注射用水。a. 纯化水：为原水经蒸馏法、离子交换法、反渗透法或其他适宜的方法制得的供药用的水，可作为配制普通药物制剂的溶剂或试验用水，不得用于注射剂的配制。b. 注射用水：为纯化水经蒸馏所得的无热原水，为配制注射剂的溶剂。c. 灭菌注射用水：为注射用水经灭菌所制得的水，主要做注射用无菌粉末的溶剂或注射液的稀释剂。②注射用油。碘值、皂化值、酸值是评价注射用油质量的重要指标。常用的有大豆油、芝麻油、茶油等。③其他注射用非水溶剂。水溶性非水溶剂：乙醇、甘油、1,2-丙二醇、聚乙二醇 300/400 等；油溶性非水溶剂：苯甲酸苄酯、二甲基乙酰胺等。

（3）主要附加剂：①pH 调节剂，盐酸、氢氧化钠、碳酸氢钠和磷酸盐缓冲对等。②表面活性剂，聚山梨酯（吐温）-80、卵磷脂、普朗尼克 F-68 等，作为增溶、润湿、乳化剂使用。③助悬剂，明胶、甲基纤维素、羧甲基纤维素钠等，用于混悬型注射剂。④延缓氧化的附加剂，分为：a. 抗氧剂，亚硫酸氢钠（pH 近中性时用）、焦亚硫酸钠（偏酸性时用）、硫代硫酸钠（偏碱性时用）；b. 螯合剂，EDTA 钠盐；c. 惰性气体，二氧化碳、氮气。⑤等渗调节剂，如氯化钠、葡萄糖、甘油。⑥局部镇痛药，如甲醇、三氯叔丁醇及局麻药盐酸普鲁卡因、利多卡因等。⑦抑菌剂，如苯甲醇、三氯叔丁醇、硫柳汞、苯酚、尼泊金等。

4. 注射剂的工艺流程

（1）注射剂一般生产过程：包括原辅料和容器的前处理、配制、过滤、灌封、灭菌、检漏、质量检查、包装等步骤。

（2）对环境洁净度的要求：①容器的干燥、灭菌应在控制区内进行；冷却应在洁净区内进行。②注射液的精滤、灌装、封口应在洁净区内进行。

5. 注射用水的质量要求及其制备

（1）质量要求：必须通过细菌内毒素的检查，pH 要求 5.0～7.0，氨含量不超过 0.000 02%，均比蒸馏水要求高，其他（氯化物、硫酸盐与钙盐、硝酸盐与亚硝酸盐、二氧化碳、易氧化物、不挥发物、重金属等）与蒸馏水相同。

（2）制备：①原水处理方法，有离子交换法、电渗析法及反渗透法。电渗析法与反渗透法广泛用于原水预处理，供离子交换法使用，以减轻离子交换树脂的负担；离子交换法制得的去离子水主要供蒸馏法制备注射用水使用，也可用于洗瓶，但不得用来配制注射液。②蒸馏法是制备注射用水最经典的方法，主要有塔式和亭式蒸馏水器、多效蒸馏水器和气压式蒸馏水器。③注射用水的收集与保存。a. 收集时，初馏液应弃去一部分，并防止污染；b. 保存时，应 80℃以上，或灭菌密封保存、65℃以上保温循环保存，注射用水应于制备后 12 小时内使用。

6. 热原的定义、性质、污染途径及除去方法

（1）定义：热原是微生物的代谢产物，注射后能引起人体体温异常升高的物质。大多数细菌都能产生热原，致热能力最强的是革兰阴性杆菌。热原是微生物的一种内毒素，存在于细菌的细胞膜和固体膜之间，是磷脂、脂多糖和蛋白质的复合物。其中脂多糖是内毒素的主要成分。

（2）性质：①耐热性，250℃、30～45 分钟；200℃、60 分钟或 180℃、3～4 小时可使热原彻底破坏；②过滤性，热原体积小（1～5nm），一般的滤器和微孔滤膜不能截留；③被吸附性；可被活性炭吸附；④水溶性；⑤不挥发性；⑥不耐酸碱性。

（3）污染途径：①注射用水；②原辅料；③容器、用具、管道与设备等；④制备过程与生产环境；⑤输液器具。

（4）去除方法：①高温法，适用于能经受高温加热处理的针头、针筒或其他玻璃器皿，

250℃加热 30 分钟以上可破坏热原。②酸碱法，玻璃容器、用具可用重铬酸钾硫酸清洗液或稀氢氧化钠液处理，可将热原破坏。③吸附法，注射液常用针剂用活性炭处理。④滤过法，包括凝胶过滤法、反渗透法、超滤法。⑤离子交换法。

7. 注射剂容器的处理方法

（1）安瓿的种类和式样：注射剂容器一般是指由硬质中性玻璃制成的安瓿或容器（如青霉素小瓶等），亦有塑料容器。对需要遮光的药物，可采用琥珀色玻璃安瓿。

（2）安瓿的质量与注射剂稳定性的关系：①应无色透明，以利于检查药液的澄明度、杂质及变质情况；②应具有低的膨胀系数、优良的耐热性，使之不易冷爆破裂；③熔点低，易于熔封；④不得有气泡、麻点及砂粒；⑤应有足够的物理强度，能耐受热压灭菌时产生的较高压力差，并避免在生产、装运和保存过程中所造成的破损；⑥应具有高度的化学稳定性，不与注射液发生物质交换。

（3）安瓿的检查：物理检查内容主要包括安瓿外观、尺寸、应力、清洁度、热稳定性等；化学检查内容主要有容器的耐酸、碱性和中性检查等。装药试验主要是检查安瓿与药液的相容性，证明无影响方能使用。

（4）安瓿的切割与圆口：安瓿须先经过切割，使安瓿颈具有一定的长度，便于灌药与安装。圆口系利用强烈火焰喷烘颈口截面，使熔融光滑。

（5）安瓿的洗涤：安瓿一般使用离子交换水灌瓶蒸煮，目前国内药厂使用的安瓿洗涤设备有喷淋式安瓿洗涤机组、气水喷射式安瓿洗涤机组、超声波安瓿洗涤机组三种。

（6）安瓿的干燥与灭菌：安瓿洗涤后，一般置于 120 ～ 140℃烘箱内干燥。须无菌操作或低温灭菌的安瓿在 180℃干热灭菌 1.5 小时。

8. 典型注射剂处方与制备工艺分析

维生素 C 注射液

［处方］维生素 C（主药）	104g
依地酸二钠（络合剂）	0.05g
碳酸氢钠（pH 调节剂）	49.0g
亚硫酸氢钠（抗氧剂）	2.0g
注射用水加至	1000ml

［制备］在配制容器中，加处方量 80% 的注射用水，通二氧化碳至饱和，加维生素 C 溶解后，分次缓缓加入碳酸氢钠，搅拌使完全溶解，加入预先配制好的依地酸二钠和亚硫酸氢钠溶液，搅拌均匀，调节药液 pH 6.0 ～ 6.2，添加二氧化碳饱和的注射用水至足量，用垂熔玻璃漏斗与膜滤器过滤，溶液中通二氧化碳，并在二氧化碳气流下灌封，最后于 100℃流通蒸气 15 分钟灭菌。

［处方及工艺分析］

（1）维生素 C 分子中有烯二醇式结构，显强酸性，注射时刺激性大，产生疼痛，故加入碳酸氢钠（或碳酸钠）调节 pH，以避免疼痛，并增强本品的稳定性。

（2）本品易氧化水解，原辅料的质量，特别是维生素 C 原料和碳酸氢钠，是影响维生素 C 注射液的关键。空气中的氧气、溶液 pH 和金属离子（特别是铜离子）对其稳定性影响较大。因此处方中加入抗氧剂（亚硫酸氢钠）、金属离子络合剂及 pH 调节剂，工艺中采用充惰性气体等措施，以提高产品稳定性。但实验表明，抗氧剂只能改善本品色泽，对制剂的含量变化几乎无作用，亚硫酸盐和半胱氨酸对改善本品色泽作用显著。

（3）本品稳定性与温度有关。实验表明，用100℃流通蒸气30分钟灭菌，含量降低3%；而100℃流通蒸气15分钟灭菌，含量仅降低2%，故以100℃流通蒸气15分钟灭菌为宜。

三、输液（大容量注射剂）

1. 输液的分类与质量要求

（1）概述：输液是由静脉滴注输入体内的大剂量（一次给药在100ml以上）注射液。通常包装在玻璃或塑料的输液瓶或袋中，不含防腐剂或抑菌剂。

（2）分类：①电解质输液，用以补充体内水分、电解质，纠正体内酸碱平衡等，如氯化钠注射液、乳酸钠注射液等。②营养输液，用于不能口服吸收营养的患者，如糖类输液、氨基酸输液、脂肪乳输液等。③胶体输液，用于调节体内渗透压，如右旋糖酐、淀粉衍生物、明胶、聚乙烯吡咯烷酮（PVP）等。④含药输液，含有治疗药物的输液，如甲硝唑、氧氟沙星等输液。

（3）质量要求：与注射剂基本一致。①对无菌、无热原及澄明度这三项是输液生产中存在的主要质量问题；②含量、色泽、pH也应合乎要求；③pH尽量与血浆的pH相近，允许在4～9的范围；④渗透压可为等渗或偏高渗；⑤不得添加任何抑菌剂。

2. 输液的制备与质量检查

（1）制备工艺流程：原药与辅料→称量→滤过→灌装→盖丁基胶塞→盖铝盖→扎铝盖→灭菌→质量检查→贴标签→包装→成品。

（2）质量检查：①澄明度与微粒检查；②热原与无菌检查；③含量与pH及渗透压检查。

3. 输液主要存在的问题及解决方法

（1）澄明度问题：注射液中常出现的微粒有炭黑、碳酸钙、氧化锌、纤维素、纸屑、黏土、玻璃屑、细菌和结晶等，主要来源是：①原料与附加剂；②输液容器与附件；③生产工艺及操作；④医院输液操作及静脉滴注装置的问题。

（2）染菌：输液染菌后出现霉团、云雾状、浑浊、产气等现象，最根本的办法就是尽量减少制备生产过程中的污染，严格灭菌条件，严密包装。

（3）热原反应：尽量使用全套或一次性的输液器，可避免热原污染。

4. 典型输液处方与制备工艺分析

四、注射用无菌粉末

注射用无菌粉末又称粉针，临用前用灭菌注射用水溶解后注射，是一种较常用的注射剂型。适用于在水中不稳定的药物，特别是对湿热敏感的抗生素及生物制品。

1. 注射用无菌分装产品　是将已经用灭菌溶剂法或喷雾干燥法精制而得的无菌药物粉末在避菌条件下分装而得，常见于抗生素药品，如青霉素。

2. 注射用冻干制品

（1）冻干无菌粉末的制备工艺：①预冻；②升华干燥；③再干燥。

（2）存在的问题及处理方法：①含水量偏高，装入容器的药液过厚，升华干燥过程中供热不足，冷凝器温度偏高或真空度不够，均可能导致含水量偏高。可采用旋转冷冻机及其他相应的方法解决。②喷瓶，控制预冻温度在共熔点以下 10～20℃，同时加热升华，温度不宜超过共熔点。③产品外形不饱满或萎缩，可在处方中加入适量甘露醇、氯化钠等填充剂，并采取反复预冻法，以改善制品的通气性，产品外观即可得到改善。

五、眼用液体制剂

1. 眼用药物的吸收途径及影响吸收的因素

（1）吸收途径：药物溶液滴入结膜囊内后主要经过角膜和结膜两条途径吸收。一般认为，滴入眼中的药物首先进入角膜内，通过角膜至前房再进入虹膜；药物经结膜吸收时，通过巩膜可达眼球后部。用于眼部的药物，多数情况下以局部作用为主，亦有眼部用药发挥全身治疗作用的报道。

（2）影响吸收的因素：①药物从眼睑缝隙的损失。②药物从外周血管消除，眼结膜的血管和淋巴管很多，并且当有外来物引起刺激时，血管扩张，因而透入结膜的药物有很大比例将进入血液，并有可能引起全身性不良反应。③ pH 与 pKa 值，角膜上皮层和内皮层均有丰富的类脂物，因而脂溶性药物易渗入，水溶性药物则较易渗入角膜的水性基质层，两相都能溶解的药物容易通过角膜，完全解离的药物难以透过完整的角膜。④刺激性，眼用制剂的刺激性较大时，使结膜的血管和淋巴管扩张，不仅增加药物从外周血管的消除，而且能使泪腺分泌增多。影响药物的吸收利用，降低药效。⑤表面张力，滴眼剂表面张力越小，越有利于泪液与滴眼剂的充分混合，也有利于药物与角膜上皮接触，使药物容易渗入。适量的表面活性剂有促进吸收的作用。⑥黏度，增加黏度可使药物与角膜接触时间延长，有利于药物的吸收。

2. 滴眼剂与洗眼剂

（1）滴眼剂：系指供滴眼用的澄明溶液或混悬液。常用做杀菌、消炎、收敛、缩瞳、麻醉或诊断之用，有的还可作滑润或代替泪液之用。

（2）洗眼剂：系将药物配成一定浓度的灭菌水溶液，供眼部冲洗、清洁用。如生理盐水、2% 硼酸溶液等。

3. 滴眼剂的制备、处方及制备工艺分析

（1）生产工艺：①药物性质稳定者：按滴眼剂的一般生产工艺生产，在无菌环境中配制、分装，可加抑菌剂。②主药不耐热的品种：全部无菌操作法制备。③用于眼部手术或眼外伤的滴眼剂：按安瓿剂生产工艺进行，制成单剂量剂型，保证完全无菌，不加抑菌剂或缓冲剂。洗眼液按输液生产工艺制备，用输液瓶包装。

（2）氯霉素滴眼液

［处方］

氯霉素（主药）	0.25g
氯化钠（渗透压调节剂）	0.9g
尼泊金甲酯（抑菌剂）	0.023g
尼泊金丙酯（抑菌剂）	0.011g
蒸馏水加至	100ml

［制备］取尼泊金甲酯、丙酯，加沸蒸馏水溶解，于 60℃时溶入氯霉素和氯化钠，过滤，加蒸馏水至足量，灌装，100℃、30 分钟灭菌。

［处方及工艺分析］

（1）氯霉素对热稳定，配液时加热以加速溶解，用100℃流通蒸气灭菌。

（2）处方中可加硼砂、硼酸做缓冲剂，亦可调节渗透压，同时还可增加氯霉素的溶解度，但此处不如用生理盐水为溶剂者更稳定及刺激性小。

第4单元　固体制剂

【复习指南】本部分内容有一定难度，历年必考，应作为重点复习。其中，粉体学、片剂部分是考试的重点，应熟练掌握。其他剂型应熟悉。

一、粉体学基础

1.粉体学的性质

（1）粒子大小：也称粒度，可用粒径表示。①几何学径：即在显微镜下观察粒子几何形状所确定的粒子径，包括三轴径、定方向径和外接圆径；②比表面积相当径：与粒子的比表面积相等球的直径；③**有效径**：又称Stokes径或沉降粒径，在液相中与粒子的沉降速度相等的球形颗粒的直径；④筛分径：粒子所能通过粗筛网筛孔直径的算术或几何平均值。

（2）粒径的测定方法：①光学显微镜法，可测定粒子径范围为0.2～100μm，可用于几何学径的测定；②筛分法，可测定45μm以上粒子径；③库尔特计数法，可用于测定混悬剂、乳剂、脂质体、粉末药物的粒径；④**沉降法**，测定混悬剂粒子沉降速度后根据Stoke公式求得有效径；⑤比表面积法，包括气体吸附法和透过法。

（3）粉体的**比表面积**：系指单位重量的粉体所具有的总表面积。药物粉体的比表面积不同，会对散剂、胶囊剂的分剂量，片剂的可压性产生影响。

2.粉体的密度与孔隙率　
由于粉粒有很多孔隙，相同质量的粉体若其容积测定方式不同就会得到不同的密度。

（1）真密度：粉体的质量除以粉粒自身占有的容积即为真密度。计算容积时要减除粉粒自身的孔隙及粉粒间的空隙，一般用气体置换法求得。

（2）**粒密度**：粉体的质量除以粉粒本身和其内部孔隙占有的容积即为粒密度。计算容积时要减除粉粒间的空隙，通常用液体置换法求得。

（3）**堆密度（松密度）**：单位容积粉体的质量即为堆密度。计算容积时要包括粉粒自身、粉粒自身的孔隙及粉粒间的空隙在内的总容积。药物粉体堆密度的大小，对制剂过程的混合均匀性、填充的重量差异，片剂的可压性有影响。

（4）**孔隙率**：系指粉粒内孔隙与粉粒间空隙所占容积与粉体总容积之比。同种物质其孔隙率大者，即表示疏松多孔，为轻质粉末，堆密度小。孔隙率的大的物料的可压性差，所压片剂易产生松片。

3.粉体的流动性与充填性　
粉体的流动性与粉粒大小、形态、粉粒间作用力、粒度范围、表面摩擦力、含水量、带电等因素有关，一般以休止角或流速来表示。

（1）**休止角**：粉体自然流动，静止时形成的斜面与水平面的夹角称为休止角。休止角的测定通常采用固定漏斗法、固定圆锥槽法、倾斜箱法和转动圆锥体法。休止角小的粉体流动性好，分剂量填充重量差异小。

（2）流速：单位时间粉体经一定孔径的孔或管中流出的粉量称流速。流速大，则粉体流动性好。流速既是粉体粒度又是其均匀度的函数。

（3）充填性：在片剂、胶囊剂的装填过程中具有重要意义，填可用松比容、松密度、空隙率、空隙比、充填率、配位数来表示。

二、散剂

1. 散剂的概念与特点

（1）概念：系指一种或数种药物均匀混合而制成的粉末状制剂。根据散剂的用途不同其粒径要求有所不同，一般散剂能通过 6 号筛（100 目）的细粉含量不少于 95%；难溶性药物、收敛剂、吸附剂、儿科或外用散能通过 7 号筛（120 目）的细粉含量不少于 95%；眼用散应全部通过 9 号筛（200 目）等。

（2）特点：①粒径小，比表面积大、容易分散、起效快；②外用散的覆盖面积大，可同时发挥保护和收敛等作用；③贮存、运输、携带比较方便；④制备工艺简单，剂量易于控制，便于婴幼儿服用。但也要注意由于分散度大而造成的吸湿性、化学活性、气味、刺激性等方面的影响。

2. 散剂的制备

（1）制备工艺：物料→粉碎→过筛→（辅料）混合→分剂量→质量检查→包装→散剂。

（2）粉碎：系指固体药物的粉碎是将大块物料借助机械力破碎成适宜大小的颗粒或细粉的操作。①目的：减小粒径，增加比表面积。通常把粉碎前的粒度与粉碎后的粒度之比称为粉碎度或粉碎比。②意义：有利于提高难溶性药物的溶出速度及生物利用度；有利于各成分的混合均匀；有利于提高固体药物在液体、半固体、气体中的分散度；有助于从天然药物中提取有效成分等。③方法：干法粉碎、湿法粉碎、低温粉碎、混合粉碎。④设备：研钵、球磨机、流能磨（气流粉碎机）。

（3）筛分：是借助筛网孔径大小将物料进行分离的方法。常用设备有冲眼筛和编织筛。我国工业用标准筛常用"目"数表示筛号，即以每英寸（25.4mm）长度上的筛孔数目表示，孔径大小，常用微米表示。

（4）混合：系指两种以上组分的物质均匀混合的操作。混合过程有三种运动方式，对流混合、剪切混合、扩散混合。避免发生混合不均的措施有：①各组分的混合比例。比例相差过大时，难以混合均匀，此时应该采用等量递加混合法（又称配研法）进行混合。"倍散"系指在小剂量的剧毒药中添加一定量的填充剂制成的稀释散。稀释倍数由剂量而定：剂量 0.1 ~ 0.01g 可配成 10 倍散（即 9 份稀释剂与 1 份药物混合），0.01 ~ 0.001g 配成 100 倍散，0.001g 以下应配成 1000 倍散。配制倍散时应采用逐级稀释法。一般采用配研法制备。②各组分的密度。各组分密度差异较大时，应避免密度小者浮于上面，密度大者沉于底部而不易混匀。③各组分的黏附性与带电性。一般应将量大或不易吸附的药粉或辅料垫底，量少或易吸附者后加入；少量表面活性剂或润滑剂（硬脂酸镁、十二烷基硫酸钠）具有抗静电作用。可以克服因粉末摩擦起电而不易混匀。④含液体或易吸湿成分的混合。可用处方中其他固体组分或吸收剂吸收液体组分至不润湿为止，常用的吸收剂有磷酸钙、白陶土、蔗糖和葡萄糖等。⑤形成低共熔混合物。有些药物（如水合氯醛、樟脑、麝香草酚等）按一定比例混合时，可形成低共熔混合物而在室温条件下出现润湿或液化现象。

（5）分剂量：是将混合均匀的物料，按剂量要求分装的过程。常用方法有：目测法，重量法，容量法三种。

3.散剂的质量检查　主要检查项目有均匀度、水分（除另有规定外不得超过9.0%）、装量差异、吸湿性、卫生学检查，必要时做粒度检查。

三、颗粒剂

1.颗粒剂的概念与特点

（1）概念：系指将药物与适宜的辅料混合而制成的颗粒状制剂。根据颗粒剂在水中的溶解情况可分类为可溶性颗粒剂、混悬性颗粒剂及泡腾性颗粒剂。《中国药典》规定的粒度范围是不能通过1号筛的粗粒和通过4号筛的细粒的总和不能超过8.0%。

（2）特点：①飞散性、附着性、团聚性、吸湿性等均较少；②服用方便，根据需要可制成色、香、味俱全的颗粒剂；③必要时对颗粒进行包衣，根据包衣材料的性质可使颗粒具有防潮性、缓释性或肠溶性等；④注意多种颗粒的混合物，如各种颗粒的大小或粒密度差异较大时易产生离析现象，从而导致剂量不准确。

2.颗粒剂的制备

（1）制备工艺：物料→粉碎→过筛→混合→制软材→制粒→干燥→整粒→质量检查→分剂量→包装→颗粒剂。

（2）质量检查：除主要含量外，还规定了粒度、干燥失重、溶化性、重量差异及卫生学等检查项目。

四、片剂

1.片剂的概念、特点与分类

（1）概念：片剂是指药物与辅料均匀混合后压制而成的片状制剂。

（2）特点：优点为：①剂量准确，含量均匀；②化学稳定性较好；③携带、运输，服用均较方便；④生产的机械化、自动化程度较高，产量大、成本及售价较低；⑤可以制成不同类型的各种片剂，如分散（速效）片、控释（长效）片、肠溶包衣片、咀嚼片和口含片等，以满足不同临床医疗的需要。不足之处为：①幼儿及昏迷患者不易吞服；②压片时加入的辅料，有时影响药物的溶出和生物利用度；③如含有挥发性成分，久贮含量有所下降。

（3）分类：按制备工艺和用途不同分为普通片、包衣片（糖衣片、薄膜衣片和肠溶衣片）、泡腾片、咀嚼片、分散片、缓/控释片、多层片、舌下片（可避免肝的首过作用）、口含片、颊额片、植入片、皮下注射用片、溶液片、阴道片。

2.片剂常用的辅料　辅料系指片剂内除药物以外的一切附加物料的总称，亦称赋形剂。

（1）**稀释剂**：作用是增加片剂的重量或体积，亦称填充剂。常用**填充剂**有：淀粉、糊精、可压性淀粉、乳糖、微晶纤维素、无机钙盐（硫酸钙、磷酸氢钙、碳酸钙）、糖粉、甘露醇、山梨醇等。

（2）润湿剂与黏合剂：①润湿剂系指本身没有黏性，但能诱发待制粒物料的黏性，以利于制粒的液体。常用**润湿剂**有：蒸馏水、乙醇及水醇的混合物。②黏合剂系指对无黏性或黏性不足的物料给予黏性，从而使物料聚结成粒的辅料。常用**黏合剂**有：淀粉浆、聚维酮（PVP）溶液、糖粉与糖浆、聚乙二醇、胶浆、纤维素衍生物如甲基纤维素（MC）、羟丙基纤维素（HPC）、羟丙基甲基纤维素（HPMC）、羧甲基纤维素钠（CMC-Na）、乙基纤维素（EC）等。

（3）崩解剂：作用是促使片剂在胃肠液中迅速碎裂成细小颗粒。常用**崩解剂**有：干淀粉、羧甲基淀粉钠（CMS-Na）、低取代羟丙基纤维素（L-HPC）、交联羧甲基纤维素钠（CCNa）、交联聚维酮（亦称交联 PVPP）、泡腾崩解剂等。

（4）润滑剂：作用是减少粘冲及降低颗粒与颗粒、药片与模孔壁之间的摩擦力，保证顺利加料和出片。常用**润滑剂**有：硬脂酸镁、微粉硅胶、滑石粉、氢化植物油、聚乙二醇类（PEG4000/6000）、十二烷基硫酸钠/镁等。

3. 片剂的制备方法与分类 压片过程的三大要素是流动性、压缩成形性和润滑性。按制备工艺分为：制粒压片法（湿法制粒压片法和干法制粒压片法）和直接压片法（粉末或结晶直接压片法、半干式颗粒压片法）。

（1）湿法制粒压片法：是将湿法制粒的颗粒经干燥后压片的方法。具有外形美观、流动性好、耐磨性较强、压缩成形性好等优点，是在医药工业中应用最为广泛的方法；但对于热敏性、湿敏性、极易溶性等物料不适合。

（2）干法制粒压片法：干法制粒是将药物和辅料的粉末混合均匀、压缩成大片状或板状后，粉碎成所需大小颗粒的方法。方法简单、省工省时，常用于热敏性物料、遇水易分解的药物。

（3）直接粉末压片法：是不经过制粒过程直接把药物和辅料的混合物进行压片的方法。该避开了制粒过程，具有省时节能、工艺简便、工序少、适用于湿热不稳定的药物等突出优点；但也存在粉末的流动性差、片重差异大，粉末压片容易造成裂片等弱点。可用于粉末直接压片的优良辅料有：微晶纤维素、可压性淀粉、微粉硅胶等。

（4）半干式颗粒压片法：将物料粉末与预先制好的辅料颗粒混合进行压片的方法。

4. 湿法制粒技术

（1）制软材：将原、辅料细粉混匀后加适量润湿剂或黏合剂混匀即成软材。干湿程度：以手紧握能成团而不黏手，用手指轻压能裂开为度。

（2）制粒：软材压过适宜的筛网即成颗粒。

（3）湿颗粒干燥：湿颗粒干燥的温度由原料性质而定，一般以 50～600℃为宜；对湿热稳定的药物为缩短干燥时间，干燥温度可适当增高到 80～1000℃含结晶水的，干燥温度不宜高，时间不宜长，失去过多结晶水使颗粒松脆。应逐渐升温，防止颗粒表面干燥后结一层硬膜影响内部水分的蒸发。颗粒的干燥程度可通过测定含水量进行控制。

（4）整粒与混合。

5. 固体的干燥、整粒与混合

（1）干燥方法与设备：①厢式干燥器，设备简单，适应性强，适用于小批量生产物料的干燥中；缺点是劳动强度大、热量消耗大等。②流化床干燥器，热空气以一定速度自下而上穿过松散的物料层，使物料形成悬浮流化状态的同时进行干燥的操作。物料的流态化类似液体沸腾，因此也叫作沸腾干燥器。③喷雾干燥器，蒸发面积大、干燥时间非常短，在干燥过程中雾滴的温度大致等于空气的湿球温度，适合于热敏物料及无菌操作的干燥。干燥制品多为松脆的空心颗粒，溶解性好。④红外干燥器，是利用红外辐射元件所发射的红外线对物料直接照射而加热的一种干燥方式。受热均匀、干燥快、质量好。缺点是电能消耗大。⑤微波干燥器，干燥器内设置一种高频交变电场，使湿物料中的水分子迅速获得热量而汽化，从而进行干燥的介电加热干燥器。加热迅速、均匀、干燥速度快、热效率高；对含水物料的干燥特别有利。缺点是成本高，对有些物料的稳定性有影响。

（2）整粒与混合：在上述的干燥过程中，某些颗粒可能发生粘连，甚至结块。整粒的目的是使干燥过程中结块、粘连的颗粒分散开，以得到大小均匀的颗粒。一般采用过筛的方法进行整粒，所用筛孔要比制粒时的筛孔稍小一些。整粒后，向颗粒中加入润滑剂和外加的崩解剂，进行"总混"。如果处方中有挥发油类物质或处方中主药的剂量很小或对湿、热很不稳定，则可将药物溶解于乙醇后喷洒在干燥颗粒中，密封贮放数小时后室温干燥。

6. 压片

（1）片重的计算：①按主药含量计算片重：由于药物在压片前经历了一系列的操作，其含量有所变化，所以应对颗粒中主药的实际含量进行测定，然后按照以下公式计算片重：片重 = 每片含主药量（标示量）/ 颗粒中主药的百分含量（实测值）。例如：某片剂中含主药量为 0.2g，测得颗粒中主药的百分含量为 50%，则每片所需颗粒的重量应为：0.2/0.5=0.4g，即片重应为 0.4g，若片重的重量差异限度为 5%，本品的片重上下限为 0.38 ～ 0.42g。②按干颗粒总重计算片重：在中药的片剂生产中成分复杂，没有准确的含量测定方法时，根据实际投料量与预定片剂个数按以下公式计算：片重 = 干颗粒重 + 压片前加入的辅料量 / 预定的应压片数。

（2）压片机：常用压片机按其结构分为单冲压片机和旋转压片机；按压制片形分为圆形片压片机和异形片压片机；按压缩次数分为一次压制压片机和二次压制压片机；按片层分为双层压片机、有芯片压片机等。

（3）片剂成形的影响因素：①物料的压缩成形性，是物料被压缩后形成一定形状的能力。多数药物在受到外加压力时产生塑性变形和弹性变形，其塑性变形产生结合力，易于成形；其弹性变形不产生结合力，趋向于恢复到原来的形状，甚至发生裂片和松片等现象。②药物的熔点及结晶形态，药物的熔点低有利于"固体桥"的形成，但熔点过低，压片时容易粘冲；立方晶系的结晶对称性好、表面积大，压缩时易于成形；鳞片状或针状结晶容易形成层状排列，所以压缩后的药片容易裂片；树枝状结晶易发生变形而且相互嵌接，可压性较好，易于成形，但缺点是流动性极差。③黏合剂和润滑剂，黏合剂增强颗粒间的结合力，易于压缩成形，但用量过多时易于粘冲，使片剂的崩解、药物的溶出受影响。常用润滑剂为疏水性物质（如硬脂酸镁），减弱颗粒间的结合力，但在其常用的浓度范围内，对片剂的成形影响不大。④水分，适量的水分在压缩时被挤到颗粒的表面形成薄膜，使颗粒易于互相靠近，易于成形，但过量的水分易造成粘冲。另外，含水分可使颗粒表面的可溶性成分溶解，当药片失水时发生重结晶而在相邻颗粒间架起"固体桥"，从而使片剂的硬度增大。⑤压力，一般情况下，压力越大，颗粒间的距离越近，结合力越强，压成的片剂硬度也越大，但当压力超过一定范围后，压力对片剂硬度的影响减小，甚至出现裂片。

（4）片剂制备中可能发生的问题及原因分析：①裂片，产生裂片的处方因素有：a. 物料中细粉太多，压缩时空气不能排出，解除压力后，空气体积膨胀而导致裂片；b. 易脆碎的物料和易弹性变形的物料塑性差，结合力弱，易于裂片等。其工艺因素有：a. 单冲压片机比旋转压片机易出现裂片；b. 快速压片比慢速压片易裂片；c. 凸面片剂比平面片剂易裂片；d. 一次压缩比多次压缩易出现裂片等。解决裂片的主要措施是选用弹性小、塑性大的辅料，选用适宜制粒方法，选用适宜压片机和操作参数等整体上提高物料的压缩成形性，降低弹性复原率。②松片，主要原因是黏性力差，压缩压力不足等。③粘冲，主要原因有颗粒不够干燥、物料较易吸湿、润滑剂选用不当或用量不足、冲头表面锈蚀、粗糙不光或刻字等。④片重差异超限，主要原因是：a.颗粒流动性不好；b.颗粒内的细粉太多或颗粒的大小相差悬殊；c.加料斗内的颗粒时多时少；d.冲头与模孔吻合性不好等。应根据不同情况加以解决。⑤崩解迟缓，主要因素是：a.压缩力；b.可溶性成分与润湿剂；c.物料的压缩成形性与黏合剂；d.崩解剂。⑥溶出超限，主要原因是片剂不崩解，颗粒过硬，药物的溶解度差等，应根据实际情况予以解决。⑦片剂中的药物含量不均匀，对于小剂量的药物来说，除了混合不均匀以外，可溶性成分在颗粒之间的迁移是其含量均匀度不合格的一个重要原因。

7. 质检与举例

（1）质检：①外观性状；②片重差异；③硬度和脆碎度；④溶出度或释放度；⑤崩解度；⑥含量均匀度。

（2）片剂举例：复方阿司匹林片。

［处方］阿司匹林268g，对乙酰氨基酚（扑热息痛）136g，咖啡因33.4g，淀粉266g，淀粉浆（15%～17%）85g，滑石粉25g（5%），轻质液状石蜡2.5g，酒石酸2.7g，制成1000片。

［制备］将咖啡因、对乙酰氨基酚与1/3量的淀粉混匀，加淀粉浆（15%～17%）制软材10～15分钟，过14目或16目尼龙筛制湿颗粒，于70℃干燥，干颗粒过12目尼龙筛整粒，然后将此颗粒与阿司匹林混合均匀，最后加剩余的淀粉（预先在100～105℃干燥）及吸附有液状石蜡的滑石粉，共同混匀后，再过12目尼龙筛，颗粒经含量测定合格后，用12mm冲压片，即得。

［注解］处方中的液状石蜡为滑石粉的10%，可使滑石粉更易于黏附在颗粒的表面上，在压片振动时不易脱落。车间中的湿度亦不宜过高，以免阿司匹林发生水解。淀粉的剩余部分作为崩解剂而加入，但要注意混合均匀。在本品中加其他辅料的原因及制备时应注意的问题如下：①阿司匹林遇水易水解成对胃黏膜有较强刺激性的水杨酸和醋酸，长期应用会导致胃溃疡。因此，本品中加入相当于阿司匹林量1%的酒石酸，可在湿法制粒过程中有效地减少阿司匹林的水解。②本品中三种主药混合制粒及干燥时易产生低共熔现象，所以采用分别制粒的方法，并且避免阿司匹林与水直接接触，从而保证了制剂的稳定性。③阿司匹林的水解受金属离子的催化，因此必须采用尼龙筛网制粒，同时不得使用硬脂酸镁，因而采用5%的滑石粉作为润滑剂。④阿司匹林的可压性极差，因而采用了较高浓度的淀粉浆（15%～17%）作为黏合剂。⑤阿司匹林具有一定的疏水性，因此必要时可加入适宜的表面活性剂，如吐温80等，加快其崩解和溶出。⑥为了防止阿司匹林与咖啡因等的颗粒混合不匀，可采用液压法或重压法将阿司匹林制成干颗粒，然后再与咖啡因等的颗粒混合。

五、包衣片剂

1. 糖包衣工艺，材料及作用

（1）隔离层：防止包衣过程中水分浸入片芯。材料有玉米朊、虫胶、邻苯二甲酸醋酸纤维素（CAP）、明胶浆。

（2）粉衣层：消除片剂的棱角。材料有糖浆和滑石粉。

（3）糖衣层：使片子表面光滑平整、细腻坚实。材料有稀糖浆。

（4）有色糖衣层：便于识别与美观。材料有有色糖浆。

（5）打光：增加片剂的光泽和表面的疏水性。材料有川蜡。

2. 薄膜包衣工艺与材料

（1）生产工艺：常用有机溶剂包衣法和水分散体乳胶包衣法。

（2）高分子包衣材料：①普通型薄膜包衣材料，主要用于改善吸潮和防止粉尘污染等，如羟丙基甲基纤维素、甲基纤维素、羟乙基纤维素、羟丙基纤维素等。②缓释型包衣材料，常用中性的甲基丙烯酸酯共聚物和乙基纤维素（EC），在整个生理 pH 范围内不溶。③肠溶包衣材料：有耐酸性而在肠液中溶解，常用醋酸纤维素酞酸酯（CAP）、聚乙烯醇酞酸酯（PVAP）、羟丙基纤维素酞酸酯（HPMCP）、丙烯酸树脂等。

（3）增塑剂：能改变高分子薄膜的物理机械性质，使其更具柔顺性。包括：①水溶性的丙二醇、甘油、聚乙二醇；②水不溶性的蓖麻油、甘油三醋酸酯等。

（4）释放速度调节剂：又称致孔剂，包括蔗糖、氯化钠、表面活性剂、PEG 等水溶性物质。

（5）着色剂、遮光剂：常用遮光剂是二氧化钛；常用色素有苋菜红、柠檬黄等。

3. 包衣的方法与设备　包衣方法有滚转包衣法、流化包衣法、压制包衣法。片剂包衣最常用的方法为滚转包衣法。

六、胶囊剂

1. 胶囊剂的概念、特点与分类

（1）概念：胶囊剂系指将药物填装于空心硬质胶囊中或密封于弹性软质胶囊中而制成的固体制剂。

（2）特点：①能掩盖药物的不良嗅味、提高药物稳定性；②药物在体内的起效快；③液态药物固体制剂型化；④可延缓药物的释放和定位释药。不适合制成胶囊剂的药物：水溶液或稀乙醇溶液、易风干和易潮解的药物、易溶性的刺激性药物。

（3）分类：分为硬胶囊剂和软胶囊剂。

2. 胶囊剂的制备与质量检查

（1）硬胶囊剂的制备：分为空胶囊的制备和填充物料的制备、填充、封口等工艺过程。①空胶囊的组成：明胶是空胶囊的主要成囊材料。为增加韧性与可塑性，一般加入增塑剂，如甘油、山梨醇等；为减小流动性、增加胶冻力，可加入增稠剂琼脂等；对光敏感药物，可加遮光剂二氧化钛；为美观和便于识别，加食用色素等着色剂；为防止霉变，可加防腐剂尼泊金等。②空胶囊制备工艺：空胶囊系由囊体和囊帽组成，其主要制备流程为溶胶→蘸胶（制坯）→干燥→拔壳→切割→整理。空胶囊共有 8 种规格，常用 0～5 号，随着号数由小到大，容积由大到小。③填充物料的制备、填充与封口。

（2）软胶囊剂的制备：①囊壁，由明胶、增塑剂、水［1∶（0.4～0.6）∶1］三者所构成，常用的增塑剂有甘油、山梨醇或两者混合物。②填充物，常用固体药物粉末混悬在油性或非油性（PEG400 等）液体介质中包制而成。③制备方法，常用滴制法和压制法。

（3）肠溶胶囊剂的制备：有两种方法，一种是明胶与甲醛作用生成甲醛明胶；另一类是在明胶壳表面包被肠溶衣料。

（4）质量检查：①外观；②水分（不得超过 9.0%）；③装量；④崩解度与溶出度。

七、滴丸剂

1. 滴丸剂的概念与特点

（1）概念：系指固体或液体药物与适当物质加热熔化混匀后，滴入不相混溶的冷凝液中、收缩冷凝而制成的小丸状制剂，主要供口服使用。

（2）特点：①设备简单、操作方便、利于劳动保护，工艺周期短、生产率高；②工艺条件易于控制，质量稳定，剂量准确，受热时间短，易氧化及具挥发性的药物溶于基质后，可增加其稳定性；③基质容纳液态药物量大，可使液态药物固化；④用固体分散技术制备的滴丸具有吸收迅速、生物利用度高的特点；⑤发展了耳、眼科用药新剂型。

2. 滴丸剂的常用基质及制备方法

（1）常用基质：①**水溶性基质**有 PEG 类，肥皂类，硬脂酸钠及甘油明胶等；②**脂溶性基质**有硬脂酸、单硬脂酸甘油酯、氢化植物油、虫蜡等。

（2）制备方法：滴制法是指将药物均匀分散在熔融的基质中，再滴入不相混溶的冷凝液里，冷凝收缩成丸的方法。常用**冷凝液**有：液状石蜡、植物油、二甲硅油和水等，应根据基质的性质选用。

八、膜剂

1. 膜剂的概念与特点

（1）概念：系指药物溶解或均匀分散于成膜材料中加工成的薄膜制剂。膜剂可供口服、口含、舌下给药，外用可作皮肤和黏膜创伤、烧伤或炎症表面的覆盖。

（2）特点：工艺简单，生产中没有粉末飞扬；成膜材料较其他剂型用量小；含量准确；稳定性好；吸收快；膜剂体积小，质量轻，应用、携带及运输方便。采用不同的成膜材料可制成不同释药速度的膜剂，既可制备速释膜剂又可制备缓释或恒释膜剂。缺点是载药量小，只适合于小剂量的药物，膜剂的重量差异不易控制，收率不高。

2. 成膜材料

（1）理想成膜材料应具有的条件：①生理惰性，无毒、无刺激；②性能稳定，不降低主药药效，不干扰含量测定，无不适臭味；③成膜、脱膜性能好，成膜后有足够的强度和柔韧性；④用于口服、腔道、眼用膜剂的成膜材料应具有良好的水溶性，能逐渐降解、吸收或排泄；外用膜剂应能迅速、完全释放药物；⑤来源丰富、价格便宜。

（2）常用的成膜材料：①天然的高分子化合物，如明胶、虫胶、阿拉伯胶、琼脂、淀粉、糊精等；②聚乙烯醇（PVA）；③乙烯 - 醋酸乙烯共聚物（EVA）。

3. 制备工艺

（1）膜剂一般组成：主药、成膜材料、增塑剂（甘油及山梨醇等）、表面活性剂、填充剂、着色剂、脱膜剂（液状石蜡）适量。

（2）制备方法：匀浆流延制膜法、热塑制膜法、复合制膜法。

第5单元　半固体制剂

【复习指南】本部分内容有一定难度，历年必考，应作为重点复习。其中，软膏剂、栓剂部分是考试的重点，应熟练掌握。其他剂型应熟悉。

一、软膏剂与乳膏剂

1.软膏剂的概念、分类与组成

（1）概念：软膏剂系指药物与适宜基质均匀混合制成具有适当稠度的半固体外用制剂。

（2）分类：①按分散系统分为溶液型、混悬型和乳剂型；②按基质的性质分为油脂性（油膏剂）、乳剂型（乳膏剂）、水溶性（凝胶剂）等。

（3）组成：软膏剂主要由药物和基质组成，此外还可加入抗氧剂、防腐剂等。

2.软膏剂的基质与附加剂

（1）基质的要求：①润滑无刺激，稠度适宜，易于涂布；②性质稳定，与主药不发生配伍变化；③具有吸水性，能吸收伤口分泌物；④不妨碍皮肤的正常功能，具有良好释药性能；⑤易洗除，不污染衣服。

（2）油脂性基质：①特点：a.强疏水性物质，包括烃类、油脂类、类脂类；b.能促进皮肤的水和作用，对皮肤有保护、软化作用，无刺激性；c.性质稳定、不易长菌，适用于遇水不稳定的药物；d.油腻性大、不易洗，不适宜有渗出液的皮肤。②常用品种：**a.烃类**，如凡士林、固体/液状石蜡；**b.油脂类**，如植物油；**c.类脂类**，如羊毛脂（常与凡士林合用，以改善凡士林的吸水性）、蜂蜡、鲸蜡；**d.二甲硅油**（硅酮）。

（3）乳剂型基质：① O/W 型基质特点：含水量大、能与水混合，无油腻性易于涂布；药物的释放和透皮吸收较快；具有反向吸收作用，忌用于分泌物较多的皮肤病；易蒸发失水变硬，常需加入保湿剂；易霉变，需加防腐剂；遇水不稳定的药物不宜用乳剂型基质。②基本组成为水相、油相和乳化剂。其中：a. **油相**，常用硬脂酸、石蜡、蜂蜡、高级醇（如十八醇）等，可加入液状石蜡、凡士林、植物油等调节稠度；b. **乳化剂**，主要包括肥皂类（脂肪酸的钠、钾、铵盐）、高级脂肪醇（十六醇、十八醇）、月桂醇硫酸钠（SDS）、多元醇酯类（脂肪酸甘油酯、土温和司盘类、聚氧乙烯醇醚类）；c.其他组分，**保湿剂**（甘油、丙二醇）、防腐剂、助溶剂、抗氧剂、皮肤渗透促进剂。

（4）水溶性基质：主要为天然或合成的水溶性高分子。①特点：a.无油腻感、易溶于水，能与渗出液混合且易洗除，多用于润湿、糜烂创面；b.吸水性强，用于皮肤有刺激性，久用引起皮肤脱水干燥；c.不适于遇水不稳定的药物。②常用品种：a.甘油明胶；b.甲基纤维素、羧甲基纤维素钠等纤维素衍生物类；c.聚乙二醇类。

3.软膏剂的制备及举例

（1）制备方法：①研磨（和）法：将药物细粉用少量基质研匀或用适宜液体研磨成细糊状，再递加其余基质研匀的制备方法。适用于基质的熔点较低，药物对热不稳定的软膏小量制备。②熔融（和）法：将基质先加热熔化，再将药物分次逐渐加入，同时不断搅拌直至冷凝。适于基质的熔点较高，药物对热稳定的软膏制备。③乳化法：将油溶性组分（油相）混合加热熔融；另将水溶性组分（水相）加热至与油相相同温度（约80℃）时，两相等温混合，不断搅拌直至冷凝。适用于乳剂型软膏剂的制备。

（2）制备举例：水杨酸乳膏

［处方］

水杨酸 50g	硬脂酸甘油酯 70g	硬脂酸 100g
白凡士林 120g	液状石蜡 100g	甘油 120g
十二烷基硫酸钠 10g	羟苯乙酯 1g	蒸馏水 480ml

［制法］ 将水杨酸研细后通过 60 目筛，备用。取硬脂酸甘油酯，硬脂酸，白凡士林及液状石蜡加热熔化为油相。另将甘油及蒸馏水加热至 90℃，再加入十二烷基硫酸钠及羟苯乙酯溶解为水相。然后将水相缓缓倒入油相中，边加边搅，直至冷凝，即得乳剂型基质；将过筛的水杨酸加入上述基质中，搅拌均匀即得。

［注解］ ①本品为 O/W 型乳膏，采用十二烷基硫酸钠及单硬脂酸甘油酯（1∶7）为混合乳化剂，其 HLB 值为 11，接近本处方中油相所需的 HLB 值 12.7。制得的乳膏剂稳定性较好；②在 O/W 型乳膏剂中加入凡士林可以克服应用上述基质时有干燥的缺点，有利于角质层的水合而有润滑作用；③加入水杨酸时，基质温度宜低，以免水杨酸挥发损失，而且温度过高，当本品冷凝后常会析出粗大药物结晶。还应避免与铁或其他重金属器具接触，以防水杨酸变色。

4. 软膏剂的质量检查　根据需要及制剂的具体情况，皮肤局部用制剂的质量检查，软膏剂的质量检查主要包括药物的含量，软膏剂的性状、刺激性、稳定性等的检测及软膏中药物释放、吸收的评定。

二、眼膏剂

1. 眼膏剂的概念、分类与组成

（1）概述：系指供眼用的灭菌软膏。眼膏剂应均匀、细腻，易涂布于眼部，对眼部无刺激性，无细菌污染。为保证药效持久，常用凡士林与羊毛脂等混合油性基质。

（2）常用基质：一般用凡士林 8 份，液状石蜡、羊毛脂各 1 份混合而成。基质中羊毛脂有表面活性作用、具有较强的吸水性和黏附性。用于眼部手术或创伤的眼膏剂应灭菌或无菌操作，且不添加抑菌剂或抗氧剂。

2. 眼膏剂的制备　与一般软膏剂基本相同：①需在清洁、无菌环境中制备；②基质需经熔化、滤过、干热灭菌（150℃至少 1 小时）处理；③容器与包材应严格灭菌；④不溶性药物需粉碎过 9 号筛（极细粉），以减少对眼睛的刺激。

3. 软膏剂的质量检查　检查的项目有装量、金属性异物、颗粒细度、微生物限度等。

三、凝胶剂

1. 凝胶剂的概念与分类　系指药物与适宜的辅料制成均匀或混悬的透明或半透明的半固体制剂。按分散系统可分为单相（多为局部应用凝胶，又分为水性及油性凝胶）和双相（具有触变性，如氢氧化铝凝胶）。

2. 水性凝胶剂的基质　①特点：易涂展和洗除，无油腻感；能吸收组织渗出液不妨碍皮肤正常功能；药物释放较快；缺点是润滑作用较差，易失水和霉变，常需添加保湿剂和防腐剂。②常用品种：卡波姆（卡波普）、甲基纤维素（MC）、羧甲基纤维素钠（CMC-Na）。

3. 水性凝胶剂的制备与举例

（1）一般制法：①药物溶于水者常先溶于部分水或甘油中，必要时加热，其余处方成分按基质配制方法制成水凝胶基质，再与药物溶液混匀加水至足量搅匀即得。②药物不溶于水者，可先用少量水或甘油研细，分散，再混于基质中搅匀即得。

（2）举例：卡波普基质处方。

［处方］

卡波普 -940 10g　　乙醇 50g　　　甘油 50g　　　　　　　聚山梨酯 -80 2g

羟苯乙酯 1g　　　氢氧化钠 4g　　蒸馏水加至 1000g

［制法］ 将卡波普与聚山梨酯 80ml 及 300ml 蒸馏水混合，氢氧化钠溶于 100ml 水后加入上液搅匀，再将羟苯乙酯溶于乙醇后逐渐加入搅匀，即得透明凝胶。

四、栓剂

1. 栓剂概念、分类与一般质量要求

（1）概念和分类：栓剂系指将药物和适宜的基质制成的具有一定形状供腔道给药的固体状外用制剂。按其使用腔道不同可分为直肠栓、尿道栓、鼻用栓、耳用栓等。

（2）质量要求：①药物与基质应混合均匀，栓剂外形应完整光滑；②塞入腔道后应无刺激性，应能融化、软化或溶解，并与分泌液混合，逐步释放出药物；③产生局部或全身作用；④应有适宜的硬度，以免在包装、贮藏或使用时变形。

2. 栓剂处方组成　分为油脂性基质和水溶性基质。

（1）**油脂性基质**：①可可豆脂，有 α、β、γ 晶型，其中以 β 型最稳定，熔点为 34℃。通常应缓缓升温加热待熔化至 2/3 时，停止加热，让余热使其全部熔化，以避免结晶转型。②半合成脂肪酸甘油酯，化学性质稳定，不宜酸败，为目前取代天然油脂的较理想基质。品种有半合成椰油酯、半合成山苍子油酯、半合成棕榈油酯、硬脂酸丙二醇酯等。

（2）**水溶性基质**：甘油明胶、聚乙二醇、聚氧乙烯（40）单硬脂酸酯类（S-40）、泊洛沙姆（Poloxame/ 普朗尼克 /Pluronic）。

（3）附加剂：①**硬化剂**，白蜡、鲸蜡醇、硬脂酸、巴西棕榈蜡等；②**增稠剂**，氢化蓖麻油、单硬脂酸甘油酯、硬脂酸铝等；③**乳化剂**；④**吸收促进剂**，表面活性剂、月桂氮卓酮（Azone）；⑤**着色剂**；⑥**抗氧剂**，叔丁基羟基茴香醚（BHA）、叔丁基对甲酚（BHT）等；⑦**防腐剂**，对羟基苯甲酸酯类。

3. 栓剂的制备与举例

（1）制备方法：栓剂的制备方法有两种，即冷压法和热熔法。热熔法中栓孔内涂的润滑剂通常有两类：①脂肪性基质的栓剂，常用水性润滑剂（如软肥皂醑）；②水溶性基质的栓剂，则用油性润滑剂（如液状石蜡、植物油等）；③有的基质不黏模，如可可豆脂或聚乙二醇类，可不用润滑剂。

（2）举例：鞣酸肛门栓。

［处方］

鞣酸 2g

可可豆脂　适量

制成 10 枚栓剂

[制法] 将可可豆脂置于适宜容器中,在水浴上缓缓加热使之熔化,将筛过的鞣酸细粉,加热熔融基质中,混合均匀,倾入模内,冷凝后,取出即得。

4. 栓剂的治疗作用及临床应用

(1) 全身作用的栓剂:①一般要求迅速释放药物,特别是解热镇痛类药物宜迅速释放、吸收。一般应根据药物性质选择与药物溶解性相反的基质,有利于药物释放,增加吸收。如药物是脂溶性的则应选择水溶性基质;如药物是水溶性的则选择脂溶性基质,这样溶出速度快,体内峰值高,达峰时间短。②栓剂给药后的吸收途径有两条:a. 通过直肠上静脉进入肝,进行代谢后再由肝进入体循环;b. 通过直肠下静脉和肛门静脉,经髂内静脉绕过肝进入下腔大静脉,再进入体循环。为此栓剂在应用时塞入距肛门口约 2cm 处为宜。

(2) 局部作用的栓剂:只在腔道局部起作用,应尽量减少吸收,故应选择融化或溶解、释药速度慢的栓剂基质。水溶性基质制成的栓剂因腔道中的液体量有限,使其溶解速度受限,释放药物缓慢,较脂肪性基质更有利于发挥局部药效。

5. 栓剂的质量评价 药物与基质应混合均匀,栓剂外形应完整光滑;塞入腔道后应无刺激性,应能融化、软化或溶解,并与分泌液混合,逐步释放出药物,产生局部或全身作用;并应有适宜的硬度,以免在包装、贮藏或用时变形。并应作重量差异、融变时限、药物溶出速度和吸收试验、稳定性和刺激性试验等多项检查。

第 6 单元 气雾剂、喷雾剂与粉雾剂

【复习指南】本部分内容难度不大,考点不多。其中,气雾剂的概念、特点与分类为考试重点,应熟练掌握,喷雾剂、粉雾剂等概念应熟悉。

一、气雾剂

1. 气雾剂的概念、特点与分类

(1) 概念:系指药物与适宜抛射剂封装于具有特制阀门系统的耐压容器中制成的制剂。使用时,借助抛射剂的压力将内容物以定量或非定量喷出,药物喷出多为雾状气溶胶。气雾剂可在呼吸道、皮肤或其他腔道起局部或全身作用。

(2) 特点:①优点:具有速效和定位作用;药物密闭于容器内能保持药物清洁无菌,增加了药物的稳定性;使用方便,药物可避免胃肠道的破坏和肝的首过作用;可以用定量阀门准确控制剂量。②缺点:需要耐压容器、阀门系统和特殊的生产设备,生产成本高;抛射剂多次使用于受伤皮肤上可引起不适与刺激;氟氯烷烃类抛射剂可致心律失常,对心脏病患者不适宜。

(3) 分类:①按分散系统分为溶液型、混悬型、乳剂型。其中 O/W 型乳剂以泡沫状态喷出,因此又称泡沫气雾剂。W/O 型乳剂,喷出时形成液流。②按相组成分为二相气雾剂(溶液型)和三相气雾剂(混悬型、乳剂型)。③按医疗用途分为呼吸道吸入用、皮肤和黏膜用、空间消毒用三类。

2. 气雾剂的组成 气雾剂是由抛射剂、药物与附加剂、耐压容器和阀门系统所组成。

(1) 抛射剂:是喷射药物的动力,有时兼有药物的溶剂作用。抛射剂多为液化气体,在

常压下沸点低于室温。抛射剂一般可分为氟氯烷烃、碳氢化合物及压缩气体三类。①**氟氯烷烃类**，又称氟里昂，常用 Freon 有 F11、F12 和 F114。②碳氢化合物，主要品种有丙烷、正丁烷和异丁烷。③压缩气体，主要有二氧化碳、氮气和一氧化氮等。

（2）药物与附加剂：液体、固体药物均可制备气雾剂。为制备质量稳定的溶液型、混悬型或乳剂型气雾剂应加入附加剂，如潜溶剂、润湿剂、乳化剂、稳定剂，必要时还添加矫味剂、防腐剂等。

（3）耐压容器：气雾剂的容器必须不与药物和抛射剂起作用、耐压（有一定的耐压安全系数）、轻便、价廉等。耐压容器有金属容器和玻璃容器，以玻璃容器较常用。

（4）阀门系统：是控制药物和抛射剂从容器喷出的主要部件，其中设有供吸入用的定量阀门，或供腔道或皮肤等外用的泡沫阀门等特殊阀门系统。

3. 气雾剂的处方类型

（1）溶液型气雾剂：药物可溶于抛射剂及潜溶剂者，常配制成溶液型气雾剂。一般可加入适量乙醇或丙二醇作潜溶剂，使药物和抛射剂混溶成均相溶液。

（2）混悬型气雾剂：药物不溶于抛射剂或潜溶剂者，常以细微颗粒分散于抛射剂中，为使药物分散均匀并稳定，常需加入表面活性剂作为润湿剂、分散剂和助悬剂。

（3）乳剂型气雾剂：在容器内呈乳剂，抛射剂是内相，药液为外相，中间相为乳化剂。

二、喷雾剂与粉雾剂

1. 喷雾剂的概念、特点

（1）概念：系指含药溶液、乳状液或混悬液填充于特制的装置中，使用时借助手动泵的压力、高压气体、超声振动或其他方法将内容物以雾状等形态释出的制剂。

（2）特点：由于喷雾剂的雾粒粒径较大，不适用于肺部吸入，多用于舌下、鼻腔黏膜给药。吸入喷雾剂的雾滴（粒）大小应控制在吸入粉雾剂中药物粒度大小应控制在 $10\mu m$ 以下，其中大多数应在 $5\mu m$ 以下。

2. 粉雾剂的概念、特点

（1）概念：系指微粉化药物或与载体以胶囊、泡囊或多剂量贮库形式，采用特制的干粉吸入装置，由患者主动吸入雾化药物至肺部的制剂。

（2）特点：①药物吸收迅速，给药后起效快；②无胃肠道降解作用和肝首过效应，可用于胃肠道难以吸收的水溶性大的药物；③吸入粉雾剂中的药物粒度大小应控制在 $10\mu m$ 以下，其中大多数应在 $5\mu m$ 左右。

第7单元　浸出技术与中药制剂

【复习指南】本部分内容难度不大，考点不多。其中，影响浸出过程的因素、浸出方法为考试重点，应熟练掌握，常用的浸出制剂应熟悉。

一、浸出操作与设备

1. 药材的预处理

（1）药材品质检查：①药材的来源与品种的鉴定；②有效成分或总浸出物的测定；③含水量测定。

（2）药材的粉碎：药材的性质不同，粉碎的要求不同，可采用不同的粉碎方法。①极性的晶形物质均具有相当的脆性，较易粉碎，粉碎时一般沿晶体的结合面碎裂成小晶体。②非极性的晶形物质，如樟脑等则缺乏脆性，当施加一定的机械力时，易产生变形，因此粉碎时通常可加入少量液体。③非晶形药物，如树脂、树胶等具有一定的弹性，可用降低温度来增加非晶形药物的脆性，以利粉碎。④容易吸潮的药物应避免在空气中吸潮，容易风化的药物应避免在干燥空气中失水。由于含有一定量水分的中草药具有韧性，难以粉碎，因此在粉碎前也应依其特性加以适当干燥。⑤贵重药物及刺激性药物为了减少损耗和便于劳动防护，亦应单独粉碎。⑥若处方中某些药物的性质及硬度相似，则可以将它们掺合在一起粉碎。⑦含糖类较多的黏性药物黏性大，吸湿性强，必须先将处方中其他干燥药物粉碎，然后取一部分粉末与此类药物掺研，在 60℃ 以下充分干燥后再粉碎（俗称串研法）。⑧含脂肪油较多的药物，如杏仁、桃仁、苏子、大风子等需先捣成稠糊状，再与已粉碎的其他药物掺研粉碎（俗称串油法）。⑨药物要求特别细度，或有刺激性，毒性较大者，则宜用湿法粉碎。

2. 浸出过程 系指溶剂进入细胞组织溶解其有效成分后变成浸出液的全部过程。它实质上就是溶质由药材固相转移到液相中的传质过程，系以扩散原理为基础，一般药材浸出过程包括浸润、渗透过程；解吸、溶解过程；扩散过程和置换过程等几步。

3. 影响浸出过程的因素

（1）浸出溶剂：溶剂的用量、溶解性能等理化性质对浸出的影响较大。水、乙醇是常用的浸出溶剂。为了提高溶剂的浸出效果，亦可应用一些浸出辅助剂，如适当用酸或碱，可以促进生物碱或有机酸的浸出。

（2）药材的粉碎粒度：扩散面积 F 越大，扩散越快，因此药材应予粉碎。但过细的粉末并不适于浸出。

（3）浸出温度：温度升高，扩散速度加快，有利于加速浸出但温度必须控制在药材有效成分不被破坏的范围内。

（4）浓度梯度：是指药材块粒组织内的浓溶液与外面周围溶液的浓度差。浓度梯度越大浸出速度越快。

（5）浸出压力：组织坚实的药材，提高浸出压力有利于加快浸润过程。

（6）药材与溶剂相对运动速度：在流动的介质中进行浸出时药材与溶剂的相对运动速度加快，而有利于浸出过程。但相对运动速度应适当，过快时较易增加溶剂的耗用量。

（7）新技术的应用：如胶体磨、超声波浸出、流化浸出、电磁场浸出等。

4. 浸出方法与设备

（1）**煎煮法**：将药材加水煎煮，去渣取汁的操作过程。以醇为浸出溶剂时，应采用回流提取法以免醇损失。适用于有效成分溶于水且遇湿热稳定药材及有效成分不明确的药材。

（2）**浸渍法**：适用于黏性药材、无组织结构药材及新鲜易膨胀药材。

（3）**渗漉法**：是将药材粉末装于渗漉器内，浸出溶剂从渗漉器上部添加，溶剂渗过药材层往下流动过程中浸出有效成分的方法。适用于有效成分含量低及高浓度浸出制剂的制备。

（4）**大孔树脂吸附分离技术**：大孔树脂吸附分离技术是采用特殊的吸附剂，从中药复方煎药中有选择地吸附其中的有效成分，去除无效成分的一种提取精制新工艺。

（5）**超临界萃取技术**：超临界萃取技术是利用超临界流体对药材中天然产物具有特殊溶

解性来达到分离提纯的技术。超临界 CO_2 萃取法具有显著优点，既避免高温破坏，又没有残留溶剂，因而在许多天然物质的分离提取方面备受重视。

5.浸出液的蒸发与干燥

（1）蒸发：是用加热的方法，使溶液中部分溶剂汽化并除去，从而提高溶液的浓度的工艺操作。影响蒸发效率的因素：其一是传热温度差；其二是传热系数。

（2）干燥：是利用热能使湿物料中的湿分（水分或其他溶剂）汽化除去，从而获得干燥物品的工艺操作。常用的干燥方法有常压干燥、减压干燥、喷雾干燥和冷冻干燥。

二、常用的浸出制剂

1.浸出制剂的概念、特点与分类

（1）概念：浸出技术系指用适当的溶剂和方法，从药材（动、植物）中浸出有效成分的工艺技术。由获得的有效成分为原料的制剂称为浸出制剂，通常包括汤剂、酒剂、酊剂、流浸膏剂、浸膏剂、煎膏剂等。

（2）特点：①具有药材各浸出成分的综合作用，有利于发挥某些成分的多效性；②作用缓和持久，毒性较低；③提高有效成分的浓度，减少剂量，便于服用。

（3）分类：①水浸出剂型，指在一定加热条件下用水浸出的制剂，如汤剂、中药合剂等。②含醇浸出剂型，指在一定条件下用适当浓度的乙醇或酒浸出的制剂，如酊剂、酒剂、流浸膏剂、浸膏剂。③含糖浸出剂型，一般系在水浸出剂型的基础上，经浓缩等处理后，加入适量蔗糖（蜂蜜）或其他赋形剂制成，如内服膏剂（膏滋）、颗粒等。④精制浸出剂型，指采用适当溶剂浸出后，将浸出液经过适当处理（如大孔树脂洗脱、超临界萃取等）后而制成的制剂。如由中药材提取的有效部位制得的注射剂、片剂、气雾剂等。

2.汤剂、酒剂、酊剂

（1）汤剂：是指用中药材加水煎煮，去渣取汁制成的液体剂型，亦称为"煎剂"。汤剂之服用剂量与时间不定，或宜冷饮的制剂称为"饮"；将药材用水或其他溶剂，采用适宜方法提取，经浓缩制成的内服液体制剂称为"中药合剂"。

（2）酒剂：又名药酒，系指药材用蒸馏酒浸取的澄清的液体制剂。药酒为了矫味或着色可酌加适量的糖或蜂蜜。酒剂一般用浸渍法、渗漉法制备，多供内服，少数作外用，也有兼供内服和外用。

（3）酊剂：系指药物用规定浓度的乙醇浸出或溶解制成的澄清液体制剂，亦可用流浸膏稀释制成，或用浸膏溶解制成。酊剂的浓度除另有规定外，含有毒剧药品的酊剂，每 100ml 相当于原药物 10g，其他酊剂，每 100ml 相当于原药物 20g。酊剂的制备方法有稀释法、溶解法、浸渍法和渗漉法。

3.浸膏剂、流浸膏剂与煎膏剂

（1）浸膏剂：系指药材用适宜溶剂浸出有效成分，蒸去全部溶剂，调整浓度至规定标准所制成的膏状或粉状的固体制剂。除另有规定外，浸膏剂 1g 相当于原有药材 2 ~ 5g。浸膏剂不含溶剂，有效成分含量高，体积小，疗效确切。浸膏剂可用煎煮法和渗漉法制备。

（2）流浸膏剂：系指药材用适宜的溶剂浸出有效成分，蒸去部分溶剂，调整浓度至规定标准而制成的液体制剂。除另有规定外，流浸膏剂 1ml 相当于原有药材 1g。制备流浸膏剂常用不同浓度的乙醇为溶剂，少数以水为溶剂。

（3）煎膏剂：系指中药材用水煎煮，去渣浓缩后，加糖或炼蜜制成的稠厚半流体状制剂，也称膏滋。煎膏剂药效以滋补为主，兼有缓慢的治疗作用（如调经、止咳等）。

4.浸出制剂的质量

（1）控制药材的质量。

（2）严格控制提取过程。

（3）控制浸出制剂的理化指标。

第8单元　制剂新技术与药物新剂型

【复习指南】本部分内容难度不大，但历年常考。其中，固体分散体、包合物、缓控释、靶向制剂、透皮制剂的概念、特点为考试重点，应熟练掌握，常用材料和制备方法等应熟悉。

一、固体分散体

1.固体分散体的概念、特点及类型

（1）概念：是将难溶性药物高度分散在另一种固体载体中的新技术。难溶性药物以**分子、胶态、微晶或无定形状态**分散在另一种载体材料(水溶性、难溶性、肠溶性)中形成固体分散体。

（2）特点：①提高难溶药物的溶出速率和溶解度，以提高药物的吸收和生物利用度；②固体分散体可看作是中间体，用以制备药物的速释、缓释制剂或肠溶制剂。

（3）类型：包括简单低共熔混合物、固态溶液、共沉淀物三种类型。

2.固体分散体的载体材料及制备方法

（1）载体材料：常用载体材料可分为水溶性、难溶性和肠溶性三大类。①**水溶性载体材料**：a.高分子聚合物，聚乙二醇类（PEG）、聚维酮类（PVP）等；b.表面活性剂类：泊洛沙姆188、聚氧乙烯、聚羧乙烯等；c.有机酸类，枸橼酸、酒石酸、琥珀酸、胆酸及脱氧胆酸等；d.糖类与醇类，糖类有壳聚糖、葡萄糖、半乳糖和蔗糖等，醇类有甘露醇、山梨醇、木糖醇等；e.纤维素衍生物，羟丙纤维素（HPC）、羟丙甲纤维素（HPMC）等。②**难溶性载体材料**：常用的有乙基纤维素（EC）、聚丙烯酸树脂Eudragit、胆固醇、γ-谷甾醇、棕榈酸甘油酯、胆固醇硬脂酸酯、蜂蜡、巴西棕榈蜡、氢化蓖麻油、蓖麻油蜡等，可制成缓释固体分散体。③**肠溶性载体材料**：a.纤维素类，邻苯二甲酸醋酸纤维素（CAP）、邻苯二甲酸羟丙甲纤维素（HPMCP）及羧甲乙纤维素（CMEC）等；b.聚丙烯酸树脂类，Eudragit L100和Eudragit S100，分别相当于国产Ⅱ号及Ⅲ号聚丙烯酸树脂。

（2）制备方法：熔融法、溶剂法、溶剂-熔融法、溶剂喷雾（冷冻）干燥法、研磨法、双螺旋挤压法。

二、包合技术

1.包合物的概念、特点

（1）概念：系指一种分子被包藏于另一种分子的空穴结构内，形成包合物的技术。这种包合物是由主分子和客分子两种组分组成，主分子即是包合材料，具有较大的空穴结构，足以将客分子（药物）容纳在内，形成分子囊。

（2）特点：药物作为客分子经包合后，溶解度增大，稳定性提高，液体药物可粉末化，可防止挥发性成分挥发，掩盖药物的不良气味或味道，调节释放速率，提高药物的生物利用度，降低药物的刺激性与毒副作用等。

2. 包合材料　包合材料：常用的是环糊精及其衍生物。①<u>**环糊精（CYD）**</u>。系指由 6 ~ 12 个 D-葡萄糖分子以 1,4-糖苷键连接的环状低聚糖化合物，常见有 α、β、γ 三种。结构为中空圆筒形，孔穴的开口处呈亲水性，空穴的内部呈疏水性。②环糊精衍生物。常用的有水溶性环糊精衍生物（**羟丙基 CYD**）和疏水性环糊精衍生物（**乙基 CYD**）。

三、缓释、控释制剂

1. 缓控释制剂的概念与特点

（1）概念：①缓释制剂系指在规定的释放介质中，按要求缓慢地非恒速释放药物，与其相应的普通制剂比较，给药频率至少减少一半或给药频率比普通制剂有所减少，且能显著增加患者顺应性的制剂。②控释制剂系指在规定释放介质中，按要求缓慢地恒速或接近恒速地释放药物，与其相应的普通制剂比较，给药频率至少减少一半或给药频率比普通制剂有所减少，血药浓度比缓释制剂更加平稳，且能显著增加患者顺应性的制剂。

（2）特点：①减少给药次数，避免夜间给药，增加患者用药的顺应性。②血药浓度平稳，避免"峰谷"现象，避免某些药物对胃肠道的刺激性，有利于降低药物的毒副作用。③增加药物治疗的稳定性。④可减少用药总剂量，因此，可用最小剂量达到最大药效。

2. 缓释、控释制剂的载体材料

（1）骨架材料：包括亲水凝胶骨架材料、溶蚀性骨架材料和不溶性骨架材料三大类。①亲水凝胶骨架材料：主要是一些亲水性聚合物，可分为四类：a. 天然胶，如海藻酸盐、琼脂、黄原胶、西黄蓍胶等；b. 纤维素衍生物，如甲基纤维素（MC）、羧甲基纤维素钠（CMC-Na）、羟丙甲纤维素（HPMC）、羟乙基纤维素（HEC）等；c. 非纤维素多糖类，如甲壳素、壳聚糖、卡波姆等；d. 高分子聚合物，如聚维酮（PVP）、乙烯聚合物、丙烯酸树脂、聚乙烯醇（PVA）等。②溶蚀性骨架材料：是指疏水性强的脂肪类或蜡类物质，如动物脂肪、蜂蜡、巴西棕榈蜡、氢化植物油等。③不溶性骨架材料：是指不溶于水或水溶性极小的高分子聚合物或无毒塑料等。常用的不溶性骨架材料有乙基纤维素（EC）、聚甲基丙烯酸酯、无毒聚氯乙烯、聚乙烯、乙烯—醋酸乙烯共聚物、硅橡胶等。

（2）包衣材料：是一些高分子聚合物，大多难溶于水或不溶于水，无毒，不受胃肠道内液体的干扰，具有良好的成膜性和机械性能。常用的不溶性包衣材料有醋酸纤维素（CA）、乙基纤维素（EC）、聚丙烯酸树脂、硅酮弹性体及交联海藻酸盐等；肠溶包衣材料有纤维醋法酯（CAP）、羟丙甲纤维素酞酸酯（HPMCP）、Eudragit L、Eudragit R 等。

3. 缓释、控释制剂的释药原理与方法

（1）溶出原理：通过减小药物的溶解度，降低药物的溶出速度，可使药物缓慢释放，达到延长药效的目的。利用**溶出原理**达到缓释作用的方法很多，包括制成溶解度小的盐或酯类、与高分子化合物生成难溶性盐类、控制颗粒大小等。

（2）扩散原理：药物以扩散作用为主释放药物的过程，包括三个方面：①通过水不溶性膜扩散；②通过含水性孔道的膜扩散；③通过聚合物骨架扩散。利用**扩散原理**达到缓控释作用的方法有：包衣、制成微囊、制成不溶性骨架片、增加黏度以减小扩散速度、制成乳剂和植入剂等。

（3）**溶蚀与扩散、溶出结合**：如亲水凝胶骨架片。

（4）**渗透压原理**：单室渗透泵片由片芯、包衣膜和释药小孔三部分组成。片芯由水溶性药物、渗透活性物质、水溶性聚合物或其他辅料组成；包衣膜由水不溶性聚合物如 CA、EC 或 EVA 等组成，在胃肠液中形成半透膜；释药小孔是用激光或其他方法在包衣膜上开的一个或一个以上的小孔。当渗透泵片置于胃肠道或人工胃肠液中时，由于薄膜的半透性，只允许胃肠液中的水通过半透膜进入渗透泵内，泵内的药物溶液不能通过半透膜进入胃肠液。由于渗透压的差别，药物由释药小孔持续流出，流出的药物量与渗透进入膜内的水量相等，直到片芯内的药物溶解殆尽为止。

（5）**离子交换作用**：通过树脂进行交换进行。常用的树脂由水不溶性交联聚合物组成，聚合物链的重复单元上含有成盐基团，药物可结合在树脂上。当带有适当电荷的离子与离子交换团接触时，通过交换将药物游离释放出来。

四、靶向制剂

1. 靶向制剂的概念　靶向制剂又称靶向给药系统，是指载体将药物通过局部给药或全身血液循环而选择性地浓集定位于靶组织、靶器官、靶细胞或细胞内结构的给药系统。

2. 被动靶向制剂　即自然靶向制剂，系利用药物载体，使药物被生理过程自然吞噬而实现靶向的制剂。乳剂、脂质体、微球和纳米粒等都可以作为被动靶向制剂的载体。载药微粒被单核-巨噬细胞系统的巨噬细胞摄取，通过正常生理过程运送至肝、脾等器官，若要求达到其他的靶部位就有困难。被动靶向的微粒经静脉注射后，在体内的分布首先取决于微粒的**粒径大小**。

3. 主动靶向制剂　是用修饰的药物载体作为"导弹"，将药物定向地运送到靶区浓集发挥药效。包括经过修饰的药物载体和前体药物与药物大分子复合物两大类制剂。

4. 物理化学靶向制剂　系指应用某些物理化学方法可使靶向制剂在特定部位发挥药效。包括：磁性靶向制剂、栓塞靶向制剂、热敏靶向制剂和 pH 敏感的靶向制剂。

五、透皮给药制剂

1. 透皮给药制剂的概念、特点与分类

（1）概念：经皮传递系统系指经皮给药的新制剂，常用的剂型为贴剂。该制剂经皮肤敷贴方式给药，药物透过皮肤由毛细血管吸收进入全身血液循环达到有效血药浓度，并在各组织或病变部位起治疗或预防疾病的作用。

（2）特点：优点是：①可避免肝的首过效应和胃肠道对药物的降解，及胃肠道给药时的副作用；②可以减少给药次数；③可以维持恒定的血药浓度，避免口服给药引起的峰谷现象，降低毒副作用；④使用方便，可随时给药或中断给药，适用于婴儿、老年人和不宜口服的患者。

缺点是：①由于皮肤的屏障作用，药物仅限于强效类；②大面积给药，可能会对皮肤产生刺激性和过敏性；③存在皮肤的代谢与储库作用。

（3）分类：①膜控释型，由无渗透性的背衬层、药物贮库、控释膜、黏胶层和防黏层五部分组成。②黏胶分散型，药库层及控释层均由压敏胶组成。③骨架扩散型，药物均匀分散或溶解在疏水或亲水的聚合物骨架中。④微贮库型，兼具膜控制型和骨架型的特点。

2. 影响药物经皮吸收的因素

（1）皮肤条件：①皮肤水合作用，皮肤的外角质层及其降解产物具有的与水结合的能力称为水合作用。水合作用增大可大大增加药物的透皮吸收。②皮肤条件，损伤皮肤由于角质层被破坏，渗透性大大增强，会引起过敏与中毒等副作用。③皮肤的结合作用与代谢作用。

（2）药物性质的影响：①药物的溶解性与油/水分配系数，药物穿透皮肤的能力为油溶性药物＞水溶性药物。油/水分配系数居中的药物，即能油溶又能水溶的药物最大。②药物的分子量，一般分子量 M>3000 不能通过皮肤角质层。③药物的熔点，低熔点的药物容易渗透通过皮肤。④药物在基质中的存在状态影响其吸收量，液态药物＞混悬态药物；微粉＞细粒，一般溶解呈饱合状态的药液透皮过程易于进行。

（3）基质的性质：①基质的特性与亲合力，不同基质中药物的吸收速率为乳剂型＞动物油脂＞羊毛脂＞植物油＞烃类。水溶性基质需视其与药物的亲合力而定，亲合力越大，越难释放，故吸收差。②基质的 pH，若基质的 pH 有利于分子态药物的比例增大，则有利于药物的吸收。基质的 pH 小于酸性药物的 pKa 或大于碱性药物的 pKa 时，有利于药物的穿透与吸收。③渗透促进剂的影响，如二甲基亚砜（DMSO）、氮酮（Azone）、醇类化合物、表面活性剂等。

3. 透皮给药制剂常用的吸收促进剂及高分子材料

（1）经皮吸收促进剂：是指那些能够降低药物通过皮肤的阻力，加速药物穿透皮肤的物质。常用有：①表面活性剂，阳离子型、阴离子型、非离子型和卵磷脂；②有机溶剂类，乙醇、丙二醇、醋酸乙酯、二甲亚砜及二甲基甲酰胺；③月桂氮酮（Azone）及其同系物；④有机酸、脂肪醇，油酸、亚油酸及月桂醇；⑤角质保湿与软化剂，尿素、水杨酸及吡咯酮类；⑥萜烯类：薄荷醇、樟脑、柠檬烯等。

（2）高分子材料：①膜聚合物和骨架聚合物，常用有乙烯-醋酸乙烯共聚物（EVA）、聚氯乙烯（PVC）、聚丙烯（PP）、聚乙烯（PE）、聚对苯二甲酸乙二醇酯（PET）等。②压敏胶，常用有聚异丁烯（PIB）类压敏胶、丙烯酸类压敏胶、硅橡胶压敏胶等。③背衬材料，常用多层复合铝箔。④防粘材料，常用有聚乙烯、聚苯乙烯、聚丙烯、聚碳酸酯、聚四氟乙烯等高聚物的膜材。⑤药库材料，常用有卡波沫、HPMC、PVA 等。

4. 促进药物经透皮吸收的新技术　如离子导入技术、超声波技术、无针注射系统。

六、生物技术药物制剂

1. 基本概念与特点

（1）概念：①生物技术又称生物工程，是利用生物有机体（动物、植物、微生物）或其组成部分（包括器官、组织、细胞或细胞器）发展各种生物新产品或新工艺的一种技术体系。生物技术包括基因工程、细胞工程、发酵工程与酶工程。以基因工程为核心及具备基因工程和细胞工程内涵的发酵工程和酶工程才被称为现代生物技术。②生物技术药物是指采用现代生物技术，借助某些微生物、植物或动物来生产所需的药品。运用 DNA 重组技术和克隆技术生产的蛋白质、多肽、酶、激素、疫苗、单克隆抗体和细胞生长因子等药物。

（2）特点：生物技术药物绝大多数是生物大分子性内源物质，临床使用剂量小，药理活性高，副作用少很少过敏反应。但稳定性很差，在酸、碱及体内环境下易失活；分子量大，且以多聚体存在，口服给药不易吸收。一般只有注射给药，且在体内半衰期短。

2. 蛋白质类药物制剂的处方工艺

（1）一般处方组成：目前临床上应用的蛋白质类药物注射剂，一类为溶液型注射剂，另一类是冻干粉注射剂。溶液型使用方便，但需在低温（2～8℃）下保存。冻干粉型比较稳定，但工艺较为复杂。

（2）液体剂型中蛋白质类药物的稳定化：分为两类：①改造其结构，如改变蛋白质一级序列、改变取代反应官能团和化学修饰等。②加入适宜辅料，包括缓冲液、表面活性剂、糖和多元醇、盐类、聚乙二醇类、大分子化合物、氨基酸、金属离子等。

（3）固体状态蛋白质药物的稳定性与工艺：蛋白质类药物的非注射给药存在生物利用度低等问题，因此目前多以注射途径给药。在一些蛋白质药物不能采用溶液型制剂时，往往用冷冻干燥与喷雾干燥的工艺使形成固体状态以提高这类制剂的稳定性。

3. 蛋白质类药物新型给药系统　新型注射给药系统包括生物可降解微球、多囊脂质体、聚乙二醇修饰等。非注射给药剂型包括口服给药系统、肺部给药系统、经皮给药系统、鼻腔给药系统、口腔黏膜给药系统等。

第9单元　药物制剂稳定性

【复习指南】本部分内容难度不大，但历年常考。其中，化学动力学基础、影响药物制剂降解的因素为考试重点，应熟练掌握，化学降解途径、稳定性试验方法应熟悉。

一、基本概念

1. 药物制剂稳定性的意义　药物制剂的稳定性是指药物制剂在生产、运输、贮藏、周转、直至临床应用前的一系列过程中发生质量变化的速度和程度。稳定性是评价药物制剂质量的重要指标之一，也是确定药物制剂使用期限的主要依据。

2. 药物制剂稳定性的化学动力学基础　药物的降解速度与浓度的关系可用下式表示：$-dC/dt=kC^n$，式中 $-dC/dt$ 是降解速度；k 是反应速度常数；C 是反应物浓度；n 是反应级数。药物的浓度与反应速度常数 k 及时间的关系，随降解反应级数而不同，$n=0$ 为零级反应；$n=1$ 为一级反应；$n=2$ 为二级反应，以此类推。反应级数是用来阐明反应物浓度对反应速度影响的大小。

（1）零级反应：反应速度与反应物浓度无关，其浓度与时间关系为：$C=C_O-kt$。

（2）一级反应：反应速度与反应物浓度的一次方成正比，其浓度与时间的关系为：$\lg C=(-k/2.303)t+\lg C_o$。

（3）**半衰期**（$t_{1/2}$）：药物分解一半所需时间，$t_{1/2} = 0.693/k$。

（4）**有效期**（$t_{0.9}$）：药物降解10%所需的时间，$t_{0.9} = 0.1054/k$。

3. 制剂中药物化学降解途径

（1）水解反应：①酯类（包括内酯），此类药物含有酯键，在水溶液中，在 H^+、OH^-

或广义酸碱的催化下水解反应加速，如盐酸丁卡因、盐酸可卡因、乙酰水杨酸等。②酰胺类（包括内酰胺），此类药物水解以后生成酸与胺。如青霉素、头孢菌素类、氯霉素、巴比妥类等。

（2）氧化反应：①酚类，这类药物分子中具有酚羟基，如肾上腺素、左旋多巴、吗啡、阿扑吗啡、水杨酸钠等易氧化变色。②烯醇类，维生素 C 是这类药物的代表，分子中含有烯醇基，极易氧化；芳胺类、吡唑酮类、噻嗪类药物亦较易氧化。

二、影响药物制剂降解的因素与稳定化方法

1. 处方因素对药物制剂稳定性的影响及解决方法

（1）**pH** 的影响：药物常受 H^+ 或 OH^- 催化水解，这种催化作用称为专属酸碱催化或特殊酸碱催化，这时药物的水解速度主要由 pH 决定。

（2）**广义酸碱催化**的影响：给出质子的物质称为广义的酸，接受质子的物质称为广义的碱。有些药物也可被广义的酸碱催化水解，这种催化作用称为广义的酸碱催化或一般酸碱催化。许多药物处方中，往往需要加入缓冲剂如醋酸盐、磷酸盐、枸橼酸盐、硼酸盐均为广义的酸碱。

（3）**溶剂**的影响：对于水解的药物采用非水溶剂，如乙醇、丙二醇、甘油等使其稳定。

（4）**离子强度**的影响：相同电荷离子之间的反应，加入盐（离子强度增大）会使降解反应速度增大。如果药物是中性分子，离子强度增大对降解反应速度没有影响。

（5）**表面活性剂**的影响：加入表面活性剂可使一些易水解的药物稳定性提高。

（6）**处方中辅料**的影响：硬脂酸镁会加快乙酰水杨酸的水解，所以只能用滑石粉或硬脂酸作乙酰水杨酸片剂的润滑剂。

2. 外界因素对药物制剂稳定性的影响及解决方法

（1）**温度**的影响：一般来说，温度升高，降解反应速度加快。对热特别敏感的药物，如某些抗生素、生物制品，生产中采取特殊的工艺（如冷冻干燥、无菌操作等），同时产品要低温贮存，以保证产品质量。

（2）**光线**的影响：光敏感的药物有硝普钠、氯丙嗪、异丙嗪、核黄素、氢化可的松、泼尼松、叶酸、维生素 A、维生素 B、辅酶 Q_{10}、硝苯吡啶等。这类药物制剂应采用棕色玻璃瓶包装或容器内衬垫黑纸，避光贮存。

（3）**空气（氧）**的影响：在生产上一般在溶液中和容器空间通入惰性气体，同时加入抗氧剂。常用的水溶性抗氧剂：焦亚硫酸钠、亚硫酸氢钠常用于偏酸性药液，亚硫酸钠适用于偏碱性，硫代硫酸钠适用于碱性；常用的油溶性抗氧剂：叔丁基对羟基茴香醚、生育酚等。

（4）**金属离子**的影响：应选用纯度较高的原辅料，操作过程中避免使用金属器具，同时还可加入螯合剂如依地酸盐或枸橼酸、酒石酸等附加剂。

（5）**湿度和水分**的影响：微量的水均能加速乙酰水杨酸、青霉素 G 钠盐、氨苄西林钠、对氨基水杨酸钠、硫酸亚铁等的分解。

（6）**包装材料**的影响：药物贮藏于室温环境中，主要受热、光、水汽及空气（氧）的影响。包装设计就是要排除这些因素的干扰，同时也要考虑包装材料与药物制剂的相互作用。

3. 药物制剂稳定化的其他方法

（1）**改进剂型与生产工艺**：在水溶液中不稳定的药物，可制成固体制剂；制成微囊或包合物也可增加药物的稳定性；对一些遇湿热不稳定的药物，可采用直接压片或包衣工艺。

①制成固体制剂：凡是在水溶液中证明是不稳定的药物，一般可制成固体制剂。供口服的做成片剂、胶囊剂、颗粒剂等。供注射的则做成注射用无菌粉末如青霉素类，可使稳定性大大提高。②制成微囊或包合物：易氧化的 β- 胡萝卜素、维生素 C、硫酸亚铁，吸潮易降解的阿司匹林等药物制成微囊，防止氧化合水解，稳定性有很大提高；有些药物可制成环糊精包合物如维 A 酸见光易分解，将其制成包合物后，其稳定性明显提高。③采用粉末直接压片或干法制粒压片：一些对湿、热敏感的药物制成口服固体制剂，需要筛选合适的制备工艺，为了避免高温和水分对药物稳定性造成的影响，可以采用粉末直接压片或干法制粒压片操作。④采用包衣工艺：包衣是解决片剂稳定性的常规方法之一。个别对光、热、水很敏感的药物，采用联合式压制包衣机制成包衣片，收到良好效果。

（2）制成稳定的衍生物：药物制剂有效成分的化学结构是决定其稳定性的主要因素，药物的结构不同，理化性质也就不同，对不稳定性的药物进行结构改造，如制成难溶性盐、酯类、酰胺类或高熔点衍生物，可增加其稳定性。将有效成分制成前体药物是提高稳定性的另一种方法。前体药物是将具有药理活性的母体药物，引入另一种载体基团（或与另一母体药物结合）形成一种新的化合物，这种化合物在体内经生物转化，释放出母体药物而呈现疗效。

第 10 单元　药物制剂的设计

【复习指南】部分内容难度不大，考点不多。其中，制剂设计的基本原则、处方设计前工作为考试重点，应熟练掌握，新药制剂的研究与申报应熟悉。

一、制剂设计的基础

1. 给药途径和剂型的确定

（1）口服给药：口服剂型设计时一般要求：①在胃肠道内吸收良好。良好的崩解、分散、溶出性能及吸收是发挥疗效的重要保证；②避免胃肠道的刺激作用；③克服首过效应；④具有良好的外部特征；⑤适于特殊用药人群，如老年人与儿童常有吞咽困难，应采用液体剂型或易于吞咽的小体积剂型。

（2）注射给药：注射给药途径有皮下、肌内、血管内注射等。为了提高局部药物浓度，尚可在脊髓腔、关节腔、腹腔、眼内、颅内等组织或腔道内注射。

（3）皮肤或黏膜部位给药：皮肤给药首先要求制剂与皮肤有良好亲和性、铺展性或黏着性，在治疗期间不因皮肤的伸缩、外界因素的影响及衣物的摩擦而脱落，同时无明显皮肤刺激性、不影响人体汗腺、皮脂腺的正常分泌及毛孔正常功能。

2. 制剂设计的基本原则

（1）安全性：药物制剂的设计应能提高药物治疗的安全性，降低刺激性或毒副作用。

（2）有效性：有效性是药品的前提，尽管化学原料药被认为是药品中发挥疗效的最主要因素，但其作用往往受到剂型因素的限制。

（3）可控性：药品的质量是决定其有效性与安全性的重要保证，因此制剂设计必须做到质量可控，这也是药物制剂在审批过程中的基本要求之一。

（4）稳定性：药物制剂的设计应使药物具有足够的稳定性。稳定性也是有效性和安全性的保证。

（5）顺应性：顺应性指患者或医护人员对所用药物的接受程度。顺应性的范畴包括制剂的使用方法、外观、大小、形状、色泽、嗅味等多个方面。

3. 制剂的剂型与药物吸收

（1）固体制剂与药物吸收：固体制剂最常见的给药途径是口服，另外可用于各种腔道给药。在体内一般须经崩解、分散、溶出过程，才可以被生物膜吸收。固体制剂中药物吸收的速度主要受药物的溶出过程及跨膜转运过程的限制。药物跨膜转运吸收与药物的分子量、脂 / 水溶性、药物的浓度等有关。一般当药物溶出或释放速率足够快时，跨膜转运是药物吸收的限速过程，但当药物的溶出或释放速率较慢时，溶出或释放成为药物吸收的限速过程。

（2）液体制剂与吸收：液体制剂不存在崩解、分散过程，溶液型制剂甚至没有溶出过程，因此药物的吸收相对较快。静脉注射剂不存在吸收过程，药物直接进入体循环；肌内注射药物由于肌肉组织的血流量大，因此吸收迅速；对于口服的液体制剂，其生物利用度大于固体制剂。混悬剂与乳剂中的药物存在溶出过程，粒子越小，药物的溶出越快，吸收也越快。液体制剂的黏度影响药物的吸收；但应用于眼部的溶液剂增加滴眼剂的黏度，可延长药物在眼部的停留时间及与角膜的接触时间，可增加吸收。

（3）皮肤、黏膜给药与吸收：药物经皮肤和黏膜表面吸收，均要穿越细胞类脂膜疏水区域，具有相似的吸收机制，但皮肤有一层致密的角质层强疏水结构，对药物穿越造成更大的屏障。油 / 水分配系数大，则脂溶性大，有利于药物跨膜转运。分子量大的药物，难以穿透皮肤、肺泡表面生物膜、鼻腔黏膜等，要考虑加入促透剂来促进吸收。

4. 制剂的评价与生物利用度　一个成功的制剂应能保证药物的安全、有效、稳定、质量可控及良好的顺应性，且成本低廉，适于大批量生产。在制剂的制造过程中，必须对制剂的质量进行评价，以确保应用于临床后尽可能地发挥疗效，降低毒性。

（1）毒理学评价：新制剂应进行毒理学研究，包括急、慢毒性，有时还要进行致畸、致突变等实验。

（2）药效学评价：根据新制剂的适应证进行相应的药理学评价。以证明该制剂有效，临床前研究要求在动物体内进行，已上市的原料药可用资料替代。

（3）药物动力学与生物利用度：药物动力学与生物利用度研究是药物制剂评价的一个重要方面。一般单纯改变剂型的制剂不要求进行临床实验，但要求进行新制剂与参比制剂之间的生物等效性试验。

二、药物制剂处方设计前工作

1. 任务和要求　处方前工作的主要任务是：①获取新药的相关理化参数；②测定其动力学特征；③测定与处方有关的物理性质；④测定新药物与普通辅料间的相互作用。由于处方前工作将为该药物制剂的开发提供决定性的参考价值，这就要求要尽可能多地获取处方前信息，要求准确且及时。

2. 文献检索

（1）检索引擎：包括通用检索引擎、医学检索引擎。

（2）光盘检索：包括 IPA 光盘检索、Drugs & Pharmacology 光盘数据库、MEDLINE 光盘数据库、中国生物医学文献光盘数据库、中国科技期刊光盘数据库、CA 美国化学文摘。

（3）网络检索：包括 Rxlist-The Internet Drug Index、Pharmacokinetics，Pharmacodynamics，

AND Biopharmaceutics HOMEPAGE。

3. 药物理化性质测定

（1）溶解度和 pKa：溶解度在一定程度上决定药物能否成功制成注射剂或溶液剂；pKa 可使研究人员应用已知的 pH 变化解决溶解度问题或选用合适的盐，以提高制剂稳定性。

（2）分配系数：是分子亲脂特性的度量，即药物分配在油相和水相中的比例。

（3）熔点和多晶型：药物常存在有一种以上的晶型，称为多晶型。多晶型物的化学成分相同，晶型结构不同，某些物理性质，如密度、熔点、溶解度、溶出速度等不同。

（4）吸湿性：能从周围环境空气中吸收水分的药物称具有吸湿性，一般吸湿程度取决于周围空气中相对湿度（RH）的大小。空气的相对湿度越大，露置于空气中的物料越易吸湿。

（5）粉体学性质：主要包括粒子形状、大小、粒度分布、粉体密度、附着性、流动性、润湿性和吸湿性等。用于固体制剂的辅料如填充剂、崩解剂、润滑剂等的粉体性质也可改变或改善主药的粉体性质，以提高药物制剂的质量，如果选择不当，也可能影响药物的质量。

（6）药物的生物利用度和体内动力学参数：生物利用度主要指制剂中药物吸收的速度和程度。药物制剂的剂型因素可大大影响药物的吸收，从而影响到药效。

4. 稳定性研究

（1）药物的稳定性与剂型设计：处方设计必须对新药的理化稳定性和热、光、氧气、水分、pH 及辅料等影响药物稳定性的因素进行测定。对具有多晶型药物的稳定性的研究还涉及晶型转变的速度。

（2）固体制剂的配伍研究：通常将少量药物和辅料混合，放入小瓶中，胶塞封蜡密闭（可阻止水汽进入），贮存于室温及 55℃（硬脂酸、磷酸二氢钙一般用 40℃），然后于一定时间检查其物理性质。

（3）液体制剂的配伍研究：① pH-反应速度图。对液体进行配伍研究最重要的是建立 pH-反应速度关系图，以便在配置注射液或口服液体制剂时，选择其最稳定的 pH 和缓冲液。② 液体制剂。对注射剂的配伍，一般是将药物置于含有附加剂的溶液中进行研究，通常是含重金属或抗氧剂的条件下研究，目的是了解药物和辅料对氧化、暴光和接触重金属时的稳定性，为注射剂处方的初步设计提供依据。

三、新药制剂的研究与申报

1. 药物注册申请　药品注册，是指依照法定程序，对拟上市销售的药品的安全性、有效性、质量可控性等进行系统评价，并作出是否同意进行药物临床研究、生产药品或者进口药品而决定的审批过程，包括对变更药品批准证明文件的申请及其附件中声明内容的审批。药品注册申请包括新药申请、仿制药申请、进口药品申请及其补充申请和再注册申请。

2. 新药的分类　中药、天然药物注册分为九类，化学药品注册分为六类，生物制品分为 15 类，具体分类参见《药品注册管理办法》。

3. 申请新药需上报的项目　包括综述资料、药学研究资料、药理毒理研究资料和临床试验报告四方面，有关规定可参考《药品注册管理办法》。

4. 申请新制剂的主要内容　①处方、制备工艺、辅料等；②稳定性试验；③溶出度或释放度试验；④生物利用度。

第 9 章　医院药事管理

第 1 单元　医院药事与医院药事管理

【复习指南】本部分内容为医院药事及医院药事管理的介绍，内容难度不大。

1. 熟练掌握医院药事管理的内容为考试重点。

2. 掌握药学与医院药事的概述及医院药事管理的常用方法。

3. 了解医院药事管理及发展和药事管理的发展趋势。

一、医院药事

1. 药学与医院药事概述　**一切**与药有关的事项都可以称为药事，是由一系列的药学部门组成的一个完整体系，其中包括药品的研制、生产、流通、使用、价格、广告、信息、监督等与药有关的一切活动。医院药事则是指在医院中与药品及药学服务有关的一切事项。医院药事管理主要包括：①药品采购供应、贮存保管、调剂制剂、监督管理、临床应用、临床药学、经济核算等；②医院药剂科的组织机构、人员配备、规章制度、设施设备等；③医院药学部门与外部的交流、沟通等事项，包括与内部医疗科室、医师、患者的沟通及与药品生产、供应企业及监督管理部门的联系等。

2. 医院药事管理及其发展

（1）医院药事管理：《医疗机构药事管理规定》中明确指出，医疗机构药事管理是指医疗机构以患者为中心，以临床药学为基础，对临床用药全过程进行有效的组织实施与管理，促进临床科学、合理用药的药学技术服务和相关的药品管理工作。医院药事管理的特点如下。

①专业性：医院药事管理具有明显的专业特征，与一般的行政管理工作有很大区别。医院药事管理的研究内容涉及药品采购、调剂、制剂、药品检验等专业的知识。

②实践性：医院药事管理是各种管理职能、法规在医院药事活动中的实际应用。

③服务性：医院药事管理就是要以患者为中心，为患者提供各种高质量的药学服务，保证安全、有效、经济、合理的使用药物。

（2）医院药事管理的发展：医院药事管理是经过长期实践工作的积累而逐渐形成的。20世纪是医院药事管理工作成长和变化的主要时期。医院药事管理工作的发展大概可以划分为三个阶段：**传统阶段、过渡阶段、患者服务阶段**。

①传统阶段：药房扮演的是药剂员的社会角色，即配制和出售药品，药师的功能是采购、制备和评价药品。药师的主要职责是保证发出的药物纯度合格、质地纯正，按照技术要求制备药剂，向前来购买非处方药的顾客提供良好建议。

②过渡阶段：医院药师逐渐开展了治疗药物检测、药学情报服务、临床用药咨询、参加查房和疑难病症会诊、药物不良反应监测和报告。

③患者服务阶段：药学服务作为一种新的医院药学工作模式而出现。药师在药学服务中的职责包括发现潜在的或实际存在的与药物相关的问题，解决实际存在的用药问题，防止潜在的用药问题发生。药学服务工作的开展使医院药师的服务深化，由强调药学工作与临床相结合进而发展为药师直接服务于患者，向患者提供与药物治疗有关的知识和建议。

二、医院药事管理的内容和常用方法

1. 医院药事管理的内容

（1）医院药事组织管理：针对医院药事管理组织机构、药学部门的组织机构、人员配备、职责等的管理。

（2）医院药事法规制度管理：促进医院药事管理法规制度的实施是保证医院药事服务良好进行的基础，是医院药事管理的重要内容之一。

（3）业务技术管理：其内容包括调剂、制剂管理、药物贮存库房管理、药品检验管理、临床用药管理等。

（4）医院药学的质量管理：包括两个方面，一是对药品的质量进行管理，二是对药学服务工作的质量进行管理。

（5）医院药品经济管理：包括药品预算，药品采购、供应、库存控制，制剂配制等内容，对医院药物的利用情况进行调查与综合评估，提高药物使用的合理性。

（6）医院药物信息管理：药学部门要加强对药品信息、药物供应、调剂制剂、药品使用、药品的监督管理等信息的收集管理，建立药学信息资料检索系统，以便提供更优质的用药咨询服务，提高合理用药。

2. 医院药事管理的常用方法

（1）调查研究方法：调查研究常用的两种方法是普查和样本调查，医院药事管理常用的方法为样本调查。调查研究的程序可以分为选题、建立研究假设、设计研究方案、抽样、收集资料、整理资料、撰写研究报告。

（2）目标管理法：医院药学部门实施目标管理法，通常可以分三步：确立目标、实施目标、考评目标。

（3）PDCA循环法：是一种按照计划、执行、检查、处理四个阶段不断循环，进行质量管理的方法。

（4）直线回归法：主要用于预测分析。

（5）ABC分类法：又称为重点管理法或巴雷特分类法，是按照价格、用量、重要程度和采购的难易程度将所需的物资分为ABC三类，并针对不同类别采取不同的措施进行管理。

3. 医院药事管理的发展趋势

（1）调剂的发展趋势：医院的调剂工作由传统的保障供应型向**技术服务型**转变，调剂不仅仅是照方发药，除调剂药品外，更重要的是给患者提供健康服务。药师在提供合格药品的同时，必须开展药学咨询服务，对门诊、出院患者实施进行用药知识普及，为公众提供高质量的药学服务。通过计算机网络管理，实现调剂工作系统中心化。

（2）医院制剂从供应保障型向技术开发型转变：要充分发挥医院制剂与临床紧密结合的优势，开展新制剂、新剂型的研发，医院制剂也要向给药个体化方向发展。

（3）开展临床药学工作，加强医药结合：以**患者**为中心，**临床药学**为基础，开展以合理用药为核心的临床药学工作。药师要深入临床，了解临床用药信息，为患者用药提供建议，设计个体化给药方案，做好患者用好记录。

（4）开展药物利用评价工作和药物经济学研究：药物利用评价的作用是监测医师用药的合理性，对药物利用状况进行研究，分析其合理性。通过药物经济学研究，优化成本－效果结构，能够有效地控制药物费用的增长，提高用药合理性。

（5）开展药品不良反应报告和监测：按照规定上报药品不良反应，同时鉴定与不良反应有关的高风险药物和患者，向患者提供药物不良反应咨询。还应根据药品出现的不良反应，提醒医师严格掌握适应证，提出不宜联合用药的建议及不宜使用该药人群的建议。

（6）加强科研教学工作：科研教学工作是医院药事的重要工作之一，通过开展科研和教学工作能够提高药师的业务能力，使药学服务水平和质量得到大的提升。医院药学的科研工作要围绕合理用药、药物经济学、新药开发和医院药事管理工作开展研究。

（7）开展社区药学服务：深入社区给予患者更多的用药指导。减少老年性疾病及其并发症的发生，提高其生活质量。

（8）提高药师的业务素质：未来药师应具有以下能力。①扎实的药学理论知识和熟练的操作技能；②获取药物信息的能力；③具有一定的临床医学知识，掌握常见病的临床用药；④掌握药物治疗设计、监测、评价及正确推荐药品的能力；⑤参加药物临床研究的能力；

⑥与医师、护师及患者良好沟通交流的能力；⑦执行药事管理法规的能力；⑧现代科学药事管理的知识和能力。药师要注意补充临床用药知识和医学知识，提高专业技术能力。

第2单元　医院药事的组织管理

【复习指南】这部分是对医院药事的组织管理进行了解，是历年常考的部分，有一定难度。掌握医院药学部门的工作职责和任务、医院药学人员的任职条件与职责、医院药学人员的职业道德。了解医院药事的组织管理模式、药学部门的组织机构及医院药学人员的构成和编制。

一、医院药事管理的组织结构及任务

1. 医院药事的组织管理模式　医院药事管理的组织模式主要包括以下三部分。

（1）医院药事管理的领导部门：《医疗机构药事管理规定》中明确**卫计委、国家中医药管理局**负责全国医疗机构药事管理工作的监督管理。县级以上地方卫生行政部门、中医药行政部门负责本行政区域内医疗机构药事管理工作的监督管理。军队卫生行政部门负责军队医疗机构药事管理工作的监督管理。

（2）医疗机构应当根据规定设置药事管理组织和药学部门：二级以上医院应当设立**药事管理与药物治疗学委员会**，其他医疗机构应当成立**药事管理与药物治疗学组**，并对药事管理与药物治疗学委员会（组）的作用、职责、组成作明确规定。

（3）医疗机构药学部门主任的规定：《医疗机构药事管理规定》对药学部门负责人应具备的任职条件和专业技术素质作了明确规定。

2. 医院药学部门的组织机构

（1）《医疗机构药事管理规定》中明确指出，医院应当根据本机构的功能、任务、规模设置相应的药学部门，配备和提供与药学部门工作任务相适应的专业技术人员、设备和设施。三级医院设置**药学部**，并可根据实际情况设置二级科室；二级医院设置**药剂科**；其他医疗机构设置**药房**。

（2）药学部门具体负责药品管理、药学专业技术服务和药事管理工作，开展以患者为中心，以合理用药为核心的临床药学工作，组织药师参与临床药物治疗，提供药学专业技术服务。药学部门应当建立健全相应的工作制度、操作规程和工作记录，并组织实施。

（3）医院药学部门的设置要依据医疗机构的性质，就诊人数，住院人数，床位数，医院的建筑，药学部门的任务及历史情况等多种因素。综合性医院的药学部门应设有调剂、制剂、质量检验、药库、临床药学及教学科研等部门。

3. 医院药学部门的工作职责和任务　医院药学部门的工作和任务是按照《药品管理法》和相关的法律法规及本机构相关的规章制度，具体负责本院的药事管理工作，负责组织管理本机构临床用药和各项药学技术服务，药学部门要建立以患者为中心的药学管理工作模式，开展以合理用药为核心的临床药学工作，组织药师参与临床药物治疗，提供药学专业技术服务。

（1）加强药品监督管理，贯彻落实药事法规，对药品在医院流通全过程实行监督检查，依法购药，依法管药，依法用药。

（2）根据医疗和科研需要，按照本机构基本用药目录和处方集采购药品，按时供应。

（3）及时准确地调配处方或摆放药品，做好用药宣传，指导患者合理用药。

（4）根据医生处方、医嘱，及时、准确的调配处方。根据医疗需要配置临床制剂，加工炮制中药材。为满足临床治疗和科研的需要，积极运用新技术、新方法开发中西药品的新机型。

（5）加强药品质量管理，建立健全药品质量监督和检验制度，以保证临床用药安全有效。

（6）开展临床药学工作，建立临床药师制，参与临床药物治疗，促进安全、有效、经济用药，开展病历和处方用药调查分析，新药试验及药品疗效与安全性评价，做好药品不良反应报告与监测工作，提出需要改进和淘汰品种的意见。

（7）承担医药院校学生的教学、实习工作，组织药学人员继续药学教育，提高医院药学技术人员的整体素质，加强学术交流，促进药学学科的发展。

（8）提高管理水平和经济效益。促进科室工作有序地开展和应急事件的预防、处置能力，在确保社会效益的同时提高经济效益。

（9）负责医院药事管理工作和药事管理委员会的日常工作。

二、医院药事管理与治疗学委员会的组成与职责

1. 医院药事管理与药物治疗学委员会的组成

（1）药事管理与药物治疗学委员会是促进临床药物合理使用、科学管理医疗机构药事工作，具有学术性质的内部咨询机构，既不是行政管理部门，也不是医院的常设机构。它确定用药目录和处方手册，审核购药情况，选择治疗药物，分析药物使用情况，组织评价药物疗效。药事管理委员会具有教育性和指导性，组织药学教育培训，监督、指导本院科学管理药品和临床科室合理使用药品。药事管理与药物治疗学委员会（组）应当建立健全相应工作制度，日常工作由药学部门负责。

（2）二级以上医院药事管理与药物治疗学委员会由具有高级技术职务任职资格的药学、临床医学、护理和医院感染管理、医疗行政管理等人员组成。成立医疗机构药事管理与药物治疗学组的医疗机构由药学、医务、护理、医院感染、临床科室等部门负责人和具有药师、医师以上专业技术职务任职资格人员组成。

（3）医疗机构负责人任药事管理与药物治疗学委员会（组）主任委员，药学和医务部门负责人任药事管理与药物治疗学委员会（组）副主任委员。

2. 医院药事管理与药物治疗学委员会（组）职责　主要包括以下七个方面。

（1）贯彻执行医疗卫生及药事管理等有关的法律、法规、规章。审核制定本机构药事管理和药学工作规章制度，并监督实施。

（2）确定本机构药品处方集和基本用药供应目录。

（3）推动药物治疗相关临床诊疗指南和药物临床应用指导原则的制定与实施，监测、评估本机构药物使用情况，提出干预和改进措施，指导临床合理用药。

（4）分析、评估用药风险和药品不良反应、药品损害事件，并提供咨询与指导。

（5）建立药品遴选制度，审核本机构临床科室申请的新购入药品、调整药品品种或者供应企业和申报医院制剂等事宜。

（6）监督、指导麻醉药品、精神药品、医疗用毒性药品及放射性药品的临床使用与规范化管理。

（7）对医务人员进行有关药事管理法律法规、规章制度和合理用药知识教育培训；向公众宣传安全用药知识。

三、医院药学部门人员的管理

1. 医院药学人员的构成和编制

（1）医院药学人员的构成。医院药学部门的人员包括行政管理人员、药学专业技术人员和辅助人员三种。药学专业技术人员是指具有中专以上学历和专业技术职称的人员，在医院从事药品调剂、制备、检定、药库管理和临床药学工作。我国医院药学技术职务分为**药士、药师、主管药师、副主任药师和主任药师**。中药技术职务分为中药药士、中药师、主管中药师、副主任中药师和主任中药师。

（2）医院药学人员的编制

①医疗机构药学专业技术人员不得少于本机构卫生专业技术人员的8%。建立静脉用药调配中心的，医疗机构应当根据实际需要另行增加药学专业技术人员的数量。

②三级综合医院药学部具有高等医药院校临床药学专业或者药学专业全日制本科毕业以上学历的人员，应当不低于药学专业技术人员总数的30%，具有副高以上药学专业技术职务任职资格的人员，应当不低于药学专业技术人员总数的13%，教学医院应当不低于15%，临床药师人数不少于**5名**。

③二级综合医院药剂科具有高等医药院校临床药学专业或者药学专业全日制本科毕业以上学历的人员，应当不低于药学专业技术人员总数的20%，具有副高以上药学专业技术职务任职资格的人员，应当不低于药学专业技术人员总数的6%，临床药师人数不少于**3名**。

2. 医院药学人员的任职条件与职责

（1）医院药学人员的任职条件

①法律法规规定的条件。《处方管理办法》规定，取得药学专业技术职务任职资格的人员方可从事处方调剂工作，**非药学专业技术人员**不得从事处方调剂、调配工作。药师在执业的医疗机构取得处方调剂资格。药师签名或者专用签章式样应当在本机构留样备查。具有药师以上专业技术职务任职资格的人员负责处方审核、评估、核对、发药及安全用药指导。药士从事处方调配工作。

②药学技术人员任职的思想条件。思想品德好，法治观念强，能遵守药学职业道德，工作认真负责，能全心全意为人民服务。

③药学技术人员任职的业务条件。熟悉本专业理论和基础知识，具有扎实的技术操作能力，能独立承担药品配置、检验工作，审核处方，调配处方，能做好药品质量控制工作，能开展药学咨询服务，正确解答医务人员和患者的疑难问题，指导合理用药。

④二级以上医院药学部门负责人应当具有高等学校药学专业或者临床药学专业本科以上学历，以及本专业高级技术职务任职资格；除诊所、卫生所、医务室、卫生保健所、卫生站外的其他医疗机构药学部门负责人应当具有高等学校药学专业专科以上或者中等学校药学专业毕业学历，以及药师以上专业技术职务任职资格。

（2）医院药学人员的职责。药师以上职务人员包括药师、主管药师、副主任药师、主任药师。他们是医院药学的技术骨干和学科带头人。在工作中要牢固树立以人为本的服务理念，建立以患者为中心的服务模式；确保药品质量，提供符合治疗需要的药品和全面的信息；开展药物应用研究，参与药物治疗学的临床研究；承担教学任务，开展继续教育和学术交流；建立药学服务的质量保证体系。

（3）医院药师的工作职责

①负责药品采购供应、处方或者用药医嘱审核、药品调剂、静脉用药集中调配和医院制剂配制，指导病房（区）护士请领、使用与管理药品。

②参与临床药物治疗，进行个体化药物治疗方案的设计与实施，开展药学查房，为患者提供药学专业技术服务。

③参加查房、会诊、病例讨论和疑难、危重患者的医疗救治，协同医师做好药物使用遴选，对临床药物治疗提出意见或调整建议，与医师共同对药物治疗负责。

④开展抗菌药物临床应用监测，实施处方点评与超常预警，促进药物合理使用。

⑤开展药品质量监测，药品严重不良反应和药品损害的收集、整理、报告等工作。

⑥掌握与临床用药相关的药物信息，提供用药信息与药学咨询服务，向公众宣传合理用药知识。

⑦结合临床药物治疗实践，进行药学临床应用研究；开展药物利用评价和药物临床应用研究；参与新药临床试验和新药上市后安全性与有效性监测。

⑧其他与医院药学相关的专业技术工作。

3. 医院药学人员的职业道德

（1）我国的药师道德规范。《中国执业药师道德准则》的内容如下。

①救死扶伤，不辱使命：执业药师应当将患者及公众的身体健康和生命安全放在首位，以专业知识、技能和良知，尽心尽职为患者及公众提供药品和药学服务。

②尊重患者，平等相待：执业药师应当尊重患者或者消费者的价值观、知情权、隐私权，对待患者或者消费者应该不分年龄、性别、民族、信仰、职业、地位、贫富，一律平等相待。

③依法执业，质量第一：执业药师应当遵守药品管理法律、法规，恪守执业道德，依法独立执业，确保药品质量和药学服务质量，科学指导用药，保证公众用药安全、有效、经济、合理。

④进德修业，珍视声誉：执业药师应当不断学习新知识、新技术，加强道德修养，提高

专业水平和执业能力；知荣明耻、正直清廉，自觉抵制不道德行为和违法行为，努力维护职业声誉。

⑤尊重同仁，密切协作：执业药师应当与同仁和医护人员相互理解、相互信任、以诚相待、密切配合，建立和谐的工作关系，共同为药学事业的发展和人类的健康奉献力量。

（2）2005年中国药师周大会确立的药师宗旨、承诺、誓言、职业道德如下。

①药师的宗旨：以人为本，全力维护人民健康。

②药师的承诺：关爱人民健康，药师在您身边。

③药师的誓言：实事求是，忠实于科学；全心全意，服务于社会；忠于职守，献身于药学；尽职尽责，承诺于人民。

④药师的职业道德：以人为本，一视同仁；尊重患者，保护权益；廉洁自律，诚实守信；崇尚科学，开拓创新。

（3）《中国药学会会员职业道德公约》

①保证药品质量，开展药学服务，全力维护公众用药安全有效。

②自觉遵纪守法，履行岗位职责、维护合法权益。

③坚持理论联系实际的优良学风，发扬民主，繁荣学术。

④拓展知识范围，业务精益求精，提高专业素质。

⑤坚持真理，崇尚科学，反对伪科学。

⑥遵守学术道德，反对弄虚作假，反对剽窃他人成果。

⑦尊重劳动，尊重知识，尊重科学，尊重人才。

⑧倡导求实、创新、奉献、协作精神，做合格的药学科技工作者。

第3单元　调剂管理

【复习指南】调剂管理是历年必考内容，本部分内容难度较大，应重点复习。

1. 熟练掌握处方的概念及组成、处方制度与书写规则、调剂管理的法律、法规规定。

2. 掌握调剂的概念及其质量管理、门（急）诊、住院调剂的任务与工作特点。

一、处方概念及组成

1. 处方　由注册的执业医师和执业助理医师在诊疗活动中为患者开具的，由取得药学专业技术职务任职资格的药学专业技术人员审核、调配、核对，并作为患者用药凭证的医疗文书。处方包括医疗机构病区用药医嘱单。

2. 处方的组成

（1）前记：包括医疗机构名称、费别、患者姓名、性别、年龄、门诊或住院病历号，科别或病室和床位号、临床诊断、开具日期等。可添列特殊要求的项目。麻醉药品和第一类精神药品处方还应当包括患者身份证明编号，代办人姓名、身份证明编号。

（2）正文：以Rp或R标示，分列药品名称、剂型、规格、数量、用法用量。

（3）后记：医师签名或者加盖专用签章，药品金额及审核、调配、核对、发药药师签名或加盖专用签章。

（4）普通处方的印刷用纸为白色，急诊处方印刷用纸为淡黄色，右上角标注"急诊"，儿科处方印刷用纸为淡绿色，右上角标注"儿科"，麻醉药品和第一类精神药品处方印刷用纸为**淡红色**，右上角标注"麻、精一"，第二类精神药品处方印刷用纸为**白色**，右上角标注"精二"。

3. 处方意义　处方具有法律上、技术上和经济上的意义。

（1）处方的法律意义：在医疗工作中，处方反映了医、药、护各方在药物治疗活动中的法律权利与义务，并且可以作为追查医疗事故责任的**证据**，具有法律上的意义。

（2）处方的技术意义：处方记录了医师对患者药物治疗方案的设计和对患者正确用药的指导，而且药剂人员调剂活动必须按照处方进行，具有技术上的意义。

（3）处方的经济意义：处方的经济意义表现在它是患者药费支出的详细清单，同时可以作为调剂部门统计特殊管理和贵重药品消耗的单据。

二、处方制度与书写规则

处方管理规定主要有以下几方面。

1. 处方权限

（1）经注册的执业医师在执业地点取得相应的处方权。经注册的执业助理医师在乡、民族乡、镇、村的医疗机构独立从事一般的执业活动，可以在注册的执业地点取得相应的处方权。

（2）医师应当在注册的医疗机构签名留样或者专用签章备案后方可开具处方。

（3）经注册的执业助理医师在医疗机构开具的处方，应当经所在执业地点执业医师签字或加盖专用签章后方有效。

（4）医疗机构应当按照有关规定，对本机构执业医师和药师进行麻醉药品和精神药品使用知识和规范化管理的培训。对于麻醉药品和第一类精神药品，必须经由执业医师取得麻醉药品和第一类精神药品的处方资格后，方可在本医疗机构开具麻醉药品和第一类精神药品处方，但**不得**为自己开方取药。

（5）试用期人员开具处方，应当经所在医疗机构有处方权的执业医师审核、并签名或加盖专用签章后方有效。

（6）进修医师由接受进修的医疗机构对其胜任本专业工作的实际情况进行认定后授予相应的处方权。

2. 处方的书写规则

（1）每张处方限于**一名**患者的用药，患者一般情况、临床诊断填写清晰、完整，并与病例记载相一致。处方字迹应当清楚，不得涂改。如有修改，必须在修改处签名及注明修改日期。

（2）药品名称应当用规范的**中文名称**书写，没有中文名称的可以使用规范的英文名称书写。医疗机构或医师、药师不得自行编制药品缩写名或用代号。书写药品名称、剂量、规格、用法、用量要准确规范，不得使用"遵医嘱""自用"等含糊不清字句。年龄必须写实足年龄，婴幼儿写日、月龄。必要时要注明体重。

（3）西药和中成药可以分别开具处方，也可以开具一张处方，中药饮片应当单独开具处方。西药、中成药处方，每一种药品须另起一行。每张处方不得超过**五种**药品。

（4）中药饮片处方的书写，一般按君、臣、佐、使的顺序排列；药物调剂、煎煮的特殊要求注明写在药品之后上方，并加括号，如布包、先煎、后下等；对药物的产地、炮制有特殊要求，应在药名之前写出。

（5）用法、用量一般应按照药品说明书中的常规用法、常用剂量使用，特殊情况需超剂量使用时，应注明原因并再次签名。

（6）除特殊情况外，应当注明**临床诊断**。

（7）开具处方后的空白处应画一斜线，以示处方完毕。

（8）处方医师的签名式样和专用签章必须与在药学部门留样备查的式样相一致，不得任意改动，否则应重新登记留样备案。

（9）药品剂量与数量用**阿拉伯数字**书写，剂量应当使用法定剂量单位。剂型单位的表示方法：片剂、丸剂、胶囊剂、冲剂分别以片、丸、粒、袋为单位；溶液剂以支、瓶为单位；软膏及霜剂以支、盒为单位；注射剂以支、瓶为单位，应注明含量；饮片以剂或付为单位。

（10）药品名称应当使用经药品监督管理部门批准并公布的药品通用名称、新活性化学物的专利药品名称和复方制剂药品名称，医师开具院内制剂处方时应当使用经省级卫生行政部门审核、药品监督管理部门批准的名称，医师可以使用由原卫生部公布的药品习惯名称开具处方。

3. 处方的限量

（1）处方一般不得超过**7日**用量；急诊处方一般不得超过**3日**用量；对于某些慢性病、老年病或特殊情况，处方用量可适当延长，但医师必须注明理由。

（2）为门（急）诊患者开具的麻醉药品注射剂、第一类精神药品注射剂，每张处方为一次常用量；控缓释制剂，每张处方不得超过 7 日常用量；其他剂型，每张处方不得超过 3 日常用量。哌甲酯用于治疗儿童多动症时，每张处方不得超过 15 日用量。第二类精神药品每张处方用量一般不得超过 7 日常用量；对于慢性病或某些特殊情况的患者，处方用量可以适当延长，医师应当注明理由。

（3）为门（急）诊癌症疼痛患者和中、重度慢性疼痛患者开具的麻醉药品、第一类精神药品注射剂，每张处方不得超过 3 日常用量；控缓释制剂，每张处方不得超过 15 日常用量；其他剂型，每张处方不得超过 7 日常用量。

（4）为住院患者开具的麻醉药品和第一类精神药品处方应当**逐日开具**，每张处方为 1 日**常用量**。

（5）对需要特别加强管制的麻醉药品，盐酸二氢埃托啡处方为一次常用量，仅限于**二级以上医院**内使用；盐酸哌替啶处方为一次常用量，仅限于**医疗机构**内使用。

4. 处方的保存　普通处方、急诊处方、儿科处方保存期限为**1年**，医疗用毒性药品、第二类精神药品处方保留**2年**，麻醉药品和第一类精神药品处方保存**3年**。处方保存期满后，经医疗机构主要负责人批准、登记备案，方可销毁。

5. 处方的有效期　处方开具**当日有效**，特殊情况下可适当延长，最长不得超过**3天**。

6. 利用计算机开具、传递、调剂处方的要求　医师利用计算机开具、传递普通处方时，应当同时打印出纸质处方，其格式与手写处方一致；打印的纸质处方经签名或者加盖签章后有效。药师核发药品时，应当核对打印的纸质处方，无误后发给药品，并将打印的纸质处方与计算机传递处方同时收存备查。

三、调剂的概念及其质量管理

1. 调剂

（1）又称为调配处方，是指配药、配方、发药。调剂包括：①收方；②检查处方或其他药品调配单；③调配药剂及取出药品；④核对处方或调配单与药剂、药品；⑤发给患者或病房护士并进行交代与答复询问等全过程。调剂工作大体可分为门诊调剂、住院部调剂、中药配方三个部分。

（2）调剂业务管理的目的：①提高调剂工作效率，充分发掘现有调剂技术的潜力，降低调剂人员的劳动负荷，更快地分流患者。②提高调剂工作质量，要严格规范化操作，严守各项调剂规章制度，降低调剂差错率。努力创建文明服务窗口，端正服务态度。在此基础上，加强对患者的用药指导，推动临床合理用药。③推动调剂业务发展，增强调剂工作流程的科学性和合理性，组织设计或引进自动化的调剂系统，将药师从劳动密集型的调剂操作中解放出来，为患者提供更多的药学保健服务，提高调剂业务的专业知识和技术含量。

2. 调剂的质量管理

（1）调剂人员的素质要求：医疗机构审核和调配处方的药剂人员必须是依法经资格认定的药学技术人员，取得药学专业技术职务任职资格的人员方可从事处方调剂工作。药师在执业的医疗机构取得处方调剂资格。药师签名或者专用签章式样应当在本机构留样备查。药师及以上专业技术职务任职资格的人员负责处方审核、评估、核对发药及安全用药指导，药士从事处方调配工作。

（2）对于麻醉药品和第一类精神药品的调剂，医疗机构应当对本机构药师进行麻醉药品和精神药品使用知识和规范化管理的培训，药师经考核合格后取得麻醉药品和第一类精神药品调剂资格，方可在本机构调剂麻醉药品和第一类精神药品。

（3）调剂活动可以分为 6 个步骤：①收方；②审核处方；③调配处方；④包装、贴标签；⑤复查处方；⑥发药。在处方调剂过程中，最关键的个步骤就是处方审核，医疗机构的药剂人员调配处方，必须经过核对，对处方所列药品不得擅自更改或代用。

（4）审查处方：药师应当认真逐项检查处方前记、正文和后记书写是否清晰、弯针，并确认处方的合法性。

（5）药师应当对处方用药适宜性进行审查，审核内容包括如下。

①规定必须做皮试的药品，处方医师是否注明过敏试验及结果的判定。

②处方用药与临床诊断的相符性。

③剂量、用法的正确性。

④选用剂型与给药途径的合理性。

⑤是否存在重复给药现象。

⑥是否有潜在临床意义的药物相互作用和配伍禁忌。

⑦其他用药不适宜的情况。

（6）药师应当按照操作规程调剂处方药品：认真审核处方，准确调配药品，正确书写药袋或粘贴标签，注明患者姓名和药品名称、用法、用量，包装；向患者交付药品时，按照药品说明书或者处方用法，进行用药交代与指导，包括每种药品的用法、用量、注意事项等。

（7）药师在处方调配上应执行"四查十对"，"四查十对"包括查处方，对科别、姓名、年龄；查药品，对药名、剂型、规格、数量；查配伍禁忌，对药品性状、用法用量；查用药合理性，对临床诊断。

（8）药师经处方审核后，认为存在用药不适宜时，应当告知处方医师，请其确认或者重新开具处方。发现严重不合理用药或者用药错误，应当**拒绝调剂**，及时告知处方医师，并应当记录，按照有关规定报告。药师对于不规范处方或者不能判定其合法性的处方，不得调剂。

（9）差错事故的预防。调剂出现的差错事故主要有六种：处方医师的错误；调配错误；标示错误；药品管理失当；特殊管理药品未按国家有关规定执行；其他错误，如擅自脱离岗位等。防止差错事故重要的是树立"预防为主""安全第一"的思想，增强责任心，其次要严格遵守《药品管理法》的规定，认真执行有关调剂操作规程和规章制度。

四、调剂管理的法律、法规规定

1. 《药品管理法》中涉及医疗机构调剂管理的规定

（1）医疗机构必须配备依法经过资格认定的药学技术人员。非药学技术人员不得直接从事药剂技术工作。

（2）医疗机构的药剂人员调配处方，必须经过核对，对处方所列药品**不得擅自更改或者代用**，对有配伍禁忌或超剂量的处方，应当**拒绝**调配；必要时，经处方医师更改或重新签字，方可调配。

2. 《药品管理法实施条例》中涉及医疗机构调剂管理的规定

（1）强调医疗机构审核和调配处方的药剂人员必须是依法经过资格认定的药学技术人员。医疗机构向患者提供的药品应当与诊疗范围相适应，并凭执业医师或者执业助理医师的处方调配。

（2）计划生育技术服务机构采购和向患者提供药品，其范围应当与经批准的服务范围相一致，并凭执业医师或执业助理医师的处方调配。

（3）个人设置的门诊部、诊所等医疗机构不得配备**常用药品**和**急救药品**以外的其他药品。

3. 《麻醉药品和精神药品管理条例》中涉及调剂管理的规定

（1）对麻醉药品和第一类精神药品处方，处方的调配人、核对人应当仔细核对，签署姓名，并予以登记；对不符合本条例规定的，处方的调配人、核对人应当拒绝发药。

（2）麻醉药品和精神药品的**专用处方**的格式由国务院卫生主管部门规定。

（3）医疗机构应当对麻醉药品和精神药品处方进行专册登记，加强管理。麻醉药品处方至少保存 3 年，精神药品处方至少保存 2 年。

4. 《麻醉药品、精神药品处方管理规定》中涉及医疗机构处方管理的内容

（1）开具麻醉药品、精神药品使用专用处方。

（2）麻醉药品、精神药品处方格式由三部分组成：①前记，医疗机构名称、处方编号、患者姓名、性别、年龄、身份证编号、门诊病历号、代办人姓名、性别、年龄、身份证明编号、科别、开具日期等，并可添列专科要求的项目；②正文，**病情及诊断**；以 Rp 或 R 标示，分列药品名称、规格、数量、用法用量；③后记，医师签章、药品金额及审核、调配、核对、发药的药学专业技术人员签名。

（3）麻醉药品和第一类精神药品处方的印刷用纸为淡红色，处方右上角分别标注

"麻""精一"；第二类精神药品处方的印刷用纸为白色，处方右上角标注"精二"。

5.《医疗机构麻醉药品、第一类精神药品管理规定》中涉及调剂管理的内容

（1）处方的调配人、核对人应当仔细核对麻醉药品、第一类精神药品处方，签名并进行登记；对不符合规定的麻醉药品、第一类精神药品处方，拒绝发药。

（2）医疗机构应当对麻醉药品、第一类精神药品处方进行**专册登记**，内容包括：患者（代办人）姓名、性别、年龄、身份证明编号、病历号、疾病名称、药品名称、规格、数量、处方医师、处方编号、处方日期、发药人、复核人。专用账册的保存应当在药品有效期满后不少于 2 年。

（3）医疗机构应当为使用麻醉药品、第一类精神药品的患者建立相应的**病历**。麻醉药品注射剂型仅限于医疗机构内使用或者由医务人员出诊至患者家中使用；医疗机构应当为使用麻醉药品非注射剂型和精神药品的患者建立随诊或者复诊制度，并将随诊或者复诊情况记入病历。为院外使用麻醉药品非注射剂型、精神药品患者开具的处方不得在急诊药房配药。

（4）患者使用麻醉药品、第一类精神药品注射剂或者贴剂的，再次调配时，应当要求患者将原批号的空安瓿或者使用过的贴剂交回，并记录收回的空安瓿或者废贴数量。

（5）医疗机构内各病区、手术室等调配使用麻醉药品、第一类精神药品注射剂时应收回空安瓿，核对批号和数量，并作记录。剩余的麻醉药品、第一类精神药品应办理退库手续。收回的麻醉药品、第一类精神药品注射剂空安瓿，废贴由专人负责计数、监督销毁，并作记录。

6.《麻醉药品、第一类精神药品购用印鉴卡》管理规定中涉及医疗机构使用麻醉药品和第一类精神药品管理的内容

（1）医疗机构需要使用麻醉药品和第一类精神药品的，应当经所在地设区的市级人民政府**卫生主管部门**批准，取得麻醉药品、第一类精神药品购用印鉴卡，并凭《印鉴卡》向本省、自治区、直辖市范围内的定点批发企业购买麻醉药品和第一类精神药品。

（2）申请《印鉴卡》的医疗机构应当符合以下条件：有与使用麻醉药品和第一类精神药品相关的诊疗科目；具有经过麻醉药品和第一类精神药品培训的、专职从事麻醉药品和第一类精神药品管理的药学专业技术人员；有获得麻醉药品和第一类精神药品处方资格的执业医师；有保证麻醉药品和第一类精神药品安全贮存的设施和管理制度。

（3）《印鉴卡》有效期满需换领新卡的医疗机构，还应当提交原《印鉴卡》有效期期间内麻醉药品、第一类精神药品使用情况。《印鉴卡》有效期为 **3 年**。《印鉴卡》有效期满前3 个月，医疗机构应当向市级卫生行政部门重新提出申请。

（4）当《印鉴卡》中医疗机构名称、地址、医疗机构法人代表、医疗管理部门负责人、药学部门负责人、采购人员等项目发生变更时，医疗机构应当在变更发生之日起 3 日内到市级卫生行政部门办理变更手续。

7.《医疗用毒性药品管理》中涉及调剂管理规定的内容

（1）医疗单位供应和调配毒性药品，凭盖有医师所在的医疗单位公章的正式处方。每次处方剂量不得超过**两日极量**。处方一次有效，取药后处方保存两年备查。

（2）调配处方时，必须认真负责。计量准确，按医嘱注明要求，并由配方人员及具有药师以上技术职称的复核人员签名盖章后方可发出。对处方未注明"生用"的毒性中药，应当付**炮制品**。如发现处方有疑问时，须经原处方医师重新审定后再进行调配。处方一次有效，取药后处方保存二年备查。

五、门（急）诊、住院调剂的任务与工作特点

1. 门诊调剂的任务与工作特点

（1）门诊调剂工作的任务是药师根据医师处方为患者提供优质的药品，同时按处方要求向患者说明每种药品的用法用量，使用中需要注意的事项，以及出现常见不良反应的简单处理。

（2）现代医院药事管理要求门诊调剂：①药师应转变观念，开展以"患者为中心"的药学服务，加强与医师沟通，为患者用药负责；②加强审方工作，是不合格的处方、不合格的用药得到事前纠正；③药师由窗口发药方式转变为柜台发药方式与患者面对面交流，以便更好地指导患者用药，提供优质服务；④介绍药品知识和供应情况，推荐新药或者代用药；⑤积极筹措抢救危重患者用药；⑥加强麻醉药品、精神药品、医疗用毒性药品的管理。

（3）门诊窗口发药的配方方法有三种：**独立配方法、流水配方法**及**结合法**。

①独立配方法是各发药窗口从收方到发药由调剂人员一人完成，独立配方发药方法一般适用于小药房和急诊药房的调剂工作。

②流水作业配方法是将整个配方过程进行分工，收方发药由多人协同完成，1人收方和审查处方，1～2人调配处方、取药，1人核对和发药，流水作业配方法适用于大医院门诊调剂室及候药患者较多的情况。

③结合法是独立配方法和流水作业配方法相结合的方法，每个发药窗口配别2名调剂人员，1人收方、审查处方、核对发药，1人配方。这种方法配方效率高、差错少、人员占用较多，符合调剂工作规范化的要求，结合发药法普遍适用于各类医院门诊调剂室。

（4）门诊调剂工作的特点

①既有一定的随机性又有较强的规律性：门诊调剂室随门诊患者的数量、病种等情况的变化而变化，导致门诊调剂室工作的随机性，但同时药品的消耗根据每个地区、每个季节患者的发病率又有一定的规律。

②既要求严格按执业医师处方调配，又要求严格执行调剂操作规程，拒绝调配错误处方：药师必须按执业医师处方调配，不得任意更改处方内容。同时药师审核处方，严格执行调剂操作规程，发现问题及时提醒医师修改，对错误处方，有权拒绝调配，保障患者用药安全。

③既要保证药品供应，又要提供咨询服务：现代药事管理模式要求"以患者为中心"提供药学服务，调剂要求从药品保障供应向技术服务型转变。

2. 住院调剂的任务与工作特点

（1）住院调剂的工作任务主要包括以下几方面。

①准确无误调配住院患者的处方和临床科室的请领单，保证提供优良质量的药品，确保患者用药的安全、有效、合理。

②指导和监督病区贮备药品的管理，做好药品请领保管和合理使用，避免要的挤压，过期失效，流失和浪费。

③关注患者、危重及迁就患者的用药情况，及时领取补充药品，保证品种齐全不缺药，以满足患者用药需求。

④严格各类药品管理制度，发放药品要逐日统计处方数量，核算金额，专册登记；每季度进行一次盘点，做到账物相符。

⑤加强与病区联系和协调工作，主动向临床科室提供药品供应信息，如新药或代用品，收集药品使用中的信息，为药库采购药品提供可靠信息。

⑥收集患者用药的不良反应资料，并及时上报，协助医师对新药进行观察分析与评价等工作。

（2）住院调剂的方式与门诊调剂有所不同，主要采用以下方式：**凭方发药；病区小药柜制；集中摆药制。**

①凭方发药：医生给住院患者分别开出处方，治疗护士凭处方到住院调剂室取药，调剂室依据处方逐件配发。这种方法多用于麻醉药品、精神药品、医疗用毒性药品等少数临床用药。

②病区小药柜制：病区使用药品请领单向住院调剂室领取协商规定数量的常用药品，存放在病区专设的小药柜内。每日医师查房后，治疗护士按医嘱取药发给患者服用。

③集中摆药制：根据病区治疗单或者医嘱由药剂人员或护士在药房将药品摆入患者的服药杯内，经病区治疗护士核对后发给患者。摆药方式有三种：摆药、查对均由药剂人员负责；护士摆药，药剂人员核对；护士摆药并相互核对。

（3）住院调剂工作的特点

①对药事综合素质要求高，药品调剂在向药学服务方向转变的过程中，要求住院调剂人员既要具备药学专业技术知识和良好的敬业精神，又要具备相当的临床医学基本知识，能指导合理用药。同时也要具备一定的计算机技能和经济管理成本控制意识。

②用药复杂程度大，住院患者大多病情重、病程长，用药情况也较为复杂。贵重药、抗感染药、麻醉药、血液制品、输液消耗量大，药品品种要求齐全，供应要充足。

③咨询服务指导性强，住院药房现多实行病区小药柜制，住院调剂室药学专业技术人员一方面要到各临床科室从事用药咨询，深入病房进行用药调查，另一方面要为医师和护士提供有关的药物咨询服务，为临床安全、有效、合理用药提供保障。

第 4 单元　制剂管理

【复习指南】医院制剂管理是历年考试的重点内容，应重点复习。

1.掌握医院制剂的概念、分类及特征。

2.了解医院制剂室的概述、医院制剂申报审批、医院配制制剂的质量管理等内容。

一、医院制剂概述

1.医院制剂室概述

（1）医院制剂室应具备的条件。医疗机构配制制剂，必须具有能够保证制剂质量的人员、设施、检验仪器、卫生条件和管理制度，符合《医疗机构制剂配制质量管理规范（试行）》的规定。

①机构与人员条件：医疗机构制剂配制应在药剂部门设制剂室、药检室和质量管理组织。制剂室和药检室的负责人应具有大专以上药学或相关专业学历，具有相应管理的实践经验，

有对工作中出现的问题做出正确判断和处理的能力。制剂室负责人、药检室负责人、制剂质量管理组织负责人应当为本单位**在职专业人员**，且制剂室负责人和药检室负责人**不得**相互兼任。从事制剂配制操作及药检人员，应经专业技术培训，具有基础理论知识和实际操作技能。凡有特殊要求的制剂配制操作和药检人员还应经相应的专业技术培训。

②设施设备等硬件条件：制剂室应有防止污染、通风、防潮等设施。各工作间应按制剂工序和空气洁净度级别要求合理布局。一般区和洁净区分开；配制、分装与贴签、包装分开；内服制剂与外用制剂分开；无菌制剂与其他制剂分开。

③洁净区要求：制剂室在设计和施工时应考虑使用时便于进行清洁工作。根据制剂工艺要求，划分空气洁净度级别。

④具备制剂质量管理制度：医疗机构制剂室应有配制管理、质量管理的各项制度和记录。

⑤严格执行制剂质量管理规范：医院制剂配制必须严格执行《医疗机构制剂配制质量管理规范》（试行）的要求进行制剂配制和质量管理，满足人员、房屋设施和设备、物料、卫生、质量管理、文件等要求。

（2）医院制剂室许可程序

①《药品管理法》规定：医疗机构配制制剂，须经所在省、自治区、直辖市人民政府**卫生行政部门**审核同意，由省、自治区、直辖市人民政府**药品监督管理部门**批准，发给《医疗机构制剂许可证》，无《医疗机构制剂许可证》的不得配制制剂。医疗机构不得与其他单位共用配制场所、配制设备及检验设施等。

②《医疗机构制剂许可证》有效期为**5 年**，有效期届满，需要继续配制制剂的，医疗机构应当在许可证有效期届满前**6 个月**，向原发证机关申请换发《医疗机构制剂许可证》。

2. 医院制剂的概念、分类及特征

（1）医院制剂又称医疗机构制剂，是指医疗机构根据本单位临床需要经过批准而配制、自用的固定处方制剂。

（2）医院制剂的分类

①按照制剂来源分类，医院制剂可以分为标准制剂和非标准制剂。标准制剂是指医疗机构制剂品种属于部颁标准《中国医院制剂规范》和省级药品监督管理部门制定的《医疗机构制剂规范》所收载的品种，其质量检验方法完全按上述标准执行。非标准制剂是指出标注制剂以外的制剂品种，包括医疗机构的协议处方，经验处方及研究的新制剂，这类制剂通常由医疗机构药学工作人员设计操作规程和质量标准，并由药检部门技术审核，经省级食品药品监督管理部门批准后，作为制剂的质量标准，并按规定注册的制剂。

②按照制备过程中的洁净级别要求分为灭菌制剂和普通制剂。灭菌制剂是指通过灭菌或无菌操作制成的制剂，主要指注射剂、角膜创伤和手术用滴眼剂及外用灭菌制剂。普通制剂是指除了灭菌制剂外的制剂总成，这类制剂一般不需要灭菌处理，但对制剂中微生物的含量有限度要求，主要是内服和外用制剂，如芳香水剂、合剂、乳剂、糖浆剂、溶液剂、混悬剂、片剂、胶囊剂、丸剂、散剂、滴耳剂、滴鼻剂、酊剂、油剂、糊剂、擦剂、软膏剂和栓剂等。

③按照药品类别可以分为化学药品制剂、中药制剂和特殊制剂。化学药品制剂是依据现代医学理论指导配制的各种剂型的化学药品。中药制剂指用传统中医处方，按照临床用药要

求和中药材的性质，将中药材加工成具有一定规格，用于预防、诊断、治疗疾病的一类制剂。特殊制剂是指经国家食品药品监督管理总局批准配制的变态反应原制剂等，此类制剂的配制条件要求比较高。

（3）医院制剂的特征

①医院制剂必须由医院药学部门配制，其他科室不得配制供应制剂。《药品管理法》规定，医疗机构配制的制剂必须按照规定进行**质量检验**，合格的，凭医师处方在本医疗机构使用。

②配制品种受限制，医疗机构配制的制剂必须**临床需要**而市场上**没有供应**的品种，以便临床使用，弥补市场供应不足。

③有下列情形之一的，不得作为医疗机构制剂申报：含有未经国家食品药品监督管理总局批准的活性成分的品种；除变态反应原外的生物制品；中药注射剂；中药、化学药组成的复方制剂；麻醉药品、精神药品、医疗用毒性药品、放射性药品；其他不符合国家有关规定的制剂。

④双证管理。医疗机构制剂的申请人应当是持有《医疗机构执业许可证》并取得《医疗机构制剂许可证》的医疗机构。医疗机构获得《医疗机构制剂许可证》后，要进行制剂配制，必须取得相应制剂的**批准文号**。《药品管理法》规定，医疗机构配制制剂，必须按照国务院药品监督管理部门的规定报送有关资料和样品，经所在地省、自治区、直辖市人民政府药品监督管理部门批准，并发给制剂批准文号后，方可配制。医疗机构制剂**批准文号**的格式为：X 药制字 H（Z）＋4 位年号＋4 位流水号，X 为省、自治区、直辖市简称，H 为化学制剂，Z 为中药制剂。

⑤一般自配、自检、自用。医疗机构配制的制剂必须坚持**自用**为主原则，医疗机构制剂凭执业医师或者执业助理医师的**处方**在本单位内部使用，并与《医疗机构执业许可证》所载明的诊疗范围一致。**不得**在市场上销售或变相销售，**不得**发布医疗机构制剂广告。医疗机构制剂一般不得调剂使用。发生灾情、疫情、突发事件或者临床急需而市场没有供应时，需要调剂使用的，经国务院或省、自治区、直辖市药品监督管理部门批准，医疗机构制剂可以在指定的医疗机构之间调剂使用。

⑥适应临床需要。医院制剂具有配制量少、规格特殊、使用周期短等特点。

⑦医院制剂范围广。医院制剂可以是中药和化学药品，涵盖了各种剂型，不仅包括治疗用药，也包括一些辅助治疗用药、诊断试剂消毒剂等。

3. 医院制剂申报审批

（1）医院制剂临床研究与审批

①申请医疗机构制剂，应当进行相应的临床前研究，包括处方筛选、配制工艺、质量指标、药理、毒理学研究等，所报送的资料应当真实、完整、规范。医疗机构制剂的名称应当按照国家食品药品监督管理总局颁布的药品命名原则命名，不得使用**商品名称**。

②医疗机构申请配制制剂，应当填写《医疗机构制剂注册申请表》向所在地省、自治区、直辖市（食品）药品监督管理部门或者其委托的设区的市级（食品）药品监督管理机构提出申请，报送有关资料和制剂实样。

③收到申请的省、自治区、直辖市（食品）药品监督管理部门或者其委托的设区的市级（食品）药品监督管理机构对申报资料进行形式审查，符合要求的予以受理；不符合要

求的，应当自收到申请材料之日起 5 日内书面通知申请人并说明理由，逾期未通知的自收到材料之日起即为受理。

④省、自治区、直辖市（食品）药品监督管理部门或者其委托的设区的市级（食品）药品监督管理机构应当在申请受理后 10 日内组织现场考察，抽取连续 3 批检验用样品，通知指定的药品检验所进行样品检验和质量标准技术复核。受委托的设区的市级（食品）药品监督管理机构应当在完成上诉工作后将审查意见、考察报告及申报资料报送省、自治区、直辖市（食品）药品监督管理部门，并通知申请人。

⑤省、自治区、直辖市（食品）药品监督管理部门应当在收到全部资料后 40 日内组织完成技术审评，符合规定的，发给《医疗机构制剂临床研究批件》。申请配制的化学制剂已有同品种获得合剂批准文号的，可以**免于**进行临床研究。

（2）医疗机构制剂的临床研究，应当在获得《医疗机构制剂临床研究批件》后，取得受试者知情同意书及伦理委员会同意，按照《药物临床试验质量管理规范》的要求实施，受试例数不得少于**60 例**。

（3）完成临床研究后，申请人向所在地省级药品监督管理部门或者其委托的药品监督管理机构报送临床研究总结资料，省级药品监督管理部门收到全部申报资料后 40 日内完成技术审评，做出是否准予许可证的决定。符合规定的，应当在做出准予许可决定之日起 10 日内向申请人核发《医疗机构制剂注册批件》及制剂批准文号，同时报国家食品药品监督管理总局备案；不符合规定的，应当书面通知申请人并说明理由，同时告知申请人享有依法申请行政复议或者提起行政诉讼的权利。

（4）医疗机构配制制剂，应当严格执行经批准的质量标准，并不得擅自变更工艺、处方、配制地点和委托配制单位。需要变更的，申请人应当提出补充申请，报送相关资料，经批准后方可执行。医疗机构制剂批准文号的有效期为**3 年**，有效期届满需要继续配制的，申请人应当在有效期届满前**3 个月**按照原申请配制程序提出再注册申请，报送有关资料。有下列情况之一的，省级药品监督管理部门不予批准再注册，并注销制剂批准文号：①市场上已有供应的品种；②按照《医疗机构制剂注册管理办法》的规定应予撤销批准文号的；③未在规定时间内提出再注册申请的；④其他不符合规定的。已被注销批准文号的医疗机构制剂，不得配制和使用；已经配制的，由当地（食品）药品监督管理部门监督销毁或者处理。

二、医院配制制剂的质量管理

1. 普通、灭菌和无菌、中药制剂的质量管理

（1）普通制剂的质量管理

①普通制剂根据其形态和工艺要求可分为三大类：**液体制剂、固体制剂和半固体制剂。**

②普通制剂的配制条件：普通制剂的配制环境洁净度最低要求为：非最终灭菌口服液体制剂、深部组织创伤外用制剂、眼用制剂除直肠用药外的腔道制剂的配制、分装等暴露工序要求为最低 10 万级；最终灭菌口服液体制剂、口服固体制剂、表皮外用制剂、直肠用药制剂配制、分装等暴露工序最低要求为 30 万级。

③普通制剂室应根据生产的剂型和品种配备相应的生产设备。

④洁净室（区）卫生清洁程序如下：用 1∶200 的 84 消毒液擦拭配制间门窗、墙壁和天花板及室内的所有操作台、柜子、架子和机械设备，注意不要留下清洁消毒液的印迹；

用1:100的84消毒液清扫、擦拭地面、地漏；用75%的乙醇对洁净室内壁进行喷洒消毒，喷洒完毕后，开启紫外线杀菌灯照射30分钟；每批制剂配制完成后，清场，重复前两项操作。

⑤对洁净区内人员操作基本要求：凡进入洁净室的操作人员，首先必须进行相关知识培训，并经考核合格；操作人员更以前应洗手；操作人员不得化妆和佩戴饰物；对进入净化区的操作人员数量应严格控制，实行各工序定员，定岗位操作制，非本室操作人员严禁入内；进入净化区必须经一更、二更，在二更时换上指定的专用蓝色工作服、套鞋、帽，方可进入洁净区；生产人员在净化区生产操作时，不得出净化区。如有特殊情况，必须经更衣室更衣后方可出净化区；制剂人员每年**体检1次**，并建立健康档案。如有传染病、皮肤病和体表有伤口者不得从事制剂的配制和分装工作。

（2）灭菌制剂与无菌制剂的质量管理

①医院灭菌制剂一般采用湿热灭菌、热压灭菌、流通蒸汽灭菌和过滤除菌法，灭菌制剂主要包括大小容量注射剂等。

②凡受热不稳定而不能用加热灭菌者或者药液黏稠带有结晶颗粒无法用滤过法除菌者，均需通过无菌操作技术制得。无菌制剂是指采用无菌操作技术制得的制剂，无菌制剂包括注射剂，用于黏膜、创伤的滴眼剂等。

③最终灭菌的大容量注射剂（≥50ml）称量、配液、过滤等工序要求洁净级别为1万级，灌封洁净级别为100级；最终灭菌的小容量注射剂称量、配液等工序要求洁净级别为1万级，过滤、灌封洁净界别为100级；灌封、灌装前不需除菌过滤的药品的配制洁净级别分别为100级，灌装前需除菌过滤的药品的配液环境洁净级别为1万级；供角膜创伤或手术用滴眼剂配制、灌封洁净级别为1万级。注射剂常用灭菌方法包括湿热灭菌和过滤除菌法。凡对热稳定的产品，建议采用**热压灭菌**。

④生产无菌制剂的百级、万级洁净区卫生清洁程序：配置前，用75%的乙醇对洁净间内壁进行喷洒消毒，喷洒完毕后，开启紫外线杀菌灯照射30分钟；用1:200的84消毒液擦拭配制间门窗、墙壁和天花板及室内的所有操作台、仪器和设备；操作台使用前，先用纯化水清洁台面，再取75%乙醇擦拭消毒，开启紫外灯照射30分钟；开启净化空调系统半小时后，方可开始生产操作；操作台使用后，先用纯化水擦拭台面，再用75%乙醇擦拭消毒；每次配制完成后，重复第一、二项操作；用1:100的84消毒液冲洗地漏及排水管。

⑤百级、万级洁净区人员操作要求：进入100级洁净室的工作人员不得化妆和佩戴饰物，不得裸手操作；进入洁净区必须经一更、二更，进入洁净区前应换鞋。净化区专用的洁净服、鞋、帽等，不得穿到非洁净区使用。百级洁净区应穿着白色连体工作服。万级洁净区应穿着粉色工作服，各区工作服不得混穿；对进入洁净区的操作人员数量应严格控制，实行各工序定员、定岗位操作制，非本室操作人员严禁入内；生产人员在净化区生产操作时，不得出净化区。如有特殊情况，必须经更衣室更衣后方可出净化区；制剂人员每年体检一次，并建立健康档案。若传染病、皮肤病和体表有伤口者不得从事制剂的配制和分装工作；物料出入净化区必须经过物流缓冲区，在缓冲区内脱包装或清洁后方可进入净化区；洁净区工作服每周洗涤**2次**。百级和万级工作服应在十万级洁净室内进行清洗和整理。清洗晾干后置臭氧消毒柜灭菌10分钟。灭菌后的工作服限在**2天内**使用，超过期限，应重新灭菌。

（3）中药制剂的质量管理

①中药制剂的剂型有颗粒剂、片剂、胶囊剂、合剂、口服液、软膏剂等。

②中药制剂以中药材为原料，经过制剂前处理、制剂等过程，水、电、气消耗量较大。中药制剂的配制过程中亦涉及通风、除烟、降温、除湿、除尘、减震等问题。中药制剂生产洁净级别与普通制剂要求相同。

③主管药品生产和质量管理的负责人必须具有重要的专业知识。中药材、中药饮片验收人员应经相关知识的培训，具备识别药材真伪、优劣的技能。

④购进的中药材、中药饮片应有详细的记录，每件包装上应附有明显标记，标明品名、规格、数量、**产地、来源、采收日期**。毒性药材、易燃易爆等药材外包装上应有明显的规定标志。

⑤中药材使用前须按规定进行拣选、整理、剪切、炮制、洗涤等加工。需要浸润的要做到药透水尽。

⑥中药材、中药饮片的贮存应便于养护。

⑦防止交叉污染和混淆的措施：中药材不能直接接触地面；含有毒性药材的药品生产操作，应有防止交叉污染的特殊措施；拣选后药材的洗涤应使用流动水，用过的水不得用于洗涤其他药材；不同的药材不宜在一起洗涤；洗涤剂切制后的药材和炮制品不得露天干燥。

⑧工艺用水要求：中药材、中药饮片清洗、浸润、提取工艺用水的质量标准不应低于**饮用水标准**。

2. 静脉输液的混合调配

（1）静脉用药集中调配，是指医疗机构药学部门根据医师处方或用药医嘱，经药师进行适宜性审核，由药学技术人员按照无菌操作要求，在洁净环境下对静脉用药物进行加药混合调配，使其成为可供临床直接静脉输注使用的成品输液的操作过程。

（2）医疗机构采用集中调配和供应静脉用药的，应当设置静脉用药调配中心（室）。**肠外营养液**和**危害药品静脉用药**应当实行集中调配与供应。

（3）人员基本要求

①静脉用药调配中心（室）负责人，应当具有药学专业本科以上学历，本专业中级以上专业技术职务任职资格，有较丰富的实际工作经验，责任心强，有一定的管理能力。

②负责静脉用药医嘱或处方适宜性审核的人员，应当具有药学专业本科以上学历、5年以上临床用药或调剂工作经验、药师以上专业技术职务任职资格。

③负责摆药、加药混合调配、成品输液核对的人员，应当具有药士以上专业技术职务任职资格。

④从事静脉用药集中调配工作的药学专业技术人员，应当接受岗位专业知识培训并经考核合格，定期接受药学专业继续教育。

⑤与静脉用药调配工作相关的人员，每年至少进行一次健康检查，建立健康档案。对患有传染病或者其他可能污染药品的疾病，或患有精神病等其他不宜从事药品调剂工作的，应当调离工作岗位。

（4）设备、设施的要求

①静脉用药调配中心（室）总体区域设计布局、功能室的设置和面积应当与工作量相适应，并能保证洁净区、辅助工作区和生活区的划分，不同区域之间的人流和物流出入走向合理，不同洁净级别区域间应当有防止交叉污染的相应设施。

②静脉用药调配中心（室）应当设于人员流动少的安静区域，且便于与医护人员沟通和成品的运送。设置地点应远离各种污染源，禁止设置于地下室或半地下室，周围的环境、路面、植被等不会对静脉用药调配过程造成污染。洁净区采风口应当设置在周围 30m 内环境清洁、无污染地区，离地面高度不低于 3m。

③静脉用药调配中心（室）的洁净区、辅助工作区应当有适宜的空间摆放相应的设施与设备；洁净区应当含一次更衣、二次更衣及调配操作间；辅助工作区应当含有与之相适应的药品与物料贮存、审方打印、摆药准备、成品核查、包装和普通更衣等功能室。

⑤静脉用药调配中心（室）洁净区应当设有温度、湿度、气压等监测设备和通风换气设施，保持静脉用药调配室温度 18 ～ 26℃，相对湿度 40% ～ 65%，保持一定量新风的送入。

⑥静脉用药调配中心（室）洁净区的洁净标准应当符合国家相关规定，经法定检测部门检测合格后方可投入使用。

⑦各功能室的洁净级别要求：一次更衣室、洗衣洁具间为十万级；二次更衣室、加药混合调配操作间为万级；层流操作台为百级。其他功能室应当作为控制区域加强管理，禁止非本室人员进出。洁净区应当持续送入新风，并维持正压差；抗生素类、危害药品静脉用药调配的洁净区和二次更衣室之间应当呈 5 ～ 10Pa 负压差。

⑧静脉用药调配中心（室）应当根据药物性质分别建立不同的送、排（回）风系统。排风口应当处于采风口下风方向，其距离不得小于 3m 或者设置于建筑物的不同侧面。

⑨药品、物料贮存库及周围的环境和设施应当能确保各类药品质量与安全贮存，应当分设冷藏、阴凉和常温区域，库房相对湿度 40% ～ 65%。二级药库应当干净、整齐，门与通道的宽度应当便于搬运药品和符合防火安全要求。有保证药品领入、验收、贮存、保养、拆外包装等作业相适宜的房屋空间和设备、设施。

3. 医院制剂的其他管理规范

（1）国家食品药品监督管理总局负责全国医疗机构制剂配制的监督管理工作，省、自治区、直辖市药品监督管理部门负责本辖区医疗机构制剂配制的监督管理工作。

（2）医疗机构制剂的名称，应当按照国家食品药品监督管理总局颁布的药品命名原则命名，不得使用**商品名称**。

（3）医疗机构的说明书和包装标签由省、自治区、直辖市药品监督管理部门根据申请人申报的资料，在批准制剂申请时一并予以核准，医疗机构制剂的说明书和包装标签应当按照国家食品药品监督管理总局有关药品说明书和包装标签的管理规定印制，其文字、图案不得超出核准的内容，并需标注**"本制剂仅限本医疗机构使用"**字样。

（4）《医疗机构许可证》是医疗机构配制制剂的法定凭证，应当载明证号、医疗机构名称、医疗机构类别、法定代表人、制剂室负责人、配制范围、注册地址、配制地址、发证机关、发证日期、有效期限等项目。

（5）用于制剂配制和检验的仪器、仪表、量具、衡器等其适用范围和精密度应符合制剂配制和检验的要求，应定期校验，并有合格标志。校验记录应至少保存 1 年。

（6）有关配制记录和质量检验记录应完整归档，至少保存 **2 年**。

第 5 单元　药品供应管理

【复习指南】药品供应管理是医院药事管理的重要内容，是历年常考的内容。

掌握药品的质量验收管理、药品的出入库管理、药品的贮存于养护管理及特殊管理药品的供应管理，药品的质量验收管理是历年常考内容，要重点掌握。了解药品的采购管理、药品招标采购、急救药品的供应管理和新药的供应管理。

一、药品采购管理

1. 药品的采购管理

（1）药品采购管理主要是指对医疗机构医疗、科研所需药品的供应渠道、采购程序、采购方式、采购计划及采购文件的综合管理。其主要目标是依法、规范、按需适时地购进质量优良、价格合理的药品，保证药品的供应。对医疗机构而言，药品的采购类别主要包括一般药品、特殊药品、中药材、自配制剂需用药品、科研需用药品等。

（2）药品采购的特点：采购的药品种类多、剂型多、品种多、规格多；药品采购的供应渠道多、制造厂家多、营销方式多；采购的单一药品品种数量少、批次多、周期短。药品采购管理应遵循的基本原则：质量第一；合法性；经济性；保障性。

（3）医疗机构必须从具有药品生产、经营资格的企业购进药品。医疗机构使用的药品应当按照规定由专门部门统一采购，禁止医疗机构其他科室和医务人员自行采购。

（4）医疗机构购进药品必须建立并执行进货**检查验收制度**，验明药品合格证明和其他标识；不符合规定要求的，不得购进和使用。医疗机构购进药品必须有真实、完整的药品购进记录。药品购进记录必须注明药品通用名称、生产厂商、剂型、规格、生产日期、有效期、批号、批准文号、供货单位、数量、价格、购进日期等信息。药品购进记录必须保存至超过药品有效期 1 年，不得少于 **3 年**。

（5）个人设置的门诊部、诊所等医疗机构不得配备**常用药品**和**急救药品**以外的其他药品。

（6）医疗机构应当制定本机构药品采购流程，建立健全药品成本核算和账务管理制度。医疗机构**必须**从政府药品集中招标采购网上进行药品采购。

（7）医疗机构购进药品，应当查验供货单位的《药品生产许可证》或者《药品经营许可证》和《营业执照》、所销售药品的批准证明文件等相关证明文件，并核实销售人员持有的授权书原件和身份证原件；妥善保存首次购进药品加盖供货单位原印章的前述证明文件的复印件，保存期不得少于 **5 年**。

（8）医疗机构应当按照经药品监督管理部门批准并公布的药品通用名称购进药品。同一通用名称药品的品种，注射剂型和口服剂型各不得超过 **2 种**，处方组成同类的复方制剂 1～**2 种**。因特殊诊疗需要使用其他剂型和剂量规格药品的情况除外。

（9）医疗机构购进药品时应当索取、留存供货单位的合法票据，并建立购进记录，做到**票、账、货**相符。合法票据包括税票及详细清单，清单上必须载明供货单位名称、药品名称、生产厂商、批号、数量、价格等内容，票据保存期不得少于 **3 年**。

（10）实行分类采购：①对临床用量大、采购金额高、多家企业生产的基本药物和非专利药品，发挥省级集中批量采购优势，由省级药品采购机构采取双信封制公开招标采购，医院作为采购主体，按中标价格采购药品。医院按照不低于上年度药品实际使用量的 80% 制订采购计划和预算，具体到品种、剂型和规格，每种药品采购的剂型原则上不超过 **3 种**，每种剂型对应的规格原则上不超过 **2 种**，兼顾成人和儿童用药需要。②对部分专利药品、独家生产药品，建立公开透明、多方参与的**价格谈判机制**，谈判结果在国家药品供应保障综合管理信息平台上公布，医院按谈判结果采购药品。③对妇儿专科非专利药品、急（抢）救药品、基础输液、临床用量小的药品和常用低价药品，实行**集中挂网**，由医院直接采购。④对临床必需、用量小、市场供应短缺的药品，由国家招标**定点生产**、议价采购。⑤对麻醉药品、精神药品、防治传染病和寄生虫病的免费用药、国家免疫规划疫苗、计划生育药品及中药饮片，按国家规定采购，确保公开透明。

2. 药品招标管理

（1）药品的招标采购具有法规约束、文件规范、程序严格、过程透明、公开竞争及一次成交等特点。《关于完善公立医院药品集中采购工作的指导意见》明确规定：医院使用的所有药品（不含中药饮片）均应通过省级药品集中采购平台采购。坚持以省（区、市）为单位的网上药品集中采购方向，实行一个平台、上下联动、公开透明、分类采购，采取招生产企业、招采合一、量价挂钩、双信封制、全程监控等措施，加强药品采购全过程综合监管，切实保障药品质量和供应。集中采购周期原则上 **1 年 1 次**。

（2）药品集中招标采购程序：①各医疗机构制定、提交拟集中招标的药品品种规格和数量；②认真汇总各医疗机构的药品采购计划；③依法组织专家委员会审核各医疗机构提出的采购品种、规格，确认集中采购的药品品种、规格、数量，并反馈给医疗机构；④确定采购方式，编制和发送招标采购工作文件；⑤审核药品供应企业的合法性及其信誉和能力，确认供应企业资格；⑥审核投标药品的批准文件和近期质检合格证明文件；⑦组织开标、评标或议价，确定中标企业和药品品种、品牌、规格、数量、价格、供应方式及其他约定；⑧签订购销合同，明确品种、规格、数量、价格、回款时间、履约方式、违约责任等内容；⑨监督中标企业和有关医疗机构按照规定和购销合同做好药品配送工作。

（3）改进药款结算方式。医院签订药品订购合同时应当明确采购品种、剂型、规格、价格、数量、配送批量和时限、结算方式和结算时间等内容。合同约定的采购数量应当是采购计划申报的一个采购周期的**全部**采购数量。医院应将收支纳入预算管理，严格按照合同约定的时间支付货款，从交货验收合格到付款不得超过 30 天。

（4）完善药品配送管理。药品可由中标生产企业直接配送或委托有配送能力的药品经营企业配送到指定医院。药品生产企业委托的药品经营企业应在省级药品集中采购平台上备案，备案情况向全社会公开。公立医院药品配送要兼顾基层供应，特别是向广大农村地区倾斜。鼓励县乡村一体化配送，重点保障偏远、交通不便地区药品供应。进一步强化短缺药品检测和预警，按区域选择若干医院和基层医疗卫生机构作为短缺药品监测点，及时掌握分析短缺原因，理顺供需衔接，探索多种方式，保障患者基层用药需求。

（5）省级药品采购机构负责省级药品集中采购平台的使用、管理和维护，省（区、市）人民政府要给予必要的人力、财力、物力支持，保证其工作正常运行。建立药品采购数据共享机制，统一省级药品集中采购平台规范化建设标准，推动药品采购编码标准化，实现国家药品供应保障综合管理信息平台、省级药品集中采购平台、医院、医保经办机构、价格主管部门等信息数据互联互通、资源共享。

（6）省级药品集中采购平台要面向各级医院和药品生产经营企业提供服务，提高药品招标采购、配送管理、评价、统计分析、动态监管等能力，及时收集分析医院药品采购价格、数量、回款时间及药品生产经营企业配送到位率、不良记录等情况，定期向社会公布。鼓励有条件的地方开展电子交易，采取通过药品集中采购平台签订电子合同、在线支付等多种方式，节约交易成本，提高交易透明度。

二、药品的质量验收管理与出入库管理

1. 药品的质量验收管理

（1）对于医疗机构而言，药品质量验收管理的基本要求包括：制定药品质量验收的管理制度与控制程序；按照法定的标准、规定及约定的其他要求对照验收；在具备必要条件的场所由符合要求的人员进行验收；按照规定的验收内容逐批逐一完成验收；建立符合规范要求的药品验收记录来证明验收。

（2）药品**验收记录**应当包括药品通用名称、生产厂商、规格、剂型、批号、生产日期、有效期、批准文号、供货单位、数量、价格、购进日期、验收日期、验收结论等内容。

（3）药品质量验收的主要依据：①国家药品质量标准：国家药品质量标准是指由国家食品药品监督管理总局颁布的现行《中华人民共和国药典》、药品注册标准和其他药品标准，它是法定的、强制性的标准。所有国产药品的质量验收都应以此作为依据；②国家关于药品管理的相关规定：进口药品的质量验收必须依据《进口药品管理办法》规定的质量标准和经国家食品药品监督部门制定的药品检验机构检验合格而出具的《进口药品检验报告书》进行验收，药品标识物的质量验收必须依据《药品管理法》《药品管理法实施条例》及行政主体部门制定的对药品包装、标签与说明书的管理规定、规范进行验收，生物制品的质量验收必须依据国家食品药品监督管理部门发布的《生物制品批签发管理办法》《关于开展生物制品批签发工作相关事宜的通告》对有规定要批签发的生物制品品种进行验收。

（4）药品质量验收的基本要求：由规定的人员进行验收；在规定的场所进行验收；在规定的时限内进行验收；规范的进行验收；建立规范的药品质量验收记录，验收记录应保存至超过药品有效期**1年**，但不得少于**3年**。

（5）销售人员资质的查验：对药品生产企业、药品批发企业派出的销售人员还应当提供加盖本企业原印章的授权书复印件。授权书原件应当载明授权销售的品种、地域、期限，注明销售人员的身份证号码，并加盖本企业原印章和企业法定代表人印章或者签名。销售人员应当出示授权书及本人身份证原件，供药品采购方合适。

（6）严格药品质量验收的内容：药品合格证明的验明（产品合格证的验明，产品质量检验报告书的验明，中药材合格证明的验收，进口药品合格证明的验收，实行批签发管理的生物制品品种合格证明的验明）；药品其他标识的验明（药品包装的标签和说明书的验明，特殊管理的药品、外用药品、非处方药的专有标识的验明，进口药品包装有关标识的验明，中药材和中药饮片包装有关标识的验明）；其他相关需要验明的内容包括药品数量约定要求的验明、包装的完整性与安全性约定要求的验明、包装的其他约定要求的验明、生产日期、批号及有效期的验明、运送条件的验明及其他需要验明的事项。

2. 药品的出入库管理

（1）药品的入库管理

①药品入库的依据：药品入库的依据必须是医疗机构药学部门规定的组织或人员签发并盖有质量验收合格专用章的入库通知单。

②药品入库的手续：按照医疗机构指定的管理规定，由规定的组织或人员对购进药品进行价格审查；填写药品入库的相关记录与凭证；录入入库信息。

③拆封药品的处理：由于药品质量验收取样的需要，而使少量的药品原包装被拆封，在质量验收合格后，应在入库时进行对拆封包装的处理；处理的方式应结合被拆封包装药品的质量性质、被拆包装的状态、该药品的供应时间等因素综合考虑选择。

④《关于在公立医疗机构药品采购中推行"两票制"的实施意见（试行）》（国医改办发〔2016〕4 号）中规定，公立医疗机构在药品验收入库时，必须验明**票、货、账**三者一致方可入库、使用，不仅要向有配送药品的流通企业索要、验证发票，还应当要求流通企业出具加盖印章的由生产企业提供的进货发票复印件，两张发票的药品流通**企业名称、药品批号**等相关内容相互印证，且作为公立医院支付药品货款凭证，纳入财务档案管理。每个药品品种的进货发票复印件至少提供一次。鼓励有条件的地区使用电子发票，通过信息化手段验证"两票制"。

⑤不合格药品的程序报告：在质量验收结论明确后，应立即填写《药品拒收报告单》；按医疗机构制定的相关管理规定与控制程序的要求进行报告；拒绝入库。

⑥不合格药品的控制处理：将不合格药品从待验区移至不合格区；对不合格药品标以醒目、清晰的**红色**标识；查明原因、按照规定的程序及确认的方式及时处理；将该信息录入到医疗机构药品采购管理的相应管理资料与评价资料中；建立能反映发生于处理全部过程与结果的管理记录。

（2）药品的出库管理

①药品的出库管理是指对药品仓库向各调剂部门、药剂部门、其他需求部门发出药品的过程进行管理。

②医疗机构应当建立药品效期管理制度。药品发放应当遵循**"近效期先出"**的原则。缩短药品使用前的流通贮存时间对于药品的质量保证管理和药库的经济管理都是有积极意义的。

③药品出库时必须严格按照规定对出库药品的质量与内容进检查与复核。药品出库的检查与复核必须有医疗机构药学部门的规定的人员并且是**双人**同时进行。药品出库检查复核记录的内容包括领药部门、药名、剂型、规格、批号、有效期、数量、出库日期、检查与复核结论、检查与复核人员等信息，药品出库检查复核记录应保存至超过药品有效期 1 年，但不得少于 3 年。

三、药品的贮存与养护管理

1. 药品贮存管理

（1）《药品管理法》规定，医疗机构必须制定和执行药品保管制度，采取必要的冷藏、防冻、防潮、防虫、防鼠等措施，保证药品质量。《医疗机构药事管理规定》中规定，医疗机构应当制定和执行药品保管制度，定期对库存药品进行养护与质量检查。药品库的仓储条件和管理应当符合药品采购供应质量管理规范的有关规定。

（2）化学药品、生物制品、中成药和中药饮片应当分别贮存，分类定位存放。易燃、易爆、强腐蚀性等危险性药品应当另设仓库单独贮存，并设置必要的安全设施，制定相关的工作制度和应急预案。麻醉药品、精神药品、医用毒性药品、放射性药品等特殊管理的药品，应当专库或专柜存放。

（3）药品贮存要坚持药品**分类贮存**的原则。应当按照药品的自然属性和类别分库、分区、分垛存放，并实行色标管理。要做到：处方药与非处方药分开；基本医疗保险药品目录的药品与其他药品分开；内用药与外用药分开；性能相互影响、容易串味的品种与其他药品分开；新药、贵重药品与其他药品分开；配制的制剂与外购药品分开；麻醉药品、第一类精神药品、医疗毒性药品、放射性药品专库或专柜存放；危险性药品、易燃、易爆物专库存放；准备退货药品、过期、霉变等不合格药品单独存放。

（4）药品在库的堆放要求按批号集中堆放；按有效期远近堆放；按外包装图示指引或文字的要求堆放；保持合适的堆垛间隔距离。通常情况下，与墙面、顶面的距离应大于30cm，与地面的距离应大于10cm，与库房内固定的养护设施及其他装置的距离应大于30cm。

2. 药品养护管理

（1）在库药品的养护措施包括：①提供符合规定与合适的温、湿度条件：冷库（柜、箱）的温度控制在 $2 \sim 8℃$，阴凉库（柜、箱）温度不高于 $20℃$，常温库温度为 $0 \sim 30℃$，各库房相对湿度应保持在 $45\% \sim 75\%$；②提供合适的、有效的避光条件，对易受光线影响编制的药品，存放室门窗可悬挂黑色布、纸遮光，或者存放在柜、箱内；③提供合适的、有效的防虫及防霉条件；④提供必要的、有效的防火、防爆及通风条件。

（2）有效期药品的管理：药品有效期是指在一定贮藏条件下，能够保证药品**质量合格**的期限。《药品管理法》规定，超过有效的药品按照**劣药**论处。购进药品验收时应注意该药品入库要按批号堆放或上架，出库必须贯彻**"先进先出、近期先出、按批号发货"**的原则。若库存药品或病区小药柜药品过期，必须按制度单独存放、销毁，绝不能发给患者使用。

（3）我国药品有效期的表示方法：药品的有效期应当按照**年月日**的顺序标注，年份用四位数字表示，月、日用两位数字表示。其具体标注格式为"有效期至××××年××月"，或者"有效期至××××年××月××日"；也可以用数字和其他符号表示为"有效期至××××.××."或者"××××/××/××"等。有效期若标注到日，应当为起算日期对应年月日的**前1天**；若标注到月，应当为起算月份对应年月的**前1个月**。

（4）在库药品效期管理的要点

①明确效期药品距该药品有效期截止日期的控制管理时间。

②明确达到该控制管理时间的效期药品的报告制度，规定报告组织、接受与管理组织、报告时间、报告方式及报告内容。

③在药品质量验收、贮存堆放、出库复验等运作环节中，切实做好效期验收、批号集中堆放、效期远近顺序排列、近期先出等管理工作。

④过期药品不能出库与发放，按制度及程序处理，直至销毁。

（5）在库药品养护管理的其他要求：①对在库药品进行定期的质量检查；②对在库药品

的养护条件进行定期的检查；③对养护过程中出现的异常情况进行管理；④保持库房及养护设备、装置的清洁卫生。

四、特殊管理药品、急救药品及新药的供应管理

1. 特殊管理药品的供应管理　《药品管理法》规定："国家对**麻醉药品、精神药品、医疗用毒性药品、放射性药品，**实行特殊管理"。

（1）麻醉药品、精神药品的供应管理

①麻醉药品的品种：麻醉药品一共有 27 个品种，具体品种是可卡因、罂粟浓缩物、二氢埃托啡、地芬诺酯、芬太尼、氢可酮、氢吗啡酮、美沙酮、吗啡、阿片、羟考酮、哌替啶、瑞芬太尼、舒芬太尼、蒂巴因、可待因、右丙氧芬、双氢可待因、乙基吗啡、福尔可定、布桂嗪、罂粟壳。

②第一类精神药品品种：哌醋甲酯、司可巴比妥、丁丙诺啡、γ-羟丁酸、氯胺酮、马吲哚、三唑仑。

③第二类精神药品品种：异戊巴比妥、格鲁米特、喷他佐辛、戊巴比妥、阿普唑仑、氯氮䓬、氯硝西泮、地西泮、艾司唑仑、氟西泮、劳拉西泮、甲丙氨酯、咪达唑仑、硝西泮、奥沙西泮、匹莫林、苯巴比妥、唑吡坦、丁丙诺啡透皮贴、布托啡诺及其注射剂、咖啡因、安钠咖、地佐辛及其注射剂、麦角胺咖啡因片、氨酚氢可酮片、曲马朵、扎来普隆、佐匹克隆。

④麻醉药品和第一类精神药品**不得零售**。禁止使用现金进行麻醉药品和精神药品交易，但是个人合法购买麻醉药品和精神药品的除外。经所在地设区的市级药品监督管理部门批准，实行统一进货、统一配送、统一管理的药品零售连锁企业可以从事第二类精神药品零售业务。第二类精神药品零售企业应当凭执业医师开具的处方，按规定剂量销售第二类精神药品，并将处方保存 **2 年备查**；禁止超剂量或者无处方销售第二类精神药品；不得向未成年人销售第二类精神药品。

⑤医疗机构必须凭麻醉药品、一类精神药品购用印鉴卡向省级行政区域内的定点批发企业购买该类药品，印鉴卡的有效期为 3 年。医疗机构必须向省级行政区域内的定点批发企业购买第二类精神药品。

⑥医疗机构取得印鉴卡应当具备以下条件：有专职的麻醉药品和第一类精神药品管理人员；有获得麻醉药品和第一类精神药品处方资格的执业医师；有保证麻醉药品和第一类精神药品安全贮存的设施和管理制度。

⑦麻醉药品、精神药品的验收管理实行双人同时现场进行验收，贮存应有专库或者专柜进行贮存，应当设有防盗设施及安装报警装置，麻醉药品、第一类精神药品的专柜应当使用保险柜，配备专人，实行**双人双锁**管理，对麻醉药品、第一类精神药品建立**专用账册**登记，做到双人核对、**"日清月结"**，同时要按规定期限保存（自药品有效期满之日起不少于 **5 年**）。麻醉药品、第一类精神药品出库也需要双人检查复核出库。

⑧门（急）诊癌症疼痛患者和中、重度慢性疼痛患者长期使用麻醉药品和第一类精神药品的，首诊医师应当亲自诊查患者，建立相应的**病历**，要求其签署《**知情同意书**》。病例中应当留存下列材料的复印件：二级以上医院开具的诊断证明；患者户籍簿、身份证或者其他相关有效身份证明文件；为患者代办人员身份证明文件。除需长期使用麻醉药品和第一类精神药品的门（急）诊癌症疼痛患者和中、重度慢性疼痛患者外，麻醉药品注射剂仅限于医疗

机构内使用。

（2）医疗用毒性药品的供应管理。医疗机构供应和调配毒性药品，应凭**医生签名**的正式处方。零售药店供应和调配毒性药品，应凭盖有医生所在的**医疗机构公章**的正式处方。每次剂量不得超过**2日极量**。调配处方时，必须认真负责，计量准确，按医嘱注明要求，并由配方人员及具有药师以上技术职称的复核人员签字盖章后方可发出。对处方未注明"生用"的毒性中药，应当付**炮制品**。如发现处方有疑问时，须经原处方医师重新审定后再进行调配。处方**一次有效**，取药后处方保存**2年备查**。使用 A 型肉毒毒素制剂的医疗机构应当向药品生产企业指定的 A 型肉毒毒素经销商采购 A 型肉毒毒素；对购进的 A 型肉毒毒素制剂登记造册、专人管理，按规定贮存，做到账物相符。医师使用 A 型肉毒毒素制剂应当根据诊疗指南和规范、药品说明书中的适应证、药理作用、用法、用量、禁忌、不良反应和注意事项开具处方，每次处方剂量不超过**2日用量**，处方按规定保存。医疗用毒性药品的验收、贮存及出库管理应按照国家的有关法规，参照麻醉药品、精神药品的管理要求，严格进行管理。

（3）放射性药品的管理。医疗机构须凭**省级公安、环保、食品药品监督管理部门**资质审查后核发的《放射性药品使用许可证》，根据临床使用需要，向持有《放射性药品经营企业许可证》的经营企业进行采购。放射性药品应放在规定材料制作的容器内，置于特制贮源室的贮源柜内，做到专人保管、分类贮存、标识醒目、防止差错、保证安全。经药事管理与药物治疗学委员会审核同意，核医学科可以购用、调剂本专业所需的放射性药品。

2. **急救药品的供应管理**　急救药品供应管理的基本要求如下。

（1）管理力求标准化的要求。根据急救药品的供应特点，建立专门的急救药品配置与贮存的目录指引，建立统一的急救药品配置设施与贮存设施制作规格、材料标准及配置指南。

（2）分类与重点贮存的要求。对急救药品实行**分类储备**和**重点储备**。急救药品大体可以分为外伤类急救药品、清洗与解毒类急救药品、人体复苏类急救药品、产科类急救药品、防治传染类急救药品及急救设施装备药品。

（3）制定制度、明确责任及专人管理的要求。明确运作的快速反应程序，明确急救药品快速供应通道的准备与控制，明确管理组织的责任，明确专门的管理人员。

（4）定期检查与更换的要求。定期对急救药品的配置与贮存进行重点检查，药品保管人员要根据药品养护的要求，做好符合条件，规范养护，加强药品的效期管理，按照效期管理的要求进行更换，对检查与养护管理中发现的问题及时报告处理，对损耗与消耗的药品及时补充。

（5）专门设施与专项管理内容的要求。医疗机构应设立专门的急救药贮存场所，配置必要的贮存设施。在急救药品的供应中，建立专门的记录、账册，做好**独立贮存、独立记录、独立建账、独立盘点**，并按规定的要求进行保存。

（6）渠道准备在先、采购预案在先的要求。药品采购组织与人员要做好供应渠道的调研共组，充分了解现有各种及不同机型与规格药品的生产企业与经营企业，进行必要的联系与沟通，准备采购计划的实施方案，确保必要时及时启动应急采购程序，确保急救药品的有效供应。

3. **新药的供应管理**

（1）新药定义：未曾在**中国境内**上市销售的药品。已上市药品改变剂型、改变给药途径、增加新适应证的，按照新药申请管理。

（2）新药供应的原则：①临床治疗必需的原则；②新药充分认知的原则；③控制数量与逐步提高的原则。

（3）建立新药引进评审制度，制度本机构新药引进规则，建立评审专家库组成，负责对新药引进的评审工作。由于新药的供应渠道缺乏竞争性，并且供应数量较少，因此一般不采用集中招标采购的方式。

（4）新药供应后，药品管理部门应按照医疗机构制定的药品临床使用质量评价与信息反馈的制度及程序，开展新药临床使用的质量跟踪管理工作，收集临床不良反应信息、疗效情况、临床医师及使用者反映，并建立记录，进行分析，总结报告。

五、药品的信息管理

1. 药品名称、药品分类、药价

（1）药品是指用于预防、治疗、诊断人的疾病，有目的地调节人的生理功能并规定有适应证或者功能主治、用法和用量的物质，包括**中药材、中药饮片、中成药、化学原料药及其制剂、抗生素、生化药品、放射性药品、血清、疫苗、血液制品和诊断制品**等。药品的名称包括药物的通用名、化学名和商品名。

①药品的商品名通常是针对药物的最终产品，即剂量和剂型已确定的含有一种或多种药物活性成分的药物。药品的商品名是由制药企业自己进行选择的，和商标一样可以进行注册和申请专利保护。含同样活性成分的同一药品，每个企业应有**自己的商品名**，不得冒用、顶替别人的药品商品名称。

②药品的通用名也成为国际非专利药品名称，是 WHO 推荐使用的名称。药品通用名通常是指有活性的药物物质，而不是最终的产品。一个药品只有**一个**药品通用名。药品通用名不受专利和行政保护，是所有文献、资料、教材及药品说明书中标明有效成分的名称。

③药品的化学名是根据其化学结构来进行命名的，以一个母体为基本结构，然后将其他取代基的位置和名称标出。

（2）药品的分类有多种方式，按照药品管理法律、法规中有关药品分类管理的类别，可以分为如下。

①传统药、现代药：传统药是各国、地区、民族传承的民族文化固有的药物，包括植物药、矿物药、动物药，其发现、生产、应用均基于传统医学的经验和理论。我国的传统药有**中药、民族药**（藏药、蒙药、维药、傣药、壮药等），是各民族医药经典著作收载的防治疾病的天然药材及其制成品。现代药一般指 19 世纪以来发展起来的化学药品（合成药品、抗生素、生化药品、放射性药品等），生物制品（血清、疫苗、血液制品等）。其特点是用现代医学的理论和方法筛选确定其药效，用于防治疾病。

②处方药和非处方药：处方药师指凭执业医师和执业助理医师处方方可购买、调配和使用的药品，非处方药则指不需要凭执业医师和执业助理医师处方，消费者可以自行判断、购买和使用的药品。

③新药、仿制药和医疗机构制剂：新药可以分为**创新药**和**改良型新药**。仿制药是指仿与原研药质量和疗效一致的药品，仿制药必须与原研药具有治疗等效性。医疗机构制剂指医疗机构根据本机构临床需要经批准而配制、自用的固定处方制剂。

④国家基本药物、医疗保险用药、新农合用药：国家基本药物是指满足民众主要卫生保健需要的药物，公平可及、安全有效和合理使用是基本药物的基本特征。医疗保险用药是指医疗保险、工伤保险、生育保险药品目录所列的保险基金可以支付一定费用的药品。新农合用药是指新型农村合作医疗基金可以支付费用的药品。

⑤特殊管理的药品：《药品管理法》规定国家对**麻醉药品、精神药品、医疗用毒性药品、放射用药品**实行特殊管理。此外，国家对疫苗流通和预防接种、属于药品类易制毒化学品、属于药品类的兴奋剂、部分抗菌药等也实行一定的特殊管理。

（3）药品分类管理制度

①我国实行药品分类管理。根据药品安全有效、使用方便的原则，依其品种、规格、适应证、剂量及给药途径的不同，对药品分别按照处方药和非处方药进行管理。实行分类管理的目的加强处方药的销售控制，反之消费者因自我行为不当导致药物滥用并危及健康，同时通过规范非处方药的管理，引导消费者科学、合理地进行自我药疗，保证公众用药安全有效、及时方便。

②我国实行药品分类管理的意义：保证公众用药安全有效、方便及时；合理分配医疗卫生资源、降低医疗费用。

（4）药品价格管理

①《药品管理法》规定，依法实行市场调节价的药品，药品的生产企业、经营企业和医疗机构应当按照**公平、合理**和**诚实信用、质价相符**的原则制定价格，为用药者提供价格合理的药品。2015年5月4日发布的《关于印发推进药品价格改革意见的通知》中决定从2015年6月1日起**取消**绝大部分药品政府定价，完善药品采购机制，发挥医保控费作用，药品实际交易价格主要由市场竞争形成。

②《药品管理法》规定，药品的生产企业、经营企业、医疗机构应当依法向政府价格主管部门提供其药品的实际销售价格和销售数量等资料。医疗机构应当向患者提供所用药品的**价格清单**；医疗保险定点医疗机构还应当按照规定的办法如实公布其常用药品的价格，加强合理用药的管理。

③禁止药品的生产企业、经营企业和医疗机构在药品购销中账外暗中给予、收受回扣或者其他利益。禁止药品的生产企业、经营企业或者其代理人以任何名义给予使用其药品医疗机构的负责人、药品采购人员、医师等有关人员以财务或者其他利益。禁止医疗机构的负责人、药品采购人员、医师等有关人员以任何名义收受药品的生产企业、经营企业或者其代理人给予的财务或者其他利益。

第6单元 医院药品质量管理

【复习指南】本部分内容主要为医院药品质量管理的组织和监管内容，难度不大，历年考试偶考。

了解药品质量特性及其影响因素、医院药品检验室的任务及其工作程序和医院药品质量监督管理。

一、药品质量特性及其影响因素

1.**药品质量特性** 药品质量是指药品与满足预防、治疗、诊断人的疾病，有目的地调节人的生理功能的要求有关的固有特性,即药品的物理学、化学、生物学指标符合标准的程度。药品**质量特性**表现为以下四个方面。

（1）有效性：是指药品在规定的适应证、用法和用量的条件下,能满足预防、治疗、诊断人的疾病,有目的地调节人的生理功能的要求,有效性是药品质量的固有特性。我国将药品有效性分为**"痊愈""显效""有效"**三个程度。

（2）安全性：是指按规定的用法、用量使用药品后,人体产生毒副作用的程度。安全性也是药品的固有特性,只有在衡量有效性大于毒副作用,或者可解除、缓解毒副作用的情况下才能使用某种药品。

（3）稳定性：是指在规定的条件下保持药品有效性和安全性的能力。

（4）均一性：是指药物制剂的每一单位产品都符合有效性、安全性的规定要求,均一性是在制剂过程中形成的药物制剂的固有特性。

2. 药品的特殊性　药品是特殊的商品,具有商品的一般属性,同时又具有特殊性。药品的**特殊性**表现在以下四个方面。

（1）专属性：药品的专属性表现在对症治疗,不像一般商品可以互相替代。

（2）两重性：药品的两重性是指药品有防治疾病的一面,也有不良反应的一面。

（3）质量的重要性：药品与人们的生命有直接关系,因此确保药品质量尤为重要。

（4）时限性：人们只有治病防病时才需要用药,但药品生产、经营企业平时应有适当数量的生产和贮备。另外药品有有效期,一旦有效期到达,即报废销毁。

3. 影响药品质量的因素

（1）影响药品稳定性的外界因素,包括**日光、空气、温度、湿度、时间及微生物**等。日光中紫外线对药品变化起着催化作用,能加速药品的氧化、分解等,许多酚类药物在光线作用下易氧化,如肾上腺素、吗啡、苯酚、可待因等。空气中氧气和二氧化碳对药品的质量影响加大。氧气容易使某些药物发生氧化作用而变质,二氧化碳被药品吸收,发生碳酸化而使药品变质。温度过高或过低都能是药品变质,特别是温度过高与药品的挥发程度、形态及引起氧化、水解等变化和微生物的生长有很大关系。如脊髓灰质炎疫苗、牛痘菌苗放置处温度过高,会很快失效,温度过低又易引起冻结或析出沉淀。湿度对药品质量影响很大,湿度太大能使药品潮解、液化、变质或霉败,湿度太小,容易使某些药品风化。

（2）影响药品质量的人为因素,包括：①人员设置；②药品质量监督管理情况,如规章制度的建立、实施及监督执行情况；③药学人员药品保管养护技能及对药品质量的重视程度、责任心的强弱,身体条件、精神状态的好坏等。

（3）影响药品稳定性的内在因素。药品的稳定性一般包括**化学、物理和生物学**三个方面。化学稳定性是指药品因水解、氧化、异构化等化学反应而产生变化。物理稳定性方面,由于药物制剂物理性状的改变而使质量下降,影响正常使用。药物制剂的生物稳定性一般指由于微生物和害虫的滋生,引起药品发霉、发酵、分节或腐败等。影响药品稳定性的内在因素包括：①结构因素,如存在酯或内酯结构、酰胺或内酰胺结构、酚、多元酚及烯醇结构、具有手性碳原子的机构等；②处方因素,如 pH、溶剂的极性、离子强度、赋形剂。

二、医院药品检验室的任务及其工作程序

《医疗机构药事管理暂行规定》指出,医疗机构配制制剂,必须具备能够保证制剂质量

的设施、管理制度、检验仪器和卫生条件。

1. 医院药品检验室的任务

（1）负责本院的药品质量监督、检验工作，为推行药品质量全面管理发挥监督控制作用。

（2）负责本院制剂成品和半成品的质量检验，原料、辅料、包装材料入库前的质量检查，确保用药质量和安全。

（3）对购入的药品实施质量抽检，对库存、调剂和临床科室使用药品定期进行质量监控检验，发现有质量问题的药品应及时处理。

（4）对本院制剂，留样定期观察、检验并做留样观察记录。为制定制剂的有效期、质量保证期和贮存条件提供可靠数据。

（5）负责制定本院制剂质量标准、检验规程等文件。

（6）负责各种药品检验用试液、标准液、滴定液的配制、标定。

（7）定期组织召开药品质量分析会议，并做好资料准备和会议记录。

（8）有计划、有重点地开展药品质量、检验方法改进和新技术等各项科研工作，并配合临床药学科室做好有关药品的检测工作。

（9）负责药检仪器设备、衡量器具的使用、维修、保养工作。

2. 药品检验室的工作程序　药品检验工作程序一般是取样、登记、鉴别、检验、含量测定、出具检验报告等。

（1）医院制剂抽样数的确定

①制剂原料：制剂所需原料、辅料按购进件数取样，设总件数为 X，当 X < 3 时，逐件取样；当 X ≤ 300 时，按 $\sqrt{X}+1$ 随机取样；当 X > 300 时，按 $\sqrt{X}/2+1$ 随机取样。

②制剂中间产品：中间体按包装单位取样，当 X < 3 时，按包装单位取样；当 X ≤ 300 时，按 $\sqrt{X}+1$ 随机取样；当 X > 300 时，按 $\sqrt{X}/2+1$ 随机取样。

③制剂成品：制剂成品按批件数取样，设总批件数为 X，当 X < 3 时，逐件取样，当 X ≤ 300 时，按 $\sqrt{X}+1$ 随机取样；当 X > 300 时，按 $\sqrt{X}/2+1$ 随机取样。

（2）检验人员负责药品的抽验取样，取样应组遵循随机原则，并具有代表性。取样数量要符合检测、复试和留样观察3倍量的规定。检品检验完毕后，检验者应将全部剩余检品封口，加封条，签名和注明加封日期，专柜保管，专人负责，留样检品应定期观察、检验，并做好记录。

（3）留样数量，大输液、内服制剂、中药口服液体制剂每批至少应留样4个最小包装单位；小针剂最少留样40个最小包装单位；其他制剂留样量可根据实际情况酌定，但不得少于1次检验用量。留样时间，一般检品保持1年，普通制剂、中药口服制剂、无特殊质量考察的制剂可留样至该批制剂用完后1个月，大输液灭菌制剂保存1年。易腐败霉变、启封后不能继续保存的药品可不予留样。

（4）鉴别是依据药物的化学结构和理化性质进行某些化学反应，测定某些理化常数或光谱特征，来判断药物及制剂的真伪。鉴别的项目包括：①感官检查，检查外形特征，如色、嗅、味等，中草药通常要做原植物鉴别、性状鉴别、显微鉴别等；②物理常数测定及光谱分析，如熔点、沸点、比重、折光率、比旋度及紫外光谱、红外光谱、色谱等；③化学特征试验，根据检品化学机构特征与试剂发生反应，以示鉴别某一共性的药品，常用方法有试管法、点滴反应、比色法和薄层色谱法等。

（5）检验一般包括杂质**"限量检查"，制剂检查，无菌、热原、卫生学检查**等。制剂检查要根据不同的剂型做规定项目检查，如注射剂要做注射液的装量、澄明度或不溶性微粒检查，片剂、胶囊剂要做重量差异、崩解时限检查，对难溶性药物片剂做溶出度测定，对小剂量药物片剂要做含量均匀度检查等。

（6）药品检验及其结果必须有完整的原始记录，实验数据必须真实、不得涂改，还应写出检验报告，并根据检验结果做出明确的结论。检验报告结论的内容应包括：结论的依据、检验结果和处理意见。

三、医院药品质量监督管理

1. 医院药品质量监督管理的组织机构

（1）质量管理小组

①医疗机构药品质量管理小组：应由**药学部**和**各部门负责人**或**部门主管，以及各岗位兼职质量管理员**组成。质量管理小组要对医疗机构的药品质量和药事活动进行评估、监督、指导和管理。

②质量管理员的责任：参与药房质量管理有关技术性、规范性文件的制定；参与药房质量保证体系的年度评审，监督质量持续性改进的落实；收集药品质量及工作质量信息并分析和处理。

（2）药品质量控制网络组成与运作方式

①药品质量控制网络由药学部的业务科和病区的药房组成。将药品、制剂从采购、生产、检验、验收入库、仓库保管、发放供应、门诊、住院药房、病区药房、使用的各个环节，形成一个质量控制网络，对全院所用的全部药品、制剂实施药品质量信息传递。

②建立网络运行的工作制度。

③制定质量保证体系。

2. 医院药品质量监督管理的内容

（1）执行《药品管理法》和有关药品质量监督管理的法规，检查本医疗机构有关药品质量监督管理的各项规章制度执行情况。

（2）认真执行《处方管理办法》，检查处方调配中核对制度和技术操作规程执行情况，严防差错事故，保证配发的药品质量合格，安全有效。

（3）检查毒、麻、精神药品及其他药品的使用、管理制度的执行情况。发现问题及时处理研究，并向上级报告。

（4）应检查配制制剂工艺及操作规程、成品质量检验执行情况，不合格的药品不准使用，确保患者用药安全。

（5）药品贮备必须做到品种、规格、数量符合实际的需要，在数量上应适中，既满足临床需要，又不造成积压浪费。应经常检查库存药品的质量情况，包括库房条件、药品入库、药品分类保管、药品发放制度的执行情况。

（6）检查医院药品流通各环节的药品管理、交接和使用管理，发现问题及时研究解决办法。

（7）其他有关医院药品的执行请，如药品采购的质量、药品库存量的控制、药品的效期管理及配置制剂的质量等。

第7单元 临床用药管理

【复习指南】本单元主要内容是药物的临床使用、合理用药及安全用药，是历年常考的内容，难度较大。

一、药物治疗管理

药物治疗的质量管理是药学部门、药师为个体患者提供优化治疗结果、发现和解决与药物治疗有关问题的一组服务过程。药物治疗的质量管理主要由**调剂差错防范、病历分析与药历管理、药物相互作用及其管理**三部分组成。

（1）调剂差错防范：建立规范化管理制度，形成调剂差错防范预警系统，规范处方药品名称的书写，药品调剂过程中严格"四查十对"制度，建立调配、复核、签名制度。定期组织药学专业技术人员监督无业学历，提高药学专业技术人员的技术水平和责任感。

（2）病历分析与药历管理：病历是医护人员在医疗工作中对个体患者病程、病情的一份全面记录和总结，也是医院保存的重要法律文书。药师采用病历分析方法可分析临床用药的规律，通过病历分析，了解掌握临床用药情况及医师处方习惯，并将临床相关用药情况作为评价医师合理用药的指标，并形成相应的系列评价制度。药历是临床药师在为患者提供药学服务的过程中，以合理用药为目的，采集临床资料，通过综合、分析、整理、归纳而书写形成的完整记录，是为患者进行个体化药物治疗的重要依据。**药历**的基本内容包括：患者的一般情况、既往用药史、药物过敏史、病例摘要、现用药史（包括治疗药物类别、名称、剂量、给药途径、给药间隔、疗程、治疗效果等）及药师应用临床药学知识对药物治疗进行的用药评价等。通常在下列情况下记录药历：①患有一种或多种慢性疾病的患者；②需要长期药物治疗的患者；③因特殊的病理生理状况需要调整给药剂量、给药途径，以保证疗效并避免药品不良反应的患者；④需要多种药物联合治疗、药物间存在相互作用可能的患者。

（3）药物相互作用及其管理：药物相互作用是指两种或多种药物联合应用时所引起的药效或作用强度的异常改变。两种以上的药物同时应用所产生的效应包括药效增强、不良反应减轻、药效减弱、出现不良反应甚至中毒反应都属于药物相互作用。药物相互作用根据所发生的机制一般分为：药效学相互作用和药动学相互作用。

二、合理用药

1. 合理用药概念的形成与发展　合理用药是指以当代药物和疾病的系统知识和理论为基础，**安全、有效、经济、适当**地使用药品。从药师的角度，合理用药观念的形成和发展经历了三个重要的历史阶段。

①临床用药管理阶段：药师突破单纯药品供应的传统职能限制，开始关注临床用药过程的合理化。

②临床药学阶段：药师开始涉足临床用药领域，通过参加查房和会诊对患者的药物治疗方案提出合理化建议，合理用药由监测用药进化到优化用药过程。

③药学保健阶段：药师通过发现、防止和解决用药过程中的问题成为直接面对患者和社会用药者的医疗保健人员。药师对合理用药的贡献正逐步由监测和优化用药过程进化到确保用药结果，而且要求从医疗结果、经济学结果和人道主义结果三个方面全面考虑。

2. 合理用药的基本原则

（1）合理用药的基本原则

①安全性是合理用药的**重要前提**。药物作用的两重性，决定了它们在发挥治疗作用的同时又可能存在毒副作用。因此，医师在选用某种药物时，应充分考虑药物可能存在的不良反应和患者的生理病理状况，使用药患者承受最小的风险获得最大的治疗效果。

②有效性是合理用药的**首要目标**。对于医学用途的药物治疗，要求的有效性在程度上也有很大差别，分别为：根除致病原，治愈疾病；延缓疾病进程；缓解临床症状；预防疾病发生；避免某种不良反应的发生；调节人的生理功能。判断药物有效性的指标有多种，临床常见的有治愈率、显效率、好转率、无效率等，预防用药指标则有疾病发生率、降低死亡率等。

③经济性是合理用药的**基本要素**。用药经济性是指获得单位用药效果所投入的成本尽可能低，即以尽可能少的药费支出取得尽可能大的治疗效益。

④适当性是合理用药的**核心内容**。合理用药的核心内容是将适当的药品，以适当的计量，在适当的时间，经适当的途径，给适当的患者，使用适当的疗程最终达到合理的治疗目标。

（2）合理用药应把握的基本环节

①明确诊断是合理用药的前提。

②制定详细的用药方案，制定包括用药剂量、给药途径、投药时间、用药疗程、是否联合用药等内容的用药方案，并认真执行之。

③密切观察患者用药后反应适时调整用药方案。

④个体化用药。

⑤关注药物相互作用。

⑥提高患者的依从性。

（3）合理用药原则的两个显著特征：①合理用药的概念是**动态**发展的；②合理用药原则的**合理性**是相对的。

3. 影响合理用药的因素

（1）不合理用药的主要表现

①用药不对症。多数情况属于选用药物不当。无用药适应证而保险或安慰性用药，或者有用药适应证而得不到药物质量，属于两种极端情况。

②使用无确切疗效的药物。

③用药不足。剂量偏低，达不到有效治疗剂量；疗程太短，不足以彻底治愈疾病，导致疾病反复发作。

④用药过度。一是**剂量过大**；二是**疗程过长**；三是**无指征用药**；四是**轻症用重药**。

⑤使用毒副作用过大的药物。

⑥合并用药不适当。包括无必要地合并使用多种药物、不适当地联合用药。

⑦给药方案不合理。未在适当的时间、间隔，经适当的给药途径给药。

⑧重复给药。多名医生给同一位患者开具相同药物，或者提前续开处方。

（2）影响合理用药的因素。影响合理用药的因素通常包括人类对药物认识的局限、国家药物政策、医疗机构管理、医务人员、患者自身和社会环境等。

①人类对药物作用的认识处于永久的探究状态，尤其在下面一些领域对药物作用规律的

认识还处于初级阶段，尤其是对于药物相互作用于合理用药、时辰药理学、遗传药理学和疾病因素与合理用药等领域的认识还存在不足。

②人员因素。医务人员包括医师、药师、护士等专业技术人员对药物治疗专业知识不足，专业信息更新不及时，固有用药习惯的限制等因素都可能造成不合理用药。患者自身由于知识结构、文化背景灯因素也会影响患者对药物的选择和用药依从性。

③国家药物政策。国家药物政策主要由基本药物、价格合理、财政支持、供应系统、质量保证、合理用药研究、人力资源开发、监测与评估等内容构成。国家药物政策存在缺陷就有可能导致药物的不合理使用。

④社会因素，包括医疗机构对不合理用药缺乏有效的管理措施，药品生产和经营企业的不正当竞争手段，社会零售药店是销售处方药失控，饲料生产和畜牧水产养殖部门不当用药。

4. 合理用药的管理

（1）国家宏观政策调控，包括在全社会营造合理用药氛围，多部门协调实施国家合理用药政策，深化医药体制改革加强行业监管。

（2）加强医院药事管理改革。发挥药事管理委员会的职能，加强合理用药制度建设，制定合理用药的具体标准，开展处方和病例用药调查，构建和应用临床合理用药计算机网络系统，合理控制药品费用比例。

（3）制定和完善医院处方集。围绕国家基本药物目录建立医院基本用药目录和处方集。医院基本用药目录规定了保证本院患者医疗需要的药物品种，处方集比较详细地提出了每种药物的使用原则。

（4）加强合理用药教育和培训，加强在校医学生和药学生的合理用药知识教育，加强在职专业人员的合理用药培训，加强护理人员合理用药培训。

（5）大力开展临床药学和药学监护工作，积极开展药物警戒，加强静脉药物配置中心建设。

（6）进一步开展合理用药实践，加强合理用药的研究，开展循证医学与循证药学研究。

5. 医院处方点评管理

（1）医院处方点评是根据相关法规、技术规范，对处方书写的规范性及药物临床使用的适宜性（用药适应证、药物选择、给药途径、用法用量、药物相互作用、配伍禁忌等）进行评价，发现问题，制定并实施干预措施，促进临床合理用药的过程。对临床处方进行统计分析，反映医疗机构处方工作的情况，为医疗机构管理层进行科学决策提供数据支持，以达到合理用药的目的。

（2）医院处方点评是在医院药事管理与药物治疗学委员会（组）和医疗质量管理委员会的领导下，由医院**医疗管理部门**和**药学部门**共同组织实施的。医院应当根据本医院的性质、功能、任务、科室设置等情况，在药事管理与药物治疗学委员会（组）下建立由医院药学、临床医学、临床微生物学、医疗管理等多学科专家组成的处方点评专家组，为处方点评工作提供专业技术咨询。

（3）处方点评小组成员应当具备以下条件：具有较丰富的临床用药经验和合理用药知识；具备相应的专业技术任职资格：二级及以上医院处方点评工作小组成员应当具有**中级以上**药学专业技术职务任职资格，其他医院处方点评工作小组成员应当具有**药师以上**药学专业技术职务任职资格。

（4）医院药学部门应当会同医疗管理部门，根据医院诊疗科目、科室设置、技术水平、诊疗量等实际情况，确定具体抽样方法和抽样率，其中门诊处方的抽样率不应少于总处方量的 1‰，且每月点评处方绝对数不应少于 **100 张**，病房医嘱单的抽样率不应少于 1%，且每月点评出院病历绝对数不应少于 **30 份**。处方点评结果分为合理处方和不合理处方两种，其中，不合理处方包括**不规范处方、用药不适宜处方、超常处方**。

（5）处方点评结果的评判标准

①不规范处方：处方的前记、正文、后记内容缺项，书写不规范或者字迹难以辨认的；医师签名、签章不规范或者与签名、签章的留样不一致的；药师未对处方进行适宜性审核的（处方后记的审核、调配、核对、发药栏目无审核调配药师及核对发药药师签名，或者单人值班调剂未执行双签名规定）；新生儿、婴幼儿处方未写明日、月龄的；西药、中成药与中药饮片未分别开具处方的；未使用药品规范名称开具处方的；药品的剂量、规格、数量、单位等书写不规范或不清楚的；用法、用量使用"遵医嘱""自用"等含糊不清字句的；处方修改未签名并注明修改日期，或药品超剂量使用未注明原因和再次签名的；开具处方未写临床诊断或临床诊断书写不全的；单张门急诊处方超过五种药品的；无特殊情况下，门诊处方超过 7 日用量，急诊处方超过 3 日用量，慢性病、老年病或特殊情况下需要适当延长处方用量未注明理由的；开具麻醉药品、精神药品、医疗用毒性药品、放射性药品等特殊管理药品处方未执行国家有关规定的；医师未按照抗菌药物临床应用管理规定开具抗菌药物处方的；中药饮片处方药物未按照"君、臣、佐、使"的顺序排列，或者未按要求标注药物调剂、煎煮等特殊要求的。

②不适宜处方：适应证不适宜的；遴选的药品不适宜的；药品剂型或给药途径不适宜的；无正当理由不首选国家基本药物的；用法、用量不适宜的；联合用药不适宜的；重复给药的；有配伍禁忌或者不良相互作用的；其他用药不适宜情况的。

③超常处方：无适应证用药；无正当理由开具高价药的；无正当理由超说明书用药的；无正当理由为同一患者同时开具 2 种以上药理作用相同药物的。

6. 抗菌药物的合理使用

（1）抗菌药物是临床应用最为广泛的一大类药物，在医院药品消耗中占有特殊的地位，综合性医院中，抗菌药物在消耗金额和消耗数量中始终位居各类药品之最。在临床治疗方面，抗菌药物的不合理应用表现为无指征的预防用药，无指征的治疗用药，抗菌药物品种、剂量的选择错误，给药途径、给药次数及疗程不合理等。在管理层面上，表现为抗菌药物销售自由化及医院运行机制的扭曲。

（2）《医疗机构药事管理规定》指出：医疗机构应当根据国家基本药物制度，抗菌药物临床应用指导原则和中成药临床应用指导原则，制定本机构基本药物临床应用管理办法，建立并落实抗菌药物临床应用分级管理指度。《抗菌药物临床应用管理办法》对抗菌药物的临床应用分级管理提出更加具体的要求。本要求所称抗菌药物是指治疗细菌、支原体、衣原体、立克次体、螺旋体、真菌等病原微生物所致感染性疾病病原的药物，不包括治疗**结核病、寄生虫病**和**各种病毒**所致感染性疾病的药物及具有抗菌作用的中药制剂。

（3）抗菌药物临床应用应当遵循**安全、有效、经济**的原则。抗菌药物临床应用实行**分级**

管理。根据安全性、疗效、细菌耐药性、价格等因素，将抗菌药物分为**三级：非限制使用级、限制使用级、特殊使用级**。

①非限制使用级是指经长期临床应用证明安全、有效，对细菌耐药性影响较小，价格相对较低的抗菌药物。

②限制使用级是指经长期临床使用证明安全、有效，对细菌耐药性影响较大，或者价格相对较高的抗菌药物。

③特殊使用级主要包括：具有明显或严重不良反应，不宜随意使用的抗菌药物；需要严格控制使用，避免细菌过快产生耐药性的抗菌药物；疗效、安全性方面的临床资料较少的抗菌药物；价格昂贵的抗菌药物。

（4）具有高级专业技术职务任职资格的医师，可授予特殊使用级抗菌药物处方权；具有中级以上专业技术职务任职资格的医师，可授予限制使用级抗菌药物处方权；具有初级专业技术职务任职资格的医师，在乡、民族乡、镇、村的医疗机构独立从事一般执业活动的执业助理医师及乡村医生，可授予非限制使用级抗菌药物处方权。药师经培训并考核合格后，方可获得抗菌药物调剂资格。

（5）医疗机构应当设立抗菌药物管理工作机构或者配备专（兼）职人员负责本机构的抗菌药物管理工作。二级以上医院、妇幼保健院及专科疾病防治机构应当在药事管理与药物治疗学委员会下设立抗菌药物管理工作组。抗菌药物管理工作组由医务、药学、感染性疾病、临床微生物、护理、医院感染管理等部门负责人和具有相关专业高级技术职务任职资格的人员组成，医务、药学等部门共同负责日常管理工作。

（6）二级以上医院应当设置感染性疾病科，配备感染性疾病专业医师。二级以上医院应当配备抗菌药物等相关专业的临床药师。

（7）医疗机构和医务人员应当严格掌握使用抗菌药物预防感染的指征。预防感染、治疗轻度或者局部感染应当首先选用非限制使用级抗菌药物；严重感染、免疫功能低下合并感染或者病原菌只对限制使用级抗菌药物敏感时，方可使用限制使用级抗菌药物；特殊使用级抗菌药物不得在门诊使用，临床使用特殊使用级抗菌药物应当严格掌握用药指征，经抗菌药物管理工作组指定的专业技术人员会诊同意后，由具有相应处方权医师开具处方。因抢救生命垂危的患者等紧急情况，医师可以**越级**使用抗菌药物。越级使用抗菌药物应当详细记录用药指征，并应当于**24 小时内**补办越级使用抗菌药物的必要手续。

（8）医疗机构应当开展细菌耐药监测工作，建立**细菌耐药预警机制**，并采取相应措施：①主要目标细菌耐药率超过 30% 的抗菌药物，应当及时将预警信息通报本机构义务人员；②主要目标细菌耐药率超过 40% 的抗菌药物，应当慎重经验用药；③主要目标细菌耐药率超过 50% 的抗菌药物，应当参照药敏试验结果选用；④主要目标细菌耐药率超过 75% 的抗菌药物，应当暂停针对此目标细菌的临床应用，根据追踪细菌耐药监测结果，再决定是否恢复临床应用。

三、安全用药

1. 药品不良反应的定义及其分类

（1）药品不良反应定义及相关概念

①药品不良反应定义：指合格药品在**正常**用法用量下出现的与用药目的**无关的或意外的**有害反应。药品不良反应是药品固有特性所引起的，任何药品都有可能引起不良反应。

②严重药品不良反应：指引药品使用引起下列损害情形之一的反应：导致死亡；危及生命；致癌、致畸、致出生缺陷；导致显著的或者永久的人体伤残或者器官功能的损伤；导致住院或者住院时间延长；导致其他重要医学事件，如不进行治疗可能出现上述情况的。

③新的药品不良反应：指药品说明书中未载明的不良反应。说明书中已有描述，但不良反应发生的性质、程度、后果或者频率与说明书描述不一致或者更严重的，按照新的药品不良反应处理。

④药品群体不良事件：指同一药品在使用过程中，在相对集中的时间、区域内，对一定数量人群的身体健康或者生命安全造成损害或者威胁，需要予以紧急处置的事件。同一药品是指同一生产企业生产的同一药品名称、同一剂型、同一规格的药品。

（2）药品不良反应分类

①根据不良反应的**性质**可以分为：副作用，毒性作用，变态反应，特异质反应，继发反应，后遗效应，过度作用，首剂效应，停药综合征，药物依赖反应，药物致突变、致癌与致畸作用。

②根据药品不良反应与药理作用的关系可将药品不良反应分为**A 型、B 型、C 型**。A 型药品不良反应是由于药物的药理作用增强所致，常与剂量有关，多数可预测，停药或减量后症状很快减轻或消失，发生率较高而死亡率较低。通常表现为副作用、毒性反应、过度作用、继发反应、首剂效应、后遗效应、停药综合征等。B 型不良反应与药物正常药理作用无关，与用药剂量无关，一般难以预测，常规毒理学筛查不能发现，发生率较低而死亡率高。通常表现为特异体质反应、变态反应等。C 型不良反应又称为迟现型不良反应，发生机制尚不清楚，潜伏期长，临床常见致癌、致畸及长期用药后导致心血管疾病、纤溶系统变化等。

③根据药品不良反应发生的频率分类：很常见（＞10%）；频繁（＞1%，＜10%）；不常见（＞0.1%，＜1%）；罕见（＞0.01%，＜0.1%）；非常罕见（＜0.01%）。

2. 药品不良反应报告和监测

（1）**国家食品药品监督管理总局**主管全国药品不良反应报告和监测工作，地方各级药品监督管理部门主管本行政区域内的药品不良反应报告和监测工作。各级卫生行政部门负责本行政区域内医疗机构与实施不良药品反应报告制度有关管理工作。地方各级药品监督管理部门应当建立健全药品不良反应监测机构，负责本行政区域内药品不良反应报告和监测的技术工作。

（2）药品不良反应报告的主体：**药品生产企业、药品经营企业、医疗机构**应当按照规定报告所发现的药品不良反应，建立药品不良反应报告和监测管理制度。药品生产企业应当设立专门机构并配备专职人员，药品经营企业和医疗机构应当设立或者指定机构并配备专（兼）职人员，承担本单位的药品不良反应报告和监测工作。

（3）药品不良反应的监测方法

①包括自发呈报系统，是指医务人员、其他专业人员或者消费者在临床实践过程中将可以的 ADR 报告给药品生产、经营企业、ADR 监测专业机构、药品监督管理部门。

②强制报告系统，指依据国家法律的规定，要求医疗机构、制药企业等在规定时间和监测范围内监测、收集和报告期发现的药品不良反应信息。

③处方事件监测，是对上市药品的一种重点监测制度。其目的是对新上市药品进行重点监测，以弥补自发报告制度的不足。

④医院集中监测系统，是指在一定的时间、一定的范围内对某一医院或某一地区内所发

生的 ADR 及药物利用详细记录，以探讨 ADR 的发生规律。

⑤自动记录数据库，是把患者分散的诊断、用药、剂量、不良反应及其他信息如收费记录等，通过与患者唯一的保健号联结，储存于计算机内而形成。通过记录链接方法建立的大型自动记录数据库，收集潜在药源性疾病信息的数据库，记录用药史的数据库。

⑥药物流行病学研究方法，是指利用药物流行病学方法，如病例对照研究、队列研究法调查收集药品的不良反应数据，并统计分析确定药品和 ADR 之间的因果关系、关联强度和 ADR 发生率。

（4）药品不良反应报告的方式：药品生产企业、经营企业、医疗机构发现可能与用药有关的不良反应应当通过**国家药品不良反应监测信息网络**报告；不具备在线报告条件的，应当通过纸质报表报所在地药品不良反应监测机构，由所在地药品不良反应监测机构代为在线报告。

（5）我国药品不良反应的报告范围：新药监测期内的国产药品和首次获准进口 5 年以内的进口药品，应该报告该药品发生的**所有**不良反应。其他国产药品和首次获准进口 5 年以上的进口药品，报告**新的、严重**的不良反应。

（6）药品生产企业、经营企业和医疗机构获知或者发现药品群体不良反应事件后，应当立即通过电话或者传真等方式报所在地的县级药品监督管理部门、卫生行政部门和药品不良反应监测机构，必要时可以**越级报告**；同时填写《药品群体不良反应事件基本信息》，对每一病例还应当及时填写《药品不良反应／事件报告表》，通过国家药品不良反应监测信息网络报告。

（7）进口药品和国产药品在境外发生的严重药品不良反应（包括自发报告系统收集的、上市后临床研究发现的、文献报道的），药品生产企业应当填写《境外发生的药品不良反应／事件报告表》，自获知之日起 **30 日内**报送国家药品不良反应监测中心。国家药品不良反应监测中心要求提供原始报表及相关信息的，药品生产企业应当在 5 日内提交。

（8）药品生产企业、经营企业和医疗机构发现**新的、严重**的药品不良反应应当在的 **15日内**报告，其中**死亡病例**须立即报告；其他药品不良反应应当在 30 日内报告。有随访信息的，应当及时报告。

（9）药品生产企业应当对获知的死亡病例进行调查，详细了解死亡病例的基本信息、药品使用情况、不良反应发生及诊治情况等，并在 15 日内完成调查报告，报药品生产企业所在地的省级药品不良反应监测机构。

（10）设立新药监测期的国产药品，应当自取得批准证明之日起每满 **1 年**提交一次定期安全性更新报告，直至首次再注册，之后每 **5 年**报告一次；其他国产药品，每 5 年报告 1 次。首次进口的药品，自取得药品进口批准证明文件之日起每满 1 年提交 1 次定期安全性更新报告，直至首次再注册，之后每 5 年报告一次。

（11）国产药品的定期安全性更新报告向药品生产企业所在地省级药品不良反应监测机构提交。进口药品（包括进口分包装药品）的定期安全性更新报告向国家药品不良反应监测中心提交。

3. 药品不良反应的预防

（1）正确认识药品不良反应，药品不良反应是客观存在的。

（2）加强新药上市前的安全性研究，药品上市前的安全性评价具有一定的局限性，因为：①动物毒性研究的局限性；②临床试验科学性研究的局限性，临床试验选择的受试人群是有限的，一些罕见、迟发性的不良反应难以发现；③我国新药的研制大多属于仿制药，说明书中提及的不良反应多是参照国外的研究资料，但由于种族人员的差异，必然存在不良反应的差异。

（3）重视药品的制剂工艺研究，提高药品的内在质量，采用现代高新技术提高药品生产工艺水平，完善质量标准，一定程度上能够减低不良反应的发生。

（4）加强药品上市后安全性监测，密切关注新出现的和严重的不良反应，完善药品的安全性研究。

（5）加强合理用药，防止严重药害事件重演。用药时注意以下几点：①了解患者及家族的药物和食物等过敏史；②注意特殊人群用药，对老年人、小儿，尤其是新生儿、孕妇、哺乳期妇女及肝肾功能不全的患者，应根据其特点谨慎用药；③用药选择品种应合理，避免不必要的重复或者联合用药，注意了解患者从不同科室开具的处方药品和自用药品使用情况，以免发生药物不良相互作用；④使用新药必须掌握相关药物资料，慎重用药并进行严密观察，特别是对儿童、妊娠期妇女及老年人应慎用新药；⑤使用对器官功能有损害的药物时，注意定期监测器官功能；⑥用药期间注意观察 ADR 的早期症状，以便及时停药和处理，防止恶化；⑦注意药物的迟发反应，如药物的致癌、致畸作用。

（6）加大政府监管力度，积极开展药品不良反应报告和监测工作：①在药品研究、生产、流通、使用各个环节，加强监督管理，药品上市前严格审批与上市后监测两者并重；②整合医疗卫生资源，完善信息化技术手段；③充分利用 WHO 和我国药品不良反应病例报告数据库信息资源，共享药品的安全性信息，加强信息反馈；④加强药品不良反应的基础研究，探索药品不良反应的发生机制，为临床合理用药提供依据。

4. 药物警戒

（1）药物警戒：发现、评价、认识和预防药品不良反应或其他任何与药物相关问题的科学和活动。药物警戒已经发展为主动地、系统地、持续地进行风险管理的一种活动和理念，即在产品生命周期的全过程中，主动地综合运用科学手段来发现、评估、沟通风险信息，实现药品风险最小化，并通过广泛的社会合作和恰当的沟通，将药品安全信息正确地传播给公众。

（2）药物警戒信号：是指来自某个或多个来源的报告信息，提示干预措施与某个或某类、不良或有利事件之间存在一种新的潜在的因果关系或某已知关联的新的方面，这样的信息被认为值得进一步验证。

（3）药物警戒信号的分类：①确认的信号，有明确的风险，有必要采取措施以降低风险；②尚不确定的信号，有潜在的风险，需要继续密切监测；③驳倒的信号，并不存在风险，目前不需要采取措施。

（4）药物警戒的工作内容：①早期发现新的、严重不良反应和药物相互作用，提出新信号；②监测药品不良反应的动态和发生率；③确定风险因素，探讨不良反应机制；④对药物的风险／效益进行定量评估和分析；⑤将全部信息进行反馈，改进相关监督、管理所使用的法律、法规。

（5）药物警戒的意义：①加强用药及所有医疗干预措施的安全性，优化患者的医疗质量；②改进用药安全，促进公众健康；③对药品使用的利弊、药品的有效性和风险性进行评价，促进合理用药；④促进对药品安全的理解、宣传教育和临床培训，推动与公众的有效交流。

（6）药物警戒的**范围**：药品不良反应监测；药物误用或用药差错；药物滥用；假药和劣药；药物和器械的用法错误；过期药品；用药剂量不当；无足够依据扩展适应证；不良的药物相互作用或药－食相互作用；与药品相关的死亡率等。

（7）WHO 在 2010 年推荐的国家药物警戒体系包括：①国家药物警戒中心，该中心有指定的工作人员，稳定的基本经费，明确的任务、结构和作用，并与 WHO 国际药物检测项目合作；②国家药物不良反应的自发报告系统；③专门的国家数据库或系统，收集和管理药品不良反应报告；④国家药品不良反应或药物警戒咨询委员会，对不良反应的因果关系评估、风险管理、事件调查及必要的危及管理提供技术支持；⑤清晰的沟通策略，以便开展日常沟通和危及沟通。

（8）药物警戒与药品不良反应监测工作的**差异性**主要体现在以下几方面。

①监测对象不同：药品不良反应监测的对象是药品不良反应，而药物警戒监测的范围更广，除药品不良反应外还包括与药品相关的其他安全问题。

②目的不同：药品不良反应监测的目的是收集和整理未发现的、严重的药品不良反应，尽早发现在药品研发过程中未发现的药品不良反应，提高公众药品使用的安全性。而药物警戒的目的是监测与减少、避免可能发生的任何与药物相关的损害。

③监测期限不同：药物警戒贯穿于药品的整个生命周期中，包括药品的上市前研究、上市后药品安全性监测到最后的药品撤市和淘汰。而药品不良反应监测一般在药品上市后进行。

④研究方法不同：药品不良反应监测一般采用自发报告、集中监测、处方事件监测、数据库链接等方法进行监测，而药物警戒除采用这下方法外，还使用比较性的观察性研究、定向临床调查和描述性研究等方法。

第三部分

专业知识

第10章 药理学

第1单元 绪言

【复习指南】本部分内容容易掌握，历年考试出现频率较高。应熟练掌握药理学的概念、研究内容、新药的药理学研究内容。

一、药理学的研究内容与学科任务

1. 药理学的任务

（1）药理学：研究药物在人体或动物体内的化学反应产生的作用、规律和机制的一门科学。

（2）药效学：主要研究药物对机体的作用及其规律，阐明药物防治疾病的机制。

（3）药动学：主要研究机体对药物的处置规律。包括药物在机体内的吸收、分布、代谢和排泄及血药浓度随时间变化的规律。

二、新药药理学研究内容

1. 临床前药理学研究　本着"安全、有效、质量可控"的基本原则。①药效学；②一般药理学；③药代动力学；④新药毒理学。

2. 临床药理学研究　①Ⅰ期临床试验：初步的临床药理学和人体安全性评价试验，考察人体对受试新药的耐受能力（健康志愿者，20～30人）；②Ⅱ期临床试验：随机盲法对照临床试验，为疗效初步评价试验。观察药物疗效和不良反应（适应证患者一般为100例，有时需增至200～300人）；③Ⅲ期临床试验：扩大的多中心临床试验。类似常规药物治疗学方法，遵循随机对照原则，进一步确定新药安全性和有效性。（适应证患者300人以上）；④Ⅳ期临床试验：新药上市后的新药安全性监测（大量患者实际应用，例数大于2000例）。

第2单元 药效学

【复习指南】本部分内容历年必考，应作为重点复习。其中，药物作用的相关概念、药物的构效关系，量效关系及相关概念是考试的重点，应熟练掌握。受体理论、药效学相关概念及影响药效的因素要求掌握。

一、药物的作用

基本概念

（1）不良反应：药物在治疗量时出现的与治疗目的无关的不适反应。

（2）毒性反应：用药剂量过大或时间过长引起的机体损伤性反应。

（3）变态反应：机体受药物（半抗原或完全抗原）刺激后发生的异常免疫反应，引起生理功能障碍或组织损伤。致敏源为药物本身、药物在体内的代谢物或药物制药中的杂质。

（4）继发反应：继发于药物治疗作用后产生的不良后果，又称治疗矛盾。如长期应用广谱抗生素后，肠道菌群失调，使敏感菌受抑制，耐药菌过量增殖，引起继发性感染，称为二重感染。

（5）后遗效应：停药后血药浓度降至最低有效浓度下，仍残存的生物效应，如服用催眠药巴比妥类，次日清晨出现的困倦、乏力等现象。

（6）致畸作用：有些药物能影响胚胎正常发育引起畸胎。

二、受体理论

受体的概念、特性、类型和调节方式

（1）受体的概念：是一类介导细胞信号转导的功能蛋白质，能识别周围环境中某些微量化学物质并与之结合，通过中介的信号放大系统，触发后继的生理反应或药理效应。

（2）受体的特性：①特异性（特定受体和特定配体）；②高亲和力；③饱和性（数目有限）；④可逆性（可以结合和解离）；⑤受体亚型、分布和分子特征；⑥受体配体结合试验与药理活性的相关性。

（3）受体的类型：根据受体蛋白结构、信息转导过程、效应性质等分。①含离子通道的受体：存在细胞膜上，受体激动时通道开放，细胞膜去极化或超极化，产生兴奋或抑制效应（如 N－乙酰胆碱受体，GABA 受体）；②G－蛋白偶联受体（鸟苷酸结合调节蛋白）：存在于细胞膜内，分兴奋和抑制两类，可激活或抑制腺苷酸环化酶，传递信息，调节细胞功能（肾上腺素、多巴胺、M－乙酰胆碱、阿片类、前列腺素受体）；③激酶偶联受体：借助酪氨酸激酶活性，激活胞内蛋白激酶，加速蛋白合成，控制细胞生长和分化（胰岛素、上皮生长因子、血小板生长因子等）；④核激素受体：存在于细胞浆核内蛋白，能够感受核内的甲状腺素等。

（4）受体的调节方式：受体和配体作用过程中，受体数目和亲和力的变化。

①向下调节和向上调节：a.向下调节，长期使用**激动药**，使受体数目减少或亲和力下降；b.向上调节，长期使用**拮抗药**，使受体数目增多或亲和力增强。

②同种调节和异种调节：a.同种调节，配体作用于其特异性受体，使自身受体发生变化；b.异种调节，配体作用于其特异性受体，对另一种配体的受体产生的调节作用。

三、药效学概述

1.相关名词

（1）激动药也称完全激动药。对受体有很大的亲和力和内在活性，能与受体结合产生最大效应。

（2）拮抗药对受体有亲和力，但无内在活性。与受体结合后本身不引起生物学效应，但阻滞该受体激动药介导的作用。

（3）竞争性拮抗药与受体有亲和力但不产生受体激动效应，可阻止激动药和受体的结合。

（4）非竞争性拮抗药结合到受体蛋白上与激动药结合位点不同的部位，阻止激动药引起受体激动的药物。

2.药物的构效关系、量效关系及相关概念

（1）最小有效量（阈剂量）：是能引起药理效应的最小剂量。

（2）最小中毒量：是能引起药物中毒的最小剂量。

（3）极量：出现药物疗效的最大剂量。

（4）效价：指药物产生**相等效应时所需剂量**的大小，所需剂量越小，效价越高。

（5）效能：指药物所能产生的最大效应。

（6）量反应：指药理效应的大小可用数或量的分级来表示，如心率、血压、尿量、血糖浓度等。

（7）质反应：指药理效应的大小只能用阴性或阳性来表示，如死亡、麻醉、睡眠等是否出现。

（8）半数有效量 ED_{50}：可使实验动物半数产生药效的剂量。

（9）半数致死量 LD_{50}：可引起实验动物死亡一半的药物剂量。

（10）治疗指数（TI）：用来估计药物的安全性，此值越大越安全。

（11）安全指数：用 LD_{50}/ED_{50} 表示。

（12）安全界限：用 $(LD_1-ED_{99})/ED_{99}\times100\%$ 表示。

四、影响药效的因素

1. 耐受性　连续用药后药效减弱，需加大剂量才能显效的现象，称耐受性。

（1）快速耐受性：如麻黄碱、加压素等。

（2）交叉耐受性：如乙醚、苯巴比妥。

2. 抗药性（耐药性）　连续用药后使病原体或肿瘤细胞对药物敏感性下降。

3. 依赖性　指某些麻醉药品或精神药品，连续用药后，一旦停药会有不适感或戒断症状。

（1）驱体依赖性（生理依赖性，成瘾性）。

（2）精神依赖性（心理依赖性，习惯性）。

第3单元　药动学

【复习指南】本部分内容历年必考，应作为重点复习。其中，药物跨膜转运方式、作用的相关概念、药物构效关系，量效关系及相关概念是考试的重点，应熟练掌握；药动学的基本概念如生物利用度、达峰时间、药物峰浓度、消除半衰期、表观分布容积、清除率、一级动力学消除、零级动力学消除等应熟练掌握。

一、药物的体内过程

1. 药物跨膜转运的方式

（1）被动转运（顺流转运、下山运动）：药物借助细胞膜两侧存在的药物浓度梯度或电位差，以电化学势能差为驱动力，从高浓度侧向低浓度侧扩散。

（2）简单扩散：脂溶扩散、水溶扩散（膜孔扩散）。

①脂溶扩散：指脂溶性药物可溶于膜脂质而通过细胞膜。

②水溶扩散（膜孔扩散）：指分子量小、分子直径小于膜孔的水溶性的药物，借助膜两侧的流体静压和渗透压差被水携带到低压侧的过程。

（3）易化扩散（载体转运）：通过细胞膜上的某些特异性蛋白质－通透酶帮助而扩散，不需要供应 ATP。

（4）主动转运：又称逆流转运、上山运动，依靠细胞膜上的特殊载体蛋白，消耗 ATP，使药物分子或离子由低浓度或低电位差的一侧转运到较高侧。

（5）膜动转运：指通过膜的运动促使大分子物质转运。

2. 药物的吸收

（1）吸收：指药物自用药部位进入血液循环的过程。

（2）影响药物吸收的因素：①药物的理化性质，脂溶性、解离度、分子量；②给药途径，不同途径的吸收顺序：腹腔注射＞吸入＞舌下＞直肠＞肌内注射＞皮下注射＞口服＞皮肤。消化道内吸收应考虑首关消除的影响，**首过效应（首过消除）**是指某些药物口服后首次通过肠壁或肝时被其中的酶代谢，使进入体循环的有效药量减少的现象；③制药因素，溶液剂、乳剂、混悬剂等剂型吸收速度不同。

3. 药物的分布

（1）分布：指药物吸收后随血液循环到达组织器官的过程。

（2）影响药物分布的因素：①血浆蛋白结合率，大多数药物与血浆蛋白可逆性结合，游离型药物才能转运到作用部位发挥效应，结合型不能跨膜转运。药物与血浆蛋白结合的特点为可逆性、饱和性、竞争性结合。②细胞膜屏障，血脑屏障是位于血－脑，血－脑脊液，脑脊液－脑三者之间的屏障，它可限制某些物质由血进入脑组织。胎盘屏障将胎儿与母亲血液隔开。③体液的 pH 和药物的解离度，细胞内 pH 7.0，细胞外 pH 7.4，弱酸性药主要分布在细胞外，而弱碱性药主要分布在细胞内；④器官血流量与膜的通透性，一般来说，药物可迅速分布到血流量大的组织器官，达到平衡，然后再向分布容积大的组织转移，称为再分布；⑤药物与组织的亲和力，药物在亲和力高的组织分布较多。

4. 药物的代谢

（1）药物代谢：药物在体内发生化学结构的改变。

（2）影响药物代谢的因素：①遗传因素；②环境因素，a. **酶的诱导**，指某些药物能提高肝药酶活性，从而提高代谢的速率。具有肝药酶诱导作用的化学物质称为酶的诱导剂，常见诱导剂有苯巴比妥、水合氯醛、甲卡马西平、苯妥英钠、利福平等。b. **酶的抑制**，指某些药物能抑制肝药酶的活性，使其代谢药物的速率减慢。常见抑制药有氯霉素、对氨水杨酸、异烟肼、保泰松、西咪替丁。

（3）药物代谢的意义：①灭活，由活性药物转化为活性或活性较低的代谢物；②活化，由无活性或活性较低的药物转化为有活性或活性较高的代谢物；③脂溶性药物转化成极性大或解离型，利于经肾排出（注：水溶性药物可不经转化直接经肾排出）。

5. 药物的排泄及其影响因素，首关效应、血浆蛋白结合率、血脑屏障和肝肠循环的概念

（1）药物的排泄：药物及代谢物排出体外。肾是最重要的排泄器官。

（2）影响药物排泄的因素：许多药物经肝排入胆汁，由胆汁流入肠腔，随粪便排出。有些药物再经肠黏膜上皮细胞吸收，经门静脉、肝重新进入体循环的反复循环过程称为肝肠循环。有肝肠循环的药物作用时间延长，中毒时可采用洗胃、导泻等方法，促进排泄。

二、药动学基本概念及意义

1. 药峰时间（T_{max}）　用药后达到最高浓度所需的时间。

2. 药峰浓度（C_{max}）　用药后所能达到的最高浓度。

3. 表观分布容积（Vd 或 V）　是体内药物总量按血浆药物浓度推算时所需的体液总容积。

4. 消除半衰期（$t_{1/2}$）　是指血浆消除 $t_{1/2}$，指血浆药物浓度降低一半所需要的时间。

5. 药－时曲线下面积（AUC）　指以血药浓度为纵坐标、以时间为横坐标作图，所得曲线下面积，是计算生物利用度的基础数值。

6. 生物利用度（F）　指药物活性成分从制药释放吸收进入体内循环的程度和速度。

7. 消除速率常数（k）　单位时间内药物从体内被消除的百分率。

8. 清除率（CL）　指单位时间内清除药物的血浆容积，即单位时间内有多少毫升血浆中的药物被清除。可反映肝肾功能。

9. 一级动力学　是单位时间内消除恒定比例的药物，半衰期是定值。

10. 零级动力学　单位时间内消除等量的药物，半衰期随血药浓度而变化。

11. 稳态血浆浓度（C_{SS}）或坪浓度　即用药量与消除量达到平衡时的血浆药物浓度。

第4单元　传出神经系统药理概论

【复习指南】本部分内容为学习传出神经系统药理的基础知识。传出神经系统药理，传出神经的分类；传出神经系统的受体类型、分布和效应；传出神经系统药物的分类应重点掌握。

1. 递质和受体

（1）递质：主要有乙酰胆碱、去甲肾上腺素。

（2）受体。

①胆碱受体分为 M 受体和 N 受体。

M 受体：副交感神经节后纤维支配的效应器细胞膜上的受体，对以毒蕈碱（muscarine）为代表的拟胆碱药较为敏感，命名为毒蕈碱型受体（muscarinic receptor），简称 M 受体。

N 受体（配体门控型阳离子通道型受体）：位于神经节和神经肌接头及肾上腺髓质上的胆碱受体，对烟碱（nicotine）特别敏感，命名为烟碱受体（nicotinic receptor）。分为 N_1 和 N_2 受体亚型。

②肾上腺素受体分为 α 受体和 β 受体。

③多巴胺受体。

2. 传出神经系统药物

（1）作用方式：①作用与受体，激动或拮抗受体的效应；②影响递质，影响神经传递的分解、转化、转运和贮存。

（2）分类：①直接激动胆碱受体的药物；②抗胆碱酯酶药；③直接阻断胆碱受体的药物；④直接激动肾上腺素受体的药物；⑤直接阻断肾上腺素受体的药物；⑥去甲肾上腺素能神经阻断药。

第5单元　胆碱受体激动药和作用于胆碱酯酶药

【复习指南】熟练掌握毛果芸香碱、新斯的明、碘解磷定和氯解磷定的药理作用、临床应用和主要不良反应；有机磷酸酯类急性中毒的机制、急性中毒症状、解救的药物和药物的解毒机制。

一、胆碱受体激动药

毛果芸香碱

（1）药理作用：选择性 M 受体激动药，直接激动 M 受体，对眼和腺体作用极为明显。

①眼：滴眼后引起**缩瞳、降低眼内压和调节痉挛**；②腺体：使腺体分泌增加，汗腺、唾液腺分泌明显增加；③平滑肌：激动消化道、呼吸道 M 受体，使平滑肌收缩；④心血管系统：心率、血压短暂下降。

（2）临床应用：①**青光眼**，开角型和闭角型青光眼均有效，对闭角型青光眼效果好；②虹膜炎，与扩瞳药交替使用，防治虹膜与晶状体粘连；③胆碱受体阻滞药剂中毒。

二、胆碱酯酶抑制药

1. 新斯的明

（1）药理作用：选择性高，与 AChE 结合，使 ACh 堆积，引起 M、N 样作用，故也称间接拟胆碱药。如将胆碱神经损坏，使神经末梢不能释放 ACh，则新斯的明无效，毛果云香碱仍有效。①对心血管、眼、腺体、支气管平滑肌作用弱；②腺体分泌增加，气管收缩，血压降低，瞳孔收缩；③胃肠道、膀胱平滑肌作用较强；④**骨骼肌**作用最强。

（2）临床应用：①重症肌无力；②**非除极化型肌松药的过量解救**；③腹气胀和尿潴留；④阵发性室上性心动过速。

2. 有机磷酸酯类

（1）中毒机制：有机磷酸酯类和胆碱酯酶结合，生成磷酰化胆碱酯酶，使胆碱酯酶失去水解乙酰胆碱的能力，乙酰胆碱蓄积，急性中毒轻度产生 M 样作用、中度产生 M 样和 N 样作用、中毒重度产生 M 样、N 样及中枢样作用。

（2）解救：①迅速切断毒源以免继续吸收；②特殊治疗：尽快使用解毒药物，阿托品较大剂量，直至 M 症状消失或出现阿托品轻度中毒症状（阿托品化）；对中、重度中毒者，给予阿托品＋AChE 复活剂（解磷定），以减少 ACh 含量，彻底消除病因。③对症治疗。

三、胆碱酯酶复活药

碘解磷定、氯磷定

（1）解救：有机磷中毒的机制如下。①**复活乙酰胆碱酯酶**，解磷定正电荷的季铵氮与磷酰化 AChE 的阴离子部位通过静电引力结合，其肟基（＝N－OH）与磷酰化 AChE 的磷酰基形成共价键，生成磷酰化 AChE 和碘解磷定的复合物，后者进一步裂解成磷酰化碘解磷定由尿排出，同时使 AChE 游离出来，恢复其活性。②**直接结合有机磷酸酯类**，肟类化合物与体内游离的有机磷酸酯类直接结合，形成无毒的磷酰化物，从而阻止有机磷酸酯类和胆碱酯酶继续结合。

（2）疗效：①对内吸磷，马拉硫磷，对硫磷疗效好；②对敌百虫，敌敌畏疗稍差；③对乐果几乎无效。

第 6 单元　胆碱受体阻滞药

【复习指南】本部分内容为历年必考，应作为重点复习。阿托品的药理作用、临床应用和主要不良反应要熟练掌握；东莨菪碱、山莨菪碱、后马托品、琥珀胆碱、筒箭毒碱的药理作用和临床应用要求掌握。

一、M 受体阻滞药

1. 阿托品　阿托品与 ACh 和其他胆碱受体激动药间存在着竞争性拮抗作用，尤对外源性 ACh 作用更强；且对 $M_{1\sim3}$ 受体无选择性，均有阻滞作用。

（1）药理作用：①抑制腺体分泌，尤其对唾液腺、汗腺最明显，其次为泪腺、呼吸道腺体，但对胃液分泌作用较弱。②**扩瞳、升高眼内压和调节麻痹**，与毛果芸香碱相反。③松弛内脏平滑肌，对过度活动或痉挛的平滑肌松弛作用更显著。对胃肠平滑肌、尿道平滑肌和膀胱逼尿肌均有抑制作用，但对胆道、子宫平滑肌较弱。④心血管系统，先短暂减慢心率后长时加快心率；能拮抗迷走神经过度兴奋所致的传导阻滞和心律失常；绝大多数阻力血管无胆碱能神经支配，因此治疗量基本不影响动脉血压。

（2）临床应用：①缓解平滑肌痉挛，主要用于内脏绞痛。用于缓解胃肠道绞痛效果显著；胆绞痛需配用哌替啶。②眼科，虹膜睫状体炎，检查眼底，用于验光。③全身麻醉前给药，抑制腺体分泌，减少呼吸道腺体的分泌。④抗心律失常，迷走神经功能过高所致的窦房阻滞、房室阻滞等缓慢型心律失常。⑤抗休克，阿托品和托品类药物能解除血管痉挛，改善微循环障碍，提高心脏功能，保护细胞等。对休克早期疗效好，对休克伴有心动过速或高热者，不宜应用。⑥**解救有机磷酯类中毒及某些 M 样中毒症状**。

（3）不良反应：常见有口干、瞳孔散大、便秘、视物不清、心悸、脸面潮红、皮肤发热等。阿托品及类似品一旦中毒，除采用洗胃、导泻等常规抢救外，应及时毛果芸香碱或毒扁豆碱 $1\sim4mg$（小儿 0.5mg）缓慢静脉注射。青光眼及前列腺肥大等禁用。

2. 东莨菪碱、山莨菪碱、合成扩瞳药、解痉药

（1）东莨菪碱：外周作用与阿托品相似。中枢作用强，表现为小剂量镇静，大剂量催眠。比阿托品更适于麻醉前给药；有中枢抗胆碱作用故用于震颤麻痹；防晕止吐。与苯海拉明合用增强疗效。

（2）山莨菪碱：平滑肌解痉及心血管抑制与阿托品相似，对眼和腺体的作用为阿托品 $1/20\sim1/10$，不易透过血-脑屏障，中枢作用很弱。解除血管痉挛、改善微循环，用于感染中毒性休克。

（3）后马托品：合成扩瞳药，扩瞳作用与调节麻痹作用持续时间比阿托品明显缩短。

（4）溴丙胺太林（普鲁本辛）：季胺类合成解痉药。对胃肠道平滑肌 M 受体选择性相对较高，故解痉作用较强。用于胃及十二指肠痉挛及妊娠呕吐。

二、N_2 受体阻滞药

1. 琥珀酰胆碱　除极化型肌松药。

（1）作用特点：①抗胆碱药可加重本类药品的肌松作用，过量不能用新斯的明解救；②对不同部位骨骼肌的除极化顺序不同，故应用之初可出现不协调的肌束颤动；③连续用药可产生快速耐受性；④治疗量无神经节阻滞作用。

（2）临床应用：①适用于气管内插管、气管镜、食管镜等短时操作；②静脉滴注用作全麻时的辅助药。

2. 筒箭毒碱　作用特点：①给药后不同部位肌松速度不同；②本类药物的 N_2 受体阻断

作用可被胆碱酯酶抑制药（如新斯的明）所拮抗，故中毒时可用新斯的明解救；③剂量加大可阻断神经节及促进组胺释放；④用药后不易逆转，不良反应多。

第 7 单元　肾上腺素受体激动药

【复习指南】本部分内容为历年必考，应作为重点复习。熟练掌握肾上腺素、多巴胺、去甲肾上腺素、异丙肾上腺素的药理作用和临床应用的异同点及主要不良反应。麻黄碱、去氧肾上腺素、间羟胺、多巴酚丁胺的药理作用和临床应用的异同点。

1. 去甲肾上腺素

（1）药动学性质不稳定，口服易被碱性肠液破坏，皮下和肌内注射可因血管剧烈收缩造成局部组织坏死，故采用静脉滴注给药。

（2）药理作用为激动 α 受体作用强，对 β_1 受体作用弱，对 β_2 受体几乎无作用。①血管：激动 α_1 受体，使皮肤黏膜和内脏血管收缩，对小动脉、小静脉收缩明显（冠状动脉血管扩张）。②血压：小剂量外周血管收缩不明显，外周阻力增加不明显，故舒张压升高不明显；心肌收缩力增强，引起心排血量增加，收缩压升高，故脉压差略加大。③心脏：激动心脏 β_1 受体，作用弱于肾上腺素。整体应用导致心率减慢，可给予阿托品预防。④大剂量应用血糖增高。

（3）临床应用：①休克早期（神经源性休克，过敏性休克）；②上消化道出血因局部收缩消化道黏膜血管。

（4）不良反应：①局部组织坏死（浓度大、时间过长、药液外漏）。处理方法：酚妥拉明＋普鲁卡因。②急性肾衰竭（大剂量或用药时间过长）。③停药后血压下降。

2. 肾上腺素

（1）药理作用：①心血管系统，a. 心脏：激动心脏 β_1 受体，使心肌收缩力加强，心率加快，心排血量增加。激动 β_2 受体，冠状血管舒张，增加心肌血液供应，且作用迅速。b. 血管：激动 α 受体，使腹腔内脏和皮肤黏膜血管收缩；骨骼肌和肝（β_2 为主），激动 β_2 受体，使骨骼肌血管和冠状血管扩张。c. 冠状动脉 β_2：激动－冠状动脉扩张。d. 血压：因剂量和给药途径、速度而异。极小剂量：收缩压和舒张压均下降；皮下注射治疗量或慢性静脉滴注，心收缩力加强，收缩压升高；β_2 受体对低剂量 AD 更敏感，骨骼肌血管扩张作用较强，故舒张压不变或略降，脉压加大；较大剂量或快速静脉滴注时，α 受体兴奋占优势，收缩压和舒张压均升高。②平滑肌，a. 支气管平滑肌：扩张支气管，收缩支气管黏膜血管，抑制炎症介质释放。有利于缓解支气管哮喘。b. 胃肠道平滑肌：松弛胃肠道平滑肌。c. 膀胱平滑肌：减缓排尿感。③代谢，促进糖原和脂肪分解，使血糖升高。代谢增强，组织耗氧量显著增加。④中枢神经系统，大剂量兴奋中枢。

（2）临床应用：①抢救心脏骤停，配合利多卡因；②过敏性休克，首选用药；③支气管哮喘，常用于控制急性发作；④局部止血（牙龈止血、鼻止血）；⑤减少局麻药吸收和延长局麻药作用时间；⑥血管神经性水肿及血清病；⑦青光眼。

（3）不良反应：心悸、头痛、激动不安、剂量大引起心律失常和血压急增等。禁用于器质性心脏病、高血压、冠状动脉硬化症、甲状腺功能亢进、糖尿病等。

3. 异丙肾上腺素

（1）药理作用：①心血管，a. 兴奋心脏：激动心肌 β_1 受体，对正位节律点的兴奋作用强于异位节律点，故不易引起心律失常。b.扩张血管：激动 β_2 受体引起骨骼肌血管及冠状血管扩张，对肾和肠系膜血管扩张作用弱。c.血压：由于心排血量增加，收缩压升高，小动脉扩张，外周血管阻力下降，舒张压下降，脉压差增加。大剂量使静脉极度扩张，有效循环血量减少，血压下降。②扩张支气管，解除支气管痉挛，作用强于肾上腺素，但不能收缩支气管黏膜血管，故无消除支气管黏膜水肿作用。③其他，促进糖原和脂肪分解。

（2）临床应用：①支气管哮喘急性发作；②房室传导阻滞缓慢型心率失常；③心脏骤停，适用于心室自身节律缓慢，高度房室传导阻滞或窦房结功能衰竭并发心脏骤停。与 NA 和间羟胺合用，心室内注射。

（3）不良反应：心悸、头晕、头痛、皮肤潮红等；支气管哮喘患者慎用；心肌梗死患者慎用；冠心病、心肌炎和甲状腺功能亢进的患者禁用。

4.多巴胺

（1）药理作用：①心血管系统血管，小剂量激动 D_1 受体使血管扩张，大剂量激动 α 受体，使血管收缩。血压：增强心肌收缩力、心排血量增加，故收缩压升高；总外周阻力变化不大，故舒张压变化不大，脉压增加。心脏：治疗量对心脏的作用弱于异丙肾上腺素，主要激动 β_1 受体，使收缩力增强，心率变化不明显。②肾，激动 D_1 受体，扩张肾血管，肾流量增加。大剂量激动 α 受体，使肾血管明显收缩。直接抑制肾小管重吸收，有排钠利尿作用。

（2）临床应用：①抗休克，注意先补液，纠正酸中毒。对心肌收缩力减弱及尿量减少尤为适用；②急性肾衰竭（合用利尿药）。

第8单元　肾上腺素受体阻滞药

【复习指南】肾上腺素 β 受体阻滞药临床应用广泛，本单元内容要求熟练掌握 α 受体阻滞药酚妥拉明及 β 受体阻滞药普萘洛尔、拉贝洛尔的药理作用、临床应用和主要不良反应。

一、α 受体阻滞药

酚妥拉明——短效 α_1、α_2 受体阻滞药

（1）药理作用：①心血管系统，阻滞 α_1 受体，使得外周阻力降低，血压下降。反射性加强心肌收缩力，加快心率。一般剂量对正常人血压和心率影响小，较大剂量、交感紧张状态患者会出现血压下降、心率加快，甚至心律失常。②有拟胆碱作用和组胺样作用，可使胃肠道平滑肌张力加强，胃酸分泌增加等。

（2）临床应用：①治疗外周血管痉挛性疾病；②用于 NA 滴注外漏，防止组织缺血坏死，抗 NA 过度缩血管作用。③抗休克，可扩张小动脉和小静脉，增加心排血量，改善微循环；使用时应先补充血容量，否则可使血压过低。④缓解高血压及高血压危象，嗜铬细胞瘤分泌大量肾上腺素导致高血压或危象。⑤勃起功能障碍。⑥辅助治疗充血性心力衰竭。

二、β 受体阻滞药

1.普萘洛尔

（1）药理作用：较强的 β 受体阻断作用。心率减慢，心收缩力减弱，心排血量减少，冠状动脉流量降低，心肌耗氧量明显减少，肾素释放减少。

（2）临床应用：①心绞痛；②心律失常；③高血压；④甲状腺功能亢进。

（3）不良反应：一般不良反应如恶心、腹泻、乏力、多梦等；少数患者出现四肢冰冷、发绀、脉搏消失。诱发支气管痉挛，致使心动过缓、房室传导阻滞等。长期使用突然停用，产生"反跳"，如血压、快速心律失常、心绞痛等。窦性心动过速、支气管哮喘、重度房室传导阻滞患者禁用。

2. 阿替洛尔　①无内在拟交感活性，无膜稳定作用；②心脏选择性强，对血管和支气管影响小；③临床用于高血压、心绞痛和心律失常。

3. 醋丁洛尔　①中长效 β_1 受体阻滞药，有内在拟交感活性和膜稳定作用；②首关效应强，但不影响药效；③不易透过 BBB；④用于高血压。

第 9 单元　局部麻醉药

【复习指南】本部分内容难度不大。要求掌握普鲁卡因、丁卡因、利多卡因、布比卡因的药理作用特点及应用。

1. 普鲁卡因　穿透力弱，毒性小，常配伍肾上腺素。用于浸润麻醉、传导麻醉、腰麻和硬膜外麻醉。

2. 丁卡因　穿透力强，作用持久，毒性大，一般不用作浸润麻醉。

3. 利多卡因　穿透力较强，毒性略强于普鲁卡因，可用于各种局麻方法。

4. 布比卡因　局麻作用强于利多卡因，毒性小于丁卡因，持续时间也更长，浸润麻醉、传导麻醉、腰麻和硬膜外麻醉。

第 10 单元　全身麻醉药

【复习指南】本部分内容难度不大。要求掌握吸入性麻醉药氟烷类的作用特点及应用；静脉麻醉药硫喷妥钠、氯胺酮的特点及应用。

一、氟烷类

①诱导期短，苏醒快，麻醉深度易于调整；②肌松作用较好；③不增加心肌对儿茶酚胺的敏感性；④对呼吸道无明显刺激，反复使用无明显不良反应。

二、静脉麻醉药

1. 硫喷妥钠　①脂溶性高，极易通过血－脑屏障；②诱导期短，无兴奋期；③体内重新分布迅速，作用时间短；④起效快，麻醉期不升高颅内压；⑤缺点为抑制呼吸，镇痛和肌松作用较弱，可诱发喉和支气管痉挛（皮下注射阿托品可预防）；⑥临床用于诱导麻醉、基础麻醉；⑦支气管哮喘者禁用。

2. 氯胺酮　①对体表镇痛作用明显，对内脏镇痛作用差；②诱导期短，对呼吸影响轻微；③对心血管有明显兴奋作用。

第 11 单元　镇静催眠药

【复习指南】本部分内容难度不大，但属于历年常考内容。要求熟练掌握苯二氮䓬类的药动学特点、药理作用、作用机制、用途及不良反应；掌握巴比妥类的作用和应用、作用机制、不良反应及中毒解救。

苯二氮䓬类

1. 药理作用及临床应用

（1）抗焦虑：①小剂量即可改善焦虑患者症状，可能与选择性抑制边缘系统有关；②主要用于焦虑症，常选用地西泮和氯氮䓬；③对持续性焦虑状态宜选用长效类药物，如地西泮和氟西泮；④对间歇性严重焦虑患者则宜选用中效类药物，如氯氮䓬、硝西泮和奥沙西泮及短效类药物如三唑仑等。

（2）镇静催眠：小剂量镇静作用，较大剂量催眠作用。①缩短睡眠诱导时间，延长睡眠持续时间，减少觉醒次数；②对快相睡眠影响小，反跳较轻，可延长慢相睡眠时间，但无明显不良后果；③治疗指数高，对呼吸影响小，不引起麻醉，安全范围大；④对肝药酶几无诱导作用，不影响其他药物代谢；⑤依赖性、戒断症状轻。

（3）抗惊厥和抗癫痫：苯二氮䓬类（BZ）均有抗惊厥作用，通过抑制病灶向周围皮质及皮质下放电终止或减轻发作。**地西泮是目前癫痫持续状态的首选药**。

（4）中枢性肌松作用：**肌松作用**和降低肌张力作用较强，能缓解大脑麻痹患者的肌肉强直。

2. 作用机制　苯二氮䓬类 BZ 增强 GABA 能神经传递功能和突触抑制效应，还能增强 GABA 与 $GABA_A$ 受体的结合。使 Cl^- 通道开放频率增加。Cl^- 内流增多，细胞膜超级化，使 GABA 能神经的抑制功能增强。

3. 不良反应　①催眠量，可出现头晕嗜睡乏力等副作用；②过量，出现共济失调、语言不清、昏迷、呼吸抑制等；③长期应用或滥用，出现耐受性、依赖性、成瘾性；④停药后出现戒断症状，但发生较轻；⑤与其他中枢抑制药合用增强毒性。

第12单元　抗癫痫药和抗惊厥药

【复习指南】本部分内容为历年必考内容，近些年考试出现频率高。要求熟练掌握苯妥英钠、卡马西平、丙戊酸钠、乙琥胺的药理作用、药动学特点、临床应用及不良反应；掌握抗癫痫药的临床应用原则。

一、抗癫痫药

1. 苯妥英钠

（1）药动学特点：口服吸收慢且不规律，由于脂溶性高，吸收后迅速分布于脑组织中。常用剂量下个体差异大，易中毒，应进行血药浓度监测。

（2）药理作用与临床应用：①抗癫痫作用，对癫痫强直阵挛性发作疗效好，为首选药。对复杂部分性发作和单纯部分性发作有一定疗效，对失神发作无效。②治疗外周神经痛；③抗心律失常，**强心苷过量中毒快速型室性心律失常首选药**。

（3）不良反应：①局部刺激碱性较强，对胃肠道有刺激性；②长期使用可引起牙龈增生，与胶原代谢改变影响结缔组织增生有关；③神经系统反应，血药浓度 > 20μg/ml 出现眼球震颤，> 30μg/ml 致小脑共济失调，> 40μg/ml 可引起精神改变；④造血系统反应，药后 1 ～ 3 周出现巨幼红细胞性贫血；⑤其他，偶见男性乳房增大，女性多毛、皮疹等。

2. 卡马西平　①对**癫痫复杂部分性发作有良效，为首选药**；②外周神经痛疗效优于苯妥英钠；③防治躁狂抑郁症。

3. 丙戊酸钠　对失神性发作疗效好，优于乙琥胺。也可作为首选治疗失神性发作。

4. 乙琥胺　**失神性发作可作为首选用药。**

5. 地西泮　癫痫持续状态首选药。

6. 抗癫痫药的临床应用原则　应根据癫痫发作类型合理选药：①强直阵挛性发作首选苯妥英钠或苯巴比妥；②失神性发作首选丙戊酸钠或乙琥胺；③复杂部分性发作首选卡马西平；④单纯部分性发作可选用苯妥英钠或卡马西平；⑤肌阵挛性发作选用氯硝西泮或硝西泮；⑥癫痫持续性发作首选静脉注射地西泮。

二、抗惊厥药

硫酸镁的药理作用与临床应用：①中枢神经系统，镇静和抗惊厥作用；②抗惊作用，产生箭毒样骨骼肌松弛作用；③心血管系统，血镁过高引起血管舒张，血压下降，主要用于高血压危象。

第 13 单元　抗精神失常药

【复习指南】本部分内容为历年必考内容，近些年考试出现频率高。氯丙嗪、氯氮平的药理作用、作用机制、临床应用、主要不良反应及三环类抗抑郁药的药理作用和不良反应要求熟练掌握。选择性去甲肾上腺素再摄取抑制药的、选择性 5-HT 再摄取抑制药的作用特点要求掌握。

一、抗精神病药

1. 氯丙嗪

（1）药理作用与临床应用：①中枢神经系统。a. 抗精神病作用，主要治疗精神分裂症。抗精神分裂症作用机制是阻滞中脑 - 边缘系统和中脑 - 皮质系统 D_2 样受体；对中枢胆碱受体、肾上腺素受体、组胺受体和 5-HT 受体也有一定阻滞作用。b. 镇吐作用，小剂量选择性阻滞延髓催吐化学感受器触发区（CTZ），大剂量直接抑制呕吐中枢。c. 对体温调节的作用，抑制下丘脑体温调节中枢，使体温调节失灵。d. 加强中枢抑制药的作用。②自主神经系统。a. 对 α 受体有明显的阻滞作用，可翻转肾上腺素的升压作用，同时还能抑制血管运动中枢，引起血管扩张，血压下降。b. 可阻滞 M 受体，产生较弱的阿托品样作用。③内分泌系统。阻滞结节 - 漏斗部多巴胺通路的 D_2 受体，使下丘脑催乳素抑制因子释放减少。

（2）不良反应：①一般不良反应，常见的有嗜睡、困倦、无力等中枢抑制作用；视物模糊、心动过速、口干、便秘等阿托品样作用；鼻塞、直立性低血压等 α 受体阻滞症状；②锥体外系反应，药源性帕金森综合征、静坐不能、急性肌张力障碍、迟发性运动障碍；③心血管系统，直立性低血压常见。可用**去甲肾上腺素**治疗，不能用肾上腺素治疗；④过敏反应；⑤其他，黄疸、肝功能障碍。

2. 氯氮平　①抗精神病作用、镇静作用强；②特异性阻滞中脑 - 边缘系统 D_4 受体，对黑质 - 纹状体系统的 D_2、D_3 受体亲和力低，故锥体外系反应轻；③阻滞 $5-HT_{2A}$ 受体，协调 5-HT 和 DA 系统相互作用；④可引起严重粒细胞缺乏。

二、抗抑郁药

1. 三环类抗抑郁药

（1）药理作用和临床应用：①中枢神经系统，当前治疗抑郁症的首选药。②自主神经系统，治疗量丙米嗪可阻滞 M 受体；③心血管系统，抑制多种心血管反射，易导致低血压和心律失常。

（2）不良反应：①有较明显的阿托品样作用；②心血管系统，引起窦性心动过速、直立性低血压等；③神经系统，镇静；④长期大剂量用药突然停药可出现焦虑、失眠、恶心、呕吐、兴奋等作用，过量可引起急性中毒。

2. 选择性去甲肾上腺素再摄取抑制药　马普替林：①选择性 NA 摄取抑制药；②有强抗组胺和弱抗胆碱作用；③镇静作用较强；④临床用于各型抑郁症，尤其适用于老年患者。

三、抗躁狂药

碳酸锂：①可使躁狂症患者言语行为恢复正常，能抑制脑内 NA 和 DA 释放并增加神经元再摄取，使间隙 NA 减少，产生抗躁狂作用；②临床用于治疗躁狂症。

第14单元　抗帕金森病和老年性痴呆药

【复习指南】抗帕金森病药和老年痴呆药历年常考，左旋多巴的药理作用、药动学特点、临床应用及主要不良反应要求熟练掌握。含左旋多巴的复方制药、金刚烷胺的药理作用及应用要求掌握。

一、抗帕金森病药

1. 左旋多巴

（1）药理作用与临床应用：①抗帕金森病，L-dopa 在脑内转变成 DA，补充纹状体中 DA 不足。对轻症、年轻患者、肌肉僵直和运动困难疗效好；对抗精神病药引起的锥体外系不良反应无效。②治疗肝昏迷，L-dopa 进入脑内，可合成 NA，恢复中枢神经功能，但不能改善肝功能。

（2）药动学特点：①口服易吸收，胃排空减慢、pH 偏低、抗胆碱药均可降低生物利用度；②脱羧后生成多巴胺，DA 难以通过血-脑屏障，疗效降低同时增加不良反应。常合用外周脱羧酶抑制药，减少外周 DA 生成同时使进入中枢药量增加。

（3）不良反应：①早期反应。a. 胃肠道反应，与兴奋延髓催吐化学感受区 D_2 受体有关。b. 心血管反应，直立性低血压、心动过速等。②长期反应。a. 运动障碍；b. 精神症状，失眠、焦虑等。c. 症状波动："开-关现象"，多发生于服药后 1 年以上。突然发生短暂少动（关），持续一段时间恢复正常（开）。

2. 卡比多巴　①较强的 L-多巴脱羧酶抑制药；②与左旋多巴合用，可减少外周 DA 生成，还可明显减轻后者诱发的不良反应。

3. 金刚烷胺　疗效不及 L-dopa，但优于胆碱受体阻滞药。①促 DA 释放；②抑制 DA 再摄取；③激动 DA 受体；④有较弱的抗胆碱作用。

4. 溴隐亭　① D_2 样受体强激动药；②大剂量口服激动黑质-纹状体通路的 DA 受体；③治疗左旋多巴疗效差或不能耐受者；④与左旋多巴合用时能减少症状波动和开-关现象；⑤不良反应多。

5. 司来吉兰　①选择性 MAO-B 单胺氧化酶抑制药；②减少 DA 降解，增加 DA 在脑内的浓度，对外周 MAO-A 影响较小；③与左旋多巴联合使用，可降低后者用量。

二、治疗老年性痴呆药

1. 中枢乙酰胆碱酯酶抑制药

（1）加兰他敏：用于轻、中度阿尔茨海默病症状治疗。

（2）多奈哌齐：对中枢神经系统胆碱脂酶选择性高，用于轻、中度 AD 痴呆症状的治疗。

（3）石衫碱甲：我国首创的可逆的高选择性 AChE 抑制药，可显著改善记忆和认知功能。用于各型 AD 的治疗。

2. 选择性 M_1 受体激动药　占诺美林。

3. NMDA 手提非竞争性拮抗药　美金刚。

第 15 单元　中枢兴奋药

【复习指南】本单元内容无难点，近些年考试出现频率较高，要求掌握咖啡因的作用机制和应用；尼可刹米、洛贝林的作用特点和应用。

一、主要兴奋大脑皮质的药物

咖啡因

（1）药理作用与机制：①中枢作用，小剂量选择性兴奋大脑皮质，较大剂量直接兴奋延脑呼吸中枢和血管运动中枢，呼吸加快加深，血压升高。中毒剂量兴奋脊髓引起惊厥。②心肌和平滑肌，直接加强心肌收缩力，加快心率，增加心排血量。舒张支气管和胆道平滑肌，作用较弱；其机制是抑制磷酸二酯酶活性，提高细胞内 cAMP 含量。

（2）临床应用：①解除中枢抑制，如镇静催眠药、严重传染病等中毒引起的中枢抑制；②与麦角胺合用制成麦角胺咖啡因片，治疗偏头痛。

二、主要兴奋延脑呼吸中枢的药物

1. 尼可刹米　①直接兴奋延脑呼吸中枢，提高呼吸中枢对 CO_2 的敏感性，也可通过刺激颈动脉体化学感受器，反射性兴奋呼吸中枢。作用温和，安全范围大。②临床常用于治疗各种原因所导致的呼吸衰竭。

2. 洛贝林　①通过刺激颈动脉体化学感受器反射性兴奋呼吸中枢，作用持续时间短，安全范围大，很少引起惊厥；②临床用于新生儿窒息、小儿感染性疾病引起的呼吸衰竭、CO 中毒等。

第 16 单元　镇痛药

【复习指南】本单元内容属于历年必考内容，吗啡和哌替啶的药理作用、药动学特点、临床应用及主要不良反应要求熟练掌握。吗啡的作用机制、依赖性产生原理及其防治，镇痛药应用的基本原则要求掌握。

一、吗啡

1. 药理作用

（1）中枢神经系统：①镇痛，镇痛作用部位在脊髓胶质区、丘脑、中脑导水管。吗啡对各种疼痛均有效，其中对慢性持续性钝痛效果优于急性间断性锐痛。②镇静，镇静作用部位在边缘系统、蓝斑核。可消除疼痛引起的焦虑、紧张等情绪反应。对有毒瘾者则产生一种强烈愉悦的飘浮感，并能消除焦虑和烦恼，称作欣快感。对动物则相反，引起兴奋，如猫、猪和牛。③抑制呼吸，治疗量的吗啡即可抑制呼吸，降低呼吸中枢对二氧化碳的敏感性，并抑制呼吸调节中枢。使呼吸频率变慢、潮气量降低，剂量增大则作用增强。**呼吸麻痹是致死的主要原因。**④镇咳，抑制延脑咳嗽中枢，使咳嗽反射消失。镇咳作用较其他镇痛药强。作用机制可能与吗啡激动延脑孤束核阿片受体有关。

（2）兴奋平滑肌：①胃肠道，兴奋胃肠道平滑肌和括约肌，引起痉挛，使胃排空和推进性肠蠕动减弱；抑制消化液分泌；抑制中枢，使患者便意迟钝，最终引起便秘。②胆道，治疗量可引起胆道平滑肌和括约肌收缩，胆道和胆囊内压升高，引起上腹不适甚至胆绞痛。③其他平滑肌，治疗量增强子宫平滑肌张力，延长产程，影响分娩；增强膀胱括约肌张力，导致尿潴留；大剂量时可收缩支气管平滑肌，加重呼吸困难。

（3）心血管系统：①扩血管，引起直立性低血压，其降压作用与吗啡的促组胺释放，扩张血管有关；也与吗啡作用于孤束核阿片受体，使中枢交感神经张力下降有关；②抑制呼吸，使体内 CO_2 升高，引起脑血管扩张和脑血流量增加，颅内压升高。

（4）免疫系统：①阿片类药对细胞免疫和体液免疫均有抑制作用；②有证据表明长期药物滥用者机体免疫功能低下，易患感染性疾病。

2. **药动学特点**　①口服后易自胃肠道吸收，但首过效应显著，生物利用度低，故常皮下注射给药。②主要代谢产物吗啡 -6- 葡萄糖苷酸的镇痛活性明显强于吗啡。③新生儿血 - 脑屏障发育不完全，吗啡易透入中枢，抑制呼吸。此外，也可通过胎盘进入胎儿体内，故临产前及哺乳期妇女禁用吗啡。

3. **临床应用**

（1）剧烈疼痛：①对各种疼痛均有效，通常短期应用于其他镇痛药无效的急性锐痛；②对急性心肌梗死引起的剧烈疼痛，不仅可镇痛，还能减轻患者焦虑情绪和心脏负担；③对内脏绞痛应与解痉药阿托品合用。

（2）心源性哮喘：①抑制呼吸中枢，降低其对 CO_2 的敏感性，使急促的浅表呼吸得以缓解；②可扩血管，降低外周阻力，减轻心脏负荷；③其镇静作用可消除患者的紧张情绪，降低氧耗；④和强心苷、氨茶碱、呋塞米等综合治疗。

（3）止泻：急、慢性消耗性腹泻。细菌感染者应同时应用抗生素。

（4）不良反应：①治疗量可引起恶心、呕吐、便秘、排尿困难、低血压、呼吸抑制等。②连续多次用药耐受性和成瘾性，一般连续用药不得超过 1 周。连续反复用药，形成耐受性，患者会发生精神依赖性和躯体依赖性。一旦停药出现戒断症状。成瘾性与脑内蓝斑核放电异常有关。③中毒量出现昏迷、呼吸抑制、针尖样瞳孔、血压下降甚至休克。呼吸麻痹是致死的主要原因。禁用于分娩镇痛、哺乳期妇女镇痛、支气管哮喘、肺心病患者颅内压增高患者、肝功能严重减退、新生儿、婴儿。

二、哌替啶

1. **药理作用**　主要兴奋 μ 受体，作用性质与吗啡相似，效价强度约为吗啡的 1/10。有显著的 M 受体阻滞作用；其代谢产物去甲哌替啶具有中枢兴奋作用，产生幻觉甚至惊厥。

（1）中枢神经系统：①镇痛强度弱，治疗剂量具有镇静和抑制呼吸作用；②兴奋延脑催吐化学感受区（CTZ），催吐；③无镇咳作用；④可成瘾；⑤可增加前庭器官的敏感性，产生眩晕。

（2）平滑肌：①类似吗啡，但较弱。对胃肠道平滑肌可提高张力，不致便秘，也无止泻作用。②引起胆道平滑肌痉挛，提高胆内压，比吗啡弱。对支气管平滑肌影响小，大剂量可致收缩。③不对抗催产素对子宫的作用，不延长产程。

（3）心血管系统：①促组胺释放，抑制心肌和血管运动中枢，引起血管扩张，但血压无明显降低，可能与反射性兴奋交感神经有关；②对心脏具有负性肌力作用；③偶可引起直立性低血压。

2. 药动学特点　①口服易吸收，生物利用度为 52%，故临床常采用注射给药。②血浆结合率约 60%，$t_{1/2}$ 约 3 小时。③主要在肝代谢为哌替啶酸及去甲哌替啶，去甲哌替啶的 $t_{1/2}$ 可长达 15 ～ 20 小时。易引起神经系统不良反应。

3. 临床应用　①各种剧烈疼痛：对各种疼痛均有效，如创伤性疼痛、手术后疼痛、内脏绞痛、晚期癌痛。新生儿对哌替啶的呼吸抑制非常敏感，故产前 4 小时禁用。②人工冬眠：其镇静作用可消除或缓解患者对手术的紧张、恐惧情绪，减少麻醉药用量。与氯丙嗪、异丙嗪等组成人工冬眠合剂。③心源性哮喘的辅助治疗：机制同吗啡，但疗效不如吗啡。

4. 不良反应　①头晕、出汗、恶心、呕吐、心悸及直立性低血压等；②用量过大可抑制呼吸，偶尔出现震颤、反射亢进甚至惊厥等中枢兴奋症状；对出现中枢兴奋症状的中毒患者，除应用纳洛酮外，还应配合使用巴比妥类药物；③长期连续用药易成瘾；④支气管哮喘、肺心病、颅脑损伤者禁用；禁止与单胺氧化酶抑制药合用。

三、镇痛药应用的基本原则

1. 非麻醉性镇痛药　未列入麻醉药品种目录的药物，如曲马朵。

2. 癌症患者止痛的阶梯疗法　①轻度疼痛：用解热镇痛抗炎药；②重度疼痛：选用曲马朵、罗通定或者与解热镇痛抗炎药合用；③剧烈疼痛：选用吗啡、哌替啶等。

第 17 单元　解热镇痛抗炎药与抗痛风药

【复习指南】本单元内容属于历年必考内容，阿司匹林的药理作用、作用机制、药动学特点、临床应用及主要不良反应要求熟练掌握；对乙酰氨基酚、吲哚美辛、双氯芬酸、布洛芬、美洛昔康、塞来昔布的作用特点与应用要求掌握。

一、解热镇痛抗炎药

1. 阿司匹林

（1）药理作用与临床应用：①解热镇痛，常用剂量（0.5g）具有明显解热镇痛作用，也可与其他药物配成复方。用于头痛、牙痛、肌肉痛、神经痛、关节痛、痛经及感冒发热等。②抗炎抗风湿，作用较无影响。强，但用量较大。控制急性风湿热疗效确切→用于鉴别诊断该病→用至最大耐受量；②抗血栓形成，小剂量（50 ～ 100mg）阿司匹林可用于防止血栓形成（心肌梗死、脑血栓）。作用机制为：阿司匹林小剂量（人：30 ～ 50mg/d）抑制血小板中的环氧酶，使 TXA_2 的合成减少，但对 PGI_2 的生成。

（2）药动学特点：①口服吸收迅速，为弱有机酸；②吸收后被水解为乙酸和水杨酸；③肝代谢，小剂量按一级动力学消除，大剂量按零级动力学消除。④以代谢产物的形式从肾排出。

（3）主要不良反应：①胃肠道反应，直接刺激胃黏膜，恶心，呕吐，上腹不适，长期使用引起胃黏膜损伤（糜烂性胃炎、胃溃疡、上消化道出血）。PGs 对胃黏膜有保护作用，抑制 PGs 合成可诱发溃疡病，故溃疡病患者禁用。抗风湿剂量（高浓度）可刺激延脑催吐化学感受区（CTZ）也可致恶心、呕吐。②凝血障碍，本药一般剂量长期使用因抑制血小板聚集功能，使出血时间延长。大剂量可抑制肝合成凝血酶原（维生素 K 可预防）。有凝血障碍或出血倾向的患者；术前、产前等不宜。③水杨酸反应，剂量过大（5g/d）时，可出现头痛、眩晕、恶心、呕吐、耳鸣、听力减退、甚至高热、惊厥等严重症状，统称水杨酸反应。出现后应立即停药、静脉滴注碳酸氢钠碱化尿液，加速排泄。④过敏反应，少数患者可出现过敏反应。⑤阿司匹林哮喘，某些哮喘患者服用阿司匹林或其他 NSAIDs 后诱发的哮喘。原因是由于抑制了环氧酶途径，使脂氧酶途径加强，白三烯生成过多所致。⑥瑞夷（Reye）综合征（肝损伤和脑病），少见，但后果严重。儿童、青少年伴病毒性感染和发热者禁用，水痘、流行性感冒等病毒感染者慎用。

2. 对乙酰氨基酚　①具有解热镇痛作用，几乎无消炎抗风湿作用。是很多感冒药的配伍成分，常用量较安全，但若剂量过大或伴肝功能不良患者可致肝损伤，甚至肝坏死。②解热、镇痛作用与阿司匹林相似。③临床用于感冒发热、关节痛、头痛、神经痛、肌肉痛等。④阿司匹林过敏、消化性溃疡、阿司匹林哮喘患者可代替阿司匹林。⑤不诱发溃疡和瑞夷综合征，故儿童病毒感染应用 NSAIDs 时，首选对乙酰氨基酚。⑥抗炎作用很弱，无临床使用价值。

3. 吲哚美辛　①因不良反应多，故仅用于其他药物不能耐受或疗效不显著病例；②抗炎镇痛作用强于阿司匹林；③对风湿、类风湿关节炎与保泰松相似，对关节强直性脊柱炎、骨关节炎也有效；④对癌性发热及其他不易控制的发热能见效；⑤胃肠道反应、中枢神经系统不良反应多见，且严重。

4. 双氯芬酸　①首关效应强；②解热镇痛抗炎作用是阿司匹林的 26～50 倍；③主要用于炎症的治疗。

5. 布洛芬　①具有较好抗炎、解热、镇痛作用，其效力近似阿司匹林。胃肠道的副作用较阿司匹林少。②对炎性疼痛的疗效比创伤性强。因其胃肠道反应较轻，易于耐受而较常用。③主要用于风湿及类风湿关节炎。

6. 美洛昔康　①对风湿性、类风湿关节炎疗效与阿司匹林相同，而不良反应较轻；②对 COX-2 具有一定选择性，其抗炎作用强而副作用小。

7. 塞来昔布　①具有较高的选择性抑制 COX-2 的作用；②抗炎作用强而副作用小。

二、抗痛风药

1. 秋水仙碱　①抑制痛风急性发作时粒细胞的趋化和吞噬功能；②抑制粒细胞释放乳酸和炎性酶的功能；③对急性痛风性关节炎具有选择性消炎作用，对慢性痛风无效。

2. 丙磺舒　①竞争性抑制尿酸的再吸收，增加尿酸盐排泄从而降低血中尿酸水平；②用于慢性痛风治疗。

第 18 单元　抗心律失常药

【复习指南】本单元内容较难,历年必考,近年来考试出现频率高。利多卡因、普萘洛尔、胺碘酮、维拉帕米的药理作用、药动学特点、临床应用及主要不良反应要求熟练掌握。奎尼丁、普鲁卡因胺、普罗帕酮等药物的作用特点要求掌握。

1. 分类

(1) Ⅰ类是钠通道阻滞药,分为Ⅰa、Ⅰb 和Ⅰc 三组。①Ⅰa 类药物:适度阻滞钠通道,降低自律性,减慢传导,明显延长复极过程(APD、ERP),有膜稳定作用,属广谱抗心律失常药。代表药物:奎尼丁、普鲁卡因胺、丙吡胺。②Ⅰb 类药物:轻度阻滞钠通道,对传导影响小,能缩短复极过程,相对延长 ERP。代表药物:利多卡因、苯妥英钠、美西律、阿普林定、妥卡尼等;其中**苯妥英钠**是洋地黄类药物中毒引起心律失常首选药。③Ⅰc 类药物:明显阻滞钠通道,属广谱抗心律失常药,对消除室性早搏效果好。较明显的致心律失常作用,临床应用受到限制。代表药物:普罗帕酮、氟卡尼等。

(2) 第Ⅱ类是 β 肾上腺素受体阻滞药。①机制:阻滞心脏 β 受体,对抗交感神经和儿茶酚胺对心脏的作用。②代表药物:普萘洛尔、醋丁洛尔、阿替洛尔、美托洛尔、噻吗洛尔等。

(3) 第Ⅲ类是延长 APD 和 ERP 的药物。①机制:减少 K^+ 外流,延长 APD 和 ERP,不影响自律性,属广谱抗心律失常药,主治预激综合征。②代表药物:胺碘酮、溴苄铵、索他洛尔等。

(4) 第Ⅳ类是阻滞心肌慢钙通道的药物。①机制:抑制胞外 Ca^{2+} 内流,能减慢房室结传导,消除房室结区的折返激动。主治阵发性室上性心动过速、心房颤动。②代表药物:维拉帕米、地尔硫䓬。

2. 利多卡因

(1) 药理作用:选择性作用于心防治心肌梗死并发的快速型室性心律失常的首选药,室浦肯野纤维,对心房几乎无作用。①降低自律性;②缩短 APD 和 ERP,但相对延长 ERP(促进 K^+ 外流);③改变病变区传导。

(2) 药动学特点:①首关效应明显,不宜口服给药,需静脉滴注。②给药 5 ~ 7 小时血中达稳态浓度,起效快,维持时间短。

(3) 临床应用:主治室性快速型心律失常,对开胸手术、洋地黄中毒和急性心肌梗死的室性心律失常有效,为防治急性心肌梗死室性心律失常的首选药物,可降低其发病率和死亡率。

(4) 不良反应:①主要表现在中枢神经系统,在肝功能不良患者,静脉滴注过快时,可出现嗜睡、头痛、视物模糊、感觉异常等;②剂量过大,可致血压下降,迟脉,窦性停搏。

3. 普萘洛尔　为 β 受体阻滞药。

(1) 药理作用:①降低自律性,竞争性阻滞窦房结 β 受体,防止交感活动对 4 相除极和异位起搏的影响,降低自律性;②减慢传导速度,抑制 0 相 Na^+ 内流,减慢浦肯野纤维、房室结的传导性,并延长其 ERP;③动作电位时程和有效不应期,缩短普肯野纤维 APD 和 ERP;明显延长房室结 ERP。

(2) 临床应用:主要用于治疗室上性快速型心律失常,对房颤、房扑、阵发性室上性心动过速有效。对交感兴奋、儿茶酚胺过多引起的心动过速疗效更好。

4. 胺碘酮　属Ⅲ类抗心律失常药，主要阻滞 K^+ 通道，但它尚有Ⅰ类药阻滞 Na^+ 通道和Ⅳ类药阻滞 Ca^{2+} 通道的作用。

（1）药理作用：①抑制钾外流，延长 APD 和 ERP，由于 ERP 延长，而终止折返激动；②阻滞 Na^+、Ca^{2+} 通道，减慢房室结的传导性；③非竞争性阻滞 α、β 肾上腺素受体，扩张血管平滑肌作用，降低外周阻力，扩张冠状动脉，增加冠状动脉流量，减少心肌耗氧量。

（2）临床应用：广谱抗心律失常药。①对房颤、房扑及室上性心动过速效果较好；②对顽固性室性心动过速也有效。

（3）不良反应：①安全范围较大；②长期用药可见角膜褐色微粒沉着；③长期用药影响甲状腺功能，有引起甲状腺功能亢进趋向，也可引起甲状腺功能降低、间质性肺炎或肺纤维化；④近来发现此药能引起窦性心动过缓、窦房结阻滞、窦性停搏，甚至出现室性心动过速或室颤。

5. 维拉帕米

（1）药理作用：①降低自律性；②减慢传导；③延长动作电位时程和有效不应期；④减弱心肌收缩力、扩张血管。

（2）临床应用：①治疗阵发性室上性心动过速。对室上性和房室结折返激动引起心律失常效果好。②治疗房颤，可减慢心室率。③对兼有冠心病，高血压的心律失常患者更适用。

（3）不良反应：①口服较安全，静脉给药能引起血压降低，暂时窦性停搏，合用普萘洛尔更易发生；②低血压，二、三度房室传导阻滞、心功能不全、心源性休克患者禁用。

6. 奎尼丁

（1）药理作用：①降低自律性；②减慢传导速度；③延长有效不应期；④较明显的抗胆碱作用和 α 受体阻滞作用。

（2）不良反应：安全范围小，毒性反应大，1/3 患者出现不良反应。①胃肠道反应，早期即出现恶心、呕吐、腹泻等症状；②心血管反应，低血压、心律失常、晕厥。

7. 普鲁卡因胺　①抗心律失常作用类似奎尼丁，抑制 0 相和 4 相 Na^+ 内流，降低心肌自律性，减慢房室传导，延长心房不应期，消除折返；②对室性和室上性心律失常均有效，可用作奎尼丁的替换；③注射适用于利多卡因治疗无效的室性心动过速；④严重者可发生系统性红斑狼疮样综合征。

第 19 单元　抗慢性心功能不全药

【复习指南】本单元内容包括一些重点和难点，历年必考，近年来考试出现频率高。地高辛的药理作用、作用机制、药动学特点、临床应用、不良反应及注意事项要求熟练掌握。

1. 强心苷地高辛

（1）药理作用：①正性肌力作用，治疗量选择性作用于心脏，加强心肌收缩力，提高心肌收缩时最高张力和最大缩短速率，使心室舒张末期压力及容积下降，增加心功能不全患者的心排血量，降低心脏耗氧量；②减慢心率作用，治疗量加强心肌收缩力，增加心排血量，降低交感神经张力，从而减慢心率。中毒量重度抑制 Na^+- K^+- ATP 酶，胞内 Na^+，Ca^{2+} 大量增加，K^+ 明显减少，使自律性增高，引起心律失常。③对心肌电生理特性的影响，治疗量反射性增强迷走神经活性，减慢房室结传导速度，降低窦房结和心房自律性。中毒量抑制 Na^+-K^+- ATP 酶，细胞内失钾，减慢房室结传导速度，自律性增高。④对心电图的影响，中毒量出现各种心律失常。

（2）作用机制：**抑制 Na⁺- K⁺- ATP 酶的活性**，使细胞内钙增加，从而增强心肌收缩力。

（3）临床应用：①CHF，增加心排血量，降低舒张末压与容积，改善血流动力学，缓解症状（水肿、呼吸困难），提高生活质量。对伴高血压、瓣膜病、先天性心脏病疗效好，对伴有机械性阻塞的 CHF 无效，贫血、甲状腺功能亢进、维生素 B₁ 缺乏、肺心病、心肌炎诱 CHF 较差。②心律失常，对心房纤颤患者，能减慢房室结传导，减慢心室率；心房扑动患者能缩短心房肌 ERP，对阵发性室上性心动过速患者能增强迷走神经兴奋性。

（4）不良反应及注意事项：强心苷治疗安全范围小，对约 20% 的用药者发生不同程度的毒性反应。一般治疗量已接近 60% 的中毒剂量，而且对强心苷的敏感性个体差异大，加之中毒症状与心功能不全的症状不易鉴别。

（5）毒性反应与防治

毒性反应：①胃肠道反应，由于兴奋 CTZ，出现厌食、恶心、呕吐、腹泻；②中枢神经系统反应，眩晕、头痛、失眠、疲倦，视觉障碍；③心脏反应，最严重的毒性反应，出现快速型心律失常，以室性早搏为多见、室性心动过速最为严重；房室传导阻滞，窦性心动过缓；④诱发因素——低血钾、高血钙、低血镁、心肌缺氧等；⑤中毒指征，出现一定次数的室性早搏、窦性心动过缓、视觉异常。

防治：快速型心律失常及时补钾，重型快速型心律失常用**苯妥英钠**救治；严重室性心动过速和心室纤颤用利多卡因治疗；缓慢型心律失常给予**阿托品**。

2.减负荷药

（1）利尿药：治疗 CHF 的常规辅助用药，促进体内水钠潴留的排出，减少血容量和回心血量，减轻心脏前负荷；降低血管张力和收缩性，减轻心脏后负荷。

（2）血管紧张素转化酶抑制药：①扩血管、降低心脏负荷；②能防止和逆转心肌肥厚及纤维化的发生；③临床治疗左心功能不全，常与强心苷、利尿药合用。

（3）血管紧张素受体拮抗药：①阻滞 Ang Ⅱ 的作用；②能防止和逆转心肌肥厚及纤维化的发生；③作用于突触前膜 AT₁ 受体，减少去甲肾上腺素的释放；④不抑制缓激肽降解，无干咳等副作用，⑤临床治疗 RAS 增高的 CHF，常与 ACEI 合用增效。

（4）β 受体阻滞药：①β 受体上调，增加心肌对激动药的敏感性；②抑制肾素－血管紧张素系统活性，使血管舒张，减轻水钠潴留；③减慢心率，延长心室充盈时间，改善心肌供血。

（5）血管扩张药：①治疗 CHF 的常规辅助用药；②直接扩张小动脉，松弛血管平滑肌，降低外周阻力，对舒张压作用强于收缩压。因而降低前负荷的作用高于后负荷作用。

第 20 单元　抗心绞痛及调脂药

【复习指南】本单元内容历年必考，近年来考试出现频率高。硝酸酯类、硝苯地平、普萘洛尔等的药理作用、作用机制、临床应用、不良反应及联合应用要求熟练掌握；吉非贝齐、烟酸、考来烯胺及其他常用药物的作用特点及应用要求掌握。

一、抗心绞痛药

1.硝酸酯类

（1）药理作用：①舒张血管平滑肌，降低前后负荷心肌耗氧量减少，降低心脏前、后负荷，降低心肌耗氧量。②明显扩张静脉血管，使大量血液潴留于静脉，使回心血量减少，前负荷降低；扩张动脉血管，降低心脏的射血阻力，降低后负荷。扩张动脉血管，导致血压下降，反射性引起交感神经兴奋，加快心率，可合用 β 受体阻滞药纠正。③扩张静脉、动脉，增加缺血区血液灌注。④改变心肌的血流分布，增加缺血区血流灌注。

（2）作用机制：平滑肌及血管内产生 NO，增加细胞内 cGMP 含量而松弛血管平滑肌。

（3）药动学：口服首关效应强，生物利用度不足 10%。舌下给药，起效快，1 ～ 2 分钟起效。

（4）临床应用：①各型心绞痛的治疗和预防。制药：舌下含片（防、治），贴剂（夜间预防），气雾剂（急救），注射剂（重症）。②急性心肌梗死（低剂量），缩小心肌梗死范围。③充血性心力衰竭。④控制血压。

（5）不良反应：①继发于血管舒张，眼、脑血管舒张导致眼内压。颅内压升高、头痛。因此青光眼、颅内压高者禁用；直立性低血压和晕厥，反射性心率加快；合用 β 受体阻滞药可预防。②超剂量应用可引起高铁血红蛋白血症。③连续用药出现耐受性。

2. 硝苯地平

（1）药理作用：①降低心肌耗氧量，阻止 Ca^{2+} 内流引起心肌收缩力下降，心率减慢；舒张血管导致外周阻力下降，后负荷下降明显，前负荷亦下降；②舒张冠状动脉引起冠状动脉流量和侧支循环增加，改善缺血区血供和氧供；③保护缺血心肌细胞的作用；④抑制血小板聚集。

（2）临床应用：①各型心绞痛，是治疗变异型心绞痛的首选药物；②急性心肌梗死；③与 β 受体拮抗药合用有协同作用。

3. 普萘洛尔

（1）药理作用与作用机制：①降低心肌耗氧量，β_1 受体阻滞引起心率减慢、心肌收缩力减弱、耗氧减少；同时心室容积增大引起射血时间延长，耗氧量增加。综合结果是耗氧减少；②改善缺血区供血；③抑制脂肪分解；④促进氧与 Hb 解离。

（2）临床应用：①心绞痛，硝酸酯类疗效差的稳定型心绞痛，并发高血压和心律失常的患者更适用；②心肌梗死；③冠状动脉痉挛诱发的变异型心绞痛不宜用。

（3）不良反应：①神经系统和消化系统；②心血管系统；③诱发或加重支气管哮喘；④反跳现象。

（4）联合应用：与硝酸酯类合用可取长补短，普萘洛尔可取消硝酸酯类引起的反射性心率加快，硝酸酯类可缩小普萘洛尔引起的心室容积扩大，两药对耗氧量的降低有协同作用，减少不良反应的发生。

二、调脂药

1. 他汀类

（1）药理作用与机制：①抑制 HMG-COA 还原酶，抑制胆固醇合成速度，降低 LDL-C 作用最强，TG 次之，TG 最弱，HDL-C 略又升高；②非调脂作用，免疫抑制。

（2）临床应用：①动脉粥样肝硬化，用于杂合子家族性或非家族性高胆固醇血症，对纯合子家族性高脂血症疗效差；②肾病综合征；③血管成形术后再狭窄；④预防心脑血管急性事件。

（3）不良反应：①大剂量可致胃肠道反应、肌痛、皮肤潮红、头痛等；②转氨酶、肌酸磷酸激酶（CPK）升高，横纹肌溶解症。与氯贝丁酯类、红霉素等合用可增加肌病发生率。

2. 吉非贝齐

（1）药理作用：①调脂作用，增强脂蛋白酶活性而降低 TG，增高 HDL；②非调脂作用，降低血小板黏附性、增加纤维蛋白溶解性、降低纤维蛋白原浓度，从而抑制血凝。

（2）临床应用：用于Ⅲ型、Ⅳ型、Ⅴ型高脂血症。

3. 烟酸

（1）药理作用：①大剂量可抑制肝合成和释放出 VLDL；②抑制脂肪细胞释放游离脂肪酸；③扩张血管。

（2）临床应用广谱降脂药，对多种高脂血症均有效。

4. 考来烯胺

（1）药理作用与机制：阴离子交换树脂口服后不吸收，吸附肠内胆酸，阻滞胆酸的肝肠循环，也加速肝中胆固醇分解为胆酸，与肠内胆酸一起排出体外。

（2）临床应用：用于Ⅱa 及家族性杂合子高脂血症。

第 21 单元　抗高血压药

【复习指南】本单元内容较多，历年均为考试重点，近年来考试出现频率高。卡托普利、依那普利、赖诺普利的药理作用、作用机制、临床应用和不良反应；氯沙坦、缬沙坦作用特点及临床应用；α 受体阻滞药：哌唑嗪、特拉唑嗪，β 受体阻滞药：普萘洛尔、阿替洛尔，α 和 β 受体阻滞药：拉贝洛尔的作用、用途及不良反应；硝苯地平、氨氯地平、非洛地平的作用特点、临床应用和主要不良反应；氢氯噻嗪、吲达帕胺的降压作用机制、临床应用和不良反应要求熟练掌握。可乐定、莫索尼定的作用机制、临床应用和不良反应；利血平的作用机制、临床应用和不良反应；硝普钠的作用特点和临床应用要求掌握。

一、血管紧张素转化酶抑制药

卡托普利、依那普利、赖诺普利

（1）药理作用：①降压作用；②影响血流动力学；③抑制和逆转心血管重构；④保护血管内皮细胞；⑤保护肾；⑥抗冠心病。

（2）作用机制：①抑制 ACE，使 Ang Ⅱ减少；②使缓激肽的降解减少；③抑制交感神经递质释放；④清除自由基。

（3）临床应用：适用于各性高血压，对中、重度高血压合用利尿药可加强降压效果，降低不良反应；是伴有左心室肥厚、左心功能障碍、急性心肌梗死、糖尿病、肾病高血压患者的首选用药。

（4）不良反应：①首剂低血压；②咳嗽，味觉异常；③急性肾衰竭；④血管神经性水肿；⑤高血钾；⑥低血糖。

二、血管紧张素受体阻滞药

氯沙坦、缬沙坦

（1）药理作用　①选择性阻滞 AT_1 受体；②抑制血管收缩，降低外周阻力，阻滞血管紧张素Ⅱ介导的水钠潴留；③抑制左心室心肌肥厚和血管壁增厚；④降低中枢和外周交感神经活性；⑤大剂量降低血浆尿酸水平，该作用是氯沙坦独有的。

（2）临床应用：用于各型高血压。

三、肾上腺素受体阻滞药

1. α 受体阻滞药：哌唑嗪、特拉唑嗪

（1）药理作用与机制：①选择性阻滞血管突触后膜 α_1 受体，竞争性抑制交感神经递质对血管平滑肌的作用，使血管扩张，发挥中等偏强的降压作用；②对突触前膜 α_2 亲和力弱，降压时不增加心率和肾素释放；③长期应用能改善脂质代谢（降低总胆固醇，增高 HDL）。

（2）临床应用：用于治疗轻、中度高血压；更适用于合并前列腺肥大的老年人。

（3）不良反应：**"首剂效应"** 即部分患者首次用药出现直立性低血压、心悸等（睡前剂量减半服用可避免）。

2. β 受体阻滞药：普萘洛尔、阿替洛尔

（1）药理作用：①为非选择性 β 受体阻滞药。②生物利用度低，个体差异大。易通过血脑屏障和胎盘。主要在肝脏代谢，代谢物从肾排泄。③合用氢氯噻嗪降压作用更明显。④不引起直立性低血压，较少引起头痛和心悸。

（2）作用机制：①阻滞心脏 β_1 受体，降低心肌收缩力及心排血量；②阻滞肾 β_1 受体，减少肾素分泌，减少血管紧张素Ⅱ生成；③阻滞交感神经突触前膜 β_2 受体，减少 NA 分泌；④阻滞中枢 β 受体，影响交感神经系统的活性。

（3）临床应用：尤其适用于伴有心排血量降低、肾素偏高或伴有心绞痛、脑血管病变的高血压患者。

（4）不良反应：血中三酰甘油升高，HDL 降低。

3. α 和 β 受体阻滞药 拉贝洛尔：①对 α_1 和 β_1、β_2 受体均有竞争性阻滞作用，阻滞 β 受体的作用较 α 受体强；②作用温和，适用于治疗各型高血压。

四、钙拮抗药

硝苯地平

（1）药理作用与机制：①选择性阻滞电压依赖性 Ca^{2+} 通道，抑制细胞外钙内流，松弛血管平滑肌，降低外周血管阻力，血压下降。同时不减少重要器官的血容量，扩张冠状动脉，增加心血流量。②对轻、中度高血压作用明显对正常血压无明显影响。③降压时，反射性加快心率，增加心排血量和肾素活性，此为不利因素，合用 β 受体阻滞药可消除此缺点。

（2）临床应用：①抗高血压；②抗心绞痛；③抗心律失常；④抗心力衰竭；⑤肥厚型心肌病。

五、利尿降压药

氢氯噻嗪

（1）药理作用与机制：①降压作用温和、持久；②初期，排钠利尿，使细胞外液和血容量减少而降压；③长期，血容量已恢复，仍有降压作用。长期利尿使体内缺钠，小动脉壁细胞内少 Na^+，经 Na^+- Ca^{2+} 交换，使细胞内 Ca^{2+} 减少，血管平滑肌舒张；细胞内 Ca^{2+} 减使血管平滑肌对 NA 等血管活性物质反应性下降，血管张力减弱，血压下降；诱导动脉壁产生扩血作用管物质（激肽、前列腺素），血管扩张，血压下降。

（2）临床应用：①常用基础降压药，单独使用，治疗轻度高血；②与其他降压药合用：治疗中、重度高血压；③尤其适用于伴有心力衰竭的患者。

（3）不良反应：长期大量使用可导致低血钾、高血糖、高尿酸血症、脂质代谢异常。

六、作用于中枢的抗高血压药物

1. 可乐定

（1）药理作用：①舒张小动脉，降低外周阻力而引起降压反应；②降低心排血量，减慢心率；③抑制胃肠蠕动和分泌，适用于患有溃疡病高血压者的治疗。

（2）作用机制：①激动延髓孤束核的 α_2 受体；②激动延髓腹外侧咀部的 I_1-咪唑啉受体；③激动突触前膜的 α_2 受体及其邻近的咪唑啉受体，通过负反馈，使 NA 释放减少；④近端肾小球存在 I_1-咪唑啉受体，兴奋后引起利钠作用。

（3）临床应用：①中度高血压，尤其适用于兼有溃疡病的高血压患者；②镇痛药成瘾者的戒毒。

（4）不良反应：①常见不良反应为口干、倦怠等；②长期应用可乐定可引起肾血流量和肾小球滤过率减少；③血压反跳性增高，发生在长期用药突然停药后 18 ～ 72 小时，此时血压迅速升高并超过用药前的血压，患者头痛、恶心、呕吐、面红、失眠、出汗、震颤、心悸等。

2. 莫索尼定　①第二代中枢性降压药；②口服易吸收；每日 1 次给药；③激动 I_1-咪唑啉受体而降压；④治疗轻、中度高血压，无减弱心功能及镇静作用。

七、影响肾上腺素能递质的药物

利血平

（1）药理作用：①降压作用缓慢、温和、持久；②达最大效应后再增加剂量，降压效应不会进一步增加，只延长作用时间，且增加不良反应；③降压时伴有心率减慢（阿托品可拮抗）；④有镇静和安定作用。

（2）作用机制：使去甲肾上腺素能神经末梢囊泡失去浓缩和储存能力，并降低再摄取能力，最终导致递质耗竭，使交感神经功能减弱，血压下降。

（3）临床应用：复方制药（合用利尿药）治疗轻、中度高血压。

（4）不良反应：长期单用易引起抑郁症、胃溃疡等不良反应。

八、血管扩张药

硝普钠

（1）药理作用：①扩张动脉和静脉，降低心脏的前、后负荷，改善心功能。②对肾血流和肾小球滤过率无明显影响，血浆肾素活性可增加。

（2）作用机制：分解产生 NO，激活鸟苷酸环化酶（GC），增加细胞内 cGMP，激活依赖于 cGMP 的蛋白激酶，促进肌球蛋白轻链去磷酸化，松弛血管平滑肌。

（3）药动学在体内硝普钠分解为氰化物和 NO，氰化物被肝的硫氰酶代谢为硫氰（SCN），经肾排出。当肾功能不全时，排泄时间明显延长，可致氰化物中毒，因此，应监测 SCN 的浓度。

（4）临床应用：可用于高血压危象、高血压脑病等。

（5）不良反应：①可引起呕吐、头痛、出汗、心悸等；②使用时间过长，可致硫氰酸盐中毒，产生恶心、耳鸣、肌痉挛。

第22单元　利尿药和脱水药

【复习指南】本章内容无难点，但历年必考，近年来考试出现频率高。呋塞米、氢氯噻嗪、螺内酯的药理作用、作用机制、临床应用及主要不良反应要求熟练掌握。

一、利尿药

1.呋塞米

（1）药理作用与机制：①利尿作用，作用强大，与剂量有关，有个体差异，故临床应从小剂量开始，并做到剂量个体化。机制：抑制肾小管髓袢升支粗段 $K^+-Na^+-2Cl^-$ 共同转运系统，妨碍 NaCl 的重吸收，抑制了稀释功能，浓缩功能，使 K^+-Na^+、H^+-Na^+ 交换增加。②扩血管作用，扩张小动脉，降低肾血管阻力，增加肾血流量，肾衰竭时明显。扩张小静脉，减轻肺水肿。

（2）临床应用：①心力衰竭；②水肿：严重水肿，对心、肝、肾等各类水肿都有效，不常规应用；用于急性肺水肿和脑水肿；③预防急性肾衰竭，扩血管增加肾血流量，以缺血区最为明显；利尿冲洗肾小管，防止肾小管萎缩和坏死；④加速毒物排出，配合输液，促进药物由尿排出；⑤高钙血症；⑥高血压；⑦加速毒物排出：配合输液，促进药物由尿排出。

（3）不良反应：①水与电解质紊乱，**低血容量、低血钾（留钾利尿药可避免或减少低血钾的发生）、低血钠、低血镁、低氯碱血症；**②耳毒性，眩晕、耳鸣、听力减退或暂时性耳聋，肾衰竭者易发生。原因：耳蜗管基底膜毛细胞受损伤，内淋巴电解质成分改变，如 Na^+、Cl^- 浓度的升高等可能与耳毒有关，耳毒性主要发生在使用高剂量利尿药时；③高尿酸血症；④胃肠道反应，恶心、呕吐、上腹部不适，大剂量时尚可出现胃肠出血。⑤其他，偶有皮疹、骨髓抑制。

（4）药物相互作用：①氨基苷类抗生素及第一、二代头孢菌素等可增强高效利尿药的耳毒作用，应避免合用；②与糖皮质激素类合用易致低血钾。

2.氢氯噻嗪

（1）药理作用与机制：①利尿作用，中等强度利尿。机制：作用于远曲小管始端，干扰 Na^+-Cl^- 同向转运系统，减少 NaCl 和水的重吸收。同时伴有 K^+ 的丢失；对碳酸酐酶有轻度抑制作用，抑制 H^+-Na^+ 交换，Na^+ 和水排出增加，略增加 HCO_3^- 的排泄；②降压作用，用药早期排钠利尿引起血容量下降而降压。长期用药排钠较多，降低血管对 CA 的敏感性而降压。③抗利尿作用（抗尿崩症），降低血钠浓度使饮水减少，而发挥抗利尿作用。

（2）临床应用：①水肿，是轻、中度心源性水肿的首选利尿药。与强心苷合用时应注意补钾。对肾性水肿及轻性水肿效果较好，对严重肾功能不全者疗效差。②降血压，可作为基础降压药与其他降压药合用效果较好。③尿崩症轻型，重型疗效差。④其他，治疗高尿钙症、骨质疏松症。

（3）不良反应：①水、电解质紊乱，**低血钾、低血钠、低氯碱血症等。**高血氨，表现为恶心、呕吐、腹胀和肌无力，肝硬化患者慎用。②高尿酸血症及血尿素氮增高，与尿酸竞争同一分泌机制，使尿酸排出减少。引起高尿酸血症，痛风患者慎用；降低肾小球滤过率，加重肾功能不全,肾功能不全患者禁用。③高血糖,抑制了胰岛素的释放和组织对葡萄糖的利用,糖尿病者慎用。④促进动脉硬化。⑤过敏反应。

3. 螺内酯

（1）药理作用与机制：①利尿作用弱，起效慢，作用持久，仅当体内有醛固酮存在时才发挥作用。属留钾性利尿药。机制：结构与醛固酮相似，螺内酯可与醛固酮竞争醛固酮受体，因此螺内酯能抑制 Na^+-K^+ 交换，减少 Na^+ 的再吸收和钾的分泌，表现出排 Na^+ 留 K^+ 作用。

（2）临床应用：用于治疗伴有醛固酮升高的顽固性水肿，如肝硬化、心力衰竭引起的水肿。与丢钾性利尿药合用可预防低血钾。

（3）不良反应：①高血钾，久用可引起高血钾，尤当肾功能不良时，严重肾功能不良者与高血钾患者禁用；②胃肠道反应消化道功能紊乱，溃疡患者禁用；③中枢神经系统反应；④性激素样副作用。

二、脱水药

甘露醇

（1）药理作用与机制：①脱水作用，口服不吸收。静脉注射后，不易从毛细血管渗入组织，提高血浆渗透压，使组织间液水分向血浆转移而产生组织脱水作用；②利尿作用，稀释血液而增加循环血容量及肾小球滤过率，增加管腔渗透压，减少 Na^+ 和水的重吸收；③增加肾血流量，扩张肾血管，提高肾小球滤过率，增加肾血流量，与促进 PGI_2 分泌有关。

（2）临床应用：①预防急性肾衰竭；②脑水肿及青光眼，脑水肿首选药，降低青光眼患者的房水量及眼内压，短期用于急性青光眼，或者术前使用以降低眼内压。

（3）不良反应：①水、电解质紊乱；②注射过快时可引起一过性头痛、眩晕和视物模糊；③禁用于慢性心功能不全者，因可增加循环血量而增加心脏负荷。

第 23 单元　血液及造血系统药

【复习指南】本单元知识点近些年常考。肝素、华法林和维生素 K 的作用及应用；链激酶和尿激酶的药理作用及临床应用要求熟练掌握。低分子肝素、氨甲苯酸、氨甲环酸特点；阿司匹林、噻氯吡啶、氯吡格雷及其他抗血小板药的特点要求掌握。

一、抗贫血药

1. 铁制药

（1）药理作用：进入线粒体与原卟啉结合形成血红素，血红素再与珠蛋白结合形成血红蛋白；（血色素）而发挥作用。用于慢性失血性贫血和缺铁性贫血主。

（2）临床应用：主要用于月经过多、消化性溃疡、痔等慢性失血性贫血及营养不良、妊娠、儿童生长期等引起的缺铁性贫血。

（3）不良反应：①胃肠道刺激性，剂量依赖性；②便秘；③注射用铁产生局部刺激。

2. 维生素 B_{12}

（1）药理作用：①参与核酸和蛋白质的合成，缺乏维生素 B_{12} 则 DNA 合成受阻；②促进四氢叶酸类（THFA）辅酶的循环利用；③促进脂肪代谢。

（2）临床应用：①恶性贫血、巨幼红细胞性贫血；②也可用于神经炎、神经萎缩等神经系统疾病的辅助治疗。

3. 叶酸

（1）药理作用：叶酸缺乏可引起巨幼红细胞性贫血；被还原后作为甲基供给体，使维生素 B_{12} 转化成甲基维生素 B_{12}，自身转变为四氢叶酸。

（2）临床应用：①作为补充疗法用于各种原因所致的巨幼红细胞性贫血，与维生素 B_{12} 合用效果好；②氨甲蝶呤等所致巨幼红细胞性贫血应用叶酸无效；③纠正维生素 B_{12} 缺乏所致的"恶性贫血"。

二、促凝血药和抗凝血药

1. 肝素

（1）药理作用与机制：①抗凝血作用，**体内、体外迅速而强大的抗凝作用**。抗凝作用机制：增强抗凝血酶Ⅲ活性，抑制含丝氨酸的凝血酶及凝血因子Ⅻa、Ⅺa、Ⅹa、Ⅸa；激活肝素辅助因子Ⅱ，使凝血酶灭活；促进纤溶系统激活，产生抗血栓作用。②抗血小板聚集。③与高亲和力的血小板受体结合，抑制血小板的凝集。④降血脂作用，使脂蛋白脂酶从各组织释放入血。⑤降血脂、抗炎作用。

（2）临床应用：①血栓栓塞性疾病；②弥散性血管内凝血（DIC）：为肝素的主要适应证，早期应用；③体外抗凝，用于输血等的抗凝。

（3）不良反应：①过量易致出血，可用硫酸鱼精蛋白对抗；②血小板减少；③过敏反应。

2. 华法林　①结构与维生素 K 相似，竞争性抑制维生素 K 的作用，妨碍维生素 K 的再循环利用而起到抗凝作用；②体外无抗凝活性，对已活化的凝血因子无影响，故起效慢；③防治血栓性疾病。

3. 维生素 K

（1）药理作用：参与肝合成凝血因子Ⅱ、Ⅶ、Ⅸ、Ⅹ的过程。维生素 K 缺乏凝血因子合成减少，导致凝血酶原时间延长引起出血。

（2）临床应用：①维生素 K 缺乏症，止血；②抗凝药过量的解毒；③胆道蛔虫所致的胆绞痛。

（3）不良反应：①静脉注射过快出现面部潮红、出汗、胸闷、支气管痉挛，甚至血压急剧下降；②偶见过敏反应；③口服胃肠道反应；④红细胞缺乏 G-6- 磷酸脱氢酶患者可诱发溶血性贫血；⑤新生儿诱发黄疸。

4. 链激酶和尿激酶　①溶栓作用，对形成已久的血栓无效；②用于急性血栓栓塞性疾病。

5. 低分子肝素　作用与肝素相似，但对 Xa 抑制作用强，而对Ⅱa 抑制作用较弱，出血性不良反应也减少。临床常用替地肝素、依诺肝素。

6. 氨甲苯酸、氨甲环酸　①竞争性阻止纤维蛋白溶酶原吸附于纤维蛋白，阻滞纤溶酶的作用，促进凝血。②用于纤溶亢进所致的溶血。

三、抗血小板药

1. 阿司匹林　抑制花生四烯酸代谢的某些环节。

2. 噻氯吡啶　能抑制纤维蛋白酶原与血小板膜受体结合。主要用于脑血管和冠状动脉栓塞性疾病。偶见腹泻、出血等不良反应。

第 24 单元　消化系统药

【复习指南】本单元内容物较多但没有难点，一些知识点近些年常考。质子泵抑制药奥美拉唑的药理作用及临床应用要求熟练掌握。抗酸药、前列腺素类、抗胆碱药的药理作用及临床应用；H_2 受体阻滞药雷尼替丁、法莫替丁的药理作用及临床应用；黏膜保护药硫糖铝的作用和用途要求掌握。硫酸镁、酚酞、液体石蜡、地芬诺酯的作用和用途；甲氧氯普胺、恩丹西酮的作用机制和临床应用；多潘立酮、西沙必利的作用机制和临床应用要求掌握。

一、抗消化性溃疡药

1. H_2 受体阻滞药

以西咪替丁为代表，此类药物还有雷尼替丁、法莫替丁，是治疗消化性溃疡的重要药物。①阻滞 H_2 受体，抑制胃酸分泌；②对五肽胃泌素，胆碱受体激动药及迷走神经所致胃酸分泌也有明显抑制作用；③主要用于胃和十二指肠溃疡，病理性胃酸分泌增多症。

2. 质子泵抑制药

奥美拉唑

（1）药理作用：①抑制质子泵，呈弱碱性，减少胃酸分泌，对基础胃酸分泌和组胺、胃泌素、食物引起的胃酸分泌抑制作用强大。②增加胃黏膜血流量，抑制胃蛋白分泌和抗幽门螺杆菌的作用。

（2）临床应用：用于胃和十二指肠溃疡、反流性食管炎、卓-艾综合征。

（3）黏膜保护药：硫糖铝：①碱式铝盐，覆盖溃疡面，形成溃疡保护膜；②吸附胃蛋白酶和胆酸，抑制其活性，促进胃黏液和碳酸氢盐分泌，保护溃疡黏膜；③用于胃及十二指肠溃疡等。

二、泻药与止泻药

硫酸镁：容积性泻药，口服不吸收，在肠腔形成高渗，肠容积增大刺激肠壁产生泻下。

地芬诺酯：哌替啶衍生物，能提高肠张力，减少肠蠕动。用于急性功能性腹泻。

三、止吐药

（1）甲氧氯普胺：①阻断延脑化学催吐感受器（CTZ）的 D_2 体，产生强大的中枢性止吐作用；②多巴胺受体阻滞药，阻断胃肠多巴胺受体，胃肠促动药作用。③主要用于胃肠功能失调所致的呕吐，还用于放疗、化疗引起的呕吐、功能性胃肠道张力低下。

（2）昂旦司琼能选择性阻断 5-HT_3 受体，产生强大止吐作用，对顺铂、环磷酰胺、阿霉素等引起的呕吐可产生强大而迅速地止吐作用。

四、促动力药

1. 多潘立酮　①选择性阻断外周多巴胺受体而止吐。②促进乙酰胆碱释放加强胃肠蠕动促进胃排空；增加食管较低位置括约肌张力，防止食物反流。

2. 西沙必利　阻断 DA 受体，拮抗 5-HT 引起的胃松弛，促进胃排空。主要适用于胃及食管反流、非溃疡性消化不良等。

第25单元　呼吸系统药

【复习指南】本单元内容近些年考试出现频度较高。β受体激动药的作用和用途；茶碱类的作用和用途；糖皮质激素的作用和用途；过敏介质释放抑制药的作用和用途要求掌握。

一、平喘药

1. β受体激动药

（1）沙丁胺醇：β_2 受体激动药为治疗急性哮喘的一线药物。①多气雾吸入给药，选择性兴奋 β_2 受体，引起支气管扩张。②过量致心律失常，长期应用产生耐受性。

（2）克仑特罗：强效 β_2 受体激动药，选择性高，支气管松弛作用较沙丁胺醇强100倍，能增强纤毛运动促进痰液排出，提高平喘效果。不良反应少。

2. 茶碱类

（1）氨茶碱：①扩张支气管，主要用于各种哮喘及急性心功能不全；②与β受体阻滞药合用疗效增强；③与糖皮质激素合用治疗哮喘持续状态效果好；④儿童慎用，急性心肌梗死、低血压、休克等患者忌用。

（2）二羟丙茶碱（喘定，油茶碱）：①平喘作用与氨茶碱相似，心脏兴奋作用较氨茶碱弱；②主要用于不宜使用肾上腺素类药及氨茶碱的哮喘患者。

3. 糖皮质激素　具有极强的抗哮喘作用，对重症哮喘或哮喘持续状态的危重患者效果好。见效潜伏期长，无平滑肌松弛作用，故治疗急性哮喘发作应配合其他药物使用。

倍氯米松（二丙酸倍氯米松）：①抑制T细胞、减少炎性介质释放、抑制过敏反应；②强大平喘作用，主要用于依赖糖皮质激素的慢性哮喘患者；③吸入给药，几无全身性副作用。

4. 过敏介质释放抑制药

色甘酸钠：①为过敏介质阻释剂，无直接松弛支气管平滑肌作用和炎性介质拮抗作用，对正在发作的哮喘无效；②提前给药可预防哮喘发作，抑制抗原抗体结合后引起的过敏性介质释放；③适用于抗原明确的青少年患者，轻、中度哮喘的一线药；④变应性鼻炎、溃疡性结肠炎用药；⑤口服无效，喷雾吸入。

二、祛痰药

1. 氯化铵　①为刺激性祛痰药，口服后刺激胃黏膜，反射性兴奋迷走神经，促进支气管腺体分泌。②祛痰作用弱，较少单用。

2. 乙酰半胱氨酸　①为黏痰溶解药，结构中巯基与黏蛋白的二硫键结合，使其分子裂解，降低痰的黏性，易于咳出；②对黏痰阻塞引起的呼吸困难疗效好；③可用于对乙酰氨基酚中毒的解救。

三、镇咳药

1. 可待因　①阿片生物碱，抑制延髓咳嗽中枢。②因抑制咳嗽反射，使痰不易咳出。适用于无痰剧烈干咳。对胸膜炎伴胸痛者尤适用。③反复应用易成瘾，应控制使用。

2. 右美沙芬　①合成的吗啡类衍生物，镇咳作用与可待因相当或略强，其镇咳作用可能与促进孤束核中5-HT释放有关。②治疗量不抑制呼吸，适用于无痰剧烈干咳，无镇痛、成瘾和便秘副作用。

第 26 单元　抗组胺药

【复习指南】本单元内容较简单，近几年考试出现频次较高。苯海拉明、异丙嗪、氯苯那敏、西替利嗪和氯雷他定等的药理作用特点、临床应用和注意事项要求掌握。

H_1 受体阻滞药

第一代 H_1 受体阻滞药：苯海拉明、异丙嗪。

第二代 H_1 受体阻滞药：氯苯那敏（扑尔敏）、阿司咪唑（息斯敏）。

（1）药理作用：① H_1 受体阻滞作用，拮抗组胺引起的胃肠道、支气管和子宫平滑肌的痉挛性收缩，对抗其引起的血管扩张、通透性增加、局限性水肿。②中枢作用，多数第一代易通过血-脑屏障阻滞中枢 H_1 受体，镇静催眠。第二代难以通过血-脑屏障，故中枢作用弱。③抗胆碱作用，镇静、镇吐。④其他，微弱的 α 受体阻滞作用和局麻作用。

（2）临床应用：①变态反应性疾病；②晕动病和呕吐；③镇静、催眠。

（3）不良反应：①常见不良反应，头晕、嗜睡、乏力、视物模糊、便秘、尿潴留；②胃肠道反应，恶心、呕吐、腹泻等；③局部外敷，接触性皮炎。

第 27 单元　作用于子宫平滑肌的药物

【复习指南】本单元内容较简单。缩宫素的药理作用、剂量和激素对药理作用的影响、临床应用、不良反应要求熟练掌握。三种生物碱的作用、用途和不良反应要求掌握。

一、子宫平滑肌兴奋药

缩宫素

（1）药理作用：①兴奋子宫平滑肌，作用强度和剂量有关，小剂量使子宫产生节律性收缩，大剂量产生强直性收缩；②作用强度受女性激素的影响，孕激素使子宫对缩宫素的敏感性降低，雌激素升高敏感性；③作用强度因子宫部位不同而异，对宫体和底部兴奋大于宫颈。④大剂量能直接扩张血管，引起血压下降，反射性加快心率。还有抗利尿和泌乳作用。

（2）临床应用：①引产和催产，小剂量静脉滴注；②产后止血，大剂量皮下或肌内注射，可加用麦角制药维持。

（3）不良反应：过量易致子宫强直收缩，可致胎儿窒息和子宫破裂。禁用于胎位不正、产道异常、前置胎盘和剖宫产史者。

二、三种生物碱的作用、用途

1. 垂体后叶素　内含宫缩素、抗利尿激素，用于治疗子宫出血、肺出血及尿崩症。

2. 麦角生物碱　常用麦角新碱和麦角胺，前者对子宫收缩强，为产科首选。

3. 前列腺素　对各期妊娠子宫均有显著兴奋作用，但个体差异大，适用于足月及中期引产及人工流产，还有抗早孕作用。

第 28 单元　肾上腺皮质激素类药

【复习指南】本单元糖皮质激素药理作用、作用机制、药动学特点、临床应用、不良反应及禁忌证历年均为考试重点，要求熟练掌握。

糖皮质激素

1. 药理作用与机制

（1）抗炎作用：各种炎症、各个阶段。

（2）免疫抑制与抗过敏作用：作用于免疫过程中多个环节；小剂量抑制细胞免疫；大剂量干扰体液免疫。

（3）抗休克作用：超大剂量可治疗中毒性、心源性和过敏性休克。

（4）抗毒素作用。

（5）对物质代谢的影响：①糖代谢，促进糖异生，升高血糖（糖原合成）。②蛋白质代谢，负氮平衡（淋巴和皮肤等组织蛋白质分解增加，合成抑制）。③脂肪代谢，促进分解，抑制合成血胆固醇，脂肪重新分布，向心性肥胖。④水盐代谢，较弱的盐皮质激素样作用，潴钠排钾。利尿。低血钙。

（6）允许作用：对某些组织细胞虽无直接作用，但可给其他激素发挥作用创造有利条件，称为允许作用。如可增强高血糖素的升高血糖作用。

（7）其他：①血液与造血系统，降低外周单核细胞、淋巴细胞、嗜酸和嗜碱粒细胞数。刺激骨髓造血功能，使红细胞、血红蛋白、血小板增加。② CNS，与中枢糖皮质激素受体结合，提高中枢兴奋作用。③骨骼和骨骼肌，长期大量应用可导致骨质疏松，允许浓度对维持正常功能是必需的。④消化，胃酸、胃蛋白酶分泌增多，抑制褪黑素分泌，减少甲状腺对碘的利用。⑤退热、增强应激能力。

2. 药动学特点　①口服、注射均可吸收；②短效制药氢化可的松或可的松口服 1～2 小时起效，作用持续 8～12 小时，90% 以上与血浆蛋白结合，77% 与皮质激素转运蛋白（CBG）结合，15% 与白蛋白结合，肝中分布最多；③主要在肝中代谢，代谢产物与葡萄糖醛酸或硫酸结合由尿排出，可的松与泼尼松龙须在肝内分别转化为氢化可的松与泼尼松而生效；④严重肝功能不全者须给予氢化可的松与泼尼松；与肝药酶诱导剂合用需加大皮质激素剂量。

3. 临床应用

（1）替代疗法：①急慢性肾上腺皮质功能减退症（艾迪生病）；②脑垂体功能减退症；③肾上腺次全切除术后。

（2）急性严重感染或预防炎症后遗症：①炎症急性感染，主要用于严重感染伴有休克者。先用足量有效的抗菌药，后用激素。一般病毒感染不用，如带状疱疹。②防止某些炎症后遗症，脑膜、胸膜、腹膜、心包、关节、眼部等重要器官炎症损害及烧伤后瘢痕挛缩，可局部用药。

（3）自身免疫性疾病和过敏性疾病：①自身免疫性疾病，风湿热、风湿性或类风湿关节炎，肾病综合征。重症全身性红斑狼疮，自身免疫性贫血等，只缓解症状，不能根治，采取综合疗法。②抑制器官移植排斥反应，常联合应用免疫抑制药。③过敏性疾病，一般采用抗组胺药和拟肾上腺素药。对危重病例或其他药物无效时作为辅助治疗。④支气管哮喘吸入应用。

（4）抗休克：感染中毒性休克、脓毒症休克。

（5）局部应用：常见皮肤病，前眼色素层炎、外眼炎症性疾病、眼部瘢痕性类天疱疮等，以及鼻炎、鼻息肉等。

（6）血液病：用于急性淋巴细胞性白血病、淋巴瘤、再生障碍性贫血等。

（7）其他：减轻或预防寄生虫或新生物所致水肿；接触性皮炎、湿疹、牛皮癣等。

4. 不良反应

（1）长期大剂量应用时：①医源性皮质功能亢进症（库欣综合征），必要时对症处理，采用低盐、低糖、高蛋白饮食，适量补钾。②诱发或加重感染或使体内潜在的病灶扩散。③心血管系统，高血压或动脉粥样硬化。④诱发或加重溃疡，刺激胃酸或胃蛋白酶的分泌，严重时可致出血或穿孔，诱发胰腺炎或脂肪肝。⑤延缓生长发育、致畸，妊娠初期使用可致畸胎，后期使用可引起初生婴儿肾上腺皮质功能不全。⑥骨质疏松、肌萎缩、伤口愈合迟缓，蛋白质分解增加，合成减少，自发性骨折。⑦其他，精神失常、诱发癫痫。

（2）停药反应：①医源性肾上腺皮质功能不全，腺垂体分泌功能要 3～5 个月才恢复，肾上腺对 ACTH（促肾上腺皮质激素）起反应需 6～9 个月，长者要 1～2 年才能恢复，个体差异大，停药后 1 年内遇到应激情况时应及时给予足量 GCS。②反跳现象与停药症状，可使原病复发或加重，不可突然停药。

5. 禁忌证　抗菌药物不能控制的病毒、真菌等感染，活动性结核病，骨质疏松症，肾上腺皮质功能亢进症，严重高血压，糖尿病，妊娠早期，骨折或创伤修复期等，活动性消化性溃疡，有精神病病史者。

第 29 单元　性激素和避孕药

【复习指南】本章内容难度不大。雌激素、抗雌激素类药、雄激素类药和同化激素的药理作用和临床应用；女用避孕药的药理作用、临床应用、主要不良反应和注意事项要求掌握。

一、雌激素类药、抗雌激素类药、雄激素类和同化激素类药物的药理作用特点

1. 雌激素类药　常用药物有雌二醇、己烯雌酚、炔雌醇。

药理作用特点与临床应用：①对未成年女性：促进女性性器官发育和成熟，维持女性第二性征；②对成熟女性：与孕激素协同，使子宫内膜产生周期性变化，形成月经周期；③对排卵的影响：大剂量抑制排卵小剂量促进排卵；④对代谢的影响：促进水钠潴留、骨钙沉积，预防绝经期妇女骨质丢失；降低 LDL、升高 HDL 水平；降低糖耐量；⑤增加凝血因子 II、VI、IX、X 的活性，促进血液凝固。⑥临床用于围绝经期综合征、卵巢功能低下及闭经、功能性子宫出血、乳腺癌、前列腺癌、避孕等。

2. 抗雌激素类药　常用药物有他莫昔芬、雷洛昔芬、氯米芬。

药理作用特点与临床应用：①能与雌激素竞争下丘脑的雌激素受体，拮抗雌激素的反馈作用，促进腺垂体分泌促性腺激素，诱发排卵。②临床用于不孕、功能性子宫出血、月经不调、晚期乳腺癌及长期是用避孕药发生的闭经等。

3. 孕激素类药　常用药有黄体酮、安宫黄体酮、炔诺酮。

药理作用特点及临床应用：①生殖系统：主要是助孕安胎。②乳腺：与雌激素一起促进乳腺腺泡发育，为哺乳做准备。③体温：可轻度升高体温。④代谢：为肝药酶诱导剂；可对抗醛固酮作用；可促进蛋白分解。⑤临床主要用于激素替代治疗和避孕。

4. 雄激素类和同化激素类药物　常见有天然雄激素睾酮，人工合成睾酮衍生物（也称同化激素）甲睾酮、丙酸睾酮、苯乙酸睾酮。

药理作用特点及临床应用：①生殖系统：促进青春期男性生殖器官发育和第二性征的出现，促进精子的生成与成熟。②同化作用：能明显促进蛋白质合成，同时减少蛋白质分解，从而促进生长发育。③提高骨髓造血功能：可直接刺激骨髓造血功能，使红细胞生成增加。④免疫增强作用：促进免疫球蛋白合成，增强机体免疫功能；糖皮质激素样抗炎作用。⑤临床主要用于替代疗法、功能性子宫出血、晚期乳腺癌和卵巢癌、贫血、术后恢复期、肌萎缩、老年性骨质疏松等。

二、女用避孕药的药理作用、临床应用、主要不良反应和注意事项

1. **药理作用**　①抑制排卵；②增加宫颈黏液稠度，不利于精子进入宫腔；③抗着床作用（探亲避孕药属于此类）；④改变输卵管功能，从而影响输卵管的正常收缩和受精卵运行速度，使其不能按时到达子宫而难以植入受孕。

2. **不良反应与注意事项**　①类早孕反应；②子宫不规则出血；③凝血功能异常；④少数人产生面部黄褐斑；⑤患有急慢性肝病、肾炎、心脏病、严重高血压者均不宜服用。

第30单元　甲状腺激素与抗甲状腺药

【复习指南】本章内容较简单，历年考试出现频度较高。要求熟练掌握甲状腺激素的药理作用、应用及不良反应；硫脲类药物的药理作用、应用及不良反应。要求掌握碘及碘化物的药理作用特点。

一、甲状腺激素

1. **药理作用**　①促进生长发育：直接影响生长发育；间接促进生长激素产生并增强其作用，促进中枢及长骨的发育。②促进代谢：使心脏、骨骼肌、肝、肾代谢率增加。对能量消耗起到一个调定点的作用。直接影响一些糖代谢的酶活性，主要通过调节其他激素的作用实现对代谢的影响，能促进单糖吸收，增加糖原分解和糖的氧化利用；可加速脂肪代谢，促进胆固醇氧化，降低血清胆固醇正常量使蛋白质合成增加，促进生长发育。③心血管效应：直接或间接作用影响心脏功能，有类似肾上腺素作用。

2. **临床应用**　①呆小病：重在预防和及早治疗；②黏液性水肿：从小量开始，逐渐增大至足量避免诱发心血管疾病；③单纯性甲状腺肿：取决于病因（补碘或甲状腺激素）。

3. **不良反应**　过量引起甲状腺功能亢进，老年人和心脏病患者可发生心绞痛和心力衰竭。

二、抗甲状腺药

1. **硫脲类药物——最重要的抗甲状腺药物**

（1）药理作用：①抑制甲状腺过氧化物酶催化的氧化反应，使 T_3 和 T_4 不能合成；②只影响合成，不影响释放，故显效；③丙硫氧嘧啶还可抑制在 T_4 在外周组织脱碘成 T_3，有利于甲状腺危象的治疗，首选。

（2）临床应用：①甲状腺功能亢进的内科治疗，适用于轻症和不宜手术或放射性碘治疗者；②甲状腺功能亢进的手术前准备：术前给药使甲状腺功能恢复或接近正常，防止术后发生甲状腺危象；③甲状腺危象的综合治疗，辅助用药。

（3）不良反应：①发生率低，常见皮疹、头痛、眩晕、淋巴结肿大等；②消化道反应；③最严重的不良反应为粒细胞下降，及时停药可以逆转；④肝功能损害；⑤甲状腺肿。

2. 碘及碘化物

（1）药理作用：①小剂量，补充摄入不足，用于治疗单纯性甲状腺肿。②大剂量，拮抗 TSH 的作用，可暂时抑制甲状腺激素的释放；抑制碘的转运；抑制甲状腺激素的合成。

（2）临床应用：①单纯性甲状腺肿，小剂量；②甲状腺功能亢进的术前准备；③甲状腺危象，大剂量；④保护人员免受核事故后放射性碘微尘对甲状腺的损伤。

第 31 单元　胰岛素及口服降血糖药

【复习指南】本单元内容较多，历年考试均为重点内容。要求熟练掌握胰岛素药理作用、类别特点、应用及主要不良反应；磺酰脲类的作用机制、临床应用、不良反应和药物相互作用；双胍类药物的药理作用、临床应用、不良反应。要求掌握 α-葡萄糖苷酶抑制药的作用机制、临床应用、不良反应；噻唑烷二酮类的作用机制、临床应用和不良反应。

一、胰岛素及其类似物

1. 药理作用　①糖代谢：加速心肌、骨骼肌和脂肪细胞膜上葡萄糖转运体转运葡萄糖入细胞内，促进肝等器官对葡萄糖的氧化和酵解；促进肝、肌肉等器官的糖原合成；促进葡萄糖转化成脂肪和氨基酸；抑制糖异生：拮抗高血糖素、肾上腺素及糖皮质激素的糖异生作用。②脂肪代谢：分解减慢，合成、储存增加。③蛋白质代谢：抑制分解，增加合成。④促进 K^+ 进入细胞：降血钾。⑤长时间作用：通过影响基因转录，增加和降低一些酶的合成起长时程作用。

2. 临床应用　①糖尿病：用于治疗各型糖尿病，**对 IDDM 是唯一有效的药物**。②其他：高钾血症，纠正细胞内缺钾，用于心肌梗死早期。

3. 不良反应　①低血糖反应：胰岛素过量所致；②过敏反应：荨麻疹等。③耐受性：急性和慢性耐受；④皮下注射局部出现红肿、硬结和皮下脂肪萎缩等。

二、口服降血糖药

1. 磺酰脲类——促胰岛素分泌剂

甲苯磺丁脲、氯磺丙脲、格列苯脲

（1）药理作用与机制：①对正常人与胰岛功能尚存的糖尿病患者均具有降血糖作用；②**至少存在 30% 正常 B 细胞是必要条件**；③刺激胰岛 B 细胞释放胰岛素；④减少胰岛素与血浆蛋白结合，减慢肝对胰岛素的消除；⑤通过促进生长抑素释放，抑制胰高血糖素的分泌。

（2）临床应用：①用于单用饮食治疗不能控制的 2 型（非胰岛素依赖型）糖尿病；②用于对胰岛素有耐受性的患者；③氯磺丙脲可用于尿崩症。

（3）不良反应：①胃肠道反应；②过敏反应；③黄疸及肝损伤等；④持久性低血糖。

2. 双胍类

二甲双胍、苯乙双胍

（1）药理作用及机制：①有无胰岛 B 细胞功能的糖尿病患者均有效，对正常人无效；②抑制肠壁细胞吸收葡萄糖，促进组织对葡萄糖的摄取和利用，提高靶细胞的敏感性，抑制胰高血糖素的释放。

（2）临床应用：用于肥胖的 NIDDM 及饮食控制未成功的患者，可作为首选药使用。

（3）不良反应：口苦、口中金属味、胃肠反应、低血糖等。本类药物可增加糖的无氧酵解，使乳酸分泌增加，可出现罕见但严重的酮酸或乳酸血症。

3.α-葡萄糖苷酶抑制药　阿卡波糖、伏格列波糖：竞争性抑制糖苷水解酶，减少葡萄糖的生成和吸收；不刺激胰岛素分泌，不降低血糖；可用于各型糖尿病。

4.噻唑烷二酮类　罗格列酮、比格列酮：胰岛素增敏剂。①改善胰岛素抵抗，降糖；②改善脂肪代谢紊乱；③防治2型糖尿病并发症；④改善胰岛B细胞功能；⑤可用于胰岛素抵抗和2型糖尿病。

第32单元　影响其他代谢的药物

【复习指南】本章内容无难点。介绍雌激素、双膦酸盐类、维生素D、降钙素、钙制药的作用特点及临床应用。

一、骨吸收抑制药

1.雌激素　有效预防绝经后骨丢失，增加骨质，保持骨量，减少骨折发生率。防止骨质疏松机制：①促进降钙素分泌，增加肠钙吸收，抑制骨钙向血液中转移；②抑制PTH调节的骨吸收作用；③作用于雌激素受体，促进破骨细胞凋亡。为防治原发性Ⅰ型骨质疏松的首选药。

2.降钙素　激动降钙素受体，降低血钙。临床应用于停经后骨质疏松患者；变形性骨炎；高钙血症和高钙血症危象。

3.双膦酸盐类　选择性吸附在重构的骨基质表面，被破骨细胞摄入后产生抑制骨吸收作用。主要用于治疗原发性和各种继发性骨质疏松症。

二、骨矿化促进药

1.维生素D　作用于维生素D受体。适用于原发性骨质疏松症及糖皮质激素诱发的继发性骨质疏松症，尤其适用于老年患者，是治疗骨质疏松的基础药物。常与钙剂合用加速小肠对钙的转运。

2.钙制药　包括无机钙（碳酸钙）和有机酸钙（葡萄糖酸钙和乳酸钙）。钙剂是治疗骨质疏松的基础药物，常和维生素D合用增强疗效。

第33单元　抗微生物药物概论

【复习指南】本单元是学习化学治疗药物的基础，要求熟练掌握化学治疗、抗菌谱、抗菌活性、抑菌剂、最低抑菌浓度、杀菌剂、最低杀菌浓度、抗生素后效应等基本概念。掌握抗菌作用机制和固有耐药性、获得耐药性、多药耐药性及抗菌药物的合理应用。

一、基本概念

1.化学治疗　指用化学药物抑制或杀灭机体内的病原微生物、寄生虫及恶性肿瘤细胞，消除或缓解由它们所引起的疾病。

2.抗菌谱　指药物抑制或杀灭病原微生物的范围。窄谱抗菌药，如异烟肼；广谱抗菌药，如四环素。

3.抗菌活性　指药物抑制或杀灭病原微生物的能力。

4. 抑菌剂　仅能抑制细菌生长繁殖，而无杀灭作用的药物。

5. 杀菌剂　既能抑制病原菌生长繁殖，且又有杀灭作用的药物。

6. 最低杀菌浓度　能够抑制培养基内细菌生长的最低浓度。

7. 最低抑菌浓度　能够杀灭培养基内细菌的最低浓度。

8. 抗生素后效　应指细菌短暂接触抗菌药物后，虽然抗菌药物血清浓度降至最低抑菌以下或已消失后，对微生物的抑制作用依然持续一段时间。

二、抗菌作用机制及耐药性

1. 抗菌机制　①抑制细菌细胞壁合成；②影响细胞膜功能；③抑制核酸的复制与修复；影响叶酸代谢，干扰核酸代谢；④抑制蛋白质合成。

2. 固有耐药性　是由细菌染色体基因决定而代代相传的耐药性，如肠道杆菌对青霉素的耐药。

3. 获得耐药性　大多由质粒介导，但亦可由染色体介导的耐药性，如金黄色葡萄球菌对青霉素的耐药。

4. 交叉耐药性　致病微生物对某一种抗菌药物产生耐药性后，对其他作用机制相似的抗菌药物也产生耐药性。

三、合理应用

1. 基本原则　①明确病因，针对性选药；应熟悉抗菌药物的抗菌活性、药动学特征、适应证、不良反应特点；给药个体化；应用适当的剂量和疗程（剂量足，疗程够）。②运用PK/PD 原理指导临床用药。时间依赖性（或非浓度依赖性）抗菌药物：多数 β- 内酰胺类、林可霉素类、部分大环内酯类抗生素属于时间依赖性，而非浓度依赖。一般此类药物无明显抗菌后效应。浓度依赖性抗菌药物：氨基糖苷类、喹诺酮类、部分大环内酯类、两性霉素等。对致病菌的杀菌作用取决于峰浓度，而与作用时间不密切。③根据患者的生理病理情况合理用药：患者的生理病理状况可影响药物的作用；新生儿肝药酶发育不全，肾排泄能力差；女性妊娠期；老年人肝肾功能减退。

2. 联合应用　目的：①协同抗菌、提高疗效；②延缓、减少耐药性的产生；③扩大抗菌范围。

（1）Ⅰ类：繁殖期或速效杀菌剂，青霉素类、头孢类。

（2）Ⅱ类：静止期杀菌剂，氨基糖苷类、多黏菌素。

（3）Ⅲ类：速效抑菌剂，四环、林可、氯霉素、大环内酯。

（4）Ⅳ类：慢效抑菌剂，磺胺类。

（5）增强：Ⅰ类 + Ⅱ类青霉素类 + 链霉素（庆大霉素）。

（6）拮抗：Ⅰ类 + Ⅲ类青霉素类 + 氯霉素（四环素）。

第34单元　喹诺酮类、磺胺类及其他合成抗菌药物

【复习指南】本单元涉及的药物较多，历年考试必考。要求熟练掌握喹诺酮类作用机制、抗菌谱、共性和环丙沙星、左氧氟沙星、莫西沙星等常用药物的作用特点、应用及不良反应。熟练掌握磺胺类抗菌谱、作用原理、常用药物的特点、用途、不良反应及防治。

一、喹诺酮类

1. 共性

（1）作用机制：抑制 G^- 细菌的 DNA 回旋酶（人体相似酶为拓扑异构酶Ⅱ）；抑制 G^+ 细菌 DNA 拓扑异构酶Ⅳ。哺乳动物真核细胞中不含 DNA 回旋酶，对细菌选择性高，不良反应少。

（2）抗菌谱：①泌尿生殖道感染，治疗肠杆菌科、变形杆菌属、铜绿假单胞菌等所致的上、下尿路感染；②肠道感染，弯曲菌属等所致腹泻、胃肠炎和细菌性痢疾；③呼吸道感染，肺炎球菌、流感嗜血杆菌或他莫拉菌引起的支气管炎和鼻窦炎，G^- 杆菌和金黄色葡萄球菌所致的肺炎和支气管感染；④其他，骨髓系统感染、皮肤软组织感染。

（3）共性：①抗菌谱广，尤其对需氧 G^- 杆菌（包括铜绿假单胞菌）强大杀菌作用；②口服吸收好，体内分布广；③ $t_{1/2}$ 较长；④多种品种有口服及注射剂型，口服生物利用度高，且与其他抗菌药间无交叉耐药性；⑤临床应用广泛；⑥不良反应大多较轻，患者易耐受。

（4）不良反应：①胃肠道反应，多最常见的不良反应；②神经系统反应；③变态反应；④皮肤反应；⑤对骨骼系统的影响。

2. 常用药物

（1）环丙沙星：①体外抗菌活性为目前在临床上应用的喹诺酮类中最强；②抗菌谱广；③用于对其他抗菌药物耐药的 G^- 杆菌所致的感染。

（2）左氧氟沙星：①口服吸收快而完全，生物利用度高；②痰液、胆汁、脑脊液中浓度高；③抗菌谱广，抗菌作用强；④可用于胆道感染；不良反应少而轻微。

（3）莫西沙星：①对肠球菌、幽门螺杆菌、结肠弯曲菌、肺炎支原体等作用强；②对肠菌科细菌、铜绿假单胞菌作用不及环丙沙星。

二、磺胺类

1. 共性

（1）抗菌谱：①广谱抑菌剂。②敏感菌，脑膜炎奈瑟菌、溶血性链球菌、肺炎链球菌、鼠疫杆菌。③次敏感菌，金葡菌、大肠埃希菌、变形杆菌、肺炎杆菌、流感嗜血杆菌、沙眼衣原体、放线菌、奴卡菌、铜绿假单胞菌、疟原虫等。

（2）作用原理：磺胺类药物结构与 PABA 相似，竞争拮抗 PABA，是二氢蝶酸合成酶竞争性抑制药。

（3）临床应用：全身性感染，可与 TMP 合用。

（4）不良反应：①肾损害；②过敏反应；③血液系统反应；④核黄疸。

2. 常用药物

（1）磺胺嘧啶（SD）：全身应用磺胺类。中效，用于细菌性脑膜炎（防治流行性脑膜炎的首选药）、弓形体病、奴卡菌、SD+ 乙胺嘧啶。

（2）磺胺甲噁唑（SMZ）：全身应用磺胺类，中效，用于流行性脑膜炎、尿道感染。

（3）柳氮磺吡啶：局部应用磺胺类。用于溃疡性和局限性结肠炎。

第35单元　β- 内酰胺类抗生素

【复习指南】本单元内容历年必考。要求熟练掌握 β- 内酰胺类抗生素的作用机制，天然青霉素抗菌作用、药动学特点、临床应用、不良反应及用药注意事项。掌握半合成青霉素的分类、作用特点及临床应用；各代头孢菌素的抗菌作用特点、代表药物的抗菌作用特点、临床应用及主要不良反应。

一、β- 内酰胺类抗生素

1. 天然青霉素

（1）抗菌作用：① G^+ 细菌、G^- 球菌及螺旋体感染首选药；②对 G^- 杆菌不敏感；③对阿米巴、立克次体、真菌、病毒完全无效。

（2）作用机制：①干扰敏感细菌细胞壁黏肽合成，使细菌细胞壁缺损。②作用靶分子，细菌细胞壁内膜上青霉素结合蛋白（PBPs），即肽酶，如转肽酶、羧肽酶、肽链内切酶等。③属于繁殖期杀菌药。

（3）药动学特点：①水溶液不稳定，临用现配；②口服易被胃酸破坏，肌内注射吸收迅速、完全。③主要分布于细胞外液。在肝、胆、肾、肠道、精液、关节液和淋巴液处分布比较多，炎症时较易进入血 - 脑屏障。④主要以原形经肾小管分泌排泄，$t_{1/2}$ 为 0.5 ~ 1 小时；与丙磺舒竞争从肾小管分泌，合用可提高青霉素血药浓度、延长维持时间。

（4）临床应用：①首选治疗，溶血性链球菌，敏感葡萄球菌，草绿色链球菌，肺炎球菌感染，革兰阳性杆菌引起的白喉、破伤风、炭疽、气性坏疽、鼠咬热、螺旋体病如钩端螺旋体病、苍白密螺旋体（梅毒螺旋体）、回归热螺旋体病及放线菌病等。②不宜用于流脑的预防（不能根除脑膜炎奈瑟球菌带菌状态），可使用 SD 或 SMZ 治疗，若耐 SD 则使用利福平治疗。③预防感染性心内膜炎；对白喉和破伤风产生的外毒素无效。

（5）不良反应及用药注意事项：①对人体毒性极低。②过敏反应，速发型和迟发型。发生率低，但危害大。出现过敏性休克可采用皮下或肌内注射肾上腺素抢救。③致惊厥药。④治疗某些疾病（梅毒、钩端螺旋体等）时出现赫氏反应。

二、半合成青霉素的分类

1. 耐酸青霉素类　耐酸，可口服，如青霉素 V。

2. 耐酶青霉素类　耐酸又耐酶，主要用于耐青霉素的金黄色葡萄球菌感染，如苯唑西林、氯唑西林、双氯西林等。

3. 氨基（广谱）青霉素类　耐酸但不耐酶。广谱，对 G^- 杆菌也有杀灭作用。对耐药金黄色葡萄球菌感染无效，对铜绿假单胞菌感染无效。合用 β- 内酰胺酶抑制药如克拉维酸或舒巴坦可显著扩大抗菌谱，如氨苄西林、阿莫西林等。

4. 抗铜绿假单胞菌广谱青霉素类　包括羧基青霉素类（羧苄西林、替卡西林），磺基青霉素（磺苄西林）及脲基青霉素（美洛西林）。

5. 抗 G^- 菌的青霉素　美西林、匹美西林。

三、头孢菌素类

第一代：头孢唑林、头孢羟氨苄、头孢硫脒、头孢氨苄、头孢拉定、头孢噻吩。

第二代：头孢克洛、头孢呋辛、头孢丙烯、头孢孟多、头孢尼西。

第三代：头孢他啶、头孢噻肟、头孢曲松、头孢克肟、头孢哌酮。

第四代：头孢匹罗、头孢吡肟、头孢克定。

（1）四代头孢抗菌谱及特点比较：见表 10-1。

表 10-1　四代头孢抗菌谱及特点比较

	抗 G⁺	抗 G⁻	抗铜绿假单孢菌	对酶的稳定性	肾毒性	应用
第一代	+++	-	-	+	++	耐药金黄色葡萄球菌感染
第二代	++	++	-/+	++	+	各类敏感菌感染
第三代	+	++	+	+++	-	严重感染
第四代	+++	+++	+++	+++		各种严重感染

+ 表示有作用，- 表示无作用

（2）作用机制：抑制细胞壁合成，杀菌剂。

（3）不良反应：①第一代，过敏，偶有过敏性休克。与青霉素具有部分交叉过敏性。②第二代，胃肠道反应、出血、过敏反应。③第三代：不耐乙醇的双硫仑样反应。④第四代，胃肠道反应、皮疹等。

第 36 单元　大环内酯类、林可霉素及其他抗生素

【复习指南】本单元内容较多，为历年必考内容。要求熟练掌握红霉素的抗菌作用、药动学特点、临床应用及主要不良反应；阿奇霉素、克拉霉素和罗红霉素的药理作用特点及应用。掌握克林霉素的作用特点、应用及主要不良反应；万古霉素、去甲万古霉素、替考拉宁的作用特点、应用及主要不良反应。

大环内酯类

1. 红霉素

（1）抗菌作用：①对需氧 G⁺ 球菌和杆菌有强大抗菌作用，在 G⁺ 菌中浓度为 G⁻ 菌的 100 倍；②对大多数 G⁻ 杆菌无效。对其他 G⁻ 细菌制作用；③对病毒、酵母菌及真菌无效；④属于高效快速抑菌剂，高浓度下，对非常敏感的细菌也有杀菌作用。

（2）药动学特点：①可口服，易被胃酸破坏，肠溶衣片。②易扩散至细胞内液，组织中浓度高。痰液、皮下、胆汁中药物浓度均大于血药浓度。③除脑及脑脊液外，所有部位均可达抗菌浓度。

（3）作用机制：可逆性结合细菌 50S 核糖体亚基，抑制蛋白质合成。

（4）临床应用：①首选用于白喉（急、慢性感染及带菌状态），百日咳带菌者（预防用）支原体肺炎，衣原体感染，嗜肺军团菌病。②用于青霉素过敏患者，链球菌、破伤风感染治疗。

（5）不良反应：①胃肠道反应；②过敏反应；③血栓性静脉炎，静脉注射时肝损害，如无味红霉素，引起转氨酶升高；属于肝药酶抑制药。

2. 阿奇霉素　①G⁺ 细菌（链球菌和肠球菌）抗菌活性较红霉素低；②对 G⁻ 细菌的抗菌活性有明显的改善，保留了典型红霉素的抗菌谱；③对卡他布兰汉菌、多杀巴氏菌、肺炎衣原体、肺炎支原体、嗜肺军团菌、Lyme 病、梭杆菌属和淋病奈瑟球菌抗菌活性强；④治疗无并发症的非淋病尿道炎（沙眼衣原体引起）及沙眼只需口服单次剂量，患者依从性好。

3. 克拉霉素　①对红霉素敏感的链球菌和葡萄球菌，克拉霉素的作用较红霉素更强；②对淋病奈瑟球菌、流感嗜血杆菌仅中等活性；③对卡他布兰汉菌、肺炎衣原体、嗜肺军团菌伯氏疏螺旋体所致莱姆病 Lyme 病、肺炎支原体活性好。

4. 罗红霉素　抗菌谱与红霉素相似，对 G^+ 作用差于红霉素，对军团菌作用强于红霉素。生物利用度高，对酸稳定性好。

第 37 单元　氨基糖苷类与多黏菌素类抗生素

【复习指南】本单元抗生素历年为必考内容。要求熟练掌握氨基糖苷类抗生素的共性、抗菌作用、药动学特点、应用及主要不良反应。掌握链霉素、庆大霉素、阿米卡星的药理作用特点、临床应用和不良反应。

一、氨基糖苷类

1. 氨基糖苷类抗生素

（1）抗菌作用：①速效静止期杀菌剂，抗菌谱广。② G^- 主要直接抗需氧 G^- 杆菌，对厌氧菌无效；不用于沙雷菌属及铜绿假单胞菌引起的感染。③ G^+ 作用有限。④杀菌速率和持续时间与浓度成正相关；仅对需氧菌有效，且强度大于其他类药物；对厌氧菌无效。⑤抗生素后效应（PAE）长，持续时间与浓度正相关。⑥具有初次接触效应。细菌首次接触氨基糖苷类时，能被迅速杀死，未被杀死的细菌再次或多次接触同种抗生素时，杀菌作用明显降低。⑦在碱性环境中抗菌活性增强。

（2）药动学特点：①吸收，脂溶性小，解离度大。口服不易吸收，注射吸收迅速、完全。②分布，大多与血浆蛋白结合率低（链霉素除外）；织液中仅肾皮质及内耳内外淋巴中浓度高；甚至在发炎时也不能透过血－脑屏障，可透过胎盘屏障。③代谢及排泄，体内不代谢，主要经肾小球滤过排出，尿液中浓度高。

（3）作用机制：与核糖体 30S 亚基结合干扰蛋白质合成。

（4）临床应用：①主要用于敏感的需氧 G^- 杆菌所致的全身感染，如脑膜炎、呼吸道、泌尿道、皮肤软组织、胃肠道、烧伤、创伤及骨关节感染等。②对于败血症、肺炎、脑膜炎等严重感染，需联合应用其他抗 G^- 杆菌的抗菌药（如广谱半合成青霉素、第三代头孢菌素及氟喹诺酮类等）。③用于结核杆菌和肺典型分支杆菌感染，结核病应用链霉素；非典型分支杆菌应用阿米卡星。

（5）主要不良反应：①**耳毒性**，对前庭和耳蜗有损伤作用，感觉毛细胞发生退行性和永久性改变。a. 前庭神经损害：眩晕、恶心、呕吐、眼球震颤、共济失调。b. 耳蜗神经损害：耳鸣、听力减退、耳聋。可发生于停药数周之后。c. 永久性损害：避免与有耳毒性的高效利尿药（如呋塞米）合用。②肾毒性，诱发药源性肾衰竭的最常见因素。③神经肌肉麻痹，神经肌肉传导阻滞，严重的发生肌肉麻痹，甚至呼吸暂停，同时使用全身麻醉药或肌肉松弛药易发生。使用钙剂或新斯的明等胆碱酯酶抑制药治疗。④过敏反应，偶发，链霉素易发生过敏性休克。一旦发生静脉注射钙剂、皮下或肌内注射肾上腺素抢救。

2. 链霉素　鼠疫和兔热病的首选用药；链霉素和其他药物合用于结核病早期治疗。

3. 庆大霉素　①多种严重的需氧 G^- 杆菌感染的首选氨基糖苷类用药。②庆大霉素＋β－内酰胺类合用可治疗 G^- 杆菌引发的肺炎；③庆大霉素＋青霉素合用可治疗肠球菌引发的心内膜炎；④氨基糖苷类任意一种＋抗铜绿假单胞菌青霉素（两者混合体外灭活，不能同时将两者混合注射或滴注），可用于粒细胞减少症患者发生的铜绿假单胞菌及 G^- 杆菌引发的败血症。

4. 阿米卡星　①本类中抗菌谱最广；②治疗对庆大霉素、妥布霉素耐药的 G^- 杆菌和需氧的 G^- 杆菌。

二、多黏菌素类

多黏菌素 B

（1）药动学：口服不吸收，可用于肠道感染；难以透过血-脑屏障，主要分布于细胞外液。

（2）抗菌谱：仅对 G^- 杆菌有效。

（3）作用机制：通过增加细菌细胞膜的通透性，使细胞成分外漏导致菌体死亡。

（4）临床应用：注射给药肾毒性强，仅局部应用。

第38单元　四环素类及氯霉素类

【复习指南】本单元内容历年常考。要求掌握四环素类的药动学特点及影响因素、抗菌作用、作用机制、临床应用及不良反应；多西环素和米诺环素的作用特点及临床应用；氯霉素的药动学特点、抗菌作用、机制、临床应用及不良反应。

1. 四环素类

（1）药动学特点及影响因素：①吸收：口服吸收不完全，金属离子（Mg^{2+}、Ca^{2+}、Al^{3+}、Fe^{2+}）影响吸收；②分布：广泛，主要集中在肝、肾、脾、皮肤、牙齿和骨骼；③代谢和排泄：经肝内浓缩排入胆汁，形成肝肠循环，胆汁中药物浓度为血药浓度 10～20 倍。原形经肾小球滤过排泄，尿药浓度高。

（2）抗菌作用：①广谱、快速抑菌药；②$G^+ > G^-$ 细菌，由于耐药，很少用于 G^+ 感染的治疗；③可抑制立克次体、衣原体、支原体、螺旋体、放线菌感染。

（3）作用机制：与核糖体 30S 亚基结合干扰蛋白质合成。

（4）临床应用：①立克次体感染；②衣原体感染；③支原体感染；④螺旋体感染：多西环素是该类药物中的首选用药。

（5）不良反应：①胃肠道反应，以土霉素多见；②二重感染（菌群交替症）；③影响骨骼、牙齿生长：与牙中沉积的钙结合，使牙釉质发育不全，棕色色素永久性沉着；抑制婴幼儿骨骼生长；孕妇、哺乳期妇女、儿童禁用；③肝毒性；④光敏反应；⑤肾毒性；⑥周围血象改变。

2. 多西环素　①强效、速效、长效，对耐四环素的金黄色葡萄球菌仍有效，替代四环素和土霉素为首选药；②抗菌谱与四环素相似，作用强 2～10 倍；③临床应用同四环素，可应用于肾功能不全的肾外感染患者。

3. 氯霉素

（1）药动学特点：①吸收：口服吸收迅速完全；②分布，广泛，易通过血-脑屏障；③代谢与排泄：经肝代谢灭活，肾排泄。

（2）抗菌作用和机制：①广谱快速抑菌剂，高浓度杀菌。②对 G^+、G^- 菌均有抑制作用；对 G^- 菌作用强，对流感杆菌甚至有杀菌作用；对 G^+ 球菌的作用不及青霉素和四环素类；对立克次体感染有效。

（3）作用机制：与细菌核糖体 50S 亚基结合，阻滞转肽酰酶的作用，抑制蛋白质合成。

（4）临床应用：①二线药物；②脑脓肿，氯霉素 + 青霉素为首选。

（5）不良反应：①骨髓造血功能抑制，剂量相关的可逆性骨髓抑制性贫血，白细胞减少，血小板减少。一旦发现及时停药，2 ～ 3 周后可恢复；与剂量疗程无关的不可逆性再生性障碍性贫血。②灰婴综合征，大量服用药物在新生儿、早产儿体内蓄积中毒。③二重感染。

第 39 单元　抗真菌药与抗病毒药

【复习指南】本单元内容历年常考。要求熟练掌握抗真菌药两性霉素 B、唑类、特比萘芬及卡泊芬净的作用特点、用途及主要不良反应。抗病毒药阿昔洛韦、更昔洛韦、拉米夫定、利巴韦林的作用特点及用途。

一、抗真菌药

1. 两性霉素 B　①广谱抗真菌药，可选择性与真菌细胞膜的麦角固醇结合，在细胞膜上形成膜孔，使膜通透性增加；②对多种深部真菌有良好抗菌作用，对细菌无作用；③首选用于治疗真菌引起的内脏或全身感染；④静脉滴注应用，不良反应较多。

2. 唑类

（1）三唑类，氟康唑：①临床应用最广的抗真菌药，对多数真菌性脑膜炎可作为首选药，在唑类药中不良反应最少。

（2）咪唑类，酮康唑：①广谱抗真菌药，体外抗真菌作用优于氟康唑，体内抗真菌作用不及氟康唑；②肝毒性严重，局部应用。

3. 特比萘芬　广谱抗菌药，为表浅部抗真菌药。对皮肤癣菌有杀菌作用，对念珠菌有抑菌作用。选择性抑制真菌膜的角鲨烯环氧化物酶，抑制麦角固醇合成，使真菌死亡。

二、抗病毒药

1. 阿昔洛韦

（1）药理作用：主要抑制疱疹病毒，对 EB 病毒有一定抑制作用。

（2）作用机制：经病毒的胸苷激酶及宿主细胞中的激酶催化，生成三磷酸阿昔洛韦。三磷酸阿昔洛韦能选择性地抑制病毒 DNA 多聚酶。可掺入病毒正在延长的 DNA 中，阻滞病毒 DNA 的合成。

（3）临床应用：单纯疱疹病毒所致的各种感染的首选药，也用于免疫缺陷患者或正在接受放化疗的患者预防带状疱疹、EB 病毒感染。

2. 拉米夫定　为核苷类反转录酶抑制药，可有效对抗对齐多夫定产生耐药的 HIV 临床分离株。单用易产生耐药性，主要与齐多夫定合用，起协同作用。

3. 齐多夫定——抗反转录病毒药　①为核苷类反转录酶抑制药，胸苷酸类似物，经病毒的胸苷激酶和胸苷酸激酶作用生成三磷酸齐多夫定，竞争性抑制 HIV 反转录酶而干扰病毒 DNA 合成；②用于 HIV 感染的第一个药物，可改善临床症状，使病毒阴转，生存期延长；③用于艾滋病的联合用药疗法。

4. 干扰素　诱导机体组织细胞产生抗病毒蛋白酶而抑制病毒复制，广谱抗病毒；治疗慢性病毒性肝炎（乙、丙、丁型），尖锐湿疣，生殖器疱疹及 HIV 患者的卡波西肉瘤。

第 40 单元　抗结核病药

【复习指南】本单元内容历年常考。要求熟练掌握一线抗结核病药异烟肼、利福平、乙胺丁醇抗菌作用及机制、药动学特点和主要不良反应。掌握二线抗结核病对氨基水杨酸、乙硫异烟胺和吡嗪酰胺的药理作用特点。

抗结核病药

（一）一线抗结核药

1. 异烟肼——抗结核病的首选药

（1）抗菌作用：①为前体药，激活成活性型有活性；②只存在分支杆菌中，对结核分枝杆菌具有高度选择性，对静止期细菌有抑制作用，对快速繁殖期菌群强大杀菌作用，对缓慢繁殖期和间断繁殖期细菌有杀菌作用；③抗菌活性和浓度相关，高浓度杀菌，低浓度抑菌；④单用时易产生耐药性，与其他抗结核病药联用可延缓耐药性产生，并使疗效增强。

（2）药动学：①吸收后广泛分布于各种体液及细胞内，容易渗入纤维化或干酪化的结核病灶中；②大部分在肝中代谢为乙酰化异烟肼和异烟酸等，代谢物及小量原形药最终由肾排泄。

（3）临床应用：最好的一线抗结核病药，除作为预防用药可单独使用外，对治疗各种类型结核病均应与其他第一线药物联合应用。

（4）不良反应：发生率与剂量有关，一般治疗量下发生率低。①神经系统毒性，周围神经炎和中枢神经系统症状；②肝毒性，损伤肝细胞，严重时导致肝细胞坏死，快代谢型患者发生率高；③过敏反应，发热、狼疮样综合征等。

2. 利福平

（1）抗菌作用：为广谱抗生素。对结核杆菌、麻风分支杆菌、大多数革兰阳性细菌、某些革兰阴性细菌均有抗菌作用。其抗结核作用与异烟肼相近，而较链霉素强。

（2）作用机制及耐药性：①与敏感细菌的 RNA 多聚酶 β- 亚单位结合，抑制细菌 RNA 合成的起始阶段。②单用利福平易产生耐药性，故需与其他药合用，既可增强疗效，又可延缓耐药性产生。

（3）临床应用：①结核病，为一线抗结核病药。主要与其他抗结核病药合用，治疗各种结核病。②麻风病。③眼科感染，结膜炎、沙眼。④细菌感染，用于耐药性金黄色葡萄球菌感染。

（4）不良反应：①消化道刺激症状；②肝损害；③过敏反应；④"流感样综合征"。

3. 乙胺丁醇

（1）抗菌作用：①对各型结核杆菌具高度抗菌作用，对大多数耐异烟肼和链霉素的结核杆菌仍具抗菌活性；②单用也可产生耐药性，但较缓慢。

（2）临床应用：主要与利福平或异烟肼等合用。由于毒性低，患者容易接受，基本上取代了对氨水杨酸。

（3）不良反应：一般不良反应很少。最重要的为视神经炎，还可发生外周神经炎。

（二）二线抗结核病药

1. 对氨基水杨酸　①对结核杆菌仅具抑菌作用，作用较异烟肼及链霉素弱。单用疗效很小，也会产生耐药菌株，但出现较链霉素慢。②联合用药抗菌作用增强，且延缓耐药性产生。

③不良反应主要为胃肠道反应，其次为过敏反应。属二线药物。

2. 乙硫异烟胺　抗菌活性较低。某些对异烟肼、链霉素和对氨基水杨酸耐药的菌株仍可对本品敏感。②为二线抗结核药，只有在一线药物无效或有禁忌证时，才可与其他药物合并应用。③不良反应较多，主要有胃肠道反应，周围神经炎及肝损害，偶见精神障碍。

3. 吡嗪酰胺　①在体内轻度酸性条件下具杀菌作用。单用易产生耐药性。②不良反应多，主要为肝损害，肝功能不良者禁用。③在多种药物短期（6 个月）联合治疗结核病时已成为一种重要药物。

第 41 单元　抗疟药

【复习指南】本单元内容需要熟练掌握常用的抗疟药氯喹、青蒿素类、伯氨喹、乙胺嘧啶的药理作用、临床应用及主要不良反应。

1. 氯喹

（1）药理作用与应用：①是控制各种疟疾临床症状的首选用药。作用特点：强效、速效、长效。②抗肠外阿米巴病。③免疫抑制作用。大剂量可用于类风湿关节炎、系统性红斑狼疮。

（2）不良反应：①轻度头晕、头痛、胃肠不适等，停药迅速消失；②大剂量、长时程用药可引起视力障碍，肝肾功能损害。

2. 青蒿素类　能杀灭红内期裂殖体，对耐氯喹虫株也有效。主要用于治疗间日疟、恶性疟，特别是对抗氯喹疟原虫引起的疟疾；可跨越血–脑屏障，对脑型疟也有良效。缺点是复发率高，与伯安喹合用可降低复发率。

3. 伯氨喹

（1）药理作用与应用：是控制复发和传播的首选药。

（2）不良反应：毒性较大，但尚无适合药物取代。特异质患者发生急性溶血性贫血和高铁血红蛋白血症。

4. 乙胺嘧啶

（1）药理作用与应用：对恶性疟及良性疟的原发性红外期疟原虫有抑制作用，是用于病因预防的首选药。对红内期未成熟裂殖体也有效。

（2）不良反应：长期服用可引起巨幼红细胞贫血或白细胞减少症，可用甲酰四氢叶酸钙治疗。

第 42 单元　抗阿米巴病药及抗滴虫病药

【复习指南】本单元内容历年常考。要求熟练掌握甲硝唑的作用、用途及不良反应。掌握主要的咪唑类药物的临床应用。

一、甲硝唑

①抗阿米巴作用，对肠内外阿米巴大滋养体有直接杀灭作用，是治疗阿米巴病的首选药；②抗滴虫作用，对阴道滴虫有直接杀灭作用；③抗厌氧菌作用；④抗贾第鞭毛虫作用，首选。

二、主要的咪唑类药物

1. 替硝唑　对阿米巴痢疾和肠外阿米巴病的疗效与甲硝唑相当，毒性偏低，可作为阿米巴肝囊肿的首选用药。

2.氯喹 能杀灭组织内阿米巴滋养体，用于甲硝唑无效的阿米巴肝囊肿、肺囊肿等。

第43单元 抗血吸虫和抗丝虫病药

【复习指南】本单元内容较简单，要求掌握吡喹酮的药理作用、临床应用。

吡喹酮：广谱抗血吸虫药和驱绦虫药，是治疗各型人类血吸虫病的首选用药。

第44单元 抗肠道蠕虫病药

【复习指南】本单元内容要求掌握甲苯达唑的作用机制和应用特点，哌嗪和氯硝柳胺的特点。

1.甲苯达唑 ①高效广谱驱肠蠕虫药。选择性作用于微管，抑制虫体对葡萄糖的摄取和利用，减少ATP生成。妨碍虫体生长发育。②为治疗钩虫病和鞭虫病的首选用药，对蛲虫和蛔虫疗效较好，对钩虫卵、蛔虫卵、鞭虫卵有杀灭作用。③可控制传播。

2.哌嗪 对蛔虫和蛲虫有较强的驱除作用。作用机制为改变虫肌细胞膜对离子的通透性，抑制神经–肌肉传导，致虫体发生弛缓性麻痹而被排出。

3.氯硝柳胺 对血吸虫有杀灭作用。可用于血吸虫的预防。

第45单元 抗恶性肿瘤药

【复习指南】本单元内容较多，历年必考。要求熟练掌握常用的抗肿瘤药物氨甲蝶呤、氟尿嘧啶、烷化剂、铂类、放线菌素D、柔红霉素、多柔比星、长春新碱、紫杉醇、三尖杉酯碱、他莫昔芬的作用及临床应用。

一、不良反应

包括：①骨髓毒性；②对感染的抵抗力下降；③影响伤口愈合；④脱发；⑤胃肠道上皮受损；⑥儿童生长抑制；⑦成人不育；⑧肝肾损害；⑨致畸、致癌。

二、常用抗肿瘤药物的作用及临床应用

1.氨甲蝶呤——二氢叶酸还原酶抑制药

（1）药理作用与机制：①与二氢叶酸还原酶结合，减少FH4的合成，使得DNA和RNA的合成中断，主要作用于细胞周期S期。②肿瘤细胞对MTX的抗药性严重。

（2）临床应用：用于儿童急性淋巴性白血病、绒膜癌、成骨肉瘤，可与长春新碱、泼尼松、巯嘌呤合用。

（3）不良反应：主要为骨髓和胃肠道毒性。

2.氟尿嘧啶——嘧啶核苷酸合成抑制药

（1）药理作用与机制：①抑制胸苷酸合成酶的活性，使DNA合成受阻。其代谢物可影响RNA功能。②属不典型的细胞周期特异性药。除了主要作用于S期外，对其他期的细胞也有作用。

（2）临床应用：用于乳腺癌和胃肠道肿瘤手术辅助治疗。

（3）不良反应：主要为骨髓抑制和胃肠道毒性。

3. 烷化剂　对肿瘤细胞和正常细胞的选择性低，故而毒性大。是细胞周期非特异性药物，能杀伤休息中和分裂中的细胞，但大多数药物对增殖细胞的活力更强。

（1）氮芥

①药理作用与应用：选择性低，对静止期细胞亦有杀灭作用，为周期非特异性药物；主要用于恶性淋巴瘤和霍奇金病，疗效显著。

②不良反应：最常见的急性反应为消化道反应，严重的不良反应为骨髓抑制。局部刺激性大，只能静脉或腔内注射。

（2）环磷酰胺（环磷氮芥）

①药理作用与作用机制：周期非特异性药物；原形无活性，需在体内经代谢成有活性的磷酰胺氮芥后发挥烷化作用，对 S 期作用明显；本品抗瘤谱较氮芥广，抑瘤作用明显而毒性较低，化疗指数比其他烷化剂高，因此临床应用广泛。

②临床应用：广泛。用于恶性淋巴瘤、多发性骨髓瘤、蕈样真菌病较好，亦用于妊娠绒毛膜上皮癌、脑、乳腺、宫颈、子宫内膜、肺、前列腺和卵巢等部位的恶性肿瘤及儿童的一些恶性肿瘤。

③不良反应：胃肠道反应较轻，骨髓抑制明显。具有膀胱炎、血尿、致癌、致畸和致突变作用。

4. 铂类

（1）顺铂

①药理作用与机制：抑制 DNA 复制和转录，导致 DNA 断裂和错码，抑制细胞有丝分裂，作用强而持久。抗癌谱较广，为细胞周期非特异性药物。

②临床应用：主要用于治疗转移性睾丸癌和卵巢癌，是治疗睾丸肿瘤最有效的药物之一。对膀胱癌、宫颈癌等也有一定疗效。

③不良反应：本品与常用抗癌药物无交叉耐药性。常见最严重的毒性是由于直接对肾小管的毒性作用而引起的肾功能损害。

（2）卡铂（碳铂）：本品为第二代铂类化合物。其作用机制、适应证与顺铂相同，毒性较低的特点。肾毒性轻微且不常见，耳毒性和神经毒性罕见。与顺铂有交叉抗药性。

5. 放线菌素 D——嵌入 DNA 干扰转录过程

（1）药理作用与机制：①药物嵌入 DNA 的鸟苷和胞苷碱基间，阻断 RNA 多聚酶对 DNA 的转录，该药也可引起 DNA 单链断裂；②为细胞周期非特异性药物，已知的最强的抗癌药之一。

（2）临床应用：本品对霍奇金病、绒膜癌和肾母细胞瘤有较好疗效，对多种肉瘤有缓解作用。

（3）不良反应：骨髓抑制，胃肠道反应。

6. 柔红霉素　用于治疗急性粒细胞性白血病，儿童尤佳。

7. 多柔比星——嵌入 DNA 干扰转录过程

（1）药理作用与机制：为周期非特异性药物，对 S 期及 M 期作用最强，对 G_1 及 G_2 期也有作用。为临床上最常用的抗肿瘤药物之一。

（2）临床应用：主要用于急、慢性白血病，恶性淋巴瘤，还用于霍奇金病、神经母细胞瘤、横纹肌肉瘤等。常与其他抗肿瘤药物联合应用以提高疗效。

（3）不良反应：骨髓抑制和心脏毒性。

8. 长春碱和长春新碱——干扰微管蛋白形成的药物

（1）药理作用与机制：通过与微管蛋白结合，阻滞微管装配，影响纺锤丝形成，从而阻滞有丝分裂，使细胞分裂停止于 M 期，因此是 M 期细胞周期特异性药物。大剂量长春新碱也可杀伤 S 期细胞。

（2）临床应用：①长春碱与顺铂和博来霉素联合应用是治疗播散性非精原细胞睾丸癌的首选。此外用于白血病、霍奇金病、绒毛膜上皮癌、恶性淋巴瘤、淋巴肉瘤和网状细胞肉瘤也有效。②长春新碱主要用于治疗急性淋巴性白血病、霍奇金病和恶性淋巴瘤。由于长春新碱没有限制药量的骨髓抑制作用，故广泛用于联合用药方案可使缓解期明显延长。

9. 紫杉醇

（1）机制：①是一种新型的抗微管药物，具有广谱抗癌作用。本品与长春碱的作用不同，并不导致微管解聚，而是与细胞中微管蛋白结合，促使细胞中微管双聚体装配成微管。抑制微管去多聚化而使之稳定，阻滞细胞的有丝分裂，使之停止于 G_1 晚期和 M 期。此外，紫杉醇尚可激活巨噬细胞起杀灭肿瘤的作用。当其与 7- 干扰素合用时，对激活巨噬细胞溶解肿瘤有增强作用。

（2）临床应用：现已为治疗卵巢癌和乳腺癌的一线药物，对铂类等已有抗药性的顽固性卵巢癌亦有效。

（3）不良反应：主要为骨髓抑制、神经毒性和心脏毒性。

10. 三尖杉酯碱

（1）机制：抑制蛋白质合成起始阶段，使核蛋白体分解，抑制有丝分裂。

（2）临床应用：主要用于急性粒细胞性白血病。

（3）不良反应：骨髓抑制和胃肠道反应。少数有心率加快、心肌损害。

11. 他莫昔芬　①雌激素受体拮抗药，能与雌二醇竞争与雌激素受体结合；②用于治疗晚期播散性乳腺痛，是停经后晚期乳腺痛的首选药物。与雄激素疗效相同，但无后者的男性化副作用。本品对晚期卵巢癌、宫颈癌等实体瘤也有效。

第46单元　影响免疫功能的药物

【复习指南】本单元内容要求掌握免疫抑制药环孢素、他克莫司、麦考酚酸酯的药理作用及应用；免疫增强药左旋咪唑的药理作用及应用；免疫调节药白介素 -2，干扰素（IFN）的药理作用及应用。

一、免疫抑制药

1. 环孢素　①可选择性抑制辅助性 T 的活化早期，使 Th 细胞明显减少；可抑制 Th 细胞表达 IL-1 受体；抑制活化的 T 细胞产生 INF-γ。②作用机制是通过钙调磷酸酶的作用阻滞 IL-2 转录，是抑制器官和组织移植后排斥反应首选药。

2. 他克莫司　强效免疫抑制药，作用强于环孢素，机制和环孢素相同。

二、免疫增强药

左旋咪唑：免疫增强药，能恢复受抑制的 B 细胞、T 细胞、单核细胞、巨噬细胞功能。临床用于感冒、结缔组织疾病、癌症的治疗。

三、免疫调节药

1. 白介素 -2　与 IL-2 受体特异性结合，诱导 Th 细胞和 T 细胞增殖、激活 B 细胞产生抗体、活化巨噬细胞等。临床用于转移性肾癌和黑色素瘤，还可用于病毒和细菌的感染。

2. 干扰素（INF）　结合到特异性细胞表面受体上，启动一系列细胞内过程，诱导某些酶活性抑制细胞增殖，增强免疫活性。

第11章 生物药剂学与药动学

第1单元 生物药剂学概述

【复习指南】本部分内容难度不大，但历年常考。其中，生物药剂学定义和药物的体内过程吸收、分布、代谢、排泄、转运、处置、消除的定义为考试的重点，应熟练掌握这部分的定义。转运、处置、消除包括哪几个体内过程需要区别分清。

一、生物药剂学定义

生物药剂学是研究药物及其剂型在体内**吸收**、**分布**、**代谢**与**排泄**过程。阐明药物的**剂型因素**、用药对象的**生物因素**与**药效**三者之间的关系。

二、研究内容与目的

生物药剂学目的是为了正确地评价和改进药剂质量，合理设计剂型、处方和生产工艺，为临床给药方案设计和合理用药提供科学依据，以保证用药的有效性与安全性。

三、药物的体内过程

对于药物制剂，**除静脉注射**等**血管内给药**以外，非血管内给药（如口服给药、肌内注射、吸入给药、透皮给药等）都**存在吸收**过程。除起局部治疗作用的药物外，**吸收**是药物发挥治疗作用的先决条件，药物只有吸收进入体循环，才能产生疗效。

吸收（absorption）是药物从给药部位进入体循环的过程。药物进入体循环后向各组织、器官或者体液转运的过程称**分布（distribution）**。药物在吸收过程或进入体循环后，受体内酶系统的作用，结构发生转变的过程称**代谢（metabolism）**。药物及其代谢产物排出体外的过程称**排泄（excretion）**。药物的吸收、分布和排泄过程统称为**转运（transport）**，而分布、代谢和排泄过程称为**处置（disposition）**，代谢与排泄过程合称为**消除（elimination）**。

第2单元 口服药物的吸收

【复习指南】本部分内容难度不大，历年必考，应作为重点复习。其中，药物的转运机制、影响药物吸收的剂型因素是考试的重点，尤其是被动扩散和主动转运的区别，转运药物性质应熟练掌握。区分影响药物吸收的生理因素和剂型因素。了解胃肠道的结构与功能。

一、药物的膜转运与胃肠道吸收

1. 药物的转运机制见表11-1。

表11-1 药物的转运机制

转运机制	被动扩散		载体媒介转运		膜动转运 *
	单纯扩散	膜孔转运	主动转运	易化扩散	
浓度梯度	顺浓度梯度		逆浓度梯度	顺浓度梯度	不定

续表

转运机制	被动扩散		载体媒介转运		膜动转运*
	单纯扩散	膜孔转运	主动转运	易化扩散	
载体	不需要		需要	需要	不需要
能量	不耗能		消耗	不耗能	消耗
饱和	无		有	有	
竞争抑制	无		有	有	
部位特异性	无		有	有	
结构特异性	无		有	有	
转运药物性质	脂溶性和分子型（多数药物）	水溶性小分子	结构类似物		高分子物质，如蛋白质、多肽类、脂溶性维生素

*膜动转运是生物膜变形将物质摄入细胞内或释放到细胞外。向内摄入为入胞作用，向外释放为出胞作用。摄取液体颗粒时称为胞饮。摄取固体颗粒时称为吞噬

2. 胃肠道的结构与功能　胃壁内侧由黏膜、肌层和浆膜层组成。由于缺乏绒毛，故吸收面积有限，除一些弱酸性药物有较好吸收外，大多数药物吸收较差。

小肠液的 pH 5 ～ 7，是弱碱性药物吸收的理想环境。药物可以通过被动扩散途径吸收，小肠也是药物主动转运吸收的特异性部位。

大肠是由盲肠、结肠和直肠组成。结肠是治疗结肠疾病的释药部位，多肽类药物可以结肠作为口服的吸收部位。直肠血管丰富，是栓剂给药的吸收部位。

二、影响药物吸收的因素

影响药物吸收的因素见表 11-2。

表 11-2　影响药物吸收的因素

生理因素	药物理化性质及剂型因素
胃肠液的成分和性质	脂溶性和解离度
胃肠道运动	溶出速度
循环系统转运	药物在胃肠道中的稳定性
食物	剂型
胃肠道代谢作用	制剂处方
疾病因素	制剂制备工艺

（一）生理因素

1. 胃肠液的成分和性质　大多数有机药物都是弱酸性或弱碱性物质，不同 pH 会影响药物的解离状态，分子型药物比离子型药物易于吸收。主动转运的药物是在特定部位由载体或酶促系统进行吸收的，一般不受消化道 pH 变化的影响。

胃肠液中含有胆盐，能增加难溶性药物的溶解，可提高药物的吸收速率和程度。胆盐也可与一些药物形成难溶性盐，从而降低药物吸收，如新霉素、制霉菌素和多黏菌素 E 等口服不吸收，只用于治疗肠道疾病。

2. 胃肠道运动

（1）胃肠道蠕动：有两种，一种是收缩运动，另一种是向前推进的蠕动。

（2）胃排空：胃内容物从胃幽门部排至小肠上部称为胃排空。

①胃排空速率加快，主要在胃吸收的药物吸收会减少，主要在肠道吸收的药物吸收会加快或增多。

②胃排空速率慢则相反。对十二指肠载体主动吸收药物，如核黄素等，由于胃排空缓慢，核黄素连续缓慢地通过十二指肠，主动转运不易产生饱和，使吸收增多。

③胃排空速率随胃内容物体积的增大而增大。当胃中充满内容物时，对胃壁产生较大的压力，胃所产生的张力也大，因而促进胃排空。

④影响胃排空速率的因素很多：①食物种类；②胃内容物黏度、渗透压；③饮水，可促进胃排空而有利于药物的吸收；④药物。

3. 循环系统转运　药物进入体循环前的降解或失活称为"首过代谢"或"首过效应"（first pass effect）药物的首过效应越大，药物被代谢越多，其血药浓度也越小，药效受到明显的影响。

药物在消化道向淋巴系统转运，也是药物吸收途径之一。一些油脂或结构与脂肪类似的药物及大分子药物，较易通过淋巴液进入全身循环。经淋巴系统吸收的药物无肝的首过效应。食物中的脂肪能加速淋巴液流动，使药物经系统的转运量增加。

4. 食物　影响吸收因素：①食物要消耗水分，固体制剂崩解、溶出变慢；②食物增加胃肠道内容物黏度，使药物吸收变慢；③延长胃排空时间；④食物（特别是脂肪）促进胆汁分泌，能增加一些难溶性药物的吸收；⑤食物改变胃肠道 pH，影响弱酸弱碱性药物吸收；⑥食物与药物产生物理或化学相互作用，影响吸收。

5. 胃肠道代谢作用　胃肠中含有的酶会影响药物的释放，结肠中也有丰富的菌群及其分泌的酶。

6. 疾病因素　疾病可造成生理功能紊乱而影响药物的吸收。疾病引起的胃肠道 pH 的改变会干扰药物吸收。胃酸缺乏、腹泻、甲状腺功能不足、部分或全部胃切除、肝疾病等都影响药物从消化道吸收。此外，孕妇、儿童、老年人等特殊人群也存在如胃酸分泌改变、甲状腺功能变化等，从而影响药物经胃肠道吸收。

（二）药物理化性质及剂型因素

1. 影响药物吸收的物理化学因素

（1）脂溶性和解离度：胃肠道上皮细胞膜是药物被动扩散吸收的屏障，通常脂溶性大的药物易于透过细胞膜，且未解离的分子型药物比离子型药物易于透过细胞膜。脂溶性与药物的脂水分配系数有关，而非解离型药物的比例由吸收部位 pH 支配。

（2）溶出速度：药物溶解后才可能被吸收。溶出速度能直接影响药物起效时间、药效强度和持续时间，**比崩解度更能反映出制剂质量本质**。

①粒子大小：药物粒子越小，药物的溶出速度越大。因此，为达到**增加某些难溶性药物的溶出速度和吸收的目的，可采用药物微粉化技术**。如螺内酯为难溶性药物，经微粉化后，螺内酯的吸收增加 10 ～ 12 倍，因此《中国药典》已将螺内酯的粒度列为检查项目。

②湿润性：疏水性药物，影响药物的溶出。加入表面活性剂，可提高药物的溶出。

③多晶型：**溶解度及溶出速度顺序稳定型＜亚稳定型＜无定型**。但是亚稳定型可以逐渐转变为稳定型，但这种转变速度比较缓慢，在常温下较稳定，有利于制剂的制备。

④溶剂化物：在水中的**溶解度和溶解速度是以水合物＜无水物＜有机溶剂化物**。如氨苄西林无水物比水合物溶解度大，在体内血药浓度比水合物高。

提高溶出速度的方法：还可使用表面活性剂、采取制成盐或亲水性前体药物、**固体分散体**、环糊精包合物、磷脂复合物等方法。

（3）药物在胃肠道中的稳定性：胃肠道的 pH、细菌及酶的作用会使某些药物降解或失去活性，而只能采用注射或其他给药方法。利用**包衣技术**能防止胃酸中不稳定药物的降解和失效。**制成药物的衍生物**或**前体药物**能提高药物在胃肠道的稳定性。如青霉素制成氨苄西林可口服给药。

2. 剂型与制剂因素对药物吸收的影响

（1）剂型对药物吸收的影响：一般认为口服剂型药物的生物利用度的顺序为**溶液剂＞混悬剂＞胶囊剂＞片剂＞包衣片**。

（2）制剂处方对药物吸收的影响

①液体制剂中的药物和辅料的理化性质对吸收的影响

增黏剂：减缓药物分子到达吸收表面扩散速度，影响药物吸收。

络合物与络合作用：药物在溶液中可能与辅料作用，络合物形成、吸附作用及胶团相互作用，它们都能使药物在吸收部位的浓度减小。

吸附剂与吸附作用：吸附物解离趋势小，药物生物利用度减少，如活性炭对一些药物有很强的吸附作用。

表面活性剂：**表面活性剂除能降低表面张力外**，还有**形成胶团作用**。当表面活性剂浓度达到临界胶束浓度以上时，由于**形成胶因使溶液中游离的药物浓度降低**，可使药物吸收速度变小。另外，表面活性剂能溶解消化道上皮细胞膜的脂质，改变通透性，能影响药物的吸收。

②固体制剂中的药物和辅料的理化性质对吸收的影响

药物颗粒大小：减小药物粒径可加快溶出速率和吸收。

固体制剂辅料：如稀释剂、结合剂、崩解剂、润滑剂等。如果稀释剂为不溶性而有强力的吸附作用，则药物被吸附而很难释放出来，会影响小剂量药物的疗效。黏合剂所起的作用与崩解剂相反，有延缓片剂崩解的作用。润滑剂大多为疏水性和水不溶性物质，会影响片剂的崩解和溶出。

制剂包衣：包衣材料和衣层的厚度影响药物吸收。

（3）制剂制备工艺对药物吸收的影响：原辅料混合方法、制粒操作和颗粒质量、压片压力等。

第3单元　非口服药物的吸收

【复习指南】本部分内容有一定难度，历年必考，应作为重点复习。其中，各种给药途径的特点应重点掌握。各种给药途径的区别应掌握。应了解各个给药部位的结构和特点。

非口服给药的吸收见表11-3。总结后将逐一详述。

表11-3　非口服给药的吸收

注射给药	血管内给药如静脉注射，没有吸收过程，除此之外都有吸收过程 **静脉注射**药物直接进入血液循环，无吸收过程，生物利用度为100%。肌内注射溶剂有水、复合溶剂或油等，一般2～5ml。长效注射剂常是油溶液或混悬剂 皮内注射部位为真皮，用于诊断与过敏试验，注射量在0.2ml以内 各种注射剂吸收速度的顺序：水溶液＞水混悬液＞油溶液＞O/W乳剂＞W/O乳剂＞油混悬液
口腔黏膜吸收	口腔黏膜中渗透能力：舌下＞颊黏膜＞牙齿、腭黏膜 局部作用剂型多为溶液型或混悬型漱口剂、气雾剂、膜剂，全身作用常采用舌下片、黏附片、贴片等剂型
皮肤给药	耳后＞腋窝区＞头部＞手臂＞腿部＞胸部 **脂溶性、药物分子体积小、分子型、低熔点**的药物容易渗透通过皮肤
鼻黏膜给药	**可避开肝的首过效应** 有些药物如孕酮经鼻黏膜给药，生物利用度与静脉给药相当
肺部给药	不同治疗目的的药物，要求达到不同部位 支气管扩张药和皮质激素类治疗哮喘的药物，要求到达下呼吸道 抗生素药物如头孢类抗生素和抗病毒药如利巴韦林，希望在上呼吸道感染部位 药物粒子大小影响到达部位，＞10μm到达气管，2～10μm到达支气管与细支气管，**2～3μm到达肺部（PM2.5）**
直肠给药	所有药物的直肠吸收主要为通过类脂膜的扩散过程，属于**被动扩散**机制，符合pH分配规律； 栓剂用药时**不宜塞得太深**，一般应塞在距肛门口约2cm处，可避免肝首过效应
阴道给药	阴道中酶的降解很少；药物吸收可直接进入体循环，**避免肝的首过效应** 药物通过阴道黏膜以**被动扩散**透过细胞膜的脂质通道为主，与鼻腔、直肠黏膜比较，阴道吸收速度较慢，时滞较长
眼部给药	降低药物角膜前流失方法有：**增加制剂黏度**，减少给药体积和应用软膏、膜剂等剂型。 应用甲基纤维素和聚乙烯醇等亲水性高分子材料增加水溶液黏度，减少流失 pH中性为佳 渗透压正常能耐受相当于0.8%～1.2% NaCl溶液

一、注射给药

1. 给药部位与吸收途径　除了**血管内给药没有吸收**过程外，其他注射途径如皮下注射、肌内注射、腹腔注射都有吸收过程。

肌内注射药物以扩散和滤过两种方式转运，通过生物膜速度快。一般吸收程度与静脉注射相当，但少数药物吸收不比口服好。如难溶性药物采用非水溶剂，药物混悬液等，注射后在局部组织形成贮库，缓慢释放，可发挥长效作用。

皮下与皮内注射时由于皮下组织血管少，血流速度低，药物吸收较肌内注射慢，甚至比口服慢。故需延长药物作用时间时可采用皮下注射。皮内注射吸收更差，只适用于诊断与过敏试验。

动脉内给药可使药物靶向特殊组织或器官。腹腔注射后药物经门静脉首先进入肝，可能影响药物的生物利用度。鞘内注射可克服血－脑屏障，使药物向脑内分布。

2. 影响注射给药吸收的因素　注射部位血流状态影响药物的吸收速度，如血流量为三角肌＞大腿外侧肌＞臀大肌，吸收速度也是三角肌＞大腿外侧肌＞臀大肌。局部热敷、运动等可使血流加快，能促进药物的吸收。

药物的理化性质能影响药物的吸收。分子量小的药物主要通过毛细血管吸收，分子量大的药物主要通过淋巴吸收，淋巴流速缓慢，吸收速度也比血液系统慢。

药物从注射剂中释放的速率是药物吸收的限速因素，各种注射剂中药物的释放速率排序为：水溶液＞水混悬液＞油溶液＞O/W 乳剂＞W/O 乳剂＞油混悬液。

二、口腔黏膜给药

1. 口腔黏膜给药特点　口腔黏膜给药经口腔黏膜血液经舌静脉、面静脉和后腭静脉进入颈内静脉，可绕过肝的首过效应。

2. 药物口腔黏膜吸收途径　一般认为口腔黏膜渗透性能界于皮肤和小肠黏膜之间。药物渗透性能顺序为舌下黏膜＞颊黏膜＞牙龈、硬腭黏膜。另外，唾液的冲洗作用可能影响药物吸收，口腔中的酶、pH 和渗透压也会影响药物吸收。

口腔黏膜作为全身用药途径主要指颊黏膜和舌下黏膜。舌下黏膜渗透能力强，药物吸收迅速，给药方便，许多口服首过作用强或在胃肠道中易降解的药物，如甾体激素、硝酸甘油、二硝酸异山梨酯舌下给药生物利用度显著提高。易受唾液冲洗作用影响、保留时间短是舌下给药的主要缺点。因而舌下片剂要求药物溶出速度快，剂量小，作用强。

药物通过口腔黏膜吸收大多属于被动扩散，亲脂性药物由于分配系数大，膜渗透系数较高，吸收速度较快。亲水性药物由于分配系数小，很难透过细胞脂质屏障，只能通过细胞间亲水性孔道，药物渗透速度较低，吸收较慢。

三、皮肤给药

皮肤给药可用于局部治疗，也可经皮肤吸收发挥全身作用。后者药物必须透过角质层，经皮下毛细血管吸收进入血液循环才能起效。

1. 皮肤给药特点　表皮最外层与体外环境直接接触的部分为角质层（又称死亡表皮层），含水少，细胞膜致密，是药物透过的主要屏障。

2. 皮肤吸收途径　药物的经皮吸收主要是通过被动扩散的方式进行转运，遵循 pH 分配假说。药物经皮渗透的主要屏障来自角质层。药物的经皮吸收主要是通过两个过程：①表皮途径：药物透过完整表皮这是药物经皮吸收的主要途径。②皮肤附属器途径，皮肤附属器官在皮肤表面所占的面积只有 0.1% 左右，因此不是药物经皮吸收的主要途径。

3.影响药物经皮渗透的因素

（1）生理因素

①皮肤的渗透性：影响药物吸收的重要因素。皮肤的渗透性存在着**种属、个体、年龄、性别及部位**等的**差异**。婴儿的角质层出生时刚形成，皮肤的通透性较大。通常，老年人和男性皮肤的通透性低于儿童和妇女。皮肤的部位不同，结构存在差异，通透性也不同。人体各部位皮肤渗透性大小顺序一般为**耳后＞腋窝区＞头皮＞手臂＞腿部＞胸部**。

若角质层受损，其屏障功能将削弱，可加速药物的渗透。溃疡、破损或烧伤等创面上的渗透性可能增加数倍至数十倍。湿疹及一些皮肤炎症也会引起皮肤渗透性改变。反之，某些皮肤病如硬皮病、老年人角化病等使皮肤角质层致密，可降低药物的渗透性。

药物经皮吸收过程中可能会在皮肤**角质层内**产生一定的**蓄积**，使亲脂性药物溶解在角质层中形成较高的浓度，作用时间延长。

②皮肤的**水化作用**：皮肤的水化作用使角质层肿胀疏松，药物渗透性增加。皮肤的水化作用对水溶性药物的促渗作用较脂溶性药物显著。

③**微生物的降解**作用：皮肤的微生物能对某些药物有降解作用。

④皮肤的**代谢**作用：皮肤还是一个酶屏障。由于皮肤用药面积一般很小，所以皮肤内代谢对多数药物的经皮吸收不产生明显的首过效应。

⑤**温度**的影响：温度升高，血流加快，药物的渗透速率相应增大。

（2）药物的理化性质：药物**分子量**大于**600Da**的物质几乎不能通过角质层；**熔点**较低的药物容易渗透通过皮肤；药物的**脂溶性**，即油/水分配系数大的药物较水溶性药物或亲水性药物容易通过含水少的角质层屏障；对于弱酸或弱碱性药物，**药物的解离状态**也会影响药物的透皮速率。与其他生物膜一样，药物以分子型容易透过。

（3）剂型因素：药物与**基质的亲和性**越小，其从基质释放并分配到皮肤越容易，越有利于药物的经皮吸收。药物透皮吸收的量与给药系统的**表面积**成正比，表面积越大，透皮吸收的量越多。

（4）提高药物经皮吸收的方法：加入透皮吸收促进剂是增加渗透率最常用的方法。其他还有离子导入技术、超声导入技术等。

四、鼻黏膜给药

鼻黏膜给药的优点：①鼻黏膜内丰富血管和鼻黏膜的高度渗透性有利于全身吸收；②**可避开肝的首过效应**、消化酶的代谢和药物在胃肠液中的降解；③吸收程度和速度有时可与静脉注射相当；④鼻腔内给药方便易行。激素类、多肽类和疫苗类药物已有鼻黏膜吸收制剂。

鼻黏膜吸收存在经细胞的**脂质通道**和细胞间的**水性孔道**两种吸收途径，其中以脂质途径为主，脂溶性药物的渗透系数随着药物分配系数增大而增加。分子型易通过鼻黏膜吸收，离子型吸收量减少。分子量小于1000 Da的药物较易通过人鼻黏膜吸收。

大于50μm的粒子一进入鼻腔即沉积，不能达到鼻黏膜吸收部位，小于2μm的粒子又可能被气流带入肺部。研究表明，气雾剂中约有60%粒径范围为**2～20μm**的粒子可分布在鼻腔吸收部位的前部，并能进一步被鼻黏膜吸收。

五、肺部给药

呼吸道上皮细胞为类脂膜，药物从呼吸道吸收主要为被动扩散过程。药物的脂溶性、油水分配系数和分子量大小影响药物吸收。一般说来，脂溶性药物易吸收；分子量小于 1000 Da 的药物吸收快。但相对于其他部位来说，肺泡壁很薄，肺泡孔直径较大，水溶性大分子药物也可能较好吸收。

气雾剂或吸入剂给药时，药物粒子大小影响药物到达的部位，**大于 10μm 的粒子沉积于气管中，2 ～ 10μm 的粒子到达支气管**与细支气管，**2 ～ 3μm 的粒子可到达肺部**，太小的粒子可随呼吸排出，不能停留在肺部。

六、直肠给药

直肠黏膜用药主要以栓剂为主。局部用于通便、镇痛、止痒、抗菌消炎等。全身治疗与口服给药相比有以下优点：①药物不受胃肠 pH 影响或酶的破坏；②对胃有刺激的药物可采用直肠给药；③用药方法得当，可以避免肝的首过效应；④比口服干扰因素少；⑤栓剂作用时间一般比口服片剂长；⑥对不能口服药物的成人或小儿患者给药较方便。目前用于全身治疗的药物主要有解热镇痛类、抗生素类及多肽蛋白质药物等。

直肠给药吸收途径及特点　直肠黏膜内有丰富的血管，但其分布具有部位特殊性，因此药物的**吸收**与**给药部位**有很大关系。如给药部位距肛门约 2cm 处，则有 50% ～ 75% 的药物可经直肠中静脉和下静脉进入体循环；若深至 6cm 以上则大部分经直肠上静脉、门静脉进入肝。故栓剂用药时**不宜塞得太深**，一般应塞在**距肛门口约 2cm** 处。

直肠黏膜为类脂质结构，药物直肠吸收主要为通过类脂膜被动扩散机制，符合 pH 分配规律。药物的脂溶性和解离度是药物吸收的决定因素。脂溶性大的、非解离型药物易透过直肠黏膜而被吸收入血。

水溶性药物脂溶性基质栓剂，则药物能很快释放于体液中，机体作用较快。如药物为脂溶性，则必须先从油相基质中转入水相体液中，转相与药物的 O/W 分配系数有关。如药物以混悬状态存在于脂溶性基质中，由于基质融化可能造成药物粒子的聚集，作用更加迟缓。

七、眼部给药

1. 药物吸收途径　结膜内药物主要通过两种途径吸收，分别为**经角膜渗透**和**结膜渗透**。经角膜渗透是眼部吸收的最主要途径。药物易与角膜表面接触并渗入角膜，进入房水，经前房到达虹膜和睫状体，并被局部血管网摄取，分布至整个眼组织，发挥眼局部疾病的治疗作用。结膜渗透是药物经眼进入体循环的主要途径。

2. 影响眼部吸收的因素　角膜的最外层是防御微生物侵袭的有效屏障，也是药物吸收的主要屏障。角膜的上皮层若损伤，其通透性将增大，造成药物局部浓度过高，可能对药物作用带来不利影响。

药物的流失是眼用制剂影响吸收的主要因素，其中鼻泪腺是眼用制剂角膜前流失的主要途径，降低药物角膜前流失方法有：增加制剂黏度，减少给药体积和应用软膏、膜剂等剂型。调节 pH 至正常人眼可耐受的 pH 范围为 5.0 ～ 9.0。渗透压正常能耐受相当于 0.8% ～ 1.2% NaCl 溶液。

八、阴道给药

阴道给药系统主要用于杀精避孕、抗微生物感染、局部止血润滑、引产、抗癌等的一类制剂。阴道有丰富的毛细血管和淋巴管，阴道的主要特点有：①阴道中酶的降解很少；②药物吸收可直接进入体循环，避免肝的首过效应；③阴道环等可用于计划生育的给药系统安全、长效、使用方便。

药物通过阴道黏膜以**被动扩散**透过细胞膜的脂质通道为主，同时阴道吸收也可通过含水的微孔通道。与鼻腔、直肠黏膜比较，药物从阴道**吸收速度较慢**，时滞较长。阴道给药能够避免口服给药造成的肝首过效应和胃肠道副作用。如孕酮和雌二醇由于肝的首过效应口服生物利用度很低，前列腺素口服胃肠道刺激性较强，经阴道给药比较有利。

第4单元　药物的分布

【复习指南】本部分内容难度不大，但历年常考。其中，表观分布容积和蓄积的概念需要重点掌握。影响分布的因素中血浆蛋白结合率是考试的重点，应熟练掌握。

血-脑屏障和胎盘屏障的定义和性质是考试的重点，应熟练掌握。

一、基本概念与意义

1. **组织分布与药效**　药物从血液向**组织器官分布**的速度取决于组织器官的**血液流速**和药物与组织器官的**亲和力**。药物在作用部位的浓度主要与透入作用部位和离开作用部位的相对速度有关，另外，还与肝的代谢速度、肾或胆汁的排泄速度有关。到达作用部位后，一部分通过药物–受体相互作用，与特殊受体结合。体内产生的药理效应，可看作是与受体结合的最终结果。虽然大多数药物到达作用部位后通过**与受体结合**而**发挥药效**，但它们也能与一些与药理作用无关的细胞内非受体成分产生非特异结合。如有些药物能与血浆或组织蛋白高度结合，有些药物容易分布到脑、皮肤和肌肉组织，有些药物能通过胎盘进入胎儿体内，有些药物可通过乳腺分泌到乳汁中，有些药物可分布到脂肪组织再缓慢释放。

2. **表观分布容积**　**表观分布容积**是药动学的一个重要参数，是将全血或血浆中的**药物浓度与体内药量**联系起来的**比例**常数。它是指在药物充分分布的假设前提下，体内全部药物按血中同样浓度溶解时所需的体液总容积。表观分布容积**不是**指体内含药物的**真实容积**，也没有生理学意义，它只是一种比例因素。但表观分布容积与药物的蛋白结合及药物在组织中的分布密切相关，可以用来评价体内药物分布的程度，单位通常以 L 或 L/kg 表示。

3. **血浆蛋白结合率**　进入血液中的药物，一部分以非结合的游离型状态存在，另一部分与血浆蛋白结合成为药物–血浆蛋白结合物。人血浆有三种蛋白质与大多数药物结合有关，即**白蛋白、α₁–酸性糖蛋白（AAG）**和**脂蛋白**。药物生成药物–蛋白结合物的过程通常称为药物–蛋白结合。药物的蛋白结合不仅**影响**药物的体内**分布**，同时也影响药物的**代谢**和**排泄**。

二、影响分布的因素

1. **体内循环与血管透过性的影响**　吸收的药物通过血液循环向体内各组织分布。药物穿过毛细血管壁的速度快慢，主要取决于血液循环的速度，其次为毛细血管壁的通透性。

人体各脏器组织的血流量有明显不同，按血液循环的速度排列：脑、肝和肾＞肌肉、皮肤＞脂肪组织、结缔组织。

　　毛细血管壁是微孔类脂质屏障，管壁很薄，游离型药物及分子量在 200 ～ 800 Da 的小分子药物很容易透过毛细血管壁。

　　2. 药物与血浆蛋白结合的能力　药物与蛋白质结合后，不能透过血管壁向组织转运，不能经肝代谢，也不能由肾小球滤过。只有药物游离型才能从血液向组织转运，并在作用部位发挥药理作用，进而进行代谢和排泄。故药物转运至组织主要决定于血液中游离型药物的浓度，其次也与该药物和组织结合的程度有关。

　　药物与血浆蛋白结合是一种可逆过程，有饱和现象。血浆中药物的游离型和结合型之间保持着动态平衡关系。从这个意义上来说，药物与蛋白结合也是药物贮存的一种形式。

　　药物与血浆蛋白可逆性结合，能降低药物的分布与消除速度，使血浆中游离型药物能够保持一定的浓度和时间，不致因很快消除而导致作用短暂。毒副作用较大的药物与血浆蛋白结合可起到减毒和保护机体的作用。若药物与血浆蛋白结合率很高，药理作用将受到显著影响，特别是临床要求迅速起效的磺胺类和抗生素，形成蛋白结合物后往往会降低抗菌效力。

　　当药物的血浆蛋白结合率很高时，任何血浆蛋白结合率的改变都会对治疗效果产生显著影响。如临床应用蛋白结合率高的药物时，若同时服用另一种蛋白结合能力更强的药物，由于竞争作用将其中一个蛋白结合能力较弱的药物置换下来，这样就可能导致药物体内分布急剧变动，从而引起药理作用显著增强。对于毒副作用较强的药物，毒性增加，易发生用药安全性问题。

　　药物与蛋白的结合除了受药物的理化性质、给药剂量、药物与蛋白质的亲和力及药物相互作用等因素影响外，还与动物种差、性别差异、年龄差异及病理状态等因素有关。

　　3. 药物的理化性质与透过生物膜的能力　多数药物通过类脂双分子层被动扩散的方式透过细胞膜，与药物的理化性质密切相关。药物的脂溶性、分子量、解离度及与蛋白质结合能力等理化性质都会明显影响被动转运方式，从而影响药物的体内分布。

　　脂溶性强或分子量小的药物易于进入细胞内。而脂溶性差的大分子或离子可以通过主动转运、胞饮作用或细胞吞噬等特殊转运方式进行。左旋多巴比多巴胺脂溶性强，易于透过血-脑屏障进入脑内分布。药物跨膜转运时，分子量越小越易转运，分子量在 200 ～ 700Da 的药物易于透过生物膜。肝、脾等单核吞噬细胞系统多属于胞饮或吞噬等非特异性摄取方式。

　　4. 药物与组织的亲和力　药物在体内的选择性分布，除决定于生物膜的转运特性外，不同组织对药物亲和力的不同也是重要原因之一。除血浆蛋白外，其他组织细胞内存在的蛋白、脂肪、DNA、酶及多糖类等高分子物质，也能与药物发生非特异性结合，这种结合与药物和血浆蛋白结合的原理相同。一般组织结合也是可逆的，药物在组织与血液间仍保持着动态平衡关系。当药物对某些组织具有特殊亲和性时，该组织往往起到贮库的作用。如药物连续使用，该组织中药物浓度有逐渐上升的趋势，这种现象称为蓄积。

　　5. 药物相互作用对分布的影响　药物与血浆蛋白结合的程度分为高度结合率（80% 以上）、中度结合率（50% 左右）、低度结合率（20% 以上）。药物的相互作用主要对血浆蛋白结合率高的药物影响较大。主要是结合率高的药物和另一种药物竞争结合位点，游离药物大量增加，引起体内一系列改变，导致药效变化和不良反应的发生。甲苯磺丁脲、苯妥英钠、华法林等蛋白结合率较高。

　　华法林血浆蛋白结合高，易发生出血反应现已发现有 30 多种药物可与华法林发生相互作用，合用时应调整剂量。

6. 血－脑屏障和胎盘屏障　脑组织这种对外来物质有**选择地摄取**的能力称为**血－脑屏障**，血脑屏障的功用在于保护中枢神经系统，使其具有更加稳定的化学环境。

在母体循环系统与胎儿循环系统之间，存在着**胎盘屏障**。胎盘屏障对母体与胎儿间的体内物质和药物交换，起着十分重要的作用。胎盘转运机制包括**被动转运**和**主动转运**，因为胎儿血－脑屏障尚未成熟，药物易于透入胎儿脑内。非解离型药物脂溶性越大，易透过。分子量 600 Da 以下的药物，容易透过胎盘。

当孕妇患有严重感染、中毒或其他疾病时，胎盘的正常机能受到破坏，药物的透过性也发生改变，甚至可使正常情况下不能渗透到胎儿体内的许多微生物和其他物质进入胎盘内。

第 5 单元　药物的代谢

【复习指南】本部分内容难度不大，但历年必考。药物代谢的部位、首过效应的概念、代谢反应的类型和影响药物代谢的因素必考。存在首过效应的给药途径、代谢反应的类型中第Ⅰ相反应与第Ⅱ相反应所包含的内容应该熟练掌握。影响药物代谢的因素应该理解并掌握。

一、药物代谢酶和代谢部位

1. 药物代谢酶系统　**药物代谢**是指药物在体内发生**化学结构变化**的过程，即是在酶或细菌等参与下的生物转化过程。参加药物代谢的酶通常分为**微粒体酶系**（主要存在于肝）和非微粒体酶系（存在于肝、血液及其他组织）。药物的代谢产物通常比原药物的极性增大、水溶性增强，更适于肾排泄和胆汁排泄。多数药物代谢后其活性减弱或失去活性，但也有些药物经代谢转变成药理活性物质。药物经代谢转化成活性物质称为活化过程，如百浪多息转化为磺胺，可待因转化为吗啡等。

2. 药物代谢的部位　**药物代谢主要在肝内进行**。

3. 首过效应　口服制剂在吸收过程和吸收后进入肝转运至体循环过程中，部分药物被代谢，使进入体循环的原形药物量减少的现象，称为"**首过效应**"。有首过效应的药物生物利用度低。在肝细胞内随胆汁排出和由药酶转化成代谢产物的药物比例称肝提取率，它是指药物通过肝由门静脉血清除的分数，肝提取率介于 0 ～ 1。肝提取率 0.5 表示从门静脉进入肝后有一半量被消除，其余通过肝进入大循环。

现已有许多研究证明，药物在通过肠道时代谢率很高，如环孢菌素口服生物利用度低的原因主要归咎于在肠道中发生代谢。这种肠道的首过效应已引起广泛注意，研究药物的肠道代谢已经成为不可忽视的部分。

二、药物代谢反应的类型

通常可分为两大类**第Ⅰ相反应与第Ⅱ相反应**。**第Ⅰ相反应**是引入羟基、氨基、亚氨基或羧基等极性基团的反应，通常是脂溶性药物经**氧化、还原、水解和异构化**。**第Ⅱ相反应是结合反应**，与体内的某些成分如葡萄糖醛酸、硫酸、甘氨酸、醋酸等结合。

三、影响药物代谢的因素

1. 给药途径和剂型的影响　为**避免首过效应，常采用注射、舌下、必腔、肺部、直肠下部给药或经皮给药**，药物吸收过程不经肝，直接进入体循环，从而减少首过效应的损失。如异丙基肾上腺素口服时，在肠壁吸收过程中大部分被硫酸结合，在肝中被甲基化，导致血药浓度很低。因此异丙基肾上腺素不宜用口服，而可制成注射剂、气雾剂或舌下片剂给药。

不同剂型的药物口服后被代谢的药物分数可能不同。这是因为不同剂型药物的释放速度可能不同，如口服水杨酰胺溶液剂、混悬剂和颗粒剂后，尿中硫酸结合物的排泄量以颗粒剂最多，溶液剂最少。

2. 给药剂量的影响　药物代谢是在酶参与下完成，当体内药物量超过酶的代谢反应能力时，代谢反应会出现饱和现象。

3. 代谢反应的立体选择性　许多药物存在光学异构现象，即**手性药物**。手性药物在人体内的代谢过程存在立体选择性，肝药酶与药物不同对映体的亲和力存在差异。在人体肝脏微粒体中 R– 华法林竞争性地抑制 S– 华法林的羟化代谢。

4. 酶诱导作用和抑制作用　某些化学物质能提高肝药酶活性，增加自身或其他药物的代谢速率，此现象称酶诱导。具有酶诱导作用的物质称**酶诱导剂**。如苯巴比妥、苯妥英钠等有肝药酶诱导作用，能加速药物的消除而使药效减弱。如苯巴比妥与抗凝血药双香豆素合用，可加速双香豆素的肝代谢，降低其血药浓度，使药效减弱。

能抑制肝药酶活性，减慢其他药物的代谢速率称**酶抑制**。具有酶抑制作用的物质称酶抑制剂。酶抑制剂可使合用的其他药物代谢减慢，血药浓度提高，药理作用增强，有可能出现不良反应，如氯霉素具抑制肝微粒体酶的作用，能抑制甲苯磺丁脲的代谢，引起低血糖昏迷。

有的药物对某一药物是诱导剂，对另一药物却可能是抑制剂。如保泰松对洋地黄毒苷等药物的代谢起诱导作用，而对甲苯磺丁脲、苯妥英钠起抑制作用。

5. 基因多态性　基因多态性是指群体中正常个体的基因在相同位置上存在差别。研究表明**基因多态性是造成药物反应个体差异的主要原因**。如一些结核病患者**对治疗结核病的药物异烟肼**的反应不一样，是基因差异所致，**"慢乙酰化"的表型**机体对异烟肼的代谢缓慢，使药物分子在体内停留的时间延长，会使患者发生肢端疼痛、麻刺、虚弱等不良反应。

6. 生理因素　影响药物代谢的生理性因素有性别、年龄、个体、疾病等。肝药酶有昼夜节律性变化，夜间活性较高，药物代谢速度较快。

第 6 单元　药物排泄

【复习指南】本部分内容难度不大，但历年常考。其中，肾排泄的三个过程肾小球滤过、肾小管重吸收、肾小管主动分泌中药物转运机制和特点需要熟练掌握。肾清除率和肠肝循环概念需要熟练掌握。具有肠肝循环的药物的特点需要掌握。了解其他排泄途径的药物特点。

一、肾排泄

1. 肾小球滤过　除与**血浆蛋白结合的药物**和代谢产物外，游离药物可以膜孔扩散方式滤过。

2. 肾小管重吸收　肾小管重吸收有**主动重吸收和被动重吸收**两种，身体必需物质如**葡萄糖等**，虽然被肾小球大量滤过，但在近曲小管处由主动转运**几乎被全部重吸收**。药物在肾小管重吸收主要是被动重吸收，这种被动重吸收与药物的脂溶性、pKa、尿的 pH 和尿量有密切关系。脂溶性的非解离型药物重吸收大，大多数弱酸性、弱碱性药物在肾小管中的重吸收易受尿的 pH 和药物 pKa 的影响。尿的酸化作用可增加 pKa 在中性范围的弱酸的重吸收。**药物中毒治疗时，可采用增加尿量，同时改变尿液 pH，促进药物的肾排泄。**

3. 肾小管主动分泌　肾小管分泌是将药物转运至尿中排泄过程，主要发生在近曲肾小管。

肾小管分泌是主动转运过程，可分两类，即有机酸转运系统和有机碱转运系统。

4. 肾清除率　肾清除率代表在一定时间内（通常以每分钟为单位）肾能使多少容积（通常以毫升为单位）的血浆中药物被清除的能力。肾清除率能反映药物排泄的机制。若一个药物有肾小球滤过而没有肾小管分泌或者重吸收，**肾清除率的正常值为 120ml/min**。

二、胆汁排泄

1. 药物胆汁排泄的过程与特性　维生素 A、维生素 D、维生素 E、性激素、甲状腺素及这些药物的代谢产物都有从胆汁排泄。

2. 肠肝循环概念及对药物作用的影响　**肠肝循环（enterohepalic cycle）**是指随胆汁排入十二指肠的药物或其代谢物，在肠道中重新被吸收，经门静脉返回肝，重新进入血液循环的现象。有肠肝循环的药物在体内能停留较长时间。己烯雌酚、卡马西平、氯霉素等药物口服后都存在肠肝循环。一些药物会因肠肝循环在血药浓度－时间曲线上出现第二个峰，即产生双峰现象。

三、其他途径排泄

大多数药物能从乳汁排出。药物也可以由血液向唾液转运。药物可随汗液向外界排泄，如磺胺药可通过扩散在汗中排泄，盐类（主要为氯化物）、乳酸及氮的代谢物也随汗液排出。吸入麻醉药主要从肺泡吸收并从肺呼气排出。

第 7 单元　药动学概述

【复习指南】本部分内容难度不大，但历年必考，应作为重点复习。其中，药动学的主要参数意义和英文缩写是考试的重点，应熟练掌握。药动学定义应熟悉。

一、定义

药物动力学（pharmacokinetics）是研究药物体内药量随时间变化规律的科学。它采用**动力学**的基本原理和**数学**的处理方法，结合机体的具体情况，推测体内药量（或浓度）与时间的关系，并求算相应的药物动力学参数，定量地描述药物在体内的变化规律。

二、血药浓度与药物效应

1. *治疗浓度范围*　**治疗窗**又称**治疗浓度范围**（therapeutic window），这是根据药物的**毒效及药效**的量效曲线提出的量化安全性指标，窗口的大小即治疗浓度的范围。通常该浓度范围的高低限的比值为 2 ~ 3，如大于 5 则该药的安全性较大，同一药物在治疗要求不同时，该比值也不相同。

治疗窗窄毒性大的药物通常要进行检测，治疗药物监测（therapeutic drug monitoring，TDM）是临床药理学的重要组成部分，通过测定患者治疗用药的血浓度或其他体液浓度，根据药动学原理和计算方法拟定最佳的个体化给药方案，包括药物剂量、给药时间和途径，以提高疗效和降低不良反应，从而达到有效而安全治疗的目的。

2. *血药浓度与药物效应关系的模型*　因为大多数药物的血药浓度与药理效应间呈平行关系，相同的血药浓度在不同的科属动物中得出的药理反应极为相似，所以研究血药浓度的变化规律对了解药理作用强度的变化极为重要，这是药物动力学研究的中心问题。

三、药动学的基本概念和主要参数

1. 血药浓度 – 时间曲线及其时相

2. 血药浓度 – 时间曲线下面积　血药浓度 – 时间曲线下的面积用 AUC 表示。

3. 血药峰浓度和达峰时间　口服一级吸收模型的药物后，血药浓度 – 时间曲线为一单峰曲线，曲线峰顶对应的血药浓度称**血药峰浓度**或峰值，用 C_{max} 表示；达到峰值的时间称**达峰时间或峰时**，用 t_{max} 表示。在峰的左侧为吸收相，其吸收速度大于消除速度；在峰时的一瞬时，其吸收速度等于消除速度；在峰的右侧为吸收后相，其吸收速度小于消除速度。

4. 线性与非线性药动学　**线性药物动力学**范畴，也即药物在体内的吸收、分布、代谢与排泄都是按**一级过程**进行的，都可以用线性微分方程组来描述这些体内过程的规律性。当剂量改变时，其相应的时间点上的血药浓度随剂量的改变而与剂量成比例的改变；**药物的生物半衰期与剂量无关；血药浓度 - 时间曲线下总面积与剂量成正比等**。这些药物动力学特征也可以从一些药物动力学参数与剂量间关系表现出来。

非线性基于物质在酶或载体参与下形成另一化学物质。由于该过程需在某一特定酶或载体参与下进行，所以这些过程具有专属性强的特点。当反应物的量增加到一定程度时，其反应速度并不能随反应物的量增加而加快，即其反应能力有一定限度，达到限度后即使反应物再增加，反应速度亦不再加快，即反应能力达饱和，具有非线性动力学特征。

5. 速率过程　体内药物量或血药浓度随时发生变化，因而涉及速度过程，在动力学研究中，通常将药物体内转运的速度过程分为三种类型：**一级速度过程、零级速度过程、受酶活力限制的速度过程**。

一级速度过程系指药物在体内某部位的转运速度与该部位的药量或血药浓度的一次方成正比，即一级转运速度或称一级动力学过程。通常药物在常用剂量时，其体内的吸收、分布、代谢、排泄过程多具有或近似一级动力学过程。

6. 速率常数　药物在体内的吸收、分布、代谢和排泄过程大多属于一级速率过程，即过程的速度与浓度成正比。在临床上，针对药物而言，其速率常数越大，表明其体内过程速度越快。速率常数的单位是时间的倒数，如 **min^{-1} 或 h^{-1}，具有加和性**。

$$k = k_b + k_e + k_{bi} + \cdots\cdots$$

7. 半衰期　**生物半衰期指药物在体内的量或血药浓度降低一半所需要的时间**。$t_{1/2}$ 是药物的特征参数，不因药物剂型、给药途径或剂量而改变。但消除过程具零级动力学的药物，其生物半衰期随剂量的增加而增加。

8. 表观分布容积　表观分布容积 $V=X/C$，式中，X 为体内药物量，C 是血药浓度。一般水溶性或极性大的药物，血药浓度较高，表观分布容积较小，亲脂性药物血液浓度较低，表观分布容积较大，往往超过体液总体积。

9. 清除率　**清除率是单位时间从体内消除的含药血浆体积**，又称体内总清除率（total body clearance，TBCL），清除率常用"CL"表示。单位用"体积 / 时间"表示，**在临床上主要体现药物消除的快慢**。计算公式为：

$$CL = kV$$

例如：某药物的血药浓度是 0.20mg/ ml，其消除速度为 15mg/min，则每分钟被清除的容积为 15/0.20=75（ml/min）。清除率表示从血液中清除药物的速率或效率，并不表示被清除的药物量。

CL 具有加和性，CL 等于肝消除率 CL_h，与肾清除率 CL_r 之和。

$$CL = CL_h + CL_r$$

10. 隔室模型　所谓"隔室"，完全是从速度论的观点。即从药物分布的速度与完成分布所需要的时间来划分，而不是从生理解剖部位来划分的，因而不具有解剖学的实体意义。

单室模型是一种最简单的药动学模型。当药物进入体循环后，能迅速向体内各组织器官分布，并很快在血液与各组织脏器之间达到**动态平衡**的都属于这种模型。

双室模型假设身体由两部分组成，即药物**分布速率比较大的中央室与分布较慢的周边室**。中央室包括血液及血流供应充沛的组织，如心、肝、肾、肺、内分泌腺及细胞外液。药物进入体循环后，能很快地分布在整个中央室，血液与这些组织中的药物浓度可迅速达到平衡。周边室代表血流供应较少的组织，如肌肉、皮肤、脂肪组织，药物的分布比较缓慢。

11. 统计矩　统计矩原理（statistical moment theory）又称矩量分析或称矩量法，在化学化工上它被广泛地用于数据分析。

这种方法为非隔室分析法，在药物动力学的应用已日趋广泛，很有实用价值。

用统计矩分析药物的体内过程，其计算主要依据药物浓度–时间曲线下的面积，不受数学模型的限制，适用于任何隔室，故为非室分析法之一。

药物通过身体的过程是一个随机过程，血药浓度–时间曲线通常可看成是一种统计分布曲线，不论何种给药途径。

第8单元　药物应用的药动学基础

【复习指南】本部分内容有一定难度，历年常考。其中，根据药动学参数设计给药、一室模型静脉注射、静脉滴注、血管外给药单次给药体内药量随时间变化的关系式是考试的重点，应理解掌握。

一、一室模型血管内给药的药动学

1. **一室模型静脉注射单次给药的药动学**　对于一室模型静脉注射给药，可以建立模型图（图11-1）。

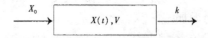

图 11-1　一室模型静脉注射给药模型图

其中，X_0 为静脉注射剂量，V 为表观分布容积，X：t 为时间体内药量，k 为消除速度常数。

由于静脉注射给药药物在体内的过程只有消除，而消除过程按一级速度过程进行，即药物消除速度与体内药量的一次方成正比，故可得出如下微分方程：$dX/dt = -kX$；

式中负号表示体内药量随时间而降低，将式积分得：$X = X_0 e^{-kt}$；

两边取对数得：$\lg X = (-k/2.303) t + \lg X_0$；

因体内药量 X 不能直接测定，故以血药浓度表示，代入表观分布容积 V：$X = V \cdot C$ 及

$X_0=V \cdot C_0$ 即得 $C=C_0 e^{-kt}$；$\lg C=(-k/2.303) t+\lg C_0$。

以 $\lg C$ 对 t 作图可得一条直线，其斜率为 $b=-k/2.303$，由此可求得 k 值，再求得生物半衰期（也称为消除半衰期）$t_{1/2}=0.693/k$；其截距 $a=\lg C_0$，由此可求得 C_0；再求得 $V=X_0/C_0$（图 11-2）。

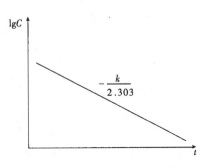

图 11-2 一室模型静脉注射 $\lg C$-t

2. 一室模型静脉滴注单次给药的药动学 药物恒速静脉滴注时体内药量与时间 t 的关系式，$X=k_0 (1-e^{-kt})/k$；

式中：k_0 为零级滴注速度，以单位时间的输入量表示。

用血药浓度表示：$C=k_0 (1-e^{-kt})/Vk$；

稳态血药浓度或坪浓度，以 C_{ss} 表示，可得：$C_{ss}=k_0 (1-e^{-kt})/Vk=k_0 (1-0)/Vk$；

即 $C_{ss}=k_0/Vk$。

静脉滴注半衰期个数与达稳态浓度分数的关系见表 11-4。

表 11-4 静脉滴注半衰期个数与达稳态浓度分数的关系

半衰期个数（n）	达稳态浓度（C_{ss}, %）
1	50
2	75
3	87.5
3.32	90
4	93.75
5	96.875
6	98.437
6.64	99
7	99.22
8	99.61

二、一室模型血管外给药的药动学

一室单剂量血管外给药的 $C-t$ 公式：$X=\dfrac{k_aFX_0}{k_a-k}$ $(e^{-k\tau}-e^{-k_a\tau})$；

式中 k_a 为一级吸收速度常数、X_a 为吸收部位的药量。

一室单剂量血管外给药的 $C-t$ 公式：$C=\dfrac{k_aFX_0}{V(k_a-k)}$ $(e^{-k\tau}-e^{-k_a\tau})$。

残数法求吸收速度常数 k_a。

三、二室模型血管内给药的药动学

二室模型静脉注射单次给药的药动学

可将药量－时间关系式变为浓度－时间关系式：$C=A\cdot e^{-\alpha t}+Be^{-\beta t}$。

其中：A、B、α、β 是由几个药物动力学参数构成的，所以称为混杂参数。α 又称为快配置速度常数，β 称为慢配置速度常数。

四、多剂量给药的药动学

1. 多剂量给药血药浓度与时间关系

给药剂量 X_0，给药间隔 τ，多剂量函数：$r=\dfrac{1-e^{-nk\tau}}{1-e^{-k\tau}}$；

一室模型**静脉注射**重复给药血药浓度－时间：$C_n=\dfrac{X_0}{V}\left(\dfrac{1-e^{-nk\tau}}{1-e^{-k\tau}}\right)e^{-k\tau}$；

一室模型**血管外**重复给药血药浓度－时间：

$$C_n=\dfrac{k_aFX_0}{V(k_a-k)}\left(\dfrac{1-e^{-nk\tau}}{1-e^{-k\tau}}\cdot e^{-k\tau}-\dfrac{1-e^{-nk_a\tau}}{1-e^{-k_a\tau}}e^{-k_a\tau}\right)。$$

2. 多剂量给药稳态血药浓度

一室模型静脉注射给药稳态时血药浓度的经时变化过程为：$C_{ss}=\dfrac{X_0}{V(1-e^{k\tau})}e^{-kt}$。

3. 平均稳态血药浓度

平均稳态血药浓度：$\bar{C}_{ss}=\dfrac{\int_0^\tau C_{ss}\,dt}{Vk\tau}$；

一室模型静脉注射平均稳态血药浓度为：$\bar{C}_{ss}=\dfrac{X_0}{Vk\tau}$；

口服给药时的平均稳态血药浓度为：$\bar{C}_{ss}=\dfrac{FX_0}{Vk\tau}$。

五、非线性药动学

1. 非线性药动学的特点　①消除不遵守一级动力学过程；即**消除动力学是非线性的**；②$t_{1/2}$ 随剂量增加而延长；③AUC 与剂量不成正比；④平均稳态血药浓度与剂量不成正比。

2. 非线性药动学方程

Michaelis-Menten 方程：$-\dfrac{dC}{dt}=\dfrac{V_m\cdot C}{K_m+C}$ 非线性消除的药物静脉注射后，其生物半衰期

为：$t_{1/2} = \dfrac{\frac{1}{2}C_0 + 0.693 K_m}{V_m} = \dfrac{C_0 + 1.386 K_m}{2V_m}$。

由上式可见，非线性动力学药物由初浓度消除一半所需时间与初浓度成正比，随着血药浓度增大，其生物半衰期延长。

六、给药方案的药动学基础

1. **给药方案** 给药方案包括**剂量、给药间隔时间、给药方法和疗程**等。影响给药方案的因素有药物的药理活性、药动学特性和患者的个体因素等。

2. **根据药动学参数设计给药时间** 根据平均稳态血药浓度制定给药方案。

$\bar{C}_{SS} = \dfrac{X_0}{Vk\tau}$ 则给药间隔和给药剂量的制定为：$\tau = \dfrac{X_0}{Vk\bar{C}_{SS}}$；$X_0 = \dfrac{Vk\bar{C}_{SS}\tau}{F}$。

如：已知普鲁卡因酰胺胶囊剂的 F 为 0.85，$t_{1/2}$ 为 3.5 小时，V 为 2.0L/kg。

（1）若患者每 4 小时口服一次，剂量为 7.45mg/kg 时，求 $\bar{C}_{SS}$。

（2）若保持 $\bar{C}_{SS}$ 为 6μg/ml，每 4 小时口服一次，求给药剂量 X_0。

（3）若体重为 70kg 的患者，口服剂量为 500mg，要维持 C 因为 4μg/ml，求给药间隔 τ 和负荷剂量 X^*_0。

解：（1）$\bar{C}_{SS} = \dfrac{X_0}{Vk\tau} = \dfrac{0.85 \times 500}{\dfrac{0.693}{3.5} \times 2 \times 70 \times 4} = 4$μg/ml

（2）$X_0 = \dfrac{Vk\bar{C}_{SS}\tau}{F} = \dfrac{6 \times \dfrac{0.693}{3.5} \times 2 \times 4}{0.85} = 11.18$mg/kg

（3）$C_{ss} = \dfrac{X_0}{Vk\bar{C}_{SS}} = \dfrac{0.85 \times 500}{6 \times \dfrac{0.693}{3.5} \times 2 \times 4} = 3.83$（h）$\approx 4$h

因为 $\tau = 4 \approx t_{1/2}$，所以 $X = 2X_0 = 1000$（mg）。

从式中可见，只要保持给药速度 X_0/τ 的比值不变，则平均稳态血药浓度不会改变，但给药后的稳态最大血药浓度和最小血药浓度会随着 X_0 和 τ 的变化而改变。

3. **根据药动学参数设计给药剂量** 根据半衰期确定给药方案。

临床上常采用首剂加倍。 维持剂量（X_0）与首剂量想 X^*_0 的关系为：$X^*_0 = \dfrac{X_0}{1 - e^{-k\tau}}$

当给药间隔 $\tau = t_{1/2}$ 时，$X^*_0 = 2X_0$；

但该法**不适合半衰期过短或过长的药物**。

七、个体化给药

1. **给药方案个体化的主要内容及其临床应用**

（1）血药浓度与给药方案个体化：对于治疗指数小的药物、对于在治疗剂量即表现出非线性动力学特征的药物，剂量的微小改变，可能会导致治疗效果的显著差异，甚至会产生严重毒副作用，此类药物也需要制定个体化给药方案。

（2）肾功能减退患者的给药方案设计：肾功能正常的成年男性肌酐清除率为 100 ～

120ml/min，轻度肾功能减退者为50～80ml/min，中度肾功能减退者肌由于清除率可降至10～50 ml/min，严重肾功能减退者＜10ml/min。一般药物的肾清除率与体内肌酐清除率成正比。

药物除了以原形从肾排泄外，还可经历肾外代谢及排泄。药物的总清除率（α）是肾清除率（Cl）和非肾清除率（α"）之和。

临床治疗时，若给药间隔时间不变，即 $\tau = \tau_{(r)}$，则肾功能减退患者的给药剂量为：

$$X_{0\,(r)} = \frac{k_{(r)}}{k} X_0$$

若给药剂量不变，即 $X_0 = X$，则肾功能减退患者的给药间隔时间为：

$$\tau_{(r)} = \frac{k_{(r)}}{k} \tau$$

其中 $\tau_{(r)}$ 和 $k_{(r)}$ 分别为肾功能减退患者给药间隔时间和药物消除速率常数。

（3）**治疗药物监测**（therapeutic drug monitoring，TDM）：主要任务是通过灵敏可靠的方法，检测患者血液或其他体液中的药物浓度，获取有关药动学参数，应用药动学理论，指导临床合理用药方案的制定和调整，以及药物中毒的诊断和治疗，以保证药物治疗的有效性和安全性。

①有下列情况需进行血药浓度监测：

a. 个体差异很大的药物，即患者间有较大药动学差异，如三环类抗抑郁药。

b. 具非线性动力学特征药物，尤其是非线性特征发生在治疗剂量范围内，如苯妥英钠。

c. 治疗指数小、毒性反应强的药物，如强心苷类药、茶碱、锂盐、普鲁卡因酰胺等。

d. 毒性反应不易识别，用量不当或用量不足的临床反应难以识别的药物，如用地高辛控制心律失常时，药物过量也可引起心律失常。

e. 特殊人群用药，患有心、肝、肾、胃肠道疾病者，婴幼儿及老年人的动力学参数与正常人会有较大差别，如肾功能不全的患者应用氨基糖苷类抗生素。

f. 常规剂量下没有疗效或出现毒性反应，测定血药浓度有助于分析原因。

g. 合并用药而出现的异常反应，药物之间的相互作用使药物在体内的吸收或消除发生改变，因此需要通过监视血药浓度对剂量进行调整。

h. 长期用药，血药浓度可受各种因素的影响而发生变化，有的可在体内逐渐蓄积而发生毒性反应，也有的血药浓度反而降低，导致无效；需测定血药浓度，调整剂量。

i. 诊断和处理药物过量或中毒，常用血药浓度测定的方法有高效液相色谱法（HPLC）、气相色谱法（GC）、液－质联用法（LC－MS）、放射免疫法（RlA）、荧光偏振免疫法（FPLA）、酶联免疫法（ELISA）等。

②治疗药物监测，临床意义简单归纳如下。

a. 指导临床合理用药、提高治疗水平。

b. 确定合并用药的原则，临床上合并用药引起药源性疾病或导致药物中毒的报道不少。开展 TDM 研究药物的相互作用，对确定合并用药原则具有重要意义。

c. 药物过量中毒的诊断，开展 TDM 对防止药物过量中毒和药物急性过量中毒的诊断具有重要意义。

d. 作为医疗差错或事故的鉴定依据及评价患者用药依从性的手段。

2. 给药方案个体化的计算方法

（1）**比例法**：按常规的给药方案（给药间隔、给药剂量）给药，到达稳态后，在某一个给药间隔的某一时间，采集一个血样，测定其药物浓度，通常测定 C^{ss}_{min}，即在下一次给药前取血，根据血药浓度与剂量成正比的关系，由测定的血药浓度结果按比例调整剂量。

（2）**一点法**：是给予患者一个试验剂量，然后在药物消除相的某一时间点，抽取一个血样，分别测定血药浓度 C_x 和血清肌酐浓度 C_s，用该血清肌酐浓度换算出患者的肌酐清除率 $Cl_{(r)}$，再用肌酐清除率换算出患者的消除速率常数 $k_{(r)}$，根据患者的血药浓度 C_x 和 $k_{(r)}$，可以推算出患者按照该试验剂量给药后可能达到的稳态最小血药浓度 C^{ss}_{min} 试，最后根据此稳态最小血药浓度，按比例增大或减小剂量以达到治疗所需的最小稳态血药浓度 C^{ss}_{min}。

（3）**重复一点法**：是对一点法的改进，需要给两个相同的试验剂量，在每一个试验剂量后同一时间，分别取两次血样，根据两个血药浓度计算患者的消除速率常数。然后计算患者的调整剂量。

第 9 单元　新药的药动学研究

【**复习指南**】本部分内容难度不大，历年常考。其中健康志愿者的临床药动学研究应熟悉。

一、药动学与新药研发的关系

新药研究已经成为药物动力学发展的重要力量。新药研究与开发过程通常分为非临床药动学研究与临床药动学研究两个阶段。非临床药动学研究受试对象为实验动物。

二、非临床药动学研究

1. 非临床药动学研究的研究内容与目的　非临床药动学即为临床前药动学是通过动物体内和体外的研究方法，揭示药物在体内的动态变化规律。获得药物的基本参数，阐明药物的吸收、分布、代谢、排泄的过程特点。

2. 实验对象的选择　必须采用成年、健康动物。常用动物为大鼠、小鼠、兔、豚鼠、犬等。首选动物与性别尽量与药效学或毒理学研究所用动物一致。尽量在清醒状态下进行。动物进实验室应饲养 3～5 天再开始实验。采样点不少于 5 个数据。

3. 实验样品的选择　质量稳定且与药效学或毒理学研究所用实验药品一致。

4. 实验方案的设计　给药途径要选择拟在临床上用的途径。**给药剂量选择高中低三个浓度**。高剂量：接近最大耐受剂量，中、小剂量：动物有效剂量的上、下限。考察药代过程是否线性。

给药后取血时间应注意到下列三个相吸收相、平衡相和消除相的时间点分布，先做预试，摸索各自范围。吸收相 2～3 个点、峰浓度附近至少需要 3 个点，消除相需要 4～6 个点。实验观察期不小于 3 个半衰期。

5. 药动学参数的计算与统计分析　要提出描述血－药时程的数学表达式，并确定其参数，用线性房室模型或非房室模型进行数据处理，一般要提供：静脉注射的 $t_{1/2}$、k、V、CL、AUC；血管外给药的 k_a、t_{max}、C_{max}、$t_{1/2}$、AUC；非线性过程：常以 Michaelis–Menten 式表达，

要提供 V_m 及 K_m 值。如用电子计算机处理数据，应指出所用程序名称。

三、临床药动学研究

1. 临床药动学的研究内容与目的　新药的临床药物代谢动力学研究目的在于阐明新药在人体内的吸收、分布、代谢和排泄过程变化规律，它的研究成果成为临床上制定用药方案和个体化给药的科学依据。临床药物代谢动力学研究在临床不同的阶段，其研究方法和作用是不同的。

临床试验的起始期，即Ⅰ期临床阶段，以健康受试者为研究对象，研究单次给药和多次给药后的药物代谢动力学行为及饮食对口服药物的药物代谢动力学影响，其意义在于阐明药物人体中的吸收、分布、代谢和排泄动力学特征，以及饮食是否影响口服药物吸收行为。在Ⅱ期和Ⅲ期临床阶段，是以特殊人群为研究对象进行药物代谢动力学研究的。研究药物在肝或肾受损患者中的药物代谢动力学，阐明药物在患者中临床药物代谢动力学的变化情况，确定肝、肾受损患者是否需要调整用药方案。

2. 临床药动学研究中志愿者权益的保护　用赫尔辛基宣言原则指导以人体为对象的试验，确保受试者权益与隐私不受损害。

3. 健康志愿者的临床药动学研究　以单次给药的药物代谢动力学研究为例。

健康受试者的选择：健康受试者应无心血管、肝、肾、消化道、精神等疾病病史，无药物过敏史；性别原则上应男性和女性兼有，**一般男女各半**；受试者**年龄一般在 18～45 岁**，正常受试者的体重一般不应低于50kg。按体重指数（BMI）＝体重（kg）/ 身高^2（m^2）计算，一般在 19～24 范围内。试验方案须经伦理委员会讨论批准，受试者必须熟知试验的风险，自愿参加试验，并签订书面知情同意书。

对试验药物的要求：试验药品应当在符合《药品生产质量管理规范》条件的车间制备，并经检验符合质量标准。试验药品有专人保管，记录药品使用情况。试验结束后剩余药品和使用药品应与记录相符。一般选用低、中、高三种剂量。每个剂量组选择 8～12 例受试者，原则上每个受试者只能接受一个剂量。

受试者在试验日前进入Ⅰ期临床监护室（或病房），晚上进统一清淡饮食，然后禁食10小时，不禁水过夜。次日晨空腹（注射不需空腹）口服药物，用 200～240ml 温水送服，2～4小时后进统一清淡饮食。按试验方案在服药前、后不同时间采取血样或尿样。原则上试验期间受试者均应在监护室（病房）内，避免剧烈运动。

采样点的确定：服药前采空白样品。吸收相至少需要 2～3 个采样点，平衡相至少需要3 个采样点，消除相至少需要 6 个采样点。一般不少于 11 个采样点。应有 3～5 个消除半衰期的时间，或采样持续到血药浓度为 C_{max} 的 1/20～1/10。

药物代谢动力学参数的估算：绘制各受试者的药 – 时曲线及平均药 – 时曲线，用药物动力学软件处理，尽可能采用房室模型分析，如无合适模型，则按照非房室模型方法求算参数。参数 K_a、T_{max}、C_{max} 和 AUC 等参数主要反映药物吸收速率和程度；V_d 主要反映药物分布情况；而 K、$t_{1/2}$、MRT 和 CL 等主要反映药物从血液循环中消除的特点。

提供研究资料：对于新药的药物代谢动力学研究，应提供详细的药物代谢动力学研究方法，受试者观察记录表（包括体检表），血（或尿）药浓度测定原始数据及结果，药物代谢动力学计算公式，药物代谢动力学参数（包括 C_{max}、T_{max}、$t_{1/2}$、V_d、K、CL 和 AUC）和对Ⅱ

期临床试验给药方案的建议等。

4. 疾病对药物体内过程的影响研究

5. 特殊人群的临床药动学研究

第 10 单元　药物制剂的生物等效性与生物利用度

【复习指南】本部分内容难度不大，历年必考，应作为重点复习。其中，生物利用度概念、生物等效性概念、生物利用度试验与生物等效性试验的基本要求为考试重点，应熟练掌握，应熟悉。

一、基本概念及意义

1. 生物利用度　生物利用度是衡量药物进入体循环**吸收速度**与**吸收程度**。

生物利用度是一个相对的概念，根据选择的标准参比制剂的不同，得到的生物利用度的结果不同。如果用静脉注射剂为参比制剂，因静脉注射给药药物 100% 进入体循环，所求得的是绝对生物利用度。当药物无静脉注射剂型或不宜制成静脉注射剂时，可用吸收较好的剂型或制剂为参比制剂，所求得的是相对生物利用度。

绝对生物利用度（absolute bioavailability）：$F_{Ab} = \dfrac{AUC_{po}/X_{0(po)}}{AUC_{iv}/X_{0(iv)}} \times 100\%$；$AUC_{po}$ 为口服

给药血药浓度 - 时间曲线下面积，AUC_{iv} 为静脉注射给药血药浓度 - 时间曲线下面积，$X_{0(po)}$ 为口服剂量，$X_{0(iv)}$ 为静脉注射剂量。

相对生物利用度（relative bioavailability）：$F_{Rel} = \dfrac{AUC_{(试验)}/X_{(试验)}}{AUC_{(参比)}/X_{(参比)}} \times 100\%$；$AUC_{(试验)}$

为试验样品血药浓度 - 时间曲线下面积，$AUC_{(参比)}$ 为标准制剂血药浓度 - 时间曲线下面积，$X_{0(试验)}$ 为试验样品剂量，$X_{0(参比)}$ 为标准制剂剂量。

2. 生物等效性　在相同试验条件下，给予相同剂量的药剂等效制剂，它们吸收的速度与程度没有显著差异。

3. 药学等效性　药学等效性即为药剂等效性是指一药物相同剂量制成同一剂型，但非活性成分不一定相同，在含量、纯度、含量均匀度、崩解时间、溶出速率符合同一规定标准的制剂。

4. 主要生物利用度参数　血药浓度 - 时间曲线下面积（AUC）与药物吸收总量成正比，因此它代表药物被吸收的程度。吸收速度可用到达峰浓度的时间达峰时（t_{max}）来表示。血药浓度时间曲线上的峰值（C_{max}，C_M）则是与治疗效果及毒性水平有关的参数，与药物吸收的数量有关。若 C_{max} 超过最小中毒浓度，则能导致中毒。若 C_{max} 达不到有效浓度，则无治疗效果。

二、生物利用度试验与生物等效性试验的基本要求

1. 受试者的选择　研究对象：生物利用度和生物等效性一般在人体内进行。应选择正常、健康的自愿受试者，其选择条件为：年龄一般为 18 ～ 40 周岁，男性，体重为标准体重 $\pm 10\%$，18 ～ 24 例。受试者应经肝、肾功能及心电图检查，试验前两周至试验期间停用一

切药物，试验期间禁烟、酒及含咖啡因的饮料。试验单位应与受试者签定知情同意书。

2. 参比制剂，受试制剂　参比制剂进行绝对生物利用度研究应选用静脉注射剂为标准参比制剂。进行相对生物利用度或生物等效研究时首先应考虑选择国内外已上市相同剂型的市场主导制剂作为标准参比制剂。

试验制剂的安全性应符合要求，应提供溶出度、稳定性、含量或效价等数据。测试的样品应为符合临床要求的放大试验样品。

3. 试验设计　通常采用双周期交叉随机试验设计，以抵消试验周期对试验结果的影响。两个试验周期之间不应少于药物 10 个半衰期，通常间隔 1 周或 2 周。

在进行生物利用度与生物等效性研究时，药物剂量一般应与临床用药一致。受试制剂和标准参比制剂最好为等剂量。对于用普通制剂为标准参比制剂时，尤其是心血管类药物时，剂量设计应慎重，不一定非要求与试验制剂等剂量。

4. 生物样本的采集　服药前取空白血样，一个完整的血药浓度－时间曲线，应包括吸收相、平衡相和消除相。一般吸收相至少取 4 个点，峰后部取 6 个和 6 个以上的点，峰时间附近应有足够的取样点，总采样点不少于 12 个点。整个采样期时间至少应为 3 ～ 5 个半衰期或采样持续到血药浓度为 C_{max} 的 1/20 ～ 1/10。

5. 生物样品的检测　受试者禁食过夜，于次日早晨空腹服用受试制剂或标准参比制剂，用 250ml 温开水送服，服药 2 小时后方可进水，4 小时后进统一饮食。受试者于服药后，按要求在不同时间取静脉血，根据需要取血样（血浆、血清或全血），并冷冻贮存，备测。受试者服药后避免剧烈活动。取血样应在临床监护室中进行。如受试者有不良反应时应有应急措施，必要时应停止试验。

6. 药动学参数的计算　药物动力学分析：将所得的各受试者的血药浓度－时间数据分别进行有关药物动力学参数的求算，主要的药物动力学参数为生物半衰期（$t_{1/2}$）、峰浓度（C_{max}）、达峰时（t_{max}）和血药浓度－时间曲线下面积 AUC。C_{max}、t_{max} 可用实测值，不得内推。

7. 统计学分析　生物利用度与生物等效性评价：受试制剂与参比制剂应根据药物动力学参数进行统计分析，作出生物等效性评价。统计分析方法常采用交叉设计方差分析后，用双单侧检验（two one-side test）和 1 ～ 2 置信区间法进行评价。AUC 和 C_{max} 数据应先进行对数转换，然后进行统计分析。在置信水平 =0.05 时，若受试制剂的参数 AUC 的 90% 可信限落于标准参比制剂的 80% ～ 125% 范围内，对 C_{max} 的 90% 可信在参比制剂的 70% ～ 143%，则可认为受试制剂与参比制剂生物等效。

第四部分

专业实践能力

第12章　岗位技能

第1单元　药品调剂

【复习指南】处方的意义和结构历年常考。其中，处方的概念和意义、结构为考试重点，应熟练掌握，种类应熟悉。

一、处方的意义和结构

1. **处方的概念和意义**　处方是指由注册的执业医师和执业助理医师在诊疗活动中为患者开具的，由取得药学专业技术职务任职资格的药学专业技术人员审核、调配、核对，并作为患者用药凭证的医疗文书。处方是药学技术人员为患者调配、发药的凭据，是处方开具者与处方调配者之间的书面依据，具有法律、技术和经济上的意义。**处方具有法律性、技术性、经济性。**

2. **处方的结构**　处方由处方前记、处方正文和处方后记三部分组成。处方前记包括医院名称、处方编号、费别、患者姓名、性别、年龄等；处方前记也称为处方的自然项目。处方正文是处方的主要部分，包括药品名称、剂型、规格、数量、用法、用量等。处方后记包括医师签名和（或）加盖专用签章，药品金额及审核、调配、复核、发药的药学专业技术人员签名。

3. **处方的种类**　处方按其性质一般分为法定处方、医师处方、协定处方三类。处方按其药品性质可分为中药处方、西药处方。根据《处方管理办法（试行）》，为减少差错，保证患者安全用药，不同的处方采用不同的颜色，麻醉药品处方为淡红色、急诊处方为淡黄色、儿科处方为淡绿色、普通处方为白色。

二、处方规则和处方缩写词

1. **处方规则**

（1）处方记载的患者一般项目应清晰、完整，并与病历记载相一致。

（2）每张处方只限于一名患者的用药。

（3）处方字迹应当清楚，不得涂改。如有修改，必须在修改处签名及注明修改日期。

（4）处方一律用规范的中文或英文名称书写。医疗、预防、保健机构或医师、药师不得自行编制药品缩写名或用代号。书写药品名称、剂量、规格、用法、用量要准确规范，不得使用"遵医嘱""自用"等含混不清字句。

（5）年龄必须写实足年龄，婴幼儿写日、月龄。必要时，婴幼儿要注明体重。西药、中成药、中药饮片要分别开具处方。

（6）西药、中成药处方，每一种药品另起一行。每张处方不得超过五种药品。

（7）中药饮片处方的书写，可按君、臣、佐、使的顺序排列；药物调剂、煎煮的特殊要求注明在药品之后上方，并加括号，如布包、先煎、后下等；对药物的产地、炮制有特殊要求，应在药名之前写出。

（8）用量。一般应按照药品说明书中的常用剂量使用，特殊情况需超剂量使用时，应注明原因并再次签名。

（9）为便于药学专业技术人员审核处方，医师开具处方时，除特殊情况外必须注明临床诊断。

（10）开具处方后的空白处应画一斜线，以示处方完毕。

（11）处方医师的签名式样和专用签章必须与在药学部门留样备查的式样相一致，不得任意改动，否则应重新登记留样备案。

（12）药品名称以《中华人民共和国药典》收载或药典委员会公布的《中国药品通用名称》或经国家批准的专利药品名为准。如无收载，可采用通用名或商品名。药名简写或缩写必须为国内通用写法。

（13）中成药和医院制剂品名的书写应当与正式批准的名称一致。

（14）药品剂量与数量一律用阿拉伯数字书写。剂量应当使用公制单位；重量以克（g）、毫克（mg）、微克（μg）、纳克（ng）为单位；容量以升（L）、毫升（ml）为单位；国际单位（IU）、单位（U）计算。片剂、丸剂、胶囊剂、冲剂分别以片、丸、粒、袋为单位；溶液剂以支、瓶为单位；软膏及霜剂以支、盒为单位；注射剂以支、瓶为单位，应注明含量；饮片以剂或付为单位；气雾剂以瓶或支为单位。

（15）处方一般不得超过 7 日用量；急诊处方一般不得超过 3 日用量；对于某些慢性病、老年病或特殊情况，处方用量可适当延长，但医师必须注明理由。

（16）麻醉药品、精神药品、医疗用毒性药品、放射性药品的处方用量应当严格执行国家有关规定。开具麻醉药品处方时，应有病历记录。

（17）医师利用计算机开具普通处方时，需同时打印纸质处方，其格式与手写处方一致，打印的处方经签名后有效。药学专业技术人员核发药品时，必须核对打印处方无误后发给药品，并将打印处方收存备查。

2. 药物通用名　中国药品通用名称，由药典委员会按照《药品通用名称命名原则》组织制定并报卫计委备案的药品的法定名称，是同一种成分或相同配方组成的药品在中国境内的通用名称，具有强制性和约束性。因此，凡上市流通的药品的标签、说明书或包装上必须要用通用名称。其命名应当符合《药品通用名称命名原则》的规定，不可用作商标注册。

3. 药物分类及通用的药名词干

药品分类：药物的分类方法很多，无论哪一种分类方法，其目的都应是便于药品研究、流通或使用管理等。药物常用的分类方法主要有以下几种。

（1）按药理作用分类：抗微生物药物；抗寄生虫药物；麻醉药；镇痛、解热、抗炎、抗风湿、抗痛风药；神经系统用药；中枢兴奋药；治疗精神障碍药；心血管系统用药；呼吸系统用药；消化系统用药；泌尿系统用药；血液系统用药；激素及影响内分泌药；抗变态反应药；免疫系统用药；抗肿瘤药；维生素、矿物质类药等。

（2）按剂型分类：注射剂、片剂、胶囊、颗粒剂、丸剂、糖浆剂、乳剂、合剂、软膏剂、眼膏、栓剂、酊剂、滴眼剂、滴耳剂、滴鼻剂、缓释制剂、控释制剂、脂质体等。

（3）按管理要求分类：①处方药与非处方药，根据药品品种、规格、适应证、剂量及给药途径不同，我国对药品分别按处方药与非处方药进行管理。根据药品的安全性，非处方药分为甲、乙两类。②国家基本药物，临床应用的各类药品中经过科学评价而遴选出的在同类药品中具有代表性的药品，其特点是临床必需、安全有效、质量稳定、价格合理、使用方便、中西药并重。③基本医疗保险药品，列入国家基本医疗保险用药范围的药品，纳入标准为临床必需、安全有效、质量稳定、价格合理、使用方便、市场能保证供应的药品。

（4）按药品来源分：①动物来源，如牛磺酸、甲状腺等；②植物来源，如黄连素、长春碱、颠茄等；③矿物来源，如芒硝、硫黄、硼砂等；④生物来源，如微生态制剂、辅酶 A 等；⑤合成或半合成来源如阿司匹林、苯海拉明等。

（5）中药分类方法：按药物功能分类如解表药、清热药、理气药、理血药等。

通用的药名词干：药名词干对识别英文药品名称有帮助。

4. 处方缩写词　见表 12-1。

表 12-1　处方缩写词

am（上午）	pm（下午）	stat（立即）
prn（必要时）	sos（需要时）	cito（急速地）
id（皮内注射）	ih（皮下注射）	im（肌内注射）
iv（静脉注射）	ivgtt（静脉滴注）	po（口服）
qd（每日 1 次）	bid（每日 2 次）	tid（每日 3 次）
qid（每日 4 次）	qh（每小时）	q6h（每 6 小时 1 次）
qm（每晨）	qn（每晚）	q2d（每 2 日 1 次）
ac（饭前）	pc（饭后）	hs（睡前）
Rp（取）	co（复方的）	Sig 或 s（用法）
lent（慢慢地）	U（单位）	IU（国际单位）
Amp（安瓿剂）	Caps（胶囊剂）	Inj（注射剂）
Sol（溶液剂）	Tab（片剂）	Syr（糖浆剂）
qs（适量）	aa（各）	MIC（最小抑菌浓度）

三、处方调配

1. 处方调配的一般程序　处方调配一般分为**收方、划价、调配、核查和发药**五个环节。收方后首先要审核处方。审核主要内容有：①处方前记和医师签名；②处方中药品名称、规格、书写格式；③处方用药的配伍禁忌和相互作用；④用药剂量、用法是否合理；⑤给药途径是否恰当；⑥是否有重复给药现象，处方中药品是否注明过敏试验及结果的判定；⑦特殊药品的审核；⑧对短缺药品的建议。核查也是非常重要的环节，核查内容包括再次全面认真地审核 1 遍处方内容（包括药价），逐个核对处方与调配的药品、规格、剂量、用法、用量是否一致，逐个检查药品的外观质量是否合格，核查无误，检查人员签字后发药。

2. **药物的摆放及注意事项**

（1）药物可以按照不同的原则摆放：①按药理性质分类摆放；②按药品剂型分类摆放；③按使用频率摆放；④按处方药和非处方分类摆放；⑤按内服药与外用药分开摆放；⑥西药与中成药分类摆放；⑦特殊药品按规定摆放。

（2）对不同性质的药品按规定冷藏、干燥处、常温及避光等分别保存；麻醉、精神、毒性等药品要分别加柜加锁保存；贵重药品要单独保存，专柜存放，专账登记，每日清点；名称相近，包装相似等易引起混淆的药品应分开摆放并有明显标记；对一些误用可引起严重反应的药品，如氯化钾注射液、氢化可的松注射液等，宜单独放置。

四、处方差错的防范与处理

1. **处方差错的性质**

2. **处方差错的原因与类别** ①人员因素；②药品的摆放，药品摆放不当是易造成差错的主要原因；③处方调配规程；④处方审核。

3. **防范措施** 制订并公示标准的药品调作规程，使操作人员了解操作要点；准确及时地贴药品标签，麻醉药品、精神药品、非处方药、外用药品等的标签必须有规定的标识；合理安排人力资源，高峰时间适当增加调配人员；保证轮流值班人员的数量，减少由于疲劳而导致的调配差错；建立合理的差错应对措施；让工作人员掌握药房中新药的信息。

4. **对差错的应对措施和处理原则** ①建立相应的差错处理预案；②当患者或护士反映药品差错时，须立即核对相关的处方和药品，如果是发错了药品或错发了患者，药师应立即按照本单位的差错处理预案迅速处理并上报部门负责人；③根据差错后果的严重程度，分别采取救助措施；④若遇到患者自己用药不当、请求帮助，应积极提供救助指导，并提供用药教育；⑤认真总结经验，对引起差错的环节进行改进，制订出防止再次发生的措施。

五、调剂室工作制度

1. **岗位责任制度** 调剂室的收方划价、配药、核查发药为一线工作岗位，药品分装、补充药品、处方统计、登记、处方保管为二线工作岗位。无论哪个岗位都应有明确职责范围，具体的内容、要求和标准。调剂室工作人员岗位责任制的内容要求具体化、数据化，这样便于对岗位工作人员的考核审查。调剂室工作人员除确保药品质量和发给患者药品准确无误外，还应明确调剂室工作环境的卫生责任，并应经常对进行患者热情服务的教育。

2. **查对制度** 查对制度可以保证药品质量和发药质量。配方时，查对处方的内容、药物剂量、配伍禁忌；发药时，查对药名规格、剂量、用法与处方内容是否相符；查对标签（药袋）与处方内容是否相符；查对药品有无变质，是否超过有效期；查对姓名、年龄，并交代用法及注意事项。

3. **错误处方的登记、纠正及缺药的处理** 差错登记一方面是对医师处方差错进行登记，另一方面是对药剂人员调配和发药的差错登记。一般与经济利益结合的差错登记制度有利于提高医师和药剂工作人员责任心。

4. **领发药制度** 调剂室药品从药库领取，应有领药制度，控制领药的品种、数量和有效期，发到治疗科室病房及其他部门的药品必须有发药制度。领发制度除保证医疗、教学、科研的供应外，还具有药品账目管理的目的。

5. **药物管理制度** 药品管理分三级管理：一级管理是麻醉药品和毒性药品原料药的管理；二级管理是精神药品、贵重药品和自费药品的管理；三级管理是普通药品的管理。

6. **特殊药品和贵重药品管理制度** 特殊管理药品是指麻醉药品、精神药品、医疗用毒性药品和放射性药品。

（1）**麻醉药品是指连续使用后易产生生理依赖性，能成瘾癖的药品**。具有麻醉药品处方权的医务人员必须具有医师以上技术职称，并经考核能正确使用麻醉药品，本院医务人员的麻醉药品处方权需经医务科负责批准，并将医师签字式样送药剂科备查。患者须有病历，每次开药后在病历上记录。用过的空瓶全部交回药房。严格执行"五专管理"，即专人负责、专柜加锁、专用处方、专用账册、专册登记。处方应保存3年备查。

（2）**精神药品是指直接作用于中枢神经系统，使之兴奋或抑制，连续使用能产生依赖性的药品。**依据其对人体产生依赖性和对身体的危害程度，分为第一类精神药品和第二类精神药品。第一类精神药品处方保存3年备查，第二类精神药品处方应保存2年备查。

（3）**医疗用毒性药品是指毒性剧烈、治疗剂量与中毒剂量相近、使用不当会致人中毒或死亡的药品。**毒性药品的管理要做到专人负责、专柜加锁、专用账册。处方应保存2年备查。

（4）**部分价格昂贵的药品作为贵重药品也应专账专人管理。**

7. 有效期药品管理制度　调剂室对效期药品的使用应注意按批号摆放，做到先产先用，近期先用。应定期由专人检查，并做好登记记录；发现临近失效期且用量较少的药品，应及时报告药剂科，以便各调剂室之间调配使用。调剂室对距失效期6个月的药品不能领用；发给患者的效期药品，必须计算在药品用完前应有1个月的时间。失效的药品不能发出。

六、调剂室的位置、设施与设备

1. 调剂室的设置和环境要求　调剂室的位置、设施与设备应以方便患者、便于管理为原则。根据医院规模、门诊患者数量和药品品种多少确定调剂室的面积和环境。急症调剂室与普通门诊调剂室分开，急症调剂室24小时值班，药品准备应突出速效、高效、安全和全面的特点。

2. 调剂室的设备和条件要求　除药架及工作人员的坐凳外，调剂室还需配备冰箱、湿度计和其他必备的称量设备，如天平、量筒、量杯及分装和稀释药品用的干净空瓶、纯化水等。

3. 调剂室的药品摆放　根据调剂室的面积和房型设计药架，充分利用空间，既创造一个宽敞明亮的环境，又能最大限度地减轻调剂人员的劳动强度。

（1）**按药理作用分类摆放：**如按抗感染药、心血管系统药、消化系统药、呼吸系统药、神经系统药、血液和造血系统药、激素类药等排列。如条件允许，每类药物可细分，如抗感染药可分为β-内酰胺类、大环内酯类、氨基苷类、四环素类、喹诺酮类、抗结核病药、抗病毒药、抗真菌药等。每一种药品存放位置要有标签注明药物名称、规格，如有变化，应随时更改标签以防差错。

（2）**按剂型分类摆放：**一般综合性医院片剂、注射剂是品种数量最多的剂型，应有足够的摆放空间并且要放在容易拿取的地方，其他剂型也应根据使用情况排列。

（3）**按使用频率摆放：**这是目前最广泛、最实用的摆放方法。使用频率高的药物放在最容易拿取的位置，既能减轻调配人员的劳动强度，又能提高工作效率，缩短患者取药等候时间。

（4）**按内服药与外用药分开摆放：**摆放外用药处要用醒目的标识（红字白底），以提示调配时注意。

（5）**麻醉药品、精神药品的摆放：**第二类精神药品使用广泛且用量大，在摆放时应固定位置并在使用的标签颜色上与普通药品有所区别，以便于管理。麻醉药品和第一类精神药品需专人负责、专用账册、专柜存放，其品种数量要有每个班次的交班记录，定时凭处方与保管人员兑换。

（6）**西药与中成药分类摆放：**中成药也应按功能主治分类摆放。

4. 门诊、急诊、病房调剂的特性与差异　急诊患者的特点是病种广泛，病情突发且危重。

治疗不及时就会危及生命，因此急诊药房的工作人员应由药学专业院校毕业，并取得相应的药学专业技术职务任职资格的药师组成，应具有丰富的工作经验，并有一定的医学基础知识，对危重疾病和药物中毒等治疗，能够在用药选择、用药剂量、给药途径及可能出现的不良反应等方面提出合理建议。急诊药房药品准备突出速效、高效、安全和全面的特点。

门诊药房实现大窗口或柜台式发药，住院药房实行单剂量配发药品。门诊的发药方式为独立法、流水法和结合法，病房的发药方式有凭处方发药、小药柜和摆药制。

第 2 单元　临床用药的配制

一、危害药品的配制

配制和使用过程中应注意的问题　危害药品是指能产生职业暴露危险或者危害的药品，即具有遗传毒性、致癌性、致畸性，或对生育有损害作用及在低剂量下可产生严重的器官或其他方面毒性的药品，包括肿瘤化疗药品和细胞毒药品。

为避免危害药品的配制环节发生疏漏会给人员和环境带来危害，应建立一套行之有效的危害药品的配制危害药品配制安全操作规程，卫计委于 2011 年颁布实施的《医疗机构药事管理规定》规定对肠外营养液、危害药品静脉用药实行集中调配供应。医疗机构根据临床需要建立静脉用药调配中心（室）(pharmacy intravenous admixture service，PIVAS)，实行集中调配供应，静脉用药调配中心（室）应当符合《静脉用药集中调配质量管理规范》的要求。

《静脉用药集中调配质量管理规范》是静脉用药集中调配工作质量管理的基本要求，适用于肠外营养液、危害药品和其他静脉用药调剂的全过程。医疗机构其他部门开展集中或者分散临床静脉用药调配，参照本规范执行。

（1）《静脉用药集中调配质量管理规范》的基本要求：静脉用药集中调配是指医疗机构药学部门根据医师处方或用药医嘱，经药师进行适宜性审核，由药学专业技术人员按照无菌操作要求，在洁净环境下对静脉用药物进行加药混合调配，使其成为可供临床直接静脉输注使用的成品输液操作过程。静脉用药集中调配是药品调剂的一部分。

①人员基本要求：静脉用药调配中心（室）负责人，应具有药学专业本科以上学历，本专业中级以上专业技术职务任职资格，实际工作经验较丰富，责任心强，有一定管理能力。负责静脉用药医嘱或处方适宜性审核的人员，应具有药学专业本科以上学历、5 年以上临床用药或调剂工作经验药师以上专业技术职务任职资格。负责摆药、加药混合调配、成品输液核对的人员，应具有药士以上专业技术职务任职资格。

②房屋、设施和布局、仪器和设备基本要求：经国家法定部门认证合格法定检测部门检测合格后方可投入使用。洁净区的洁净标准为：一次更衣室、洗衣洁具间为十万级，二次更衣室、加药混合调配操作间为万级，层流操作台为百级。配置百级生物安全柜，供抗生素类和危害药品静脉用药调配使用；设置营养药品调配间，配备百级水平层流洁净台，供肠外营养液和普通输液静脉用药调配使用。

③**药品耗材和物料、卫生与消毒规章制度等符合基本要求，对静脉用药集中调配的全过程进行规范化质量管理。**药师应按《处方管理办法》的有关规定和《静脉用药集中调配操作规程》，审核用药医嘱所列静脉用药混合配伍的合理性、相容性和稳定性，对不合理用药与医师沟通，提出调整建议。对于用药错误或不能保证成品输液质量的处方或用药医嘱，有权

拒绝调配，并做记录与签名。摆药、混合调配和成品输液实行双人核对制；集中调配要范和标准操作规程，不得交叉调配；调配过程中出现异常应停止调配，立即上报并查明原因。遵守本规静脉用药调配每道工序完成后，按操作规程的规定，填写各项记录，内容真实、数据完整、字迹清晰。各道工序与记录有完整的备份输液标签，并保证与原始输液标签信息相一致，备份文件保存 1 年备查。

（2）《静脉用药集中调配操作规程》操作要点：静脉用药调配中心（室）工作流程临床医师开具静脉输液治疗处方或用药医嘱→用药医嘱属信息传递→药师审核→打印标签→贴签摆药→核对→混合调配→输液成品核对→输液成品包装→分病区放置于密闭容器中加锁或封条→由工人送至病区→病区药疗护士开锁（或开封）核对签收→给患者用药前护士应当再次与病历用药医嘱核对→给患者静脉输注用药。

二、肠外营养

肠外营养液是由糖类、氨基酸、脂肪乳、电解质、维生素、微量元素和水七大机体所需的营养要素组成，并且按比例混合在袋中，以外周或中心静脉插管输入的方式直接输入机体的注射剂，也称静脉营养输液。

1. 临床营养支持的意义、重要性和进展　临床营养支持已成为重危患者的综合治疗措施之一。给予患者营养支持，能降低手术并发症的发生率和手术的死亡率，也能提高患者对治疗的耐受力和治疗的效果，提高治愈率。营养支持已成为现代临床治疗学中不可缺少的重要组成部分。临床营养支持疗法是从 20 世纪 70 年代开始迅速发展起来的，其目的已从维持氮平衡，发展到维护细胞代谢、改善与修复组织和器官的结构、调整生理功能，从而促进患者的康复。

2. 营养液配制和使用过程中应注意的问题

（1）肠外营养液的配制要特别注意组分的混合顺序：①将微量元素和电角质加入氨基酸溶液中。②将磷酸盐加入葡萄糖液中。③将上述两液转入 3L 静脉营养输液袋中。如需要，可将另外数量的氨基酸和葡萄糖在此步骤中加入。④将水溶性维生素和脂溶液维生素混合后加入脂肪乳中。⑤将脂肪乳、维生素混合液移入静脉营养输液袋中。⑥轻轻摇动静脉营养输液袋中的混合物，排气，备用。

（2）肠外营养液配制的注意事项：①混合顺序非常重要，在最终混合前氨基酸可被加到脂肪乳液或葡萄糖中，以保证氨基酸对乳剂的保护作用，避免乳剂破裂。②钙剂和磷酸盐应分别在不同的溶液中稀释，以免产生沉淀。在氨基酸和葡萄糖混合后，确认检查袋中无沉淀后再加入脂肪乳剂。③混合液一般不要再加入其他药物。④加入液体总量应 ≥ 1.5L，混合液中葡萄糖的最终浓度为 0 ~ 23%。⑤现配现用，最好在 24 小时内输完，最多不超过 48 小时。如不立即使用，应将混合物置冰箱于 4℃ 下保存。⑥电解质不能直接加入脂肪乳剂中。一般控制一价阳离子浓度 < 150mmol/L，Mg^{2+} 浓度 < 3.4mmol/L，Ca^{2+} 浓度 < 1.7mmol/L。⑦配好后，应在口袋上注明配方组成配制时间、床号及姓名。

（3）使用过程中应注意以下问题：①采用同一条通路输注肠外全营养液（TPN）和其他治疗液中间要用基液冲洗过渡；②输注速度，应在 18 ~ 20 小时内输完；③肠外营养液输注时不能在 Y 形管中加入其他药物，以免发生配伍禁忌；④使用 PVC 袋时应避光。

三、药物配伍变化

1. 溶剂性质改变引起配伍禁忌　沉淀在配制液体药物或临床配制输液时，由于理化因素产生沉淀，影响疗效。因改变溶媒的性质而析出沉淀，某些注射剂内含有菲水溶剂的是使药物溶解或制剂稳定，若把这类药物加入水溶液中，由于溶媒的性质的改变而析出生沉淀，如氯霉素注射液（含乙醇、甘油等）加入5%葡萄糖注射液或氯化钠注射液中，可析出氯霉素沉淀。

2. pH变化引起药物沉淀　5%硫喷妥钠10ml加入5%葡萄糖注射液500ml中产生沉淀，系由于pH下降所致。

3. 配伍引起氧化还原反应　酚类化合物水杨酸及其衍生物，以含酚基的药物如肾上腺素与铁盐发生络合作用，或受空气氧化都能产生有色物质，异烟肼或生素C与氨茶碱、多巴胺与苯妥英钠等合用均可导致颜色改变。

4. 混合顺序引起变化

5. 其他配伍变化

（1）电解质的盐析作用：主要是对亲水胶体或蛋白质药物自液体中被脱水或因电解质的影响而凝集析出。两性霉素B注射剂与氯化钠注射液合用可发生盐析作用而出现沉淀。

（2）直接反应：头孢菌素类与Ca^{2+}、Mg^{2+}等形成难溶性螯合物析出沉淀。

（3）聚合反应：由同种药物的分子相互结合成大分子的反应称为聚合反应。药物发生聚合反应柱柱会产生沉淀或变色，影响药物正常使用及疗效。某些内酰胺类抗生素，如氨苄西林，在一定的条件下，β-内酰胺环开裂并自身聚合，生成的聚合物可以引起过敏反应，且聚合物越多、分子越大、过敏反应随之越强。

第3单元　药品的仓储与保管

一、药品的采购

在医疗机构中，药品购进的质量管理至关重要，是一项直接关系到医疗机构药品质量的高低，影响医疗机构的社会和经济效益，关系到人民健康的重要工作。

1. 药品采购计划编制、采购流程　编制药品采购计划要以药品的质量为重要依据，贯彻质量否决权制度，同时必须符合国家的法律法规和医药卫生行业的方针政策。药品购进计划要符合实际情况，要对影响医药市场供求变化的因素进行调查、研究及预测，作为编制计划的依据。

影响因素主要包括：人口、发病率、用药水平、医疗水平、城乡居民收入等。

编制药品购进计划时应先进行药品货源和销售趋势的调查，了解本医疗机构药品实际库存情况，适销对路是购进工作最本质的要求。药品采购计划的内容主要包括：药品的品种、规格、数量、费用、购进时间、采购方式、供应商确定等。

药品收支平衡关系为：期初库存＋购入＝调出＋期末库存。

编制药品采购计划基本方法：根据综合平衡原理，常用平衡公式、编制平衡表、召开平衡会议等方法。医疗机构应当根据《国家基本药物目录》《处方管理方法》等制订本机构《药品处方集》和《基本用药供应目录》，编制药品采购计划，按规定购入药品。

2. 供应商资质审核、采购合同签订

（1）供应商资质审核：医疗机构必须从具有药品生产、经营资格的企业购进药品。医疗机构临床使用的药品应当由药学部门统一采购供应，禁止医疗机构其他科室和医务人员自行采购。

购进药品应符合以下条件：①合法企业所生产和经营的药品。②具有法定的质量标准。③除国家规定的以外，应有法定的批准文号和生产批号。进口药品应有符合规定的、加盖了供货单位质量检验机构原印的《进口药品注册证》和《进口药品检验报告书》复印件。④包装和标示符合有关规定和储运要求。⑤中药材应标明产地。

医疗机构购进药品，应当查验供货单位的《药品生产许可证》或者《药品经营许可证》和《营业执照》、所销售药品的批准证明文件等相关证明文件，并核实销售人员持有的授权书原件和身份证原件，应当妥善保存首次购进药品加盖供货单位原印章的前述证明文件的复印件，保存期不得少于5年。

（2）药品采购合同签订：购销合同是买卖双方实现一定经济目的明确相互权利与义务的书面协议。药品购销合同一经签订，并有双方加盖合同专用章后，即产生法律效力，双方必须认真履行其义务。

签订药品采购合同的主要条款与合同内容包括如下。

①确定标的和数量：包括药品的品名、规格、单位、剂型、数量等。

②明确合同中的质量条款：工商间购销合同应明确：药品质量符合质量标准和有关质量要求；药品附产品合格证；药品包装符合有关规定和货物运输要求。

③协议价款和付款方式：即药品价格和结算方式等。

④确定合同期限、地点和方式：即交货期限、交货地点和交货方式等。

⑤确定标的物的验收方法：即药品数量、质量验收，明确验收标准和验收方法等。

⑥确定违约责任及解决合同纠纷方式。

⑦其他约定事项。

3.购进记录 医疗机构购进药品时应当索取、留存供货单位的合法票据，并建立购进记录，做到票、账、货相符。合法票据包括税票及详细清单，清单上必须载明供货单位名称、药品名称、生产厂商、批号、数量、价格等内容，票据保存期不得少于3年。

二、药品的入库验收

药品入库是指药品仓库或库房对从药厂、药品经营公司发送的药品，进行接货、验收、入库、入账一系列的工作。药品入库，必须先经过验收。《中华人民共和国药品管理法》要求医疗机构购进药品必须建立并执行进货检查验收制度，验明药品合格证明和其他标识；不符合规定要求的，不得购进和使用。

入库验收目的是保证入库药品数量、质量与采购单体现的内容一致，是确保入库药品质量的重要关口，只有验收合格的药品才能入库贮存。

1.药品的验收内容 主要包括数量点收与药品质量验收。质量验收指药品外观的性状检查和药品内外包装及标识的检查。

（1）药品外包装：药品外包装应清晰标明药品名称、规格、生产批号、生产日期、有效期、条件、包装规格、批准文号、运输注意事项及其他标识。在验收时应检查药品包装箱是否坚固、干燥；封签、封条有无破损；包装箱有无渗液、污迹、破损。包装箱上药品其他标识指：

麻醉药品、精神药品、医疗用毒性药品、放射性药品等专有标识，外用药专有标识，非处方药专有标识，特定储运图示标识危险药品包装标识等。

（2）药品标签、说明书：按照规定，药品包装必须印有或者贴有标签并附说明书，标签和所附说明书有生产企业的名称、地址，有药品的通用名称、规格、批准文号、产品批号、生产日期、有效期等；标签或说明书上还应有药品的成分、适应证或功能主治、用法、用量、禁忌、不良反应、注意事项及贮藏条件等。

（3）特殊管理的药品（麻醉药品、精神药品、医疗用毒性药品和放射性药品），外用药品包装的标签或说明书上必须印有规定的标识和警示说明。非处方药的包装有国家规定的标识。

（4）药品合格证：按照规定，药品每个整件包装中应有产品合格证，合格证的内容一般包括药品通用名称、规格（含量及包装）、生产企业、生产批号、化验单号、检验依据、出厂日期、包装人、检验部门和检验人员签字盖章对于首营品种首次到货时，应进行内在质量检验。某些项目如无检验能力，应向生产企业作要求索要该批号药品的质量检验报告书；验收生产企业同批号药品的检验报告书。

（5）进口药品：核查该药品的包装标签是否符合要求。进口药品的标签应以中文注明药品的名称、主要成分、进口药品注册证号或医药产品注册证号、药品生产企业名称等；并有中文说明书。核查该药品的合法身份证明文件：《进口药品注册证》和《进口药品检验报告书》复印件；进口预防性生物制品、血液制品应有《生物制品进口批件》复印件；进口药材应有《进口药材批件》复印件。以上批准文件应加盖供货单位质量检验机构或质量管理机构原印章。

2. 药品的外观检查内容、方法、判断依据　大多数药品的质量变异，可在外观性状上反映出来。因此，对药品进行外观性状检查是药品入库验收的重要内容。外观性状检查简便易行，其检查方法和判断标准，参见《药物分析》指南。

3. 药品验收记录：填写要求与注意事项　药品验收记录医疗机构购进药品，必须建立和执行进货验收制度，购进药品应当逐批验收，并建立真实、完整的药品验收记录。药品验收记录应当包括药品通用名称、生产商、规格、剂型、批号、生产日期、有效期、批准文号、供货单位、数量、价格、购进日期、验收日期、验收结论等内容。验收记录必须保存至超过药品有效期 1 年，但不得少于 3 年。

4. 药品入库手续与程序　药品入库仓库要及时准确地完成入库业务，做到数量准确、质量完好、搬运迅速、简便、把关稳妥、交接认真。在做好入库前的准备工作外，应按核对凭证、大数点收，检查包装、办理交接手续、库内验收、签收等程序完成入库工作。

（1）检查内容：药品外观检查的内容是从两个方面来进行的。其一是指药品包装所涉及的外观，包括包装箱、包装盒、药瓶、标签、说明书等项，其二是指药品本身的外观性状，如药品的颜色、形态、气味、味感等。

（2）检查方法：在掌握药品外观基本特征的基础上，可运用感觉器官进行外观检查。①视觉，通过眼睛直观或借助简易工具（如放大镜、尺等）对药品进行鉴别；②触觉，通过对药品的触摸、捻、压等的感觉对药品进行鉴别；③听觉，通过对药品及其包装等的简易的外力作用下发出的声响来进行鉴别；④嗅觉，通过对药品的气味特征进行鉴别；⑤味觉，通过对药品的味道感觉来进行鉴别。

（3）判断依据与处理

①药品包装的检查：包括药品名称、剂型剂量、贮存条件的说明、出厂日期、批号、有效期等方面的检查。

②药品性状的检查：不同的药品，检查的侧重点不同，有不同的检查要求。a.注射剂应检查澄清度、色泽等；b.粉针剂应检查黏瓶、结块、变色等；c.片剂应检查有无吸潮、发松、变形、松片、变色成明显色斑；d.散剂、胶囊剂应检查有无吸潮、发黏、生霉或变色，胶囊有无软化、破裂、变形等；e.酊剂、醑剂、流浸膏剂、糖浆剂应检查有无大量挥发、沉淀、发霉、变色等；f.乳剂应检查沉淀、分层等；g.软膏剂应检查基质是否酸败，有无异臭及稀稠不均等；h.眼药水应检查有无浑浊、沉淀产生。

③处理：在药品保管的过程中，管理人员检查发现药品破损、变质、过期不可供药用的药品，应清点登记，列表上报，必要时监督销毁，由监销人员签字备查，不得随便处理。检查时发现药品质量有疑问，要及时进行送检。

三、药品的有效期管理

1. 有效期的概念、标示方法、识别方法

（1）**概念：药品有效期是药品在一定的贮存条件下，能够保证其质量的期限。《药品管理法规定，凡 2001 年 12 月 1 日后生产和上市销售的样品都必须标明有效期。**

（2）表示方法：常见的有三种。

①直接标注有效期。按年、月、日顺序标注。如某药品的有效期至 2000 年 8 月 16 日，也可用数字 2008.08.16，或 2000-08-16 等，表明此药品至 2000 年 8 月 16 日起便不得使用。

②直接标明失效期。如某药品的失效期为 2007 年 10 月 12 日，表明本品可使用至 2007 年 10 月 11 日。一般进口商品常用失效日期表示有效期。

③标明有效期年限，则可由批号推算。如某商品批号为 990514，有效期为 3 年。由批号可知本产品为 1999 年 5 月 14 日生产，有效为 3 年，表明本品可使用到 2002 年 5 月 13 日为止。

2. 效期药品的有效期　药品有规定的使用年限，故必须加强管理，以保证药品不致因保管不善而造成过期浪费。①有计划地采购药品，以免积压或缺货。②验收时检查有效期，并按有效期先后在账目中登记，库房内要设有"有效期药品一览表"，按每批药品失效期的先后分别标明。③每一货位要设货位卡，注明有效期与数量，记录的发药、进药情况应与"有效期药品一览表"相一致。④要定期检查，按有效期先后及时调整货位，做到**"先进先出、近期先用"**。⑤药品离开原包装时，应将有效期注明在变换的容器上，以便查对。再次补充药品时，一定要将上次的药品用完，防止旧药积存，久而久之失效过期。⑥库房人员要勤检查，有效期药品到期前 **2个月**，要向药剂科主任或负责人提出报告，及时做出处理。管理、存放、色标管理、账卡登记。

3. 过期药品的处理办法　有效期药品贮存时应实行色标管理，药库的色标管理是：待验品为黄色；合格品为绿色；不合格品为红色。药库管理员发现药品质量问题时，应按色标管理制度及时更换色标，对合格的药品应设有绿色标记。对有问题等待处理的药品存放在待验区，并设有黄色标记。对过期及其他原因不合格的药品，存放在不合格区，并设红色标记以示区分。对于过期的药品应集中在药房仓库的红色标记区内，申报销毁。

四、药品的贮存与养护

1. 影响药品贮存质量的因素　药品在保管过程中，所受各类药品制剂本身的理化特性及外界因素的作用，引起药品外观的变化，加速药品变质。这些因素包括环境因素、人为因素、药物本身因素。

（1）环境因素

①日光：日光中的紫外线对药品变化常起着催化作用，能加速药品的**氧化分解**。

②空气：空气中的氧气氧化还原性药品，二氧化碳易被吸收使药品变质。

③湿度：湿度过高会使药品吸收水分潮解、变质、发霉；湿度过低会使含结晶水的药品失去结晶水而风化。

④温度：温度过高促使某些药品的挥发、变形、氧化、水解及微生物的寄生等；温度过低易引起药物的冻结或析出沉淀。

⑤时间：药物贮存一定时间后会降低疗效或变质，因此，药典规定了药品的有效期。

⑥药品的包装材料：药品的包装材料对药品的质量也有较大的影响。

（2）人为因素：人为因素包括人员设置、药品质量监督管理情况、药学人员对药品保管养护技能及对药品质量的重视程度等。还包括保管人员素质、责任心、身体与精神状况等。

（3）药物本身因素：药品自身理化性质或效价不稳定，尽管贮存条件适宜，但时间过久也会逐渐变质。

①容易水解的药品：如青霉素类、头孢菌素类。

②容易氧化的药品：如肾上腺素、左旋多巴、吗啡、磺胺嘧啶钠、维生素 C、氨基比林、安乃近、盐酸异丙嗪、盐酸氯丙嗪等。

2. 药品的贮存　药品入库后的贮存安排，既要考虑入库药品不同的保管特点，又要结合具体的仓储条件，采取科学的管理方法。按照药品属性和类别分库、分区、分垛存放；并实行色标管理。药品与非药品分开存放；中药饮片、中成药化学药品分别贮存、分类存放；过期、变质、被污染等药品应当放置在不合格库（区）。

（1）**分区分类管理**：药品常按药品的剂型分成原料药、散剂、片丸剂、注射剂、酊水糖浆剂、软膏剂等类别，采取同类集中存放的办法保管。然后选择每一类药品最适宜存放的地点，把存放地点划分为若干个货区，每个货区又划分为若干货位，并按顺序编号。这种管理方法称为"分区分类，货位编号"。分区是根据仓库保管场所的建筑、设备等条件，将库区划分为若干个保管区，以便分区贮存一定种类的药品。分类即是将仓储药品按其自然属性、养护措施及消防方法的一致性划分为若干个类别，分别存放于普通库、阴凉库、冷藏库、麻醉药品库、毒品库和危险品库。实行分区分类管理可以有利于保管员掌握药品进出库的规律，有利于清仓盘库，缩短药品收发作业时间，提高药品管理水平。

（2）**货位编号**：货位编号是将仓库范围的库房、仓间、货架按顺序编号，做出标志，以便识别寻找。

3. 药品的保管与养护

（1）药品的养护：应按照质量标准"贮藏"项下规定的条件分类贮存。对药品贮存于保管的基本要求，以下列名词术语表示。

遮光：指用不透光的容器包装，如棕色容器或黑纸包裹的无色透明、半透明容器。

密闭：指将容器密闭，防止尘土和异物进入。

密封：是指将容器密封，以防止风化、吸潮、挥发或异物进入。

熔封或严封：是指将容器熔封或用适当的材料严封，防止空气和水分及其他气体入侵，防止污染。

阴凉处：是指不超过20℃。

凉暗处：避光并温度不超过20℃。

冷处：指2～10℃。

常温：指10～30℃。

对每一品种药品，应根据其贮藏温湿度要求，分别贮存于冷库，阴凉库，常温库内。应保持的清洁卫生，采用有效措施，防止药品霉变、虫蛀、鼠咬。针对大部分药品遇光易变质，应注意药库避光。

（2）药品码垛：应注意垛与垛之间、垛与墙之间、供暖管道与贮存物品之间应留有一定的间距；药品堆码与散热或者供暖设施的间距不小于30cm，距离墙壁间距不少于20cm，距离房及地面间距不小于10cm，库房内通道宽度不小于200cm，照明灯具垂直下方不堆放药品，垂直下方与货垛的水平距离不小与50cm。

（3）规范药品堆垛和搬运操作，遵守药品外包装图示标志的要求，不得倒置存放：对一些不坚固或过重药品，不宜码放过高，以防下层受压变形。贮藏在药库的货物应便于搬运，对于质重、体积庞大的药品应堆离装卸地点较近的货区；码垛时应注意符合防火规定，要与防火门等电器装置保持一定距离，利于药库检查，搬运、消防工作。

（4）药品入库后每种药品应当按批号及有效期远近依次或分开堆码并有明显标志，遵循"先产先用""先进先用""近期先用"和按批号发药使用的原则：有效期药品应挂明显标记，对接近有效期限的药品，应按月填报近效期药品汇总表，发至药房各部门，相互调剂使用，以免药品过期而造成不必要的浪费。

（5）按药品性质分类时，应注意内服和外用药分别存放：名称易混的药品分别存放。性能相互影响的药品分别存放。药品贮存期间应实行色标管理。药库管理员发现药品质量问题时，应按色标管理制度及时更换色标，如将合格的绿色标记更换为黄色标记，以示停止发货，待质量检验无质疑后再换上绿色标记。对合格的药品应设有绿色标记。对有问题等待处理的药品存放在待存区，并设有黄色标记。对过期及其他原因不合格的药品，存放在不合格区，并设红色标记以示区分。对有条件的医院中药与西药分库贮存，未有条件应做到分区贮存。对中药材的贮存应做到分库贮存。严禁药品库贮存非药用物品、混库（混区）贮存。

（6）药品的在库检查：药品养护应设专职或兼职管理人员，配备必要的仪器设备，制定管理计划，建立管理档案。每月由药库管理人员对库存药品质量进行检查，做好库房温湿度检查记录，注意库房通风换气，并做检查记录。检查发现药品内包装破损的药品，由于破损、变质过期不可供药用的药品，应清点登记，列表上报，必要时监督销毁，由监销人员签字备查，不得随便处理。检查时发现药品质量有疑问，要及时进行送检。

五、特殊管理药品的保管方法

1. 麻醉药品和精神药品的保管方法　麻醉药品管理应严格按照国务院颁发的《麻醉药品和精神药品管理条例》进行管理。①麻醉药品、一类精神药品必须严格实行专库（专柜）保管，专库必须执行双人、双锁保管制度,仓库内须有安全措施。②贮藏条件应按照药品的性质来定,大部分麻醉药品遇光变质,应注意避光,采取避光措施。③麻醉药品、一类精神药品应建立专用账目,专册登记,专人负责,定期盘点,做到账物相符,发现问题,应及时报告当地药品监督管理部门。④麻醉药品入库前应坚持双人开箱验收、清点,双人签字入库制度。⑤要严格执行出库制度,麻醉药品使用时要有专用处方,处方保存 3 年备查,还要有专人对品名、数量、质量进行核查,并有第二人复核,发货人、复核人共同在单据上盖章签字。⑥对破损、变质、过期失效,而不可供药用的品种,应清点登记,单独妥善保管,并列表上报药品监督管理部门,听候处理意见。如销毁必须由药品监督管理部门批准,监督销毁,并有监督销毁人员签字,存档备查,不能随便处理。⑦二类精神药品可贮存于普通药品库内,失效、过期或破损的须登记造册,经单位法定代表人批准后销毁。

2. 医疗用毒性药品的保管办法　①毒性药品必须贮存于专有仓库或专柜加锁并由专人保管,并实行双人、双锁管理制度,库内需有安全措施。②毒性药品的验收、收货、发货应坚持双人开箱,双人收货、发货制度,并共同在单据上签名盖章,严防错收、错发,严禁与其他药品混杂。③建立毒性药品收支账目,定期盘点,做到账物相符,发现问题应立即报告当地药品主管部门。④对不可供药用的毒性药品,经单位领导审核,报当地有关主管部门批准后方可销毁,并建立销毁档案。销毁批准人、销毁人员、监督人员均应签字盖章。

六、药品的出库发放

1. 药品出库发放的要求与原则　药品出库是仓库管理工作的最后一道工序,是将贮存在仓库的各种药品按照有关部门的出库单据,经过验收、备货、复核、包装等各项工作,准确、迅速地发给提货者。

药品出库原则:按照《药品管理法》的要求,应建立并执行药品出库检查复核制度。《药品经营质量管理规范》要求药品出库应遵循"先产先出、近期先出、按批号发货"的原则,并做好药品质量跟踪记录。

"先产先出"是指对于同一品种不同批号的药品,在发货时应按照药品生产时间顺序将生产时间早的药品先行发出。"近期先出"是指对于有效期长短不同的药品,在发货时应将近期药品先行发出。按批号发货是指按照药品生产批号集中发货,保证药品有可追踪性,便于药品的质量跟踪。

2. 药品出库工作程序、复核、记录　药品出库时应按发货凭证对实物进行质量检查和数量、项目的核对,核对无误后标明质量状况,做好出库复核记录,记录应包括以下内容:出库日期、药品通用名、药品商品名称、剂型、规格、数量、产品批号、生产企业、有效期、购货单位、发货人、发货日期、质量状况、复核人等项目;出库复核记录应保存至超过有效期 1 年,但不得少于 3 年。

七、药品盘点与结算

1. 药品盘点操作流程、对账与结账操作　药品盘点是对药品实物数量及其价值余额的清点,及时掌握药品库存水平,了解药品积压及短缺状况,是考核药品资金定额执行情况的重要依据。

药品盘点操作前要做好盘点前的准备工作,主要是药品整理和单据整理工作。药品盘点后要完成资料整理、计算盘点结果、结果上报、根据盘点结果找出问题提出改善对策等。

盘点作业：盘点的方法包括：①点货（点库存药品），对卡（对货卡，以卡对账），对账（对药品明细账）；②核对相符应做好盘点标记并盖章，若盘点库存药品数量有溢余或短缺，填制盘点损溢情况说明表。

盘点作业包括初点作业、复点作业和抽点作业。初点作业是盘点人员在实施盘点时，按照溢情况说明表负责的区位，由左而右、由上而下展开盘点，复点作业可在初点进行一段时间后进行，复点人员持初点盘点表，依序检查，把差异填入差异栏，抽点作业是对各小组的盘点结果，由负责人进行抽查。

结算操作包括对账和结账，对账就是把账簿上所反映的资料，进行内部核对，内外核进行抽查对，做到账证相符（账簿与凭证），账账相符（总账与所属明细账），账实相符（账面数与实物数），在对账中发现差错和疑问，应及时查明原因，加以更正与处理。结账是把一定时期内所发生的经济业务全部登记入账后，结算出个账户本期发生额和期末余额，结束本期账簿记录。

2. 药品报损与退换货

（1）对销后退回的药品，凭销售部门开具的退货凭证收货。存放于退货药品库（区），由专人保管并做好退货记录。退货记录应保存3年。

（2）不合格药品应存放在不合格库（区），并有明显标志。不合格药品的确认、报告、报损、销毁应有完善的手续和记录。

（3）对于过期药品及国家明令淘汰的药品，经质量管理部门核实后，应作报废处理。对报废药品，要填写报损单，经质量管理部门核对签署意见后方可转账。销毁药品应由质量管理部门写出销毁报告，经领导审批和有关部门核对签字后，按规定进行销毁。

第4单元　医院制剂

一、称量操作

1. 常用天平及量器　医院制剂室常用的天平有架盘天平和电子天平两种。架盘天平为等臂杠杆式上皿双盘天平，电子天平是采用电磁力平衡所称物体重力的天平。反映天平性能的技术指标主要有最大称量和感量。最大称量是天平所能称量的最大值，是天平的最大负载量。感量又称分度值，即最小称量，是一台天平所能显示的最小刻度，是使天平产生一个最小分度值变化所需的质量值。感量越小，天平越灵敏。架盘天平的最大称量有10g、20g、500g、1000g等多种，其相应的最小称量分别为0.1g、0.2g、0.5g和1g。电子天平的最大称量有100g、200g、300g、500g、600g、1000g等多种，最小称量多为0.01g和0.1g。

医院制剂室常用的量器主要有量筒、量杯、量瓶、滴定管等玻璃制品，带有容量刻度，其主要的量取单位有升（L）、毫升（ml）等。有些量器为搪瓷制品，可以用于量取加热的液体。某些含医疗用毒性药品等毒副作用比较大的酊剂或溶液，用量很少，一般少于1ml，须以"滴"为单位，应用规定的标准滴管来量取。

2. 称重方法 医院制剂常用的称重方法主要有直接称量法及减重称量法。直接称量法适用于在空气中稳定的样品,是制剂生产中经常使用的称量方法。减重称量法一般称量比较少的药物减重称量法能够连续称取若干份样品,不用每次称量时调整天平零点,节省称量时间,医院制剂生产中不常使用。

3. 称量操作注意事项

(1)根据称取药物的轻重和称重的允许误差正确选用感量适宜的天平,且天平经校准且期内。

(2)称重前,须将天平放置在平稳的台面上,架盘天平的游码应移到标尺的零刻度,调节的平衡螺母使指针指到分度盘的中央,或左右偏转的格数相同;电子天平开机前,应观察后都水平仪内的水泡是否位于圆环的中央,否则通过调节天平的地脚螺栓使水泡位于水准器中心。

(3)任何药物称重时、须根据药物性质(如普通药物、腐蚀性药物、半固体或液体药物)再以普通白纸称量纸、硫酸纸称量纸、表面皿或其他适当容器;过热药物应待冷却后再称重时切勿将药品落入天平各部,以免损坏天平;若天平被污染,应及时用软毛刷清扫或柔软的细布擦拭。

(4)**电子天平每次开机后必须等显示器归零后方可进行称重**。称重时,必须等显示器左下角的"0"标志熄灭后才可读数。

(5)称取广口瓶盛装的固体药物时,要求瓶盖不离手,用左手中指与无名指夹瓶颈,以左指与示指拿瓶盖,右手拿药匙,称重过程中应注意"三看",即取药瓶时看、称重前看、药瓶原位时看,称重中原则上不允许将药物进行反向操作,每次称取药物后要求处理药匙使其清洁、干燥。

(6)使用架盘天平称重时,药物与砝码均应放置于盘的中心,以避免误差;无论是否用到砝码,砝码盒与天平要始终在一起。架盘天平不用时两个托盘原则上置于一侧,使天平处于体状态,以保护刀口。

4. 量取操作注意事项

(1)量杯或量筒的选择:根据量取药物容量的多少,选择适宜的量器(量杯、量筒),一般不量器总量 1/5 为度。

(2)使用量筒和量杯时,要保持量器垂直。使用中、小量器时,要用左手拇指与示指垂直平持量器下半部并以中指或无名指整底部,右手持瓶倒液,瓶签须向上,瓶盖应夹于左手小手掌边缘之间,倾倒液体时眼睛与所选择刻度线成水平。读数时,透明液体以液体凹面最处为准;不透明液体以液体表面为准。

(3)药液注入量器,应将瓶口紧靠量器边缘,沿其内壁徐徐注入,以防止药液溅溢器外。

(4)将量器中液体倾倒出时,要根据液体的黏度适当地倒置停留数秒钟。量取如甘油等能稠性液体,不论在注入或倾出时,均须以充分时间使其按刻度流尽,以保证容量的准确。

(5)量取某些用量 1ml 以下的溶液或酊剂,需以滴作单位;如无标准滴管时,可用普通量、即先以该滴管测定所量液体 1ml 的滴数,再凭此折算所需滴数。

(6)量过的量器,需洗净沥干或烘干后再量其他的液体,量器是否要求干燥要根据药物过程的要求。除量取非水溶液或制剂外,一般水性制剂不必干燥容器,但要求清洁。

二、粉碎、筛分、混合操作

1.常用粉碎与筛分设备

（1）粉碎设备：研钵又称乳钵，由钵体和杆棒两部分组成。杆棒与钵体内用力端合作用使物料粉碎、混合均匀。研钵主要有瓷制、玻璃制、金属制及玛瑙制四种类型。瓷制乳钵内壁有一定的粗糙面，可以增强研磨的效能，但易吸附药物而不易清洗，不宜用粉碎小量的药物，对于毒药或贵重药物的研磨与混合采用玻璃制乳钵较为适宜。研钵主要用于小量物料的粉碎和混合，用乳钵进行粉碎时，每次所加药料的量一般不超过乳钵容积 1/4 为宜。研磨时，杆棒从乳体的中心为起点，按螺旋方式逐渐向外围旋转移动扩至四壁，然后再逐渐返回中心，如此往复能提高研磨效率。

（2）球磨机：是在圆柱形球磨缸内装入一定数量，大小不等的钢球或瓷球构成。使用时将物料装入圆筒内密盖后，由电动机带动旋转，物料经圆球的冲击和研磨作用而被粉碎、磨细，球磨机的粉碎效率较低、粉碎时间较长，但由于密闭操作，故适合于贵重物料的粉碎、无菌粉碎，也可以进行干法粉碎、湿法粉碎，必要时还可充入惰性气体，防止氧化，故球磨机适应范围较广。

（3）万能粉碎机：是通过活动齿盘和固定齿盘间的高速相对运动，使被物料经活动齿盘与固定齿盘间的冲击、剪切、摩擦及物料彼此间撞击等综合作用获得粉碎。万能粉碎机主要由加料斗、两个带有钢齿的圆盘、环状筛、出粉口、除尘装置等部分组成，其结构简单，操作维护方便，适用于脆性、韧性物料及中碎、细碎、超细碎等粉碎。典型的粉碎结构有锤击式和冲击柱式两种。

（4）流能磨：又称气流粉碎机，是利用高压气流带动物料，产生强烈的撞击、冲击、研磨等作用而使物料得到粉碎。流能磨可进行粒度要求为 3 ~ 20μm 的超微粉碎、热敏性物料和低熔点物料的粉碎及无菌粉末的粉碎。常用的有圆盘形流能磨和轮型流能磨。

（5）胶体磨：当液体通过胶体磨时，物料受到很大的剪切力、摩擦力、离心力和高频振动等，液体中的粒子得到粉碎。常用于制备混悬液、乳浊液、胶体溶液。

2.筛分设备

（1）激涡式振荡筛：是现在生产上常用的筛分粗细不等粉状、颗粒物料的设备。由料斗、振荡室、联轴器、电机组成。可调节的偏心重锤经电机驱动传递到主轴中心线，在不平衡状态下，产生离心力，使物料在筛内形成轨道旋涡，从而达到需要的筛分效果。重锤调节器的振幅大小可根据不同物料和筛网进行调节。可设几层筛网，实现两级、三级甚至四级分离。适用于筛分无黏性的植物药、化学药物、毒性、刺激性及易风化或潮解的药物粉末。

（2）手摇筛：系由筛网固定在圆形的金属圈上制成的，并按筛号大小依次叠成套，最底层为接收器，最上为筛盖。使用时取所需号数的药筛套在接收器上，细号在下，粗号在上，上面用筛盖盖好，用手摇动过筛。手摇筛适用于少量毒性、刺激性或质轻药粉的筛分，亦常用于粉末粒度分析。

3.混合方法及混合原则

混合是指将两种以上组分的物料相互掺和而达到均匀状态的操作。混合的目的在于使处方组成成分均匀地混合，色泽一致，以保证剂量准确，用药安全。混合是制剂生产的基本操作，几乎所有的制剂生产都涉及混合操作。常用的混合方法有搅拌混合、研磨混合、过筛混合及混合筒混合。混合的均匀与否直接关系到药物剂量的准确性和外观及疗效的优劣，而复方制剂中各组分的比例量、密度差异、粒度大小及混合方法与混合时间等因素均影响混合的均匀性，必须把握好混合原则。

物料混合时应注意以下几方面原则。

（1）**组分的比例量**：混合物料比例量相差悬殊时，应采用等量递加法（配研法）混合。即将量大的物料先取出部分，与量小物料约等量混合均匀，如此倍量增加量大的物料，直至全部均匀为止。

（2）**组分的堆密度**：混合物料堆密度不同时，应将堆密度小的物料先放入容器内，再加堆密度大的物料，混匀。

（3）**混合器械的吸附性**：若将量小的药物先置于混合机中，量小的药物可被混合机器壁吸附造成较大的损耗，故应先将少部分量大的辅料于混合机内先行混合，再加入量小的药物混匀。

（4）**组分的粒径**：在混合操作中，一般被混合的组分间的粒径大小相近时，物料容易混合的；粒径不同或相差较大时，由于粒子间的离析作用而不易混合均匀。当组分粒径相差大，在混合之前，应将它们粉碎处理，使各组分的粒子都比较小且大小分布均匀。

此外，混合机中装料量以占容器体积的 30% 为宜；混合时间以混合均匀为宜，不宜做过久的混合。

三、灭菌与无菌操作

1. 洁净室操作技术

（1）**洁净室设计要求**：洁净区是需要对环境中尘粒及微生物数量进行控制的房间（区域），建筑结构、装备及其使用应当能够减少该区域内污染物的引入、产生和滞留。各种制剂应根据剂型的需要和工序合理衔接，设置不同的操作间，按工序划分操作岗位。各工作间应按制剂序和空气洁净度级别要求合理布局。一般区和洁净区分开；配制、分装与贴签、包装分开；内服制剂与外用制剂分开；无菌制剂与其他制剂分开。洁净区应设有一次更衣、二次更衣和洗手、消毒等设施。

洁净室的内表面（墙壁、地面、天棚）应平整光滑，无裂缝、接口严密，无颗粒物脱落并能耐受清洗和消毒。墙壁与地面等交界处宜成弧形或采取其他措施，以减少积尘和便于清洁。

洁净室内各种管道、灯具、风口及其他公用设施在设计和安装时应避免出现不易清洁的位，应当尽可能在生产区外部对其进行维护。排水设施应当大小适宜，并安装防止倒灌的装置。应当尽可能避免明沟排水；不可避免时，明沟宜浅，以方便清洁和消毒。

洁净室的窗户、技术夹层及进入室内的管道、风口、灯具与墙壁或顶棚的连接部位均应密封。

进入洁净室（区）的空气必须净化，并根据生产工艺要求划分空气洁净级别。洁净室（区）持一定的正压，并送入一定比例的新风。

洁净区与非洁净区之间、不同级别洁净区之间的压差应当不低于 10Pa。必要时，相同净度级别的不同功能区域（操作间）之间也应当保持适当的压差梯度。口服液体和固体制腔道用药（含直肠用药）、表皮外用药品等非无菌制剂生产的暴露工序区域及其直接接触药的包装材料最终处理的暴露工序区域，应当参照《药品生产质量管理规范（2010 年修订）》附录"无菌药品"中 D 级洁净区的要求设置。眼用制剂、无菌软膏剂、无菌混悬剂等的配制、灌装封工艺应在 C 级洁净区域内完成。

制剂的原辅料称量通常应当在专门设计的称量室内进行。产尘操作间（如干燥物料或产取样称量、混合、包装等操作间）应当保持相对负压或采取专门的措施，防止粉尘扩散、避免污染并便于清洁。

洁净室（区）应有足够照度，主要工作间的照度宜为 300Lx。

（2）**洁净室的清洁消毒：**洁净室（区）应定期消毒。使用的消毒剂不得对设备、物料和成品产生污染。消毒剂品种应定期更换，防止产生耐药菌株。用消毒液擦洗墙，天花板，并且至少停留 10 分钟。用于清洗洁净区和一般区域的洁具应严格分开、不同级别净化区的洁具应分开贮存和使用。

①普通制剂净化区的卫生清洁：每日生产操作前、工作结束后进行一次清洁，先用清洁布蘸纯化水清洁台面，除去附着物，再用清洁布蘸消毒液擦拭。用 75% 乙醇擦拭和消毒所有的不锈钢设备、台面、座椅、门把手及传递窗的底部和两壁（注意一定要将清洁消毒液擦干，否则易留下清洁消毒液的印渍）。再使用专用拖把蘸消毒液擦拭地面。将清洁消毒液倒入地漏及排水管，清洁消毒。内服与外用间的抹布和拖把用不同颜色分开，专区专用。每周工作结束后，进行清洁、消毒一次。清洁范围是用纯化水擦洗室内所有部位，包括地面、废物贮器、地漏、灯具、排风口、顶棚等。每月生产结束后，进行大清洁消毒一次，包括拆洗设备附件及其他附属装置。

②洁净工作台的卫生清洁：洁净工作台使用后，先用清洁布蘸纯化水清洁台面，除去附着物，再用清洁布蘸消毒液擦拭。再取一清洁布蘸 75% 乙醇擦拭消毒。清洁布擦拭操作台面及周围墙壁时注意不要碰到高效空气过滤器。操作室每天用臭氧消毒。每周工作结束后，进行全面清洁、消毒一次。清洁范围是以消毒剂擦拭台面及室内一切表面，包括墙面、照明和顶棚。

③洁净室的人员管理：制剂人员应有健康档案，并每年至少体检一次。传染病、皮肤病和体表有伤口者不得从事制剂的配制和分装工作。洁净室仅限于在该室的配制人员和批准的人员进入。配制人员工作前洗干净手，不涂化妆品，上岗时不佩戴饰物、手表。随时保持个人清洁卫生，做到勤剪指甲、勤理发、剃须、勤洗衣服、勤洗澡。洁净区内工作人员的操作要稳、轻，减少不必要的活动和交谈，以免造成空气过多污染。不携带个人物品进入洁净室，不在室内吃东西。工作时严禁坐在地上，避免工作服受到污染。离开工作场地必须脱掉工作服装。

D 区服装必须覆盖头发、耳朵、胡须，穿大褂，戴鞋套或换鞋；C 区服装必须完全覆盖头发耳朵、胡须，穿连体工作服，戴手套和口罩，戴鞋套或换鞋，衣服要求要无纤维脱落；B/A 区服装必须完全覆盖头发、耳朵、胡须，穿连体工作服，戴无菌手套和口罩，穿无菌靴，戴护目镜，衣服要求要无纤维脱落及无菌。

④**洁净室的物料管理：**制剂配制所用物料的购入、贮存、发放与使用等应制定管理制度。制剂配制所用的物料应符合药用要求，不得对制剂质量产生不良影响。制剂配制所用的中药材应按质量标准购入，合理贮存与保管。合格物料、待验物料及不合格物料应分别存放，并有易于识别的明显标志。不合格的物料，应及时处理。各种物料应按其性能与用途合理存放。

对温度、湿度等有特殊要求的物料，应按规定条件贮存。挥发性物料的存放，应注意避免污染其他物料。各种物料不得露天存放。物料应按规定的使用期限贮存，贮存期内如发现对质量有不良影响的特殊情况，应当进行复验。应当由指定人员按照操作规程进行配料，核对物料后，精确称量或计量，并做好标识。配制的每一物料及其重量或体积应当由他人独立进行复核，并有复核记录。用于同一批药品生产的所有配料应当集中存放，并做好标识。制剂的标签、使用说明书必须与药品监督管理部门批准的内容、式样、文字相一致，不得随意更改；应专柜存放，专人保管，不得流失。

2. 物理灭菌技术

（1）**干热灭菌法**：包括火焰灭菌法和干热空气灭菌法。火焰灭菌法系指用火焰直接灼烧灭菌的方法，适用于耐火焰材质（如金属、玻璃及瓷器等）的物品与用具的灭菌，不适合药品的灭菌；干热空气灭菌法系指将物品置于干热灭菌柜、隧道灭菌器等设备中，利用干热空气达到杀灭微生物或消除热原物质的方法。本法适用于耐高温的玻璃和金属器具及不允许湿气穿透的油脂类（如油性软膏基质、注射用油等）和耐高温的粉末化学药品的灭菌，不适于橡胶、塑料及大部分药品的灭菌。该法采用的温度一般比湿热灭菌法高。为了确保灭菌效果，灭菌条件一般为 $160 \sim 170℃ \times 120$ 分钟以上、$170 \sim 180℃ \times 60$ 分钟或 $250℃ \times 45$ 分钟以上，也可采用其他温度和时间参数。无论采用何种灭菌条件，均应保证灭菌后的 $SAL \leqslant 10^{-6}$。$250℃ \times 45$ 分钟的干热灭菌也可除去无菌产品包装容器及有关生产灌装用具中的热原性质。

采用干热灭菌时，被灭菌物品应有适当的装载方式，不能排列过密，以保证灭菌的有效性均一性。本法缺点是穿透力弱，温度不易均匀，而且由于灭菌温度过高，不适用橡胶、塑料及大部分药品。

（2）**湿热灭菌法**：本法系指将物品置于灭菌柜内利用高压饱和蒸汽、过热水喷淋等手段使微生物菌体中的蛋白质、核酸发生变性而杀灭微生物的方法。该法灭菌能力强，为热力灭菌中最有效，应用最广泛的灭菌方法。药品、容器、培养基、无菌衣、胶塞及其他遇高温和潮湿不发生变化或损坏的物品，均可采用本法灭菌。流通蒸汽不能有效杀灭细菌孢子，一般可作为不耐热无菌产品的辅助灭菌手段。

湿热灭菌条件的选择应考虑被灭菌物品的热稳定性、热穿透力、微生物污染程度等因素。湿热灭菌条件通常采用 $121℃ \times 15$ 分钟、$121℃ \times 30$ 分钟或 $16℃ \times 40$ 分钟的程序，也可采用其他温度和时间参数，但无论采用何种灭菌温度和时间参数，都必须证明所采用的灭菌工艺和监控措施在日常运行过程中能确保物品灭菌后的 $SAL \leqslant 10^{-6}$。热不稳定性物品的 F_0 值一般不低于 8 分钟。

采用湿热灭菌时，被灭菌物品应有适当的装载方式，不能排列过密，以保证灭菌的有效性和均一性。

（3）**紫外线灭菌法**：用于灭菌的紫外线波长是 $200 \sim 300nm$，灭菌力最强的紫外线波长为 245nm。紫外线进行直线传播，其强度与距离平方成比例地减弱，其穿透作用微弱，但易穿透洁净空气及纯净的水，故广泛用于纯净水、空气灭菌和表面灭菌。一般在 $6 \sim 15m^3$ 的空间可装置量 30W 紫外灯 1 只，灯距地面距离为 $1.8 \sim 2.0m$ 为宜，室内相对湿度为 $45\% \sim 60\%$，温度为 $10 \sim 55℃$，杀菌效率最理想。紫外线灯管必须保证无尘油垢，否则辐射强度将大为降低。普通玻璃可吸收紫外线。因此安瓿中药物不能用此法灭菌。

应用紫外线灭菌注意事项：①人体照射紫外线时间过久，易产生结膜炎、红斑及皮肤烧灼等现象，因此必须在操作前开启紫外灯 30 ～ 60 分钟，然后进行操作。在操作时仍需继续照射，应有劳动保护措施。②各种规格的紫外灯都有规定有效使用时限，一般在 200 小时，故每次使用应登记开启时间，并定期进行灭菌效果检查。③紫外灯管必须保持无尘、无油垢，否则辐射强度将大为降低。④普通玻璃可吸收紫外线，故装在玻璃容器中的药物不能用紫外线进行灭菌。⑤紫外线能促使易氧化的药物或油脂等氧化变质，故生产此类药物时不宜与紫外线接触。

3. 化学灭菌技术

（1）**气体灭菌法**：系指用化学消毒剂形成的气体杀灭微生物的方法。常用的化学消毒剂有环氧乙烷、气态过氧化氢、甲醛、臭氧等。本法适用于在气体中稳定的物品灭菌、环境消毒及不耐加热灭菌的医用器具、设备和设施等的消毒，亦用于粉末注射剂，不适合对产品质量有损害的场合。采用气体灭菌法时，应注意灭菌气体的可燃可爆性、致畸性和残留毒性。

本法中最常用的气体是环氧乙烷、一般与 80% ～ 90% 的惰性气体混合使用。在充有灭菌气体的高压腔室内进行。该法可用于医疗器械、塑料制品等不能采用高温灭菌的物品灭菌。含氯的物品及能吸附环氧乙烷的物品则不宜使用。采用环氧乙烷灭菌时，灭菌柜内的温度、湿度灭菌气体浓度、灭菌时间是影响灭菌效果的重要因素。

制剂工作中，也常利用一些化学药剂的蒸气熏蒸，进行操作室内的灭菌。甲醛溶液加热熏蒸，每立方米空间用 40% 甲醛溶液 30ml，室内相对湿度宜高，以增进甲醛气体灭菌效果。甲醛对黏膜有强性激性，灭菌后剩余的甲醛气体可排除或通入氨予以吸收。亦有采用丙二醇作室内空气灭菌者，丙二醇具有不挥发性和无引火性等特点，灭菌用量为 $1ml/m^3$，将丙二醇置蒸发器中加热，使蒸气弥漫全室。也有用乳酸蒸气灭菌者用量为 $2ml/m^3$，杀菌力虽不及甲醛，但对人无害。

臭氧灭菌法近年来利用臭氧进行灭菌，代替紫外线照射与化学试剂熏蒸灭菌，取得了令人满意的效果，是在《GMP 验证指南》消毒方法种类中被推荐的方法。该法将臭氧发生器安装在中央空调净化系统送、回风总管道中与被控制的洁净区采用循环形式灭菌。

臭氧灭菌法的特点：①不需增加室内消毒设备；②可以使臭氧迅速扩散到洁净室的每个角落，臭氧浓度分布均匀，因而对空气中的浮游菌及设备、建筑物表面的沉降菌落都能消毒；③对空废气净化过滤系统的霉菌和杂菌起到了杀灭作用；④灭菌时间短（一般只需 1 小时），操作简便、效果好。

（2）**药液灭菌法**：系采用杀菌剂溶液进行灭菌的方法。该法常作为其他灭菌法的辅助措施，适用于皮肤、无菌器具和设备的消毒。常用的杀菌剂有 0.1% 和 0.2% 苯扎溴铵溶液（新洁尔灭）、2% 左右的酚或煤酚皂溶液、75% 乙醇等。

4. 无菌操作技术　无菌操作法系指在无菌控制条件下制备无菌制剂的操作方法。整个过程没有杀灭细菌，只是保持原有的无菌度。无菌操作所用的一切用具、材料及环境，均须应用适宜的灭菌法灭菌，操作须在无菌操作室、洁净工作台或无菌操作柜内进行。

（1）**无菌操作室的灭菌**：对无菌操作室的流动空气采用过滤介质除菌法，对于静止环境的空气采用化学药剂的蒸气熏蒸、臭氧灭菌和紫外线灭菌法等。除用上述方法定期进行较彻底的灭菌外，还要对室内的空间、用具（桌椅等）、地面、墙壁等，用 3% 酚溶液、2% 煤酚皂溶液、0.2% 新洁尔灭或 75% 酒精喷洒或擦拭，其他用具尽量用热压灭菌法或干热灭菌法灭菌。

（2）**无菌操作**：无菌操作室、洁净工作台和无菌操作柜是无菌操作的主要场所。无菌操作所用的一切物品、器具及环境，均需采用适宜的灭菌法灭菌，操作人员进入操作室之前要洗澡，并换上已灭菌的工作服和清洁的鞋子和帽子，不使头发、内衣等露出来，以免造成污染机会。小量无菌制剂的制备，可采用层流洁净工作台进行无菌操作，使用方便，效果可靠。

四、制药用水

1. **选用原则**　水是药物制剂的制备中用量最大、使用最广的一种辅料，2015 年版中国药典所收载的制药用水，因其使用的范围不同而分为饮用水、纯化水、注射用水及灭菌注射用水。一般应根据各生产工序或使用目的与要求选用适宜的制药用水。

（1）饮用水：为天然水经净化处理所得的水，其质量必须符合现行中华人民共和国国家标准《生活饮用水卫生标准》。饮用水可作为药材净制时的漂洗、制药用具的粗洗用水。除另有规定外，也可作为饮片的提取溶剂。

（2）纯化水：为饮用水经蒸馏法、离子交换法、反渗透法或其他适宜的方法制备的制药用水，不含任何添加剂。其质量应符合 2015 年版《中国药典》纯化水项下的规定。纯化水可作为配制普通药物制剂用的溶剂或试验用水；可作为制备中药注射剂、滴眼剂等灭菌制剂所用饮片的提取溶剂；口服、外用制剂配制用溶剂或稀释剂；非灭菌制剂用器具的精洗用水。也用作非灭菌制剂所用饮片的提取溶剂，纯化水不得用于注射剂的配制与稀释。

（3）注射用水：为纯化水经蒸馏所得的水。其质量应符合 2015 年版《中国药典》注射用水要求下的规定，注射用水可作为配制注射剂、滴眼剂等的溶剂或稀释剂及容器的精洗。

（4）灭菌注射用水：为注射用水按照注射剂生产工艺制备所得，不含任何添加剂，其质量符合 2015 版《中国药典》灭菌注射用水项下的规定。主要用于注射用灭菌粉末的溶剂或注射剂的稀释剂。

2. **生产及质量控制**　制药用水的原水通常为饮用水。制药用水的制备从生产设计、材质选择、制备过程、贮存、分配和使用均应符合生产质量管理规范的要求。制药用水的贮缸和管道应采用适宜方法（紫外灯管照射、加热灭菌等）定期清洗和灭菌。

纯化水常用的制备方法有离子交换法、电渗析法、反渗透法、蒸馏法，还可以将上述几种制备技术综合应用。纯化水具有质量好、经济、方便、效率高等优点，如离子交换法和电渗析法或渗透法结合应用等。按 2015 年版《中国药典》规定，纯化水应为无色的澄清液体；无臭，无味。酸碱度、硝酸盐、亚硝酸盐、氨、电导率、总有机碳、易氧化物、不挥发物、重金属、微生物限度检查均应符合规定。

注射用水制备技术有蒸馏法和反渗透法，但 2015 年版《中国药典》收载的方法只有蒸馏法。2015 年版《中国药典》规定，注射用水应为无色的澄明液体；无臭，无味。pH、氨、硝酸盐、亚硝酸盐、电导率、总有机碳、不挥发物、重金属、细菌内毒素微生物限度检查均应符合规定。

纯化水、注射用水储罐和输送管道所用材料应当无毒、耐腐蚀；储罐的通气口应当安装不脱落纤维的疏水性除菌滤器；管道的设计和安装应当避免死角、盲管。纯化水、注射用水的制备、贮存和分配应当能够防止微生物的滋生。纯化水可采用循环，注射用水可采用 70℃

以上保温循环。应当对制药用水及原水的水质进行定期监测，并有相应的记录。应当按照操作规定对纯化水、注射用水管道进行清洗消毒，并有相关记录。

五、外用制剂

1. 洗剂的制备及举例　洗剂系指含原料药物的溶液、乳状液、混悬液，供清洗无破损皮肤或腔道用的液体制剂。洗剂有溶液型、混悬型、乳剂型及它们的混合液，其中以混悬型的洗剂居多。洗剂的类型不同，其制备方法亦不同。溶液型洗剂按溶解法配制。混悬型洗剂如含有不溶性亲水性药物时，应先研细过六号筛，再用加液研磨法配制；如含有疏水性药物时，应先用乙醇、甘油等润湿，或酌加适当的助悬剂，然后再用加液研磨法配制。乳浊液型洗剂将油相、水相、乳化剂采用适当的乳化方法使其均匀分散而制成。

洗剂应无毒、无局部刺激性。洗剂在贮藏时，如为乳状液若出现油相与水相分离，但经振摇易重新形成乳状液；如为混悬液，放置后的沉淀物经振摇应易分散，并具足够稳定性，以确保给药剂量的准确。易变质的洗剂应于临用前配制。

举例：

（1）复方炉甘石洗剂

［处方］ 　炉甘石　　　　150g

氧化锌　　　　100g

液化苯酚　　　10g

甘油　　　　　100g

纯化水　　　　适量

共制　　　　　1000ml

［制法］取炉甘石、氧化锌加适量纯化水研成糊状；另取液化苯酚溶于甘油后，再缓缓上述糊状物中，随加随研，加纯化水使成1000ml，搅匀，即得。

［作用与用途］止痒，轻度收敛、保护皮肤。用于湿疹、皮炎、皮肤瘙痒症等。

［用法与用量］用前摇匀，外用，局部涂抹。

［附注］本品为淡红色混悬液，有苯酚特臭。

（2）**苯甲酸苄酯洗剂**

［处方］ 　苯甲酸苄酯　　250mg

三乙醇胺　　　5g

油酸　　　　　20g

纯化水　　　　适量

共制　　　　　1000ml

［制法］取三乙醇胺与油酸混合后，加苯甲酸苄酯混匀，移入具塞瓶中，加约25ml纯化水振摇乳化，最后再加纯化水至全量，摇匀即得。

［作用与用途］用于治疗疥疮、灭头虱。

［用法与用量］外用，患者先用热水和肥皂洗澡，再搽本品，每日早晚各一次，连搽2～3天。

［附注］

①三乙醇胺与油酸作用生成有机胺皂，将苯甲酸苄酯乳化成OW型乳剂。本品成中性稳

定而易于洗除。

②也可用 2% 聚山梨酯 80 或软皂为乳化剂。

③疥虫多寄生于表皮角质层内，本方采用乳剂有利于主药的渗透。

④本品应密闭低温贮存。

2. 滴鼻剂、滴耳剂的制备及举例　滴鼻剂系指原料药物与适宜辅料制成的澄明溶液、混悬液或乳状液，供滴入鼻腔用的鼻用液体制剂。滴鼻剂常用于鼻腔局部消毒、消炎、收缩血管、麻醉和润滑等，多以水、甘油、丙二醇、液状石蜡、植物油为溶剂。溶液型滴鼻剂应澄清，不得有沉淀和异物；混悬型滴鼻剂要求颗粒细腻，分布均匀，若出现沉淀物，经振摇应易分散；鼻用乳状液若出现油相与水相分离，经振摇应易恢复成乳状液。除另有规定外，多剂量包装的水性介质的滴鼻剂，应当添加适宜浓度的抑菌剂，如制剂本身有足够抑菌性能，可不加抑菌剂。滴鼻用水溶液容易与鼻腔内分泌物混合，容易分布于鼻腔黏膜表面，但维持药效短。油溶液刺激性小，作用持久，但不易与鼻腔黏液混合。滴鼻剂 pH 一般为 5.5～7.5。

滴耳剂系指原料药物与适宜辅料制成的水溶液，或由甘油或其他适宜溶剂制成的澄明溶液、混悬液或乳状液，供滴入外耳道用的液体制剂。溶液型滴耳剂的制备，一般通过溶解、搅拌、过滤而制得。对较不易溶解，但不易挥发且对热稳定的原料药，溶解时可加热，或加助溶剂溶解。溶液型滴耳剂应澄清，不得有沉淀和异物。混悬型滴耳剂常采用的制备方法是分散法，要求颗粒细腻，分布均匀，若出现沉淀物，经振摇应易分散。耳用乳状液若出现油相与水相分离，振摇应易恢复成乳状液。除另有规定外，多剂量包装的水性滴耳剂，应含有适宜浓度的抑菌剂，如制剂本身有足够抑菌效能，可不加抑菌剂。滴耳剂启用后最多可使用 4 周。外耳道炎症所用滴耳剂最好为弱酸性。用于手术、耳部伤口或耳膜穿孔的滴耳剂，应符合无菌检查的要求。

举例：

（1）复方薄荷脑滴鼻液

［处方］　薄荷脑　　　　10g

　　　　　樟脑　　　　　10g

　　　　　液状石蜡　　　适量

　　　　　共制　　　　　1000ml

［制法］　取薄荷脑、樟脑加入液状石蜡中，待溶解后，搅匀，即得。

［作用与用途］　滋润，保护黏膜，用于干燥性和萎缩性鼻炎。

［用法与用量］　滴鼻用，一日数次。

［附注］

①本品为无色澄明油状液体。

②薄荷脑、樟脑在液状石蜡中均易溶解，两者直接混合，所得的液化共熔物略显浑浊，需经加温后方澄明。分别溶解于液状石蜡再混合者，则为澄明液。

（2）硼酸滴耳液

［处方］　硼酸　　　　　30g

　　　　　70% 乙醇　　　适量

　　　　　共制　　　　　1000ml

［制法］取硼酸酸加适量 70% 乙醇溶解，滤过，加 70% 乙醇使成 1000ml，搅匀，即得。

［作用与用途］抑菌药，用于慢性化脓性中耳炎。

［用法与用量］滴耳，一次 2～3 滴，一日 3 次。

3. 软膏剂的制备及举例　**软膏剂系指原料药物与油脂性或水溶性基质混合制成的均匀物的半固体外用制剂**。因药物在基质中分散状态不同，有溶液型软膏剂和混悬型软膏剂之分。乳膏剂系指原料药物溶解或分散于乳状液型基质中形成的均匀的半固体外用制剂。**乳膏剂又分为水包油型乳膏剂和油包水型乳膏剂两种**。

软膏剂的制备方法有熔合法、研和法和乳化法三种（详见相关专业知识药剂学软膏剂），应根据基质类型软膏剂种类制备量及设备条件选择适当的制法。为保证软膏剂均匀细腻，减少对病患处机械性刺激，制备中常根据药物的性质决定药物的加入方法。

①药物不溶于基质或基质的任何组分中时，必须将药物粉碎至细粉。若用研和法，配制时取药粉先与适量液体组分如液状石蜡、植物油、甘油等研匀成糊状，再与其余基质混匀。

②药物可溶于基质某组分中时，一般油溶性药物溶于油相或少量有机溶剂中，水溶性药物溶于水相或少量水中，再吸收混合或乳化混合。

③药物可直接溶于基质中时，则油溶性药物溶于少量液体油中，再与油脂基质混匀成为油脂性溶液型软膏。水溶性药物溶于少量水后，与水溶性基质成水溶性溶液软膏。

④具有特殊性质的药物如半固体黏稠性药物，可直接与基质混合，必要时与少量羊毛脂或聚山梨酯类混合，再与凡士林等油性基质混合。若药物有共熔性组分如樟脑、薄荷脑，可先共熔再与基质混合。

⑤中药浸出物为液体时，可先浓缩至稠膏状再加入基质中。固体浸膏可加少量水或稀醇等研成糊状，再与基质混合。

举例：

氧化锌软膏

［处方］　氧化锌　　　　　150g

　　　　　凡士林　　　　　850g

　　　　　制成　　　　　　1000g

［制法］取氧化锌细粉，加等量熔化的凡士林，研匀后，分次添加剩余的凡士林使成 1000g，研匀，直至冷凝，即得。

［作用与用途］本品具有收敛、保护皮肤作用。用于湿疹、亚急性皮炎等。

［用法与用量］适量。涂于患处，一日数次。

［附注］

①氧化锌露置空气中能吸收 CO_2 及水分，经研磨后会出现小块，不易分散均匀，应预先烘干。氧化锌必须过筛，除去粗粒，但不宜用力研磨，否则氧化锌易结块。

②本法配制时，第一次加入的熔化凡士林量不宜太多，一般以能研成糊状为宜。

4. 外用散剂的制备及举例　**散剂系指原料药物与适宜的辅料经粉碎、均匀混合制成的干燥粉末状制剂，分为口服散剂和局部用散剂**。局部用散剂可供皮肤、口腔、咽喉、腔道等处应用；专供治疗、预防和润滑皮肤的散剂也可称为撒布散或撒粉。供制散剂的成分均应粉碎成细粉。除另有规定外，口服散剂应为细粉，儿科及局部用散剂应为最细粉。散剂的制备方法详见相关专业知识药剂学散剂的内容。

举例：

（1）痱子粉

[处方]
薄荷脑	6g
樟脑	6g
麝香草酚	6g
薄荷油	6ml
水杨酸	11.4g
硼酸	85g
升华硫	40g
氧化锌	60g
淀粉	100g
滑石粉加至	1000g

[制法] 取薄荷脑、樟脑、麝香草酚研磨至全部液化，并与薄荷油混合。另将升华硫、水杨酸、硼酸、氧化锌、淀粉、滑石粉研磨混合均匀，过七号筛。然后将共熔混合物与混合的细粉研磨混匀，过筛，即得。

[作用与用途] 本品有吸湿、止痒及收敛作用，用于痱子、汗疹等。

[用法与用量] 洗净患处，撒布用。

[附注]

①薄荷脑、樟脑、麝香草酚为共熔组分，先让其共熔液化后再与其他固体粉末混合有利于均匀分散混合均匀。

②在混合操作时，应根据各混合组分的比例量按配研法（等量递加法）进行。

（2）复方锌硼散（足癣粉）

[处方]
氧化锌	140g
硼酸	140g
水杨酸	60g
枯矾	30g
樟脑	10g
滑石粉	620g
共制	1000g

[制法] 取樟脑加少量乙醇研细，再加少量滑石粉研匀后，依次加入预先研细的枯矾、水杨酸、硼酸、氧化锌粉末，混匀，再加剩余的滑石粉使成1000g，过筛，混匀，即得。

[作用与用途] 吸湿收敛，止痒，抑制真菌生长。用于手癣、足癣等。

[用法与用量] 外用，局部撒布。

[附注]

①氧化锌、滑石粉用前需经过150℃2小时干热灭菌后使用。

②枯矾的制法：取净白矾，照2015年版《中国药典》通则中明煅法煅至松脆。

六、内服制剂

1. 合剂制备及举例　合剂系指主要以水为分散介质，含两种或两种以上药物的内服液体药剂（滴剂除外）。合剂在临床应用广泛，包括了溶液型、胶体型、混悬型及乳剂型各种分散系统。制备合剂时，除应按照前述按分散系分类统液体药剂基本制法操作外，还应注意以下几点。

（1）药物溶解时应按其溶解度的难易先后溶解，然后与其他药物混合。

（2）不易溶解的药物应研细，搅拌促其溶解，遇热易分解的药物不宜加热。挥发性药物或芳香性药物最后加入。

（3）胶体型合剂一般不宜过滤，以免因带电荷不同而被滤纸吸附。

（4）不溶性药物如为亲水性药物或质地轻松者，可不加助悬剂；如为疏水性药物或质地较重者。因不宜分散均匀，应加适宜助悬剂。

（5）两种药物混合时可发生沉淀者，可分别溶解，稀释后再混合，并可酌加糖浆或甘油等以避免或延缓沉淀的产生。

（6）酊剂、流浸膏剂、醋剂等醇性制剂在与水混合时，应以细流将其缓缓加入，并不断搅拌或加入适量的黏性物质，使其易于混悬，减少浑浊或沉淀。

（7）凡水溶性药物应先溶于水，醇溶性药物应先溶于醇或醇溶液，然后混合，以防止或减少沉淀。

（8）合剂中含有易氧化变质的药物时，可酌加适量的抗氧剂（硫代硫酸钠、焦亚硫酸钠、亚硫酸钠等）和防腐剂。为了便于服用和区别，对某些含有刺激性或味苦不易服用的药物，可加入适量的矫味剂和着色剂，以调节其色、香、味。

（9）混悬液型合剂必须在标签上注明"服时摇匀"字样。

举例：

颠茄合剂

　[处方]　颠茄酊　　　　　　　　50ml

　　　　　羟苯乙酯溶液（5%）　　10ml

　　　　　纯化水　　　　适量

　　　　　共制　　　　　1000ml

　[制法]　取颠茄酊、5% 羟苯乙酯溶液混合，缓缓加入约 800ml 纯化水中，随加随搅拌，再加纯化水至 1000ml，搅匀，分装，即得。

　[作用与用途] 解除平滑肌痉挛，用于缓解胃肠痉挛所致的疼痛、恶心、呕吐等。

　[用法与用量] 口服。一次 10ml，一日 3 次，饭前服。

　[附注]

　①颠茄酊和 5% 羟苯乙酯溶液均为醇性溶液，应成细流缓缓加入纯化水中，边加边搅拌，以保证析出细小的质点。

　②颠茄酊经水稀释后易出现浑浊，可加入吐温 -80 以帮助溶解。

2. 糖浆剂制备及举例　糖浆剂系指含有原料药物的浓蔗糖水溶液，供口服用。除另有规定外，一般将药物用新煮沸过的水溶解，加入单糖浆；如直接加入蔗糖配制，则需煮沸，必要时滤过，并自滤器上添加适量新煮沸过的水至处方规定量。

制备糖浆剂时的注意事项：①糖浆剂应在洁净环境中配制，所用的容器、用具应进行洁净或灭菌处理，并及时灌装于灭菌、干燥容器中。②蔗糖应符合 2015 年版《中国药典》标准，为无色或白色结晶性松散粉末。不纯的蔗糖含蛋白质、黏液质等高分子杂质，易吸潮，滋长微生物；③严格控制加热的温度、时间，并注意调节 pH，以防止蔗糖水解后生成转化糖；④糖浆剂应密封，避光置干燥处贮存。

举例：

硫酸亚铁糖浆

[处方]　硫酸亚铁　　　　　　　30g

　　　　枸橼酸　　　　　　　　2g

　　　　纯化水　　　　　　　　100ml

　　　　单糖浆加至　　　　　　1000ml

[制法]取枸橼酸和硫酸亚铁加入纯化水中溶解，滤过，与单糖浆混合，随加随搅拌，加单糖浆至 1000ml，搅匀，即得。

[作用与用途]补充铁质，用于缺铁性贫血。

[用法与用量]饭后口服，一次 10ml，一日 3 次。小儿酌减。

[附注]

①硫酸亚铁于空气中易氧化成碱式硫酸铁，变为黄棕色，不可供药用。

②本品加入枸橼酸或 1% 维生素 C 可防止铁的氧化，促进铁的吸收。蔗糖在酸性溶液中有还原性，也可以防止硫酸亚铁氧化。

③本品与茶、鞣质、生物碱类、碘化物和四环素类药物有配伍禁忌，不可同服。

④本品服后大便变黑或便秘。

七、无菌制剂

1. 滴眼剂制备　滴眼剂系指原料药物与适宜辅料制成的供滴入眼内的无菌液体制剂。滴眼剂可分为溶液、混悬液或乳状液，滴眼剂所用溶剂的质量应符合注射用溶剂的规定。滴眼剂中可加入调节渗透压、pH、黏度及增加药物溶解度和制剂稳定的辅料，并可加适宜浓度的抑菌剂和抗氧剂。这些辅料不应降低药效或产生局部刺激。除另有规定外，滴眼剂应与泪液等渗。混悬型滴眼剂的沉降物不应结块和聚集，经振摇应易再分散，沉降体积比不应低于0.90。除另有规定外，每个容器的装量应不超过 10ml。滴眼剂须符合 2015 年版《中国药典》无菌检查的要求。

滴眼剂的制备工艺一般有三种：①药物性质稳定者，采用灭菌工艺制备。②主药不稳定者，全部采用无菌操作法制备。③用于眼部手术或眼外伤的制剂，必须制成单剂量剂型，按安瓿剂生产工艺进行。洗眼剂用输液瓶包装，按输液工艺处理。塑料瓶装水性滴眼剂的称量、配液、滤过和灌封工序应在 C 级洁净环境中完成。

举例：

（1）氯霉素滴眼液

[处方]　氯霉素　　　　　　　2.5g

　　　　硼酸　　　　　　　　19g

　　　　单硼砂　　　　　　　0.38g

　　　　硫柳汞　　　　　　　0.04g

注射用水加至	1000ml

[制法] 取注射用水约900ml，加热至沸，加入硼酸、硼砂使溶，待冷至约40℃，加入氯霉素、硫柳汞搅拌使溶，加注射用水至1000ml，精滤至澄明后，100℃流通蒸气灭菌30分钟，无菌分装，即得。

[作用与用途] 抗生素类药。用于砂眼、急性或慢性结膜炎、角膜炎、眼睑缘炎等。

[用法与用量] 滴入眼睑内，一次1～2滴，一日3～5次。

[附注]

①本品含氯霉素（$C_{11}H_{12}Cl_2N_2O_5$）不得少于标示量的85.0%。

②氯霉素在水中的溶解度为1：400，处方中的用量已达饱和，故需加热溶解。若配高浓度时可加入适量的聚山梨酯-80作增溶剂。

③氯霉素在中性或弱酸性溶液中对热较稳定，但在强碱或强酸性溶液中则迅速破坏而失效。本处方选用硼酸缓冲液调整pH在5.8～6.5，我国药典规定本品pH为6.0～7.0。氯霉素滴眼液不宜使用磷酸盐缓冲液，因磷酸盐、枸橼酸盐和醋酸盐都催化氯霉素的水解。

（2）人工泪液滴眼液

[处方] 甲基纤维素	5g
氯化钠	9g
氯化钾	0.14
氯化钙	0.42g
葡萄糖	1g
碳酸氢钠（预制成5%注射液）	0.2g
羟苯乙酯	0.3g
注射用水加至	1000ml

[制法] 取注射用水约500ml，将甲基纤维素撒于水面使其自然胶溶（必要时置冰箱内），待完全溶解，混匀，过滤。另取羟苯乙酯、氯化钠、氯化钙、氯化钾和葡萄糖溶于约400ml热注射用水中，过滤，冷后，与甲基纤维素液混合，加注射用水使成996ml，100℃流通蒸气灭菌30分钟，放冷，备用。临用前加5%碳酸氢钠注射液4ml，混匀，无菌分装，即得。

[作用与用途] 代替或补充泪液、润湿眼球。用于无泪液患者及干燥性角膜炎、结膜炎。

[用法与用量] 滴眼，一次1～2滴，一日3～5次。

[附注]

①碳酸氢钠遇热易分解，使成品碱性增加，故须冷后加入。

②处方中甲基纤维素应选用低黏度制品MC-20。

③甲基纤维素在较低温度时易于胶溶，故在制备时可置冰箱中，但勿冰冻。

第5单元　药品检验基本技术

一、药检常用玻璃仪器

药品检验工作中大量使用玻璃仪器，因此了解玻璃的基本性质和特点，选择适当的洗涤方法，采用不同的干燥方法对其进行干燥，并掌握玻璃仪器的正确使用方法，是保证药品检验质量的重要内容。

在药品检验工作中，玻璃仪器洗涤是否符合要求，对检验工作的准确度和精密度均会产生影响。检验中所使用的玻璃器皿应洁净透明，其内外壁应能被水均匀地润湿且不挂水珠。因此，洗涤过程中应选用适当的洗涤剂进行洗涤。

1.常用洗涤剂及配制方法　常用的洗涤剂可大致分为三类：第一类主要包括合成洗涤剂、洗衣粉和去污粉。第二类包括铬酸洗液。第三类包括有机溶剂混合洗涤剂。

（1）合成洗涤剂、洗衣粉和去污粉：合成洗涤剂和洗衣粉可用适量的自来水稀释或溶解后备用，去污粉不需处理可直接使用。此类洗涤剂能去除无机物、轻微的油污等，污染严重的仪器需使用铬酸洗液。

（2）铬酸洗液的配制方法：铬酸洗液是饱和 $K_2Cr_2O_7$ 的浓硫酸溶液，具强氧化性，能去除无机物、油污和部分有机物。配制时：称取 20g 工业纯 $K_2Cr_2O_7$。置于烧杯中，加 40ml 水，加热使溶解，冷却后，在不断搅拌下，缓缓加入 350ml 浓硫酸中。配制好的溶液应呈深红色。待溶液冷却后转入玻璃瓶中备用，因浓硫酸易吸水，应用磨口塞子塞好。

使用方法：铬酸洗液的腐蚀性很强，尽量不要使用，当仪器油污过多或经长期存放未用的玻璃仪器可选择使用铬酸洗液进行洗涤。先用自来水冲洗，除去大量杂质，尽量沥干水分再用铬酸洗液浸润 15～30 分钟，倒出铬酸洗液，用自来水冲洗干净，再用纯化水冲洗 3 次。

注意事项：①用过的铬酸洗液不能随意乱倒，应倒回原瓶，以备下次再用。当洗液变绿而失效时，不能倒入下水道，可倒入废液缸内，另行处理。②洗液具有较强的腐蚀性，不能用毛刷取洗液洗刷仪器。如不慎将洗液洒在衣物、皮肤及桌面上，应立即用大量水冲洗，否则会灼伤皮肤、破坏衣物和腐蚀桌面。③铬有毒，使用时应注意安全。

（3）有机溶剂混合洗涤剂

HNO_3– 乙醇（1∶1）洗涤液：适合于洗涤有油脂或其他有机物污物的酸式滴定管。使用时先在滴定管中加入 3ml 乙醇，沿管壁加入 4ml 浓硝酸，用小表面皿或小滴帽盖住滴定管。让溶液在管中保留一段时间，即可除去污垢。

HCl– 乙醇（1∶1）洗涤液：适合于洗涤被有机染料污染的比色皿、容量瓶和移液管等。

2.玻璃仪器的洗涤

（1）仪器洗涤的一般方：对一般玻璃仪器，如锥形瓶、烧杯、试剂瓶等可用刷子蘸取肥皂洗衣粉、去污粉等洗涤剂直接刷洗，要先洗去污物，再用自来水清洗干净（不挂水珠），最后用纯化水冲洗 3 次，晾干后备用。对于不便用刷子刷洗的仪器，如滴定管、移液管、容量瓶、比色皿、玻璃垂熔漏斗、凯氏烧瓶等特殊要求与特殊形状的仪器等，先用自来水冲洗，沥干，用合适的铬酸洗液浸泡后，再用自来水冲洗干净，最后用纯化水冲洗 3 次，晾干后备用。

（2）洗涤仪器的注意事项：①不是任何器皿都需要用洗涤剂和铬酸洗液进行洗涤。无污物时，可直接用自来水清洗后，再用纯化水冲洗 3 次。②使用自来水或纯化水洗涤时，应遵守少量多次的原则，且每次都将水沥干，以提高效率。

（3）仪器洗涤示例

量瓶的洗涤：洗涤容量瓶时，先用自来水洗 2～3 次，倒出水后，内壁不挂水珠，即可用纯化水荡洗 3 次后，备用。若挂水珠，须用洗涤液或铬酸洗液洗涤。用铬酸洗液时，应尽量倒出瓶内残留的水（以免稀释铬酸洗液），再加入少许铬酸洗液，倾斜转动容量瓶，使洗液布满内壁，放置一段时间，然后将铬酸洗液倒回原瓶中，再用自来水充分冲洗容量瓶和瓶塞，再用纯化水荡洗 3 次。

移液管和吸量管的洗涤：若无明显油污，可先用自来水净洗，或用皂水或洗涤剂润洗（不能用去污粉）。若上述方法不能洗净，则需用铬酸洗液浸泡洗涤，吸取洗液的量为移液管或吸量管全管的 1/4，转动移液管，让洗液布满全管，然后，用自来水充分冲洗。吸取纯化水将整个管的内壁润洗 3 次，荡洗的水应从管尖放出。亦可用洗瓶从管的上口吹洗，并用洗瓶吹洗管的外壁。移液管和吸量管都应洗至整个内壁和其下部的外壁不挂水珠。移取溶液前，可用吸水纸将管的尖端内外的水除去，然后用待吸溶液润洗 3 次。

比色皿的洗涤：分光光度法中所用的比色皿，是光学玻璃制成的，不能用毛刷刷洗，通常用 HCl- 乙醇、合成洗涤剂、铬酸洗液等洗涤后，再用自来水冲洗，然后用纯化水润洗 3 次，再用擦镜纸擦干其光学窗面水分，切勿将光学窗面擦伤。

滴定管的洗涤：洁净的滴定管应是将管内的水倒出后，管的内壁不挂水珠，否则应清洗滴定管如果无明显油污，可以用自来水冲洗，或用滴定管刷蘸肥皂水或洗涤剂刷洗（不能用去污粉），若用上述方法不能洗干净，则需用铬酸洗液浸润洗涤，其方法是：在酸式滴定管中加入少量铬酸洗液（用量约为滴定管体积的 1/5），一手拿住滴定管上端无刻度部分，一手握住活塞，边转动边向管口倾斜，使洗液布满全管。直立后从出口处放出洗液于原洗液瓶中。碱式滴定管应将乳胶管卸下换上乳胶滴头，用铬酸洗液洗涤。然后用自来水洗去洗液，最后用少量纯化水淋洗 2 ～ 3 次。

3. 玻璃仪器的干燥　仪器应在每次实验完毕后洗净备用。不同的仪器对干燥有不同的要求，因此需了解玻璃的有关性质。

①晾干：不急用的仪器在洗净后可置于干燥处，任其自然干燥吹干，或用电吹风机把仪器吹干。

②加热烘干：洗净的仪器沥去水分，放在电烘箱或红外灯干燥箱中，在 105 ～ 120℃烘 1 小时左右即可干燥。称量瓶等在烘干后要放在干燥器中冷却并保存。砂心玻璃滤器、带实心玻璃塞的及厚壁仪器烘干时要注意慢慢升温且温度不可过高，以免烘裂。试管则可以直接用火烤干但必须使管口向下倾斜，以免水珠倒流使试管炸裂。容量瓶、移液管等要求容积标准的量器，应尽量自然晾干或低温风吹干，避免加热干燥。

4. 玻璃仪器的保管

（1）移液管洗净后置于防尘的盒中。

（2）滴定管倒置夹在滴定管夹上。

（3）比色皿用毕后洗净，在小瓷盘或塑料盘中下垫滤纸，倒置晾干后收于比色皿盒或洁器皿中。

（4）带磨口塞的仪器如容量瓶或比色管等，最好在清洗前就用小线绳或塑料细套管把塞和管口拴好，以免打破塞子或互相弄混。需长期保存的磨口仪器要在塞间垫一张纸片，以免日久粘住。长期不用的滴定管要除掉凡士林后垫纸，用皮筋拴好活塞保存。磨口塞间如有砂粒不要用力转动，以免损伤而漏液。同理，不要用去污粉擦洗磨口部位。

二、药检常用容量仪器的使用

1. 滴定管　滴定管是用来进行滴定操作的仪器，同时测量在滴定中所用标准溶液的体积。滴定管按其容量的大小分为常量、半微量和微量滴定管。一般常用的常量滴定管容量为

25ml 或 50ml，最小刻度为 0.1ml，读数可估计到小数后第 2 位。10ml 滴定管用于半微量分析；1～5ml 微量滴定管用于微量分析。

（1）滴定管的种类：滴定管分为酸式滴定管和碱式滴定管。

酸式滴定管用于装酸性或具有氧化性的滴定液。酸式滴定管下端有一玻璃活塞，用以控制滴定过程中溶液的流出速度。

碱式滴定管用于装碱性或具有还原性的滴定液。碱式滴定管的下端用橡皮管连接一个带有尖嘴的小玻璃管。橡皮管内装有一个玻璃珠，用以堵住液流。有些需要避光的溶液，可采用茶色（棕色）滴定管。

（2）滴定管的使用

①检漏和涂凡士林：滴定管在使用前先要检查是否漏液、酸式滴定管活塞是否润滑。检查酸式滴定管漏液的方法是在滴定管内装满水，擦干滴定管外部，将滴定管直立观察管尖有无水珠滴出，活塞缝隙中是否有水渗出。然后将活塞旋转 180°。再观察一次，如不漏水即可使用。碱式滴定管同样装满水，挤压玻璃珠并移动其位置，看管尖有无水珠滴出，若漏水则须更换玻璃珠或乳胶管。

若酸式滴定管活塞不滑润、转动不灵活或漏水，应在活塞上涂凡士林。操作方法：将酸式滴定管活塞拔出，用滤纸将活塞及活塞套吸干，在活塞套粗端和活塞套的细端分别涂一薄层凡士林，把活塞插入活塞套内，来回转动数次，直到在外面观察时呈透明即可。亦可在玻璃活塞的两端涂上一薄层凡士林，注意不要涂在塞孔处以防堵塞孔，然后将活塞直插入活塞套内，向同一方向转动活塞，直到活塞部分全部透明为止。最后用橡皮圈套住活塞尾部，以防脱落打碎。

②装液、排气：①装滴定液之前，要用该滴定液荡洗滴定管 2～3 次，以除去管内残留水分，保证滴定液浓度不变，每次倒入滴定液 5～10ml，从试剂瓶直接倒入滴定管，不能借助其他容器（如漏斗、烧杯等）。滴定管处理完毕，即可将滴定液直接倒入管内（不能借助其他容器），溶液面至 "0" 刻线以上。②排气，将滴定液充满滴定管后，若管下部有气泡，应排气。如为酸式滴定管可转动活塞，使溶液急速流下驱去气泡。如为碱式滴定管，则把橡皮管向上弯曲，玻璃尖嘴斜向上方，用两指挤压玻璃珠，使溶液从出口管喷出，气泡随之逸出。

③滴定操作：滴定是将标准滴定液由滴定管滴加到被测溶液（被测溶液放入锥形瓶、碘量瓶或烧杯内）中的操作过程。

酸式滴定管用左手控制活塞，大拇指在前，示指和中指在后，轻轻向内扣住活塞，手心空握以防将活塞顶出，滴定时根据需要快慢速度控制自如，右手握锥形瓶，边滴定边摇。碱式滴定管用左手拇指（在前）和示指（在后）捏住玻璃珠部位的稍上方的橡皮管，无名指和小指夹住尖嘴玻璃管，向手心挤捏橡皮管，使其与玻璃管形成一条缝隙，溶液即可流出，可利用手指用劲大小控制滴定速度。

滴定开始时速度可稍快，但不能太快。接近终点时速度应放慢，每滴加 1 滴都要观察溶液颜色变化，最后半滴半滴加，若要滴加半滴则将悬挂在管口的半滴滴定液与锥形瓶内壁接触，再用少量纯化水将其冲洗并振摇。

平行测定几份样品时，每次滴定都应从 0.00 开始，这样使用滴管不均匀或刻度不够准确而引起的误差可以互相抵消，且记录数据方便。

④读数方法：注入或放出溶液后稍等 1～2 分钟，待附着于内壁的溶液流下后再开始读

数。读数时应将滴定管取下，用右手拇指和示指捏住滴定管上部无刻度处，使滴定管保持垂直状态，读取弯月面下最低处与刻度的相切之点，视线应与切线在同一水平线上，否则将因眼的位置不同而引起误差，读数应估计到0.01ml。为了使读数清晰，亦可在滴定管后面衬一张白纸作为背景；深色溶液如$KMnO_4$或I_2液等的弯月面底缘较难看清，可读取液面的最上缘，如果滴定管后壁有白底蓝线背景，则蓝线上下两尖端相交点的刻度即为液面的读数。

常量滴定管读数可估读到小数点后第2位，读取后立即记录在实验记录本上，一次滴定的始末两次读数要由一个人用同样的方法读取，以减小误差。

⑤滴定后的处理：滴定完毕，滴定管内的溶液应弃去，不能倒回原试剂瓶中。用水冲洗干净，充满纯化水，垂直夹在滴定管架上，上口用试管盖住，或用水洗净后倒置在滴定管架上（防止灰尘落入）。

2. 容量瓶　使用容量瓶（也称量瓶）是一种细颈梨形的平底瓶，带有磨口塞或塑料塞，瓶颈上刻有环形标线，表示在所指温度下，当液体至标线时液体体积恰好与瓶上注明的体积相等。容量瓶一般用于准确配制标准溶液和定量稀释溶液。常用的容量瓶有25ml、50ml、100ml、200ml、250ml、500ml等不同规格。可以根据需要选用。

（1）检漏：容量瓶在使用前先要检查其是否漏水。检查的方法是：先注入自来水至标线，盖好瓶塞，将瓶倒立2分钟，观察瓶口处是否有水渗出。如不漏水，将瓶塞转动180°后，再试验一次仍不漏水，即可洗涤后使用。

（2）溶液的配制：如用固体基准物质准确配制标准溶液时，先将准确称量的基准固体物质放入烧杯中，加少量蒸馏水溶解后，再将溶液定量转移至容量瓶中。转移时，用玻璃棒插入容量瓶内，玻璃棒下端接触瓶颈内壁烧杯嘴紧靠玻璃棒，使溶液沿玻璃棒流入容量瓶中，溶液全部流完后，将玻璃棒沿烧杯嘴向上提起并同时直立，使附在玻璃棒与烧杯嘴之间的溶液流回烧杯中，再用蒸馏水冲洗烧杯，洗液一并转入容量瓶中，重复冲洗3次。当加入水至容量瓶的2/3处时，旋摇容量瓶，使溶液混匀。接近标线时，要逐滴加蒸馏水，直至溶液弯月面下缘与标线相切为止。盖紧瓶塞，倒转容量瓶摇动数次，再直立，如此反复10～20次，使溶液充分混匀。

若是溶液的定量稀释，用移液管或吸量管准确移取一定容积的浓溶液，直接放入容量瓶，然后加溶剂至刻度线，混匀即可。

使用容量瓶应注意：①容量瓶的磨口玻璃塞一般用橡皮筋或细绳系在瓶颈上，以防调换或掉下摔破。②容量瓶只能用来配制溶液，不能用来贮存溶液，特别是不能用来贮存强碱溶液。配制完毕，要转入试剂瓶中贴上标签备用。③容量瓶不能加热，也不能盛放热溶液。④容量瓶用完后，应立即冲洗干净，若长期不用，磨口塞处应垫上纸片，以防止塞子粘住。

3. 移液管和吸量管　移液管和吸量管（也称刻度吸管）都是用来准确量取一定体积的溶液的量器，均可精确到0.01ml。

（1）移液管是一种中部膨大，两端细长的玻璃管（也称胖肚吸管），上端管颈刻有一条环形标线，下端细长并带有尖端，常用的有5ml、10ml、25ml和50ml等多种规格。

（2）吸量管又称刻度吸管，是具有精密刻度的细长玻璃管，常用的有1ml、2ml、5ml和10ml等规格，只在吸取小容量体积或分次移放溶液时使用。

（3）移液管和吸量管的使用：移取溶液前，将洗净的移液管和吸量管用吸水纸将尖端外的水吸除掉，然后用待吸溶液转洗 3 次，管内用过的溶液从下管口放出弃掉。

吸取溶液时，左手拿洗耳球，右手将移液管插入溶液中吸取。当溶液吸至标线以上时，立即用右手示指将管口堵住，将管尖离开液面，稍松示指，使液面缓缓下降至弯月面下缘与标线相切，立即按紧管口，用滤纸轻拭管尖，把移液管移入稍微倾斜的容器中并同时将其竖直，使管尖与容器内壁接触。松开食指，使溶液全部流出，约等 15 秒后，取出移液管。注意管尖残留液体，除非管上特别注明需要"吹"，否则不要将管尖残留的液体吹出，因移液管校准时，这部分液体体积未计算在内。

吸量管的使用方法与移液管基本相同，只是它可以分多次放出溶液，放出的体积以刻度管上为准。应小心操作，谨防放过刻度。

移液管或吸量管用毕，立即洗净放在移液管架上。

移液管和吸量管使用时应注意：**①移液管和容量瓶常配合使用，使用前应做校准。②为减少误差，吸量管每次应将溶液吸至最上刻度数，然后将溶液放至适当刻度。**

三、化学试剂的规格和常用溶液的配制

1. 化学试剂的分类和规格　药品检验工作中化学试剂是必不可少的，因此了解化学试剂的规格、分类、性质和有关使用知识是非常必要的。

我国的化学试剂规格按纯度和使用要求分为高纯（有的称超纯、特纯）、光谱纯、分光纯、基准、优级纯、分析纯和化学纯七种。国家和主管部门颁布质量指标的主要是后三种即优级纯、分析纯和化学纯。

药品检验工作中常用的有一般试剂、基准试剂和专用试剂。

（1）一般试剂：是实验室中普遍使用的试剂，以其所含杂质的多少可划分为优级纯、分析纯、化学纯和生物试剂等。

（2）基准试剂：常用于直接配制和标定标准溶液。

（3）专用试剂：是指具有专门用途的试剂，如色谱分析用试剂（高效液相色谱专用试剂磁共振分析用试剂、光谱纯试剂等）。

2. 化学试剂的保管

3. 溶液配制的一般步骤　配制溶液时，要牢固树立"量"的概念，要根据溶液浓度的准确度要求，合理选择称量用的天平和量取溶液的量器（量筒或移液管），并确定数据记录的有效数字位数。

（1）一般溶液的配制步骤

①称量和量取：根据配制溶液的用途不同，固体试剂选用托盘天平或分析天平称取（后附分析天平的使用方法）；液体试剂选用量筒或移液管量取。

②溶解：易溶于水且不水解的固体均可用适量的水在烧杯中溶解（必要时可加热）。易水解的固体试剂（如 $FeCl_3$、Na_2S 等）须先用少量浓酸或浓碱使之溶解，然后加水稀释至所需刻度。

③定量转移：将溶液从烧杯向量筒或容量瓶中转移后，应用少量溶剂荡洗烧杯 2～3 次并将荡洗液全部转移到量筒或容量瓶中，再用胶头滴管定容至所需刻度。

④贮藏：配制好的溶液应转移至洗净的试剂瓶中，不能长期贮存在量筒烧杯、容量瓶等

容器中。若为易侵蚀或腐蚀玻璃的溶液，如含氟的盐类及苛性碱等应保存在聚乙烯瓶中；易挥发、分解的溶液，如 $KMnO_4$、I_2、$Na_2S_2O_2$、$AgNO_3$ 等溶液应置棕色瓶中密闭，于阴凉暗处保存。配好的溶液应立即贴上标签，注明试液的名称、浓度、配制日期及配制者等。

（2）常用溶液的配制和标定举例

①配制 75%（体积分数）的消毒乙醇 50ml

a. 计算配制 75% 的消毒乙醇 50ml 需要 95% 的乙醇多少毫升？

b. 用量筒量取所需乙醇的体积，置 50ml 烧杯中，然后加纯化水稀释，同时用玻璃棒搅拌，直到溶液体积达到 50ml 为止，即得。

②甲基红指示液的配制：如配制变色范围为 4.2～6.3（红黄）的甲基红指示液，先称甲基红 0.1g，加 0.05mol/L 的 NaOH 溶液 7.4ml 使溶解，再加水稀释至 200ml，即得。

③滴定液的配制

a. 直接配制法：准确称取一定量的基准物质，溶解后，转入容量瓶，稀释成准确体积的溶液，根据基准物质的质量和溶液体积，即可计算出该滴定液的准确浓度。直接配制法简便，溶液配好可直接使用。

举例：硝酸银滴定液（0.1mol/L）的配制。

根据硝酸银的摩尔质量（169.87），配制硝酸银滴定液（0.1mol/L）100ml，需要精密称取基准硝酸银试剂 16.987g，置烧杯中，加适量的水溶解，定量转入 1000ml 容量瓶中，用水稀释至刻度，充分摇匀，即得浓度为 0.100 0mol/L 的硝酸银滴定液。

b. 间接配制法：此法适合于不符合基准物质条件的试剂。先将试剂配制成近似于所需浓度的溶液，然后用基准物质或另一种滴定液，通过滴定来确定溶液的准确浓度。这种通过滴定来确定溶液浓度的方法称为标定。

④酸滴定液（0.1mol/L）的配制与标定

配制：用移液管精密量取 9.0ml 浓盐酸，移入 1000ml 容量瓶中，加纯化水至刻度，摇匀。

标定：取 270～300℃ 干燥至恒重的基准无水碳酸钠约 0.15g，精密称定，置洗净的小烧杯中，加水 50ml 使完全溶解，加甲基红溴甲酚绿混合指示液 10 滴，用盐酸滴定液（0.1mol/L）滴定至溶液由绿色转变为紫红色时，煮沸 2 分钟，冷却至室温继续滴定至溶液由绿色转变为暗紫色。平行滴定 3 次，并计算平均值。每 1ml 盐酸滴定液（0.1mol/L）相当于 5.30mg 的无水碳酸钠。根据盐酸滴定液的消耗量与无水碳酸钠的取用量，计算出盐酸滴定液（0.1mol/L）的准确浓度，平行操作 3 份，求盐酸的平均浓度。

标定反应：$Na_2CO_3 + 2HCl \rightarrow CO_2 + H_2O + 2NaCl$

浓度计算：$C_t = t/b \times m_B/M_B \times V$

$$M_{Na_2CO_3} = 106.0$$

m 为基准物质的质量；MB 为基准物质分子量；V 为滴定液毫升数；t=2 为滴定反应中的配平系数；b=1 为滴定反应中 Na_2CO_3 的配平系数。

⑤氢氧化钠滴定液（0.1mol/L）的配制与标定

氢氧化钠滴定液（0.1mol/L）的配制：由于固体 NaOH 易吸收空气中的水分和 CO_2，产生少量 Na_2CO_3，是含有少量碳酸盐的碱溶液将使滴定反应复杂化，并且产生一定的误差，因此应配制不含碳酸盐的 NaOH 溶液。

利用 Na_2CO_3 在饱和 NaOH 溶液中溶解度很小的性质，可将 NaOH 先配制成〔饱和溶液饱和 NaOH 溶液含量约为 52%（w/w），相对密度约为 1.56］，静置数日，待沉淀上面溶液澄清后，取一定量的上清液，用新沸过的冷纯化水稀释至一定体积摇匀即可。

　　配制方法：用台秤称取 NaOH 约 120g，倒入装有 100ml 纯化水的烧杯中，搅拌使之溶解成饱和溶液，冷后贮于聚乙烯塑料瓶中，静置数日，待溶液澄清后备用。取澄清的饱和 NaOH 溶液 2.8ml，置于聚乙烯塑料瓶中，加新煮沸的冷纯化水至 500ml，摇匀，密塞，贴上标签，备用。

　　氢氧化钠滴定液（0.1mol/L）的标定：用减重法精密称取在 105 ～ 110℃干燥至恒重的基准物邻苯二甲酸氢钾（KHC$_8$H$_4$O$_4$）3 份，每份约 0.5g，分别置于 250ml 锥形瓶中，各加纯化水 50ml，使之完全溶解。加酚酞指示剂 2 滴，用待标定的 NaOH 溶液滴定至溶液呈淡红色，且 30 秒不褪色，即可。平行测定 3 次，根据消耗 NaOH 溶液的体积，计算 NaOH 标准溶液的浓度和平均浓度。

　　标定反应：

　　按下式计算 NaOH 标准溶液的浓度：

$$C_{NaOH}=\frac{m_{KHC_8H_4O_4}}{V_{NaOH}M_{KHC_8H_4O_4}}\times10^3$$

　　计量点时，生成的弱酸强碱盐水解，溶液为碱性（pH 约为 9.1），可用酚酞作指示剂。

　　硝酸银滴定液（0.1mol/L）的配制与标定。

　　硝酸银滴定液（0.1mol/L）的配制：用台秤称取分析纯硝酸银 4.4g，置于 500ml 棕色细口瓶中，加蒸馏水 250ml 溶解，混匀，硝酸银滴定液（0.1mol/L）的标定。

　　精密称取干燥至恒重的 NaCl 0.15g（3 份），分别置于 250ml 锥形瓶中，各加蒸馏水 25ml，摇动溶解。各加 5%K$_2$CrO$_4$ 指示剂 1ml，在不断振摇下，用待标定的 0.1mol/ L AgNO$_3$ 标准溶液滴定至出现砖红色 Ag$_2$CrO$_4$ 沉淀即为终点，分别记录 3 份硝酸银体积，按下式分别计算硝酸银的浓度，并求平均浓度。

　　滴定反应：AgNO$_3$+NaCl $\longrightarrow$ AgCl ↓（白）+NaNO$_3$

　　终点前：Ag$^+$+Cl$^-$ $\longrightarrow$ AgCl ↓（白色）

　　终点时：2Ag$^+$+CrO$_4^{2-}$ $\longrightarrow$ Ag$_2$CrO$_4$ ↓（砖红色）

　　计算式为：$C_{AgNO_3}=\dfrac{m_{Nacl}}{M_{Nacl}(V-V_{空白})_{AgNO_3}}\times10^3$

（3）滴定液的贮藏与使用

①滴定液在配制后应按药典规定的贮藏条件贮存，一般宜采用质量较好的具塞玻璃瓶。

②应在滴定液贮瓶外的醒目处贴上标签，填写滴定液名称、标示浓度、配制时间、配制者等。

③滴定液经标定所得的浓度，除另有规定外，可在 3 个月内应用；过期应重新标定。当标定与使用时的室温之差超过 10℃，应加温度补正值，或重新标定。

四、分析天平的使用方法

分析天平是精确测定物体质量的重要计量仪器。药品检验中称量的准确度直接影响测定的准确度。因此，药品检验人员掌握分析天平的性能、使用和维护知识十分必要。目前各医院药品检验室使用的分析天平多为电子分析天平。

1. 分析天平的灵敏度和感量　分析天平的灵敏度是指在天平盘上增加 1mg 质量所引起天平读数变化的量。灵敏度的单位为"分度（刻度）/mg"。实际工作中常用灵敏度的倒数分度值（感量）来表示天平的灵敏程度。分度值（感量）就是使天平读数产生一个分度（刻度）的变化所需要的质量（毫克数），感量越小，灵敏度越高。例如某天平的灵敏度为 10 分度 /mg，则分度值（感量）为 0.1mg/ 分度，即秤盘上 0.1mg（1g/10 000）的质量改变，天平就能察觉出来。因此，这类天平称为万分之一分析天平。

2. 电子分析天平的使用方法

（1）调节零点：使用前接通电源，按下归零键使天平读数为"0.0000"。

（2）称量

①直接称量法：调定零点后，将称量物置于秤盘上，天平达到平衡，所得读数即为称量物的质量。常用于空称量瓶和其他空瓶的称量。

②减重称量法：这种方法称出试样的质量不要求固定的数值。只需在要求的称量范围即如含量测定中药粉的称量，一般为规定重量的 ±10% 范围。其步骤是：①用直接称量法称取（称量瓶＋药粉）质量，记为 W1。②关闭天平，取出称量瓶，使瓶口对准锥形瓶（或碘量瓶和烧杯）口，用称量瓶盖敲打称量瓶口外壁，使适量的药粉落入锥形瓶中。③将称量瓶放回天平托盘，开启天平称重，记为 W2。W1-W2 即为锥形瓶中药粉的质量。应为药典规定量的 ±10% 范围。例如药典规定称取某药粉约 0.3g，精密称定，则称量范围为：0.3g±0.3g×10%=0.27 ～ 0.33g。

③固定质量称量法：此法适用于在空气中没有吸湿性的试样，如用基准物质直接配制标准溶液，可用此称量法精密称取一定质量的基准物质进行配制。

先用直接称量法称取盛试样器皿的重量，然后用小匙将试样逐步加到盛放试样的器皿中直到天平读数达到规定的数值。

若用硫酸纸称量药物，先将硫酸纸的重量归零，将药物加到硫酸纸上直至规定的重量，将药物倒至适量的容器后，需回称硫酸纸的质量，并从称量物的重量中减去硫酸纸的重量。

3. 注意事项

（1）取放物品应戴手套，防止手上汗液或其他污染物引起的误差。

（2）分析天平是精密仪器，应正确地使用和维护。天平应安放在室温均匀的室内，并放置在牢固的台面上，避免震动、潮湿、阳光直接照射，防止腐蚀气体的侵蚀。

（3）称重物必须干净，过冷和过热的物品都不能在天平上称量（会使水汽凝结在物品上引起天平箱内空气对流，影响准确称量）。不得将化学试剂和试样直接放在天平盘上，应放在干净的表面皿或称量瓶中；具有腐蚀性的气体或吸湿性物质，必须放在称量瓶或其他适当的密闭容器中称量。

（4）天平的载重不应超过天平的最大载重量。进行同一分析工作，应使用同一台天平，以减小误差。

（5）称量结束，关闭天平，取出称量物，清刷天平，关好天平门，将使用情况登记在天平使用登记本上，切断电源，罩好天平罩。

五、药品的鉴别方法

药物的鉴别是检查药物质量的重要环节，《中国药典》2015 年版中关于药物制剂的鉴别项规定的鉴别方法，主要是用于药物的真伪鉴别。现列举医院药品检验室实际工作中常用的几种鉴别方法。

1. 试管反应　试管反应是一种简单而常用的鉴别反应。其原理是根据试管中的药物与加入的某种特效试剂发生化学反应所产生的现象（颜色变化、沉淀产生、气体生成等）来判断药物的真伪。

举例：苯巴比妥的鉴别。

（1）硫酸亚硝酸钠反应：取本品约 10mg，置试管中，加硫酸 2 滴与亚硝酸钠约 5mg，混合，即显橙黄色，随即转橙红色。

（2）甲醛硫酸反应：取本品约 50mg，加甲醛试液 1ml，加热煮沸，冷却，沿管壁缓缓加硫酸 0.5ml，使成两液层，置水浴中加热。接界面显玫瑰红色。

2. 滤纸片反应　滤纸片反应是将药物配成一定溶液，滴加到滤纸片上，再加一种特效试剂，根据两者（交集面）的反应现象（颜色、荧光等）来判断药物的真伪。

3. 薄层色谱鉴别　薄层色谱法和纸色谱法是药物鉴别中较为常用的一类方法，由于通常采用对照品法，所以使该类方法的专属性大大提高。

（1）薄层色谱法的一般步骤

①薄层板的制备：a. 自制薄层板，常用的薄层板有硅胶 G 和硅胶 GF_{254}（荧光板）板等。以常用的硅胶 G–CMC–Na 薄层板的制备为例：将 1 份硅胶 G 与 3 份 0.5% 羧甲基纤维素钠（CMC–Na）水溶液在研钵中按同一方向研磨混合，除去表面的气泡后，倒入涂布器中进行涂布；或直接倒入洁净的玻璃板上，用手轻轻振荡玻板使糊状物分布均匀，将涂好的薄板置于水平台面上，室温下晾干，在 110℃ 活化 30 分钟，置有干燥剂的干燥器中备用。b. 市售薄板，临用前应在 10℃ 活化 30 分钟，置有干燥剂的干燥器中备用。聚酰胺薄板不需活化。

②点样：铅笔在距离薄层板一端约 2.0cm 处画一点样基线（起始线），用微量注射器或定量毛细管分别将供试品溶液和对照品溶液点于基线（起始线）上。

③展开：将适量展开剂加入展开缸中，如展开缸需预先用展开剂饱和，可在展开缸内壁贴两张与展开缸同宽同高的滤纸条，一端浸入展开剂中，密封顶盖，使系统平衡或按各品种项下的规定操作。

将上述薄层板点有供试品和对照品的一端浸入展开剂中，深度应为距薄层板底边 0.5 ～ 1.0cm（切勿将样点浸入展开剂中），密封顶盖，待上行展开至规定距离，起始线取出薄层板，用铅笔画溶剂前沿线，晾干，检测斑点。

④显色与检视：荧光板可用荧光淬灭法；硅胶 G–CMC–Na 薄层板，有色斑点可直接检视，无色斑点可喷适当的显色剂，使斑点显色检视。

⑤鉴别：根据样品和对照品比移值的一致性进行判断。

4. 系统适用性试验　按各品种项下要求对检测方法进行系统适用性试验，使斑点的检测灵敏度、比移值（R）和分离效能符合规定。

5. 对照品鉴别法举例　《中国药典》（2015 年版）中诺氟沙星的鉴别：薄层色谱法。取本品与诺氟沙星对照品适量，分别加三氯甲烷甲醇（1∶1）制成 1ml 中含 2.5mg 的溶液。吸取上述两种溶液各 10μl，分别点于同一硅胶 G 薄层板上，以三氯甲烷 – 甲醇浓氨溶液（15∶10∶3）为展开剂，展开，晾干，置紫外光灯（365nm）下检视。供试品溶液所显主斑点的荧光与位置应与对照品溶液主斑点的荧光与位置相同。

六、一般杂质检查和制剂通则检查

药物在生产和贮存过程中不可避免地引入杂质，为了确保药物的安全性、有效性和稳定性，因此要对药物中的杂质进行检查。

医院药品检验室中药物制剂的检查除检查一般杂质外，还要按《中国药典》2015 年版"制剂通则"的每一种剂型项下进行检查。下面仅举几种常用的杂质检查方法。

1. 干燥失重操作　干燥失重是检查规定的条件下药物中挥发性物质和水分的一种方法，属于一般杂质检查项目（《中国药典》2015 年版通则）。

干燥方法有：常压恒温干燥法、干燥剂干燥法减压干燥法和热分析法等。下面仅介绍医院药检室常用的方法。

（1）常压恒温干燥法：本法适用于受热较稳定的药物，由于干燥温度一般为 105℃，所以求药物的熔点一般在 110℃ 以上。

仪器：常压恒温干燥箱、扁形称量瓶、干燥器和分析天平等。

操作：精密称定空称量瓶重（W1），将供试品（研细）平铺于扁形称量瓶中，厚度不超过 5mm，精密称定总重（W2），将称量瓶置于干燥箱内，称量瓶盖斜倚在瓶的旁边。干燥温度一般为 105℃，时间达到指定温度后干燥 2 ~ 4 小时，取出后置于干燥器中放冷至室温后称重，再干燥（1 小时），直至恒重，称重 W3。干燥失重不得超过药典规定量。

$$干燥失重 \% = \frac{供试品干燥至恒重后减失的重量}{供试品取样量} \times 100\% = \frac{W2 - W3}{W2 - W1} \times 100\%$$

（2）**减压干燥法**：本法适用于熔点低、受热不稳定及难赶除水分的药物。

仪器：减压干燥器或恒温减压干燥箱、扁形称量瓶和分析天平等。

操作：压力应控制在 2.67kPa（20mmHg）以下，温度一般为 60℃。其余同常压恒温干燥法。

2. pH 测定（含酸度计的使用）　pH 测定法属于一般杂质检查项目，是检查药物中酸碱杂质的一种方法。药典规定：注射用水、灭菌注射用水及各种注射液的酸碱酸度计测量溶液的 pH。如药典规定，10% 葡萄糖注射液的 pH 为 3.2 ~ 5.5。

（1）测定溶液 pH：常用的电极目前常使用复合 pH 电极：将指示电极和参比电极组装在一起就构成了复合电极。通常是由玻璃电极与银氯化银电极或玻璃电极与甘汞电极组合而组成，它是由两个同心玻璃管构成，内管为常规的玻璃电极，外管为参比电极，电极外套将玻璃电极和参比电极包裹在一起，并把敏感的玻璃泡固定在外套的保护栅内，参比电极的补充液由外套上端的小孔加入。

（2）操作步骤

①接通电源，将温度补偿按钮调至 25℃，选择量程选择 pH。

②校正仪器：按品种项下的规定，选择两种 pH 约相差 3 个单位的标准缓冲液，使供试

液的 pH 处于两者之间。

常用两点定位法：第一点，用 pH=6.86 缓冲溶液定位；第二点，若供试液 pH < 7，则用 pH=4.0 的缓冲溶液定位（调斜率），若供试液 pH > 7，则用 pH=9.18 的缓冲溶液定位（调斜率）。

③测定：将复合电极取出，用纯化水冲洗干净，吸水纸将电极上的水分吸干，插入供试品液中，读取 pH 即可。

（3）标准缓冲溶液的配制及贮存

①标准缓冲溶液的配制方法：准备好配制标准缓冲溶液所需的化学试剂，检查包装袋上注明的试剂名称、25℃的 pH、配制溶液的体积和生产厂家等。取出化学试剂的包装袋，剪开上端一角，将试剂倒入烧杯中。用少量纯化水冲洗包装袋的内表面，将袋中残余部分洗入烧杯，重复 3 次。向烧杯内加注纯化水，一直到 80 ～ 100ml，用玻璃棒搅动直至试剂全部溶解，将溶液转移到容量瓶内，用 20 ～ 30ml 纯化水清洗烧杯，并将清洗液转移到容量瓶中。如此重复 3 次。将配制完成的标准缓冲溶液转移到洗净并干燥好的试剂瓶中，贴好标签，标签上标注标准缓冲溶液的名称、pH、配制时间和配制人员姓名。将标准缓冲溶液妥善保存，备用。

②标准缓冲溶液的使用和保存：缓冲溶液用带盖试剂瓶保存，瓶盖盖严。在常温下保存和使用标准缓冲溶液时，应避免太阳直射。保存 1 周以上时，应放置在冰箱的冷藏室内（4 ～ 10℃）。缓冲溶液的保存和使用时间不得超过 3 个月。

3. 重（装）量差异检查　重（装）量差异是药典中片剂、胶囊剂等的制剂通则检查项目。按规定方法测定每片（粒）的重量与平均片重之间的差异程度。《中国药典》（2015 年版）凡规定检查含量均匀度的片剂，一般不再进行重量差异检查。

《中国药典》（2015 年版）规定：糖衣片的片芯应检查重量差异并符合规定，包糖衣后不再检查重量差异。薄膜衣片应在包薄膜衣后检查重量差异并符合规定。

4. 无菌检查法　活菌进入人体内会导致剧烈的反应，引起并发症，甚至危及生命。在药品制备或加工过程中，受药物性质的限制，有时不能进行可靠的高压、热压灭菌处理，而采取间歇灭菌、除菌过滤及无菌操作法等技术，因此《中国药典》规定无菌制剂（如软膏剂及眼用制剂等）必须进行严格的无菌检查后才能用于临床，此项检查属于无菌制剂的制剂通则检查。

常用的无菌检查方法是将药品或材料，在严格的无菌操作条件下，接种于适合各种微生物生长的不同培养基中，置于不同的适宜温度下培养一定的时间，逐日观察微生物的生长情况，并结合阳性和阴性对照试验的结果，判断供试品是否染菌。包括薄膜过滤法和直接接种两种方法。

七、药物的含量测定

1. 滴定分析方法举例　药物的原料药含量测定通常采用滴定分析法。而药物制剂的含量测定多采用光谱分析和色谱分析法。但是药典中某些药物的制剂目前仍采用滴定分析法，如维生素 C 片剂和注射液的含量测定均采用碘量法。

（1）实验原理：利用维生素 C 具有很强的还原性，在稀醋酸的酸性条件下，以淀粉为指示 b 剂，用 0.05mol/L 碘滴定液直接滴定，滴定至溶液显蓝色为终点。滴定反应为：由于维生素 C 注射液中加有适量的焦亚硫酸钠为稳定剂，焦亚硫酸钠具有还原性，会与碘滴定液发生氧化还原反应，导致含量测定结果偏高，可在滴定前加入适量丙酮，使其生成加成产物，排除其干扰。

（2）实验步骤及计算精密量：取本品适量（约相当于维生素 C 0.2g），加水 15ml 与丙酮 2ml，摇匀，放置 5 分钟，加稀醋酸 4ml 与淀粉指示液 1ml，用碘滴定液（0.05mol/L）滴定，至溶液显蓝色并持续 30 秒不褪。每 1ml 碘滴定液（0.05mol/L）相当于 8.806mg 的维生素 C（$C_6H_8O_6$）。根据消耗的碘滴定液（0.05mol/L）的体积和浓度，计算维生素 C 注射液的含量。中国药典 2015 年版（二部）规定维生素 C 注射液中含维生素 C（$C_6H_8O_6$）应为标示量的 93%（$C_6H_8O_6$）应为标示量的 93% ～ 107%。

$$维生素 C 注射液标示量 \% = \frac{V_T \times C_T \times 0.008\,806 \times 每支容量}{V_供 \times S_标示} \times 100\%$$

式中，V_T 代表消耗滴定液毫升数；C_T 代表滴定液的实际浓度；标示量代表每支注射液中 V_C 的克数。如维生素 C 注射液的规格为 5ml，标示量为 1g。

2. 紫外分光光度法举例　紫外分光光度法是药物含量测定中较为常用的方法，其仪器简单，操作方便，是医院药检室必备的仪器。

（1）对乙酰氨基酚原料的含量测定：精密称取对乙酰氨基酚 42mg，置 250ml 量瓶中，加 0.4% 氢氧化钠溶液 50ml 溶解后，加水至刻度，摇匀，精密量取 5ml，置 100ml 量瓶中，加 0.4% 氢氧化钠溶液 10ml，加水至刻度，摇匀，照紫外 - 可见分光光度法，在 275nm 波长处测定吸光度为 0.594，按对乙酰氨基酚（$C_6H_9NO_2$）的吸收系数（$E_{1\%1cm}$）为 715 计算，即得。

按吸收系数计算含量：

$$含量 \% = \frac{A/E_{1\%1cm} \times 1/100 \times V \times D}{W} \times 100\%$$

式中，A 为供试品溶液的吸光度；$E_{1\%1cm}$ 为百分吸光系数；V 为供试品溶液原始体积（ml）；D 为稀释倍数；W 为供试品的取样量（g）。

（2）紫外分光光度计的构造和使用：紫外分光光度计按其光学系统可分为单波长分光光度计和双波长分光光度计；单波长分光光度计又可分为单光束分光光度计和双光束分光光度计两类。目前紫外分光光度计发展较快，类型较多，但仪器的构造大致相同。

①紫外分光光度计的构造：紫外分光光度计主要由光源、单色光器、吸收池、检测器、显示器五个部件构成。主要介绍光源和吸收池。

光源常用的紫外 - 可见分光光度计的工作波长范围 200 ～ 1000nm。有钨丝灯（W）和氘灯（D）两种，氘灯在 200 ～ 330nm 波长范围内使用，钨丝灯在 330 ～ 1000nm 范围内使用。

吸收池配有玻璃吸收池和石英吸收池各一套，可见光区使用 1cm 玻璃吸收池，紫外光区使用 1cm 石英吸收池。

②注意事项

a. 取吸收池时，手指拿两侧面的毛玻璃。盛装样品溶液以池体积的 4/5 为宜。透光面要用擦镜纸由上而下擦拭干净。

b. 称量应按药典规定要求。配制稀释溶液时稀释转移次数应尽量少，转移稀释时所取容积一般应不少于 5ml。

c. 供试品溶液的吸光度在 0.3 ~ 0.7 为宜，因为吸光度读数在此范围内误差比较小。

d. 仪器的狭缝波带宽度应小于供试品吸收带的半宽度的 1/10，否则测得的吸光度会偏低，狭缝宽度的选择，应以减小狭缝宽度时供试品的吸光度不再增大为准。

e. 由于吸收池和溶剂本身可能有空白吸收，因此测定供试品的吸光度后应减去空白读数或由仪器自动扣除空白读数后再计算含量。

f. 当溶液的 pH 对测定结果有影响时，应将供试品溶液和对照品溶液的 pH 调成一致。

（3）高效液相色谱法举例：高效液相色谱法由于分离效能和专属性强，既可定性鉴别进行杂质检查和有效成分的含量测定，因此，在制剂分析和多组分药物的分析方面应用日益广泛。

①盐酸普鲁卡因注射液的含量测定

色谱条件与系统适用性试验：用十八烷基硅烷键合硅胶为填充剂，以含 0.1% 庚烷磺酸钠的 0.05mol/L 磷酸二氢钾溶液（用磷酸调节 pH 至 3.0）- 甲醇（68：32）为流动相，检测波长为 290nm。理论塔板数按盐酸普鲁卡因峰计算不低于 2000，盐酸普鲁卡因峰与相邻杂质峰的分离度应符合要求。

测定法：精密量取本品适量，用水定量稀释成每 1ml 中含盐酸普鲁卡因 0.02mg 的溶液，作为供试品溶液精密量取 10μl，注入液相色谱仪，记录色谱图；另取盐酸普鲁卡因对照品，精密称定，加水溶解并定量稀释成 1ml 中含盐酸普鲁卡因 0.02mg 的溶液，同法测定。按外标法以峰面积计算，即得。含盐酸普鲁卡因应为标示量的 95.0% ~ 105.0%。

②高效液相色谱仪的结构和使用：近年来，随着高效液相色谱技术的迅猛发展，仪器的结构也在不断更新。典型的高效液相色谱仪的基本组成为：贮液器→输液泵→进样器→色谱柱→检测器→记录仪（工作站）。

高效液相色谱仪的操作规程：

a. 准备：流动相超声脱气、微孔滤膜过滤；供试液、标准液的准备等；接通 ups 电源→依次打开继电保护器、泵、柱温箱、检测器、电脑和打印机开关→进入工作站软件→设置系统条件→洗泵、排气→用选定的溶剂系统洗柱至基线及压力平稳。

b. 系统适用性试验：色谱系统的适用性试验通常包括理论板数、分离度、重复性和拖尾因子四个指标。根据药典对药物含量测定的规定，做相应的系统适用性试验，应符合要求。

c. 测定和数据处理。

d. 善后工作：用规定的溶剂冲洗泵和柱子→并将流速逐渐降为"0"→依次关闭泵、柱温箱、检测器和电脑开关→关闭 ups 电源开关→拔下电源插头。

e. 注意事项：所用溶剂必须符合色谱法试剂使用条件。流动相需经脱气、过滤后方可使用。定量分析手动进样时，为确保进样准确要求进样量为定量环的 5 倍量，如使用 10μl 定量环，则应注入 50μl 溶液；如定量管为 20μl，则应注入 100μl 溶液。若使用缓冲盐溶液作流动相，实验完毕，应用水：甲醇（95：5）冲洗柱子和检测器至少 40 分钟，再用甲醇冲洗至少 20 分钟，最后将柱子保存在甲醇中。

第 6 单元　药品信息咨询服务

一、药物信息与药学实践

1. 临床服务、教学、科研 - 药学信息服务的意义　药物信息是指通过印刷品、光盘或网络等载体传递的有关药学方面的各种知识，涉及药物的研究、生产、流通和使用领域；药物信息特指在使用领域中与临床药学有关的药学信息。药物信息的特点是紧密结合临床、内容广泛多样、更新传递快速、质量良莠不齐。药物信息服务是以患者为中心、以知识为基础、以高科技为依托来进行的服务。药物信息服务要求真实可靠、新颖实用、及时共享。

（1）药学信息服务的意义

①医务人员对药学信息的需求不断增长：药学信息服务能帮助医师做出更好的药物治疗决策，帮助护理人员避免给药过程中的失误。

②药学人员对药学信息的依赖日益增加：药品的采购和贮存、医院制剂工作、临床药学活动等都需要药学信息的支持。

③药品消费者成为药学信息利用的主流：药学信息服务在维护用药者利益，防止药物滥用、误用及过量使用等方面发挥着积极的作用。

（2）药学信息服务的目的

①促进合理用药。

②改善药物治疗效果。

③体现药师自身的价值。

2. 如何判断文献的真实可靠性　为确保药学信息的可靠性，药学信息人员必须做好两方面的工作：①收集准确、可靠的情报、信息，并准确无误地记录和保存起来。②向用户提供的情报、信息必须是准确、可靠的。无论提供药物咨询，还是主动发布药物信息，情报药师都必须以高度的责任感，保证信息内容准确、可靠。

二、信息资料分类

信息资料可按照其加工程度分为一次文献、二次文献和三次文献。

1. 一次文献定义、应用　即原始文献，一次文献一般指发表在医药期刊上的各类文章和学术会议宣读的报告，其直接记录研究工作者首创的理论、实验结果、观察到的新发现及创造性成果等。如国内外的期刊、药学科技资料、其他药学材料等都属于一次文献。

2. 二次文献定义、应用　是对一次文献进行筛选、压缩和组织编排而形成的加工产物，二次文献是把一次文献加工后得到的目录、索引、文摘、题录等形式的文献检索工具。二次文献是管理和查找利用一次文献的工具，本身并不含有用户需要的详细情报资料。如药学常用的《化学文摘》《生物学文摘》《医学索引》《医学文摘》等都属于二次文献。

3. 三次文献定义、应用　三次文献是在一次和二次文献的基础上，归纳、综合、整理而写出的专著、综述、述评、进展报告、数据年册、年鉴、指南、百科全书和教科书等。如《药典》《药品集》、药学专著、药学工具书等都属于三次文献。

4. 文本、计算机化资料、网上资料　信息资料可按照其来源的形式不同分为文本资料、计算机资料、网上资料。药学信息的计算机检索逐渐成为现代人们获得药学信息的主要方式。

三、临床常用资料

药学信息资源非常丰富，包括药学和生物学、医学领域的图书、期刊、信息检索工具联机药物信息服务系统等。

1. 原始文献和数据原始医药文献　一般指发表在连续出版物（医药期刊）上的各类文章

如研究论文、综述评论、经验介绍、业界新闻等，也包括本单位医疗实践中实际产生的药物使用方面的第一手资料。部分原始医药文献容易得到，一般医院药学信息室都订阅多种有关的中外文医药期刊；后一类医药数据需要情报药师花大力收集、整理和保存，如本院发生用药事件、药物疗效评价、药物不良反应报道和老药新用经验等。

2. 药学核心典籍　所谓药学核心典籍，指在药学信息服务工作中使用最频繁、学术权威性最强的药学著作，包括大全、专著、手册和标准等。

（1）百科类主要指这类出版物涉及内容广泛，比较全面地收集了药学的基本知识和信息。百科类书籍的代表有从 1889 年首次出版后，迄今已再版过 19 次的《雷明登药学大全》《Re gton's pharmaceutical sciences》及《中国药学年鉴》等。

（2）药品集类中文包括《新编药物学》《中药大辞典》及各种药品介绍；英文的包括《马丁代尔大药典》《默克索引》。

（3）专著和教科书类。

（4）药品标准类包括最新版的《中华人民共和国药典》。

（5）工具书类包括数据手册、辞典、字典等，如《药名词典》《化学化工词典》及语言方面的词典。

3. 医药文献检索工具

（1）《中国药学文摘》。

（2）《国际药学文摘》（International Pharmaceutical Abstracts，IPA）。

（3）《化学文摘》（Chemical Abstracts，CA）。

（4）《生物学文摘》（Biological Abstracts，BA）。

（5）《医学索引》（Index Medicus，IM）。

（6）《医学文摘》（Excerpta Medica，EM）。

四、咨询服务方法

一般分为以下六个步骤进行。

步骤 1：明确提出的问题。认真听取咨询者的问题，注意了解提问者的受教育程度和专业背景，希望得到简单的回答还是详细的参考资料。这些问题有助药师正确理解提问的要求，估计提供的信息种类和解答问题需要的时间。

步骤 2：问题归类。药师首先必须判断咨询的问题属于哪种类型，如咨询者希望了解药物的不良反应还是给药剂量，问题的难易程度如何，提问是否与抢救患者有关，要求什么时候得到答案等。理清楚这些线索，可使药师进一步明确问题的关键所在，也有助于确定信息资料的选用。

步骤 3：获取附加的信息。药师应进一步了解提问的针对性，如护士的提问是否与遇到的情况有关，是什么情况；患者的提问是否涉及其自身疾病的药物治疗，患者的年龄、体重、性别和疾病情况，甚至患者对健康和患病的态度、对治疗的偏好（宁愿接受物理或手术治疗、害怕西药的毒副作用等）、在治疗决策中的角色作用（主动参与意见还是听任医生决定）。必要时可索要病历等医疗文件以获得完整的背景资料。

步骤 4：查阅文献。除了简单的问题药师可以负责地当即回答外，多数问题往往需要查阅有关文献资料，以保证回答的准确性和完整性。

步骤5：回答提问。回答提问时应当先复述咨询的问题，然后给出简练、正确、准确的解答，有时还应提供背景资料。如果是口头回答问题，药师应当以与咨询者交谈的方式提供答案，确保咨询者对回答满意，并正确理解解答的内容。复杂的解答可能需要提供书面材料，特别是医生和其他药师更希望获得详细的参考资料。

步骤6：随访咨询者。如果条件许可，药师应当对咨询者进行追踪随访，了解提供的信息是否足以解决问题，咨询者对结果是否满意，有无新的问题出现。随访不仅是保证药学信息咨询质量的需要，也有助于发现咨询工作中存在的问题，提高药学信息服务水平。

五、用药咨询

1.为医师提供新药信息、合理用药信息、药物不良反应、药物配伍禁忌、相互作用、禁忌证。

2.用药咨询可为患者提供合理安全用药信息，促进合理用药，提高药物治疗效果。

3.为护士提供注射药物的剂量、用法、提示常用注射药物的适宜溶媒、溶解或稀释的容积、浓度和输液的滴注速度、配伍变化与禁忌的信息。

4.提供关于药品使用、贮存、运输、携带包装的方便性的信息。

5.参与药物治疗方案的设计

（1）为医师提供新药信息、合理用药信息、药物不良反应、药物相互作用、配伍禁忌、禁忌证。参与药物治疗方案的设计，为护士提供注射药物的剂量、用法，提示常用注射药物的适宜溶媒、溶解或稀释的容积、浓度和滴速、配伍变化。

（2）提供关于药品使用、贮存、运输、携带、包装的方便性的信息。

六、药物信息中心的管理

1.分类　分类是最基本的认识事物、区分事物的方法，也是常用的揭示和检索文献内容的方法。药学信息数量庞大，而且内容、形式、体裁千差万别。信息资料搜集到手之后，首先需要做的工作就是归类，即将每本书籍、每篇文献、每条信息归到内容性质、形式体裁、主题范围、信息用户需要相同或相近的一组文献中去。归类的依据是事先建立的分类体系，它是由上而下、由小到大、由整体到部分、由一般到特殊、由总论到专论的划分过程。采用什么样的分类系统主要取决于信息资料的内容性质。药学信息资料一般先按照体裁分成书籍、期刊（现刊和过刊）、电子出版物、视听材料等。每一种体裁的信息资料再按照特殊分类系统分类，如按照药学的分支学科或主题分成药物化学类、药物分析类、药理学类、药剂学类、生物药剂学类、临床药理学类、药事管理学类、新药研制与开发类、药物不良反应类、药物相互作用类等。图书资料应按照中国图书资料分类法进行分类，信息资料的类目应当在存放位置上予以标识。

2.编目与索引　为了方便用户从特定课题直接找到所需信息资料，还需对信息资料进行索引。直接索引是将分类法中的全部类目，按一定的字顺、音顺排列起来，并在每个类目后面标明号码。相关索引是除了将分类表中的类目归纳成标题外，还将与各个标题有关的类目集中起来。每一个索引标题后面都要标明所属的号码。索引系统往往有一定的层次等级，主标题下有副标题和下级标题，组合起来构成完整的含义。

3.管理　信息资料经过加工整理一系列工序后，必须进行科学的组织管理，包括文献资料的排放布局、信息资料的贮存、文献的阅览和出借、信息的查询、文献的清理及各种安全性保护等。

第 7 单元　用药指导

一、用药指导的必要性

用药指导可减少药物不良反应，促进合理用药，改善药物治疗效果。患者拿到处方后应向医师或药师进行用药咨询，了解怎样阅读药物处方、如何服用及贮存药物等。

用药指导的必要性：①患者在年龄、性别、体质、病情药物敏感性等方面各不相同，故医师或药师在决定用药剂量时应有所不同。②一种药品往往具有多种用途，不同的治疗目的所需用的剂量是不同的，也可以说有的药物在不同的剂量时所产生的作用不同。

二、用药指导的基本内容和方法

1. **用药指导的基本内容**　概括起来说，用药指导的内容有两个方面。

（1）一般药物知识：①了解药物的作用机制、作用特点及可能引起的不良反应，可指导患者正确用药；②根据疾病的轻重缓急选择适当药物，指导患者选择适当的服药方式与时间；③注意药物的禁用、慎用、相互作用、配伍禁忌等；④注意药物的有效期、包装及贮存，确保药物质量；⑤特殊患者应遵循特殊给药方案。

（2）药物治疗的基本知识：①要重视药物调节与机体自身康复之间的关系，不可片面依赖药物作用而忽视身体的自我调理和常规保健；②用药物经济学的观点来指导临床合理用药；③条件允许可开展药物检测，设计、制定个体化用药方案，指导患者了解个体化用药的必要性及益处，以求积极使用。

2. **用药指导的方法**

（1）**咨询答疑法**：患者针对自身所患疾病而进行的有关药物治疗信息的咨询，医师、药师、护士都有义务向患者解答。

（2）**个例示范法**：运用典型事例，现身说法，教育患者。

（3）**媒介传播法**：运用现代化的信息传播媒介和途径，开展多方位多层次的指导用药。

（4）**座谈讨论法**：建立疾病之家，通过患者与患者间、患者与医师间的防心病治病信息交流，以及患者用药过程中的经验交流，发现治疗过程中的不合理之处。

（5）**专题讲座法**：患者可通过专家的科普讲座，获得自己需要的信息。

（6）**科普教育法**：组织专家编写科普读物，开展用药知识和有关技能方法的科普教育。

三、药品的正确使用方法

1. **口服药的使用方法**　口服药剂型通常包括胶囊、片剂、颗粒剂和散剂。有些片剂或胶囊必须整个咽下而不能研碎或将胶囊打开。对于颗粒和散剂，这些制剂需要用液体溶化或混合完全后再吞服，而不是直接吞服。

2. **外用药的使用方法**

（1）**滴眼剂和眼膏剂**：头向后仰，将下眼睑向下拉成小囊，将滴眼瓶接近眼睑，挤规定量的药液，然后闭上眼睛，用手托轻轻按压鼻侧眼角 1 分钟或 2 分钟。瓶盖盖回前不要冲洗或擦拭以防污染药液，保存时应拧紧瓶盖。使用眼药膏的时候，挤出一定量眼膏使成线状，滴入下眼睑（注意药膏管不要触及眼睛），闭上眼睛，并转动几次以使药膏分散。滴眼剂和眼膏剂一定都是经过无菌处理的，以防止眼睛感染，一定要保证所用的药水或软膏是眼用制剂。眼用制剂过期、颜色变化或出现了在购买时没有的颗粒物质不要再使用。

（2）**滴鼻剂与喷鼻剂**：使用滴鼻剂时，头后倾，向鼻中滴入规定数量的药液，滴瓶不要接触鼻黏膜。保护头部向后倾斜 5～10 秒，同时轻轻用鼻吸气 2～3 次。在使用喷鼻剂时，头不要后倾。将喷嘴插入鼻子，但要尽量避免接触鼻黏膜，并在按压喷雾器的同时吸气，喷药后也要轻轻地用鼻吸气 2～3 次。连续使用滴鼻剂与喷鼻剂时，除非是依照医嘱，否则不要多于 2～3 天。绝对不允许他人使用自己的滴鼻剂与喷鼻剂。

（3）**局部用软膏和霜剂**：大部分皮肤用药膏和乳剂只有局部功效。按说明涂药，涂药后，轻轻按摩给药部位使药物进入皮肤，直至药膏或乳剂消失。医师有要求才能在软膏或霜剂后用塑料膜将皮肤盖上，未经医师同意或有分泌物的破损处绝不要用覆盖物。

3．**液体药物的使用方法**　液体药物液体药物有多种用法。一些可外用于皮肤，有些可用于眼睛、耳朵、鼻、喉咙，另外还有内服药液。在使用任何药液之前，一定仔细阅读标签，了解正确的使用方法。混悬液是在溶液中含有沉于瓶底颗粒状物质的液体，在用前一定要振摇均匀，这样每次使用可保证成分一致。

在打开装有液体的药瓶时，开口应远离自己。有些溶液在瓶中可能积聚一些压力，一旦瓶盖被打开，液体将会喷出。若药液是用于皮肤的，倒出少量液体在棉片或纱布上，不要将液体倒在手中，否则会流下来。如果需要治疗的区域很小，用手指或棉棒将药液散开，但不要把棉棒或棉花、纱布浸入药瓶中。

4．**特殊剂型的使用方法**

（1）**舌下片剂**：将舌下片剂放在舌头下面，闭上嘴。吞咽之前，尽可能在舌下长时间地保留一些唾液以帮助药片溶解。服用硝酸甘油 5 分钟后如果嘴中仍有苦味，表明药物仍未被完全吸收，所以服药后至少 5 分钟内不要饮水。药物溶解过程中不要吸烟、进食或嚼口香糖。

（2）**咽喉用含片与喷雾**：咽喉用含片在服用时应让其在口中溶解，不要咀嚼。在药物溶解后的一段时间内，不要吃东西或饮用任何液体。用喉部喷雾剂给药时，应张大嘴并尽可能向口腔后部喷射药物，同时，使药物在口中保留尽可能长的时间，用药后数分钟内不要饮用任何液体，发现胃部不适，则不要咽下。

（3）**透皮吸收的贴膜剂**：将贴膜剂用于无毛发的或是刮净毛发的皮肤，但一定要避开伤口。选择一个不进行剧烈运动的部位贴，每次贴于身体的不同部位。如果发现给药部位出现红肿或刺激，可向医师咨询解决。

（4）**直肠栓与阴道栓**：栓剂在炎热的天气下会变软而不易使用，此时应将栓剂放入冰箱、凉水杯或流动的凉水中，直到变硬为止（通常只需几分钟）。插入栓剂前，先后去外面的铝箔或其他外部包装。在插入栓剂时，可以带橡胶指套或一次性橡胶手套。然后按照直肠和阴道栓的使用说明使用。

第 8 单元　治疗药物监测

一、治疗药物监测的概念

治疗药物监测（TDM）是临床药学的重要内容之一，治疗药物监测是采用现代分析测定手段，定量测定血液或其他体液中的药物或其代谢物的浓度，并将所得的数据以药动学原理拟合成各种数学模型，再根据求得的各种动力学参数来制定合理的给药方案，实现给药方案个体化。TDM 可以避免或减少药物不良反应，提高药物疗效；同时也可为药物过量中毒的诊断提供有价值的依据。

二、治疗药物监测的工作内容

1. 实验室的工作内容　主要包括药物浓度的测定、临床药代动力学研究及药代动力学参数的求算、实验结果分析与给药方案的设计等方面的内容。

2. TDM 的咨询服务　目前 TDM 实验室提供的咨询服务可分为两类。一类只简单测定和报告测定结果。另一类不但提供测定结果，而且还能帮助医师解释结果及进行个体化给药方案设计。最基本的 TDM 咨询服务包括向临床提供合适的抽血时间、患者可接受的治疗浓度范围、影响所报告浓度的病理因素、药代动力学参数和测定结果的精确度等。对某些特殊患者还要作进一步的咨询，以推荐一个有效的治疗方案。

三、治疗药物监测的适用范围

1. 适用于治疗指数低、安全范围窄、毒副作用大的药物，如地高辛、锂盐、茶碱、氨基糖苷类抗生素及某些抗心率失常药等。

2. 具有非线性药动学特征的药物，如阿司匹林、保泰松等的半衰期均随剂量的增加而延长，当剂量增加到一定程度时，再稍有增加即可引起血药浓度的很大变化。

3. 临床效果不易察觉的药物，中毒症状易和疾病本身症状混淆的药物，如用于预防某些慢性疾病的药物，用于癫痫的药物等。

4. 需要长期用药的药物。

5. 合并用药的药物，如某些药物合并使用时，药动学参数会发生改变，需引起注意。

6. 特殊人群用药，患有心、肝、肾、胃肠道疾病者，婴幼儿及老年人的动力学参数与正常人会有较大的差别，用药时需格外注意。

第 13 章　临床药物治疗学

第 1 单元　药物治疗的一般原则

药物治疗方案制定的一般原则

【复习指南】本部分内容难度不大，但历年常考。药物治疗安全性、有效性、经济性与规范性为考试重点，应掌握。

药物治疗的一般原则：**有效性、安全性、经济性、规范性**。

（1）有效性：选择药物的首要标准如下。①只有利大于弊，有效性才有实际意义；②药物方面因素影响有效性，药物的生物学特性、理化性质、给药途径、剂型、药物间相互作用等；③机体方面因素影响有效性，年龄、性别、体重、病理状态、精神因素、时间因素等；④依从性影响有效性。

（2）安全性：药物可对机体产生不同程度的损害或改变病原体对药物的敏感性，甚至产生药源性疾病。保证用药安全是药物治疗的前提，原因有三：药物本身固有的药理学特性、药品质量、药物不合理使用。

（3）经济性：以最低的药物成本，实现最好的治疗效果；要考虑治疗的总成本，而不是单一的药费。主要是指：控制不合理的药物需求增长、不盲目追求新药、高价药；控制不合理的有限药物资源配置，避免资源浪费和紧缺；控制被经济利益驱动的过度药物治疗。

（4）规范性：疾病治疗指南往往依据疾病分型、分期、动态发展、并发症，对药物选择、剂型、剂量、给药方案、疗程进行规范指导，针对具体患者时，要兼顾指南的严肃性和个体化的灵活性。

第 2 单元　药物治疗的基本过程

【复习指南】本部分内容难度不大，但历年常考。治疗药物选择的基本原则及方法、给药方案制定和调整的基本原则及方法应掌握。

一、治疗药物选择的基本原则

疾病发展应分清主要矛盾和次要矛盾，密切关注、预测疾病的发展趋势，及时调整方案。治疗药物选择的基本原则：**安全性、有效性、经济性、方便性**。①安全性：药物治疗的前提。②有效性：选择药物的首要标准。③经济性：治疗总成本，非单一的药费。④方便性：可能影响患者的依从性。

二、给药方案制定和调整的基本原则及方法

1.药物治疗方案制定的一般原则

（1）为治疗创造条件，改善环境、改变生活方式。

（2）确定目的，"消除疾病、祛除诱因、预防发病、控制症状、治疗并发症，为其他治疗创造条件或增加其他疗法的疗效"。

（3）确定合适的时机，早治疗。

（4）确定合适的剂型、给药方案。

（5）确定合理的用药配伍。

（6）确定合理的疗程。

（7）兼顾药物治疗与非药物治疗。

2. 制定给药方案的方法　首先明确目标血药浓度范围，一般为文献报道的安全有效范围，特殊患者可依据临床观察的有效性或毒性反应确定。药物手册和说明书中推荐的药物剂量是能够保证有效血药浓度的平均剂量，基于药物临床试验制定的，属于群体模型化方案。患者间的个体差异多数情况下是有限的，故初始治疗时，对安全、低毒的药物多采用标准剂量方案，此时获得预期疗效的概率最大。

（1）一般策略：①获取个体信息（体重、烟酒嗜好、肝肾疾病史等）；②以群体参数计算初始剂量方案，并进行治疗；③评估患者，包括个体药效学（疗效、不良反应）和药动学（血药浓度）；④必要时，根据个体信息调整剂量方案。

（2）根据半衰期确定给药方案：①半衰期 < 30 分钟，维持药物有效治疗浓度困难较大。治疗指数低，静脉滴注给药；治疗指数高，分次给药，维持量随给药间隔时间延长而增大，确保血药浓度始终高于最低有效浓度。②半衰期介于 30 分钟至 8 小时，兼顾治疗指数和用药方便性。治疗指数低，每个半衰期给药 1 次，也可静脉滴注；治疗指数高，可每 1 ~ 3 个半衰期给药 1 次。③半衰期介于 8 ~ 24 小时，每个半衰期给药 1 次，需立即达到稳态的可首剂加倍。④半衰期 > 24 小时，每日给药 1 次，需立即达到治疗浓度的可首剂加倍。

（3）根据平均稳态血药浓度制定治疗方案：通过给药剂量或给药间隔时间的调整，达到所需的平均稳态血药浓度；通常选取平均稳态血药浓度和给药间隔时间调整剂量，兼顾有效血药浓度范围、脏器病变、个体化给药。

3. 调整给药方案的方法　密切关注和预测治疗过程中疾病的发展趋势，如治疗窗改变、药 – 时曲线改变，治疗窗和药时曲线均改变。调整途径包括改变每日剂量、改变给药间隔或两者同时改变。

第 3 单元　药物不良反应

【复习指南】本部分内容有一定难度，历年必考，应作为重点复习。其中，需要掌握的内容为不良反应的定义及分型，各种不良反应的发生原因及临床特征，不良反应、毒性反应、首剂效应、变态反应、遗传药理学不良反应、继发反应、撤药反应，监测的方法如自愿报告系统、医院集中监测系统，对重点药品进行监测，监测报告范围（老药、新药），信息来源，常用药品的主要不良反应与常用药物致常见药源性疾病发生原因、临床特点、防治原则。

一、基本知识

1. 定义　**药物不良反应（ADR）：合格药品在正常用法用量下出现、与用药目的无关或意外的有害反应。**

2. 分型　按不同标准对药物不良反应分型如下。

（1）按药理作用关系分型：A 型、B 型、C 型。①A 型（量变型异常）：由药理作用增强所致，特点是常见、可预测、剂量相关、时间关系较明确、可重复性、在上市前常可发现、发生率高、死亡率低。不良反应、毒性反应、继发反应、后遗效应、首剂效应和撤药反应等均属 A 型不良反应。②B 型（质变型异常）：与正常药理作用完全无关，特点是罕见、非预期、较严重、时间关系明确、常规毒理学筛选不能发现、发生率低、死亡率高。过敏反应、特异质反应属于此类。③C 型：长期用药后出现，特点是背景发生率高、非特异性（指药物）、没有明确的时间关系、潜伏期较长、不可重现、机制不清。如妇女妊娠期服用己烯雌酚，子代女婴至青春期后患阴道腺癌。

（2）按发生机制分型：A 类反应、B 类反应、C 类反应、D 类反应、E 类反应、F 类反应、G 类反应、H 类反应、U 类反应。①A 类反应：即扩大的反应，药物对人体呈剂量相关，可以药物或赋形剂来预知，常与药动学、药效学相有关，是不良反应中最常见的类型。②B 类反应：即药物导致某些微生物生长引起的不良反应，在药理学上可预测，其直接的和主要的药理作用是针对微生物体，如含糖药物引起龋齿，抗生素引起肠道内耐药菌群过度生长，广谱抗生素引起鹅口疮，过度使用某种可产生耐药菌的药物而再次使用时无效；**药物致免疫抑制而产生的感染不属于 B 类反应**。③C 类反应：即化学的反应，取决于药物或赋形剂的化学性质，以化学刺激为基本形式，严重程度与起因药物的浓度有关，典型的不良反应包括静脉炎、外渗物反应、接触性（"刺激物"）皮炎、药物或赋形剂刺激而致的注射部位疼痛、酸碱灼烧、局部刺激引起的胃肠黏膜损伤，了解起因药物的生理化学特性可以预测。④D 类反应：即给药反应，因药物特定的给药方式而引起，不依赖于制剂成分的化学或药理性质，因剂型的物理性质和（或）给药方式而引起，如果改变给药方式，不良反应即可停止；如植入药物周围的炎症或纤维化，用干粉吸入剂后的咳嗽，片剂停留在咽喉部，注射液中微粒引起血栓形成的血管栓塞，注射液经微生物污染引起的感染。应注意，与注射相关的感染属 D 类，不是 B 类。⑤E 类反应：即撤药反应，生理依赖的表现，只发生在停止给药或剂量突然减少后；与其他继续用药会加重反应的所有不良反应不同，该药再次使用可使症状得到改善；与给药时程而不是剂量有关；常见可引起撤药反应的药物有阿片类、可乐定、尼古丁、β 阻滞药、苯二氮草类、三环类抗抑郁药等。⑥F 类反应：即家庭性反应，仅发生在由遗传因子决定的代谢障碍的敏感个体中，较常见的有苯丙酮酸尿、葡萄糖 6-磷酸脱氢酶（G6PD）、C1 酯酶抑制药缺陷，卟啉症和镰状细胞性贫血，如有 G6PD 缺陷的患者，使用奎宁可能出现溶血，而其他个体即使奎宁用量大也绝不会发生；不可混淆于人体对某种药物代谢能力的正常差异而发生的反应，如西方人群 10% 以上缺乏细胞色素 P450 2D6，他们更容易发生受 2D6 代谢的药物的已知的 A 类反应。⑦G 类反应：即基因毒性反应，引起人类的基因损伤，有些是潜在致癌物或遗传毒物，有些（并非全部）致畸物在胎儿期即导致遗传物质受损。⑧H 类反应：即过敏反应，可能是继 A 类反应后最常见的不良反应，均涉及免疫应答的活化；药理学上不可预测，剂量不相关，必须停药；如过敏反应、光敏性皮炎、过敏性皮疹、急性血管性水肿、重症多形性红斑型药疹。⑨U 类反应：未分类反应，机制不明的反应，如药源性味觉障碍、气体全麻药物的恶心呕吐、辛伐他汀的肌肉不良反应。

3. 各种不良反应的发生原因及临床特征

（1）不良反应：治疗量出现，与治疗目的无关。产生原因是药物选择性低、作用范围广，治疗时用一个作用，其他作用即不良反应；一般较轻微，多为一过性、可逆。如阿托品有加快心率、抑制腺体分泌、解除平滑肌痉挛等作用，麻醉时其抑制腺体分泌，引起的腹胀、尿潴留即不良反应；在解痉作用时，口干、心悸即不良反应。

（2）毒性作用：患者个体差异、病理状态或合用其他药物导致敏感性增加，治疗量时引起某种功能或器质性损害，剂量反应关系明显，毒性严重程度随剂量加大而增强；如氨基糖苷类抗生素链霉素、庆大霉素等具有的耳毒性。

（3）首剂效应：某些药物开始使用时，因机体对药物尚未适应引起较强烈的反应；如哌唑嗪等降压药首次应用导致的血压骤降。

（4）过敏反应（变态反应）：药物作为半抗原或全抗原刺激机体发生的非正常免疫反应，与药物剂量无关或关系甚少，主要表现为皮疹、血管神经性水肿、过敏性休克、血清病综合征、哮喘等；如注射青霉素或异种血清引发全身性变态反应，出现、恶心、呕吐、皮疹呼吸困难甚至过敏性休克致死亡。

（5）特异质反应：先天性遗传异常导致患者用药后出现与药理作用无关的有害反应；如肝细胞内缺乏乙酰化酶者服用异烟肼后出现多发性神经炎，红细胞膜内有 G6PD 缺陷者服用伯氨喹出现溶血反应，胆碱酯酶缺乏者使用琥珀胆碱后出现呼吸暂停。

（6）继发反应：又称治疗矛盾，因药物治疗作用导致的不良后果；如长期口服广谱抗生素导致敏感菌株抑制，使耐药性葡萄球菌、白色念珠菌等不敏感的细菌大量繁殖，引起葡萄球菌假膜性肠炎或白色念珠菌病等继发感染；使用抗肿瘤药物导致免疫力低下、诱发感染。

（7）停药综合征：又称撤药反应，长期用药使机体对药物的作用已经适应，一旦停药导致的机体不适应状态，主要表现为症状反跳；如长期使用糖皮质激素类药，停用后使原发病复发，导致病情恶化；停用降压药后血压反跳、心悸、出汗等。

4. 不良反应诱发因素

（1）药物因素：①药物作用：如口服药脂溶性越强，就越容易在消化道内吸收，容易出现治疗效果，也更容易出现不良反应。②药物相互作用：如抗焦虑药地西泮与催眠药水合氯醛合用，可致过度抑制；降低血小板聚集药物如阿司匹林与华法林合用，可增加出血的倾向；氨基糖苷类与强利尿药合用，导致肾功能损害；他汀类药物与贝特类药物合用，导致横纹肌溶解症。③与制剂相关的不良反应：**药物的理化性质、副产物、分解产物、代谢产物的作用**，如青霉素类分解产生青霉烯酸致过敏；**药物赋形剂、溶剂、染色剂等附加剂的影响**，可能诱发不良反应；**药物杂质的影响**，如胶囊染料引起固定性药物疹，青霉素所含的青霉素烯酸、青霉素噻唑酸及青霉素聚合物等物质引起的过敏反应。④给药方法的影响：**给药途径的影响**，一般认为静脉滴注、肌内注射相对于口服给药不良反应发生率高，因此"能口服不肌注，能肌注不输液"；**给药间隔和时辰的影响**，如时间依赖性抗菌药物应一日多次给药；**给药剂量和持续时间的影响**；**配伍和给药速度的影响**；**减药或停药的影响**。

（2）非药物因素：①机体因素：a.**年龄**：婴幼儿药物代谢慢、肾排泄功能差、药物易透过血脑屏障，老年人药物代谢慢、血浆蛋白含量降低，小儿及老年人对中枢抑制药、影响水盐代谢及酸碱平衡药物敏感性高。b.**性别**：如保太松、氯霉素引起粒细胞缺乏症的女性：男性为 3：1，而氯霉素引起再生障碍性贫血的女性：男性为 2：1。c.**遗传和种族**：种族，动物种属间差异。d.**生理状态**：孕妇、哺乳期妇女用药需考虑。e.**病理状态**：影响药效学，如靶器官敏感性发生改变，影响药动学过程，即吸收、分布、代谢、排泄受影响。②外在因素：a.**环境**：环境中许多物理、化学因素不但间接影响人的生理功能、危害人体，而且影响药物的吸收、代谢和排出，或与药物发生相互作用。b.**生活、饮食习惯**：**高脂饮食**：增加脂溶性口服药生物利用度；饮酒，损害肝功能如应用甲硝唑及部分头孢菌素类药物期间饮酒可引起双硫仑反应。食物、营养状态：食品、饮料中的添加剂，家畜、家禽饲养中在饲料中加入己烯雌酚、抗生素、磺胺药等。

5. 预防原则

（1）A 类不良反应：①药物选择：注意妊娠、哺乳及儿童用药的特殊性。②用法用量：降低剂量可避免或减轻 ADR，肝肾功能不全患者用药需注意调整剂量。③药物相互作用：避免不合理联合用药，经过同一代谢途径代谢的药物合用毒性将增加。

（2）B 类变态反应：①一般不能用降低剂量防止过敏反应的发生。②询问药物过敏史。③注意交叉过敏，如青霉素类与头孢菌素类抗生素即有部分交叉过敏反应。④皮试。

二、监测

药物不良反应的监测是指药品不良反应的发现、报告、评价和控制的过程。

1. 监测的目的和流程　药品不良反应监测虽不能阻止不良反应发生，但可及早监测出来，避免对人类进一步损害，同时为药品安全性提供证据。通过 ADR 监测，除了发现 ADR，还可以发现药品质量问题、发现假药问题、发现药品的处方或标准问题、发现药物的风险大于效应的问题、发现药物安全性问题，提出安全性建议。这些方面都对药品安全监管提供了重要技术支持。

2. 监测的方法

（1）自愿呈报系统：又称黄卡制度，一种自愿而有组织的报告制度，监测中心通过监测报告单位把大量分散的不良反应病例收集起来，经整理、分析因果关系评定后储存，并将不良反应信息及时反馈给各监测报告单位。WHO 国际药物监测合作中心的成员国大多采用这种方法。优点：简单易行，监测覆盖面大，耗资少，可发现罕见的 ADR；缺点：资料可有偏差，有漏报现象，且难于避免。

（2）集中监测系统：在一定时间、范围内根据研究目的进行监测，包括患者源性监测、药物源性监测；患者源性监测以患者为线索了解药品不良反应，药物源性监测以药物为线索考察药物的不良反应进行。集中监测系统的优点：结果较自愿呈报结果可靠、漏报率低，可计算 ADR 发生率及流行病学研究；缺点：耗资大、花费人力物力多，因监测范围受限、代表性不强、结果差异大。

（3）记录联结系统：把各种分散的信息（如出生、婚姻、处方、住院史、家族史等）联结起来，可能发现与药物有关的事件，一种较好的 ADR 监察方法。建立系统费用昂贵，如牛津记录联结研究发现服镇静剂与交通事故间高度相关。

3. 程度分级标准　一般分轻度、中度、重度三级。轻度：轻微的反应或疾病，症状不发展，一般无须治疗。中度：不良反应症状明显，重要器官或系统功能有中度损害。重度：因使用药品引起以下情形之一，危及生命，致癌、致畸、致出生缺陷，显著或者永久的伤残或器官功能损伤，住院或住院时间延长，其他重要医学事件，如不治疗可能出现上述所列情况的。

4. 因果关系评价原则

（1）Karch Lasagna 评定方法：将因果关系确定程度分为肯定、很可能、可能、可疑、不可能五级标准。肯定：用药时间顺序合理，停药后反应停止，重新用药反应再现，与已知不良反应符合。很可能：时间顺序合理，与已知不良反应符合，停药后反应停止，无法用疾病进行合理解释。可能：时间顺序合理，与已知不良反应符合，患者疾病或其他治疗也可引起。可疑：时间顺序合理，与已知不良反应符合，不能合理解释。不可能：不符合上述各项指标。国家药品不良反应监测中心的因果关系评定方法以此为基础，将等级分为肯定、很可能、可能、可能无关、待评价、无法评价。

（2）计分推算法（即法国的归因系统）：针对时间顺序，是否已有类似反应的资料等问题打分，按所记总分评定因果关系等级。

5. 报告范围　新药监测期内的国产药品；其他国产药品报告新的和严重的不良反应；进口药品自首次获准进口之日起 5 年内，报告所有不良反应；满 5 年的，报告新的和严重的不良反应。

6. 不良反应的通报和药物警戒信号　国家药品不良反应监测中心每季度对收到的严重药品不良反应报告综合分析，提取安全性信息，并进行评价，提出风险管理建议，报国家食品药品监督管理总局和卫计委，并发布药品不良反应警示信息。药品重点监测是为进一步了解药品的临床使用，不良反应发生特征、严重程度、发生率等安全性监测活动。

三、信息

1. 来源　不良反应信息来源于药品说明书、杂志、报纸、参考书、工具书、会议资料、临床资料、宣传材料、不良反应报告系统等。

2. 种类　包括公开发表的病例报道、综述性资料、专题研究论文、ADR 报告系统的病例报道、新闻类资料、ADR 方法学研究、政策法规性资料。

四、药源性疾病

1. 药源性疾病的概念　又称药物性疾病，是指药物在预防、诊断、治疗疾病过程中，因药物本身的作用、药物相互作用及药物的使用引致机体组织或器官发生功能性或器质性损害而出现各种临床症状的异常状态。

2. 常见药源性疾病发生原因

（1）患者的因素：①年龄因素。婴幼儿肝肾功能较差、药物代谢酶活性不足、肾的滤过及分泌功能较低、影响药物的代谢消除；婴幼儿血浆蛋白结合药物的能力低，其血浆游离药物浓度较高，易发生药源性疾病；老年人由于肝肾功能降低导致药物的代谢清除率降低、药物的血浆半衰期延长、用药时间长，易发生药源性疾病。②性别因素。女性的生理因素与男性不同，药物的吸收、代谢受月经期影响。③遗传因素。药源性疾病在个体间的显著差异可能与遗传因素有关。④基础疾病因素。疾病既可以改变药物的药效学也能影响药物的药动学，如肝病患者由于肝功能减退可使主要通过肝代谢的药物血药浓度升高，引起药源性疾病。⑤过敏反应。一种免疫反应，与药品药理作用无关，过敏体质患者使用常规剂量或极小剂量的药品常能引起剧烈的免疫反应。⑥不良生活方式。如饮酒、吸烟等不良习惯，可能对药源性疾病有影响。

（2）药物因素：①与药理作用有关的因素。其中包括药品的不良反应、药物本身的作用、药品的毒性反应、药品的继发反应、药品的后遗效应、药品的致癌作用、药品的致畸作用及药品的致突变作用等，都可引起药源性疾病。②药物相互作用因素。包括药物配伍变化；药动学的相互作用及药效学的相互作用，其中药动学的相互作用又从影响药物吸收，影响药物分布；影响药物的代谢及影响药物的排泄四个方面，都可引起药源性疾病。③药物制剂因素。

包括药品赋形剂、溶剂、稳定剂或染色剂等因素导致的药源性疾病；药物分解产物所致的药源性疾病及污染物、异物所致的药源性疾病。④药物使用因素。药物性损害尚与药物使用不当有关，如用量过大，疗程过长，滴注速度过快，用药途径错误，配伍不当，重复用药，忽视用药注意事项和禁忌证等均可诱发药物性损害。引起药物源性疾病的因素很多，有时是由一种或多种因素所致。

3.临床特点　药源性疾病与病理性疾病的临床表现基本一致，各系统器官都可受累，异常病理体征与受累器官损害程度一致，检查和判定指标相同，其中最多见的是过敏反应（各型皮疹、哮喘、休克等都与其他过敏性疾病体征一样）。

4.防治原则

（1）重视药源性疾病的危害：普及药源性疾病的知识，使广大医务工作者充分认识和掌握药源性疾病的诊断。

（2）提高临床安全用药水平：①用药要有明确的指征；②选用药物时要权衡利弊，尽量做到个体化给药；③用药品种应合理，避免不必要的联合用药；④了解患者的过敏史或药物不良反应史；⑤老年人疾病多，用药品种也较多，应提醒患者可能的不良反应；小儿、新生儿对药物的反应不同于成人，剂量应按体重或体表面积计算；⑥孕妇用药应慎重，妊娠初期3个月内尽量避免用药，若用药不当有可能致畸；⑦肝病、肾病患者，选用对肝肾功能无影响的药物，并适当减量；⑧对器官功能有损害的药物，须按规定进行相关器官的检查，如利福平、异烟肼需查肝功能，氨基糖苷类抗生素需查听力、肾功能，氯霉素需查血象；⑨注意观察药物不良反应的早期症状或迟发反应；⑩加强药学服务，实施药学监护。

（3）加强药物安全信息的收集和交流：医疗机构要收集药物安全信息，提高信息的质量和数量，加速信息的交流，积极开展血药浓度监测和药物不良反应监测工作，有效指导临床安全、合理用药，预防药源性疾病的发生。

（4）治疗原则：立即停药，对因对症治疗。

五、药物流行病学

1.基本概念　临床药理学与流行病学两个学科相互渗透、延伸而发展起来的新的医学领域，也是流行病学一个分支，它应用流行病学原理和方法，研究人群中药物利用及其效应的一门应用科学。

2.研究方法

（1）描述性研究：包括病例报道、生态学研究、纵向研究（ADR 监测）、横断面研究。病例报道指药物上市后引起的罕见不良反应初次报道。优点：发现可疑 ADR。缺点：①无对照；②过度报道；③难以探测常见或迟发的 ADR。生态学研究描述某疾病和特征者（如服用某种药物者）在不同人群、时间、地区的分布，并分析是否与服用药物有关，为确定不良反应原因提供线索。纵向研究包括自愿报告制度、速报制度、义务性监测、重点药物监测、重点医院监测等。横断面研究在药物利用研究领域应用更普遍。

（2）分析性研究

①病例对照研究：以发生 ADR 患者和没有发生 ADR 的患者作为研究对象，比较它们与过去某个或某些因素暴露的相关性，或暴露程度与 ADR 发生是否有关。优点：a.适用于少见 ADR 的原因研究、样本量小；b.适用于潜伏期长的疾病、短期可获得结果；c.可同时研

究一种 ADR 与多种因素的关系；d. 周期短，费用低。缺点：易产生偏倚，不能计算率和率比。注意事项：a. **正确选定研究因素**，把真正的原因包括进来；b. **病例选择**，诊断无误；c. **对照组的选择**，考虑均衡性，如年龄、性别、职业、习惯等；d. **资料收集**，调查表应简洁、全面，进行质量控制，收集方式可通过谈话、通信手段、各种记录如病史卡和死亡登记等；e. **结果分析和解释**，计算机处理数据，正确解释结果。

②队列研究：按人群划分为暴露组、非暴露组，随访观察一段时间，比较两组不良反应发生率，以研究暴露和结局之间是否有联系和联系程度。优点：可收集所有的资料，患者随访可持续进行，可估计相对和绝对危险度，假设可产生、亦可得到检验。缺点：资料可能偏倚、易遗漏，若不良反应发生率低时、扩大对象人群或延长时间有难度，费用高。

③实验性研究：将人群随机分为实验组与对照组，将措施给予实验人群组后，随访并比较两组的结局，判定措施效果；包括临床试验、现场试验、社区干预试验等。

3. **实施应用的价值**　可推进药物安全信息的公开交流和公共健康政策的发展，为药物警戒、药物利用度研究、效益比较研究、风险管理等提供支持。

第 4 单元　药物相互作用

【复习指南】本部分内容有一定难度，历年必考，应作为重点复习。其中，需要熟练掌握的内容为吸收、分布、代谢、排泄过程的药物相互作用；需要掌握的内容为作用于同一部位或受体的协同作用和拮抗作用。

药物相互作用指同时或相继使用两种或两种以上药物时，其中一个药物受到另一药物的影响而发生明显改变的现象。理论上，影响有三种情况：<u>有益、无关、有害</u>。狭义的药物相互作用指两种或两种以上药物在患者体内共同存在时产生的不良影响。药物相互作用主要发生在体内，少数可能在体外发生，从而影响药物进入体内。药物相互作用有三种方式：①药动学方面相互作用；②药效学方面相互作用；③体外药物相互作用。本章将重点讨论①和②这两类药物相互作用。

一、药动学方面的相互作用

机体对药物的处置是药物与机体相互作用的一个重要组成部分，包括药物的吸收、分布、代谢（生物转化）、排泄四个环节，这四个环节均有可能发生药物相互作用，影响药物在其作用靶位浓度，改变其作用强度或性质。

1. **吸收过程药物相互作用**　药物在给药部位的相互作用将影响其吸收，多数表现为妨碍吸收，也有促进吸收的少数例子。药物在胃肠道吸收时的影响因素如下。

（1）胃肠道 pH 的影响：①影响药物溶解度。固体药物必须首先溶解于体液中，才能进行跨膜扩散。②影响药物解离度。药物在胃肠道的吸收主要通过被动扩散方式进行，药物的脂溶性是决定这一被动扩散过程的重要因素。大多溶解在体液中的药物都以解离型和非解离型混合存在的；非解离型药物脂溶性较高，易扩散通过生物膜，而解离型药物脂溶性较低，扩散能力比较差。因此药物与能改变胃肠道 pH 的其他药物合用，其吸收将会受到影响。

（2）胃肠运动影响：药物的主要吸收部位在小肠，改变胃排空、肠蠕动速率的药物能明显地影响其他口服药物到达小肠吸收部位的时间和在小肠的滞留时间，从而影响药物的吸收。

（3）络合作用的影响：许多药物口服时，在胃肠道中发生相互作用而形成不溶解和难以吸收的络合（包括螯合）物和复合物，如含二价或三价金属离子（Ca^{2+}、Fe^{2+}、Mg^{2+}、Al^{3+}、Bi^{3+}、Fe^{3+}）的药物与四环素类抗生素或喹诺酮类抗菌药发生络合反应而严重影响其吸收，可通过间隔 2 小时以上先后给药加以避免。

（4）吸附作用的影响：活性炭、白陶土、阴离子交换树脂有较强的吸附作用，可使一些与其同服的药物吸收减少；如大剂量活性炭减少对乙酰氨基酚的吸收；林可霉素与白陶土同服，林可霉素的血浓度只有单服时的 1/10；考来烯胺可减少阿司匹林、保泰松、地高辛、华法林、甲状腺素等药物的吸收。

（5）食物的影响：一般情况减少药物的吸收，有时延缓药物吸收、但不影响吸收量。如螺内酯与早餐同服，吸收量明显高于空腹服药。食物中若有脂肪时往往刺激胆汁分泌，一般能增加难溶性药物的吸收，如高脂肪食物增加灰黄霉素的吸收量。

（6）肠吸收功能的影响：细胞毒类抗肿瘤药能破坏肠壁黏膜，妨碍其他药物吸收，如氨甲蝶呤、卡莫司汀、长春碱等。使用这些化疗药物的患者，合用的苯妥英钠或维拉帕米吸收可减少 20% ～ 35%，且这两种药的疗效下降。

（7）肠道菌群改变的影响：口服地高辛能被肠道菌群大量代谢灭活，红霉素、四环素、其他广谱抗生素能抑制肠道菌群，使地高辛血药浓度增加 1 倍。口服广谱抗生素抑制肠道菌群，可加强香豆素类抗凝药的作用，应减少抗凝药的剂量。

（8）其他因素的影响：硝酸甘油片（舌下含服）需充分的唾液助其崩解、吸收，抗胆碱药可致唾液分泌减少而使硝酸甘油降效。局部麻醉药溶液中加入缩血管药，可减少局部麻醉药从给药部位的吸收，保持较长的局部麻醉效果，但需防止吸收中毒。

2. **分布过程的药物相互作用**　此环节的相互作用表现为相互竞争血浆蛋白结合部位，改变游离型药物的比例，或者改变药物的分布量、影响它们的消除。

（1）竞争蛋白结合部位：药物经吸收进入血液循环后，一部分与血浆蛋白发生可逆性结合，称结合型，另一部分为游离型。结合型药物特性：不呈现药理活性、不能通过血管壁、不被肝代谢、不被肾排泄。当药物合用时，它们可在蛋白结合部位发生竞争，与蛋白亲和力较强的药物可将另一种亲和力较弱的药物从血浆蛋白结合部位置换出来，使后一种药物的游离型增多。游离型的药物分子才有药理活性，能被代谢与排泄，因此这种蛋白结合的置换可对被置换药的药动学与药效学产生一定的影响。一般认为，被置换的药物特性：①分布容积小；②半衰期长；③治疗窗窄。

（2）改变组织分布量：①改变组织血流量：一些作用于心血管系统的药物能改变组织的血流量。如去甲肾上腺素减少利多卡因在肝中的分布量，从而减慢该药的代谢，使血药浓度增高；反之，异丙肾上腺素增加利多卡因在肝中的分布与代谢，使其血药浓度降低。②改变组织结合位点上的竞争置换：与药物在血浆蛋白上的置换一样，类似的反应也可发生于组织结合位点上，而且置换下来的游离型药物可返回到血液中，使血药浓度升高。

3. **代谢过程的药物相互作用**　影响药物代谢的相互作用约占药动学相互作用的 40%，是最重要的一类相互作用。大部分药物进入人体后主要在肝内经肝微粒体酶的催化而代谢，其中的细胞色素 P450 在药物的生物转化过程中起重要作用。因此，药物可通过对肝药酶的干扰去影响另一药物（底物）的代谢。

（1）酶诱导：增加肝药酶的合成或者提高肝药酶的活性，通过酶诱导可使其他药物代谢加速，失效亦加快。对于前体药物，可使其加速转化为活性物而加强作用，对于治疗窗窄的药物可严重影响治疗效果，甚至导致不良反应。

（2）酶抑制：减少肝药酶的合成或者降低肝药酶的活性，肝药酶抑制可使其他药物的代谢受阻，消除减慢，血药浓度高于正常，药效增强，同时也有引起中毒的危险。**酶抑制能否引起有临床意义的药物相互作用取决于以下几种因素：①目标药的毒性及治疗窗的大小。②是否存在其他代谢途径。③细胞色素 P450 酶的遗传多态性。**

4.排泄过程的药物相互作用　大多数药物由肾排出体外，影响药物排泄的相互作用发生在肾，主要表现为改变肾小管液的 pH、干扰药物从肾小管分泌、影响肾血流量。

（1）改变尿液的 pH：药物的脂溶性高低与它的解离度有关。改变尿液的 pH 可以明显改变弱酸性或弱碱性药物的解离度，从而改变药物重吸收程度。酸性药在酸性环境或碱性药在碱性环境时，肾小管重吸收增加，尿中排泄量减少；反之，酸性尿及碱性尿分别促进碱性药与酸性药在尿中的排泄。

（2）干扰药物从肾小管分泌：两种或两种以上通过相同机制排泄的药物联合应用，就可以在排泄部位上发生竞争性抑制现象；易于排泄的药物占据孔道，使相对较不易排泄的药物的排出量减少而潴留，使之效应加强，甚至出现毒性。

（3）改变肾血流量：排泄肾提取率高（＞0.7）的药物受肾血流量的影响较大，减少肾血流量的药物可妨碍药物的经肾排泄；肾血流量部分受肾组织中扩血管的前列腺素生成量的调控。

二、药效学方面的相互作用

药效学方面的药物相互作用是指一种药物增强或减弱另一种药物的生理作用或药物效应，对药物的血药浓度、药代动力学无明显影响。药效相互作用结果有两种：协同作用、拮抗作用。协同是药理效应相同或相似的药物联合应用，产生的效应等于或者大于两药分别应用的效应之和；拮抗是两药联合应用所产生的效应小于单独应用一种药物的效应。

1.作用于同一部位或受体的协同作用和拮抗作用

（1）协同作用：①药理作用相加。如安定药与中枢抑制药（镇静催眠药、全身麻醉药、镇痛药、酒精等）合用，能够明显加强中枢抑制药的作用。②治疗作用和不良反应相加。药物的治疗作用和其他药物的不良反应产生性质协同的相互作用。如治疗帕金森病（主要作用）的抗胆碱药，与具有抗胆碱不良反应的其他药物（如氯丙嗪、H_1 受体阻滞药、三环类抗抑郁药）合用时，引起胆碱能神经功能过度低下的中毒症状。③不良反应相加。包括耳毒性、肾毒性、肝毒性、骨髓抑制等。如红霉素与阿司匹林两者均有一定的耳毒性，联合应用则毒性增强，易致耳鸣、听觉减弱等。

（2）拮抗作用：两种药物在同一部位或同一受体上产生的拮抗作用称为竞争性拮抗。

2.作用于不同部位的协同作用和拮抗作用

（1）协同作用：一些药物能作用于生化代谢系统的不同环节。

（2）拮抗作用：作用物与拮抗物作用于不同受体或不同部位产生的拮抗作用称为非竞争性拮抗。

3.对作用部位的增敏作用　一种药物可使组织或受体对另一种药物的敏感性增强，称为增敏作用。

第5单元 特殊人群用药

【复习指南】本部分内容有一定难度，历年必考，应作为重点复习。其中，需要熟练掌握的内容为药物妊娠毒性分级、妊娠期用药原则、哺乳期妇女合理用药原则、药物对新生儿的不良反应、新生儿合理用药原则、新生儿用药的剂量计算、儿童用药的一般原则和剂量计算方法、老年人用药的一般原则；需要掌握的内容为妊娠期药动学特点、药物通过胎盘的影响因素、药物对妊娠期不同阶段胎儿的影响、药物的乳汁分泌、儿童药效学和药动学方面的改变、老年人药效学和药动学方面的改变。

特殊人群是指新生儿、婴幼儿、儿童、妊娠期妇女、哺乳期妇女、老年人。特殊人群的生理、生化功能与一般人群存在差异，这些差异影响着药动学和药效学，只有掌握了这些特殊人群的病理和生理学特点，才能有针对性的合理用药。

一、妊娠妇女用药

1. **妊娠期药动学特点** 妊娠期，母体呼吸系统、心血管系统、血流量、血液系统、肾功能、胃肠道系统等发生改变，改变了药物的体内过程和作用影响较大的是血浆白蛋白、浓度、胃肠运动、肾小球滤过率。

（1）药物吸收：妊娠期，胃酸分泌减少，胃肠活动减弱，胃排空时间延长，口服药物的吸收延缓、达峰时间延长、峰值偏低，难溶性药物（如地高辛）因药物通过肠道的时间延长而生物利用度提高；早孕呕吐也导致药物吸收减慢减少；此外，吸入性药物（如麻醉气体）在肺部吸收增多。

（2）药物分布：妊娠期孕妇血浆容积增加约50%，体重平均增长10～20kg，体液总量平均增加8L，细胞外液增加约1.5L，药物分布容积明显增加，孕妇血药浓度一般低于非妊娠妇女；药物还会经胎盘向胎儿分布，则药物需要量应高于非妊娠期妇女。妊娠期间，蛋白结合能力下降，使药物游离部分增多，孕妇用药效力增强；药物非结合部分增加的常用药有：地西泮、苯巴比妥、苯妥英钠、利多卡因、哌替啶、地塞米松、普萘洛尔、水杨酸、磺胺异噁唑等。

（3）药物代谢：妊娠期间孕激素浓度增高，肝微粒体药物羟化酶活性增加，苯妥英钠、苯巴比妥、扑米酮、乙琥胺、卡马西平等药物羟化过程加快；但高雌激素水平使胆汁淤积，药物在肝脏的清除速度减慢。

（4）药物排泄：妊娠期肾血流量增加25%～50%，肾小球滤过率增加50%，主要经肾排出的药物消除加快，如硫酸镁、地高辛、碳酸锂等。抗菌药如红霉素、氨苄西林、庆大霉素、苯唑西林、阿米卡星、卡那霉素等时为维持有效的抗菌浓度，必须适当加量；妊娠晚期仰卧位时，肾血流量减少，孕妇应采用侧卧位促进药物排泄；妊娠高血压孕妇药物排泄减慢减少，药物容易在体内蓄积。

2. **药物通过胎盘的影响因素** 胎盘由羊膜、叶状绒毛膜和底蜕膜构成，中间层绒毛膜是胎盘循环的部位，起着母婴间交换物质和分泌某些激素的作用。母体内药物通过胎盘到达胎儿，胎儿体内药物或代谢物经过胎盘到母体而排出即胎盘药物转运。主要方式有：主动转运、被动转运、胞饮作用、膜孔或细胞裂隙通过。

（1）胎盘因素：①胎盘的发育和成熟程度。发育程度影响胎盘药物转运，随着孕期的发展，绒毛膜数量增加，有利于药物通过胎盘到达胎儿；胎盘成熟程度不同，生物功能也有差异。②胎盘的血流量。明显影响药物经胎盘的转运，母亲子宫收缩时，药物由母亲血液循环通过胎盘进入胎儿血液循环的量随之减少。③胎盘屏障。妊娠期孕妇患感染性疾病，合并心脏病、糖尿病、妊高征等，常能破坏胎盘屏障，有时使正常情况下不易通过胎盘屏障的药物变得容易通过。④胎盘的药物代谢。胎盘含某些药物代谢酶，可对某些药物进行代谢，胎盘组织本身可对芳香族化合物进行羟化代谢、脱甲基代谢等。

（2）母体因素：药物通过胎盘转运的程度和速度与孕妇体内的药物动力学过程密切相关。

（3）药物因素：①**药物的脂溶性**，脂溶性高的药物易经过胎盘扩散到胎儿血液循环。②**药物分子的大小**，小分子量药物比大分子量的扩散速度快。③**药物的解离程度**，离子化程度低的经胎盘渗透较快。④**药物与蛋白的结合力**，通过胎盘的药量与药物的蛋白结合力成反比，药物与蛋白结合后分子量越大越不易通过胎盘。

3. **药物对妊娠期不同阶段胎儿的影响**　妊娠期间，药物可影响母体内分泌、代谢等，间接影响胚胎、胎儿；也可通过胎盘屏障直接影响胎儿。

（1）妊娠前期：防止已接触过有致畸危险的药物，甚至父体用药。

（2）着床前期（受精后 2 周内）：受精卵与母体组织尚未直接接触，胚胎发育正处于细胞增殖早期，药物损害常导致极早期流产，若只有部分细胞受损，补偿机制可使胚胎继续发育而不发生后遗问题；故若曾短期服用少量药物，则不必过分忧虑。

（3）晚期囊胚着床后至 12 周左右：药物致畸最敏感的时期，胚胎、胎儿各器官处于高度分化、迅速发育、不断形成的阶段，药物损害可导致畸形，毒性作用出现越早，发生畸形可能越严重。

（4）妊娠 12 周至分娩：胎儿各器官已分化完成，药物致畸作用明显减弱，但对于尚未分化完全的器官，某些药物还可能对其产生影响，使胎儿发育迟缓或造成某些功能缺陷。

（5）分娩期：虽属正常生理过程，但若出现产妇并发症，应注意药物对胎儿的影响。

4. **药物妊娠毒性分级**　美国食品药品管理局（FDA）根据药物对胎儿的致畸情况，将药物分为 A、B、C、D、X 五个级别。

（1）A 级：经临床对照研究，未见对胎儿有危害作用。包括：维生素 A、维生素 B_2、维生素 C、维生素 D、维生素 E、左甲状腺素钠、叶酸、泛酸、KCl。

（2）B 级：经动物实验研究，未见对胎儿有危害，无临床对照试验；或动物研究实验表现有不良反应，但是并未在临床研究中得到证实。

（3）C 级：动物实验表明，对胎儿有不良影响，没有临床对照试验；或无动物和临床研究。

（4）D 级：临床对照或观察试验证明对胎儿有危害，但治疗获益可能超过潜在危害。

（5）X 级：各种试验证实会导致胎儿异常，禁用。

以上分类是在药物常用剂量下评价妊娠期妇女用药对胎儿的危害性，药物作用有剂量的差异，当 A 类药物大剂量时则可能产生 C 类药或 X 类药的危害。这一分类是评估药物对妊娠妇女的治疗获益和对胎儿的潜在危险，不反映药物的真正毒性大小。

5. **妊娠期用药原则**　需有明确指征、疗效肯定、不良反应小且清楚的老药，并注意用药时间、剂量和疗程的个体化，必要时需测定血药浓度。致畸危险不明确的新药避免使用，小剂量有效地避免大剂量，单药有效地避免联合用药（对致病菌不明的重症感染患者使用抗菌药时例外），需清楚地了解妊娠周数、妊娠头 3 个月避免用药，应用可能对胎儿有影响的药物时，要权衡利弊，若病情需要，也不应过于顾虑而延误治疗。

二、哺乳期妇女用药

几乎所有的药物均能进入乳汁并被婴儿吸收，因此，哺乳期用药选择应慎重。

1. 药物的乳汁分泌

（1）药物的脂溶性：脂溶性较高的药物易穿透生物膜进入乳汁。

（2）药物分子的大小：越小越容易转运，分子量小于 200Da 时，乳汁中的药物浓度接近乳母的血药浓度。

（3）母体的游离药物浓度：浓度越高，则药物分子向低浓度区域的被动扩散就越容易。

（4）乳母服药的剂量大小和疗程长短。

（5）血浆与乳汁的 pH 差：正常乳汁的 pH 低于血浆，分子量小、脂溶性高、呈弱碱性的药物，在乳汁中含量较高。

一般来说，哺乳期妇女服用的药物以被动扩散的方式从母血通过乳腺转运到乳汁中，乳汁排出的药量不超过日摄取量 1%。只有红霉素、地西泮、异烟肼、苯巴比妥、磺胺甲噁唑、卡马西平等分子量较小或脂溶性高的药物，从乳汁的排出量较大。

2. 哺乳期合理用药原则　选择正确的用药方式，选用乳汁排出少、相对安全的药物；时间应在哺乳后 30 分钟至下次哺乳前 3～4 小时；最安全的是服药期间暂时不哺乳或少哺乳。

三、新生儿用药

必须熟悉新生儿药物动力学特点及新生儿用药常见毒副作用，严格掌握用药指征和药物剂量。

1. 新生儿药动学

（1）吸收：取决于给药方式及药物性质。①经胃肠道给药。很难估计新生儿口服给药的吸收量。直肠给药亦不可能达到预期的吸收效果，对新生儿的治疗作用有限。②胃肠道外给药。尽量避免给新生儿尤其是早产儿肌内或皮下注射，静脉给药直接进入血液循环，对危重新生儿是较可靠的给药途径。新生儿经皮给药应用有限。

（2）分布：新生儿体液占体重的百分率高，由于体液量大，使水溶性药物的分布容积增大，降低血药峰浓度而减弱药物最大效应，但代谢排泄减慢而延长药物作用时间；同时由于新生儿细胞内液较少，药物在细胞内浓度较成人高；脂肪含量低，脂溶性药物不能与之充分结合，使血中游离药物浓度升高，加之新生儿血脑屏障发育不完善，脑组织富含脂质，使脂溶性药易分布入脑，使新生儿易出现神经系统反应；药物进入新生儿体内后，因其血浆白蛋白含量少，与药物结合的能力又差，再加上新生儿体内存在许多能与血浆蛋白竞争结合的内源性物质，如激素、胆红素和游离脂肪酸等，致使具有药理活性的游离型药物增多，为成人或年长儿的 1～2 倍。

（3）代谢：药物代谢最重要的脏器是肝，新生儿肝功能尚未健全，影响了新生儿对多种药物的代谢。新生儿肝相对较大，约占体重的 4%（成人占 2%），肝血流量相对较多，微粒体酶易诱导增生，新生儿药物代谢有关酶活性低使药物代谢减慢，但同时存在的低血浆蛋白结合是血浆游离药物浓度升高，趋向于加速其代谢，故要全面考虑，综合分析，给药浓度需按照治疗血药浓度监测值进行调整。此外，新生儿有些药物代谢途径和产物也与成人不同，如在新生儿有相当量的茶碱转化为咖啡因，而在成人并不产生这种变化，所以早产儿呼吸停止采用枸橼酸咖啡因比茶碱安全。

（4）排泄：未改变和已经代谢的两种药物形式均可排泄，大多数药物经肾排泄，少部分通过胆道、肠道及肺排出。新生儿肾小球滤过率低和肾小管分泌功能发育不全，药物消除能力极差。

2. 药物对新生儿的不良反应　如上述新生儿的药代动力学过程与大龄儿或成人有很大差别，用药后可产生某些新生儿特有的反应。

（1）对药物有超敏反应：新生儿中枢神经系统尚未健全，对中枢神经系统的药物敏感，用吗啡可引起呼吸抑制；常规剂量的洋地黄即可出现中毒；对酸、碱和水、电解质平衡的调节能力差，过量的水杨酸可致酸中毒；应用氯丙嗪易诱发麻痹性肠梗阻；使用糖皮质激素时间长即可诱发胰腺炎。

（2）溶血、黄疸和核黄疸：新生儿胆红素与血浆蛋白亲和力比成人低很多，要等到出生后 5 个月才能达到成人水平，与血浆蛋白结合率高的药物，如磺胺药、地西泮、阿司匹林和合成的维生素 K 等可将已与血浆蛋白结合的胆红素竞争性置换出来，增加的游离型胆红素可透过血 - 脑屏障引起脑核黄疸，故出生 1 周内的新生儿应禁用上述药物。红细胞 6- 磷酸葡萄糖脱氢酶缺乏的新生儿发生溶血的概率高，此类新生儿应用维生素 K、维生素 C、阿司匹林、磺胺类、萘啶酸、呋喃唑酮、抗疟药、砜类抗麻风药、氯丙嗪、和噻嗪类利尿药后导致溶血性贫血，而加重黄疸。肝细胞膜上特异受体摄取未结合的胆红素，在葡萄糖醛酸转移酶催化下与葡萄糖醛酸结合成结合型胆红素，而利福平竞争肝细胞膜特异受体，新生霉素有抑制葡萄糖醛酸转移酶的作用，两者均可使游离胆红素增高。此外，减少肠蠕动的药物可增加胆红素自肠道再吸收；杀灭肠道菌群的药物使胆红素不能被正常菌群还原为尿胆原。

（3）高铁血红蛋白血症：新生儿红细胞内的 6- 磷酸葡萄糖脱氢酶和谷胱甘肽还原酶不足，致使亚铁血红蛋白易被氧化成高铁血红蛋白；此外，新生儿红细胞内高铁血红蛋白还原酶和促酶活性低，不能使高铁血红蛋白还原逆转，因此，新生儿若服用具有氧化作用的药物，有诱发高铁血红蛋白症的可能，应慎重，如对氨基水杨酸、氯丙嗪、非那西丁、长效磺胺、亚甲蓝、苯佐卡因、硝基化合物、硝酸盐、次硝酸铋、苯胺或氯苯胺化合物（经皮吸收）等。

（4）出血：新生儿肝功能未完善，其凝血功能也不健全，故用药稍不当即可引起出血，如服用阿司匹林等非甾体类抗炎药、抗凝血药等可引起消化道出血，甚至静脉输注高渗溶液均有可能导致颅内出血、出血性坏死性肠炎。

（5）神经系统毒性反应：新生儿的神经系统仍在发育阶段，其胆碱能神经与肾上腺素能神经调节不平衡，且血脑屏障发育尚未成熟，药物易透过血脑屏障并直接作用于较脆弱的中枢神经系统产生不良反应，如吗啡类对新生儿、婴幼儿呼吸中枢的抑制作用特别明显；抗组胺药、苯丙胺、氨茶碱、阿托品可致昏迷或惊厥；皮质激素易引起手足抽搐；卡那霉素、庆大霉素等氨基糖苷类药物易致听神经损害；呋喃妥因不但引起前额疼痛而且可能引起多发性神经根炎；四环类、喹诺酮类致颅内压增高，囟门隆起。

（6）灰婴综合征：新生儿因葡萄糖醛酸结合酶不足，服用氯霉素，可能出现厌食、呕吐、腹胀、进而发展为循环衰竭，全身呈灰色称为"灰婴综合征"，其死亡率很高，如必须使用，其治疗药物范围控制在 10 ～ 25 mg/L。

3. 新生儿合理用药原则

（1）日龄、胎龄、病理等因素使不同个体的药物代谢有较大差异，即使严格按千克体重计算剂量投药，血浆中药物浓度可能相差很大。应充分考虑各种因素的影响。

（2）多数常用药物如抗生素、抗惊厥药等不能只根据治疗反应来决定用药。新生儿禁用的抗生素有：四环素类、磺胺类（复方磺胺甲噁唑例外）、硝基呋喃类、多黏菌素类、喹诺酮类、耳毒性较大的氨基糖苷类、新生霉素、杆菌肽、乙胺丁醇等。

（3）药物安全及中毒范围较窄，不良反应发生率较儿童及成人高 2 ～ 3 倍。新生儿宜按照不同日龄的药代动力学参数调整用药剂量和给药间隔。

4. 剂量计算　多通过监测药物血浓度指导药物的剂量，根据药物半衰期决定给药的间隔时间，尤其是对那些治疗量与中毒量接近的药物及毒副作用较大的药物，需根据单次给药的血浓度和药物动力学参数计算出安全有效的首次负荷量，维持量及给药间隔时间，这样才能使其在体内既可达到有效的治疗浓度又避免发生毒副作用。

（1）计算药物剂量的基本公式：$D = \triangle C \times V_d$

D 为药物剂量（mg/kg）；$\triangle C$ 为血浆药物峰谷浓度差（mg/L）；$\triangle C=$ 预期的药物血浓度 – 起初的药物血浓度，首次剂量计算时，起初的药物血浓度为 0，以后的剂量计算，$\triangle C$ 为本次剂量所预期的高峰血浓度（峰浓度）与首次剂量的低峰血浓度（谷浓度）之差；V_d 为分布容积（L/kg）。

（2）负荷量和维持量的计算方法：给予首剂负荷量的目的是为了迅速达到预期的有效血浓度，给予维持量持续恒速滴注是为了维持稳态血浓度。

①首次负荷量计算公式为：$D = C \times V_d$

C 为预期达到的血药浓度。

②维持量和输注速度计算公式为：$K_0 = K \times C_{ss}$

K_0 为滴注速率 [mg/（kg·min）]；K 为药物消除速率常数（min^{-1}）；C_{ss} 为稳态血药浓度（mg/L）。

四、儿童用药

儿童生长发育分为七期：①胎儿期（受精卵形成至小儿出生）；②新生儿期（娩出脐带结扎至出生 28 天）；③婴儿期（出生至 1 周岁）；④幼儿期（1 ～ 3 岁）；⑤学龄前期（3 岁至入学前）；⑥学龄期（6 岁至青春期）；⑦青春期（10 ～ 20 岁）。为保证用药安全合理，应依儿童身体的特殊性及药物在体内的药动学和药效学特点选择用药。

1. 儿童药效学方面的改变　由于儿童生理解剖方面的特点，可引起药效学方面的差异。

（1）药酶活性不足引起的药效学改变：引起某些药物作用或毒性增加，如氯霉素对新生儿的毒性（循环衰竭综合征，即"灰婴综合征"）。

（2）使用与胆红素竞争力强的药物可致高胆红素血症新生儿；婴幼儿体内过多的胆红素依赖葡萄糖醛酸酶的作用排出体外，新生儿此药酶活性不足，为不使血浆中过多的游离胆红素引起中毒，机体本身提供络合力很低的血浆蛋白（胎蛋白）与之结合，新生儿、婴幼儿应避免使用与胆红素竞争力强的药物。

（3）使用具有氧化作用的药物可致高铁血红蛋白症：新生儿、婴儿体内含有较多的胎儿血红蛋白，易被氧化成高铁血红蛋白，使用具有氧化作用的药物如硝基化合物、对氨基水杨酸、非那西丁、氯丙嗪、磺胺等，均可能引起高铁血红蛋白症。

（4）神经系统特点影响药效：小儿神经系统发育不完善，血－脑屏障不成熟，对各类药物表现出不同反应，如吗啡类对新生儿、婴幼儿呼吸中枢的抑制作用特别明显，氨基糖苷类抗生素能使婴幼儿听神经受损而成聋哑儿，大剂量青霉素静脉滴注可能引起"青霉素脑病"，喹诺酮类药可使颅内压增加。

（5）小儿消化道特点影响药效：小儿肠管道相对较长，消化道面积相对较大，通透性高，吸收率高，药物过量易产生毒性和不良反应。

（6）泌尿系统影响药效：新生儿、婴幼儿泌尿系统不成熟，易受药物伤害，如头孢噻啶、氨基糖苷类、多黏菌素等。小儿的肾对水、电解质平衡调节功能差，对影响水、电解质酸碱平衡的药物特别敏感。

（7）药物影响小儿生长发育：长期应用肾上腺皮质激素和苯妥英钠可使骨骼脱钙和生长障碍，含铁食物可使小儿牙齿黑染，含激素营养补剂如蜂王浆长期使用可能引起性早熟，性激素可促进小儿骨骼生长，但最后促使骨骼和骨干过早闭合，反而限制了小儿身体增高。

（8）其他：①有的药物在乳汁中浓度高，可通过母乳进入婴儿体内发生作用。②外用药物，可使小儿吸收过多而中毒。③某些药物在儿科的使用目的可与成人不同。

2. 儿童药动力学方面的改变　小儿的机体组成和生理功能有许多区别于成人的特点（水多、皮薄、脂肪少），这些特点能影响药物在体内的吸收、分布、代谢和排泄。

（1）吸收：①口服。吸收程度取决于胃酸度、胃排空时间和病理状态，以及对胃肠道刺激，小儿胃酸度相对较低，胃排空时间较快。②肌内注射。由于小儿臀部肌肉不发达，肌肉纤维软弱，故油脂类药物难以吸收，易造成局部非化脓性炎症。③皮下注射。由于小儿皮下脂肪少，且易发生感染，吸收注射容量有限。

（2）分布：小儿体液量比成人相对为多，小儿间质液亦相对较大，故药物在体液内分布相对多，应用剂量相对较大。

（3）与蛋白质结合：小儿药物的蛋白结合率比成人低，原因是：①血浆蛋白水平较成人低；②蛋白与药物结合能力差；③小儿特别是婴幼儿由于肾的泌氨排氢作用较弱，血 pH 偏低，常影响药物与蛋白质的结合。

（4）代谢：小儿各种酶活性较低或缺乏，使代谢减慢，易致药物在体内蓄积。

（5）排泄：年龄越小，肾滤过、浓缩、排泄功能越不完善，药物剂量和用药间隔都要改变。

3. 儿童用药的一般原则

（1）严格掌握适应证：精心挑选疗效确切、不良反应小的药物，特别是对中枢神经系统、肝功能、肾功能有损害的药物尽可能不用或少用。

（2）注意给药途径和方法：口服给药为首选，要防止呕吐；肌内注射给药要充分考虑注射部位的吸收状况；静脉注射易给患儿带来痛苦和不安全因素；栓剂和灌肠剂对儿童不失为一种较安全的剂型，但目前品种较少；儿童皮肤吸收较好，然而敏感性较高，不宜使用含有刺激性较大的品种。

（3）严格掌握用药剂量：根据儿童不同阶段，严格掌握儿童用药剂量，特别是新生儿、婴幼儿用药。目前儿童剂量的计算方法有年龄折算法、体重折算法、体表面积折算法等。

（4）严密观察用药反应：儿童应激能力较差，较敏感，极易产生药物不良反应，在用药过程中应密切注意。

4. 剂量计算方法　一般可根据年龄、体重、体表面积及成人剂量换算，方法如下。

（1）根据成人剂量按小儿体重计算：①小儿剂量 = 成人剂量 × 小儿体重 /70kg。②根据推荐的小儿剂量按小儿的体重计算：每次（日）剂量 = 小儿体重 × 每次（日）药量 /kg。

（2）根据小儿年龄计算：① Fried 公式，婴儿量 = 月龄 × 成人量 /150。② Young 公式，儿童量 = 年龄 × 成人量 /（年龄 +12）。③其他公式，1 岁以内用量 =0.01×（月龄 +3）×成人剂量；1 岁以上用量 =0.05×（年龄 +2）× 成人剂量。根据年龄计算的方法不太实用，很少被儿科医生采用。

（3）根据体表面积计算：小儿剂量 = 成人剂量 × 小儿体表面积（M）/1.73m²。这种计算比较合理，但比较烦琐，首先要计算小儿体表面积：体表面积 =（体重 ×0.035）+0.1。此公式不适宜大于 30kg 以上的小儿，对 10 岁以上儿童，每增加体重 5kg，增加体表面积 0.1m²。如 30kg=1.15m²，35kg=1.25 m²，50kg=1.55 m²，70kg=1.73 m²。体重超过 50kg 时，则每增加体重 10kg，增加体表面积 0.1 m²。

（4）根据成人剂量折算表：总的印象是剂量偏小，然而较安全。

以上折算方法其共同特点是把小儿看成小型成人，这对大多数安全范围宽的药物是适用的，但是未考虑小儿体内药效学和药动学的特点，也没有考虑小儿自身的一些生理功能特点。

（5）按药动学参数计算：血药浓度 = 剂量 × 生物利用度 ÷ 给药间隔 ÷（分布容积 × 消除速率常数）；虽然这种方法合理，但是由于目前我国血药浓度监测还不普遍，使其在临床应用方面受一定限制。一般对初次治疗的患者，因不了解其对某药的反应时，宜从小剂量开始，在治疗过程中加强观察，以免发生不良反应。

五、老年人用药

老年人一般指年龄超过 65 岁以上的人，老年人的用药机会和种类明显增多，机体对药物处置和药物反应性等发生改变，使老年人用药不良反应发生率明显增高。

1. 老年人药效学方面的改变　药物进入机体后产生的药物效应的大小除与药物剂量、血药浓度等有关外，与机体组织器官对药物的敏感性亦有很大关系；老年组织器官的功能发生改变，受体数量、药物与受体亲和力的改变，从而对药物的反应产生改变。不同药物在老年人和青年人的药效学方面有显著差异。

（1）对药物的反应性改变：靶器官对某些药物敏感性增加，可提高药效，如对影响精神活动的苯二氮草类药物敏感性增加；对巴比妥类、抗胆碱药的耐受性甚差，易引起精神错乱、烦躁、噩梦和谵语等；服用利血平或氯丙嗪可能引起精神抑郁和自杀倾向等；对具有耳毒性的氨基糖苷类抗生素、依他尼酸等更敏感，易致听力损害；对肝素和口服抗凝血药物非常敏感，一般剂量可引起持久血凝障碍，并有自发性内出血的危险。对少数药物反应性降低，即靶器官对药物的敏感性降低，如老年机体对 β- 受体激动药与 β- 受体阻滞药的反应明显降低。

（2）用药个体差异大：至今没有一个适合于老年人的药物剂量公式差异大的原因：①遗传因素和老化进程有很大差别；②各组织器官老化改变不同；③过去所患疾病及其影响不同；④多种疾病多种药物联合使用的相互作用；⑤环境、心理素质等。

（3）药物不良反应增多：随年龄的增长而增加。大多数不良事件与剂量相关，老年患者不良反应危险性增加的其他因素有：①药物不良反应的既往史；②因多种病症而使用多种药物；③肾和肝功能紊乱；④疾病表现不典型，临床评价不当；⑤用药依从性差。

2. 老年人药动学方面的改变　少数药物的不良反应属于药效学原因，大多属于药物代谢动力学的原因。

（1）吸收：老年人胃酸分泌减少，弱酸性药物的吸收可能减少而弱碱性药物的吸收则可能增多；老年人胃肠活动减弱，肠蠕动减慢，利于大多数药物吸收，也易发生不良反应；老年人肠道血流量、肠道液体量减少，也影响吸收；肌内、皮下注射给药，因局部循环差、肌肉萎缩、血流量减少，使药物吸收速率下降。

（2）分布：影响因素有血流量、机体的组分、体液的 pH、药物与血浆蛋白的结合及药物与组织的结合等。①机体组成变化。老年人由于水分减少，脂肪组织增加，因而水溶性药物分布容积减少，血药浓度增高；而脂溶性药物布容积增大，血药浓度较低；奎尼丁、华法林、丙硫氧嘧啶等老年人表观分布体积却没有改变。②血浆蛋白含量。老年人血浆蛋白约减少 20%，但药物与血浆蛋白结合率变化不大，因此，老年人单独应用血浆蛋白结合率高的药物时，血浆蛋白含量的降低对血浆中自由药物浓度影响不明显，同时应用几种药物时，则对自由药物的血浆浓度影响较大。

（3）代谢：大多数药物代谢由肝微粒体药物代谢酶（药酶）代谢，少数药物由非微粒体酶代谢。老年人代谢功能随年龄增长而降低，这对肝摄取率高的药物（异丙肾上腺素、硝酸甘油）或消除率高、首关消除明显的药物（普萘洛尔），影响尤大，可提高生物利用度，对经肝药酶灭活的药物（苯巴比妥、氯霉素、利多卡因、洋地黄毒苷、对乙酰氨基酚、保泰松、吲哚美辛、氨茶碱、三环类抗抑郁药等）半衰期往往延长，血药浓度升高。有些肝药酶在老年人体内活性并不降低，如乙醇的脱氢酶、异烟肼、肼屈嗪、普鲁卡因胺的乙酰化酶及苯二氮䓬类的葡萄糖醛酸转移酶等。老年人肝对药物代谢能力的改变，不能采用一般的肝功能检查，即正常的肝功能不一定说明肝代谢药物能力正常。

（4）排泄：大多数药物及其代谢物经由肾排泄，老年人药物排泄能力下降，这也是老年患者易致药物蓄积中毒的主要原因之一。为此，老年人应用 ACEI、锂盐、地高辛、磺胺类、四环素类、头孢菌素、阿司匹林、降血糖药、阿替洛尔、氨甲蝶呤等药物，半衰期均相应延长，应减少剂量。老年人血清肌酐 < 132.6mol/L（1.5 g/dl）时不能提示肾小球滤过率正常，最好根据内生肌酐清除率调整药物剂量。

3. 老年人用药的一般原则　强调个体化治疗原则。

（1）药物的选择：老年人在疾病诊断清楚后，配伍用药一般不宜超过 3 ～ 4 种；有些药物可能产生严重或罕见的不良反应，需慎用或密切观察不良反应。

（2）剂量的选择：应用最低有效剂量开始治疗，或是小剂量逐渐加大以求找到最合适的剂量，一般用成人的 1/2 ～ 2/3 或 3/4 的剂量，最好是剂量个体化。有条件时应进行血药浓度监测，避免长期用药，疗程宜短，以防积蓄中毒；吞药有困难，改用液体制剂；胃肠道功能不稳定，不宜服用缓释制剂。

（3）给药方法的选择：应尽量简化治疗方案，注意食物营养的补充。

第6单元　疾病对药物作用的影响

【复习指南】本部分内容有一定难度，历年必考，应作为重点复习。其中，需要掌握的内容为肝病患者的药物药动学和药效学的影响、肝病患者的药物应用、肾病时患者的给药方案调整。

疾病可使机体生理状态发生一系列变化，可导致药动学改变、药效学改变。因此，应考虑到疾病对药物的影响，调整给药剂量、持续次数、给药间隔、改变给药途径等。

一、肝疾病对药物作用的影响

肝病患者的药物应用　肝病时许多药物消除速率减慢，血药浓度升高，但一般不超过正常血药浓度的2～3倍，对于有效治疗血药浓度范围窄、毒性大或对肝有损害的药物，使用应慎重。

（1）慎重选用药物：药物的益处大于风险时可使用。慎用经肝代谢且不良反应多的药物、可诱发肝性脑病的药物、经肝代谢活化后方起效的药物、肝毒性药物。

（2）注意给药方式：了解药物在肝病时的药代动力学和药效学的改变，降低剂量、延长给药时间或从小剂量开始，逐渐加量，进行血药浓度监测及严密的生化监护。

二、肾疾病对药物作用的影响

1. 影响药物肾排泄量的因素　肾小球滤过率（GFR）的改变，肾小管分泌功能的改变，肾小管重吸收功能的改变。

2. 肾病时的给药方案调整

（1）选药的注意事项：①避免或慎用肾毒性药物。②原形或活性代谢产物主要从肾排出的药物须减量或延长给药间隔。③选用那些在较低浓度即可生效或毒性较低的药物。④选用疗效易衡量判断或毒副作用易辨认的药物。⑤主要通过肝代谢的药物可用常用剂量。

（2）剂量调整的方法：肾功能减退时，主要经肾排泄的药物消除能力降低，半衰期延长。①减少药物剂量：主要是维持量，对负荷量一般不作调整，首次给予正常剂量后，根据肾衰竭程度按正常间隔时间给予较小维持量。②延长给药间隔时间。③个体化给药方案：考虑年龄、体重、性别及肾外排泄等因素。

第7单元　呼吸系统常见病的药物治疗

【复习指南】本部分内容有一定难度，历年必考，应作为重点复习。其中，需要熟练掌握的内容为肺炎患者抗菌药物的合理应用原则；需要掌握的内容为急性上呼吸道感染患者的治疗原则和治疗药物选择，社区获得性肺炎治疗药物的选择、医院获得性肺炎治疗药物的选择，支气管哮喘患者的治疗原则、急性发作期用药、慢性持续期治疗、缓解期用药、特殊患者用药，慢性阻塞性肺病患者治疗药物的选用，肺结核患者的治疗原则、药物选择。

一、急性上呼吸道感染

1. 治疗原则

（1）一般治疗原则：室内空气流通、戒烟、多休息、多饮水、补充适当的维生素。

（2）用药目的与原则：目前尚无特殊抗病毒药物，可选利巴韦林及中药治疗，细菌感染予以抗感染治疗。宜给抗组胺药、解热镇痛药、鼻咽减充血药等对症治疗。

2. 治疗药物选择

（1）急性细菌性咽炎及扁桃体炎：①青霉素为首选，可选用青霉素 G，也可肌内注射普鲁卡因青霉素或口服青霉素 V，或口服阿莫西林。某些患者的依从性较差，预计难以完成 10 天疗程者，可予苄星青霉素单剂肌内注射。②青霉素过敏患者可口服红霉素等大环内酯类。③其他可选药有口服第一代或第二代头孢菌素，但不能用于有青霉素过敏性休克史的患者。

（2）急性细菌性中耳炎：①初治宜口服阿莫西林。如当地流感嗜血杆菌、卡他莫拉菌产 β- 内酰胺酶菌株多见时，也可选用阿莫西林 / 克拉维酸口服。②其他可选药物有复方磺胺甲噁唑和第一代、第二代口服头孢菌素。③青霉素过敏患者除有青霉素过敏性休克史者外，确有用药指征时可慎用头孢菌素类。

（3）急性细菌性鼻窦炎：初始治疗宜选用能覆盖肺炎链球菌、流感嗜血杆菌和卡他莫拉菌的抗菌药物；在获知细菌培养及药敏试验结果后，必要时再加以调整。

二、肺炎

1. 肺炎的分类 医学上对肺炎进行了分类，分类方法的依据是病原体种类、病程和病理形态学等几方面。

（1）病理形态学的分类：将肺炎分成大叶肺炎、支气管肺炎、间质肺炎及毛细支气管炎等。

（2）根据病原体种类：包括细菌性肺炎，病毒性肺炎，真菌性肺炎，支原体肺炎，衣原体肺炎等。

（3）根据病程分类：分为急性肺炎、迁延性肺炎及慢性肺炎，一般迁延性肺炎病程长达 1～3 个月，超过 3 个月则为慢性肺炎。

（4）按获病方式分类：分为社区获得性肺炎和医院获得性肺炎。

2. 抗菌药物的合理应用原则

（1）抗感染治疗是肺炎治疗的最主要环节，重症肺炎首选广谱强力抗生素。

（2）重视病原检查。

（3）48～72 小时后应对病情进行评价，并根据培养结果选择针对性抗生素。

（4）疗程根据不同病原菌、病情严重程度、基础疾病等因素而定。宜采用注射剂，病情显著好转或稳定后并能口服时，改用口服药。

3. 社区获得性肺炎治疗药物的选择 青壮年无基础疾病者可能的致病菌有肺炎链球菌、流感杆菌、支原体、衣原体等；老年人或有基础疾病者可能病原菌有肺炎链球菌、流感杆菌、需氧革兰阴性杆菌、金黄色葡萄球菌、卡他莫拉菌等。

（1）治疗原则：①尽早开始抗菌药物经验治疗。②住院治疗患者入院后应立即采取痰标本，做涂片革兰染色检查及培养；体温高、全身症状严重者应同时送血培养。③轻症患者可口服用药，重症患者选用静脉给药。

（2）病原治疗：①经验治疗见表 13-1。②明确病原体后，对经验治疗效果不满意者，可按药敏试验结果调整用药，见表 13-2。

表 13-1 社区获得性肺炎的经验治疗

相伴情况	病原	宜选药物	可选药物
不需住院，无基础疾病，青年人	肺炎链球菌，肺炎支原体，嗜肺军团菌，流感嗜血杆菌	青霉素；氨苄（阿莫）西林 ± 大环内酯类	第一代头孢菌素 ± 大环内酯类
不需住院，有基础疾病，老年人	同上；革兰阴性杆菌；金黄色葡萄球菌	第一代或第二代头孢菌素 ± 大环内酯类	氨苄西林 / 舒巴坦或阿莫西林 / 克拉维酸 ± 大环内酯类；氟喹诺酮类 ± 大环内酯类
需住院	同上；革兰阴性杆菌，金黄色葡萄球菌	第二代或第三代头孢菌素 ± 大环内酯类，氨苄西林 / 舒巴坦或阿莫西林 / 克拉维酸 ± 大环内酯类	副喹诺酮类 ± 大环内酯类
重症患者	同上；革兰阴性杆菌，金黄色葡萄球菌	第三代头孢菌素 ± 大环内酯类，氟喹诺酮类 ± 大环内酯类	具有抗铜绿假单胞杆菌作用的广谱青霉素 /β- 内酰胺酶抑制药或头孢菌素类 ± 大环内酯类

表 13-2 社区获得性肺炎的病原治疗

病原	宜选药物	可选药物	备注
肺炎链球菌	青霉素，氨苄（阿莫）西林	第一代或第二代头孢菌素	
流感嗜血杆菌	氨苄西林，阿莫西林，氨苄西林 / 舒巴坦，阿莫西林 / 克拉维酸	第一代或第二代头孢菌素，氟喹诺酮类	10% ～ 40% 的菌株产 β- 内酰胺酶
肺炎支原体	红霉素等大环内酯类	氟喹诺酮类，多西环素	
肺炎衣原体	红霉素等大环内酯类	氟喹诺酮类，多西环素	
军团菌属	红霉素等大环内酯类	氟喹诺酮类	
革兰阴性杆菌	第二代或第三代头孢菌素	氟喹诺酮类，β- 内酰胺类 -β- 内酰胺酶抑制药	
金黄色葡萄球菌	苯唑西林，氯唑西林	第一代或第二代头孢菌素，克林霉素	

4. 医院获得性肺炎治疗药物的选择

（1）重视病原检查，给予抗菌治疗前先采取痰标本进行涂片革兰染色检查及培养，体温高、全身症状严重者同时送血培养。有阳性结果时做药敏试验。

（2）尽早开始经验治疗。首先采用针对常见病原菌的抗菌药物，明确病原后，根据药敏试验结果调整用药。

（3）疗程根据不同病原菌、病情严重程度、基础疾病等因素而定。宜采用注射剂，病情显著好转或稳定后并能口服时，改用口服药。病原治疗见表 13-3。

表 13-3 医院获得性肺炎的住院治疗

病原	宜选药物	可选药物	备注
金黄色葡萄球菌			
甲氧西林敏感	苯唑西林、氯唑西林	第一代或第二代头孢菌素，林可霉素，克林霉素	有青霉素类过敏性休克史者不宜用头孢菌素类
甲氧西林耐药	万古霉素或去甲万古霉素	磷霉素，利福平，复方磺胺甲噁唑与万古霉素联合，不宜单用	
肠杆菌科细菌	第二代或第三代头孢菌素单用或联合氨基糖苷类	氟喹诺酮类，复方 β- 内酰胺酶抑制药，碳青霉烯类	
铜绿假单胞菌	哌拉西林，头孢他啶，头孢哌酮，环丙沙星等氟喹诺酮类，联合氨基糖苷类	具有抗铜绿假单胞菌作用的复方 β- 内酰胺酶抑制药或碳青霉烯类 + 氨基糖苷类	通常需联合用药
不动杆菌属	氨苄西林 / 舒巴坦，头孢哌酮 / 舒巴坦	碳青霉烯类，氟喹诺酮类	重症患者可联合氨基糖苷类
真菌	氟康唑，两性霉素 B	氟胞嘧啶（联合用药）	
厌氧菌	克林霉素，氨苄西林 / 舒巴坦，阿莫西林 / 克拉维酸	甲硝唑	

三、支气管哮喘

支气管哮喘是由多种细胞（如嗜酸性粒细胞 / 肥大细胞、T 淋巴细胞、中性粒细胞、气道上皮细胞等）和细胞组分参与的气道慢性炎症性疾病。

1. 哮喘的分期 根据临床表现可分为急性发作期、慢性持续期、临床缓解期。慢性持续期指不同频度和（或）不同程度地出现喘息、气急、胸闷、咳嗽等；临床缓解期指经过治疗或未经治疗症状、体征消失，肺功能恢复到急性发作前水平，并维持 3 个月以上。

2. 治疗原则 哮喘成功治疗的目标是：尽可能控制症状，改善活动能力和生活质量，使肺功能接近最佳状态，预防发作及加剧，提高自我认识和处理急性加重的能力，减少急诊或住院，避免影响其他医疗问题，避免药物的不良反应，预防哮喘引起死亡。

治疗原则：应该积极地治疗，争取完全控制症状；保护、维持尽可能正常的肺功能；避免或减少药物的不良反应。

3. 急性发作期用药 目的是尽快缓解气道阻塞，纠正低氧血症，恢复肺功能，预防进一步恶化或再次发作，防止并发症。

（1）脱离诱发因素：哮喘急性发作时，多数与接触变应原、感冒、呼吸系统感染、气候变化、进食不适当的药物（如解热镇痛药和 β 受体拮抗药等）、剧烈运动或治疗不足等因素有关，找出和控制诱发因素，有利于控制病情。

（2）用药方案：正确认识和处理重症哮喘是避免哮喘死亡的重要环节。重症哮喘治疗的措施包括：①吸氧，纠正低氧血症。②迅速缓解气道痉挛：首选雾化吸入 β_2 受体激动药，亦可同时加入异丙托溴铵（每次 0.25mg）进行雾化吸入。如有呼吸缓慢或停止，可用沙丁胺醇 0.2mg 或特布他林 0.25mg 加入生理盐水 20ml 中静脉缓慢注射。静脉使用氨茶碱有助于缓解气道痉挛，激素的应用要足量、及时。③经上述处理未缓解，一旦出现 $PaCO_2$ 明显增高（50mmHg），吸氧下 PaO_2 60mmHg 以下、极度疲劳状态、嗜睡、神志模糊，甚至呼吸减慢的情况，应及时进行人工通气。④防治并发症。预防和控制感染，补充足够液体量、避免痰液黏稠，纠正严重酸中毒和调整水电解质平衡，防治自发性气胸等。

4. 慢性持续期治疗　哮喘的治疗：一是长期治疗方案；二是急性发作时的治疗。哮喘患者长期治疗方案的各级治疗中除了规则的每天控制药物治疗外，需要时刻吸入短效 β_2 受体激动药以缓解症状。其他可选择的缓解药物包括：短效茶碱，吸入抗胆碱能药，口服短效 β_2 受体激动药。

（1）间歇状态（第 1 级）：不必每天使用控制治疗药物，发生严重性发作者，按中度持续患者处理。

（2）轻度持续（第 2 级）：吸入糖皮质激素 [不多于 500μg 丙酸倍氯米松（BDP）或相当剂量其他激素]。其他治疗根据治疗费用排序：缓释茶碱、色甘酸钠、白三烯调节剂。

（3）中度持续（第 3 级）：吸入糖皮质激素（200 ~ 1000μg BDP 或相当剂量其他吸入激素），联合吸入长效 β_2 受体激动药。其他治疗根据价格排序：①吸入糖皮质激素（500 ~ 1000μg BDP 或相当剂量其他吸入激素），合用缓释茶碱；②吸入糖皮质激素（500 ~ 1000μg BDP 或相当剂量其他吸入激素），合用口服长效 β_2 受体激动药；③吸入大剂量糖皮质激素（大于 1000μg BDP 或相当剂量其他吸入激素），合用白三烯调节剂。

（4）重度持续（第 4 级）：吸入糖皮质激素（ > 1000μg BDP 或相当剂量其他吸入激素），联合吸入长效 β_2 受体激动药，需要时可再增加一种或一种以上下列药物，如缓释茶碱、白三烯调节剂、口服长效 β_2 受体激动药、口服糖皮质激素。

以上方案为基本原则，但必须个体化、联合应用、以最小的剂量、最简单的联合、最少的不良反应达到最佳控制症状为原则。

5. 缓解期用药　《全球哮喘防治策略》对哮喘防治的目标要求是：最少的白天和晚间症状、最少的急诊或住院、最少的急救用药、肺功能接近正常或已达到正常水平、能进行正常体力活动或运动、最少的药物不良反应。这就要求哮喘患者的用药必须长期、持续、规范及个体化。年龄 < 3 岁、发病时间不到半年的患者，用药时间为 2 年左右；年龄在 3 岁以上、发病时间已超过 1 ~ 2 年的，用药时间应为 3 ~ 5 年。《全球哮喘防治策略》推荐，长期控制用药的首选药物是能全面覆盖过敏性炎症的吸入性糖皮质激素，这些药物安全性高；同时可以联合应用长效的支气管扩张药，或缓释茶碱，或抗白三烯药物等。患者家里必须备有一些能够快速解除症状的药物，如短效的 β_2 受体激动药（如沙丁胺醇）等。

6. 特殊患者用药

（1）抗胆碱能药物：可阻断节后迷走神经传出，通过降低迷走神经张力而舒张支气管。临床用途为缓解急性发作和预防夜间哮喘发作；对有吸烟史的老年哮喘患者较为适宜，但对伴有青光眼、前列腺肥大者、对妊娠早期及哺乳妇女应慎用，对阿托品过敏者应禁用。

（2）茶碱类药物：具有舒张支气管平滑肌、强心、利尿、扩张冠状动脉、兴奋呼吸中枢和呼吸肌等作用，低浓度（5～10mg/L）茶碱亦有抗炎和免疫调节作用。口服给药常用氨茶碱和茶碱用于轻至中度哮喘的发作和维持治疗，缓控释剂型尤适用于夜间哮喘的控制。

（3）白三烯受体拮抗药包括半胱氨酰白三烯受体拮抗药和 5- 酯氧化酶抑制药，应用此类药物需监测肝功能，并且应避免用于肝损害或肝硬化患者。

四、慢性阻塞性肺病

慢性阻塞性肺疾病（COPD）是常见的呼吸系统疾病，严重危害患者的身心健康，按病程分为稳定期和急性加重期。

1. 稳定期药物治疗

（1）支气管舒张药：控制 COPD 症状的重要治疗药物，主要包括 β_2 受体激动药和抗胆碱能药。首选吸入治疗。短效制剂适用于各级 COPD 患者，按需使用，以缓解症状；长效制剂适用于中度以上患者，可预防和减轻症状，增加运动耐力。① β_2 受体激动药，短效主要有沙丁胺醇、特布他林等定量雾化吸入剂，数分钟内起效，疗效持续 4～5 小时，每次 100～200μg（1～2 喷），24 小时内不超过 8～12 喷；长效主要有沙美特罗、福莫特罗等，作用持续 12 小时以上，每日吸入 2 次。②抗胆碱药，短效主要有异丙托溴铵定量雾化吸入剂，起效较沙丁胺醇慢，疗效持续 6～8 小时，每次 40～80μg，每日 3～4 次；长效主要有噻托溴铵，作用时间长达 24 小时以上，每次吸入剂量 18μg，每日 1 次。③甲基黄嘌呤类药物，短效剂型如氨茶碱，常用剂量为每次 100～200mg，每日 3 次；长效剂型如缓释茶碱，常用剂量为每次 200～300mg，每 12 小时 1 次。

（2）糖皮质激素：长期规律吸入糖皮质激素适于重度、极重度且反复急性加重的患者，可减少急性加重次数、增加运动耐量、改善生活质量，但不能阻止 FEV_1 的下降趋势。联合吸入糖皮质激素、长效 β_2 受体激动药，疗效优于单一制剂。

（3）其他药物：①祛痰药，盐酸氨溴索、乙酰半胱氨酸、羧甲司坦、标准桃金娘油等。②抗氧化剂，羧甲司坦、N- 乙酰半胱氨酸。③疫苗，流感疫苗、肺炎疫苗。④中医治疗，调理机体状况的作用，可予辨证施治。

2. 急性加重期药物治疗

（1）COPD 急性加重的院外治疗：①支气管舒张药：适当增加以往所用支气管舒张药的剂量及次数；若未曾使用抗胆碱能药物，可以加用。更严重的病例，可给予数天较大剂量的雾化治疗，如沙丁胺醇、异丙托溴铵，或沙丁胺醇联合异丙托溴铵雾化吸入。支气管舒张剂亦可与糖皮质激素联合雾化吸入治疗。②糖皮质激素，全身使用糖皮质激素。如患者的基础 FEV_1 < 50% 预计值，除应用支气管舒张药外，可口服糖皮质激素。③抗菌药物，COPD 症状加重、痰量增加特别是呈脓性时应给予抗菌药物治疗。应根据病情、结合当地常见致病菌类型、耐药趋势和药敏情况尽早选择敏感抗菌药物（表 13-4）。

表 13-4　COPD 急性加重期抗菌药物应用参考表

病情	可能的病原菌	宜选用的抗生素
轻度及中度 COPD 急性加重	流感嗜血杆菌、肺炎链球菌、卡他莫拉菌	青霉素、β 内酰胺 / 酶抑制药（阿莫西林 / 克拉维酸等）、大环内酯类（阿奇霉素、克拉霉素、罗红霉素等）、第一代或第二代头孢菌素（头孢呋辛、头孢克洛等）、多西环素、左氧氟沙星等，一般可口服
重度及极重度 COPD 急性加重无铜绿假单胞菌感染危险因素	流感嗜血杆菌、肺炎链球菌、卡他莫拉菌、肺炎克雷伯菌、大肠埃希菌、肠杆菌属等	β- 内酰胺 / 酶抑制药、第二代头孢菌素（头孢呋辛等）、氟喹诺酮类（左氧氟沙星、莫西沙星、加替沙星等）、第三代头孢菌素（头孢曲松、头孢噻肟等）
重度及极重度 COPD 急性加重有铜绿假单胞菌感染危险因素	以上细菌及铜绿假单胞菌	第三代头孢菌素（头孢他啶）、头孢哌酮/舒巴坦、哌拉西林 / 他唑巴坦、亚胺培南、美罗培南等 也可联合应用氨基糖苷类、喹诺酮类（环丙沙星等）

（2）COPD 急性加重的住院治疗：①抗菌药物，在 COPD 患者住院治疗中居重要地位。当患者呼吸困难加重、咳嗽伴有痰量增多及脓性痰时，应根据病情、结合当地常见致病菌类型、耐药趋势、药敏情况尽早选择敏感药物。COPD 轻度或中度患者急性加重时，主要致病菌为肺炎链球菌、卡他莫拉菌、流感嗜血杆菌等。COPD 重度或极重度患者急性加重时，除上述常见致病菌外，常有铜绿假单胞菌、肠杆菌科细菌、耐甲氧西林金黄色葡萄球菌等感染。发生铜绿假单胞菌感染的危险因素有：近期住院、频繁应用抗菌药物、以往有铜绿假单胞菌分离或定植等。根据可能的细菌感染谱采用适当的抗菌药物治疗（表 13-4）。②支气管舒张药，短效 β_2 受体激动药较适用于 COPD 急性加重的治疗；若效果不显著，加用抗胆碱能药物（如异丙托溴铵、噻托溴铵等）；较严重的 COPD 急性加重，可静脉滴注茶碱类药物。抗胆碱能药物、β_2 受体激动药、茶碱类药物合理联合应用将取得协同作用。③糖皮质激素，在应用支气管舒张药的基础上，可口服或静脉滴注糖皮质激素。使用糖皮质激素要权衡疗效及安全性。延长糖皮质激素用药疗程会使不良反应风险增加。④利尿药，COPD 急性加重合并右心衰竭时可选用利尿药，利尿剂不可过量过急使用。⑤强心药，COPD 急性加重合并有左心室功能不全时，可适当应用强心药；感染已经控制、呼吸功能已改善，经利尿剂治疗后右心功能仍未改善者也可适当应用强心药。洋地黄治疗量与中毒量接近，易发生毒性反应，引起心律失常。⑥血管扩张药，COPD 急性加重合并肺动脉高压和右心功能不全时，在改善呼吸功能的前提下可以应用血管扩张药。⑦抗凝药物，COPD 患者有高凝倾向，卧床、脱水难以纠正、红细胞增多症患者如无禁忌证均可使用肝素或低分子肝素。⑧呼吸兴奋剂，危重患者，如出现 $PaCO_2$ 明显升高、意识模糊、咳嗽反射显著减弱，若无条件使用或不同意使用机械通气，在保持气道通畅的前提下可试用呼吸兴奋剂治疗，以维持呼吸及苏醒状态。

五、肺结核

1.临床表现与分型

（1）临床表现：①咳嗽、咳痰 3 周或以上，可伴有胸痛、咯血、呼吸困难等症状。

②发热（常午后低热），可伴盗汗、乏力、食欲缺乏、体重减轻、月经失调。③结核变态反应引起的过敏表现，如结节性红斑、泡性结膜炎和结核风湿症等。④结核菌素皮肤试验强阳性。⑤患肺结核时，肺部体征常不明显。肺部病变较广泛时可有相应体征，有明显空洞或并发支气管扩张时可闻及中小水泡音。康尼峡缩小提示肺尖有病变。

（2）结核病分类：①原发型肺结核，原发结核感染，包括原发复合征及胸内淋巴结结核。②血行播散型肺结核。③继发型肺结核，包括浸润性、纤维空洞及干酪性肺炎等。④结核性胸膜炎，包括结核性干性胸膜炎、结核性渗出性胸膜炎、结核性脓胸。⑤其他肺外结核，如骨关节结核、结核性脑膜炎、肾结核、肠结核等。

2. 治疗原则　化疗的五项原则，即早期、联合、适量、规律、全程。早期即及早用药，联合即根据病情及抗结核药特点联合应用两种以上药物适量即发挥药物最大疗效而产生毒副作用最小，规律即强化阶段和巩固阶段用药有规律、不可随意更改方案，全程即完成抗结核杆菌的全程治疗。据此将抗结核药物化疗的全程分为初级强化及巩固治疗两个阶段。

（1）初期强化治疗期：结核菌大量繁殖、药物最能发挥杀菌效能，采取强有力的化疗方案，尽快地杀死繁殖期菌群。每日给药，为期 2 ~ 3 个月。必须采用两种或两种以上杀菌药，再加上一种杀菌或抑菌药。

（2）巩固治疗期：强化期后病灶内仍残留少数代谢低下或半静止状态的结核菌，该部分细菌必须有足够长的化疗时间加以消灭，以防复发。此期可采取每日给药或间歇给药（每周 2 ~ 3 次），以 2 ~ 3 种药物联用为宜。巩固期标准化疗方案需 9 ~ 15 个月，包括利福平的短程化疗也需要控制在 4 ~ 7 个月。

3. 药物选择　制订个体化化疗方案，减少耐药和严重不良反应的发生。

（1）初治肺结核治疗方案：强化期 2 个月或巩固期 4 个月。常用方案为：（药名前数字表示用药月数，药名右下方表示每周用药次数）2S（E）HRZ/4HR；2S（E）HRZ/4H$_3$R$_3$；2S（E）H$_3$R$_3$Z$_3$/4H$_3$R$_3$；2S（E）HRZ/4HRE；2Rifater/4Rifinah（2 个月卫菲特 / 4 个月卫菲宁），对于强化期后痰菌仍未转阴性者或粟粒型肺结核，可适当将强化期或巩固期延长。

（2）复治肺结核治疗方案：强化期 3 个月或巩固期 5 个月。常用方案为：2SHRZE/1HRZE/5 HRE；2SHRZE/1HRZE/5H$_3$R$_3$E$_3$；2S$_3$H$_3$R$_3$Z$_3$E$_3$/1H$_3$R$_3$Z$_3$E$_3$/5H$_3$R$_3$E$_3$。复治患者应做药敏试验。

（3）耐多药肺结核（MDR–TB）治疗方案：对至少包括异烟肼（INH）和利福平（RFP）两种或两种以上药物产生耐药的结核病称耐多药肺结核（MDR–TB）。主张每天用药，疗程要延长至 21 个月为宜。二线抗结核药是治疗耐多药肺结核治疗的主药，主要有：氨基糖苷类阿米卡星、多肽类卷曲霉素、硫胺类的丙硫异烟胺和乙硫异烟胺，氟喹诺酮类药如氧氟沙星和左氧氟沙星等以及环丝氨酸、对氨基水杨酸钠、利福布汀、帕司烟肼等。WHO 推荐的未获得（或缺乏）药敏试验结果、但临床考虑耐多药的肺结核患者，化疗方案为：强化期 AMK（或 CPM）+TH+PZA+OFILX 联合至少 3 个月，巩固期 TH+OFLX 联合至少 18 个月，总疗程 21 个月以上。

除了有效的阶段疗法，结核病用药还有其独特的给药方法。①顿服法：把一天剂量的抗结核药物集中一次应用谓"顿服"。②间歇疗法：根据抗结核药物能使细菌的生长在一定时间内受到抑制，而且在此期间对药物不敏感的特性，而间歇的给予抗结核药物，从而达到最高的治疗效果和降低不良反应的目的。③短程化疗：在较短的疗程内快速杀灭机体内结核菌中各种菌群，如快速、间断、缓慢繁殖的菌群，在治疗的全疗程采用杀菌药的组合。

第8单元　心血管系统常见病的药物治疗

【复习指南】本部分内容有一定难度，历年必考，应作为重点复习。其中，需要熟练掌握的内容为常用降压药物的分类及代表药物、降压药物的选择、心绞痛发作期和缓解期的药物选择；需要掌握的内容为高血压的定义和分类、高血压一般治疗原则和药物治疗原则、心绞痛的药物治疗原则、不稳定型心绞痛的药物选择、急性心肌梗死溶栓治疗的药物选择、血脂异常治疗药物的选择。

一、原发性高血压

1. 高血压的定义和分类

（1）高血压的定义：以血压升高为主要临床表现的综合征，通称高血压。诊断标准：在未使用降压药物的情况下，非同日3次测量血压，收缩压≥140mmHg和（或）舒张压≥90mmHg。收缩压≥140mmHg和舒张压＜90mmHg为单纯性收缩期高血压。

（2）高血压的分类与分层：根据《中国高血压防治指南（第3版）》（2010年修订版）可将高血压按照血压水平和心血管风险进行分层。①按血压水平分类：分为1级、2级和3级（表13-5）。②按心血管风险分层：分为低危、中危、高危和很高危四个层次。3级高血压伴1项及以上危险因素；合并糖尿病；临床心、脑血管病或慢性肾疾病等并发症，属于心血管风险很高危患者（表13-6）。

表13-5　血压水平分类和定义

分类	收缩压（mmHg）		舒张压（mmHg）
正常血压	＜120	和	＜80
正常高值	120～139	和（或）	80～89
高血压	≥140	和（或）	≥90
1级高血压（轻度）	140～159	和（或）	90～99
2级高血压（中度）	160～179	和（或）	100～109
3级高血压（重度）	≥180	和（或）	≥110
单纯收缩期高血压	≥140	和	＜90

当收缩压和舒张压分属于不同级别时，以较高级的分级为准

表 13-6 高血压患者心血管风险水平分层

其他危险因素和病史	血压（mmHg）		
	1 级高血压 SBP 140 ～ 159 或 DBP 90 ～ 99	2 级高血压 SBP 160 ～ 179 或 DBP 100 ～ 109	3 级高血压 SBP ≥ 180 或 DBP ≥ 110
无	低危	中危	高危
1 ～ 2 个其他危险因素	中危	中危	很高危
≥ 3 个其他危险因素，或靶器官损害	高危	高危	很高危
临床并发症或合并糖尿病	很高危	很高危	很高危

2. 高血压的一般治疗原则

（1）高血压治疗的基本原则：包括非药物和药物两种方法，大多患者需长期甚至终身治疗。基本原则为定期测量血压，规范治疗，改善治疗依从性，尽可能实现降压达标。主要目的是最大程度地降低心脑血管并发症发生和死亡的总体危险。

（2）非药物治疗（生活方式干预）：生活方式干预，即祛除不利于身体和心理健康的行为和习惯。①减少钠盐摄入；②控制体重；③不吸烟；④限制饮酒；⑤体育运动；⑥减轻精神压力。

3. 高血压药物治疗原则　小剂量开始、优先选择长效制剂、联合应用、个体化。

（1）小剂量：初始治疗时通常应采用较小的有效治疗剂量，并根据需要，逐步增加剂量。

（2）尽量应用长效制剂：尽可能使用一天 1 次给药而有持续 24 小时降压作用的长效药物，以有效控制夜间血压与晨峰血压，更有效预防心脑血管并发症发生。

（3）联合用药：增加降压效果、不增加不良反应，低剂量单药治疗疗效不满意时，可用两种或多种降压药物联合治疗；2 级以上高血压为达到目标血压常需联合治疗。

（4）个体化：根据患者具体情况、耐受性、个人意愿或长期承受能力，选择适合患者的降压药物。

4. 常用降压药物的种类和作用特点　常用降压药包括利尿药、钙通道阻滞药、血管紧张素受体阻滞药（ARB）、血管紧张素转化酶抑制药（ACEI）和 β 受体阻滞药五类，以及上述药物组成的固定配比复方制剂。α 受体阻滞药或其他种类降压药亦可用于某些高血压人群。

（1）钙通道阻滞药：通过阻断血管平滑肌细胞上的钙离子通道发挥扩张血管、降低血压的作用。包括二氢吡啶类钙拮抗药和非二氢吡啶类钙拮抗药，前者如硝苯地平、尼莫地平、拉西地平、氨氯地平和非洛地平等。此类药可与其他四类药物联合应用，尤其适用于老年高血压、伴有稳定型心绞痛、单纯收缩期高血压、冠状动脉或颈动脉粥样硬化及周围血管病患者。常见不良反应包括反射性交感神经激活导致面部潮红、心跳加快、牙龈增生、足踝部水肿等。二氢吡啶类 CCB 没有绝对禁忌证，但心动过速与心力衰竭患者慎用。急性冠状综合征患者不推荐使用短效硝苯地平。非二氢吡啶类钙拮抗药主要包括地尔硫草和维拉帕米，常见不良反应为抑制心脏收缩功能和传导功能，有时也出现牙龈增生。

（2）ACEI：抑制血管紧张素转化酶、阻断肾素血管紧张素系统发挥降压作用。包括依那普利、卡托普利、雷米普利、贝那普利、培哚普利等，对于高血压患者有良好的靶器官保护和预防心血管终点事件的作用。ACEI单用降压作用明确，对糖脂代谢无不良影响；限盐或加用利尿药可增加ACEI的降压效应；尤其适用于伴糖尿病肾病、代谢综合征、慢性心力衰竭、心肌梗死后伴心功能不全、非糖尿病肾病、蛋白尿或微量白蛋白尿患者。最常见不良反应为持续性干咳，多见于用药初期；不能耐受者可改用ARB。其他不良反应有皮疹、低血压，偶见味觉障碍、血管神经性水肿。

（3）ARB：阻断血管紧张素Ⅰ型受体发挥降压作用。常用药包括缬沙坦、氯沙坦、替米沙坦、厄贝沙坦等。ARB可降低心血管事件危险，降低糖尿病或肾病患者的蛋白尿及微量白蛋白尿。尤其适用于伴心力衰竭、左心室肥厚、心房颤动预防代谢综合征、糖尿病肾病、微量白蛋白尿或蛋白尿患者，以及不能耐受ACEI的患者。不良反应少，偶有腹泻，长期应用可升高血钾，注意监测肌酐、血钾水平。

（4）利尿药：通过利钠排水、降低高血容量负荷发挥降压作用。包括袢利尿药、噻嗪类利尿药、保钾利尿药与醛固酮受体拮抗药等。用于控制血压的利尿药主要是噻嗪类利尿药，主要是氢氯噻嗪和吲哒帕胺。尤其适用于老年和高龄老年高血压、单独收缩期高血压或伴心力衰竭患者。其不良反应与剂量密切相关，常应采用小药量。噻嗪类利尿药可引起低血钾，长期应用者应定期监测血钾。痛风者禁用，高尿酸血症、明显肾功能不全者慎用。

（5）β受体阻滞药：通过抑制过度激活的交感神经活性、抑制心肌收缩力、减慢心率发挥降压作用。常用药包括比索洛尔、美托洛尔、阿替洛尔和卡维地洛等。尤其适用于伴快速性心律失常、慢性心力衰竭、冠心病、心绞痛、交感神经活性增高及高动力状态的高血压患者。常见不良反应有疲乏、肢体冷感、激动不安、胃肠不适等，还可能影响糖、脂代谢。高度心脏传导阻滞、哮喘患者为禁忌证。

（6）α受体阻滞药：不作为一般高血压治疗的首选药，适用高血压伴前列腺增生患者，也用于难治性高血压患者的治疗，开始用药应在入睡前，以防直立性低血压发生，最好使用控释制剂。

5. 降压药物的选择

（1）药物治疗流程见图13-1。

（2）常用降压药物的临床选择见表13-7。

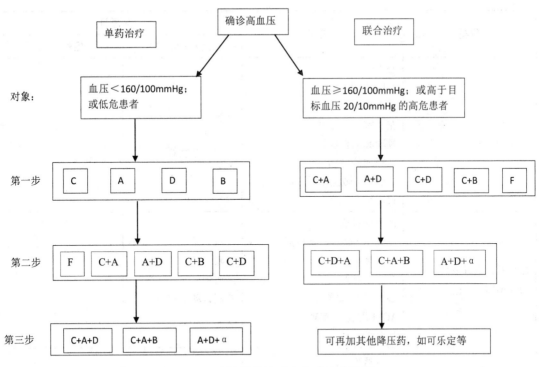

图 13-1 选择单药或联合降压治疗流程

A. ACEI 或 ARB；B. β 受体阻滞药；C. 二氢吡啶类钙通道阻滞药；D. 噻嗪类利尿药；α:
α 受体阻滞药。ACEI. 血管紧张素转化酶抑制药；ARB. 血管紧张素 Ⅱ 受体阻滞药；F. 低剂量固定复方制剂。第一步均为小剂量开始，药物治疗后血压未达标者，可使原药基础上加量或另加一种降压药，如血压达标，则维持用药；第二步也是如此。

表 13-7 常用降压药物的临床选择

分类	适应证	禁忌证	
		绝对禁忌证	相对禁忌证
钙通道阻滞药（二氢吡啶类）	老年高血压 周围血管病 单纯收缩期高血压 稳定型心绞痛 颈动脉粥样硬化 冠状动脉硬化病变	无	快速型心律失常，心力衰竭
钙通道阻滞药（非二氢吡啶类）	心绞痛 颈动脉粥样硬化 室上性心动过速	二、三度房室传导阻滞	心力衰竭

分类	适应证	禁忌证	
		绝对禁忌证	相对禁忌证
血管紧张素转换酶抑制药（ACEI）	心力衰竭 心肌梗死后 左心室肥厚 左心室功能不全 颈动脉粥样硬化 非糖尿病肾病 尿蛋白/微量白蛋白尿 代谢综合征	妊娠 高血钾 双侧肾动脉狭窄	
血管紧张素Ⅱ受体阻滞药（ARB）	糖尿病肾病 尿蛋白/微量白蛋白尿 心力衰竭 左心室肥厚 心房纤颤预防 ACEI引起的咳嗽 代谢综合征	妊娠 高血钾 双侧肾动脉狭窄	
噻嗪类利尿药	心力衰竭 老年高血压 高龄老年高血压 单纯收缩期高血压	痛风	妊娠
利尿药（醛固酮拮抗药）	心力衰竭 心肌梗死后	肾衰竭 高血钾	
β受体阻滞药	心绞痛 心肌梗死后 快速性心律失常 稳定型充血性心力衰竭	二、三度房室传导阻滞 哮喘	慢性阻塞性肺疾病 周围血管病 糖耐量减低 运动员
α-受体阻滞药	前列腺增生 高脂血症	直立性低血压	心力衰竭

（3）降压药的联合应用。①意义：为达到目标血压水平，联合应用降压药物已成为降压治疗的基本方法。②适应证：2级高血压和（或）伴有多种危险因素、靶器官损害或临床疾患的高危人群。③方法：二药联合时，降压作用机制应具有互补性，具有相加的降压，并可互相抵消或减轻不良反应。④方案：a.ACEI或ARB加噻嗪类利尿药，利尿药的不良反应是激活RAAS，与ACEI或ARB合用则抵消此不利因素。b.二氢吡啶类钙通道阻滞药加ACEI或ARB，前者具有直接扩张动脉的作用，后者通过阻断RAAS，既扩张动脉，又扩张静脉，故两药有协同降压作用。c.钙通道阻滞药加噻嗪类利尿药，可降低高血压患者脑卒中发生风险。d.二氢吡啶类钙通道阻滞药（D-CCB）加β受体阻滞药，前者具有的扩张血管和轻度增加心率的作用，正好抵消β受体阻滞药的缩血管及减慢心率的作用；两药联合可使不

续表

良反应减轻。我国临床主要推荐应用的优化联合治疗方案是：D-CCB 加 ARB；D-CCB 加 ACEI；ARB 加噻嗪类利尿药；ACEI 加噻嗪类利尿药；D-CCB 加噻嗪类利尿药；D-CCB 加 β 受体阻滞药。次要推荐的联合治疗方案是：利尿药加 β 受体阻滞药；α 受体阻滞药加 β 受体阻滞药；D-CCB 加保钾利尿药；噻嗪类利尿药加保钾利尿药。不常规推荐的但必要时可慎用的联合治疗方案是：ACEI 加 β 受体阻滞药；ARB 加 β 受体阻滞药；ACEI 加 ARB；中枢作用药加 β 受体阻滞药。联合治疗方案详见表 13-8。

表 13-8　联合治疗方案推荐表

优先推荐	一般推荐	不常规推荐
D-CCB+ARB	利尿药 +β 受体阻滞药	ACEI+β 受体阻滞药
D-CCB+ACEI	α 受体阻滞药 +β 受体阻滞药	ARB+β 受体阻滞药
ARB+ 噻嗪类利尿药	D-CCB+ 保钾利尿药	ACEI+ ARB
ACEI+ 噻嗪类利尿药		
D-CCB+ 噻嗪类利尿药	噻嗪类利尿药 + 保钾利尿药	中枢作用药 +β 受体阻滞药
D-CCB+β 受体阻滞药		

D-CCB. 二氢吡啶类钙通道阻滞药；ACEI. 血管紧张素转化酶抑制药；ARB. 血管紧张素受体拮抗药

二、冠状动脉粥样硬化性心脏病

冠状动脉粥样硬化性心脏病是指冠状动脉粥样硬化使血管腔狭窄或阻塞，和（或）因冠状动脉功能性改变（痉挛）导致心肌缺血缺氧或坏死而引起的心脏病，统称冠状动脉性心脏病，简称冠心病，也称缺血性心脏病。

1. 心绞痛的药物治疗原则　心绞痛是由于暂时性心肌缺血引起的以胸痛为主要特征的临床综合征，是冠状动脉粥样硬化性心脏病的最常见表现，休息或含服硝酸甘油可缓解。药物治疗原则是改善冠状动脉血供、降低心肌耗氧，改善患者症状，提高生活质量，同时治疗冠状动脉粥样硬化，预防心肌梗死和猝死，延长生存期。

2. 心绞痛发作期和缓解期的药物选择

（1）发作期药物选择：使用作用较快的硝酸酯制剂，硝酸甘油或硝酸异山梨酯。

（2）缓解期药物选择：①改善预后的药物。治疗原则为无用药禁忌应口服阿司匹林，不能用阿司匹林者用氯吡格雷，所有稳定型心绞痛患者均应接受他汀类药物治疗，LDL-C 的目标值为 < 2.60mmol/L；有明确冠状动脉疾病的患者接受强化他汀类药物治疗，LDL-C 的目标值为 < 2.07mmol/L；明确冠状动脉疾病的所有患者、所有合并高血压、糖尿病、左心室收缩功能不全、心肌梗死后左心室功能不全、心力衰竭的患者推荐使用 ACEI 类，心肌梗死后稳定型心绞痛或心力衰竭患者推荐使用 β 受体阻滞药。**阿司匹林**：所有患者只要没有用药禁忌证都应该服用。**氯吡格雷**：主要用于支架置入以后及阿司匹林有禁忌证的患者。**β 受体阻滞药**：心肌梗死后患者长期接受 β 受体阻滞药治疗，可降低相对死亡率。使用剂量应个体化、从较小剂量开始，逐级增加剂量，以能缓解症状，心率不低于每分钟 50 次为宜。**调**

脂治疗：他汀类药物能有效降低 TC 和 LDL-C，并降低心血管事件。为达到更好的降脂效果，在他汀类治疗基础上，可加用胆固醇吸收抑制剂依折麦布 10mg/d。应用他汀类药物时，应严密监测转氨酶及肌酸激酶等生化指标，及时发现可能的肝损害和肌病。**血管紧张素转化酶抑制药**：稳定型心绞痛患者中，合并糖尿病、心力衰竭或左心室收缩功能不全的患者应使用。②**减轻症状、改善缺血的药物**。与预防死亡、心肌梗死的药物联合使用，其中 β 受体阻滞药同时兼有两方面的作用。目前减轻症状和改善缺血的主要药物包括三类：**β 受体阻滞药、硝酸酯类药物、钙拮抗药**。治疗原则为应用短效硝酸甘油缓解、预防心绞痛急性发作，β 受体阻滞药逐步增加至最大耐受药量，不能耐受 β 受体阻滞药或受体阻滞药者可使钙拮抗药。当 β 受体阻滞药作为治疗药物效果不满意时，联合使用长效二氢吡啶类钙拮抗药或长效硝酸酯类。**β 受体阻滞药**：抑制心脏 β 肾上腺素能受体、减慢心率、减弱心肌收缩力、降低血压，减少心绞痛发作和增加运动耐量。只要无禁忌证，β 受体阻滞药应作为稳定型心绞痛的初始治疗药物。**硝酸酯类**：减少心肌需氧和改善心肌灌注，从而改善心绞痛症状。硝酸酯类药会反射性增加交感神经张力使心率加快，常联合负性心率药物如 β 受体阻滞药或非二氢吡啶类钙拮抗药治疗慢性稳定型心绞痛。联合用药的抗心绞痛作用优于单独用药。舌下含服或喷雾用硝酸甘油仅作为心绞痛发作时缓解症状用药，也可在运动前数分钟使用，以减少或避免心绞痛发作。**钙拮抗药**：通过改善冠状动脉血流和减少心肌耗氧起缓解心绞痛作用，对变异性心绞痛或以冠状动脉痉挛为主的心绞痛，钙拮抗药是一线药物。地尔硫草和维拉帕米能减慢房室传导，常用于伴有心房颤动或心房扑动的心绞痛患者。**其他治疗药物：代谢性药物，曲美他嗪**通过调节心肌能源底物，抑制脂肪酸氧化，改善心肌缺血及左心功能，缓解心绞痛，可与 β 受体阻滞药等抗心肌缺血药物联用；**尼可地尔，钾通道开放剂**，与硝酸酯类制剂具有相似药理特性，对稳定型心绞痛治疗可能有效。

3. 不稳定型心绞痛的药物治疗　急性冠状动脉综合征（ACS）共同的病理机制，即冠状动脉硬化斑块破裂、血栓形成，导致病变血管不同程度的阻塞。根据心电图可将 ACS 区分为 ST 段抬高型和非 ST 段抬高型两大类，前者主要为 ST 段抬高型心肌梗死，后者包括不稳定型心绞痛和非 ST 段抬高型心绞痛（NSTEMI）。目前趋向于将稳定型心绞痛以外的缺血性胸痛统称为不稳定型心绞痛（UA）。UA/NSTEMI 强化治疗包括：抗血小板、抗缺血、抗凝治疗。NSTEMI 治疗的目的：即刻缓解缺血、预防严重不良反应后果（即死亡或心肌梗死或再梗死）。

（1）抗缺血治疗：主要原则为舌下含服或口喷硝酸甘油后、静脉滴注以缓解缺血及相关症状。在硝酸甘油不能即刻缓解症状或出现急性肺充血时，静脉注射硫酸吗啡。如有进行性胸痛且没有禁忌证，口服 β 受体阻滞药，必要时静脉注射。血管紧张素转化酶抑制药（ACEI）用于高血压患者、左心室收缩功能障碍或心力衰竭、合并糖尿病的 ACS 患者。UA/NSTEMI 时抗缺血治疗常用药物及使用方法见表 13-9。

表 13-9　UA/NSTEMI 时抗缺血治疗常用药物及使用方法

药物	给药途径	剂量	注意事项
硝酸酯类			
硝酸甘油	舌下含服	0.5mg，5～10 分钟后可重复	作用持续 1～7 分钟

药物	给药途径	剂量	注意事项
	喷雾剂	0.5～1.0mg	作用持续 1～7 分钟
	皮肤贴剂	2.5～10mg 每 24 小时 1 次	持续贴用易致耐药性
	静脉制剂	5～200µg/min，每 24 小时 1 次	持续静脉滴注易导致耐药性
硝酸异山梨酯	口服片剂	20mg，每日 2 次	
	口服控释 / 缓释制剂	40～60mg，每日 1 次	
单硝酸异山梨酯	口服片剂	20mg，每日 2 次	
	口服控释 / 缓释制剂	40～60mg，每日 1 次	
β 受体阻滞药			
普萘洛尔	口服片剂	10～80mg，每日 2 次	非选择性
美托洛尔	口服片剂	25～100mg，每日 2 次	$β_1$ 选择性
阿替洛尔	口服片剂	25～50mg，每日 2 次	$β_1$ 选择性
比索洛尔	口服片剂	5～10mg，每日 1 次	$β_1$ 选择性
钙离子拮抗药			
硝苯地平	口服控释 / 缓释制剂	30～60mg，每日 1 次	长效
氨氯地平	口服片剂	5～10mg，每日 1 次	长效
非洛地平	口服缓释片剂	5～10mg，每日 1 次	长效
尼卡地平		40mg，每日 2 次	中效
地尔硫䓬	口服缓释片剂	90～180mg，每日 1 次	长效
地尔硫䓬	口服片剂	30～60mg，每日 3 次	短效
维拉帕米	口服缓释片剂	120～240mg，每日 1 次	长效
维拉帕米	口服片剂	40～80mg，每日 3 次	短效
硫酸吗啡	静脉	1～5mg，静脉注射，必要时每 2～30 分钟重复 1 次	一起呼吸和循环障碍时可以静脉注射纳洛酮 0.4～2.0mg 纠正

（2）抗血小板与抗凝治疗：阿司匹林通过不可逆地抑制血小板内环氧化酶 -1 防止血栓烷 A_2 形成，阻断血小板聚集。UA/NSTEMI 既往没有用过阿司匹林，可嚼服首剂阿司匹林 0.3g，或口服水溶性制剂，以后 75～150mg/d。噻氯匹定和氯吡格雷是二磷酸腺苷（ADP）受体拮抗药，对血小板的抑制是不可逆的，噻氯匹定作用不如阿司匹林快，噻氯匹定的不良反应限制了其应用，因此在使用噻氯匹定时，需要每 2 周监测全血细胞计数。氯吡格雷的疗效等于或大于阿司匹林，PCI 患者中应常规使用氯吡格雷。阿司匹林 + 氯吡格雷可增加择期冠状动脉旁路移植术患者术中、术后大出血危险。UA/NSTEMI 中早期使用肝素可以降低患者 AMI 和心肌缺血的发生率，联合使用阿司匹林获益更大。低分子肝素与普通肝素疗效相似，依诺肝素疗效还优于普通肝素。

4.心肌梗死的治疗　原则是保护、维持心脏功能,挽救濒死的心肌,防止梗死面积的扩大,缩小心肌缺血范围,及时处理严重心律失常、泵衰竭和各种并发症,防止猝死。具体治疗原则如下。

（1）休息和护理：发病后需严格休息,一般以卧床休息为宜。

（2）吸氧：吸氧对有休克或左心室功能衰竭的患者特别有用,对一般患者也有利于防止心律失常、改善心肌缺血,有助于减轻疼痛。

（3）监测：心电图、血压、呼吸。

（4）饮食：在最初 2～3 天应以流质为主,以后随着症状减轻而逐渐增加。

（5）阿司匹林：嚼服阿司匹林 300mg,随后每日 1 次,3 天后改为 50～100mg,每日 1 次。

（6）解除疼痛：缓解疼痛能降低心肌耗氧量,可选药物有硝酸酯类,镇痛药、β 受体阻滞药。

5. 急性心肌梗死溶栓治疗的药物选择　及早再通梗死的冠状动脉,使心肌得到再灌注,挽救濒死的心肌或缩小心肌梗死的范围。

（1）抗血小板治疗：冠状动脉内斑块破裂诱发局部血栓形成,是导致急性 ST 段抬高型心肌梗死（STEMI）的主要原因,抗血小板治疗已成为 STEMI 常规治疗,溶栓前即使用。①阿司匹林,通过抑制血小板环氧化酶使血栓素 A_2 合成减少,达到抑制血小板聚集的作用。②噻吩并吡啶类,氯吡格雷主要抑制 ADP 诱导的血小板聚集,口服后起效快。③ GP Ⅱ b/ Ⅲ a 受体拮抗药,静脉溶栓联合此类药物可提高疗效,但出血并发症增加。

（2）抗凝治疗：凝血酶是使纤维蛋白原转变为纤维蛋白最终形成血栓的关键环节,抑制凝血酶至关重要。①普通肝素,STEMI 溶栓治疗最常用的辅助用药,溶栓制剂不同、肝素用法也不同,使用期间应监测血小板计数。②低分子量肝素,因应用方便、不需监测凝血时间、血小板减少症发生率低等优点,建议代替普通肝素。③磺达肝癸钠,接受溶栓或不行再灌注治疗的患者,磺达肝癸钠有利于降低死亡和再梗死,不增加出血并发症。④口服抗凝药治疗,通常选用华法林,需注意出血的风险,严密监测 INR。

三、血脂异常和高脂蛋白血症

血脂异常指血液脂质代谢异常的简称,包括：①血清总胆固醇（TC）水平过高；②血清三酰甘油（TG）水平过高；③血清高密度脂蛋白胆固醇（HDL-C）水平过低。高脂血症指血浆中胆固醇和（或）三酰甘油水平升高,实际是血浆中某一类或某几类脂蛋白水平升高,称为高脂蛋白血症。

1. 高脂蛋白血症的分型　电泳分型法：Ⅰ、Ⅱ、Ⅲ、Ⅳ、Ⅴ 型。

（1）Ⅰ 型高脂蛋白血症：高乳糜微粒血症,又称外源性高三酰甘油血症、脂肪诱型或脂肪敏感型高脂肪血症。非常罕见,是一种常染色体隐性遗传性疾病,外源性脂肪处理发生障碍,患者体内三酰甘油的脂蛋白酯缺乏或活性下降,造成血中乳糜微粒增多,常导致胰腺炎反复发作。

（2）Ⅱ 型高脂蛋白血症：高 β 脂蛋白血症,又称家族性高胆固醇血症、家族性高 β 脂蛋白血症等。一种常染色体显性遗传疾病,患者血清胆固醇明显升高,可达 1000mg/ml,但血清三酰甘油基本在正常范围；此型是导致冠心病的主要类型,有些患者可终身正常,另一部分人从青少年开始发病，往往在 40 岁左右就死于冠心病。

（3）Ⅲ型高脂蛋白血症："宽 β 病"，又称高胆固醇血症兼内源性高三酰甘油血症；常伴有糖尿病、糖耐量异常、血清尿酸增多等症状，三酰甘油指标变化大，与高脂、高糖饮食相关；发展结果是胆汁性肝硬化，患者平时应控制高脂、高热量饮食。

（4）Ⅳ型高脂蛋白血症：高前 β 脂蛋白血症，又称内源性高三酰甘油血症、糖致高三酰甘油血症；一种典型的脂类代谢紊乱性疾病，由高糖饮食引起，常见于成人，其心脑血管病发病率很高；当限制糖类饮食时，能迅速降低三酰甘油和前 β 脂蛋白水平。

（5）Ⅴ型高脂蛋白血症：高前 β 脂蛋白血症兼乳糜微粒血症，又称混合型高脂肪血症、高乳糜微粒血症兼内源性高三酰甘油血症；患者进食低脂肪、高糖饮食时，即出现脂蛋白条带；内源性高三酰甘油血症患者若进食低糖、高脂饮食，可发生高乳糜微粒；患者在青年或成年早期之前无症状，50 多岁以后多开始发病。

WHO 的高脂蛋白血症分六型，即Ⅰ、Ⅱa、Ⅱb、Ⅲ、Ⅳ、Ⅴ型。

2. 血脂异常治疗药物的选择　首先应调整生活方式，如控制饮食、适当锻炼；饮食治疗是首要的基本措施，但心血管病高危人群必须进行调脂药物治疗。

（1）他汀类：细胞内胆固醇合成限速酶即三羟基三甲基戊二酰辅酶 A（HMG-CoA）还原酶的抑制剂，目前临床上应用最广泛。他汀类通过抑制细胞内胆固醇合成的限速酶，造成细胞内游离胆固醇减少，反馈性上调细胞表面 LDL 受体的表达，加速循环血液中极低密度脂蛋白（VLDL）残粒或中密度脂蛋白（IDL）及低密度脂蛋白（LDL）的清除。目前国内临床上可供选用的他汀类药物有：洛伐他汀、辛伐他汀、普伐他汀、氟伐他汀、阿托伐他汀和瑞舒伐他汀。国产中药血脂康含有多种天然他汀成分，其中主要是洛伐他汀。根据患者的血脂水平、心血管危险因素、心血管疾病决定是否需要降脂治疗。根据患者血中 LDL-C 或 TC 的水平与目标值间的差距，考虑是否单用一种他汀类药物，按不同他汀类药物的特点（作用强度、安全性、药物相互作用）、患者的具体条件选择合适的他汀类药物。如血中 LDL-C 或 TC 水平甚高，可选择他汀类药物与其他降脂药合并治疗。应用他汀类时，要监测谷丙转氨酶（ALT）、谷草转氨酶（AST）、肌酸肌酶（CK），治疗期间定期监测复查。

（2）贝特类：又称苯氧芳酸类药物，通过激活过氧化物酶增生体活化受体 α（PPARα），刺激脂蛋白脂酶（LPL）、载脂蛋白 AⅠ（apoAⅠ）和载脂蛋白 AⅡ（apoAⅡ）基因的表达，抑制载脂蛋白 CⅢ（apoCⅢ）基因的表达，增强 LPL 的脂解活性，有利于去除血液循环中富含 TG 的脂蛋白，降低血浆 TG 和提高 HDL-C 水平，促进胆固醇的逆向转运，并使 LDL 亚型由小而密颗粒向大而疏松颗粒转变。临床上可供选择的贝特类药物有：非诺贝特（片剂 0.1g，每日 3 次；微粒化胶囊 0.2g，每日 1 次）、苯扎贝特（0.2g，每日 3 次）、吉非贝齐（0.6g，每日 3 次）。贝特类药物平均可使 TC 降低 6%～15%，LDL-C 降低 5%～20%，TG 降低 20%～50%，HDL-C 升高 10%～20%。适应证为高 TG 血症或以 TG 升高为主的混合型高脂血证和低 HDL-C 血症。常见不良反应为消化不良、胆石证等，也可引起肝酶升高和肌病。绝对禁忌证为严重肾病和严重肝病。

（3）烟酸类：烟酸属 B 族维生素，当用量超过作为维生素作用的剂量时，有明显的降脂作用。降脂作用机制尚不十分明确，可能与抑制脂肪组织中的脂解、减少肝中极低密度脂蛋白合成和分泌有关。此外，烟酸还可促进脂蛋白脂酶的活性，加速脂蛋白中 TG 的水解。

烟酸既降低胆固醇又降低 TG，还具有升高 HDL-C 的作用。常规剂量下，烟酸可使 TC 降低 10% ～ 15%，LDL-C 降低 15% ～ 20%，TG 降低 20% ～ 40%，并使 HDL-C 轻至中度升高。所以，该类药物可用于除纯合子型家族性高胆固醇血症及 I 型高脂蛋白血症以外的任何类型的高脂血症。烟酸有速释剂和缓释剂两种剂型：速释剂不良反应明显，现多已不用；缓释型烟酸片不良反应明显减轻，较易耐受。烟酸缓释片常用量为 1 ～ 2g，每日 1 次。一般临床上开始用量为 0.375 ～ 0.5g，睡前服用；4 周后增量至 lg/d，逐渐增至最大剂量 2g/d。烟酸可使 TC 降低 5% ～ 20%，LDL-C 降低 5% ～ 25%，TG 降低 20% ～ 50%，HDL-C 升高 15% ～ 35%。适用于高 TG 血症，低 HDL-C 血症或以 TG 升高为主的混合型高脂血症。烟酸能降低主要冠状动脉事件，减少总死亡率。常见不良反应有高血糖、高尿酸（或痛风）、颜面潮红、上消化道不适等。绝对禁忌证是慢性肝病、严重痛风；相对禁忌证为溃疡、肝毒性、高尿酸血症。

（4）胆酸螯合药：主要为碱性阴离子交换树脂，在肠道内能与胆酸呈不可逆结合，因而阻碍胆酸的肠肝循环，促进胆酸随大便排出体外，阻断胆汁酸中胆固醇的重吸收。这类药物能降低主要冠状动脉事件和冠心病死亡，常见不良反应有胃肠不适、便秘，影响某些药物的吸收。此类药物绝对禁忌证为异常 β 脂蛋白血症和 TG > 4.52mmol / L（400mg/dl），相对禁忌证为 TG > 2.26mmol（200mg/dl）。

（5）胆固醇吸收抑制药：依折麦布，口服后迅速吸收，广泛结合成依折麦布 - 葡萄糖苷酸，有效地抑制胆固醇和植物固醇的吸收；既促进肝 LDL 受体的合成，又加速 LDL 的代谢；与他汀类合用对 LDL-C、HDL-C 和 TG 的作用进一步增强。

（6）其他调脂药：①普罗布考，通过掺入到脂蛋白颗粒中，影响脂蛋白代谢，产生调脂作用；常用剂量 0.5g，bid，可使血浆 TC 降低 20% ～ 25%，LDL-C 降低 5% ～ 15%，而 HDL-C 也明显降低（可达 25%）；主要适应于高胆固醇血症，尤其是纯合子型家族性高胆固醇血症。② ω-3 脂肪酸，ω-3 长链多不饱和脂肪酸主要为二十碳戊烯酸和二十二碳己烯酸，两者为海鱼油的主要成分，制剂为其乙酯，高纯度的制剂用于临床。ω-3 脂肪酸制剂降低 TG、轻度升高 HDL-C，对 TC 和 LDL-C 无影响。当用量为 2 ～ 4g/d 时，可使 TG 下降 25% ～ 30%。主要用于高 TG 血症；可以与贝特类合用治疗严重高 TG 血症，也可与他汀类合用治疗混合型高脂血症。

当前药物降脂治疗主要对象是冠心病患者和心血管病高危人群，首选他汀类药物，药物剂量以 LDL-C 达标为度，单一降脂药物疗效欠佳时，可联合用药。治疗需要个体化，必须监测安全性。依据患者的心血管病状况和血脂水平选择药物和起始剂量，治疗时监测不良反应，定期检测肝功能和血 CK。

四、心力衰竭

1. 心力衰竭的药物治疗机制

（1）利尿药：在心力衰竭治疗中起关键作用，合理使用利尿药是其他治疗心力衰竭药物取得成功的关键因素之一。①利尿药治疗的适应证：所有心力衰竭患者，有液体潴留的证据或原先有过液体潴留者。NYHA 心功能 I 级患者一般不需应用利尿药。利尿药一般应与 ACEI 类和 β 受体阻滞药联合应用。即使在应用利尿药后心力衰竭症状得到控制，也不能将利尿药作为唯一治疗药物。②利尿药的剂量：以最小有效量长期维持，一般需无限期使用。

③利尿药品种的选择：常用的利尿药有袢利尿药和噻嗪类利尿药。袢利尿药如呋塞米或托拉塞米是多数心力衰竭患者的首选药物，特别适用于有明显液体潴留或伴有肾功能受损的患者。呋塞米的剂量与效应呈线性关系，故剂量不受限制。噻嗪类仅适用于有轻度液体潴留、伴有高血压而肾功能正常的心力衰竭患者。氢氯噻嗪 100mg/d 已达最大效应（剂量 – 效应曲线已达平台期），再增量亦无效。④利尿药的不良反应：电解质紊乱、症状性低血压及肾功能不全，特别是在服用剂量大和联合用药时。

（2）ACEI 类：对心力衰竭、冠心病、动脉粥样硬化、糖尿病等具有多种有益的机制。ACEI 有益于 CHF 主要通过两个机制：一是抑制 RAAS；二是作用于激肽酶Ⅱ，抑制缓激肽的降解，提高缓激肽水平，通过缓激肽 – 前列腺素 –NO 通路而发挥有益作用。ACEI 类是业已证实能降低心力衰竭患者死亡率的第一类药物，公认为治疗心力衰竭的基石。① ACEI 类的适应证：所有左心室收缩功能不全的患者，除非有禁忌证或不能耐受。NYHA 心功能Ⅰ级患者也应使用，可预防和延缓发生心力衰竭。不同程度慢性心力衰竭患者的长期治疗。②禁忌证或慎用 ACEI 的情况：应用此类药物曾出现过严重不良反应的患者，如血管神经性水肿、无尿性肾衰竭，妊娠妇女，绝对禁用 ACEI 类。以下患者慎用：双侧肾动脉狭窄，血肌酐水平显著升高（> 225.2μmol/L，尚有争论），高钾血症（> 55mmol/L），低血压患者待血流动力学稳定后再决定是否应用 ACEI 类。③ ACEI 的剂量与品种选择：起始剂量和递增方法，治疗前利尿药应已维持在最合适剂量。基本原则是从很小剂量开始，逐步增加，直到达到目标剂量；每隔 3 ～ 7 天剂量倍增 1 次，剂量调整快慢取决于每个患者的临床状况。临床上小剂量应用现象十分普遍，以为小剂量也同样有效而且更好是一种误解。维持应用，一旦剂量调整到目标剂量或最大耐受剂量，应终生使用。④ ACEI 的不良反应：低血压，肾功能恶化，高血钾，咳嗽，血管性水肿。

（3）β 受体阻滞药：一种很强的负性肌力药，在 ACEI 和利尿药的基础上加用 β 受体阻滞药，长期治疗慢心力衰竭，能降低死亡率和住院率。目前用于心力衰竭的有选择性 β 受体阻滞药，如美托洛尔、比索洛尔，兼有 $β_1$、$β_2$ 和 $α_1$ 受体阻断作用的制剂，如卡维地洛、布新洛尔。

① β 受体阻滞药的适应证：所有 NYHA 心功能Ⅱ、Ⅲ级患者病情稳定，LVEF < 40 % 者，除非有禁忌证或不能耐受。应尽早开始应用 β 受体阻滞药，不能等到其他疗法无效时才用，有可能防止死亡。应在 ACEI 和利尿药的基础上加用 β 受体阻滞药，洋地黄也可应用。病情不稳定的或 NYHA 心功能Ⅳ级的心力衰竭患者，一般不用 β 受体阻滞药。但 NYHA 心功能Ⅳ级患者，如病情已稳定、无液体潴留、体重恒定、且不需要静脉用药者，可考虑在严密监护下，由专科医师指导应用。β 受体阻滞药只适用于慢心力衰竭的长期治疗，不能作为急性失代偿性心力衰竭的急救用。

② β 受体阻滞药的禁忌证：支气管痉挛性疾病、心动过缓（心率< 60 次 / 分）、二度及以上房室传导阻滞（除非已安装起搏器）均不能使用。

③ β 受体阻滞药的剂量选择：从极低剂量开始应用，如美托洛尔缓释片 12.5mg 每日 1 次，比索洛尔 1.25 mg 每日 1 次，卡维地洛 3.125mg 每日 2 次；如患者能耐受，可每隔 2 ～ 4 周将剂量加倍；如前一低剂量出现不良反应，可延迟加量直至不良反应消失。确定 β 受体阻滞药治疗心力衰竭的剂量，应增加到事先设定的靶剂量，如患者不能耐受靶剂量，可用较低剂

量及最大耐受量。β受体阻滞药治疗宜个体化，避免突然撤药。

④β受体阻滞药制剂的选择：选择性β₁受体阻滞药与非选择性β兼α₁受体阻滞药同样可降低死亡率和罹患率，选择性β₁受体阻滞药如美托洛尔、比索洛尔、非选择性的卡维地洛均可用于慢心力衰竭。

⑤β受体阻滞药应用注意事项：必须监测血压，避免低血压，特别是有α受体阻断作用的品种更容易发生；一般在首剂或加量的24～48小时内发生，常在重复用药后自动消失。为减少低血压的危险，可将ACEI类药物或血管扩张药的剂量减少或与β受体阻滞药在每日不同时间里应用。注意避免出现心动过缓和房室传导阻滞，如果心率＜55次/分或出现二、三度房室传导阻滞，应将β受体阻滞药减量或停用。

（4）正性肌力药

①洋地黄类，并非只是正性肌力药物，也是神经内分泌活动的调节剂。对心力衰竭的作用与抑制非心肌组织Na^+/K^+-ATP酶有关，增加抑制性传入冲动的数量，减弱中枢神经系统下达的交感兴奋性；还减少肾小管对钠的重吸收和肾脏分泌的肾素。此类药物中地高辛是唯一经临床研究证实长期治疗不会增加死亡率的药物。a. 地高辛的适应证：急性心力衰竭并非地高辛的应用指征，除非伴有快速心室率的心房颤动。急性心力衰竭应使用静脉给药，地高辛仅可作为长期治疗措施的开始阶段而发挥部分作用。b. 地高辛的禁忌证：不能用于窦房阻滞、二度或高度房室传导阻滞无永久起搏器保护的患者。与能抑制窦房结或房室结功能的药物（如胺碘酮、β受体阻滞药）合用时，需谨慎。c. 地高辛的剂量调整：目前多采用自开始即用固定的维持量给药方法，即维持量疗法，0.125～0.25mg/d；对于70岁以上或肾功能受损者，地高辛宜采用小剂量（0.125mg）每日1次或隔日1次。必要时，可采用较大剂量（0.375～0.50mg/d），但不宜作为窦性心律心力衰竭患者的治疗剂量。此外还可通过测定地高辛血清浓度，指导地高辛剂量的选择。但此法多用于帮助判断洋地黄中毒而非疗效的评估。d. 地高辛的不良反应包括：心律失常（期前收缩、折返性心律失常和传导阻滞）；胃肠道症状（厌食、恶心和呕吐）；神经精神症状（视觉异常、定向力障碍、昏睡及精神错乱）。

②磷酸二酯酶抑制药：只能短期使用，不推荐常规间歇静脉滴注，常用的有米力农。a. 米力农的适应证：对洋地黄、利尿药、血管扩张药治疗无效或欠佳的急、慢性顽固性充血性心力衰竭。b. 注意事项：下列情况慎用，如肝肾功能损害、低血压、心动过速、急性心肌梗死、急性缺血性肥厚型心脏病、孕妇及哺乳期妇女、儿童。不宜用于严重瓣膜狭窄病变、梗阻性肥厚型心肌病。本品仅限于短期使用，长期使用增加死亡率。用药期间应监测心率、心律、血压、必要时调整剂量。对房扑、房颤患者，因可增加房室传导作用导致心室率增快，宜先用洋地黄制剂与规格控制心室率。合用强利尿药时，可使左心室充盈压过度下降，且易引起水、电解质失衡。c. 剂量调整：静脉注射负荷量25～75μg/kg，5～10分钟缓慢静脉注射，以后每分钟0.25～1.0μg/kg速度维持。最大剂量一日1.13 mg/kg。d. 不良反应：少见头痛、室性心律失常、无力、血小板计数减少；过量时可有低血压、心动过速。

2. 不同类型心力衰竭的药物选择

（1）急性左心衰竭的药物治疗

①镇静药，主要应用吗啡，用法为2.5～5.0mg静脉缓慢注射，亦可皮下或肌内注射。伴有明显和持续休克、低血压、COPD意识障碍等患者禁忌使用；老年患者慎用或减量；亦可

用哌替啶 50～100mg 肌内注射。

②支气管解痉药，氨茶碱 0.125～0.25g 以葡萄糖水稀释后静脉推注（10 分钟），4～6 小时后可重复 1 次，或以 0.25～0.5mg/（kg·h）静脉滴注；亦可用二羟丙茶碱 0.25～0.5g 静脉滴注，速度为 25～50mg/h。

③利尿药，适用于急性心力衰竭伴肺循环和（或）体循环明显淤血及容量负荷过重的患者。作用于肾小管髓袢的利尿药如呋塞米、托拉塞米、布美他尼静脉应用可在短时间迅速降低容量负荷，为首选。噻嗪类利尿药、保钾利尿药（阿米洛利、螺内酯）等仅作为袢利尿药的辅助或替代药物，或在需要时作为联合用药。药物种类和用法：静脉首选呋塞米，先静脉注射 20～40mg，继以静脉滴注 5～40mg/h，其总剂量在起初 6 小时不超过 80mg，起初 24 小时不超过 200mg。利尿药低剂量联合应用，其疗效优于单一利尿药的大剂量，且不良反应也少。

④血管扩张药物：可用于急性心力衰竭早期阶段。收缩压 > 110mmHg 的急性心力衰竭患者可安全使用，收缩压在 90～110mmHg 之间的应慎用，收缩压 < 90mmHg 的患者则禁用。药物种类和用法：主要有硝普钠、硝酸酯类、重组人 BNP（thBNP）、酚妥拉明、乌拉地尔，但钙拮抗药不推荐用于急性心力衰竭。a. 硝酸酯类药物：急性心力衰竭时此类药在减少每搏心排血量和不增加心肌氧耗情况下能减轻肺淤血，特别适用于急性冠状动脉综合征伴心力衰竭的患者。硝酸酯类药物静脉滴注应防止血压过度下降，硝酸甘油起始剂量 5～10μg/min，每 5～10 分钟递增 5～10μg/min，最大剂量 100～200 μg/min；亦可每 10～15 分钟喷雾 1 次（400μg），或舌下含服每次 0.3～0.6mg；硝酸异山梨酯静脉 5～10mg/h，亦可舌下含服每次 2.5mg。b. 硝普钠：用于严重心力衰竭、原有后负荷增加及伴有心源性休克患者。临时应用宜从小剂量 10μg/min 开始，酌情增加剂量至 50～250μg/min，静脉滴注疗程不要超过 72 小时。c. 乌拉地尔：具有外周和中枢双重扩血管作用，可有效降低血管阻力、降低后负荷、增加心排血量，不影响心率。适用于高血压性心脏病、缺血性心肌病（包括急性心肌梗死）和扩张型心肌病引起的急性左心衰竭；可用于 CO 降低、PCWP > 18mmHg 的患者。通常静脉滴注 100～400μg/min，可逐渐加量，并根据血压和临床状况予以调整。伴严重高血压者可缓慢静脉注射 12.5～25.0mg。d.ACEI：急性心力衰竭的急性期、病情尚未稳定者不宜应用。急性心肌梗死后的急性心力衰竭可试用，但避免静脉应用，口服起始剂量宜小，不耐受 ACEI 者可以应用 ARB。

⑤正性肌力药物：应用指征和作用机制为适用于低心排血量综合征，如伴有症状性低血压或 CO 降低伴有循环淤血的患者，可缓解组织低灌注所致的症状，保证重要脏器的血流供应。血压较低和对血管扩张药物及利尿药不耐受或反应不佳的患者尤其有效。药物种类和用法：a. 洋地黄类，能轻度增加 CO、降低左心室充盈压。一般用毛花苷 C 0.2～0.4mg 缓慢静脉注射，2～4 小时后可以再用 0.2mg，伴有快速心室率的房颤患者可酌情增加剂量。b. 多巴胺，250～500μg/min 静脉滴注，个体差异较大，一般从小剂量开始，逐渐增加剂量，短期应用。c. 多巴酚丁胺：短期应用可缓解症状，100～250μg/min 静脉滴注；注意监测血压，常见不良反应有心律失常、心动过速，偶可因加重心肌缺血而出现胸痛；正在应用 α 受体阻滞药的患者不推荐应用多巴酚丁胺和多巴胺。d. 磷酸二酯酶抑制药，米力农，首剂 25～50μg/kg 静脉注射（> 10 分钟），继以 0.25～0.50μg/（kg·min）静脉滴注；常见不良反应为低血压和心律失常。

（2）急性右心力衰竭竭的药物选择

①右心室梗死伴急性右心衰竭。扩容治疗：可用 706 羧甲淀粉、低分子右旋糖酐或生理盐水 20 ml/min 静脉滴注，直至 PCWP 上升至 15～18mmHg，血压回升和低灌注症状改善。24 小时的输液量在 3500～5000ml。对于充分扩容而血压仍低者，可给予多巴酚丁胺或多巴胺。补液过程中若出现左心力衰竭竭，应立即停止补液；此时若动脉血压不低，可小心给予血管扩张药。禁用吗啡、利尿药、硝酸甘油等血管扩张药，以免进一步降低右心室充盈压。如右心室梗死合并广泛左心室梗死，不宜盲目扩容，防止急性肺水肿。如存在严重左心室功能障碍和 PCWP 升高，不宜使用硝普钠，应主动脉内球囊反搏（IABP）治疗。

②急性大块肺栓塞所致急性右心衰竭。镇痛：吗啡或哌替啶。溶栓治疗：常用尿激酶或人重组组织型纤溶酶原激活药（rt-PA）。停药后应继续肝素治疗。用药期间监测凝血酶原时间，使之延长至正常对照的 1.5～2.0 倍。持续滴注 5～7 天，停药后改用华法林口服数月。

③右侧心瓣膜病所致急性右心衰竭：主要应用利尿药，以减轻水肿；但要防止过度利尿造成心排血量减少。

（3）慢性心力衰竭的药物治疗：常规治疗包括联合使用三大类药物，即利尿药、ACEI（或 ARB）和 β 受体阻滞药；为进一步改善症状、控制心率，地高辛是第 4 个联用的药物，醛固酮受体拮抗药可应用于重度心力衰竭患者。

①利尿药。在心力衰竭治疗中的地位：利尿药是唯一能充分控制心力衰竭患者液体潴留的药物，是标准治疗中必不可少的组成部分，但单一利尿药治疗不能保持长期的临床稳定。临床应用：心力衰竭有过液体潴留者，均应给予利尿药，且应在出现水钠潴留的早期应用。一般应与 ACEI 和 β 受体阻滞药联合应用。起始和维持：通常从小剂量开始，如呋塞米每日 20mg，或托拉塞米每日 10mg，氢氯噻嗪每日 25 mg，并逐渐增加剂量直至尿量增加，体重每日减轻 0.5～1.0kg。一旦病情控制（肺部啰音消失，水肿消退，体重稳定），即以最小有效剂量长期维持。利尿药治疗的同时，应适当限制钠盐的摄入量。

②血管紧张素转化酶抑制药：所有慢性收缩性心力衰竭患者，包括 B、C、D 各个阶段人群和 NYHA Ⅰ、Ⅱ、Ⅲ、Ⅳ 心功能各级患者（LVEF ＜ 40%），都必须使用 ACEI，且需要终身使用。阶段 A 人群可考虑用 ACEI 来预防心力衰竭。应用 ACEI 的主要目的是减少死亡和住院。ACEI 治疗早期可能出现一些不良反应，但不影响长期应用。对 ACEI 曾有致命性不良反应的患者，如血管性水肿导致的喉头水肿、无尿性肾衰竭、妊娠妇女，绝对禁用。以下情况须慎用：高钾血症（＞ 5.5mmol/L）、双侧肾动脉狭窄、血肌酐显著升高 [＞ 265.2μmol/L（3mg/dl）]、有症状性低血压（收缩压＜ 90mmHg），左心室流出道梗阻的患者，如主动脉瓣狭窄、梗阻性肥厚型心肌病。

③ β 受体阻滞药：所有慢性收缩性心力衰竭，NYHA Ⅱ、Ⅲ 级病情稳定患者，以及阶段 B、无症状性心力衰竭或 NYHA Ⅰ 级的患者（LVEF ＜ 40%），均必须应用 β 受体阻滞药，且需终身使用。NYHA Ⅳ 级心力衰竭患者需待病情稳定（4 天内未静脉用药，已无液体潴留并体重恒定）后，在严密监护下由专科医师指导应用。在应用 ACEI 和利尿药的基础上加用 β 受体阻滞药，可使死亡危险性下降更明显临床试验证实有效的制药：卡维地洛、比索洛尔、琥珀酸美托洛尔。

④地高辛。适用于已在应用 ACEI（或 ARB）、β 受体阻滞药、利尿药治疗，仍持续有症

状的慢性收缩性心力衰竭患者。重症患者可将地高辛与 ACEI（或 ARB）、β 受体阻滞药、利尿药同时应用。地高辛适用于心力衰竭伴有快速心室率的 AF 患者，但加用 β 受体阻滞药效果更佳。地高辛对心力衰竭死亡率的下降没有作用，故不主张早期应用。

⑤醛固酮受体拮抗药：适用于中、重度心力衰竭，NYHA Ⅲ、Ⅳ级患者；AMI 后并发心力衰竭，且 LVEF < 40% 的患者亦可应用。一旦开始应用醛固酮受体拮抗药，应立即加用袢利尿药、停用钾盐、ACEI 减量。

⑥血管紧张素 Ⅱ 受体拮抗药（ARB）。

⑦神经内分泌抑制药的联合应用：a.ACEI 和 β 受体阻滞药的联合应用，可进一步降低 CHF 患者的死亡率，应尽早合用；b. ACEI 与醛固酮受体拮抗药合用，可进一步降低 CHF 患者的死亡率；c. ACEI 加用 ARB：目前仍有争论；d.ACEI、ARB 与醛固酮受体拮抗药三药合用：安全性证据尚不足；e. ACEI、ARB 与 β 受体阻滞药三药合用：目前并无证据表明对心力衰竭或 MI 后患者不利。

五、心律失常

心律失常是心脏跳动节律和（或）频率的异常，发生机制是因由于冲动形成异常和冲动传导异常；心律失常可发生在各种器质性心脏病患者，也可发生在心脏结构正常的人；临床意义及其治疗决策取决于该类心律失常对患者血流动力学影响的大小。

不同类型心律失常治疗的药物选择

（1）室上性快速心律失常：

①**窦性心动过速（窦速）**。首选 β 受体阻滞药，不能使用 β 受体阻滞药时，可选用维拉帕米或地尔硫䓬。

②**房性期前收缩**。症状十分明显者可考虑使用 β 受体阻滞药；伴缺血或心力衰竭的房性期前收缩不主张长期用抗心律失常药物治疗。

③**房性心动过速（房速）**。发作时治疗目的在于终止心动过速或控制心室率，可选胺碘酮、普罗帕酮、毛花苷 C、β 受体阻滞药、维拉帕米或地尔硫䓬静脉注射。对反复发作的房速，可选用不良反应少的 β 受体阻滞药，维拉帕米或地尔硫䓬。洋地黄可与 β 受体阻滞药或钙拮抗药合用。对冠心病患者，选用 β 受体阻滞药、胺碘酮或索他洛尔。对心力衰竭患者，首选胺碘酮。对特发性房速，应首选射频消融治疗，无效者可用胺碘酮口服。

④**室上速**。急性发作的药物治疗可选用：a. 维拉帕米静脉注入。b. 普罗帕酮缓慢静脉推注。c. 腺苷或三磷腺苷静脉快速推注。d. 毛花苷 C 静脉注射。e. 静脉地尔硫䓬或胺碘酮也可考虑使用。防止发作：发作频繁者，首选经导管射频消融术以根除治疗。口服药物有莫雷西嗪或普罗帕酮，必要时伴以美托洛尔或阿替洛尔。

⑤**加速性交界区自主心律**。积极治疗基础疾病，心动过速仍反复发作并有明显症状者，选用 β 受体阻滞药。若为洋地黄过量所致，停用洋地黄，并给予钾盐、苯妥英、利多卡因、β 受体阻滞药。

⑥**房颤及房扑**。房颤的治疗：控制心室率：永久性房颤需用药物控制心室率，地高辛、β 受体阻滞药常用；必要时可二药合用。控制不满意者，换用维拉帕米或地尔硫䓬。个别难治者也可用胺碘酮或行射频消融。药物转复常用 Ia、Ic 及 Ⅲ 类抗心律失常药，包括胺碘酮、普罗帕酮、莫雷西嗪、普鲁卡因胺、奎尼丁、丙吡胺、索他洛尔等。静脉给予普罗帕酮、依

布利特、多非利特、胺碘酮终止房颤也有效。无电复律条件者可静脉应用胺碘酮。房扑的治疗：相对少见，药物治疗原则与房颤相同。房颤血栓栓塞并发症的预防：风湿性心脏瓣膜病合并房颤，尤其是经过置换人工瓣膜的患者，抗凝药预防血栓栓塞；使用华法林需要定期检测凝血酶原时间及活动度。

（2）室性心律失常

①室性期前收缩。对某些室性期前收缩多、心理压力大且暂时无法解决者，可短时间使用Ib 或 Ic 类抗心律失常药（如美西律或普罗帕酮）。首先应治疗原发疾病，控制促发因素。在此基础上用 β 受体阻滞药作为起始治疗，一般使用具有心脏选择性但无内源性拟交感作用的品种。Ⅲ类抗心律失常药可用于复杂室性期前收缩的患者（胺碘酮或索他洛尔）。

②有器质性心脏病基础的室速。a. 非持续性室速：主要针对病因和诱因，应用 β 受体阻滞药改善症状和预后。b. 持续性室速：发生于器质性心脏病患者的持续性室速多预后不良，易猝死；胺碘酮静脉用药安全有效，心功能正常者可用普罗帕酮或普鲁卡因胺。

③无器质性心脏病基础的室速药物治疗可分为：a. 发作时的治疗，起源于右心室流出道的特发性室速，选用普罗帕酮、维拉帕米、腺苷、利多卡因或 β 受体阻滞药；左心室特发性室速，首选维拉帕米静脉注射。b. 预防复发的治疗，右心室流出道室速，β 受体阻滞药有效率为 25% ～ 50%，地尔硫䓬和维拉帕米有效率为 20% ～ 30%，β 受体阻滞药、钙拮抗药合用可增强疗效；Ic 类（如普罗帕酮、氟卡尼）或 Ia 类（如普鲁卡因胺、奎尼丁）药物，有效率为 25% ～ 59%，索他洛尔和胺碘酮的有效率为 50% 左右；左心室特发性室速，可选维拉帕米 160 ～ 320mg/d。

第9单元　神经系统常见病的药物治疗

【复习指南】本部分内容有一定难度，历年必考，应作为重点复习。其中，需要掌握的内容为缺血性脑血管病超早期、急性期、恢复期的药物治疗，出血性脑血管病治疗药物的选择，癫痫治疗药物的选择和用药注意事项，帕金森病治疗药物的选择和用药注意事项，老年痴呆治疗药物的选择和用药注意事项。

一、缺血性脑血管病

缺血性脑血管病包括短暂性脑缺血发作（TIA）、脑梗死。

1. 病因和发病机制

（1）病因：①短暂性脑缺血发作。由颅内血管病变引起的一过性或短暂性、局灶性脑或视网膜功能障碍，临床症状一般持续 10 ～ 15 分钟，多在 1 小时内，不超过 24 小时；不遗留神经功能缺损症状和体征，影像学检查无责任病灶。②脑梗死。因脑部血液循环障碍，缺血、缺氧所致的局限性脑组织的缺血性坏死或软化；血管壁病变、血液成分、血流动力学改变是引起脑梗死的主要原因；脑梗死发病率占全部脑卒中的 60% ～ 80%。

（2）发病机制：①短暂性脑缺血发作：由动脉粥样硬化、动脉狭窄、心脏疾病、血液成分异常和血流动力学变化等多因素致成的临床综合征。发病机制主要有：a. 微栓子学说；b. 颅内动脉有严重狭窄时，血压波动可使原来靠侧支循环维持的脑区发生一过性缺血；c. 血液黏度增高等血液成分改变；d. 无名动脉或锁骨下动脉狭窄或闭塞所致的椎动脉 – 锁骨下动脉盗血。②脑梗死：因脑部血液循环障碍，缺血、缺氧所致的局限性脑组织的缺血性坏死或软化；血管壁病变、血液成分、血流动力学改变是引起脑梗死的主要原因。

2.治疗原则

（1）短暂性脑缺血发作：TIA 是卒中的高危因素，需其积极治疗，尽可能个体化。①控制危险因素。②药物治疗，包括抗凝、抗血小板、降纤治疗。③ TIA 的外科治疗。

（2）脑梗死：①防止并发症原则包括调整血压，防止并发症，防止血栓进展，减少梗死范围，大面积脑梗死应选用脱水药、利尿药减轻脑水肿。②换药与合并用药原则包括单一药物治疗无效者，换用或合用另一类化学结构或作用机制不同的药物，机制相同的药物不宜合用。③综合治疗与个体化治疗相结合原则。④早发现、早治疗原则：重视超早期治疗（指发病 1～6 小时内）和急性期（指发病 48 小时内）的处理。⑤全程治疗原则包括急性治疗期、进展期和预防治疗、康复期治疗；强调早期康复治疗和加强护理。

3.治疗分期和药物选择

（1）短暂性脑缺血发作：①抗血小板聚集药物，如氯吡格雷，阿司匹林（ASA），噻氯匹定，双嘧达莫（DPA）。②抗凝药，不作为常规治疗，伴发房颤、冠心病的 TIA 患者，推荐使用抗凝治疗（感染性心内膜炎除外）。③降纤药物，存在血液成分改变，如纤维蛋白原含量明显增高，或频繁发作者可考虑选用巴曲酶或降纤酶治疗。

（2）脑梗死：①**急性期，尤其是超早期和进展期**常选用溶栓药物，如组织纤溶酶原激活物（t-PA）联合支持疗法，伴有颅内压增高者可适当加用脱水药如甘露醇和利尿药如呋塞米；高血压患者要及时调整血压，但慎服降压药物。常用的溶栓药还有 UK、SK 及乙酰化纤溶酶原 - 链激酶激活药复合物（APSAC）等。②在**进展期**防治血栓扩展和新血栓形成的抗凝治疗也非常重要，常选用肝素、华法林、低分子量肝素（如依诺肝素）等。③**康复期**治疗常需根据不同情况采用针灸、按摩、理疗、被动运动、体能及技能训练等。

二、出血性脑血管病

脑出血是指非外伤性脑实质内的出血，治疗主要是对有指征者应及时清除血肿、积极降低颅内压、保护血肿周围脑组织。

1.治疗原则

（1）一般治疗原则：采取积极合理的治疗，挽救患者生命，减少神经功能残废程度和降低复发率。①应保持安静，卧床休息，严密观察体温、脉搏、呼吸和血压等生命体征，注意瞳孔和意识变化，保持呼吸道通畅；②水电解质平衡和营养；③控制脑水肿，降低颅内压；④控制高血压；⑤防治并发症；⑥外科治疗；⑦康复治疗。

（2）药物治疗原则：①积极控制脑水肿、降低 ICP；②根据患者年龄、病前有无高血压、病后血压情况等确定最适血压水平；③积极防治感染、应激性溃疡、稀释性低钠血症、急性发作、中枢性高热、下肢深静脉血栓形成等并发症。

2.治疗药物的选择

（1）脑出血的药物治疗：①对症支持治疗。②控制血压：视患者的年龄、既往有无高血压、有无颅内压增高、出血原因、发病时间等情况而定。一般原则：a.对脑出血患者不要急于降血压，其血压升高是对颅内压升高的一种反射性自我调节，先降颅内压；b.血压 ≥ 200/110mmHg 时，降颅压的同时可慎重平稳降血压。血压降低幅度不宜过大；收缩压＜165

mmHg 或舒张压＜ 95mmHg，不需降血压治疗；c. 血压过低者应升压治疗。③降低颅内压：颅内压升高是脑出血患者死亡的主要原因，降低颅内压为治疗脑出血的重要任务。适当限制过度换气、液体入量、防治低钠血症等都有助于降低颅内压。④止血药一般不用，有凝血功能障碍可应用。

（2）蛛网膜下腔出血的药物治疗：①对症支持，保持生命体征稳定。烦躁者给予镇静药，头痛给予镇痛药，慎用阿司匹林等可能影响凝血功能的非甾体类抗炎镇痛药。痫性发作时可短期应用地西泮、卡马西平或丙戊酸钠。②降低颅内压。同脑出血降颅压治疗。③防止再出血。a. 绝对卧床 4 ～ 6 周，镇静、镇痛，避免用力和情绪刺激。b. 调控血压：祛除疼痛等诱因后，如果平均动脉压＞ 1.25mmHg 或收缩压＞ 180mmHg，可使用短效抗高血压药，保持血压稳定。④抗纤维蛋白溶解药。防止动脉瘤周围的血块溶解引起再度出血，抑制纤维蛋白溶解酶的形成。抗纤溶治疗可降低再出血的发生率，但也增加脑血管痉挛、脑梗死的发生率，建议与钙通道阻滞药同用。⑤防治脑动脉痉挛及脑缺血。**a. 维持正常血压和血容量；b. 早期使用尼莫地平。**⑥防治脑积水。轻度的急、慢性脑积水都应先行药物治疗，必要时可考虑外科干预。

三、癫痫

癫痫是由脑神经元异常和过度超同步化放电造成，特征是突然和一过性症状，由于异常放电的神经元在大脑中的部位不同，表现相应的认知、神经生物学、心理学、社会学等方面的后果。

1. 发病机制　癫痫按有无明确病因分为原发性癫痫和继发性癫痫两大类。

（1）原发性癫痫：无脑部器质性或代谢性疾病表现，病因尚不明确，推测与遗传因素相关。

（2）继发性癫痫：见于多种脑部疾病、引起脑组织代谢障碍的一些全身性疾病。可能由脑内疾病如脑先天性疾病、颅脑外伤、脑部感染、脑血管病和脑外疾病如脑缺氧、中毒、心血管疾病等引起。

2. 治疗药物的选择与用药注意事项　初始治疗的药物选择非常重要，根据发作类型和综合征分类选择药物是癫痫治疗的基本原则，还需要考虑：禁忌证，不良反应、剂型、服药次数、达治疗剂量的时间，特殊人群（如育龄妇女、儿童、老年人等）需要，药物间相互作用，药物来源和费用等。

（1）根据发作类型和综合征的选药原则：①卡马西平、丙戊酸钠、拉莫三嗪、托吡酯、苯巴比妥、左乙拉西坦、唑尼沙胺、加巴喷丁、奥卡西平可用于部分性发作的单药治疗。**苯巴比妥是最早用于临床的抗癫痫药，**WHO 推荐在发展中国家，特别是经济欠发达的农村地区用苯巴比妥治疗癫痫（主要用于强直阵挛型发作的控制）。②丙戊酸钠、托吡酯、拉莫三嗪、左乙拉西坦可用于各种类型的全面性发作的单药治疗。卡马西平、苯巴比妥、苯妥英钠、奥卡西平可用于全面性强直阵挛发作的单药治疗。③丙戊酸钠、拉莫三嗪、托吡酯、左乙拉西坦是广谱的抗癫痫药，对部分性发作和全面性发作均有效，可作为发作分类不确定时的选择。④所有的新型抗癫痫药物都可以作为部分性癫痫的添加治疗。⑤氯硝西泮目前仍较多的用于肌阵挛发作和一部分难治性癫痫的治疗，但其镇静作用比较明显，并且有耐受性和成瘾性，增减剂量均应缓慢进行。根据发作类型的选药原则见表 13-10。

表 13-10　根据发作类型的选药原则

发作类型	一线药物	二线药物	可以考虑的药物	可能加重发作的药物
强直阵挛发作	丙戊酸钠	左乙拉西坦	苯妥英钠	—
		托吡酯	苯巴比妥	
失神发作	丙戊酸钠	托吡酯		卡马西平
	拉莫三嗪			奥卡西平
				苯巴比妥
				加巴喷丁
肌阵挛发作	丙戊酸钠	左乙拉西坦		卡马西平
	托吡酯	氯硝西泮		奥卡西平
		拉莫三嗪		苯妥英钠
				加巴喷丁
强直发作	丙戊酸钠	左乙拉西坦	苯妥英钠	卡马西平
		氯硝西泮	苯巴比妥	奥卡西平
		拉莫三嗪		
		托吡酯		
失张力发作	丙戊酸钠	左乙拉西坦	苯巴比妥	卡马西平
	拉莫三嗪	托吡酯		奥卡西平
		氯硝西泮		
部分性发作（伴有或不伴有继发全身强直阵挛发作）	卡马西平	左乙拉西坦	苯妥英钠	
	丙戊酸钠	加巴喷丁	苯巴比妥	
	奥卡西平	托吡酯		
	拉莫三嗪	唑尼沙胺		

（2）单药治疗的原则：①对于癫痫的治疗强调单药治疗，70%～80% 的癫痫患者可控制发作；优点方案简单、依从性好，不良反应较少，致畸性较联用药小，方便疗效和不良反应的判断，无药物间相互作用，减轻经济负担。②如果一种一线药物已达最大可耐受剂量仍不能控制发作，可加用另一种一线或二线药物，至发作控制或最大可耐受剂量后转换为单药。③如果两次单药治疗无效，预示属于难治性癫痫的可能性较大，可合理的多药治疗。

（3）合理的多药治疗：①约 20% 的患者在两次单药治疗后仍然不能很好地控制发作，应考虑合理的多药联合治疗即"不增加不良反应而获得满意的发作控制"，建议最多不要超过三种抗癫痫药联合使用。②多药治疗之前应该对药物的作用机制、药代动力学特点及与其他药物之间的相互作用有所了解，避免同一作用机制、相同不良反应的 AEDs 药物联合应用，以及有明显的药代动力学方面相互作用的药物联合应用。③多药联合治疗选药建议：a. 选择不同作用机制的药物，如 γ 氨基丁酸（GABA）能样作用的药物与钠通道阻滞药合用，可能有更好的临床效果。避免两种钠通道阻滞药或两种具有 GABA 能样作用的药物合用。b.避免有相同的不良反应、复杂相互作用和肝酶诱导的药物合用，加巴喷丁、左乙拉西坦很少与其他药物产生相互作用，适合与其他药物合用。c.如果联合治疗仍不能获得更好的疗效，建议转换为患者最能耐受的治疗（继续联合治疗或转为单药治疗），即选择疗效和不良反应之间的最佳平衡点，不必一味地追求发作的完全控制，而导致患者不能耐受。

3. 用药注意事项

（1）抗癫痫药应长期规则用药，剂量从低剂量开始逐渐增加，直到癫痫发作被控制而又无明显不良反应。

（2）给药的次数要根据该药血浆半衰期来确定。大多数抗癫痫药剂量的使用可以分为一日给药 2 次和给药 3 次（即每 12 小时或每 8 小时 1 次）。血浆半衰期较长的药品如苯巴比妥和苯妥英钠等，可一日睡前给一次量即可。抗癫痫药在儿童体内的代谢比成人要快，因此儿童患者需要更频繁地调整剂量。

（3）换药与停药：在神经内科医师指导下停药，避免突然停药，尤其是巴比妥类及苯二氮䓬类药物，减少剂量也应循序渐减，如巴比妥类，撤药可能需要几个月的时间甚至更长。从一个抗癫痫药换为另一种也应谨慎，只有当新的服药法已大致确立（新药达稳态血浓度约需经过该药的 5 个半衰期时间，一般为 1～2 周），才可渐减第 1 种药物。接受几种抗癫痫药治疗时，不能同时停，只能先停一种药，无碍时再停另一种。

（4）驾驶：患有癫痫病史的患者，在已有 1 年无发作或已确定在 3 年中只在睡眠时发作而无觉醒发作时，才有可能驾卧车或小型货车（绝不可驾大货车或大轿车等车辆及运营车辆）；有晕厥的患者不应驾驶或操作机械。

（5）孕期和哺乳期：应用抗癫痫药有致畸风险，尤其神经管和其他相关缺陷的风险增加，特别是与卡马西平、拉莫三嗪、奥卡西平、苯妥英钠、丙戊酸钠联合应用。

四、帕金森病

帕金森病（PD）又称震颤麻痹，是中老年人较常见的一种慢性进行性中枢神经系统退行性疾病。

1. 发病机制及临床特征　病因目前仍不清楚，可能包括氧化应激增强和线粒体功能障碍、环境因素和毒性暴露因素、兴奋性神经毒作用、遗传因素等；主要病变是黑质变性，多于 50～60 岁起病，男多于女，起病缓慢，症状逐渐加重，主要有震颤、肌强直、运动徐缓、姿势反射减少等。

2. 治疗药物的选择

（1）保护性治疗：延缓疾病的发展，改善患者的症状，主要是单胺氧化酶 B 型（MAO-B）抑制药司来吉兰。

（2）症状性治疗：

①早期 PD 治疗：若疾病影响患者的日常生活和工作能力，则应开始症状性治疗。

首选药物原则：a.老年前期（＜65 岁）患者，且不伴认知障碍，可有如下选择。多巴胺受体（DR）激动药。司来吉兰，或加用维生素 E；复方左旋多巴＋儿茶酚氧位甲基转移酶（COMT）抑制药；金刚烷胺和（或）抗胆碱能药；震颤明显而其他抗 PD 药物效果不佳时，选用抗胆碱能药；复方左旋多巴：一般在第 1、2、4 个方案治疗效果不佳时可加用。但在某些患者，如果出现认知功能减退，或因特殊工作之需，需要显著改善运动症状，复方左旋多巴也可作为首选。b. 老年（≥65 岁）患者，或伴认知障碍：首选复方左旋多巴，必要时可加用 DR 激动药、MAO2B 抑制药或 COMT 抑制药。

治疗药物：a. 抗胆碱能药，主要药物有苯海索（安坦），用法 1～2mg，每日 3 次。主要适用于有震颤的患者，而对无震颤的患者一般不用，尤其老年患者慎用，闭角型青光眼及前列腺肥大患者禁用。b. 金刚烷胺，用法 50～100mg，每日总药量不要超过 200mg，每日 2～3 次，末次应在下午 4 时前服用。c. 复方左旋多巴（如苄丝肼左旋多巴、卡比多巴左旋多巴），初始用量 62.5～125mg，每日 2～3 次，根据病情而渐增药量至疗效满意和不出现不良反应为止，餐前 1 小时或餐后 1.5 小时服药。活动性消化道溃疡者慎用，闭角型青光眼、精神病患者禁用。d. DR 激动药，目前大多为首选药物，尤其对于早期的年轻患者。激动药均应从小药量开始，渐增药量至获得满意疗效而不出现不良反应为止。目前国内有：溴隐亭，培高利特，吡贝地尔缓释片，α- 二氢麦角隐亭。上述四种药物之间的药量转换为（溴隐亭：培高利特：吡贝地尔缓释片：α- 二氢麦角隐亭 =10∶1∶100∶60）。e.MAO-B 抑制药，目前国内有司来吉兰，勿在傍晚应用，以免引起失眠，胃溃疡者慎用，禁与 5- 羟色胺再摄取抑制药（SSRI）合用。f. COMT 抑制药，恩托卡朋或托卡朋，前者每次 100～200mg，随左旋多巴制药同时服用，每日最多 1600mg；后者每次 100～200mg，每日 3 次口服，须与复方左旋多巴合用，单用无效。不良反应有腹泻、头痛、多汗、口干、丙氨酸氨基转移酶升高、腹痛、尿色变黄等。托卡朋有可能导致肝功能损害，故须严密监测肝功能。

②中期 PD 治疗：若早期阶段首选 DR 激动药、司来吉兰或金刚烷胺 / 抗胆碱能药，中期阶段症状改善往往已不明显，此时应添加复方左旋多巴治疗；若早期阶段选低药量复方左旋多巴治疗的患者，此时应加大药量或添加 DR 激动药、金刚烷胺或司来吉兰，或 COMT 抑制药。

③晚期 PD 治疗：晚期 PD 的临床表现有药物不良反应，也有疾病本身进展。晚期 PD 患者一方面继续力求改善运动症状，另一方面处理一些可能产生的运动并发症和非运动症状。

运动并发症的治疗：运动并发症（症状波动和异动症）是晚期患者治疗中最棘手的不良反应，包括药物药量、用法等治疗方案调整和手术治疗（主要是脑深部电刺激术）。 a. 症状波动的治疗。症状波动包括药末现象、延迟"开"或无"开"反应、不可预测的"关期"发作；处理原则为在应用复方左旋多巴时，首选增加半衰期长的 DR 激动药，或增加对纹状体产生持续性 DA 能刺激（CDS）的 COMT 抑制药，或增加 MAO-B 抑制药；也可维持总药量不变，增加左旋多巴的次数，减少每次服药药量；也可改用控释片或缓释剂以延长左旋多巴的作用时间，但药量要增加 20%～30%。避免饮食（含蛋白质）对左旋多巴吸收及通过血—脑屏障的影响，餐前 1 小时或餐后 1.5 小时服用，减少全天蛋白摄入量或重新分配蛋白饮食可能有效。b. 异动症的治疗。异动症包括药峰异动症、双向异动症和肌张力障碍。治疗首先考虑减少左旋多巴的用量。如果患者对左旋多巴的药量很敏感，可以考虑应用水溶性制剂。最好停用控释片，避免累积效应。

非运动症状包括神经精神障碍、睡眠障碍、自主神经功能紊乱、摔跤等。 a. 神经精神障碍的治疗，出现精神症状时，先停用最后应用的药物或首先考虑依次逐减或停用如下抗 PD 药物，抗胆碱能药、金刚烷胺、司来吉兰、DR 激动药。若采取以上措施患者仍有症状，则将左旋多巴逐步减量。b. **自主神经功能障碍的治疗**，包括便秘、泌尿障碍、直立性低血压等。对于便秘，增加饮水量和高纤维含量的食物，乳果糖、龙荟丸、大黄片、番泻叶等治疗有效。有泌尿障碍的患者需减少晚餐后的摄水量，也可用奥昔布宁、托特罗定、溴丙胺太林和莨菪碱等外周抗胆碱能药。位置性低血压患者应增加盐和水的摄入量；睡眠时抬高头位，可穿弹力裤，不要迅速地从卧位起来；α_2 肾上腺素能激动药米多君治疗有效。c. **姿势反射障碍、冻结和慌张步态的治疗**，姿势反射障碍、冻结和慌张步态是 PD 患者摔跤的最常见原因，目前缺乏有效的治疗措施。d. **睡眠障碍的治疗**，睡眠障碍主要包括失眠、不宁腿综合征（RLS）和周期性肢体运动病（PLMS）。失眠如果与夜间的 PD 症状相关，加用左旋多巴控释片、DR 激动药或 COIVIT 抑制药会有效。

五、老年痴呆

1. **发病机制和临床特征**　阿尔茨海默病（AD），即老年痴呆症，一种进行性发展的致死性神经退行性疾病，临床表现为认知、记忆功能不断恶化，日常生活能力进行性减退，并有各种神经精神症状和行为障碍。目前常用的抗痴呆药有：乙酰胆碱酯酶抑制药，N–甲基–D–天（门）冬氨酸（NMDA）受体拮抗药等。

2. **治疗药物的选择**

（1）多奈哌齐

适应证：轻度或中度阿尔茨海默病。

注意事项：①轻至中度肝功能不全者需适当调整药量；②哮喘、慢性阻塞性肺病、病态窦房结综合征或其他室上性心脏传导阻滞、消化道溃疡者慎用。

禁忌证：孕妇及对本品过敏者。

不良反应：常见感冒症状、幻觉、厌食、恶心、呕吐、腹泻、皮疹、瘙痒、易激惹、攻击行为、眩晕、失眠、昏厥、胃肠功能紊乱、肌肉痉挛、头痛、疼痛、疲劳、尿失禁、意外伤害；少见癫痫、心动过缓、胃肠道出血、胃、十二指肠溃疡、血肌酸激酶浓度的轻微增高；罕见锥体外系症状、窦房传导阻滞、房室传导阻滞、肝功能异常（包括肝炎）、潜在的膀胱流出道梗阻。

用法和用量：口服，开始时一日睡前服用 5mg，如需要 1 个月后可将药量增加到最大为一日 10mg。

（2）利斯的明

适应证：轻至中度阿尔茨海默病。

注意事项：①以下情况慎用，如哮喘或慢性阻塞性肺病、癫痫、胃或十二指肠溃疡（或溃疡易感者）、病态窦房结综合征、心脏传导阻滞、膀胱流出道梗阻、严重肝功能不全、孕妇及哺乳期妇女、儿童；②如停药数日后再次服用，应从起始药量重新服用。

禁忌证：对本品及其他氨基甲酸衍生物过敏者及严重肝损害者。

不良反应：①常见恶心、呕吐、腹泻、腹痛、厌食、消化不良头痛、眩晕、嗜睡、出汗、震颤、虚弱、乏力、兴奋、意识模糊、体重减轻；少见晕厥、抑郁、失眠；罕见胃或十二指肠溃疡、心绞痛、癫痫；②非常罕见消化道出血、胰腺炎、心律失常、心动过缓、高血压、幻觉、锥体外系症状、皮疹。

用法和用量：口服，起始药量为一次 1.5 mg，一日 2 次，以后根据疗效和耐受每隔至少 2

周一次增加 1.5mg，直到最高药量为一次 6mg，一日 2 次。

（3）石杉碱甲

适应证：良性记忆障碍，对痴呆患者和脑器质性病变引起的记忆障碍也有改善作用。

注意事项：①心动过缓、支气管哮喘者慎用；②治疗从小药量开始，逐渐增量。

禁忌症：癫痫、心绞痛、肾功能不全、机械性肠梗阻者。

不良反应：偶见头晕、恶心、胃肠道不适、乏力、视物模糊。

用法和用量：口服，一次 0.1 ～ 0.2mg，一日 2 次，最大药量一日 0.45mg。

（4）美金刚

适应证：中至重度阿尔茨海默病。

注意事项：①肌酐清除率在 10 ～ 60ml/min 者，应减量至一日 10mg；②孕妇慎用；③癫痫患者、惊厥史患者慎用。

禁忌证：过敏者，哺乳期妇女。

不良反应：常见头痛、眩晕、嗜睡、便秘、高血压；少见疲倦、幻觉、呕吐、血栓、意识模糊、步态异常；罕见癫痫、胰腺炎、精神病、抑郁和自杀倾向。

用法和用量：口服，起始药量为每早 5mg，每周增加 5mg 直到达到最大药量为一次 10mg，一日 2 次；一旦药量超过一日 5mg，则应分 2 次服用。

第 10 单元　消化系统常见病的药物治疗

【复习指南】本部分内容有一定难度，历年必考，应作为重点复习。其中，需要熟练掌握的内容为质子泵抑制药的治疗机制和代表药物；需要掌握的内容为消化性溃疡的药物治疗原则、活动期溃疡的药物治疗、根除幽门螺杆菌的适应证和常用治疗方案，胃食管反流病的药物治疗原则、治疗药物种类和各自特点、控制发作治疗药物选择。

一、消化性溃疡

1. 消化性溃疡的发病机制　胃肠道黏膜在消化道内胃酸和胃蛋白酶等的腐蚀作用下发生的溃疡，其深度达到或穿透黏膜肌层。胃、十二指肠溃疡是常见的消化性溃疡，非甾体类抗炎药（NSAID）和幽门螺杆菌（Hp）是消化性溃疡发生的两个独立的危险因素。

2. 消化性溃疡的药物治疗原则　一般原则包括：①生活，避免过度紧张和劳累。②饮食，规律进食，不过饱，避免辛辣等刺激性食物。③镇静，对少数伴紧张、焦虑、失眠等症患者，可短期适量镇静药物。**药物治疗原则包括：①降低胃酸；②修复黏膜；③抗 Hp 感染；④促进胃肠动力。**治疗药物主要包括降低胃酸的药物、根除幽门螺杆菌感染的药物、增强胃黏膜保护作用的药物。

（1）降低胃酸的药物

①制酸药，与胃内盐酸作用形成盐和水，使胃酸降低；有碳酸氢钠、碳酸钙、氧化镁、氢氧化铝、三硅酸镁等。治疗作用在于：a. 结合和中和 H^+，从而减少 H^+ 向胃黏膜的反弥散，同时也可减少进入十二指肠的胃酸；b. 提高胃液的 pH，降低胃蛋白酶的活性胃液 pH 1.5 ～ 2.5 时，胃蛋白酶的活性最强。

②抗胃酸分泌药物，主要有组胺 H_2 受体拮抗药和质子泵抑制药两类。a. 组胺 H_2 受体拮抗药：组胺 H_2 受体拮抗药选择性竞争 H_2 受体；b. 质子泵抑制药：质子泵抑制药可明显减少

任何刺激激发的酸分泌。

（2）Hp 感染的治疗：主要应用具有杀菌作用的药物。在中性 pH 条件下，Hp 对青霉素最为敏感，对氨基糖苷类、四环素类、头孢菌素类、氧氟沙星、环西沙星、红霉素、利福平等高度敏感；对大环内酯类、呋喃类、氯霉素等中度敏感；对万古霉素有高度抗药性，但 Hp 对铋盐中度敏感。

（3）加强胃黏膜保护作用的药物：①胶态次枸橼酸铋（GBS），GBS 对消化性溃疡的疗效大体与 H_2 受体拮抗药相似。②前列腺素 E，具有细胞保护作用，能加强胃肠黏膜的防卫能力。③硫糖铝，是硫酸化二糖和氢氧化铝的复合物，在酸性胃液中，凝聚成糊状黏稠物，可附着于胃、十二指肠黏膜表面，与溃疡面附着作用尤为显著。④表皮生长因子（EGF），能抵抗蛋白酶的消化，在黏膜防御和创伤愈合中起重要作用，EGF 不仅能刺激黏膜细胞增殖，维护黏膜光整，还可增加前列腺素、巯基和生长抑素的释放。胃肠外的 EGF 还能抑制壁细胞的活力和各种刺激引起的酸分泌。⑤生长抑素：抑制胃酸分泌，协同前列腺素对胃黏膜起保护作用。

（4）促进胃动力药物：在消化性溃疡病例中，如见有明显的恶心、呕吐和腹胀，应同时给予促进胃动力药物，如甲氧氯普胺、多潘立酮和西沙必利。

（5）药物治疗的抉择

①药物的选用原则：组胺 H_2 受体拮抗药可作为胃、十二指肠溃疡的首选药物。抗酸药和硫糖铝也可用作第一线药物治疗，但疗效不及 H_2 受体拮抗药。奥美拉唑可用作第一线药物，Hp 阳性的病例，应采用双联或三联疗法根除 Hp 感染。

②难治性和顽固性溃疡的治疗。溃疡持久不愈合，或在维持治疗期症状仍复发，或发生并发症者，称难治性溃疡；十二指肠溃疡经 8 周、胃溃疡 12 周治疗而未愈者，称为顽固性溃疡。这时，可尝试增加 H_2 受体拮抗药的药量，或应用奥美拉唑，后者可使 90% 的顽固性溃疡愈合。铋药和抗生素联合治疗清除 Hp 感染，对某些顽固性溃疡也有一定效果。如果药物治疗失败宜考虑手术。

③ NSAIDs 相关性溃疡的治疗。阿司匹林和其他 NSAIDs 能抑制黏膜合成前列腺素，增加黏膜对损伤的敏感性，导致消化性溃疡，尤其是胃溃疡。NSAIDs 性溃疡常无症状（50%），不少患者以出血为首发症状；NSAIDs 性溃疡发生后应尽可能停用 NSAIDs，或减量或换用其他制剂。H_2 受体拮抗药对此种溃疡的疗效远较对一般的溃疡为差。

④溃疡复发的防治。吸烟、胃高分泌、长期的病史和以前有过并发症、使用致溃疡药物、幽门螺杆菌感染是导致溃疡复发的重要危险因素，临床上对每一个消化性溃疡患者要仔细分析病史和作有关检查，尽可能地消除或减少上述危险因素。

⑤消化性溃疡的维持治疗。有下列三种方案可供选择：a. 正规维持治疗：适用于反复发作、症状持久不缓解、合并存在多种危险因素或伴有并发症者。维持方法：西咪替丁 400mg 或雷尼替丁 150mg 或法莫替丁 20mg，睡前一次服用，也可口服硫糖铝 1g，每日 2 次。正规长程维持疗法的理想时间尚难定，多数主张至少维持 1～2 年，对于老年人、预期溃疡复发可产生严重后果者，可终身维持。b. 间隙全药量治疗：在患者出现严重症状复发或内镜证明溃疡复发时，可给予 1 个疗程全药量治疗，据报道约有 70% 以上的患者可取得满意效果。这种方法简便易行，易为多数患者所接受。c. 按需治疗：本法系在症状复发时，给予短程治疗，

症状消失后即停药。对有症状者，应用短程药物治疗，目的在于控制症状，而让溃疡自发愈合。下列情况不适用此法：60 岁以上，有溃疡出血或穿孔史，每年复发 2 次上及合并其他严重疾病者。

3. 质子泵抑制药的治疗机制和代表药物

（1）质子泵抑制药的作用机制：临床应用的 PPIs 多为弱碱性药物，其原药活性极小，在肠道吸收入血后转运至胃黏膜壁细胞，最后到达分泌管和酸性腔，该处 pH ＜ 1，使原药在此被质子化而带有正电荷并不断地聚集，且转化为具有生物活性的次磺酸和次磺酰胺后，再与 H^+/K^+-ATP 酶的巯基脱水偶联形成一个不可逆的共价二硫键，从而抑制该酶的 H^+/K^+ 转运机制，发挥抑制酸分泌作用。

（2）代表药物：①奥美拉唑，为单烷氧基吡啶化合物，服药 2 小时后血浆浓度达高峰，半衰期约 1 小时。②兰索拉唑，在吡啶环 4 位侧链导入氟原子（F3），以三氟乙氧基为取代基，亲脂性较强，可迅速透过壁细胞膜转变为次磺酸和次磺酰衍生物而发挥作用，生物利用率较奥美拉唑提高了 30%。③泮托拉唑，合成的二烷氧基吡啶化合物，在吡啶环 4 位上去甲基并与磺酸盐结合，在壁细胞小管中转化为环状次磺酰胺。泮托拉唑与质子泵结合具有更高的选择性，在分子水平上比奥美拉唑、兰索拉唑作用更为准确，生物利用率比奥美拉唑提高 7 倍，为 75% 以上，在酸性条件下比奥美拉唑均稳定，血浆半衰期为 1.18 小时。④雷贝拉唑，是一个部分可逆的 H^+/K^+-ATP 酶抑制药，可作用于 H^+/K^+-ATP 酶的四个部位，较其他药物作用更快、更持久、制酸强度更强。⑤埃索美拉唑，单一的 S 型异构体，肝的首关消除较低。R 型异构体主要由 CYP2C19 代谢，S 型异构体更多地由 CYP3A4 代谢，对 CYP2C19 依赖性小，且代谢速率很慢，故血浆中活性药物浓度高而持久，药物之间相互影响小，生物利用度和血浆浓度较奥美拉唑或 R 型异构体为高，半衰期延长为 2 小时以上。因此，药效比奥美拉唑高而持久。此外，埃索美拉唑夜间酸抑制能力强，药效呈现时间药量依赖性。

4. 根除幽门螺杆菌的适应证和常用治疗方案　消化性溃疡不论活动与否，都是根除 Hp 的主要指征之一；有并发症和经常复发的消化性溃疡患者，应追踪抗 Hp 的疗效，一般在治疗后 4 周复查 Hp；根除 Hp 可以显著降低溃疡的复发率；因出现耐药菌株、抗菌药物不良反应、患者依从性等因素，部分患者胃内 Hp 难以根除，此时应因人而异制订多种方案。①质子泵抑制药＋克拉霉素（0.5g）＋阿莫西林（1g），每日 2 次，共 7 天；②质子泵抑制药＋克拉霉素（0.5g）＋甲硝唑（0.4g），每日 2 次，共 7 天；③质子泵抑制药＋阿莫西林（1g）＋甲硝唑（0.4g），每日 2 次，共 7 天；④铋制药＋阿莫西林（1g）＋甲硝唑（0.4g），每日 2 次，共 14 天；⑤铋制药＋四环素（0.75g 或 1g）＋甲硝唑（0.4g），每日 2 次，共 14 天；⑥质子泵抑制药＋铋制药＋甲硝唑（0.4g）＋四环素（1g），每日 2 次，疗程 7 ～ 14 天。

二、胃食管反流病

1. 胃食管反流病的药物治疗原则　胃食管反流病（GERD）是胃内容物反流入食管引起不适症状和（或）并发症的一种疾病，分为：非糜烂性反流病、糜烂性食管炎、Barrett 食管。GERD 的治疗目标是：缓解症状，治愈食管炎，提高生活质量，预防复发和并发症。GERD 一般治疗：改变生活方式，饮食宜少量多餐，忌烟、酒、咖啡、浓茶、巧克力、过酸及过多脂肪食物，避免餐后即平卧、束过紧腰带及各种腹压增加情况；平卧时床头可抬高 20 ～ 30cm。

2. 胃食管反流病治疗药物种类和各自特点　抑制胃酸分泌是目前治疗 GERD 的主要措施，初始治疗有两种：降阶治疗，初始即采用最有效的药物 PPI，迅速缓解症状；升阶治疗，从 H_2 受体拮抗药（H_2RA）开始用起，症状不能缓解则继续采用抑酸能力更强的药物；前者更符合经济 – 成本效益。初始治疗的目的是尽快缓解症状，治愈食管炎。常用药物包括如下。

（1）H_2RA 仅适用于轻至中度 GERD 治疗，如西咪替丁、雷尼替丁、法莫替丁。

（2）PPI 抑酸能力力强，是 GERD 治疗中最常用的药物，疗效明显优于 H_2 受体拮抗药，如奥美拉唑、兰索拉唑、泮托拉唑、埃索美拉唑、雷贝拉唑。

（3）伴有食管炎的 GERD 治疗首选 PPI。

（4）非糜烂性 GERD 治疗的主要药物是 PPI。

（5）凡具有胃灼热、反流等典型症状者，如无警戒症状即可予以 PPI 进行经验性治疗。

3. 控制发作治疗药物选择　维持治疗是巩固疗效、预防复发的重要措施，用最小的药量达到长期治愈的目的，治疗应个体化。维持治疗的方法有3种：维持原药量或减量、间歇用药、按需治疗。

（1）原药量或减量维持：维持原药量或减量使用 PPI，一日 1 次，长期使用以维持症状持久缓解，预防食管炎复发。

（2）间歇治疗：PPI 药量不变，但延长用药周期，最常用的是隔日疗法。在维持治疗过程中，若症状出现反复，应增至足量 PPI 维持。

（3）按需治疗：仅在出现症状时用药，症状缓解后即停药。按需治疗建议在医师指导下，由患者自己控制用药，没有固定的治疗时间，治疗费用低于维持治疗。

（4）抗酸药铝碳酸镁可作为 GERD 维持治疗的一个选择。

在 GERD 的治疗中，抑酸药治疗效果不佳时，考虑联合应用促动力药，常用的包括多潘立酮和莫沙必利：多潘立酮一次 10mg，每日 3 次；莫沙必利一次 5mg，每日 3 次。

第 11 单元　内分泌及代谢性疾病的药物治疗

【复习指南】本部分内容有一定难度，历年必考，应作为重点复习。其中，需要熟练掌握的内容为 2 型糖尿病的药物治疗；需要掌握的内容为甲状腺功能亢进症药物治疗机制、治疗药物的选用，糖尿病治疗原则、常用降糖药的治疗机制，骨质疏松症的治疗原则、不同类型骨质疏松症的药物选择，痛风治疗原则、痛风急性期和发作间期治疗药物的选择。

一、甲状腺功能亢进症

甲状腺功能亢进症，简称甲亢，是甲状腺过多分泌甲状腺激素而引起。本病多见于女性，以中青年发病者最多；主要症状有甲状腺肿大、食欲亢进、心动过速、体重减轻，情绪易激动、手抖、出汗、怕热。甲亢的常用方法有药物治疗、手术治疗、放射性碘治疗。

1. 甲状腺功能亢进症药物治疗机制

（1）硫脲类：能与甲状腺内的过氧化物酶结合而使之失活，从而使 I 不能被氧化成活性碘，酪氨酸不能被碘化成一碘酪氨酸和二碘酪氨酸，且使 MIT 和 DIT 不能缩合成 T_3 和 T_4。这类药物只影响合成，不影响释放，需待腺泡内 T_3、T_4 耗竭后，才呈现作用，故显效慢。

（2）碘剂：抑制甲状腺激素的释放，抑制甲状腺素的合成；减少腺体血供，使甲状腺变硬变小，有利于手术。

（3）肾上腺素能阻滞药：β 受体阻滞药可减轻或阻断甲状腺激素作用于组织儿茶酚胺，可迅速缓解甲亢症状。所有选择性和非选择性 β 受体阻滞药对缓解甲亢症状具有同等疗效。普萘洛尔还可抑制 T_4 向 T_3 转化。

2. 治疗药物的选用

（1）硫脲类：优点是口服用药易被接受，在使病情缓解的同时不会引起腺体损伤。但此类药物疗程长、依从性差、儿童用药需家长和医师的严密监护、复发率较高、不良反应危险性大。此类药物目前常用的包括丙硫氧嘧啶（PTU）、甲巯咪唑（MMI）和卡比马唑等。硫脲类药物可用于甲状腺功能亢进内科治疗和术前准备用药。初始药量：PTU 300～400mg/d，分 3～4 次用；MMI 30～40mg/d，每日 1 次或每日 3 次服用。儿童与成人服法相同，单药量需调整。

① PTU

适应证：a. 甲亢的内科治疗，适用于病情轻，甲状腺轻至中度肿大的甲亢患者；年龄 ＜ 20 岁、妊娠甲亢、年老体弱或合并严重心、肝、肾疾病不能耐受手术者、不适宜手术或放射性碘治疗者、手术后复发而不适于放射性碘治疗者均宜采用药物治疗，也可作为放射性碘治疗时的辅助治疗。b. 甲状腺危象的治疗：作为辅助治疗以阻断甲状腺素的合成。c. 术前准备，防止术后发生甲状腺危象。

注意事项：a. 本品可透过胎盘屏障，并引起胎儿甲状腺功能减退及甲状腺肿大，甚至在分娩时造成难产、窒息。因此，宜采用最小有效药量的抗甲状腺药。本品可由乳汁分泌，在哺乳期间应停止哺乳。b. 小儿用药应根据病情调节用量，老年人尤其肾功能减退者，用药量应减少。c. 外周血白细胞数偏低；对硫脲类药过敏者慎用。d. 老年患者发生血液不良反应的危险性增加。

禁忌证：a. 对本品及其他硫脲类药过敏者。b. 严重肝肾功能损害、严重粒细胞缺乏、结节性甲状腺肿伴甲亢者、甲状腺瘤者。

不良反应：多发生在用药初始的 2 个月。一般为胃肠道反应、关节痛、头痛、皮肤瘙痒、皮疹、药物热等；血液不良反应为轻度粒细胞减少，严重粒细胞缺乏、血小板减少、脉管炎和红斑狼疮样综合征；罕见间质性肺炎、肾炎、黄疸、肝功能损害、免疫功能紊乱等。

用法和用量：口服。用药药量应个体化，根据病情、治疗反应及甲状腺功能检查结果随时调整。一日药量分次口服，间隔时间尽可能平均。a. 用于甲状腺功能亢进，成人开始药量一般为一次 100mg，每日 3 次，一日最大量为 600mg。儿童开始药量为一日按体重 4mg/kg，分次口服，维持量酌减。b. 用于甲状腺危象，一日 400～800mg，分 3～4 次服用，疗程不超过 1 周，作为综合治疗措施之一。c. 甲亢术前准备，一次 100mg，每日 3～4 次，使甲状腺功能恢复到正常或接近正常，然后加服 2 周碘药再进行手术。

② 甲巯咪唑

适应证、注意事项：同 PTU。

用法和用量：口服。a. 用于甲亢，成人开始一日 30mg，可按病情轻重调节为一日 30～45mg，一日最大量 60mg，一般均分 3 次口服，但也可一日单次顿服。病情控制后，逐渐减量，一次减量 5～10mg/d，维持量为一日 5～15mg，疗程一般 1～1.5 年。b. 用于儿童甲亢，开始时药量为一日按体重 0.4mg/kg，最大药量为 30mg，分次口服。维持量约减半或按病情轻重调节。

禁忌证：对本品过敏者、哺乳期妇女。

不良反应：常见皮疹、瘙痒、白细胞计数减少；少见严重粒细胞缺乏、血小板减少、凝血因子Ⅱ和Ⅶ降低；可见味觉减退、恶心、呕吐、上腹不适、关节痛、脉管炎、红斑狼疮样综合征。

（2）碘剂：起效迅速，对于甲状腺危象患者是较好的选择。碘药按常规于甲状腺手术前服药 10 ～ 14 天，可减少腺体血供并增加腺体硬度使其易于切除。手术前碘药可与 β 受体阻滞药或硫脲类药物先后或联合使用。

二、糖尿病

糖尿病是以慢性高血糖为特征的一组异质性代谢性疾病，由胰岛素分泌缺陷和（或）胰岛素作用缺陷所引起，以慢性高血糖伴糖类、脂肪和蛋白质的代谢障碍为特征。

1. 病因及发病机制　按照病因、发病机制分为 1 型和 2 型糖尿病。1 型糖尿病的主要病因是由于自身免疫对胰岛 B 细胞破坏后造成胰岛素分泌的绝对缺乏，2 型糖尿病的发生是由于胰岛素分泌减少或是外周胰岛素抵抗，表现为胰岛素相对缺乏或胰岛素分泌缺陷。

2. 治疗原则　不可根治，需要持续的医疗照顾。治疗目标是通过纠正糖尿病患者不良的生活方式和代谢紊乱以防止急性并发症的发生和减低慢性并发症的风险。对糖尿病的管理过程中，提高糖尿病患者的生活质量和保持良好的心理状态也是糖尿病重要的治疗目标。糖尿病的治疗应是综合性的治疗。"综合性"：一是治疗包括饮食控制、运动、血糖监测、糖尿病自我管理教育、药物治疗；二是大多数 2 型糖尿病患者同时伴有"代谢综合征"的其他表现，如高血压、血脂异常等，所以治疗应包括降糖、降压、调脂、改变不良生活习惯等措施。

3. 常用降糖药的治疗机制　用口服降糖药的前提是患者必须有较好的分泌胰岛素功能，只是相对不足而已。口服降糖药按作用机制分四大类。

（1）噻唑烷二酮类（胰岛素增敏药）：代表药物马来酸罗格列酮、盐酸吡格列酮。药理作用：增加组织细胞对胰岛素的敏感性，克服胰岛素与细胞膜胰岛素受体结合障碍和（或）结合后细胞内部的活动障碍，使血中葡萄糖进入细胞内，减少胰岛素的需要量。

（2）双胍类药：代表药物二甲双胍、苯乙双胍。药理作用：抑制肝糖原异生（脂肪、蛋白质变成葡萄糖），降低肝糖从细胞内输出到血液中，增加组织对胰岛素的敏感性，增加胰岛素介导的葡萄糖利用，增加非胰岛素依赖组织（如脑、血细胞、肾髓质、肠道、皮肤）对葡萄糖的利用；从而使基础血糖降低，基础血糖与餐后血糖叠加的高度也随之降低，间接地降低了餐后血糖；该药对肠细胞摄取葡萄糖有抑制作用，对直接降低餐后血糖有一定作用；该药还有抑制胆固醇的生物合成和贮存、降低血三酰甘油和总胆固醇的作用。

（3）α- 葡萄糖苷酶抑制药：代表药物阿卡波糖、伏格列波糖。药理作用：抑制糖类的消化酶（即 α- 葡萄糖苷酶），减缓糖类（如粮食、蔬菜、水果）在肠道消化成葡萄糖的速度，延长吸收时间，降低餐后血糖。该药只在肠道发挥作用。

（4）促胰岛素分泌药：①磺脲类胰岛素促泌药：代表药物有格列本脲、格列喹酮、格列吡嗪、格列齐特、格列美脲等。药理作用：磺酰脲类与胰岛 B 细胞表面磺酰脲受体结合，使 ATP 敏感的 K^+ 通道受阻滞，引起除极化，使电压敏感性的 Ca^{2+} 通道开放，进而 Ca^{2+} 流入，引起胰岛素释放。②非磺脲类胰岛素促泌药，代表药物有瑞格列奈、那格列奈。作用位点与磺脲类类似，也是胰岛 B 细胞的 KATP，通过与 SURI 的结合导致 Kir 6.2 关闭，最终导致细胞的胞吐作用，促进胰岛素的分泌。

4. 2 型糖尿病的药物治疗　口服降糖药物的选择和联合用药如下。

（1）决定降糖药物选择的因素：肥胖，特别是向心性肥胖是胰岛素抵抗的主要决定因素；其他因素包括药物不良反应、是否在市场上供应、年龄、过敏反应、其他健康状况如肾病和肝病。2 型糖尿病是进展性的疾病，常采用两种不同作用机制的口服降糖药物进行联合治疗，如不能有效地控制血糖，可采用胰岛素与一种口服降糖药物联合治疗。三种降糖药物之间的联合应用虽然可在两种药物联合应用的基础上进一步改善血糖，但安全性和成本 - 效益比尚有待评估。

（2）肥胖或超重的 2 型糖尿病患者的药物选择和治疗程序：在饮食和运动不能满意控制血糖的情况下，应首先采用非胰岛素促分泌药类治疗（有代谢综合征或伴有其他心血管疾病危险因素者优先选用双胍类药物或格列酮类，主要表现为餐后高血糖的患者也可优先选用 α- 糖苷酶抑制药），两种作用机制不同的药物可联合用药；如血糖控制不满意可加用或换用胰岛素促分泌药；如仍控制不满意，可在口服药基础上开始联合使用胰岛素或换用胰岛素。

（3）体重正常的 2 型糖尿病患者的药物选择和治疗程序：在饮食和运动不能满意控制血糖的情况下，可首先采用胰岛素促分泌药或 α- 糖苷酶抑制药。如控制仍不满意可加用非胰岛素促分泌药（有代谢综合征或伴有其他心血管疾病危险因素者优先选用双胍类药物或格列酮类，α- 糖苷酶抑制药适用于无明显空腹高血糖而餐后高血糖的患者）。仍控制不满意，可在口服药基础上开始联合使用胰岛素或换用胰岛素。

5. 糖尿病合并妊娠的治疗　在糖尿病诊断之后妊娠者为糖尿病合并妊娠，在妊娠期间发现糖尿病者为妊娠糖尿病。妊娠期间高血糖的主要危害为增加新生儿畸形、巨大儿（增加母、婴在分娩时发生并发症与创伤的危险）和新生儿低血糖发生的危险性。在糖尿病患者合并妊娠时血糖水平波动较大，绝大多数患者需用胰岛素控制血糖。相反，妊娠糖尿病患者的血糖波动相对较轻，多数患者可通过严格的饮食计划和运动使血糖得到满意控制，仅部分患者需用胰岛素控制血糖。

三、骨质疏松症

骨质疏松的治疗原则是缓解骨痛、改善功能、提高骨强度预防骨折。

1. 治疗原则　促进骨矿化类药物为治疗的基础用药；当骨密度仍在骨折阈值以上时，选择骨吸收抑制药；骨密度低于骨折阈值时，选择骨吸收抑制药和骨形成促进药的联合用药，继发性骨质疏松的治疗以治疗原发病为根本。预防和治疗骨质疏松药物分为促进骨矿化药物、骨吸收抑制药、促骨细胞形成药物和中药四大类。

2. 不同类型骨质疏松症的药物选择　抗骨质疏松药物的疗效判断包括是否能提高骨量和骨质量，最终降低骨折风险。

（1）双膦酸盐类：焦膦酸盐的稳定类似物，含有 P-C-P 基团，双膦酸盐与骨骼羟磷灰石有高亲和力的结合，特异性地结合到骨转化活跃的骨细胞表面上抑制破骨细胞的功能，从而抑制骨吸收。不同双膦酸盐抑制骨吸收的效力差别很大，因此临床上不同双膦酸盐药物使用的药量及用法也有所差异。

（2）降钙素：钙调节激素，能抑制破骨细胞活性、减少破骨细胞的数量，从而减少骨量丢失、增加骨量；能明显缓解骨痛，对骨质疏松骨折、骨骼变形的慢性疼痛、骨肿瘤等的骨痛均有效，更适合有骨痛的骨质疏松症患者。

（3）雌激素类：抑制骨转换、阻止骨丢失，包括雌激素（ET）和雌、孕激素（EPT）补充疗法。能降低骨质疏松性椎体、非椎体骨折风险，防治绝经后骨质疏松的有效手段。各国指南中均被明确列入预防、治疗绝经妇女骨质疏松药物。适用于60岁以前围绝经和绝经后妇女，特别是有绝经症状（如潮热、出汗等）及泌尿生殖道萎缩症状的妇女。禁忌证：血栓性疾病、雌激素依赖性肿瘤（乳腺癌、子宫内膜癌）、不明原因阴道出血、活动性肝病及结缔组织病。乳腺癌家族史、子宫肌瘤、子宫内膜异位症、垂体泌乳素瘤、胆囊疾病者慎用。激素补充治疗原则：①明确的适应证和禁忌证；②绝经早期（＜60岁）开始用，收益更大风险更小；③应用最低有效药量；④治疗方案个体化；⑤局部问题局部治疗；⑥定期随访和安全性监测（尤其是乳腺和子宫）；⑦是否继续用药每年进行利弊评估。

（4）甲状旁腺激素（PTH）：当前促进骨形成药物的代表性药物：小药量的rhPTH（1～34）有促进骨形成作用。适应证：国外已被批准用于治疗男性和女性严重骨质疏松症，国内即将上市。

（5）选择性雌激素受体调节药（SERMs）：SERMs不是雌激素，其特点是选择性地作用于雌激素靶器官，与不同的雌激素受体结合后，发生不同的生物效应。国内已被CFDA批准的适应证为治疗绝经后骨质疏松症。

四、痛风

痛风是嘌呤代谢异常所致的一组疾病，特征是尿酸盐结晶在关节或其他结缔组织中沉积，临床表现包括急性或慢性痛风性关节炎、痛风性肾病、尿酸性肾结石、痛风结节等和高尿酸血症。

1. 痛风的治疗原则　①急性痛风性关节炎，以控制关节炎的症状（红、肿、痛）为目的；②高血尿酸治疗：痛风性关节炎症状基本控制后2～3周开始采取降血尿酸措施。目的是预防急性关节炎复发，导致关节骨破坏，肾结石形成；③非药物治疗如禁酒、饮食控制、生活调节极为重要；④抗痛风治疗是终身的；⑤无症状的高尿酸血症不一定需要治疗。

2. 痛风急性期和发作间期治疗药物的选择

（1）急性期治疗药物的选择：①秋水仙碱，作用机制是与粒细胞的微管蛋白结合，从而妨碍粒细胞的活动，抑制粒细胞浸润。它不影响尿酸盐的生成、溶解及排泄，因而无降血尿酸作用。秋水仙碱治疗急性痛风适用于肝、肾功能或骨髓功能正常，尤其是非甾体类抗炎药（NSAIDs）禁忌或不能耐受的患者。②非甾体类抗炎药，本类药物逐渐成为治疗急性痛风的一线用药，对缓解急性发作期的各项指标都有明确的作用。虽不及秋水仙碱作用迅速，但也有很好的抗炎镇痛作用，且药源充足，不良反应相对较少，是一种很好的替代药物。③糖皮质激素，治疗急性痛风有效，但一般只是在患者不能耐受秋水仙碱和NSAIDs或有相对禁忌证时使用。当肾功能不全（血肌酐水平＞20mg/L或肌酐清除率＜50ml/min）的患者发作急性痛风时，不应选秋水仙碱或NSAIDs，而应选用糖皮质激素。

（2）发作间期治疗药物的选择：间歇期及慢性期的治疗，主要是维持血清尿酸水平在正常范围和预防急性发作。预防治疗需用秋水仙碱，在刚有症状时，即给予每日0.5～2mg，常可免受急性发作之苦。为维持正常血清尿酸，则需用促进尿酸排泄药和抑制尿酸生成药，为保证有效，药量要足，并终生维持。应用降低尿酸药物的指征：①经饮食控制血尿酸仍然＞416.5～476μmol/L；②每年急性发作在两次以上者；③有痛风结节或有肾功能损害者。使血尿酸水平维持在正常或接近正常水平，常可预防痛风急性发作、痛风结节形成及减轻肾损害。降低尿酸药物的选择：在肾功能正常或有轻度损害，以及 24 小时尿尿酸排出量在 600mg 以下时，可用排尿酸药；在中等度以上肾功能障碍（肌酐廓清率＜35ml/min），24 小时尿酸明显升高时应用别嘌醇；血尿酸明显升高及痛风结节大量沉积的患者，可合用以上两种药物。a.排尿酸药：为防止尿酸在肾大量排出时引起肾损害及肾结石的不良反应，应从小药量开始：丙磺舒（羧苯磺胺）；磺吡酮；苯溴马龙。b.抑制尿酸生成药：别嘌醇，可迅速降低血尿酸值，抑制痛风结节和肾结石形成，并促进痛风结节溶解，用药过程中应定期检查白细胞、血小板及肝功能；溃疡病者慎用。

第 12 单元　泌尿系统常见疾病的药物治疗

【复习指南】本部分内容有一定难度，历年必考，应作为重点复习。其中，需要掌握的内容为急性肾小球肾炎患者药物治疗原则、治疗药物的选择，慢性肾小球肾炎患者常用抗高血压药的类别和代表药物，肾病综合征患者药物治疗原则和治疗目标、药物治疗机制及治疗药物的选择、肾病综合征中高脂血症的治疗方案。

一、急性肾小球肾炎

急性肾小球肾炎常简称急性肾炎，临床上表现为急性起病，以血尿、蛋白尿、水肿、高血压和肾小球滤过率下降为特点的肾小球疾病，故也常称为急性肾炎综合征。本症是小儿时期最常见的一种肾脏病，年龄以 3～8 岁多见。

1. 病因和发病机制

（1）病因：绝大多数的病例属 A 组 β 溶血性链球菌感染后引起的免疫复合物性肾小球肾炎。除 A 组 β 溶血性链球菌之外，其他细菌如草绿色链球菌、肺炎球菌、金黄色葡萄球菌、伤寒杆菌等，病毒如柯萨基病毒 B4 型、ECHO 病毒 9 型、麻疹病毒、腮腺炎病毒、乙型肝炎病毒、巨细胞病毒、EB 病毒、流感病毒等，还有疟原虫、肺炎支原体、白色念珠菌、丝虫、钩虫、血吸虫、弓形虫、梅毒螺旋体、钩端螺旋体等也可导致急性肾炎。

（2）发病机制：目前认为急性肾炎主要与 A 组溶血性链球菌中的致肾炎的菌株感染有关。主要反应机制为抗原抗体复合物引起肾小球毛细血管炎症病变，包括循环免疫复合物和原位免疫复合物形成学说。

2. 药物治疗原则及治疗药物选择　主要为通过对症治疗、防治急性期并发症、保护肾功能，以利其自然恢复。

（1）急性期的一般治疗：应卧床休息，限制盐、水、蛋白质摄入。

（2）急性期的药物治疗：①感染灶的治疗，青霉素或其他敏感药物治疗 7～10 天。②利尿药的应用，不仅达到利尿消肿作用，还有助于防治并发症。噻嗪类无效时可用强有力的袢利尿药如呋塞米。③降压药的应用，凡经休息、限水盐、利尿而血压仍高者应给予降压药。

（3）急性期并发症的治疗：①急性循环充血的治疗。治疗重点应在纠正水钠潴留、恢复血容量。除应用利尿药外，必要时加用酚妥拉明或硝普钠以减轻心脏前后负荷，经上述治疗仍未能控制者可行腹膜透析，以及时迅速缓解循环的过度负荷。②高血压脑病的治疗。除以强有效的降压药控制血压外，要注意对症处理。③急性肾衰竭的治疗。

（4）其他治疗：一般不用肾上腺皮质激素，对内科治疗无效的严重少尿或无尿、高度循环充血状态及不能控制的高血压可用透析治疗。

二、慢性肾小球肾炎

慢性肾小球肾炎是指各种病因引起的不同病理类型的双侧肾小球弥漫性或局灶性炎症改变，临床起病隐匿、病程冗长、病情发展缓慢的一组原发性肾小球疾病的总称。

1. 药物治疗机制

（1）一般治疗原则：防止或延缓肾功能进行性损害、改善或缓解临床症状及防治严重并发症为主。一般采取综合治疗措施，强调休息，避免剧烈运动，限制饮食，预防感染。①休息，对于水肿、高血压严重者要求卧床休息。②饮食，**限盐**，低盐饮食＜3g/d；**低蛋白饮食**，蛋白质摄入量限制在 0.6 ～ 0.8g/（kg·d），一般提供优质蛋白，并加用必需氨基酸疗法。同时应注意限制磷的摄入，补充钙药注意纠正高磷低钙状态，并给予低嘌呤饮食，以减少尿酸的生成和排泄，减轻高尿酸血症。

（2）药物治疗原则：①**激素和细胞毒药物，**如肾功能正常或轻度受损，尿蛋白≥2.0g/24h，无禁忌证者可试用激素及细胞毒药物。②**积极控制高血压，**可防止肾功能损伤加重；对明显水钠潴留者，利尿药可作首选，若肾功能好可加噻嗪类药物；对肾功能差者（GFR＜25ml/min），应改用袢利尿药。③**抗凝和抑制血小板聚集药物，**可减轻肾的病理损伤，延缓肾炎进展，保护肾功能，特别是对增生型肾炎尤为重要。④**积极预防和治疗感染性疾病，避免使用肾毒性或易诱发肾功能损伤的药物。**⑤**激素、免疫抑制药，**对肾病型及多数急性发作型患者需加用激素。

2. 常用抗高血压药的类别和代表药物　慢性肾炎氮质血症和肾实质性高血压常提示预后不良，持续或重度肾性高血压又可加重氮质血症。用一般降压药虽可降低外周血管阻力但不一定就降低肾小球内血管阻力。钙离子拮抗药虽可降低全身血压但增加出球小动脉阻力，可能反而增加肾小球内压力，对肾功能保护不利，现已公认血管紧张素转化酶抑制药（ACEI）不仅降低外周血管阻力，尚可抑制组织中肾素血管紧张素系统，降低肾小球出球小动脉张力，改善肾小球内血流动力学改变的作用。

（1）常用药物为卡托普利每次 12.5 ～ 25mg，每日 2 ～ 3 次；或贝那普利每日 1 ～ 2 次，每次 10mg；或依那普利 10mg，每日 1 次；或福辛普利 10 ～ 20mg 每日 1 次；对有肾功能不全者宜使用双通道排泄药物如贝那普利和福辛普利。

（2）若未能控制高血压，可加用氨氯地平 5 ～ 10mg，每日 1 ～ 2 次。

（3）也可用血管紧张素Ⅱ受体拮抗药，如缬沙坦 80mg，每日 1 次或氯沙坦 50mg，每日 1 次，可替代 ACEI。

（4）发生急进性高血压甚至高血压危象时，需用硝普钠 0.5 ～ 1μg/（kg·min）静脉滴注。

三、肾病综合征

肾病综合征（NS）是常见的临床综合征，其诊断标准是：①大量蛋白尿（＞3.5g/24h）；②血浆白蛋白＜30g/L；③水肿；④高脂血症。前两条为诊断的必备条件。NS 为原发性和继发性两大类。

1.药物治疗原则和治疗目标

（1）低盐饮食：水肿时应低盐（＜3g/d）。

（2）利尿消肿：①噻嗪类利尿药，适用于轻度水肿患者，常用氢氯噻嗪一次 25mg，每日 3 次，长期服用应防止低钾、低钠血症。②潴钾利尿药，适用于低钾血症，常用螺内酯一次 20mg，每日 1～2 次；或氨苯蝶啶一次 50mg，每日 1～2 次。单独使用利尿作用不显著，可与噻嗪类利尿药合用，肾功能不全患者应慎用。③袢利尿药，适用于中、重度水肿患者，常用呋塞米一日 20～120mg，或布美他尼一日 1～5mg，分次口服或静脉注射。应用袢利尿药时需谨防低钠血症及低钾、低氯血症性碱中毒。④右旋糖酐或羧甲淀粉，常用不含钠的右旋糖酐 40（低分子右旋糖酐）或羟乙基淀粉（706 羧甲淀粉，分子量 2.5 万～4.5 万 Da），一次 250～500ml 静脉滴注，隔日 1 次。随后加袢利尿药可增强利尿效果。

（3）减少尿蛋白：ACEI 或 ARB 有不依赖于降低全身血压的减少尿蛋白作用，应用其降尿蛋白时，药量一般应比常规降压药量大，才能获得良好疗效。血容量严重不足或应用强利尿药后应慎用，以免诱发急性肾功能不全。

2.药物治疗机制及治疗药物选择

（1）糖皮质激素：抑制炎症反应、免疫反应，抑制醛固酮和抗利尿激素分泌、影响肾小球基底膜通透性等。使用原则和方案一般是：①起始足量，常用药物为泼尼松一日 1mg/kg，口服 8 周，必要时可延长至 12 周；局灶节段性肾小球硬化患者应延长至 3～4 个月。②缓慢减量，足量治疗后每 2～3 周减原用量的 10%，当减至 20mg/d 左右时症状易反复，应更加缓慢减量。③长期维持，最后以最小有效药量（10mg/d）再维持半年左右。根据患者对糖皮质激素的治疗反应，可将其分为"激素敏感型"（用药 8～12 周内 NS 缓解）、"激素依赖型"（激素减量到一定程度即复发）和"激素抵抗型"（激素治疗无效）三类，其各自的进一步治疗有所区别。

（2）免疫抑制药：可用于"激素依赖型"或"激素抵抗型"的患者，协同激素治疗。①环磷酰胺，国内外最常用的细胞毒药物，在体内被肝细胞微粒体羟化，产生有烷化作用的代谢产物而具有较强的免疫抑制作用；主要不良反应为骨髓抑制及中毒性肝损害，并可出现性腺抑制（尤其男性）、脱发、胃肠道反应及出血性膀胱炎。②环孢素，选择抑制辅助性 T 细胞及细胞毒效应 T 细胞，已作为二线药物用于治疗激素及细胞毒药物无效的难治性 NS；不良反应有肝肾毒性、高血压、高尿酸血症、多毛及牙龈增生等；停药后易复发是该药的不足之处。③吗替麦考酚酯（MMF），在体内代谢为霉酚酸，后者为次黄嘌呤单核苷酸脱氢酶抑制药，抑制鸟嘌呤核苷酸的经典合成途径，故而选择性抑制 T、B 淋巴细胞增殖及抗体形成达到治疗目的；已有偶见严重贫血和个例（多见于肾功能损伤者）应用后导致严重感染的报道，应引起足够重视。④他克莫司，为具有大环内酯结构的免疫抑制药物；该药物和体内 FK506 结合蛋白（FKBPs）相结合形成复合物，抑制钙调磷酸酶，从而抑制 T 细胞钙离子依赖型信息传导，抑制细胞毒性淋巴细胞的生成；该药物作为强抗排异药物，用于肝、肾等器官移植患者。⑤雷公藤总苷，降尿蛋白，可配合激素应用；本药毒不良反应较大，甚至可引起急性肾衰竭，用时要小心监护。糖皮质激素和免疫抑制药的应用要严格掌握适应证和禁忌证，减少不良反应和利用尽小的药量达到尽可能大的疗效。糖皮质激素应用方式、药量及时间和免疫抑制药的选择应根据患者 NS 的病因，肾活检病理类型，临床特点（如肾功能、尿蛋白等），年龄等主要因素掌握。

3. 肾病综合征中高脂血症的治疗方案 肾病综合征患者，高脂血症与低蛋白血症密切相关，提高血白蛋白浓度可降低高脂血症程度，可选用的降脂药物如下。

（1）贝特类：非诺贝特，吉非贝齐。

（2）HMG-CoA 还原酶抑制药：主要是细胞内胆固醇下降，降低血浆 LDL-C 浓度，减少肝细胞产生 VLDL 及 LDL。

（3）血管紧张素转化酶抑制药（ACEI）：主要作用有降低血浆中胆固醇及三酰甘油浓度，此外，ACEI 尚可有不同程度降低蛋白尿的作用。

四、急性肾衰竭

1. 临床表现及治疗原则 急性肾衰竭（ARF）简称急性肾衰，属临床危重症。该病可在数小时至数天内使肾单位调节功能急剧减退，以致不能维持体液电解质平衡和排泄代谢产物，而导致高血钾、代谢性酸中毒及急性尿毒症综合征。急性肾衰竭的治疗原则，祛除可逆的病因、纠正水与电解质代谢紊乱、防治并发症、必要时及时进行血液净化治疗。

2. 治疗药物的选择 少尿期治疗，控制液体摄入量，以"量出为入"原则（可按前日尿量加 500ml 计算）；注意代谢性酸中毒及高血钾症的监测与处理，前者可以口服或静脉滴注碳酸氢钠，后者多采取胰岛素与葡萄糖溶液静脉滴注，和（或）10% 葡萄糖酸钙 10ml 静脉注射，和（或）钙型或钠型降钾离子交换树脂（如聚磺苯乙烯钠，一次 15 ～ 30g，每日 1 ～ 2 次）口服或保留灌肠等。急性肾衰竭开始血液净化治疗的指征为：①利尿药（如呋塞米 20 ～ 400mg/d）难以控制的容量负荷过重（肺水肿、脑水肿、高血压等）；②药物治疗难以控制的高钾血症；③肾功能严重受损，血肌酐水平迅速升高（48 小时升高至基线值的 300% 以上）。血液净化治疗，包括血液透析、腹膜透析、连续性血液净化等。

五、慢性肾衰竭

1. 临床表现和治疗原则 慢性肾衰竭（CRF）是指慢性肾疾病（CKD）患者肾小球滤过率下降，导致体内代谢产物蓄积，水、电解质和酸碱平衡紊乱及全身各脏器损害的综合征。CRF 分为四期：肾功能代偿期（GFR 50 ～ 80ml/min）、肾功能失代偿期（GFR 20 ～ 50ml/min）、肾衰竭期（GFR 10 ～ 20ml/min）和尿毒症期（GFR < 10ml/min）；治疗原则是尽早发现进展期肾疾病，延缓肾功能不全的发展，防治尿毒症并发症，完善肾替代治疗前的准备和适时开始透析治疗。

2. 治疗药物的选择

（1）营养治疗：通常从肾功能失代偿期开始给予患者优质低蛋白饮食治疗，推荐蛋白质摄入量一般为一日 0.6 ～ 0.8g/kg；如肾功能严重受损（GFR ≤ 30ml/min）或蛋白摄入较低（一日 0.4 ～ 0.6g/kg），则应补充必需氨基酸制药（一日 0.1 ～ 0.2g）或复方 α- 酮酸（一次 4 ～ 5 粒，每日 3 次）。患者必需摄入足够热量，一般为一日 30 ～ 35kcal/kg。已接受血液透析或腹膜透析治疗的患者应适当增加蛋白质的摄入量。

（2）控制高血压：宜选用既可有效控制血压，又有保护靶器官（心、肾、脑等）作用的药物。主张联合用药，如 ACEI（如福辛普利，每次 10mg，每日 1 ～ 2 次）或 ARB（如厄贝沙坦，一次 150mg，每日 1 次）加利尿药（如氢氯噻嗪，一次 20mg，每日 1 次；或托拉塞米，一次 10mg，每日 1 次）、长效 CCB（如苯磺酸氨氯地平，一次 5mg，每日 1 次）加 ACEI 或 ARB 等，若血压仍未达标，可以加用 β 和（或）α 受体阻滞药（如卡维地洛一次 20mg，每日 2 次）及血管扩张药（详见第 4 章）等，也可选用复方制药（如氯沙坦氢氯噻嗪片，或厄贝沙坦氢氯噻嗪片，一次 1 片，每日 1 次）；血肌酐＞ 265μmol/L 或 GFR ＜ 30ml/min 的患者应谨慎使用 ACEI 或 ARB，务必密切监测肾功能和血钾。已经接受血液净化治疗的患者可以选用 ACEI 或 ARB。

（3）纠正肾性贫血：血红蛋白＜ 100 ～ 110g/L 的患者即可使用重组人促红素（rhEPO）治疗，一般初始用量为一次 2000 ～ 3000U，每周 2 次，皮下注射或静脉注射。直至血红蛋白上升至 120g/L 为达标。在应用 rhEPO 时应补充铁药（口服硫酸亚铁或富马酸亚铁，或静脉补充铁药），叶酸（一次 10mg，每日 3 次），维生素 B_{12}（一次 0.5mg，每日 1 次）类药物。

（4）钙磷代谢紊乱和肾性骨病的治疗：当 GFR ＜ 30ml/min 时，限制磷摄入，应用磷结合药口服，以碳酸钙较好，一次 0.5 ～ 2.0g，每日 3 次。对明显高磷血症（血磷＞ 2.26mmol/L）或血清钙磷乘积＞ 65mg^2/dl^2 者，则应暂停应用钙药；此时可短期服用氢氧化铝制药（一次 10 ～ 30ml，每日 3 次），待钙磷乘积＜ 65mg^2/dl^2 时，再服用钙药。对明显低钙血症患者，可口服骨化三醇，一日 0.25μg，连服 2 ～ 4 周；如血钙和症状无改善，可将用量增加至一日 0.5μg；对血钙正常的患者，则宜隔日口服 0.25 μg。凡口服钙及活性维生素 D_3 的患者，治疗中均需要监测血钙、磷、甲状旁腺激素浓度，使透析前患者血全段甲状旁腺激素（iPTH）保持在 35 ～ 110pg/ml（正常参考值为 10 ～ 65pg/ml）；使透析患者血钙磷乘积尽量接近目标值的低限（Ca×P ＜ 55mg^2/dl^2 或 4.52mmol^2/L^2），血 iPTH 保持在 150 ～ 300pg/ml，以防止生成不良性骨病。

（5）纠正代谢性中毒：补充碳酸氢钠，轻度患者一日 1.5 ～ 3.0g；中至重度患者一日 3 ～ 5g。有明显心力衰竭的患者，要防止碳酸氢钠输入过多，以免加重心脏负荷。

（6）水钠代谢紊乱的防治：水肿者应限制盐和水的摄入，可应用袢利尿药（如呋塞米、布美他尼、托拉塞米等），呋塞米一次 20 ～ 100mg，每日 2 ～ 3 次；并发急性左心力衰竭患者，需及时给予血液透析或持续性血液滤过治疗。

（7）高钾血症的防治：当 GFR ＜ 25ml/min（或 Scr ＞ 309.4 ～ 353.6μmol/L）时，即应适当限制钾的摄入。限制钾摄入的同时，还应注意纠正酸中毒。对已有高钾血症的患者，采取措施：①积极纠正酸中毒，口服碳酸氢钠，必要时（血钾＞ 6mmol/L）静脉给予（静脉滴注或静脉注射）碳酸氢钠 10 ～ 25g。②给予袢利尿药：静脉注射呋塞米 40 ～ 80mg（或布美他尼 2 ～ 4mg），必要时将药量增至一次 100 ～ 200mg。③应用葡萄糖 - 胰岛素溶液输入（葡萄糖 4 ～ 6g 中，加胰岛素 1V）。④口服聚磺苯乙烯（如聚苯乙烯磺酸钙），一次 5 ～ 20g，每日 3 次，增加肠道钾排出，释放游离钙。⑤对严重高钾血症（血钾＞ 6.5mmol/L），伴有少尿、利尿效果欠佳者，应及时给予血液透析。

（8）促进尿毒症性毒素的肠道排泄：口服吸附药，如药用炭、包醛氧化淀粉（一次 5g，每日 3 次）等，也可用大黄制药口服或保留灌肠；尿毒症期患者应血液净化治疗。糖尿病肾病所致慢性肾衰竭患者的血肌酐≥ 530.4μmol/L、GFR ≤ 15 ml/min 时即可进行血透或腹透治疗。

六、肾移植排异反应

1. 药物治疗原则 肾移植与透析相结合已成为治疗不可逆慢性肾衰竭的有效措施。为预防移植后排异反应，接受肾移植的患者应终身服用免疫抑制药，并制定个体化治疗方案。常用的免疫抑制药有环孢素（CsA）、他克莫司（FK506）、吗替麦考酚酯（MMF）等。药物联合应用方案如下。

（1）二联用药：① CsA 或 FK506 或硫唑嘌呤（Aza）+ 泼尼松或 CsA；② FK506+Aza。

（2）三联用药：CsA 或 FK506+Aza 或 MMF+ 泼尼松。

（3）四联用药：CsA 或 FK506+Aza 或 MMF+ 泼尼松 + 短期使用生物制剂。

肾移植术后 3 个月内，尤其是术后 2～4 周，是成功的关键阶段，急性排斥反应大部分发生在这一时期，移植前就可用药预防。最常用的抗排异药物是 CsA、糖皮质激素。移植术后 3～6 个月，若患者无并发症发生，则进入了维持治疗期间。此期的免疫治疗方案各个移植中心并不相同，往往取决于患者的病情、经济状况及肾移植医生的临床用药经验，大多使用二联、三联治疗。

2. 治疗药物的选择

（1）环孢素：预防同种异体心、肝、肾、骨髓等器官或组织移植所发生的排斥反应，也用于预防、治疗骨髓移植时发生的移植物抗宿主反应（GVHD），经其他免疫抑制药治疗无效的狼疮肾炎、难治性肾病综合征等自身免疫性疾病。①成人：a. 器官移植，采用三联免疫抑制方案时，起始药量一日 6～11mg/kg，根据血药浓度调整药量，整个治疗过程必须在有免疫抑制治疗经验医生的指导下进行。b. 骨髓移植，预防 GVHD，移植前一天起先用环孢素注射液，一日 2.5mg/kg，分 2 次静脉滴注，待胃肠反应消失后（0.5～1 个月），改服本品，起始药量一日 6mg/kg，分 2 次日服，一月后缓慢减量，总疗程半年左右。c. 狼疮肾炎、难治性肾病综合征，初始药量一日 4～5mg/kg，分 2～3 次口服，出现明显疗效后缓慢减量至一日 2～3mg/kg，疗程为 3～6 个月以上。②儿童，可按或稍高于成人药量计算。

（2）吗替麦考酚酯：预防同种肾移植患者的排斥反应、治疗难治性排斥反应，可与环孢素、糖皮质激素同用。常规药量：①预防排斥，于移植 72 小时内开始服用，肾移植患者服用推荐药量为一次 1g，每日 2 次。②治疗难治性排斥，首次和维持药量推荐为一次 1.5g，每日 2 次。③如果发生中性粒细胞减少（中性粒细胞计数绝对值 $< 1.3 \times 10^9$/L），应停止或减量。④严重肾功能损害：应避免超过一次 1g，每日 2 次的药量（移植后即刻使用除外）。⑤老年人（≥ 65 岁）：肾移植患者推荐的常用药量对老年人是合适的，但要根据老年患者实际情况合理调整。

（3）他克莫司：用于预防肝、肾移植术后的排斥反应，治疗肝、肾移植术后应用其他免疫抑制药无法控制的排斥反应。①口服。胶囊每日 2 次，于餐前 1 小时或餐后 2～3 小时以水服用。无论是成人还是儿童，本品血药浓度维持 20ng/ml 以下均有效。成人：a. 肝移植患者，初始药量应为一日 0.1～0.2mg/kg，分 2 次口服，术后 6 小时开始用药。b. 肾移植患者，初始药量应为一日 0.15～0.3mg/kg，分 2 次口服，术后 24 小时内开始用药。c. 对传统免疫抑制药治疗无效的排斥反应：推荐起始药量同首次治疗方案。d. 患者由环孢素转换成本品，本品的首次给药间隔时间不超过 24 小时。肝功能不全的患者，对术前及术后肝损害的患者必须减量。肾功能不全的患者，无须调整药量，监测肾功能，包括血清肌酐值，计算肌酐清除率及监测尿量。老年患者，有限的研究认为与成人用量相同。儿童，成人药量的 1.5～2 倍。肝及肾移植，一日 0.3mg/kg，分 2 次给药。②静脉注射。不适于口服给药，则应给予连续 24 小时的静脉输注。他克莫司治疗给药输注用浓缩液必须在聚乙烯或玻璃瓶中用 5% 葡萄糖注射或者生理盐水稀释。成人：a.肝移植患者一日 0.01～0.05mg/kg，24 小时持续滴注，术后约 6 小时开始使用；b.肾移植患者，一日 0.05～0.1mg/kg，24 小时持续滴注。儿童：成人建议药量的 1.5～2 倍。

七、透析

终末期肾病患者常需接受透析治疗以除去体内蓄积的毒性物质，以净化血液，达到治疗疾病的目的。血液净化方式包括血液滤过、血液透析、血浆置换、血液吸附、人工肝支持系统和连续血液净化疗法。透析在清除毒物的同时，也可清除药物，特别是分子量较小、分布容积小、蛋白结合率低、主要通过肾排泄的药物。

第 13 单元　血液系统疾病的药物治疗

【复习指南】本部分内容有一定难度，历年必考，应作为重点复习。其中，需要掌握的内容为缺铁性贫血的药物治疗原则、治疗药物的选择、药物的相互作用，再生障碍性贫血治疗原则、常用药物作用特点，巨幼细胞性贫血药物治疗原则、治疗药物的选择、治疗药物的相互作用。

一、缺铁性贫血

1. 药物治疗原则　铁是人体不可缺少的元素，缺铁性贫血的治疗原则是补充足够的铁，直到恢复正常铁贮存量，以及去除引起缺铁的病因。

2. 治疗药物的选择　常用的铁药为硫酸亚铁、富马酸亚铁、琥珀酸亚铁等。铁药适用于预防、治疗各种原因引起的缺铁，包括儿童或婴儿期需铁量增加、而食物中供应不足，铁吸收障碍，妊娠中后期及慢性失血等。铁药选择以口服为首选，亚铁制药因铁吸收较高为首选。**注射铁药临床应用于以下几种情况：**口服铁药后胃肠道反应严重而不能耐受者；口服铁药而不能奏效者，如脂肪泻、萎缩性胃炎等有胃肠道铁吸收障碍者，以及胃大部切除术后；需要迅速纠正缺铁，如妊娠后期严重贫血者；严重消化道疾病，口服铁药可能加强原发病者，如溃疡性结肠炎或局限性肠炎；不易控制的慢性出血，失铁量超过肠道所能吸收的铁量。妊娠期补充铁药以在妊娠中、后期最为适当，此时铁摄入量减少而需要量增加；治疗药量铁对胎儿和哺乳的不良反应未见报道；老年患者胃液分泌减少、自肠黏膜吸收减少，可适当增加口服铁药药量；避免婴儿肌内注射铁药。

3. 治疗药物的相互作用　铁药药物相互作用：口服铁药与制酸药如碳酸氢钠、磷酸盐类及含鞣酸的药物或饮料同用，易影响吸收。本品与胰酶、去铁胺、西咪替丁、二巯丙醇、胰脂肪酶等同用，可影响铁的吸收；与铁药合用，可影响四环素类药、氟喹诺酮类、青霉胺及锌药的吸收；与维生素 C 同服，可增加本品吸收，但也易致胃肠道反应。

二、再生障碍性贫血

再生障碍性贫血简称再障，系多种因素引起的造血障碍，导致红骨髓总容量减少，代以脂肪髓，造血衰竭，以全血细胞减少为主要表现的一组综合征。

1. 治疗原则

（1）一般治疗原则：寻找致病原因，脱离接触，积极防治出血和感染，必要时可成分血输注；采用综合措施，强调早期联合治疗。

（2）药物治疗原则：慢性或轻型再生障碍性贫血以雄激素治疗为主，急性或重型再生障碍性贫血应以免疫抑制药为主。

2. 常用药物作用特点

（1）雄激素：治疗慢性再障的首选。常用的有四类：① 17α- 烷基雄激素类，如司坦唑酮（康力龙）、甲氧雄烯醇酮、羟甲烯龙、氟甲睾酮等；②睾丸素酯类，如丙酸睾酮、庚酸睾酮、环戊丙酸睾酮、十一酸睾酮和混合睾酮酯等；③非 17α- 烷基雄激素类，如苯丙酸诺龙和葵酸诺龙等；④中间活性代谢产物，如本胆烷醇酮和达那唑等。雄激素必须在一定量残存的造血干细胞基础上才能发挥作用，严重再障常无效；慢性再障有一定的疗效。丙酸睾酮的男性化不良反应较大，出现痤疮、声音变粗、毛发增多、女性闭经、儿童骨成熟加速及骨骺早期融合，且有一定程度的水钠潴留。17α- 烷基类雄激素的男性化不良反应较丙睾为轻，但肝毒性反应显著大于丙睾。

（2）免疫抑制药：适用于年龄＞40 岁或无合适供髓者的严重型再障。最常用的是抗胸腺球蛋白（ATG）、抗淋巴细胞球蛋白（ALG）。机制可能通过去除抑制性 T 淋巴细胞，抑制骨髓造血，也有认为通过产生较多造血调节因子、促进肝细胞增殖。环孢素（CsA）由于应用方便、安全，因此比 ALG/ATG 更常用，机制主要通过阻断 IL-2 受体表达来阻止细胞毒性 T 淋巴细胞的激活和增殖，抑制产生 IL-2 和 γ 干扰素。现代强烈免疫抑制治疗已成为严重型再障的标准治疗：ALG/ATG 和 CSA 联合治疗，CSA 口服始于免疫抑制治疗的第 14 天。

三、巨幼细胞性贫血

1. 病因和发病机制　巨幼细胞性贫血是由于脱氧核糖核酸（DNA）合成障碍所引起的一组贫血，主要系体内缺乏维生素 B_{12} 或叶酸所致，亦可因遗传性或药物等获得性 DNA 合成障碍引起。

2. 治疗原则

（1）一般治疗原则：①治疗基础疾病，祛除病因；②纠正偏食及不良烹调习惯，加强营养知识教育；③补充叶酸、维生素 B_{12} 等造血原料。

（2）药物治疗原则：①叶酸缺乏性巨幼细胞性贫血，血红蛋白恢复正常即可，不需维持治疗；②恶性贫血或胃全部切除的维生素 B_{12} 缺乏性巨幼细胞贫血者，需终身维生素 B_{12} 维持。

3. 治疗药物的选择

（1）补充治疗：维生素 B_{12} 缺乏可肌内注射维生素 B_{12}，每天 100μg，连续 2 周，以后改为每周 2 次，共 4 周或直至血红蛋白恢复正常；以后改为维持量，每月 100 μg，也可每 2～4 月给予 1mg，但以每月给予一次维持量复发机会少；有神经系统症状者维生素 B_{12} 药量应稍大，且维持治疗宜 2 周一次，凡神经系统症状持续超过 1 年者难以恢复；凡恶性贫血、胃切除者、Imerslund 综合征、先天性内因子缺陷者需终身维持治疗。

（2）其他辅助治疗：上述治疗后如贫血改善不满意，要注意有无合并缺铁，需及时补充铁药；严重病例补充治疗后，血钾可突然降低，要及时补钾。

4. 治疗药物的相互作用　铁药药物相互作用：同缺铁性贫血。叶酸药物相互作用：①维生素 C 与叶酸同服，可抑制叶酸在胃肠中吸收，摄取维生素 C 在 2g 以上的人必须增加叶酸的量；②使用苯妥英，或服用雌激素、磺胺类药物、苯巴比妥、阿司匹林时，应增加叶酸摄取量；③乙胺嘧啶能阻止叶酸转化为四氢叶酸，中止叶酸的治疗作用；④抑制二氢叶酸还原酶的药物如氨甲蝶呤、甲氧苄啶和干扰叶酸吸收的药物如某些抗惊厥药、口服避孕药都能降低叶酸的血浆浓度，严重时能引起巨幼红细胞性贫血。

第 14 单元　恶性肿瘤的药物治疗

【复习指南】本部分内容有一定难度，历年必考。其中，需要掌握的内容为常用抗肿瘤药物及其应用原则。

一、概论

肿瘤是机体在各种致癌因素作用下，组织细胞在基因水平上失去对生长的正常调控，导致其克隆性异常增生而形成的新生物。一般分为良性和恶性两大类。肿瘤单一的治疗方法效果并不理想，需要合理的、有计划的联合应用多种治疗手段，取长补短。综合治疗手段包括手术、放射、化疗药物、免疫、心理和中医药治疗。

（一）常用抗肿瘤药物

包括细胞毒类、改变机体激素平衡类、生物反应调节药和单克隆抗体。

1. 细胞毒类药

（1）作用于 DNA 化学结构的药物。

①烷化药，如氮芥、噻替派、环磷酰胺等，能与细胞中的亲核集团发生烷化反应。DNA 中鸟嘌呤 NT 易被烷化，使 DNA 复制中发生核碱基错误配对；受烷化的鸟嘌呤可从 DNA 链上脱失，引起密码解释错乱。双功能基的烷化药常与 DNA 双链上各一鸟嘌呤结合形成交叉联结妨碍 DNA 复制，也可使染色体断裂。DNA 结构功能的破坏可导致细胞分裂，增裂停止或死亡。少数受损细胞的 DNA 可存活，引起抗药。

a. 氮芥：适应证：用于肺癌、霍奇金病、恶性淋巴瘤，腔内注射用于控制癌性胸腔积液。禁忌证：对本品过敏、感染、妊娠、哺乳期妇女、骨髓抑制、肿瘤细胞浸润骨髓、曾接受过化疗或放疗者。不良反应：骨髓抑制可引起显著的白细胞、血小板减少，严重者能使全血细胞减少；恶心、呕吐；对局部组织的刺激作用较强，多次注射可引起血管硬变、疼痛及血栓性静脉炎；高浓度局部灌注，可导致严重的外周静脉炎、肌肉坏死及脱皮；月经不调、卵巢衰竭、精子减少、睾丸萎缩等；药量按体重超过 0.6mg/kg 可导致中枢神经系统毒性，高药量也可引起低钙血症及心脏损伤；少见头晕、乏力及脱发等，局部应用常产生迟发性皮肤过敏反应。用法和用量：静脉给药，一次 5 ～ 10mg（0.1 ～ 0.2mg/kg），每周 1 ～ 2 次，1 个疗程总量 30 ～ 60mg；腔内注射，一次 10 ～ 20mg（0.2 ～ 0.4mg/kg），注射后 5 分钟内应多次变换体位，每 5 ～ 7 天 1 次，4 ～ 5 次为 1 个疗程；动脉给药，一次 5 ～ 10mg（0.1 ～ 0.2mg/kg），一日或隔日 1 次；创面冲洗，一次 5 ～ 10mg 稀释后冲洗手术创面。

b. 环磷酰胺：适应证：恶性淋巴瘤、肺癌、鼻咽癌、乳腺癌、卵巢癌、急性或慢性淋巴细胞白血病、多发性骨髓瘤、睾丸肿瘤、头颈部鳞癌、神经母细胞癌、横纹肌肉瘤及骨肉瘤。禁忌证：对本品过敏者、感染、妊娠及哺乳期妇女、骨髓抑制、肝肾功能损害者。不良反应：常见有白细胞减少；食欲缺乏、恶心、呕吐；大药量使用可致出血性膀胱炎。用法和用量：成人，单药静脉给药按体表面积一次 500～1000mg/m²，静脉给药，每周 1 次，连用 2 次，休息 1～2 周重复。联合用药 500～600mg/m²；儿童：静脉给药，一次 10～15mg/kg，每周 1 次，连用 2 次，休息 1～2 周重复。

②铂类化合物：铂类金属化合物如顺铂（DDP）可与 DNA 结合，破坏其结构与功能。

顺铂：适应证：肉瘤、卵巢癌、宫颈癌、膀胱癌、睾丸癌、小细胞与非小细胞肺癌、子宫内膜癌、前列腺癌、黑色素瘤、头颈部肿瘤及各种鳞状上皮癌和恶性淋巴瘤。禁忌证：对顺铂和其他铂化合物制药过敏者、妊娠及哺乳期、骨髓功能减退、严重肾功能损害、失水过多、水痘、带状疱疹、痛风、高尿酸血症、近期感染及因顺铂而引起的外周神经病等患者。不良反应：肾毒性，单次中、大药量用药后，偶会出现轻微、可逆的肾功能障碍，可出现微量血尿；还可出现恶心、呕吐、食欲缺乏、腹泻等；白细胞和（或）血小板减少，骨髓抑制；耳鸣和高频听力减低，多为可逆性；神经毒性多见于总量超过 300mg/m² 的患者，周围神经损伤多见，少数患者可能出现大脑功能障碍；过敏反应有心率加快，血压降低、呼吸困难、面部水肿、变态性发热反应等；高尿酸血症，血浆电解质紊乱，心脏毒性，牙龈变化。用法和用量：顺铂仅能由静脉、动脉或腔内给药，通常采用静脉滴注方式给药；给药前 2～16 小时和给药后至少 6 小时之内，必须进行充分的水化治疗。本品需用 0.9% 氯化钠注射液或 5% 葡萄糖溶液稀释后静脉滴注。药量视化疗效果和个体反应而定。本品可与其他抗癌药联合使用，单一使用亦可，联合用药时，用量需随疗程作适当调整。

c. 蒽环类：可嵌入 DNA 核碱基对之间，干扰转录过程，阻止 mRNA 的形成。如多柔比星（ADM）、柔红霉素（DNR）、表柔比星（EPI）、吡柔比星（THP）及米托蒽醌等都是临床上有效的蒽环类化合物。放线菌素 D（ACD）也属此类药等。

柔红霉素：适应证：急性粒细胞性白血病，急性淋巴细胞性白血病，其他肿瘤。禁忌证：柔红霉素因有增加心脏毒性作用的危险而不适用于那些有心脏病史的患者，有严重或有潜在心脏病患者，有严重感染患者，妊娠及哺乳期妇女。不良反应：骨髓抑制及心脏毒性是最重要的不良反应；脱发是常见不良反应；口腔炎；消化道症状如恶心、呕吐、腹泻。用法和用量：柔红霉素口服无效，只能静脉注射给药。应先静脉滴注 0.9% 氯化钠注射液，以确保针头在静脉内，然后才在这一通畅的静脉输液管内注射柔红霉素。柔红霉素切不可与肝素混合。单一药量从 0.5～3mg/kg；0.5～1mg/kg 的药量须间隔 1 天或以上，才可重复注射；而 2mg/kg 的药量则须间隔 4 天或以上才可重复注射。无论成人或儿童，总药量不能超过 20mg/kg。

米托蒽醌。适应证：肝癌、肺癌、肾癌、卵巢癌、乳腺癌、恶性淋巴瘤、急性白血病、黑色素瘤、软组织肉瘤、多发性骨髓瘤、大肠癌、前列腺癌、子宫内膜癌、睾丸肿瘤、头颈部癌。禁忌证：对本品过敏者，肝功能不全或骨髓抑制者，妊娠及哺乳期妇女。不良反应：骨髓抑制，引起白细胞和血小板减少；少数患者可能有心悸、期前收缩及心电图异常；可有恶心、呕吐、腹泻、食欲缺乏等消化道反应；偶见乏力、脱发、皮疹、口腔炎等。用法和用量：静脉滴注，单用本品，按体表面积一次 12～14mg/m²，每 3～4 周 1 次；或按一次 4～8mg/m²，每日 1 次，连用 3～5 天，间隔 2～3 周。联合用药，一次 5～10mg/m²。

d. 破坏 DNA 的抗生素：如丝裂霉素（MMC）的作用机制与烷化药相同，博来霉素（BLM）可使 DNA 单链断裂而抑制肿瘤的增殖。

丝裂霉素：适应证：肺癌、肝癌、胃癌、乳腺癌、胰腺癌、宫颈癌、宫体癌、头颈部肿瘤、结肠及直肠癌、膀胱肿瘤。禁忌证：对本品成分过敏者、水痘或带状疱疹、妊娠及哺乳期妇女。不良反应：溶血性尿毒综合征、微血管性溶血性贫血；急性肾衰竭等严重肾功能损害；全血细胞减少、白细胞减少、中性粒细胞减少、血小板减少、出血、贫血等骨髓功能抑制；间质性肺炎、肺纤维症（伴有发热、咳嗽、呼吸困难、胸部 X 线片异常、嗜酸粒细胞增多）等，若出现此类症状，应停药并给予肾上腺皮质激素进行适当处置；食欲缺乏、恶心、呕吐、口内炎、腹泻、蛋白尿、血尿、水肿、高血压、皮疹、膀胱炎、膀胱萎缩、乏力感、脱发等。用法和用量：间歇给药方法，成人通常一日 4～6mg（效价），每周静脉注射 1～2 次。连日给药法，成人通常一日 2mg（效价），连日静脉注射。大量间歇给药法，成人通常一日 10～30mg（效价），间隔 1～3 周以上静脉注射。与其他抗恶性肿瘤药物合用，成人通常一日 2～4mg（效价），每周与其他抗恶性肿瘤药物合用 1～2 次。注射液的配制方法：每 2mg（效价）丝裂霉素以 5ml 注射用水溶解。膀胱肿瘤：预防复发时，每日 1 次或隔日 4～10mg（效价）丝裂霉素。治疗时，一日 1 次膀胱内注射 10～40mg（效价）丝裂霉素。

②干扰核酸生物合成的药物。属于细胞周期特异性抗肿瘤药，分别在不同环节阻止 DNA 的合成，抑制细胞分裂增殖。根据药物主要干扰的生化步骤或所抑制的靶酶的不同，可进一步分为：二氢叶酸还原酶抑制药（抗叶酸药），如氨甲蝶呤（MTX）等；胸苷酸合成酶抑制药，影响尿嘧啶核苷的甲基化（抗嘧啶药），如氟尿嘧啶（5FU）、嘧氟尿嘧啶（FT207）及优福定（UFT）等；嘌呤核苷酸互变抑制药（抗嘌呤药），如巯嘌呤（6MP）、6- 硫鸟嘌呤（6-TG）等；多核苷酸还原酶抑制药，羟基脲（HU）；DNA 多聚酶抑制药，如阿糖胞苷（AraC）等。

氨甲蝶呤：适应证：乳腺癌，宫颈癌，卵巢癌，睾丸癌，妊娠性绒毛膜癌，恶性葡萄胎或葡萄胎，急性白血病，恶性淋巴瘤，非霍奇金淋巴瘤，蕈样肉芽肿，多发性骨髓瘤，头颈部癌，支气管肺癌，软组织肉瘤，高药量用于骨肉瘤，鞘内注射用于预防和治疗脑膜白血病及恶性淋巴瘤的神经侵犯，银屑病。禁忌证：对本品高度过敏者，营养不良，妊娠及哺乳期妇女，肾功能已受损害，肝肾功能不全或伴有血液疾病者。不良反应：厌食，腹痛，腹泻，黑粪，口腔炎，口唇溃疡，咽喉炎，恶心，呕吐，食欲缺乏，消化道溃疡和出血，肠炎，急性肝萎缩和坏死，黄疸，AST 及 ALT 升高，碱性磷酸酶升高，γ- 谷氨酰转肽酶升高，脂肪变性，门静脉纤维化，肾衰竭，氮质血症，膀胱炎，血尿，蛋白尿，尿少，尿毒症，咳嗽，气短，肺炎，肺纤维化，白细胞减少，血小板减少，贫血，血小板下降，丙种球蛋白减少，多部位出血，败血症，红斑，瘙痒，皮疹，光敏感，脱色，淤斑，毛细血管扩张，痤疮，疖病，脱发，眩晕，头痛，视物模糊，失语症，轻度偏瘫和惊厥，短期精液减少，月经不调，不育，流产，胎儿先天缺陷和严重肾病，并发感染，代谢改变，糖尿病加重，骨质疏松，组织细胞异常改变，鞘内注射后可出现惊厥，麻痹症，吉雷 - 巴林综合征，脑脊液压力增加。用法和用量：急性白血病：肌内或静脉注射，一次 10～30mg，一周 1～2 次；儿童，一次 20～30 mg/m^2，1 周 1 次。绒毛膜上皮癌或恶性葡萄胎，一次 10～20mg，每日 1 次，5～10 次为 1 个疗程。脑膜白血病：鞘内注射，每次 6 mg/m^2，成人，一次 5～12mg，每日 1 次，5 日为 1 个疗程。预防用药，一次 10～15mg，每隔 6～8 周 1 次。实体瘤，静脉给药，一次 20 mg/m^2，亦可介入治疗。

③**作用于核酸转录药物。**作用于核酸转录药物包括放线菌素 D、普拉霉素、阿克拉霉素，为细胞非特异周期药，对处于各周期时相的肿瘤细胞均有杀灭作用。

放线菌素 D。适应证：绒癌，睾丸癌，霍奇金病，尤文肉瘤，神经母细胞瘤，联合放疗治疗儿童肾母细胞瘤，横纹肌肉瘤。禁忌证：有水痘病史者，妊娠期妇女。不良反应：厌食，恶心，呕吐，腹泻，胃炎，肠炎，脱发，脱屑，白细胞减少，血小板减少，口腔溃疡，皮肤红斑，色素沉着，肝功能损害，静脉炎，外漏引起疼痛、局部硬结及溃破，免疫抑制，致畸，闭经或精子缺乏。用法和用量：静脉注射，成人一次 0.3 ～ 0.4mg（6 ～ 8μg/kg），每日 1 次，10 天为 1 个疗程，间歇期 2 周；儿童，一日 0.45mg/m²，连续 5 日，3 ～ 6 周为 1 个疗程。

④**拓扑异构酶抑制药。**直接抑制拓扑异构酶，阻止 DNA 复制、抑制 RNA 合成。包括拓扑异构酶Ⅰ抑制药和拓扑异构酶Ⅱ抑制药，拓扑异构酶Ⅰ抑制药的代表药有拓扑替康、依立替康、羟喜树碱；拓扑异构酶Ⅱ抑制药的代表药有替尼泊苷、依托泊苷。

伊立替康。适应证：晚期大肠癌。禁忌证：对盐酸伊立替康三水合物或其辅料过敏者；慢性肠炎和（或）肠梗阻；胆红素超过正常值上限 1.5 倍；严重骨髓功能衰竭者；WHO 行为状态评分＞2；妊娠及哺乳期妇女。不良反应：迟发性腹泻和中性粒细胞减少为药量限制性毒性。假膜性肠炎；恶心、呕吐、肠梗阻、肠绞痛、胃肠道出血，大肠炎，肠穿孔，厌食，腹痛及黏膜炎；中性粒细胞减少、血小板下降及贫血，乙酰胆碱综合征，用药后 24 小时出现腹痛、黏膜炎、鼻炎、低血压、血管舒张、出汗、寒战、全身不适、头晕、视力障碍、瞳孔缩小、流泪及流涎，乏力、发热，气短、呼吸困难，脱发，皮肤反应，过敏反应，肌肉收缩、痉挛，感觉异常，短暂性语言障碍。用法和用量：仅用于成人，本品推荐药量为 350 mg/m²，静脉滴注 30 ～ 90 分钟，每 3 周 1 次。药量调整：对于无症状的严重中性粒细胞减少症，中性粒细胞减少伴发热或感染，中性粒细胞计数＜0.1×10⁹/L，或严重腹泻的患者，下周期治疗药量应从 350mg/m² 减至 300mg/m²，若仍出现严重中性粒细胞减少症，下一周期治疗药量可进一步从 300mg/m² 减量至 250 mg/m²。延迟给药：患者中性粒细胞计数未恢复至 1.5×10⁹/L 以上前请勿使用本品。当患者曾出现过严重中性粒细胞减少症或严重胃肠道的不良反应时，本品的使用必须推迟到这些症状尤其是腹泻完全消失为止。疗程：本药应持续使用直到出现客观的病变进展或难以承受的毒性时停药。特殊人群：肝功能受损的患者，当患者的胆红素超过正常值上限的 1.5 倍时，不可用本品治疗。肾功能受损的患者，不宜用。老年人，选择药量时须谨慎。

⑤**干扰有丝分裂的药物。**

a.影响微管蛋白装配的药物，干扰有丝分裂中纺锤体的形成，使细胞停止于分裂中期，如长春新碱（VCR）、长春碱（VLB）、紫杉醇、秋水仙碱等。

长春新碱。适应证：乳腺癌，消化道癌，黑色素瘤，尤文肉瘤，急性白血病，恶性淋巴瘤，急性淋巴细胞白血病，慢性淋巴细胞白血病，生殖细胞肿瘤，小细胞肺癌，肾母细胞瘤，神经母细胞瘤，多发性骨髓瘤。注意事项：应用本品应终止哺乳，2 岁以下儿童慎用，有感染、痛风病史、白细胞减少、肝功能损害、神经肌肉疾病、尿酸盐性肾结石病史、近期接受过放疗或化疗者慎用，定期检查周围血象、肝肾功能，注意观察心律、肠鸣音及腱反射等，本品可使血钾、血及尿的尿酸升高。禁忌证：尚不明确。不良反应：腹痛，便秘，脱发，局部刺激，血压改变，四肢麻木，腱反射迟钝或消失，外周神经炎，麻痹性肠梗阻，运动神经、感觉神经、脑神经症状，骨髓抑制，消化道反应，生殖系统毒性，血栓性静脉炎，局部组织坏死。用法和用量：静脉注射或冲入，成人一次 $1\sim2mg$（或 $1.4\ mg/m^2$），一次量不超过2mg，65岁以上一次最大量1mg；儿童一次 $2\ mg/m^2$ 或按体每次 $75\mu g/kg$，1周1次。

b. 干扰核蛋白体功能阻止蛋白质合成的药物，如三尖杉酯碱。

高三尖杉酯碱。 适应证：骨髓增生异常综合征，急性非淋巴细胞白血病，慢性粒细胞性白血病，真性红细胞增多症。禁忌证：妊娠及哺乳期妇女，器质性心血管疾病者，严重或频发的心律失常者。不良反应：厌食，恶心，呕吐，脱发，皮疹，骨髓抑制，心脏毒性，窦性心动过速，房性或室性期前收缩，心电图出现 ST 段变化及 T 波平坦，奔马律，房室传导阻滞及束支传导阻滞，心房颤动，低血压，肝功能损害，过敏性休克。用法和用量：静脉滴注，成人一日 $1\sim4mg$，缓慢滴入 3 小时以上，$4\sim6$ 天为 1 个疗程，间歇 $1\sim2$ 周再重复用药；儿童一日 $0.05\sim0.1mg/kg$，$4\sim6$ 天为 1 个疗程。

c. 影响氨基酸供应阻止蛋白质合成的药物如门冬酰胺酶；可降解血中门冬酰胺，使瘤细胞缺乏此氨基酸，不能合成蛋白质。

门冬酰胺酶。 适应证：黑色素瘤，急性淋巴细胞性白血病，急性单核细胞性白血病，急性粒细胞性白血病，慢性淋巴细胞性白血病，霍奇金病及非霍奇金病淋巴瘤。禁忌证：妊娠期妇女，对本品有过敏史或皮试阳性者，有胰腺炎病史或现患胰腺炎者，患水痘、广泛带状疱疹等严重感染者。不良反应：休克，高热，昏迷，皮疹，瘙痒，上腹痛，恶心，呕吐，腹泻，痉挛，过敏反应，荨麻疹，血管肿胀，面部水肿，关节肿痛，寒战，呕吐，呼吸困难，意识不清，血压下降，ALT、AST、胆红素升高，肝衰竭，严重者可发生急性胰腺炎，血糖过高，高氨血症，高尿酸血症，意识障碍，定向障碍，广泛脑器质性障碍，凝血功能异常，脑出血，脑梗死，肺出血，血浆纤维蛋白原减少，凝血酶原减少，纤维蛋白溶酶原减少，血清白蛋白浓度降低。用法和用量：静脉滴注根据病种和治疗方案的不同，急性淋巴细胞性白血病的诱导缓解方案：一日 $500U/m^2$，或一日 $1000\ U/m^2$，最高可达一日 $2000U/m^2$，$10\sim20$ 天为 1 个疗程。

（2）改变机体激素平衡而抑制肿瘤的药物（激素类）：包括雌激素、孕激素、雄激素和拮抗药。如乳腺癌、前列腺癌、子宫内膜腺癌等可通过激素治疗或内分泌腺的切除而使肿瘤缩小；通过内分泌或激素治疗，直接或间接通过垂体的反馈作用，改变原来机体的激素平衡和肿瘤生长的内环境，可以抑制肿瘤的生长。另一类药物如他莫昔芬则通过竞争肿瘤表面的受体、干扰雌激素对乳腺癌的刺激；肾上腺皮质激素可通过影响脂肪酸的代谢，引起淋巴细胞溶解，对急性白血病和恶性淋巴瘤有效。

（3）生物反应调节剂：具有广泛生物学活性和抗肿瘤活性的生物制药，对机体的免疫功能有增强、调节作用。

（4）单克隆抗体：西妥昔单抗、曲妥珠单抗、利妥昔单抗、群司珠单抗，通过对受体的高选择亲和性，通过抗体依赖性的细胞毒作用，杀灭肿瘤细胞或抑制肿瘤细胞增殖。

①利妥昔单抗。适应证：复发或耐药的滤泡性中央型淋巴瘤（国际工作分类 B、C 和 D 亚型的 B 细胞：霍奇金淋巴瘤）。未经治疗的 CD20 阳性Ⅲ～Ⅳ期滤泡性非霍奇金淋巴瘤，应与标准 CVP 化疗（环磷酰胺、长春新碱和泼尼松）8 个周期联合治疗。CD20 阳性弥漫大 B 细胞性非霍奇金淋巴瘤（DLBCL），应与标准 CHOP 化疗（环磷酰胺、多柔比星、长春新

碱、泼尼松）8个周期联治疗。禁忌证：对本品的任何组分和鼠蛋白过敏者，妊娠及哺乳期妇女。不良反应：疼痛，不适，腹胀，腹泻，头昏，焦虑，失眠，咳嗽，盗汗，出汗，高血压，心动过缓，心动过速，直立性低血压，心律失常，消化不良，厌食症，淋巴结病，高血糖，外周水肿，LDH增高，低血钙，肌张力增高，感觉异常，感觉过敏，易激惹，神经质，鼻窦炎，结膜炎，支气管炎，呼吸道疾病，阻塞性细支气管炎，单纯疱疹，带状疱疹，泪液分泌疾病，味觉障碍。用法和用量：须稀释后静脉滴注。初次滴注，起始滴注速度50mg/h；最初60分钟过后，可每30分钟增加50mg/h，直至最大速度400mg/h。以后的滴注，起始滴注速度可为100mg/h，每30分钟增加100mg/h，直至最大速度400mg/h。

②曲妥珠单抗。适应证：HER2过度表达的转移性乳腺癌，已接受过1个或多个化疗方案的转移性乳腺癌，联合紫杉类药物治疗未接受过化疗的转移性乳腺癌。禁忌证：对本品或其他成分过敏者，妊娠及哺乳期妇女。不良反应：疼痛，乏力，寒战，发热，贫血，感染，厌食，便秘，恶心，呕吐，腹胀，腹泻，感冒样症状，白细胞减少，血小板减少，肝毒性，心功能不全，血管扩张，低血压，消化不良，周围水肿，水肿，关节痛，肌肉疼痛，焦虑，抑郁，眩晕，失眠，感觉异常，嗜睡，哮喘，咳嗽增多，呼吸困难，鼻出血，肺部疾病，胸腔积液，咽炎，鼻炎，鼻窦炎，瘙痒，皮疹。用法和用量：静脉滴注，初次药量一次4mg/kg，90分钟内输入；维持药量，一次2mg/kg，一周1次。

③西妥昔单抗。适应证：与伊立替康联用治疗表达EGFR、经伊立替康治疗失败的转移性结直肠癌。禁忌证：已知对本品有严重超敏反应（3级或4级）者，妊娠及哺乳期妇女。不良反应：喘鸣，嘶哑，发热，寒战，恶心，皮疹，风疹，急性气道阻塞，支气管痉挛，说话困难，低血压，结膜炎，呼吸困难，粉刺样皮疹，指甲病，甲床炎，低血镁症。用法和用量：脉滴注，初始药量一次$400mg/m^2$，滴注120分钟，之后1周给药1次，每次$250mg/m^2$，静脉滴注60分钟，最大滴注速率不得超过5ml/min。

（二）抗肿瘤药物的应用原则

正确合理地应用抗肿瘤药物是提高肿瘤患者生存率和生活质量，降低死亡率、复发率、药物不良反应发生率的重要手段，是肿瘤综合治疗的重要组成部分。基本原则：①权衡利弊，最大获益力；②目的明确，治疗有序；③医患沟通，知情同意；④治疗适度，规范合理；⑤熟知病情，因人而异；⑥不良反应，谨慎处理；⑦临床试验，积极鼓励。

第15单元　自身免疫性疾病的药物治疗

【复习指南】本部分内容有一定难度，历年必考。其中，需要熟练掌握的内容为常用NSAIDs类药物的用法及不良反应；需要掌握的内容为抗类风湿药物的分类、类风湿关节炎常用药物治疗方案、治疗药物的相互作用。

一、类风湿关节炎

类风湿关节炎（RA）累及多个关节的慢性炎症性自身免疫病，主要症状为对称性的小关节晨僵、肿痛、功能障碍，部分患者伴低热、乏力、血管炎等。

1. 抗类风湿药物的分类

（1）改善病情的抗风湿药：延缓RA病情发展，减轻RA的症状，但无根治作用。

（2）非甾体类抗炎药（NSAID）：减轻关节痛、肿的症状，起效较快，改善其生活质量；

但不能控制病情进展，需与免疫抑制药同用。

（3）糖皮质激素：抗炎力强，可迅速控制关节肿痛症状；在某些关节炎患者可能起缓解病情抗风湿药物（DMARD）样作用，应用不当有较大不良反应。

（4）TNF 拮抗药：抑制 TNF（致炎性细胞因子）的靶向生物制药，对炎性关节症状、炎症指标的控制有较好作用；有一定阻止骨破坏进展甚或修复作用，不根治 RA；目前被列为生物性 DMARD 类。

2. 常用 NSAIDs 类药物的用法及不良反应　非甾体类抗炎药是一大类化学结构式各异、但有共同药理作用的药物：抗炎、对急性和慢性疼痛有良好的镇痛及解热作用。

（1）布洛芬

适应证：缓解各种慢性关节炎的关节肿痛症状，治疗各种软组织风湿性疼痛、急性疼痛，有解热作用。

注意事项：①对阿司匹林或其他非甾体类抗炎药过敏者对本品可有交叉过敏反应。②可能增加胃肠道出血的风险并导致水钠潴留。③轻度肾功能不全可使用最小有效剂量，并监测肾功能、水钠潴留情况。④孕妇、哺乳期妇女避免使用。⑤避免与小剂量阿司匹林同用。⑥有高血压、心功能不全、消化道溃疡病史、支气管哮喘、血友病或其他出血性疾病、有骨髓功能缺乏病史者慎用。⑦长期用药时应定期检查血象及肝、肾功能。

禁忌证：①活动性消化性溃疡。②阿司匹林或其他非甾体类抗炎药过敏者。③服用此类药物诱发鼻炎、哮喘或荨麻疹患者。④严重肝病患者及中至重度肾功能不全者。

不良反应：消化道症状包括消化不良、胃烧灼感、胃痛、恶心、呕吐。少见的有胃溃疡和消化道出血，以及头痛、嗜睡、晕眩、耳鸣，皮疹，支气管哮喘发作，肝酶升高，血压升高、白细胞计数减少，水肿等。罕见的为肾功能不全。

用法与用量：布洛芬片（胶囊），成人用量：①抗风湿：一次 0.4 ～ 0.6g，每日 3 ～ 4 次；②轻至中度疼痛：一次 0.2 ～ 0.4g，每 4 ～ 6 小时 1 次。缓释药型，一次 0.3g，每日 2 次。软膏，每日 3 次，外用。儿童用量：一次按体重 5 ～ 10mg/kg，每日 3 次。

（2）洛索洛芬

适应证：①腰痛症、骨性关节炎、类风湿关节炎、肩关节周围炎、颈肩腕综合征等消炎、镇痛。②手术后、外伤后、拔牙后的镇痛和消炎。③急性上呼吸道炎（包括伴有急性支气管炎的急性上呼吸道炎）的解热和镇痛。

注意事项：①妊娠期妇女用药应权衡利弊。②哺乳期妇女用药应停止哺乳。③以下情况慎用：有消化性溃疡既往史、血液异常或有既往史、肝损害或有既往史、肾损害或有既往史、心功能异常、有过敏史、支气管哮喘、高龄。④长期用药应定期查尿常规、血常规、肝功能。⑤用于急性疾病时，应考虑急性炎症、疼痛、发热程度给药。⑥伴高热的高龄者或合并消耗性疾患的患者，密切观察病情。⑦用于感染引起的炎症时，应合用抗菌药。⑧避免与其他NSAID 合用。⑨有长期使用非甾体类抗炎药可导致女性暂时性不育的报道。

禁忌证：肝、肾功能损害，心功能不全，消化性溃疡，严重血液学异常，阿司匹林哮喘，妊娠晚期妇女，对本品成分有过敏反应者。

不良反应：①严重不良反应，如休克、黄疸、哮喘发作、溶血性贫血、肾病综合征、间质性肺炎、消化道出血、肝功能障碍、皮肤黏膜眼综合征、急性肾衰竭。②其他不良反应，如皮疹、瘙痒感、荨麻疹、腹痛、胃部不适感、食欲缺乏、恶心及呕吐、腹泻、便秘、胃灼热感、口内炎、消化不良、嗜睡、头痛、贫血、白细胞计数减少、血小板减少、嗜酸粒细胞增加、肝酶升高、水肿、心悸、面部潮红。

用法和药量：口服，不宜空腹服药。a. 用于适应证①或②时，成人一次 60mg，每日 3 次。b. 用于适应证③时，成人一次顿服 60mg，应随年龄及症状适宜增减。

（3）萘普生

适应证：骨关节炎、类风湿关节炎、肌腱炎、腱鞘炎、强直性脊柱炎、急性痛风性关节炎等的肿胀、疼痛、活动受限，亦可用于缓解肌肉骨骼挫伤、扭伤、损伤及痛经所致疼痛。

注意事项：①对阿司匹林或其他非甾体类抗炎药过敏者对本品可有交叉过敏反应。②有增加胃肠道出血的风险，并导致水钠潴留。③轻度肾功能不全者可使用最小有效剂量。④孕妇、哺乳期妇女避免使用。⑤有凝血机制或血小板功能障碍、哮喘、心功能不全或高血压者慎用。长期用药应定期进行血象、血压、肝肾功能、眼科检查。

禁忌证：对本品或同类药品过敏者、活动性消化性溃疡患者、严重肝肾功能不全者。

不良反应：①常见有胃烧灼感、恶心及呕吐、消化不良、胃痛或不适，严重者有胃肠出血，甚至穿孔。②久服者有血压升高、头晕、嗜睡、头痛等。③少见视物模糊或视觉障碍、听力缺乏、腹泻、口腔刺激或痛感、心慌及多汗、下肢水肿、肾脏损害（过敏性肾炎、肾病、肾乳头坏死及肾衰竭等）、荨麻疹、过敏性皮疹、精神抑郁、肌肉无力、粒细胞减少及肝功能损害等。

用法与用量：成人口服。①抗风湿，一次 0.25～0.5g，每日 2 次；缓释药型，一次 0.5g，每日 1 次。②镇痛，普通片，首次 0.5g，必要时重复，以后一次 0.25g，每 6～8 小时 1 次。疗程不超过 10 天。成人直肠给药：一次 0.25g，睡前肛内塞入。儿童：抗风湿一日 10mg/kg，分 2 次口服，一日最大剂量为 750mg。

（4）双氯芬酸

适应证：各种急慢性关节炎和软组织风湿所致的疼痛，以及创伤后、术后的急性疼痛、牙痛、头痛等；对成人和儿童的发热有解热作用；双氯芬酸钾起效迅速，可用于痛经及拔牙后镇痛用。

注意事项：①可增加胃肠道出血的风险并导致水钠潴留，血压上升。②轻度肾功能不全者可使用最小有效药量并密切监测肾功能和水钠潴留情况。③有使肝酶升高倾向。④孕妇及哺乳期妇女尽量避免使用。⑤胃肠道溃疡史者避免使用。⑥有眩晕史或其他中枢神经疾病史的患者服用本品期间应禁止驾车或操纵机器。⑦长期用药应定期进行肝肾功能、血象、血压监测。

禁忌证：对本品或同类药品有过敏史、活动性消化性溃疡患者、中至重度心血管病变者禁用。

不良反应：常见上腹部疼痛及恶心、呕吐、腹泻、腹部痉挛、消化不良、腹部胀气、厌食。少见有头痛、头晕、眩晕、皮疹、血清 AST 及 ALT 升高、血压升高。罕见过敏反应及水肿、胃肠道溃疡、出血、穿孔和出血性腹泻。

用法与用量：①肠溶片。成人关节炎，一次 25～50mg，每日 3 次；急性疼痛，首次 50mg，以后 25～50mg，每 6～8 小时 1 次。②缓释胶囊。成人关节炎，一次 75～100mg，每日 1～2 次，一日最大剂量为 150mg。小儿常用量，肠溶片一日 0.5～2mg/kg，一日最大剂量为 3mg/kg，分 3 次服用。③栓药直肠给药。成人一次 50mg，一日 50～100mg，肛门塞入。④乳胶药。外用，每日 3 次。

（5）吲哚美辛

适应证：用于缓解轻、中、重度风湿病的炎症疼痛及急性骨骼肌肉损伤、急性痛风性关节炎、痛经等的疼痛。

注意事项：①消化性溃疡、溃疡性结肠炎及其他上消化道疾病病史者慎用。②癫痫、帕金森病和精神病患者，使用后可使病情加重。③心功能不全及高血压患者应慎用。④肝、肾功能不全时应慎用。⑤血友病及其他出血性疾病患者应慎用。⑥再生障碍性贫血、粒细胞减少等患者慎用。⑦长期用药注意定期检查血压、肝肾功能和血象并定期做眼科检查。⑧避免直肠给药。⑨老年人慎用。

禁忌证：对阿司匹林及其他非甾体类抗炎药过敏者、上消化道出血或活动性消化性溃疡及溃疡性结肠炎的患者、孕妇和哺乳期妇女、有血管性水肿和支气管哮喘者。

不良反应：常见有胃肠道消化不良、腹泻、严重者上消化道出血和溃疡；神经系统症状有头痛、头晕、焦虑、失眠等。少见血压升高、困倦、意识模糊、失眠、惊厥、精神行为障碍、抑郁、晕厥；影响血三系症状有白细胞计数或血小板减少，甚至再生障碍性贫血；血尿、水肿、肾功能不全；各型皮疹过敏反应、哮喘、休克。偶有肠道狭窄。直肠用药有可能导致直肠激惹和出血。

用法与用量：①成人口服。a. 抗风湿，首次剂量一次 25～50mg，每日 2～3 次，饭时或餐后立即服用，一日最大剂量不超过 150mg。关节炎患者如有持续性夜间疼痛或晨起时关节发作，可在睡前给予本品栓剂 50～100mg，塞入肛门。b. 抗痛风，首次剂量一次 25～50mg，继之 25mg，每日 3 次，直至疼痛缓解，可停药。c. 痛经，一次 25mg，每日 3 次。d. 退热，口服一次 12.5～25mg，每日不超过 3 次。②成人直肠给药。一日 50～100mg，睡前塞入肛门内。③口服与直肠联合用药。一日最大剂量 150～200mg。

（6）美洛昔康

适应证：用于慢性关节病，包括缓解急慢性脊柱关节病、类风湿关节炎、骨性关节炎等的疼痛、肿胀及软组织炎性、创伤性疼痛、手术后疼痛。

注意事项：本品出现胃肠道溃疡和出血风险略低于其他传统 NSAIDs。服用时宜从最小有效药量开始。有消化性溃疡史者慎用。服药者定期检查其肝肾功能，尤其是 65 岁以上老年患者。

禁忌证：妊娠及哺乳妇女、对本品过敏者、对使用阿司匹林或其他非甾体类抗炎药物后出现哮喘、鼻腔息肉、血管水肿或荨麻疹者、活动性消化性溃疡或消化性溃疡出血者、严重肝肾功能不全者、非透析性严重肾功能不全者、胃肠道出血、脑出血或其他出血和严重心力衰竭者均禁用。

不良反应：常见贫血、轻微头晕、头痛、消化不良、恶心、呕吐、腹痛、便秘、胀气、腹泻、瘙痒、皮疹、肝药酶短暂升高，停药即消失。少见白细胞计数减少、血小板减少、粒细胞缺乏、眩晕、耳鸣、嗜睡、心悸、胃肠道出血、消化性溃疡、食管炎、口炎、短暂肝肾功能轻度异常、荨麻疹。罕见过敏样反应、哮喘发作、胃炎、结肠炎、消化性溃疡、穿孔或胃肠道出血、肝炎、Steve-Johnson 综合征和中毒性表皮坏死松解症、血管性水肿、多形红斑和感光过敏及肾衰竭等。

用法与用量：①口服。a. 骨性关节炎，一日 7.5mg 一次服用，一日最大剂量为 15mg；b. 强直性脊柱炎和类风湿关节炎：一日 15mg 分 2 次服用，也可减量至一日 7.5mg。成人一日最大剂量为 15mg，老年人一日 7.5mg。②直肠给药。a. 骨性关节炎，7.5 ～ 15mg，睡前肛内塞入；b. 类风湿关节炎和强直性脊柱炎，15mg 或 7.5mg，睡前肛内塞入。老年人为 7.5mg，睡前肛内塞入。15 岁以下儿童不推荐使用。

（7）氯诺昔康

适应证：用于急性轻至中度疼痛和由某些类型的风湿性疾病引起的关节疼痛和炎症。

注意事项：以下情况慎用，包括肝、肾功能受损者，有胃肠道出血或十二指肠溃疡病史者，凝血障碍者，老年人及哮喘患者。

禁忌证：已知对非甾体类抗炎药（如阿司匹林）过敏者、由水杨酸诱发的支气管哮喘者、急性胃肠出血或急性胃或肠溃疡者、严重心功能不全者、严重肝功能不全者、血小板计数明显减低者、妊娠和哺乳期患者、年龄 < 18 岁者。

不良反应：常见有头晕、头痛、胃肠功能障碍（如胃痛、腹泻、消化不良、恶心和呕吐）。

用法和药量：①急性轻度或中度疼痛，一日 8 ～ 16mg。如需反复用药，一日最大剂量为 16mg。②风湿性疾病引起的关节疼痛和炎症，一日剂量为 12 ～ 16mg。

（8）萘丁美酮

适应证：用于骨性关节炎、类风湿关节炎、强直性脊柱炎的关节肿痛和脊柱痛的对症治疗；亦用于软组织风湿病、运动性软组织损伤及手术后、外伤后等镇痛。

注意事项：①对阿司匹林过敏者对本品可能有相似反应。②具有消化性溃疡病史患者使用后，应对其症状进行定期检查。③肾功能损害患者，应考虑减少药量或禁用。④有心力衰竭、水肿或高血压患者应慎用本品。⑤在餐中服用本品可使吸收率增加，应在餐后或晚间服用。服用本品的剂量一日超过 2g 时腹泻发生率增加。⑥老年人用本品应该维持最低有效剂量。

禁忌证：活动性消化性溃疡或出血、严重肝功能异常、对本品及其他非甾体类药物过敏者禁用，孕妇和哺乳期妇女禁用。

不良反应：①较常见的包括胃肠道，如恶心、呕吐、消化不良、腹痛、腹泻、便秘、胃肠胀气、大便隐血试验阳性、胃炎、口干和口腔炎、上消化道出血；神经系统，如头痛、头晕、疲劳、耳鸣、多汗、失眠、多梦、嗜睡和紧张；皮肤，如皮疹和瘙痒及皮肤水肿。②少见的包括黄疸、食欲增加或缺乏、吞咽困难、肠胃炎、肝功能异常、大便隐血试验阳性、肝衰竭、衰弱、兴奋、焦虑、多疑、抑郁、震颤和眩晕、大疱性皮疹、荨麻疹、光敏感、风疹、中毒性表皮坏死松解症、多形性红斑、Stevens-Johnson 综合征、血管炎、体重增加、呼吸困难、过敏性肺炎、蛋白尿、氮质血症、高尿酸血症、肾病综合征、阴道出血、血管神经性水肿。③罕见的包括胆红素尿、十二指肠炎、嗳气、胆结石、舌炎、胰腺炎和直肠出血；噩梦、味觉异常、脱发、心绞痛、心律失常、高血压、心肌梗死、心悸、晕厥、血栓性静脉炎、哮喘和咳嗽、排尿困难、血尿、阳痿和肾结石、发热、寒战、贫血、白细胞计数减少、粒细胞减少症、血糖升高、低钾血症和体重减轻。

用法与用量：口服，成人每晚 1g，一次服用。一日最大量为 2g，分 2 次服用；老年人，每晚 0.5g，一次服用；儿童不推荐使用。

（9）塞来昔布

适应证：缓解骨关节炎、类风湿关节炎、强直性脊柱炎的肿痛症状，也用于缓解手术前后、软组织创伤等的急性疼痛。

注意事项：①属非甾类抗炎药中选择性 COX-2 抑制药类，导致胃肠黏膜损伤而引起消化性溃疡和出血的风险较其他传统非甾体类抗炎药为少。适用于有消化性溃疡、肠道溃疡、胃肠道出血病史者。②有引起心血管栓塞事件的风险，与药量及疗程（1 年以上连续服用）相关。③本品的心血管栓塞事件的风险与其他传统 NSAIDs 相似。④长期服用可引起血压升高、钠潴留、水肿等。⑤与磺胺类药有交叉过敏反应，在使用本品前要询问患者是否对磺胺类药过敏。⑥有支气管哮喘病史、过敏性鼻炎、荨麻疹病史者慎用。⑦有中度肝肾损害者，本品药量应减低而慎用。⑧服用本品时不能停服因防治心血管病所需服用的小药量阿司匹林，但两者同服会增加胃肠道不良反应。

禁忌证：对磺胺过敏者、对阿司匹林或其他非甾体类抗炎药物过敏或诱发哮喘者及对本品过敏者、有心肌梗死史或脑卒中史者、严重心功能不全者及重度肝功能损害、孕妇及哺乳期妇女均禁用本品。

不良反应：①常见胃肠胀气、腹痛、腹泻、消化不良、咽炎、鼻窦炎；由于水钠潴留可出现下肢水肿、头痛、头晕、嗜睡、失眠。②少见口炎、便秘、心悸、疲乏、四肢麻木、肌肉痉挛、血压升高。③偶见 ALT、AST 升高。④罕见味觉异常、脱发。⑤非常罕见癫痫恶化。

用法与用量：口服，骨关节炎：一日 200mg，1 次服用，如有必要，可增加剂量，最大剂量为一次 200mg，每日 2 次，儿童不推荐使用；类风湿关节炎及强直性脊柱炎：可增加到一次 200mg，每日 1～2 次，儿童不推荐使用；镇痛：成人一次 400mg，每日 1 次，疗程不超过 7 天。

（10）对乙酰氨基酚

适应证：用于中至重度发热。缓解轻度至中度疼痛，如头痛、肌痛、关节痛等的对症治疗；为轻至中度骨性关节炎的首选药物。

注意事项：①对阿司匹林过敏者，一般对本品不发生过敏反应。②肝病者尽量避免长期使用。③肾功能不全者长期大量使用本品有增加肾毒性的危险，故建议减量使用。④孕妇及哺乳期妇女慎用。⑤3 岁以下儿童因其肝、肾功能发育不全慎用。⑥长期大剂量用药应定期进行肝肾功能和血象检查。⑦大量或长期用药防止造血系统和肝肾功能损害。

禁忌证：严重肝肾功能不全患者及对本品过敏者禁用。

不良反应：常规剂量下的不良反应很少，少见恶心、呕吐、出汗、腹痛、皮肤苍白等；罕见过敏性皮炎（皮疹及皮肤瘙痒等）、粒细胞缺乏、血小板减少、高铁血红蛋白血症、贫血、肝肾功能损害和胃肠道出血等。

用法与用量：①退热镇痛，口服，成人一次 0.3～0.6g，每日 3～4 次；一日最大剂量不超过 2g，退热疗程一般不超过 3 天，镇痛不宜超过 10 天。儿童按体重一次 10～15mg/kg，每 4～6 小时 1 次。或按体表面积一天 $1.5g/m^2$，分次服，每 4～6 小时 1 次；12 岁以下的小儿每 24 小时不超过 5 次量。解热用药一般不超过 3 天，镇痛遵医嘱。②骨性关节炎，成人常用量为口服缓释片，一次 0.65～1.3g，每 8 小时 1 次。一日最大剂量不超过 4g，疗程遵医嘱。

3. 常用的药物治疗方案

（1）金字塔模式：对 RA 初发患者从一线药开始，即以 NSAIDs 为首选药；如不能控制病情或患者不耐受，再改用二线药 DMARDs；如仍不能控制病情则改用三线药，即糖皮质激素。

（2）下台阶模式：对病情较重的 RA 患者，早期使用起效快的糖皮质激素（或 NSAIDs）和甲氨蝶呤抑制炎症，一旦炎症得到控制，即逐渐停用第一台阶的药物而改用 DMARDs，以最大限度地发挥各种药物的不同作用。

（3）锯齿型模式：一旦确诊，早期使用 DMARDs，发现病情加重或复发，即更换另一种 DMARDs。

4. 治疗药物的相互作用　①NSAIDs 与小剂量阿司匹林同服用会增加胃肠道出血，必须用 NSAID 者应加服质子泵抑制药或米索前列醇，或选用对乙酰氨基酚；②布洛芬不宜与小剂量阿司匹林者同用；③不宜同时服用一种以上的 NSAIDs；④选药个体化，结合患者具体情况选用 NSAIDs，如年龄、并存病等。

二、系统性红斑狼疮

系统性红斑狼疮（SLE）是自身免疫介导的，以免疫性炎症为突出表现的弥漫性结缔组织病。

1. 用药目的与原则

（1）早诊断和早治疗，避免或延缓不可逆的组织脏器的病理损害，糖皮质激素和免疫抑制药物是治疗 SLE 的主要药物。

（2）轻型的 SLE，虽有狼疮活动，而无明显内脏损害者，药物治疗包括非甾体类抗炎药（NSAID）和抗疟药，据病情可加用糖皮质激素，必要时使用硫唑嘌呤、氨甲蝶呤等免疫抑制药。

（3）重型 SLE 的治疗分为诱导缓解和巩固治疗两个阶段，诱导缓解目的在于迅速控制病情，阻止或逆转内脏损害。巩固治疗的目的是保持疾病的稳定，防止复燃。

（4）难治性狼疮可以选用 B 细胞清除生物制药，利妥昔单抗（抗 CD20 抗体）治疗。

2. 药物治疗　目前没有根治的办法，但可使大多数患者病情缓解；强调早诊断和早治疗，避免或延缓不可逆的组织脏器的病理损害。

（1）轻型 SLE 的药物治疗：虽有疾病活动，但症状轻微，仅表现光过敏、皮疹、关节炎或轻度浆膜炎，而无明显内脏损害。药物治疗包括：①非甾体类抗炎药（NSAIDs），控制关节炎。②抗疟药，控制皮疹和减轻光敏感，常用氯喹或羟氯喹。③沙利度胺，对抗疟药不敏感的顽固性皮损可选择。④可短期局部应用激素治疗皮疹，但脸部应尽量避免使用强效激素类外用药。⑤小药量激素（泼尼松 ≤ 10mg/d）有助于控制病情。⑥权衡利弊，必要时可用硫唑嘌呤、氨甲蝶呤等免疫抑制药。

（2）对中度活动型 SLE 的治疗：个体化糖皮质激素治疗，通常泼尼松药量 0.5 ～ 1mg/（kg·d），需联用其他免疫抑制药，如氨甲蝶呤、硫唑嘌呤。

（3）重型 SLE 的治疗：治疗主要分两个阶段，即诱导缓解和巩固治疗。诱导缓解目的在于迅速控制病情，阻止或逆转内脏损害，力求疾病完全缓解，但应注意过分免疫抑制诱发的并发症，尤其是感染。常用药物包括：①糖皮质激素，通常重型 SLE 的激素标准药量是泼尼松 1mg/kg，每日 1 次，病情稳定后 2 周或疗程 8 周内，开始以每 1 ～ 2 周减 10% 的速度缓慢减量，减至泼尼松 0.5mg/（kg·d）后，减药速度按病情适当调慢；如果病情允许，泼尼松维持治疗的剂量尽量＜10mg。②环磷酰胺，主要作用于 S 期的细胞周期非特异性烷化药，通过影响 DNA 合成发挥细胞毒作用；其对体液免疫的抑制作用较强，能抑制 B 细胞增殖和抗体生成，且抑制作用较持久，是治疗重症 SLE 的有效的药物之一，尤其是在 LN 和血管炎的患者中，环磷酰胺与激素联合治疗能有效地诱导疾病缓解，阻止和逆转病变的发展，改善远期预后。③霉酚酸酯（MMF），为次黄嘌呤单核苷酸脱氢酶抑制药，可抑制嘌呤从头合成途径，从而抑制淋巴细胞活化；治疗 LN 有效，能够有效地控制Ⅳ型 LN 活动；不良反应总体低于环磷酰胺，但尚不能替代环磷酰胺。④环孢素，可特异性抑制 T 淋巴细胞产生白细胞介素（IL）-2，发挥选择性的细胞免疫抑制作用。

（4）狼疮危象的治疗：目的在于挽救生命、保护受累脏器、防止后遗症。常需大剂量甲泼尼龙冲击治疗，针对受累脏器的对症治疗和支持治疗，以帮助患者度过危象。后继的治疗可按照重型 SLE 的原则，继续诱导缓解和维持巩固治疗。大药量甲泼尼龙冲击治疗：甲泼尼龙 500～1000mg，每日 1 次，加入 5% 葡萄糖 250ml，缓慢静脉滴注 1～2 小时，连续 3 天为 1 个疗程，疗程间隔期 5～30 天，间隔期和冲击后需给予泼尼松 0.5～1mg/（kg·d），疗程和间隔期长短视具体病情而定。在大药量冲击治疗前、治疗中、治疗后应密切观察有无感染发生。

第 16 单元　病毒性疾病的药物治疗

【复习指南】本部分内容有一定难度，历年必考。其中，需要掌握的内容为慢性肝炎的抗病毒治疗药物选择、艾滋病的抗病毒治疗药物选择。

一、病毒性肝炎

病毒性肝炎是由几种不同的嗜肝病毒（肝炎病毒）引起的，以肝的炎症和坏死病变为主的一组感染性疾病，是法定乙类传染病，传染性较强、传播途径复杂、流行面广泛、发病率高。

1.病因　由几种不同的嗜肝病毒所引起的肝损伤和炎症的传染性肝病，嗜肝病毒有：甲、乙、丙、丁、戊型肝炎病毒。临床上约有 10% 的病毒性肝炎患者的病因尚未确定，暂称之为未分型病毒性肝炎。甲型和戊型肝炎通过粪 - 口传播，起病急、病程短、能自愈，不会转变为慢性肝炎；乙型、丁型、丙型肝炎主要通过输血、注射、血制品母婴间传染，起病时症状不明显，可转化为慢性肝炎。

2.慢性肝炎的抗病毒治疗药物选择　抗病毒治疗是治本，是最重要的治疗。

（1）慢性乙肝的抗病毒治疗

①干扰素。种类：主要有 α、β 两种；国内常用的有 α-1b，α-2a，α-2b，疗效均差不太多。优点：抗病毒、免疫调节，应用后疗效相对较巩固；缺点：不良反应大，需注射，禁忌证较多，疗效与血清转氨酶高度密切相关。适应证：凡 HBV-DNA（+），ALT ≥正常上限 2 倍，无干扰素禁忌证者均可应用。禁忌证：血象不允许（WBC、PLT 太低），失代偿性肝硬化或抑郁。

②核苷类似物。种类：拉米夫定、阿德福韦酯，恩替卡韦等。优点：口服，一般不良反应较少，对病毒抑制较强。缺点：对病毒清除作用较差，需长期用药，甚至终身。适应证：凡 HBV-DNA（+），肝有炎症（由肝炎病毒引起）者均可应用。禁忌证：基本没有。

（2）丙型肝炎的抗病毒治疗：目前唯一有效的是干扰素 + 利巴韦林，其中长效干扰素 +

利巴韦林疗效更好一些。

二、艾滋病

艾滋病即获得性免疫缺陷综合征（AIDS），是人类感染人类免疫缺陷病毒（HIV）后导致免疫缺陷，并发一系列机会性感染及肿瘤，严重者可导致死亡的综合征。

1. 病因　HIV 感染者和艾滋病患者是本病的唯一传染源。HIV 主要存在于感染者和患者的血液、精液、阴道分泌物、乳汁中。传播途径有：①性行为。②静脉注射吸毒。③母婴传播。④血液及血制品（包括人工授精、皮肤移植和器官移植）。

2. 艾滋病的抗病毒治疗药物选择　药物治疗包括艾滋病及其常见机会性感染的治疗。

（1）艾滋病及其药物治疗：病原体，人免疫缺陷病毒。首选药物：齐多夫定，拉米夫定，司他夫定，依非韦仑，奈韦拉平。次选药物：去羟肌苷，阿巴卡韦，替诺福韦，茚地那韦，洛匹那韦／利托那韦（克力芝）。艾滋病的抗病毒治疗一定要 3 种药物联合使用，未接受抗病毒治疗患者的一线方案：齐多夫定或司他夫定＋拉米夫定＋奈韦拉平；对奈韦拉平不能耐受或禁忌的患者选用：齐多夫定或司他夫定＋拉米夫定＋依非韦仑。

（2）艾滋病的常见机会性感染及其药物治疗

①病毒感染：a. 巨细胞病毒感染，首选药物更昔洛韦，次选药物膦甲酸钠，当给予抗艾滋病病毒治疗后 CD4$^+$T 细胞数大于 100/μl 且达 6 个月以上时，可以停止预防治疗。对巨细胞病毒视网膜炎患者，也可选用眼球内植入缓释更昔洛韦装置治疗。b. 单纯／带状疱疹病毒感染，首选药物阿昔洛韦。

②分枝杆菌感染：a. 结核分枝杆菌感染，首选药物：异烟肼，利福平，吡嗪酰胺，乙胺丁醇。次选药物：对氨基水杨酸钠，阿米卡星。应避免用利福喷丁代替利福平。四联抗结核药物强化治疗 2 个月，使用利福平＋异烟肼维持治疗 4 个月。若 X 线胸片显示存在空洞或抗结核治疗 2 个月后仍有临床症状或细菌学检查。阳性者，抗结核治疗疗程可延长至 9 个月。b. 鸟分枝杆菌复合体感染。首选药物：克拉霉素，联用乙胺丁醇。次选药物：克拉霉素替代用药，阿奇霉素，第 3／第 4 选用药：环丙沙星，左氧氟沙星，莫西沙星，阿米卡星。

③真菌感染：a. 肺孢子菌肺炎。首选药物：复方磺胺甲噁唑片（含磺胺甲噁唑 400mg 和甲氧苄啶 80mg）。次选药物：氨苯砜联用甲氧苄啶，伯氨喹联用克拉霉素。若 PaO_2 ＜ 70mmHg 或 P（A-a）O_2 ＞ 35mmHg，则加用泼尼松。CD4$^+$T 细胞＜ 200/μl，需预防性治疗，复方磺胺甲噁唑片。b. 念珠菌感染。口腔炎：首选药物为氟康唑或伊曲康唑口服液，口服克霉唑，或口服制霉菌素混悬液。次选药物为对氟康唑耐药者，口服伊曲康唑，或静脉滴注两性霉素 B，或静脉滴注卡泊芬净。说明：复发性感染或引起功能障碍时，长期服用吡咯类抗真菌药。食管炎：首选药物为氟康唑，或口服伊曲康唑，口服伏立康唑，静脉滴注卡泊芬净，或静脉滴注米卡芬净。次选药物为对氟康唑耐药的食管炎，静脉滴注卡泊芬净，或口服伏立康唑，静脉滴注两性霉素 B，或静脉滴注脂质体两性霉素 B，或静脉滴注两性霉素 B 脂质体复合物。外阴阴道炎。首选药物为局部用制霉菌素（阴道片），口服氟康唑，伊曲康唑。口服和阴道内给药同样有效，避免穿紧身衣裤，口服药物可减少复发。c. 新型隐球菌感染：隐球菌脑膜炎。首选药物为静脉滴注两性霉素 B，脂质体两性霉素 B，合并应用氟胞嘧啶口服。次选药物为口服或静脉滴注氟康唑，合并应用氟胞嘧啶口服，两性霉素 B＋氟胞嘧啶比两性

霉素 B+ 氟康唑或三药联合使用效果好。d. 组织胞浆菌感染。肺组织胞浆菌病。首选药物为初始预防伊曲康唑口服，严重播散急性期，两性霉素 B 静脉滴注，或脂质体两性霉素 B 静脉滴注。持续期选择伊曲康唑口服。次严重播散期选择伊曲康唑口服。次选药物为严重播散急性期伊曲康唑静脉滴注，持续期伊曲康唑口服，或氟康唑口服。轻播散氟康唑口服。氟康唑比伊曲康唑作用差，且容易诱导耐药。脑膜炎首选药物两性霉素 B 或脂质体两性霉素 B。维持治疗选择伊曲康唑口服。次选药物为两性霉素 B 静脉滴注。

④原虫感染：**弓形虫感染。**首选药物急性期为乙胺嘧啶，联用磺胺嘧啶 1.0g（< 60kg），亚叶酸。维持期选择乙胺嘧啶，磺胺嘧啶 1.0g，亚叶酸。次选药物为乙胺嘧啶和亚叶酸，合用克拉霉素，或阿奇霉素，或复方磺胺甲噁唑片。

三、带状疱疹

带状疱疹由水痘 – 带状疱疹病毒感染引起的，以沿周围神经分布的群集疱疹和神经痛为特征的病毒性皮肤病，病原属 DNA 疱疹病毒，与水痘病毒一致，称为水痘 – 带状疱疹病毒。

1. 药物治疗作用机制　带状疱疹的对症治疗主要给予镇痛药和镇静药。

（1）镇痛药：抑制炎症时前列腺素（PG）的合成，降低其对缓激肽等致痛物质的敏感性，从而发挥镇痛和抗炎作用。卡马西平镇痛的作用机制是阻滞 Na^+ 通道，抑制疼痛引起的神经元放电，从而使疼痛减轻。

（2）抗病毒药：阿昔洛韦为嘌呤核苷类抗病毒药，对疱疹病毒作用比阿糖腺苷强 160 倍，作用机制是阿昔洛韦在感染细胞中经病毒的胸苷激酶（TK 酶）及细胞中的激酶催化，生成三磷酸无环鸟苷，干扰病毒 DNA 多聚酶而抑制病毒的复制，对单纯疱疹病毒、水痘带状疱疹病毒、巨细胞病毒等具抑制作用。

2. 治疗药物的选择

（1）急性带状疱疹治疗：抗病毒治疗，阿昔洛韦早期应用能减轻疼痛，减少新的皮损，减少内脏并发症，但对神经痛效果不显著，口服 0.2 ～ 0.4g，每日 4 ～ 5 次，连服 7 日或静脉滴注，按 5mg/kg 体重计算，每 8 小时 1 次，共 5 次；伐昔洛韦口服（0.3g，每日 2 次，连服 7 天）或阿糖腺苷静脉滴注，按 10 ～ 20mg/kg 体重，每日 1 次，连用 5 日；聚肌胞每次 2mg，1 周 2 ～ 3 次，肌内注射。

（2）带状疱疹神经痛治疗：应给予镇痛药，可选用对乙酰氨基酚或吲哚美辛、卡马西平（0.1g，每日 3 次）、西咪替丁等，亦可采用中成药七叶莲片，严重的尚可作普鲁卡因局部封闭，维生素 B_1、维生素 B_{12} 等亦可酌情应用。

（3）免疫调节药：转移因子、α- 干扰素、胸腺肽或丙种球蛋白等可酌情选用，以减轻症状，缩短病程。

（4）局部疗法：以干燥、消炎为主，如疱疹未破时可外涂阿昔洛韦软膏每日 6 次，或硫磺炉甘石洗药，每日多次，或无环鸟苷霜，每日 2 ～ 3 次，若疱疹已破溃，需酌情以 3% 硼酸液湿敷，或黏膜溃疡膏、新霉素软膏等外涂，每日 2 ～ 3 次。

第 17 单元　精神病的药物治疗

【复习指南】本部分内容难度不大，需要掌握的内容为精神分裂症药物选择、药物常见不良反应及处理，焦虑症和情感性精神障碍治疗药物的选择。

一、精神分裂症

1. 发病机制及临床表现特点　精神分裂症是一种持续、通常慢性的重大精神疾病，是精神病里最严重的一种，以基本个性、思维、情感、行为的分裂，精神活动与环境的不协调为主要特征，多青壮年发病，进而影响行为及情感。精神分裂症主要征兆是基本的思考结构及认知发生碎裂。这种解离现象据信会造成思考形式障碍并导致无法分辨内在及外在的经验。罹患精神分裂症的人可能会自己表示有幻觉，或者旁人可以发现他们的表现受幻觉影响。患者也可能表达明显妄想信念。

2. 治疗原则及治疗药物选择　综合考虑临床症状特点、药物作用特点、药物不良反应、患者个体因素、经济因素等来选择合适的抗精神病药物。

（1）以幻觉、妄想等阳性症状为主要表现的患者：可选择第一代抗精神病药物如氯丙嗪、奋乃静、氟奋乃静、氟哌啶醇、三氟拉嗪等，也可选择第二代抗精神病药物如利培酮、奥氮平、氯氮平、喹硫平等，两类药物对阳性症状的疗效相当。

（2）以淡漠退缩、主动性缺乏等阴性症状为主要表现的患者：首选第二代抗精神病药物，也可选择第一代抗精神病药物如舒必利、氟奋乃静、三氟拉嗪等。

（3）以兴奋、激越为主要表现的患者：选用有镇静作用的第一代抗精神病药物如氟哌啶醇、氯丙嗪肌内注射或第二代抗精神病药物口服合并苯二氮䓬类药物注射。

（4）伴有抑郁症状的精神分裂症患者：宜选用第二代抗精神病药物如利培酮、奥氮平、氯氮平、喹硫平或第一代抗精神病药物如舒必利、硫利达嗪，若单用抗精神病药物不能完全改善抑郁症状时可合并使用抗抑郁药物。

（5）伴有躁狂症状的精神分裂症患者：可首选第二代抗精神病药物，也可选择第一代抗精神病药物如氟哌啶醇、氯丙嗪等，若治疗无效可合并使用心境稳定药如碳酸锂、丙戊酸钠或卡马西平。

（6）以紧张症状群（木僵状态）为主的患者：首选舒必利静脉滴注或肌注，3～5天内用至治疗剂量（200～600mg/d），持续1～2周，若治疗有效则继续口服舒必利或第二代抗精神病药物。

（7）精神分裂症复发患者：在药物选择上可参考既往用药史，首选既往治疗反应最好的药物和有效剂量，也可适当增加药物剂量，若治疗有效则继续治疗，若治疗无效则可换用其他抗精神病药物。

二、焦虑症

1. 发病机制及临床表现特点　焦虑症是焦虑性神经症的简称，是一种轻性精神障碍，遗传、神经生理学、精神动力学和社会等方面因素都会影响焦虑症的临床表现。抗焦虑药物是用于减轻或消除恐惧、紧张、忧虑等焦虑症状的药物。主要包括苯二氮䓬类、阿扎哌隆类、具有抗焦虑作用的抗抑郁药、β受体阻滞药、具有抗焦虑作用的非典型抗精神病药。

2. 治疗原则及治疗药物选择

（1）苯二氮䓬类药物：目前临床应用最广泛的抗焦虑药，起效快、作用强、毒性低、安全范围大。选药原则：①根据焦虑特征和药物作用时间长短选药；②根据临床症状和药物作用特点选；③根据患者个体情况和药物的药动学特点选药。苯二氮䓬类应从小剂量开始用药，逐渐增加至焦虑得到良好控制为止。治疗广泛性焦虑的剂量一般小于治疗惊恐障碍的剂量。一般采用口服给药，疗程一般不宜超过 6 周。停药时应缓慢减量，停药过程不应短于 2 周，否则可出现停药综合征。苯二氮䓬类长期应用的最大缺点是产生耐受性和依赖性，且各药物之间有交叉耐受性和交叉依赖性，目前很少单独应用作为一种长期治疗手段，宜短期或间断性用药。对有药物依赖的患者，最好不选用苯二氮䓬类，应首先考虑选用其他种类的抗焦虑药。严重心血管疾病、肾脏疾病、青光眼、重症肌无力、使用中枢抑制药、老年人、儿童患者慎用，孕妇和哺乳期妇女禁用。

（2）丁螺环酮：主要用于广泛性焦虑障碍，能缓解同时存在的抑郁症状。

（3）抗抑郁药物：选择性 5-HT 再摄取抑制药、去甲肾上腺素再摄取抑制药、5-HT 受体拮抗药 / 再摄取抑制药、NA 能和特异性 5-HT 能抗抑郁药、三环类抗抑郁药、单胺氧化酶抑制药具有与苯二氮䓬类相似的抗焦虑作用，对精神性焦虑和躯体性焦虑均有较好疗效，且无依赖性。惊恐障碍患者治疗时常首先使用抗抑郁药物。抗抑郁药物起效常需 1～2 周，故常在治疗初期合用苯二氮䓬类药物。

（4）β 受体阻滞药：对减轻焦虑症伴有的躯体症状如心悸、震颤等有较好疗效，但对减轻精神焦虑和防止惊恐发作效果不大。

三、情感性精神障碍

又称心境障碍，由各种原因引起的以显著而持久的心境或情感改变为主要特征的一组疾病，临床表现为情感高涨或低落，伴相应的认知和行为改变，可有精神病性症状。发作症状可表现为抑郁发作或躁狂发作，躁狂与抑郁交替发作称双相情感障碍，仅有抑郁发作或躁狂发作称单相情感发作。

1. 药物治疗机制　可按化学结构和作用机制分类，按化学结构分为三环类抗抑郁药、四环类抗抑郁药和其他类抗抑郁药，根据作用机制分为 5-HT 与去甲肾上腺素（NE 或 NA）再摄取抑制药、选择性 NA 再摄取抑制药、选择性 5-HT 再摄取抑制药、单胺氧化酶抑制药、NA 能和特异性 5-HT 能抗抑郁药、5-HT 受体拮抗药 / 再摄取抑制药等。抗抑郁药物能有效缓解抑郁心境及伴随的焦虑、紧张和躯体症状，作用机制可能是通过不同的途径增强中枢 5-HT 能神经和（或）NA 能神经的功能。

2. 抑郁症治疗药物的选择　各种抗抑郁药物的疗效大体相当，应综合考虑临床特点、药物特点、患者躯体状况和耐受性、既往用药史等。

（1）伴明显激越者可优先选用有镇静作用的抗抑郁药，如米塔扎平、曲唑酮、帕罗西汀、氟伏沙明、阿米替林、文拉法辛、氯米帕明。

（2）伴强迫症状者可优先选用选择性 5-HT 再摄取抑制药和氯米帕明。

（3）伴精神病性症状者可优先选用阿莫沙平，不宜使用安非他酮，且往往需要在抗抑郁药的基础上合用舒必利、利培酮、奥氮平等抗精神病药。

（4）伴明显失眠和焦虑症状者宜选用三环类抗抑郁药，也可合用苯二氮䓬类。

（5）伴明显精神运动性迟滞者，选用丙咪嗪、吗氯贝胺为佳。

（6）非典型抑郁者可选用单胺氧化酶抑制药、选择性 5-HT 再摄取抑制药。

（7）伴躯体疾病者和老年患者可优先选用安全性高、不良反应少、耐受性好和药物相互作用少的抗抑郁药如选择性 5-HT 再摄取抑制药（但氟伏沙明的药物相互作用较多）、文拉法辛、吗氯贝胺。

（8）既往用药史对复发患者的选药尤其重要：治疗曾经有效、后因减量或停药而导致复发者，用原药大多仍有效；曾经足量足疗程应用仍无效、或充分的维持治疗仍不能阻止复发者，应更换药物。

第18单元　疼痛的药物治疗

【复习指南】本部分内容难度不大，历年必考。其中，需要熟练掌握的内容为慢性疼痛治疗药物的选用，需要掌握的内容为疼痛的测定和评估、疼痛的治疗、疼痛控制的标准、药物治疗的基本原则。

世界卫生组织（WHO）将疼痛定义为"组织损伤或潜在的损伤所引起的不愉快感觉和情感体验"。

一、疼痛的原因

疼痛感包括周围和中枢神经系统一系列复杂的相互作用，受刺激引起兴奋和抑制神经递质的释放调节；这种刺激可能是物理刺激，可能是心理刺激或同时存在上述两种刺激。疼痛感觉包括：传导、传递、调节、感知。根据持续时间及损伤组织的可能愈合时间分成急性疼痛、慢性疼痛。急性疼痛与组织损伤、炎症或疾病过程相关的，持续时间相对较短（通常短于3个月），如术后疼痛；急性疼痛是组织损伤的标志，促使个体采取适应性或保护性的行为，因而大多数情况下对机体具有保护作用，常有自限性。慢性疼痛为组织损伤痊愈后依然存在的，或者持续时间超过3～6个月，如癌痛。慢性疼痛有炎性疼痛、神经病理性疼痛和两者的混合类型，机制包括外周机制和中枢机制两部分。外周机制包括外周神经损伤引起神经功能、生化和形态学特性的变化。外周神经损伤后常见的病理生理变化包括炎症介质和调节疼痛的化学信使改变、离子通道表达改变、异位放电及交感神经长芽等。中枢机制包括脊髓背角神经元敏化和中枢性抑制性中间神经元的功能下降等。疼痛过程中的受体、离子通道和信号传导通路机制发挥着重要作用。

二、疼痛的分级与一般评估方法

有效的镇静治疗应建立在对患者的疼痛准确评估的基础上，疼痛评估应当遵循"常规、量化、全面、动态"评估的原则。疼痛的量化评估时指使用疼痛程度评估量表等量化标准来评估患者疼痛主观感受程度，需要患者密切配合。量化评估疼痛时，应当重点评估最近24小时内患者最严重和最轻的疼痛程度，以及通常情况下的疼痛程度。疼痛的痛量化评估通常使用数字分级法（NRS）、面部表情评估量表法及主诉疼痛程度分级法（VRS）三种方法。

1. 数字分级法（NRS）　使用（疼痛程度数字评估量表）对患者疼痛程度进行评估。将疼痛程度用0～10个数字依次表示，0表示无疼痛，10表示最剧烈的疼痛。交由患者自己选择一个最能代表自身疼痛程度的数字，或由医护人员询问患者：你的疼痛有多严重？由医护人员根据患者对疼痛的描述选择相应的数字。按照疼痛对应的数字将疼痛程度分为：轻度疼痛（1～3），中度疼痛（4～6），重度疼痛（7～10）。

2. 面部表情疼痛评分量表法　有医护人员根据患者疼痛时的面部表情状态，对照（面部表情疼痛评分量表）进行疼痛评估，适用于表达困难的患者，如儿童、老年人及存在语言或文化差异或其他交流障碍的患者。

3. 主诉疼痛程度分级法（VRS）　根据患者对疼痛的主诉，将疼痛程度分为轻度、中度、重度三类。

（1）轻度疼痛：有疼痛但可忍受，生活正常，睡眠无干扰。

（2）中度疼痛：疼痛明显，不能忍受，要求服用镇痛药物，睡眠受干扰。

（3）重度疼痛：疼痛剧烈，不能忍受，需用镇痛药物，睡眠受严重干扰，可伴自主神经紊乱或被动体位。

另外，应对疼痛进行全面评估，包括对患者疼痛病情进行全面评估，包括疼痛病因及类似（躯体性、内脏性或神经病理性），疼痛发作情况（疼痛性质、加重或减轻的因素）。镇痛治疗情况，重要器官功能情况，心理精神情况，家庭及社会支持情况，以及既往史（如精神病史，药物滥用史）等。应当在患者入院后 24 小时内进行再次全面评估，原则上不少于 2 次 / 月，根据评估制定患者功能和生活质量最优化目标，进行个体化的疼痛治疗。通常使用《简明疼痛评估量表（BPI）》进行全面评估。

三、疼痛的药物治疗原则与选择

1. 疼痛的药物治疗原则　急性疼痛的药物治疗应根据疼痛的不同程度选用不同镇痛强度的药物。给药途径有静脉、肌内注射、口服、经皮透入及患者自控镇痛（PCA），包括 PCIA、PCEA、PCSA 等，根据病情合理选用。常用的镇痛药物为非甾体类抗炎药和阿片类镇痛药。慢性疼痛可参考 WHO 癌痛三阶梯镇痛治疗指南中癌痛药物治疗的五项基本治疗原则。

（1）口服给药：口服为最常见的给药途径；对不宜口服患者可用其他给药途径，如吗啡皮下注射、患者自控镇痛，较方便的方法有透皮贴药等。

（2）按阶梯用药：指应当根据患者疼痛程度，有针对性地选用不同强度的镇痛药物；例如，轻度疼痛可选用非甾体类抗炎药物（NSAIDs）；中度疼痛可选用弱阿片类药物，并可合用非甾体类抗炎药物；重度疼痛可选用强阿片类药，并可合用非甾体类抗炎药物。在使用阿片类药物的同时，合用非甾体类抗炎药物，可以增强阿片类药物的镇痛效果，并可减少阿片类药物用量。如果能达到良好的镇痛效果，且无严重的不良反应，轻度和中度疼痛也可考虑使用强阿片类药物。如果患者诊断为神经病理性疼痛，应首选三环类抗抑郁药物或抗惊厥类药物等。

（3）按时用药：指按规定时间间隔规律性给予镇痛药。按时给药有助于维持稳定、有效的血药浓度。目前，控缓释药物临床使用日益广泛，强调以控缓释阿片药物作为基础用药的镇痛方法，在滴定和出现暴发痛时，可给予速释阿片类药物对症处理。

（4）个体化给药：指按照患者病情和癌痛缓解药物剂量，制定个体化用药方案。使用阿片类药物时，由于个体差异，阿片类药物无理想标准用药剂量，应当根据患者的病情，使用足够剂量药物，使疼痛得到缓解。同时，还应鉴别是否有神经病理性疼痛的性质，考虑联合用药可能。

（5）注意具体细节：对使用镇痛药的患者要加强监护，密切观察其疼痛缓解程度和机体反应情况，注意药物联合应用的相互作用，并及时采取必要措施尽可能减少药物的不良反应以期提高患者的生活质量。

2. 镇痛药物的选择　有效的治疗应根据疼痛的原因、持续时间和强度选择合适的治疗方法。镇痛目的是减轻疼痛，使疼痛轻度降至患者能忍受的最低强度，并防止再发，而不是当疼痛不能忍受时才进行治疗。对于选择什么镇痛药或疼痛是否需要治疗，应根据临床情况来决定，个体化调整用药药量、给药频率，防治不良反应，以期获得最佳镇痛效果，减少不良反应发生。常见的镇痛药物主要包括以下。

（1）非甾体类抗炎药物：它是疼痛治疗的基本药物，不同非甾体类抗炎药有相似的作用机制，具有镇痛和抗炎作用，常用于缓解轻度疼痛，或与阿片类药物联合用于缓解中至重度疼痛。常用的非甾体类抗炎药包括布洛芬、双氯芬酸、对乙酰氨基酚、吲哚美辛和塞来昔布等。非甾体类抗炎药常见的不良反应有：消化性溃疡、消化道出血、血小板功能障碍、肾功能损伤、肝功能损伤等。其不良反应的发生，与用药剂量及使用持续时间相关。非甾体类抗炎药的日限制剂量为：布洛芬 2400mg/d，对乙酰氨基酚 2000mg/d，塞来昔布 400mg/d。使用非甾体类抗炎药，用药剂量达到一定水平以上时，增加用药剂量并不能增强其镇痛效果，但药物毒副作用将明显增加。因此，如果需要长期使用非甾体类抗炎药，或日用剂量已达到限制性用量时，应考虑更换为阿片类镇痛药；如为联合用药，则只增加阿片类镇痛药用药剂量。

（2）阿片类药物：是中至重度疼痛治疗的首选药物。目前，临床上常用于癌痛治疗的短效阿片类药物为吗啡即释片，长效阿片类药物为吗啡缓释片、羟考酮缓释片、芬太尼透皮贴剂等。对于慢性癌痛治疗，推荐选择阿片受体激动药类药物。长期用药阿片类镇痛药时，首选口服给药途径，有明确指征时可选用透皮吸收途径给药，也可临时皮下注射用药，必要时可自控镇痛给药。阿片类药的不良反应主要包括：便秘、恶心、呕吐、嗜睡、瘙痒、头晕、尿潴留、谵妄、认知障碍、呼吸抑制等。除便秘外，阿片类药物的不良反应大多是暂时性或可耐受的。应把预防和处理阿片类镇痛药不良反应作为镇痛治疗计划的重要组成部分。恶心、呕吐、嗜睡、头晕等不良反应，大多出现在未使用过阿片类药物患者的用药最初几天。初用阿片类药物的数天内，可考虑同时给予甲氧氯普胺等镇吐药预防恶心、呕吐，如无恶心症状，则可停用镇吐药。便秘症状通常会持续发生于阿片类药物镇痛治疗全过程，多数患者需要使用缓泻药防治便秘。出现过度镇静、精神异常等不良反应，需要减少阿片类药物剂量。用药过程中，应当注意肾功能不全、高钙血症、代谢异常、合用精神类药物等因素的影响。

（3）辅助用药：辅助药物能够增强阿片类药物镇痛效果，或产生直接镇痛作用。辅助镇痛药常用于辅助治疗神经病理性疼痛、骨痛、内脏痛。辅助用药的种类选择及剂量调整，需要个体化对待。常用于神经病理性疼痛的辅助药物主要有：①抗惊厥类药物，用于神经损伤所致的撕裂痛、放电样疼痛及烧灼痛，如卡马西平、加巴喷丁和普瑞巴林等。加巴喷丁

100～300mg 口服，每日 1 次，逐步增量至 300～600mg，每日 3 次，最大药量为 3600mg/d；普瑞巴林 75～150mg，每日 2～3 次，最大剂量 600mg/d。②三环类抗抑郁药，用于中枢性或外周神经损伤所致的麻木样痛、烧灼痛，该类药物也可以改善心情、改善睡眠，如阿米替林、度洛西汀和文拉法辛等。阿米替林 12.5～25mg 口服，每晚 1 次，逐步增至最佳治疗剂量。

在治疗过程中，患者及家属的理解和配合至关重要，应当有针对性地开展镇痛知识宣传教育。重点宣教以下内容：鼓励患者主动向医护人员描述疼痛的程度；镇痛治疗是肿瘤综合

治疗的重要部分，忍痛对患者有害无益；多数癌痛可通过药物治疗有效控制，患者应当在医师指导下进行镇痛治疗，规律服药，不宜自行调整镇痛药药量和镇痛方案；吗啡及其同类药物是癌痛治疗的常用药物，在癌痛治疗时应用吗啡类药物引起成瘾的现象极为罕见；应当确保药物安全放置；镇痛治疗时要密切观察疗效和药物的不良反应，随时与医务人员沟通，调整治疗目标及治疗措施；应当定期复诊或随访。

第 19 单元　中毒解救

【复习指南】本部分内容有一定难度，历年必考。其中，需要熟练掌握的内容为催眠药、镇静药、阿片类及其他常用药物中毒；需要掌握的内容为急性中毒的临床表现，催眠药、镇静药、阿片类及其他常用药物中毒确认的方法，急性中毒特征，救治措施，常用解毒药和拮抗药的作用原理、选择和临床应用，有机磷、香豆素类杀鼠药、氟乙酰胺、氰化物、磷化锌及各种重金属中毒时的中毒表现、治疗原则及治疗药物选择，一般救治措施毒物的排除。

一、急性中毒的诊断

1. 病史　通常情况下，可由陪同人员叙述病史即可明确诊断。问诊，包括发病情况，健康状况，工作性质，如职业、工种、工作环境中是否有毒物接触；若有，则进一步询问接触毒物的种类、接触量、入侵的途径等。若可能为服毒，还需问诊患者的精神状态、生活状况、饮食习惯、日常用药，并调查患者身边是否有药瓶、药袋、家中是否有药物缺少等。必要时进行现场调查，询问患者的同事、家属、亲友或现场目击者，收集相关标本，包括尿液、呕吐物、可疑毒物等。昏迷患者，无法问诊者，若怀疑急性中毒，需先排除脑外伤、脑膜脑炎、癫痫发作、脑血管意外、低血糖症、糖尿病酮症、高渗性非酮症性糖尿病昏迷、肝性昏迷或尿毒症性昏迷等。

2. 临床表现　掌握中毒的临床表现对于临床诊断和毒物种类的判断很重要。

（1）神经系统表现：常出现。①昏迷，常见于有机溶药中毒；高铁血红蛋白生成性毒物中毒；催眠药、麻醉药、苯二氮䓬类药物等中毒；窒息性毒物中毒，如硫化氢、氰化物、一氧化碳等中毒；农药中毒，如有机磷杀虫剂、溴甲烷、有机汞杀虫药、拟除虫菊酯杀虫剂等中毒。②谵妄，常见于乙醇、阿托品等中毒。③惊厥，常见于异烟肼、有机氯杀虫剂、拟除虫菊酯杀虫剂及窒息性毒物等中毒。④肌纤维颤动，常见于有机磷杀虫剂、氨基甲酸酯杀虫剂等中毒。⑤瘫痪，常见于箭毒、蛇毒、可溶性钡盐等中毒。⑥精神失常，常见于一氧化碳、二硫化碳、四乙铅等中毒。

（2）心血管系统表现：常出现。①心律失常，常见于洋地黄、阿托品、夹竹桃、拟肾上腺素药物、乌头、蟾酥等中毒。②心脏骤停，可能因毒物直接作用于心肌，如锑剂、吐根碱、奎尼丁、洋地黄、河豚等中毒；或因缺氧，如窒息性毒物中毒；或因低钾血症，如棉酚、可溶性钡盐、排钾性利尿药等中毒。③休克，剧烈吐泻，如三氧化二砷中毒；严重化学灼伤，如强酸、强碱、苯酚等中毒；毒物抑制血管舒缩中枢，导致周围血管扩张，如三氧化二砷、巴比妥类中毒。④心肌损害，常见于锑、砷、吐根碱等中毒。

（3）呼吸系统表现：常出现。①呼吸气味，酒味，如有机溶药中毒；杏仁味，如氰化物中毒；蒜味，如黄磷、铊、有机磷杀虫药等中毒；苯酚味，如苯酚、来苏儿。②呼吸加快，导致酸中毒，如水杨酸、甲醇等；刺激性气体导致肺水肿。③呼吸减慢见于吗啡、催眠药中毒，也见于中毒性脑水肿；呼吸中枢过度抑制可导致呼吸麻痹。④**肺水肿**，常见于地西津、磷化锌、刺激性气体、有机磷杀虫剂等中毒。

（4）消化系统表现：①**流涎**，常见于毒蕈、槟榔碱、有机磷、毒扁豆碱、毛果芸香碱等中毒。②**口干**，常见于麻黄碱、抗胆碱类药物等中毒。③**腹痛或腹部绞痛**，常见于钡、铅、磷、砷、升汞、麦角、斑蝥、烟碱、毒蕈、巴豆、有机磷、氟化物、乌头碱、毒扁豆碱、腐蚀性毒物、毛果芸香碱等中毒。④**中毒性肝损害**，常见于无机磷、四氯化碳、有机溶剂等中毒。

（5）**泌尿系统表现**：急性中毒后肾实质及肾小管受损，出现少尿甚至无尿。①**肾中毒伴肾小管坏死**，常见于磺胺、苯酚、毒蕈、升汞、蛇毒、斑蝥、鱼胆、四氯化碳、氨基糖苷类抗生素等中毒。②**肾小管堵塞**，常见于砷化氢中毒、磺胺结晶。③**肾缺血**，常见于产生休克的毒物。

（6）血液系统表现：①**溶血性贫血**，急性血管内溶血，严重者可出现血红蛋白尿和急性肾衰竭，如砷化氢中毒；中毒性溶血，如苯胺、毒蕈、砷化氢、硝基苯等中毒。②**白细胞减少**，常见于氯霉素、抗癌药等药物中毒。③**出血**，常见于血小板质或量的异常，如氯霉素、抗癌药、阿司匹林、双氢氯噻嗪等可导致；或见于肝素、敌鼠、蛇毒、杀鼠灵、双香豆素、水杨酸制剂等引起血液凝固障碍导致。

（7）皮肤黏膜表现：①**皮肤及口腔黏膜灼伤**，常见于强碱、强酸、苯酚、甲醛、来苏等腐蚀性毒物灼伤；硝酸可导致皮肤黏膜痂皮呈黄色，盐酸可导致皮肤黏膜痂皮呈灰棕色，硫酸可导致皮肤黏膜痂皮呈黑色。②**发绀**，抑制呼吸中枢，如有机溶剂、麻醉药；肺水肿，如刺激性气体；高铁血红蛋白血症，如苯胺、硝基苯、亚硝酸盐等中毒。

（8）瞳孔表现：①**瞳孔扩大**，常见于醚、铊、苯、氯仿、樟脑、可卡因、乌头碱、肉毒素、氰化物、罂粟碱、抗组胺药、抗胆碱类药物等中毒。②**瞳孔缩小**，常见于烟碱、阿片类、毒扁豆碱、巴比妥类、毛果芸香碱等中毒。

二、催眠药、镇静药、阿片类及其他常用药物中毒

1. 中毒药物确认的方法　根据病史：一般通过陪同人员诉述病史可以确立诊断。详尽的病史询问，应包括患者起病情况，平时健康状况，从事何种工作，如职业、工种、生产过程中有无接触毒物，毒物的种类、量及可能入侵的途径等。如怀疑有服毒可能性时，应了解患者的生活情况、精神状态、饮食、经常服用药物的种类，并调查其身边有无药瓶、药袋及家中药物有无缺少等。必要时另组织人力调查中毒现场，向患者的同事、家属、亲友或现场目击者了解发病现场情况，收集患者呕吐物、尿液或可疑毒物标本，寻找接触毒物的证据。对已昏迷患者而无任何病史可询者，如果考虑急性中毒，则应先排除低血糖症、糖尿病酮症、高渗性非酮症性糖尿病昏迷、癫痫发作、脑血管意外、脑外伤、脑膜脑炎、肝性昏迷或尿毒症性昏迷等。

2. 急性中毒特征　熟悉中毒的临床表现有助于中毒的诊断及判断毒物的种类。

（1）神经系统表现：一般药物中毒常常会出现神经系统症状，如昏迷、谵妄、惊厥、肌纤维颤动、瘫痪。

（2）心血管系统表现：心血管系统症状表现为心律失常、心脏骤停、休克等及心肌损害。

（3）呼吸系统表现：呼吸系统症状在药物中毒后也常随之出现。①呼吸气味。②呼吸加快。③呼吸减慢。④肺水肿。

（4）消化系统表现：毛果芸香碱、槟榔碱、毒扁豆碱、有机磷、毒蕈等中毒可引起流涎；抗胆碱类药物、麻黄碱等可致口干；铅、钡、升汞、砷、磷、有机磷、腐蚀性毒物、氟化物、麦角、烟碱、乌头碱、斑蝥、毒扁豆碱、毛果芸香碱、毒蕈、巴豆等可引起腹痛或腹部绞痛；无机磷、有机溶药、四氯化碳可引起中毒性肝损害。

（5）泌尿系统表现：急性中毒后肾实质及肾小管受损，出现少尿甚至无尿。①肾中毒伴肾小管坏死；②肾小管堵塞；③肾缺血。

（6）血液系统表现：可见溶血性贫血、白细胞减少或出血。

（7）皮肤黏膜表现：皮肤可出现发绀，如果遭强酸强碱腐蚀，皮肤及口腔黏膜可被灼伤。①皮肤及口腔黏膜灼伤；②发绀。

（8）瞳孔表现：可表现为瞳孔扩大或缩小。

3. 苯二氮䓬类药物中毒

（1）中毒症状：①肌肉，肌无力，肌张力低下，共济失调，发音困难。②中枢神经系统，嗜睡，个别患者发生兴奋躁动、脉搏快速、尿少、休克。严重中毒时，可出现昏迷、血压降低、呼吸抑制、心动缓慢和晕厥。

（2）中毒解救：①应立即催吐、洗胃、硫酸钠导泻，以排除药物。②血压下降时，选用升压药如去甲肾上腺素、间羟胺、美芬丁胺等，也可用哌甲酯和安钠咖。③输液，保持体液平衡并促进药物由肾排出。④呼吸抑制时给氧，必要时做人工呼吸，酌用呼吸中枢兴奋药如尼可刹米、二甲弗林等。⑤特异性治疗药物为氟马西尼（本品也是特异性诊断药物）。⑥严重中毒者可采用透析治疗。

（3）拮抗药：氟马西尼为苯二氮䓬类药物的特异性拮抗药，竞争性与受体结合而拮抗苯二氮䓬类作用。该药小药量就可快速逆转苯二氮䓬类的作用，起效快，但作用时间短，用于苯二氮䓬解救时，应多次重复使用。给药方法及注意事项：①急救时用药差异大；②静脉注射本品可用 0.9% 氯化钠、5% 葡萄糖稀释，不应在输液中加入其他药物，缓慢注射。

4. 三环类抗抑郁药中毒

（1）中毒症状：①中枢症状，中毒早期表现为激动、躁动、幻觉及精神错乱，继而出现嗜睡、昏迷及休克等。②躯体症状，有瞳孔扩大、血压升高或降低、尿潴留或失禁、肌肉震颤、癫痫发作等。③心血管系统，心律失常、心力衰竭，可发生心搏骤停而猝死。

（2）药物治疗：①口服吐根糖浆催吐，高锰酸钾洗胃，硫酸钠导泻。②毒扁豆碱是对抗三环类抗抑郁药物引起的抗胆碱能症状的有效药物，其能透过血－脑屏障，故对三环类抗抑郁药中毒后的中枢症状和周围反应均有作用。③发生心律失常时，可用普鲁卡因胺或利多卡因，发生心力衰竭应用毒毛花苷 K 或毛花苷 C。④对低血压或癫痫可对症处理。

5. 抗癫痫药物中毒

（1）苯妥英钠：①中毒症状。a. 口服过量出现的急性中毒症状为眼球震颤，复视，共济失调及昏睡昏迷状态。b. 静脉注射过速可引起心律失常，低血压。c. 轻度中毒时有恶心、呕吐、呕血、头痛、头晕、心悸、言语不清等。②药物治疗。a. 对清醒患者，可刺激咽部，促使呕吐，然后选用生理盐水或 1% ~ 4% 鞣酸溶液洗胃。用硫酸镁导泻。b. 静脉滴注 10% 葡萄糖，加速排泄。c. 严重中毒出现呼吸抑制者可用烯丙吗啡；血压下降者用升压药；心动过缓或传导阻滞用阿托品。d. 谷氨酸及丁氨基丁酸对抗惊厥并促进大脑功能障碍的恢复。e. 口服叶酸、

维生素 B_6、利血生，防镇其对造血系统影响。

（2）卡马西平：①急性中毒症状。a.呼吸不规则、呼吸抑制。b.意识丧失、昏迷；躁动、肌肉痉挛、震颤；共济失调、瞳孔散大。c.胃肠道症状有恶心、呕吐。d.过大量服用会出现心律失常，血压升高或降低，休克。②中毒解救：a.催吐、洗胃，使用药用炭吸附以减少药物的吸收。b.本品无特殊的解救药，应用利尿药促进排泄。透析治疗只适用于那些肾衰竭的严重中毒患者。c.保持呼吸通畅，必要时行气管插管、人工呼吸和输氧，防镇呼吸抑制。如表现为躁狂，可使用地西泮或巴比妥类药物。但是地西泮或巴比妥类药物能加重呼吸抑制（尤其对儿童）、低血压和昏迷，如患者服用单胺氧化酶制剂，则不能应用巴比妥类药物。d.应进行呼吸、心脏、肾、膀胱等功能及血压、体温、瞳孔反射等监护。

6.阿片类药物中毒 阿片类药物主要包括阿片、吗啡、可待因、复方樟脑酊及罂粟碱等，是作为用于镇痛、止咳、止泻、麻醉、解痉等的有效药物，但重复用药可导致阿片类药物成瘾。误服大量或反复用本品，也可引起中毒。巴比妥类及其他催眠、镇痛药与本类药物有协同作用，同用时易致中毒。饮用含乙醇饮料者使用治疗量的吗啡也可致中毒。急性中毒时，多于12小时内死于呼吸麻痹。

（1）中毒症状：①急性中毒，出现恶心、呕吐、头晕、无力、呼吸浅慢，瞳孔极度缩小，血压下降，各种反射减弱或消失，而后完全昏迷，潮式呼吸，最终呼吸衰竭而死亡。②慢性中毒，表现为食欲缺乏、便秘、消瘦、早衰等症状。戒断药物时可有精神萎靡、打哈欠、流泪、失眠或意识丧失等症状。

（2）解救原则及药物治疗：①洗胃、导泻。②静脉滴注葡萄糖生理盐水，促进排泄，防镇脱水。③保持呼吸道畅通。有呼吸抑制时，可行人工呼吸，交替给予戊四氮和尼可刹米等呼吸兴奋药。④及早应用阿片碱类解毒药。纳洛酮和烯丙吗啡（纳洛芬）为阿片类药物中毒的首选拮抗药，其化学结构与吗啡相似，但与阿片受体的亲和力大于阿片类药物，能阻止吗啡样物质与受体结合，从而消除吗啡等药物引起的呼吸和循环抑制等症状。⑤救治期间，禁用中枢兴奋药（士的宁等）催醒，因其可与吗啡类对中枢神经的兴奋作用相加而诱发惊厥。亦不可用阿扑吗啡催吐，以免加重中毒。

7.巴比妥类药物中毒

（1）中毒症状：急性巴比妥类药物中毒主要表现为中枢神经系统抑制症状：嗜睡、言语不清，各种反射消失，瞳孔缩小，呼吸困难，严重者可出现昏迷、呼吸衰竭及休克。

（2）解救原则及药物治疗：①洗胃、导泻。②静脉输液并加入碳酸氢钠或乳酸钠，以碱化尿液，加速药物的排泄。同时给予利尿药加快药物的排除。③昏迷或呼吸衰竭患者可选用中枢兴奋药，如哌甲酯、士的宁、安钠咖及贝美格（美解眠）等。④对中、长效药物中毒者，主要以支持疗法为主；中毒严重或肾功能不全患者可考虑用血液和腹膜透析疗法。

三、有机磷、香豆素类杀鼠药、氟乙酰胺、氰化物、磷化锌及各种重金属中毒时的解毒药和拮抗药

1.有机磷农药中毒

（1）中毒表现：①有机磷农药中毒所出现的症状大致可分为毒蕈碱样症状、烟碱样症状及中枢神经系统症状三大症候群。a.毒蕈碱样症状：是由于副交感神经异常兴奋，导致内脏平滑肌、腺体及汗腺等兴奋，产生与毒蕈碱中毒类似的症状。表现为食欲缺乏、恶心、呕吐、

腹痛、腹泻、瞳孔缩小、视物模糊、多汗、流涎、支气管痉挛、呼吸道分泌物增多、呼吸困难、发绀等。b.烟碱样症状，由于交感神经与运动神经受到刺激，导致交感神经节及横纹肌兴奋性增加而引起的症状。主要表现为肌肉震颤、抽搐、肌无力、心跳加速、血压升高等。c.中枢神经系统症状，主要表现为眩晕、头痛、倦乏无力、烦躁不安、发热、失眠、震颤、精神恍惚、言语不清、惊厥、昏迷等。②有机磷中毒按照临床表现可分为三级：轻度中毒、中度中毒、重度中毒。

（2）救治原则：①清洗皮肤、脱离毒源；②及早给予阿托品解除 M 样症状；③与胆碱酯酶复活药合用，解除 N_2 症状。慢性中毒其解救原则主要是暂时避开中毒源。

（3）治疗药物选择：应用碘解磷定用于有机磷农药中毒有确切疗效。①作用机制：a.与磷酰化胆碱酯酶中的磷酰基结合，将其中胆碱酯酶游离，恢复其水解乙酰胆碱的活性；b.与血液中有机磷酸酯类直接结合，成为无毒物质从尿排出。②临床应用：a.在中毒早期使用较好，因磷酸解磷定仅对形成不久的磷酰化胆碱酯酶有作用；b.对有机磷类中毒的解毒作用有一定的选择性；c.治疗慢性中毒无效；d.对轻度中毒，可单独用本品或以阿托品控制症状，中度、重度中毒则必须合用阿托品。③注意事项：a.缓慢注射；b.据病情反复给药；c.忌与碱性药物配伍；d.加温振摇促其溶解；e.避光保存；f.对碘过敏者禁用本品，改用氯解磷定。

2. 拟除虫菊酯类药物中毒

（1）中毒表现：以神经系统和消化系统症状为主。①口服中毒：其首发症状多为恶心、呕吐及上腹部疼痛，继而可出现头晕、头痛、全身不适、乏力、面部麻胀、口唇麻木、流泪、畏光、视物模糊、流涎、多汗、心悸、胸闷等症状。体检可见低热、心率快、心律失常、肌束震颤及肺部干湿啰音。重度中毒可出现频繁性四肢抽搐、角弓反张，伴意识丧失。呼吸快而困难，口鼻分泌增多，发绀，皮肤散在性紫癜。瞳孔改变，对光反射消失。脑水肿、肺水肿。②吸入中毒：呼吸道吸入者，先表现为呛咳、流涕等黏膜卡他症状，随之出现神经系统和消化系统症状，与口服中毒症状相似。并有皮肤及眼部刺激反应。

（2）治疗原则及治疗药物选择：①冲洗被污染局部，消除毒物。口服中毒者用碱性溶液反复洗胃，用 50% 硫酸镁或硫酸钠导泻。②皮肤、眼部须局部用药加以保护。③吸入中毒者，给予半胱氨酸雾化吸入。④对症治疗：a.抗流涎症状药物：阿托品，一般用量不宜大；b.抗运动症状药物：及早使用中枢性肌松药，如美素巴莫、地西泮、巴比妥类药物；c.β 受体拮抗药：普萘洛尔可拮抗体内儿茶酚胺含量升高，减轻抽搐等症状。

3. 氨基甲酸酯类中毒

（1）中毒表现：中毒后主要表现为毒蕈碱样症状、烟碱样症状和中枢神经系统症状和皮肤黏膜刺激症状。轻度中毒者一般只表现为较轻的毒蕈碱样症状，中度中毒者则出现烟碱样症状，重度中毒者有呼吸困难、肺水肿、脑水肿、休克等。

（2）治疗原则及药物治疗：主要包括五点：①脱离中毒环境，用肥皂水或 2% 碳酸氢钠清洗染毒部位；对口服中毒者，立即用 2% 碳酸氢钠溶液洗胃，然后用 50% 硫酸钠 50ml 导泻。②轻者可不用或少用且不必达阿托品化，重者应静脉给药，尽快达阿托品化，但总量不必过大。③东莨菪碱对该类药物中毒的疗效优于阿托品。④严重中毒者可选用糖皮质激素。⑤（单纯）氨基甲酸酯类中毒禁止使用肟类重活化药（解磷定、氯解磷定、双复磷、双解磷）。

4. 香豆素类杀鼠药中毒

（1）中毒表现：在误食后即表现恶心、呕吐、食欲缺乏及精神不振等。以后可出现鼻出血、齿龈出血、咯血、便血、尿血，以及有贫血，出血，凝血时间延长。并可有关节疼痛、腹部疼痛、低热及舒张压偏低等，皮肤紫癜的特点为斑丘疹及疱疹状，圆形及多形性红斑，极易与血友病混淆。

（2）中毒解救及治疗药物选择：①口服中毒者，应及早催吐、洗胃和导泻。注意洗胃禁用碳酸氢钠溶液。②特效解毒药，静脉滴注维生素 K_1 10～30mg，每日1～3次；亦可先静脉注射维生素 K_1 50mg，然后改为10～20mg肌内注射，每日1～4次。严重出血时每日总量可用至300mg。维生素 K_3、维生素 K_4、氨甲苯酸无效。③其他措施，大剂量维生素C可降低血管的通透性，促进镇血，出血严重者可输新鲜全血治疗。

5. 氟乙酰胺中毒

（1）中毒表现：神经系统障碍和心血管系统障碍为主的两大症候群。前者称神经型，后者称心脏型。中毒后，潜伏期较短（30～120分钟）。口服者有明显的上腹部烧灼痛、恶心、呕吐、口渴、头痛、心跳加快；重者可出现烦躁不安、全身强直性或间歇性痉挛、抽搐，继而出现呼吸抑制、血压降低、昏迷、大小便失禁、瞳孔缩小、发绀等。严重者多死于心力衰竭。

（2）药物治疗：①对氟乙酰胺中毒的有效解毒药是乙酰胺（解氟灵），其解毒机制为在体内对氟乙酸具干扰作用，阻断了对三羧酸循环的影响，恢复正常生化代谢。②对抽搐症状用琥珀酰胆碱控制，口服普鲁卡因胺可防止心律失常、心室纤颤。③使用大剂量维生素 B_1，有助于病程恢复。④可应用青霉素预防肺部感染。

6. 亚硝酸盐中毒

（1）中毒症状：主要是指端呈紫蓝色、上唇发绀、全身发紫、四肢发冷、全身寒战。恶心、呕吐、腹泻、腹胀、腹痛、头晕、头痛、无力、嗜睡、烦躁不安、神志不清、惊厥或昏迷。由于血管扩张还可致头晕、头痛、耳鸣、全身冷汗、眼前发黑、血压下降、呼吸困难、心动过缓或心悸。

（2）救治原则及药物治疗：①迅速催吐，洗胃，导泻。②小药量应用特效解毒药亚甲蓝。③给予大药量维生素C。维生素C作为还原药，可促使高铁血红蛋白还原成正常血红蛋白。最好与亚甲蓝同时使用。④有惊厥者予以地西泮、水合氯醛或苯巴比妥治疗。⑤血压下降时可使用收缩血管升压药，如间羟胺。⑥心力衰竭时可给予毒毛花苷K或毛花苷C。⑦呼吸困难者给氧及呼吸兴奋剂，必要时行人工呼吸。⑧必要时输新鲜血或换血。

7. 氰化物中毒及解救

（1）中毒症状：一般中毒时出现流涎、恶心、呕吐、腹痛、腹泻、头晕、乏力、嗜睡、气急、心悸等症状。重症者可有呼吸困难、意识丧失、血压下降、心动过缓、阵发性抽搐、昏迷、呼吸中枢麻痹而致死亡。

（2）救治原则及药物治疗应立即催吐并使用特效解毒药：①立即催吐，用硫代硫酸钠溶液洗胃，或口服硫酸亚铁溶液，使成为亚铁氰化物以解毒。②特效解毒药包括亚硝酸异戊酯、亚甲蓝或亚硝酸钠、硫代硫酸钠及钴化物等。③紧急静脉注射25%～50%葡萄糖溶液100～200ml。④抽搐者应予以地西泮、苯巴比妥、苯妥英钠及水合氯醛等药治疗。⑤呼吸困难者应给氧及呼吸兴奋剂，必要时做人工呼吸。⑥恢复期可使用大药量的维生素C，使产生的高铁血红蛋白还原为血红蛋白，亦可使用细胞色素 C。

四、一般救治措施

总体治疗原则是维持生命及避免毒物继续作用于机体，必须把维持机体各系统的功能放在首位，而不能单纯依赖解毒剂。

1. 催吐药、泻药的选择应用，毒物吸附及阻滞吸收，体内药物的加速排除

（1）非食入性中毒的处理：吸入性中毒，如氯气、一氧化碳，应立即脱离中毒现场，呼吸新鲜空气、吸氧，以排除呼吸道内残留毒气，及时吸出呼吸道分泌物，保持呼吸道通畅。接触性中毒，如有机磷农药等，应立即脱去污染的衣服，一般用清水清洗体表，特别应注意毛发，指（趾）甲缝内毒物的清洗。皮肤接触腐蚀性毒物者，冲洗时间要求达 15～30 分钟，并选择适当的中和液或解毒液冲洗。毒物污染眼内，必须立即用清水冲洗，至少 5 分钟，并滴入相应中和剂。

（2）食入性中毒的处理：绝大多数中毒患者均系食入性中毒，其排毒的最好方法为催吐及洗胃。①清除胃肠道内尚未被吸收的毒物时，如果毒物属强酸、强碱类腐蚀性毒物，则不宜催吐洗胃。强酸中毒者以服用氢氧化铝凝胶或镁乳 60ml 等弱碱性药物中和毒物，但忌用碳酸氢钠。强碱中毒者以服用食醋或 5% 醋酸等弱酸性药物中和毒物。无论是强酸或强碱类中毒均可服用加水鸡蛋清、牛奶或植物油 200ml 左右，此三种液体既可稀释毒物又可保护胃肠道黏膜。如为非腐蚀性毒物经消化道进入人体者应立即采用催吐、导泻等方法以排出毒物。②催吐：对神志清醒者，最好方法是催吐。最简便易行的方法是压迫舌根或咽后壁。催吐可与洗胃结合进行，可嘱患者先喝适量温清水或盐水，再使之呕吐，反复进行，直到吐出液体变清为止，其他催吐的方法主要有药物催吐，但对中枢抑制药中毒及处于休克和昏迷的患者禁用，对惊厥未控制者亦不宜用。药物催吐首选吐根糖浆，其次为阿扑吗啡（不适用麻醉药物中毒）。③洗胃：一般服毒物后 4～6 小时内洗胃最为有效，超过 4～6 小时，毒物大多吸收。但如服毒量很大或毒物过多，或所服毒物存在胃 - 血 - 胃循环，尽管服毒超过 6 小时，仍有洗胃的指征。

禁忌证：①深度昏迷，洗胃后可引起吸入性肺炎，严重者可导致呼吸心搏骤停；②强腐蚀药中毒，有可能引起食管及胃穿孔；③挥发性烃类化合物（如汽油）口服中毒，反流吸入后可引起类脂质性肺炎；④休克患者血压尚未纠正者。上述禁忌证并不是绝对的，应根据个别情况而定。

（3）导泻及灌肠：对食入性中毒患者，除催吐及洗胃外，尚需导泻及灌肠，使已进入肠道的毒物尽快排出，常用泻药为 25% 硫酸钠 30～60ml 或 50% 硫酸镁 40～50ml，洗胃后由胃管注入。有中枢神经系统抑制时忌用硫酸镁。不宜用油类泻药，因为油类可增强斑蝥、酚类、磷和碘等溶解度，促进毒物吸收。当毒物已引起严重腹泻时，则不必再导泻。

灌肠适用于已服用毒物数小时，而导泻尚未发生作用者。对抑制肠蠕动的毒物（如巴比妥类、吗啡类）及重金属中毒，灌肠尤为重要。灌肠用 1% 微温肥皂水作高位连续清洗。药用炭加入灌肠液中，可使毒物吸附后排出。对腐蚀性毒物或患者极度虚弱时，导泻及灌肠应列为禁忌。

（4）利尿：大多数毒物可由肾排泄，强化利尿是加速毒物排泄的重要措施之一。通常采用的方法为静脉补液后，给予静脉注射呋塞米 20～40mg，但必须注意水与电解质的平衡，

同时还应考虑心脏负荷等情况。经补液利尿后，一些水溶性的、与蛋白结合疏松的化合物，很容易从体内排出。如有肾衰竭，则不宜采用强化利尿。

（5）血液净化：主要用于重度中毒患者。重度中毒患者常伴心、肾功能受损，一般内科抢救治疗措施往往难以奏效，死亡率高达 40% 以上。近 10 年来，临床上血液净化疗法的广泛应用，使重症中毒患者的死亡率明显下降。血液净化的方法有腹膜透析、血液透析、血液灌流、血浆置换、全血置换等。

2. 解毒药和拮抗药的选择和应用及作用原理

（1）金属中毒解毒药：此类药物多为螯合剂，常见的有氨羧螯合剂和巯基螯合剂。①依地酸二钠钙（CaNa$_2$EDTA），是最常见的氨羧螯合剂，可与多种金属形成稳定可溶的金属螯合物排出体外。该药主要用于治疗铅中毒。②二乙烯三胺五乙酸（DTPA），化学结构、作用与依地酸相似，但促排铅的效果比依地酸好。③二巯丙醇（BAL），为含有活性巯基（-SH）化合物，药物进入体内后可与某些金属形成无毒的、难解离的螯合物由尿排出。此外，还能夺取已与酶结合的重金属，使酶恢复活力，从而达到解毒的目的。该药用于治疗砷、汞、金中毒。④二巯基丙磺酸钠（Na-DMPS），作用与二巯丙醇相似，但疗效高，不良反应较少。用于治疗汞、砷、铜、锑等中毒。⑤二巯丁二钠（Na-DMS），主要用于治疗锑、铅、汞、砷、铜等金属中毒。近来发现用该药口服治疗铅中毒有效。⑥青霉胺（penicillamine），有促排铅、汞、铜的作用，但都不是首选药物，其优点是可以口服。

（2）高铁血红蛋白血症解毒药：亚甲蓝可作为电子传递者，在辅酶Ⅱ高铁血红蛋白还原酶作用配合下，可使高铁血红蛋白复原为正常血红蛋白。用于治疗苯胺、硝基苯、三硝基甲苯、亚硝酸钠、硝酸甘油、硝酸银、苯醌、间苯二酚等中毒引起的高铁血红蛋白血症。但需注意，该药静脉注射外渗时易引起组织坏死。

（3）氰化物中毒解毒药：氰化物中毒一般采用亚硝酸盐－硫代硫酸钠疗法。适量的亚硝酸盐使血红蛋白氧化为高铁血红蛋白，使其与氰离子形成氰化高铁血红蛋白，使细胞色素氧化酶恢复活性。硫代硫酸钠在酶的参与下，能与体内游离的氰离子相结合，变为无毒的硫氰酸盐排出体外而解毒。其用药的顺序及药量为亚硝酸异戊酯吸入，3% 亚硝酸钠溶液 10ml 缓慢静脉注射，随即用 25% 硫代硫酸钠 50ml 缓慢静脉注射。

（4）有机磷农药中毒解毒药：阿托品、胆碱酯酶复能药等。

（5）特殊解毒药使用的注意事项：①抓紧时机，早期使用。对解毒剂本身的毒性和不良反应及解毒剂的局限性必须要有充分的认识。有机磷和氨基甲酸酯农药中毒解毒药宜尽量早用，但汞中毒用巯基类络合剂治疗时要恰当，过分积极反而可能加强汞对肾的毒性作用。②注意剂量。如阿托品用于有机磷中毒时宜大剂量；而用于氨基甲酸酯和沙蚕毒素农药中毒时只宜小至中等量。亚甲蓝用于高铁血红蛋白血症应小量（1～2mg/kg），而用于氰化物中毒就要用大量（10mg/kg），既不能不足，也不能过量造成解毒剂中毒。③要熟知其适应证及禁忌证。如阿托品宜用于有机磷、氨基甲酸酯类农药、乌头类生物碱、拟胆碱药及锑等中毒，但禁用于五氯酚钠中毒；解磷定宜用于有机磷中毒，却忌用于氨基甲酸酯类农药；新斯的明和毒扁豆碱可拮抗一般的抗胆碱药中毒，但不宜用于有机磷中毒治疗过程中所发生的阿托品过量中毒；镁中毒可用钙剂拮抗，但钙中毒用镁盐却无效等。

3. 支持对症治疗 主要依赖于及时排除毒物及合理的支持对症治疗，目的在于保护及恢复重要脏器功能，维持机体的正常代谢状态。

（1）卧床休息、保暖、密切观察生命体征。

（2）输液或鼻饲以维持营养、纠正水电解质、酸碱平衡紊乱。

（3）昏迷患者注意保持呼吸道通畅，定期翻身，以免发生肺炎和压疮。

（4）根据情况选用抗生素预防、治疗继发感染。

（5）低血压患者如中心静脉压偏低，充分补液。

（6）心律失常的患者应根据心律失常类型选用药物，心脏骤停者应及时心肺复苏。

（7）抢救中毒性脑病时重视护理工作及营养补充，有脑水肿昏迷时应积极脱水，以甘露醇快速静脉注射及地塞米松静脉推注，也可采用快速利尿及降温方法。对急性一氧化碳中毒脑病采用高压氧治疗，疗效显著。惊厥为中毒的常见现象，苯妥英钠为最理想的药物。一般情况下地西泮或苯巴比妥不用于昏迷患者，否则会加深中枢神经系统的抑制作用。

（8）急性呼吸衰竭是由于毒物抑制中枢神经系统而导致肺换气不足及二氧化碳潴留所致。也可因中毒后呼吸肌麻痹或肺水肿而引起呼吸衰竭。中毒性肺水肿多由于肺毛细血管内皮细胞与肺泡上皮细胞受刺激性气体损伤所致。其发病机制与心源性肺水肿有所不同。对因麻醉药过量而抑制呼吸中枢者采用纳洛酮 0.4mg 静脉推注较为有效。抢救中毒性肺水肿，应积极进行氧疗，配合加压辅助呼吸及大量肾上腺皮质激素。

（9）中毒性高温必须物理降温。如果没有禁忌可考虑同时用氯丙嗪化学降温。

（10）中毒性肾衰竭患者的主要措施就是尽早进行血液透析或腹膜透析，透析同时还可清除体内的毒物。